医学模拟项目实践精要

Defining Excellence in Simulation Programs

主　　编　Janice C. Palaganas　Juli C. Maxworthy
　　　　　Chad A. Epps　Mary E. Mancini

主　　译　严　敏　董　越

主译助理　张冯江　房丽丽

译者名单　（按姓氏笔画排序）

于　硕	于　静	马龙飞	王　屹	王文娜	王烈菊
王雪宁	方　驰	叶立刚	白永愉	冯　佳	邢　甜
邢秀芳	朱锋杰	伍　颖	任　礽	任晋璇	刘　羿
刘　辉	刘云青	刘少云	齐梦迭	江利冰	许竞艳
孙　娜	纪　娜	严梦玲	李　雪	李振兴	吴春双
吴晓庆	余永奇	应　亮	张　茂	张　琳	张玉萍
张冯江	张秋霞	张静泽	张燕平	陈首名	陈姝怡
陈筱莹	范　让	郁丽娜	明　月	周骁钰	周凌霄
郑龙彬	郑忠骏	郑泽华	房丽丽	封秀琴	赵　静
胡小凤	柯少溪	施庆余	洪俊聪	姚　裕	姚媛媛
夏苏云	夏晨钟	夏裕宁	徐　勇	徐杰丰	高翊博
郭　进	唐素林	唐碧云	黄　浩	章丽芳	游月烊
谢小洁	谢蔚影	潘　薇	魏庆麒		

译者单位　浙江大学医学院附属第二医院

人民卫生出版社

·北　京·

版权所有，侵权必究！

图书在版编目（CIP）数据

医学模拟项目实践精要 /（美）珍妮丝·C. 帕拉加纳斯（Janice C. Palaganas）主编；严敏，董越主译. —北京：人民卫生出版社，2022.3
ISBN 978-7-117-29740-0

Ⅰ. ①医… Ⅱ. ①珍… ②严… ③董… Ⅲ. ①临床医学—医学教育 Ⅳ. ①R-4

中国版本图书馆 CIP 数据核字（2021）第 033380 号

人卫智网	www.ipmph.com	医学教育、学术、考试、健康，购书智慧智能综合服务平台
人卫官网	www.pmph.com	人卫官方资讯发布平台

图字：01-2017-5536 号

医学模拟项目实践精要
Yixue Moni Xiangmu Shijian Jingyao

主　　译：严　敏 董　越
出版发行：人民卫生出版社（中继线 010-59780011）
地　　址：北京市朝阳区潘家园南里 19 号
邮　　编：100021
E - mail：pmph @ pmph.com
购书热线：010-59787592　010-59787584　010-65264830
印　　刷：保定市中画美凯印刷有限公司
经　　销：新华书店
开　　本：889×1194　1/16　　印张：41
字　　数：1270 千字
版　　次：2022 年 3 月第 1 版
印　　次：2022 年 3 月第 1 次印刷
标准书号：ISBN 978-7-117-29740-0
定　　价：280.00 元

打击盗版举报电话：**010-59787491**　**E-mail: WQ @ pmph.com**
质量问题联系电话：**010-59787234**　**E-mail: zhiliang @ pmph.com**

序

医学发展，人才优先。医学教育和模式更新，备受关注。如何高效地培养均质化的优秀医学人才？考验着现代医学教育的快速而高质的输出能力。在当前的诸多医学教学方法中，模拟教学凭借其仿真度高，重复性好、安全规范的优势，逐渐成为基础医学教育和临床实践教学中备受青睐且广泛采用的教学模式。

医学模拟教学涵盖了多种形式，包括标准化病人，教学模具练习，嵌入式模拟人，场景模拟，混合模拟等。医学模拟教学不仅能够把抽象的临床理论课程的学习置于教学目的明确、场景相对真实的情境中，让学习者有身在临床的感受，并且能够避免直面患者进行临床带教对患者或学习者造成的心理精神上的伤害，防止不必要的医疗纠纷。通过模拟各种危重、紧急的临床问题，锻炼学习者分析和解决问题的能力，同时培养和提高学生自主学习的能力、实践能力以及团队协作精神。在少见病例或罕见病例的教学中，模拟教学的应用有助于快速培养合格的临床医生，即刻改善医疗服务质量。

同时，医学模拟作为一种方法学，正逐渐成为评估操作技能、临床决策和沟通能力等的中心方法。通过观察卫生专业人员和团队在某个情景中表现出的客观能力，不仅可以证明学习的成果，也可以将评估结果作为依据，分析实际值和理想值之间的差异，进一步优化医学人才培养体系。模拟教学将会在未来，对于临床医学教育领域起到很好的促进作用。

Defining Excellence in Simulation Programs（即《医学模拟项目实践精要》）是一本很有推荐价值的医学模拟的重要参考书。它借用大量的流程图、示意图、现场照片等，清晰易懂地阐明了医学模拟涉及的基本概念和最佳实践，无论是医学模拟的初学者，还是经验丰富的模拟导师，都能很容易地从书中找到医学模拟的方法和路径。该书内容全面，涵盖了医学模拟项目管理的所有领域，包括人员配置、资金、设备和教育模式，为模拟项目的合理设计和成功实施提供可靠的指导。

从本书的行文，可以看出严敏教授带领的翻译团队严谨求是的治学态度。我相信该书将为我国正在全方位改革的医学教育提供一本十分有用的参考教材，会有助于临床医学教育的提高，为培养优质的医学人才服务。

黄龙

2020 年 12 月 18 日

前　言

医学模拟的新纪元开始于 20 世纪 90 年代，一些有先见之明的人敢为天下先地再次提出医学模拟的概念。这个新兴的医学教育技术是个人探索、尝试和创新的产物，可用于除外已实施于护理、医学和联合保健模式的卫生保健教育。那时医学教育的主流方法是通过书本或讲座结合大量的床旁指导提供卫生学习资料，这反映了当时卫生保健本身的发展趋势。20 世纪，与疾病相关的科学知识及其治疗以及现代化医院的迅速发展。这种教育范例的特点是专业知识的学习和学徒制模式。直到 20 世纪末，这种教学方法和卫生保健学习者的需求才得到完美的结合，科学知识的发展速度呈指数增长且以住院病人为主的医院开始减少。因此，随着卫生保健的改革，医学教育的模式也有必要发生改变。尽管医学模拟先驱者的初衷是教学驱动的，但是现在医学模拟领域的蓬勃发展，是为了迎合学习者的需求。专业协作卫生保健环境中流程的改进以及问题解决能力的提高和以医学模拟实施为基础的教育不谋而合，这适用于不同的专业和学科。20 世纪 90 年代早期具有革命性和创新性的教育方法正迅速成为卫生保健教育和学习的主流。

新世纪开启阶段，国际医学模拟协会（SSH）成立。作为组织的成员之一，我有发自本心的动机。由于负责管理模拟程序以及共享资源的论坛，因此我并不需要重新学习新的东西。诚然，我在管理科学和正式的教育方面的基础是薄弱的。我设想了一个聚集讨论的场所，在这里志同道合的教育冒险者和模拟管理者互相交流新的经验、专业知识以及可避免的错误。我想象着这会是专业的，正如医学模拟工作前辈一样，他们之前面临过很多相同的问题并且已经创造出新的解决方法。《医学模拟项目实践精要》这本书的初衷，就是告知世人不需要从头开始或是重新创造，因为这本书收录了所有的经验、知识和 SSH 的智慧。无论你从事什么职业、什么专业或者具有什么背景，这本书的内容都是适用的。首先，这本书诠释了编辑和许多作者的独特视角，这些作者在检查、学习和定义医学模拟最好实施方法中担任核心的角色，使得模拟程序更好地通过鉴定、认证和管理。其次，这本书通俗易懂，兼具实用性和适时性。尽管这本书有很好的参考和学术价值，但是作者们也意识到这本书里所介绍的来自实践和想法的指导意见并没有得到证明或者分辨，尽管如此，这些意见对于任何经验不足的领域来讲都是重要的资源，即证据基础可能浅薄，但是分享经验的需求依然存在。最后，这本书作者列表的跨专业特性以及他们不同的观点提示了医学模拟本身的实用性。此书的编辑、作者、所有的模拟专家来自护理专业、医疗专业、卫生辅助专业、众多专业代表以及许多非临床领域，如组织行为、心理学、统计学、商业学和工程学。他们作为一个医疗教育团队一起工作，提供给每个对模拟教育感兴趣的人，不管他们从属于哪个党派或者何种信仰。鼓舞人心的是在医疗保健行业，医学模拟正迅速发展为一个真正基于团队的领域。

Daniel B. Raemer, PhD
Founding President, Society for Simulation
in Healthcare
Director of Clinical Programs, Center for Medical
Simulation, Boston, MA
Associate Professor of Anaesthesiology
Harvard Medical School, Boston, MA
April 2014

致　谢

感谢国际医学模拟协会，他们所有成员的努力付出对于这本教科书的创作和出版提供了很大的指导作用。协会支持本书的生产，鼓励编辑并不断寻求提供进一步支持的方法。

感谢 Wolters Kluwer 的团队在编辑和写作过程中提供的帮助、支持和鼓励。其中我们的策划编辑 - Louise Bierig，我们的成果发展编辑 - Ashley Fischer 和 Maria McAvey，我们的收购编辑 -Shannon Magee，感谢他们为我们的需求和时间提供便利条件。

感谢客座编辑，帮助我们确保专家进行同行评审此书。我们特别想感谢 Maria Rudolph 博士以医学模拟新人的视角审阅了很多章节，并且提供清晰明了的见解。

Palaganas 博士希望感谢······

编辑团队在教科书的写作、编辑、修改和决策上付出了辛勤的工作和时间。感谢所有作者的付出。特别感谢 Wolters Kluwer 团队所有的指导和承诺。

我想感谢我最坚定的支持者，我的父母——Gerry 和 Cora，我的生活伴侣——Alex 和我的孩子们——Jayden 和 Jianna，他们鼓励我并想尽一切方法为我腾出时间，使我致力于这个项目。我想感谢我的模拟导师，同时也是我在医学模拟中心的同事，Robert Simon，Jenny Rudolph，Dan Raemer 和 Jeff Cooper 以及全世界的跨专业模拟的朋友和同道。

Maxworthy 博士希望感谢······

一同经历此过程的合作者和编者们，让我有机会认识各位同道，更是朋友。对我来讲，这个过程是专业学习和个人学习的重要机会。

我要感谢我最好的朋友，也是我的丈夫——Gary Witherell，他一直都是我最坚定的支持者。在写作本书期间，我的孩子 Becka、Trevor 和 Kaiti 已经成为了不起的年轻人，对此我非常骄傲。我要感谢 KT Waxman，当我们很多年前共同完成博士项目的时候，引领我进入医学模拟的世界。

Epps 博士希望感谢······

医学模拟的先驱者们，是他们引领我们使用模拟改善病人健康。幸运的是，许多这样的先驱者们对此教科书作出了贡献。此外，感谢许多人向编辑和出品团队贡献他们的专业意见。

最重要的是，我要深深地感谢我的妻子 Deborah 和两个女儿 Evelyn 和 Ellis，感谢他们对我夜以继日编辑此书提供的耐心和支持。

Mancini 博士希望感谢······

协会里所有致力于通过医学模拟，为改善病人安全和预后作出贡献的人。

此外，我要感谢 David，Carla，Laura 和 Jake······没有你们的爱和支持，我什么都做不了。

献　词

　　谨以此书献给模拟领域的人们：当前的模拟用户，协会和附属集团成员、未来的模拟教学团队成员

Janice C. Palaganas 博士，注册护士，主管护师

Juli C. Maxworthy 主管护师博士，护理硕士，工商管理硕士，注册护士，临床护士长，
医疗质量认证专家，职业认证专家，医疗模拟认证导师

Chad A.Epps 医学博士

Mary Elizabeth（Beth）Mancini 护士，博士，专业认证 - 执行护士，美国心脏学会研修员，
美国护士教育研修员，美国护理学会研修员

内 容 提 要

这本书旨在帮助定义卓越的医疗模拟。它对医学模拟程序的管理和开发有着独特的见解。这本书由 SSH 构思和支助，包含 54 个章节，由 137 位有着丰富模拟经验的作者完成，向读者介绍模拟程序的操作层面，特别是模拟标准，介绍了多种模拟方法、模拟器、模拟程序类型、程序融资机制、程序管理策略、中心设计、教育发展机会、教师发展战略、模拟研究及本领域的资源。他们有不同类型、地域和写作目的。每一章节里面的"思考篇"，提供相关主题的信息。此外，还散在有专家和医疗模拟领域的鼻祖们在"专家角"提供的公开评论、主流思想以及领域的未来研究。无论您管理经验是否有限，但已被选择管理一个模拟中心，或是您有丰富的管理经验，最近将获得资金支持开发一种新的模拟程序，抑或是您刚刚被聘来做一个新的模拟教育家或研究者，这本书都可以作为您的资源。此外，这本书还可以作为致力于医学模拟的本科生或研究生的基础阅读。

此书的编写缘由

编写此书的想法来源于 SSH 认证程序。经过多次接收寻求认证的模拟程序，认证委员会意识到改善调查项目是共同的需求和领域。对于共享知识的需求来说，这本书的编写是一个模拟项目的来源，同时也是其改进和系统开发的指南。

为何如此定义？

虽然在模拟中"卓越"还有待定义，我们与模拟同事、观察者、访谈者以及来自全球的模拟项目的访问学者都秉持一个信念，即有共同的实践可以实现成功。正如 Thomas Peters 和 Robert Waterman, Jr 在 1982 年共同出版的书 *In Search of Excellence* 所言。Peters 和 Waterman 研究了 43 个美国经营最好的公司，着眼于各种各样的商业部门。经过评论、观察、采访和访问，他们确定了这些公司成功的经验。在试图为模拟程序定义卓越标准的尝试中，我们本质上是在追求卓越，我们访问了许多模拟项目，展示了其认为成功并可持续的实践。如 Peters 和 Waterman 一般，我们也在继续寻找我们认为可以促进模拟项目成功的方法。这本教科书是目前为止我们发现的一些成功实践的汇编。

医疗模拟的分类

医学模拟传播新技术、方法、目的和研究领域。各种各样的模拟技术不仅仅是听说的，还是可及的，这就促使医疗模拟成为一种令人兴奋的、诱人的、有希望的领域。虽然模拟的机遇无穷无尽，但医学模拟也充满了局限性，这可以通过匹配目的与方法的模式组合来解决。在医疗模拟中有一些共同的目的、方法和措施。了解这些分类法（分类）和类型可以为模拟教学者提供一些工具，这些工具可以用来为模拟提供丰富的学习经验。

随着 SSH 开发认定和认证程序，随之而来的挑战是处理大量的模拟程序。令 SSH 认证评论委员会印象深刻的是他们每个季度接收的程序中看到的差异和相似之处。然而，也有一些普遍的模拟观点是一致的。这些观点提供可以用来描述模拟科学性的分类方法。这本书中使用了这种分类方法，可以在进一步的研究中用作检测领域的基础。它还为社会活动、标准制订小组、研究人员、科学家、发明家、教育家和医疗保健提供者提供基本的基础设施。

在医疗系统中，医学模拟可以通过目的、形式和方法分类。

目 的　医学模拟的目的是达到设定的学习目

标。在医务人员的培训和继续教育中,有许多类型的学习目标。一般来说,医学模拟可用于教育(教学、培训和实践)。医学模拟还可用于评估、研究、系统集成和病人安全。

形式 在本章节中使用的术语"形式"(modality)指的是模拟系统。形式也有多个维度,包括病人和 / 或解剖模拟系统、嵌入式演员或模拟教学参与者角色、临床设置、病人保健设备,以及其他物理设备或技术。每一形式维度的还原度和交互能力对于模拟系统学习目的的实现至关重要。

每个模拟系统都有其优点和局限性。为了更好地满足学习者的需要,这些优点和局限性在选择模拟系统之前应当予以探索。通常,模拟系统工作人员会选择他们认为最舒适的一个,而没有意识到另一个可用的模拟系统具有更适合于模拟学习目标的能力。在本书中,我们回顾了多种方法及其优势,以及怎样利用其优势的方法。

方法 方法就是模拟过程中所使用的教学、学习、评价或研究的办法。模拟中使用了不同方法,特别是如何提供反馈。教学方法应该是根据目标和形式来确定和制订。选择的教学方法应该是在模拟和复盘中有极大的优势,并且是基于形式反馈或者描述学习需求的学习者的交流。使用一种不恰当方法可能会导致不良的学习、评估或研究经验。例如,让一个刚刚学会术前评估和麻醉诱导的新手来处理术中遇到的循环不稳定,可能就不太合适,学习目的要结合学员自身情况,如果太难会打击学员学习的好奇心和自信心。正因为如此,应用于模拟中的教学和适合的方法是必不可少的,且要选择模拟与学习目标相适应的模式。

现有形式和方法的局限性鼓励模拟项目可更多地关注于开发教员如何使用模拟系统和技术来支持目的,而不是让技术驱动教学。通过各种模拟系统的目的、方法和形式,模拟系统管理者和教育者有责任了解他们模拟系统的局限性,并利用他们的最佳能力来匹配学习目标。通过介绍在这个领域中发现的概念并试图定义在这个分类法中被认可支持的见解,这本教科书旨在为教育工作者、管理者和学生提供基于模拟的健康教育的基础。

这本书的整体结构

基于这个领域的普遍问题,我们围绕 10 个关键的主题词组织这本书:

1. 模拟标准
2. 模拟系统的类型
3. 模拟系统
4. 资助
5. 管理
6. 环境设计
7. 教育改善
8. 人员水平提高
9. 研究
10. 资源

这本书共 54 个章节,由 137 位有着丰富模拟经验的作者完成,他们有不同类型、地域和写作目的。每一章节里面的"思考篇",提供相关主题的信息。此外,还散在有专家和医疗模拟领域的鼻祖们在"专家角"提供公开评论、主流思想以及领域的未来研究。

相 关 术 语

Yue Ming Huang, John Rice, Andrew Spain, Janice C. Palaganas SSH 词典编纂委员会代表

关于作者

Yue Ming Huang 博士是麻醉学和教育学的副教授,加州大学洛杉矶分校模拟中心的运营总监。在担任 SSH 的首席教育主席后,多年来,黄教授主持模拟联盟特别工作组的工作,把不同利益相关者聚集在一起,发起了一个模拟分类法项目,申请了一项基金,并在国际卫生保健模拟会议上成立小组讨论。

John Rice 博士,在军事训练和研究建模以及模拟等很多方面有超过 40 年的经验。退休后,他在附属于 SSH 的 EVMS 担任标准化病人,在那里主持技术和标准委员会,早在 M&S 知识体系应用于医疗保健培训之前,就已经广泛开展相关研究。

Andrew E. Spain 先生,政治学硕士学位,目前正在攻读密苏里大学教育学的博士学位。SSH 认可和认证部主任。他在 SSH 的部分工作是医学模拟术语学的协作开发。这项工作非常关键,最终要开发成词典。

Janice C. Palaganas 博士,认可和认证部的执行主任,引领 SSH 第一个工作术语表的发展和审核。现在 Palaganas 博士以 SSH 术语和概念委员会的成员身份继续做这项工作。

前言的参考术语

该前言部分为了巩固目前的模拟术语和分类,为模拟新人提供基础和指南,以及为看着医学模拟变化成长的人做参考。这是一个需要不断讨论的领域,我们接受这个事实,这里提供的简短术语表并不是一成不变的。我们的定义是基于与其他领域进行交流融汇后总结出来的。我们在这里是讨论公共语言的需求,尽管某些书已经为其提供了定义,但我们建议医学模拟术语最好是参考已被委员会和社会团体确定并审查通过的版本。

我们为什么需要这样做?

我们所知道的每件事都需要给一个明确的定义,以便进行交流。就像玫瑰就是玫瑰,即使你想把它叫作别的东西,如果你把它标错了,就会有人纠正你。另一方面,人们也不会把水仙花叫作玫瑰,所以对一个无法名状的东西进行定义是非常重要的,而且要传达给每个人确保维持一个常规理解。未来的医学模拟需要一种明确的方式来连贯地表达研究、数据、技术和评估。措辞必须代表概念,且与单词和短语相关的词的定义和意义必须明确。

模拟不是一个新概念。你可以想象,几千年前,人们可能向静止和移动的目标扔石头和棍子来打猎或防范野生动物。早在有模拟的单词出来之前,猎人很有可能已经"模拟"了对长毛猛犸象的攻击。"模拟"应用于民用航空、军事准备、核工业等复杂高风险领域,这些领域都涉及工程设计和培训,以预演现实生活可能发生的事件。然而,"模拟"也可在许多正式的定义中见到,目前的文章就包含这样的习语,即为了本研究的目的,"模拟"被定义为 ABC(这是一个有别于其他的定义)。

事实上,医学领域的"模拟"一词似乎也会产生很多困惑。在过去的 10 年中,这种模糊概念的产生源于模拟使用的指数级增长。早期的模拟重点是用于相对简单地代表人体或人体部分的技术和应用。从这些模型中获得的培训受益引起愈加复杂和昂贵的模拟系统的设计和发展。技术一直在努力追赶创造更多"真实"的人体复制品,在这一过程中,我们要实践医疗操作,同时避免生命危险。早期的医疗保健模拟先驱不得不即兴发挥,依赖于指导者和演员的想象力与即兴演出。现在的模拟依旧依赖于此并常常使用"姑且相信"的概念以及"虚构想象"。想象的困难之处在于每个人都有不同的观点,因此我们想象的东西也不尽相同。随着技

9

术的发展追寻提供"真实"的物质和计算机或电脑的"模拟",我们必须要发展我们的模拟"技术"和模拟系统的"分类"和在某种程度上推动两者的学习和技术进步,从而留出想象的空间,但仍能被所有知晓此的人理解。

毫无疑问,模拟在医疗保健的培训和教育中的应用仍在快速发展,提供了一个利用这种能量使医疗模拟成为官方认可的专业的理想实践,使其具备明确的系统、方法、指南和标准。然而,虽然缺乏表现设计、研究、评价、技术和数据等一致明了的方式,但这种增长从未受到阻碍和困惑。的确,"模拟工业"这个词也有争议,因为它指的是模拟不同的"领域"。除非跨学科分类和语言是明确的,否则国家培训和模拟协会以及其他服务于模拟的组织的努力要得到认可是很艰难的。

每个人都认识到有很多模棱两可的语言,但对定义它们的人来说,其又是"神圣"的。解决这个问题的唯一方法是驱动整个协会的发展,然后促成一个共同的词典。如果我们不努力,我们可能永远都没有机会克服当前描述同一事物方法的不连贯。这样会导致研究的解释不一致,且无法比较,同时质量指导方针也无法实施。事实上,这一领域的发展是被这个问题所阻碍,没有常规的命名法和分类方法,医疗保健模拟领域的进展也将被阻碍。

有很多类似的例子,例如这三篇文章似乎在研究同样的问题,但却使用了不同的术语。

1. 在文章"Simulation-based training is superior to problem-based learning for the acquisition of critical assessment and management skills (Steadma et al.,2006)",其中就是"全景模拟"(SIM)与"互动"和"基于问题的学习"进行比较。

2. 在文章"A randomized comparison trial of case-based learning versus human patient simulation in medical student education(Schwartz et al.,2007)",作者使用了人类病人模拟系统的术语(HPS:这是一个模拟系统制造商以商标标志命名的术语)和"基于案例学习"(CBL),用于小群体使用书面术语进行讨论。

3. 文章"Simulation-based medical education is no better than problem-based discussions and induces misjudgment in self-assessment",使用了术语"基于模拟的教学(SBT)"和"基于问题的讨论(PBD)"。

这些例子中的术语和缩写指出描述基于模拟教育的定义有很大的差异。而我们倾向于接受我们语言中的同义词,反义词通常是无法接受的,即使使用相同术语却表示相反意思的研究比比皆是。

大家希望我们上述放在引号中的每个术语都可作为可描述概念的标签,因此在任一独立观察十人小组中的 8 个人会很准确地辨识这是哪一种事件。尽管使用了相同的科学和技术(在这个案例中,小组情景里的整体计算和文章案例),术语是不同的,同时需要在方法中进一步描述比较。而且,不同类型的分类和水平的缺乏或者模拟工具的真实度都为比较增添了困难。因为没有标准的分类法则,也没有"基于模拟"的教育词汇表,作者和读者,因此只能以他们认为在当时是合理的需求来定义事物。

现在,我们应该认识到,如果我们没有一种合理的标准语言来进行交流,那么医疗模拟等领域的发展将不会达到最佳的潜力。卫生保健专业人员通过技术术语和分类模式进行沟通,以识别和描述患者的症状或状况。相对独立的护理和治疗可以存在,因为医学术语和对共同语言和分类的坚持是卫生保健专业人员培训的重要组成部分。模拟用户和开发人员也需要这样做。

为什么不直接将航空和其他行业的模拟定义纳入医疗保健领域呢?首先,即使是这种看似简单的方法也需要一个会议,协商一致同意从其他模拟应用程序中采用或传递专用命名法。第二,医疗模拟协会在某些方面是独特的,它致力于模拟作为一种潜在的有价值的技术和教学媒体相关联的分类基础和语言。事实上,人们可以使用有或者没有疾病的人来模拟各种各样的情况,而不是使用计算机化的人体模型或非计算机化的模型或以计算机为基础的程序作为模拟媒介。在某些高度和尚未被认可的水平上,我们意识到,可能有一种适用于模拟的语言的推动力,可以推广至所有的使用领域。在我们必须准备使用的任何领域中,都应该有许多与模拟相关的概念和属性,还有许多有别于医疗保健的领域。因此,需要一个基于广范围利益的相关者倡议制订这一促进发展的基本原则。

专家意见

许多人在模拟团体中解决了这种缺乏共同语言的问题。Heinrichs 等人 2004 年描述了用于设计外科课程和模拟系统的结构化词汇。然而，这有别于外科手术中使用的技术程序技巧，也表示了一个非常狭窄的模拟范围。在模拟文献中已经出现了"低保真""中保真""高保真"的定义（Brydges等，2010）以及模拟应用中的"现实主义"的讨论（Dieckmann等，2007）。其他人尝试创建分类模式或汇总现有模拟器的不同类型（Alinier，2007；Huwendiek等，2009；Meller，1997；Mihalas等，1995；Norman，1985）。Alinier指出："即使两个机构报告打算在他们的项目中使用相同的模拟技术，他们也采用了非常不同的教学方法，"他还说，"用词不当会给学员留下错误印象，使他们相信已经做好了面对现实的准备，并建议在全国范围内建立一套国际认可的标准，以便在不同层次上使用教育模拟技术，使培训导师和学员能够比较学习体验。"

美国医学院协会的一份报告指出，"面向假设驱动的医学教育研究：2007年关于教育研究的千年会议（Fincher等，2010）"（Fincher等，2010）的一份研究报告（Fincher等，2010），将基于模拟的教育研究作为他们未来努力的首选。Edler和Fanning（2007）指出，需要使用通用术语来避免对数据和结果的误读。在Issenberg和McGaghie进行的医学教育荟萃分析中，有两项最有力的证据表明，有必要使沟通和研究有标准的指导方针，这两项研究表明，方法学和术语减少了进行比较的研究数量（Issenberg等，2005；McGaghie等，2010）。在使用更多资金来产生难以比较的结果之前，我们需要就报告和讨论的语言达成共识。

在2010年由美国心脏协会（AHA）赞助的国际复兴国际联络委员会，代表们提出了一个共同的词汇，以支持AHA的目标，即使用模拟技术来改善心搏骤停的培训。美国外科学院和美国医学院的协会都得出了一致的结论。此外，美国麻醉学协会和美国外科医师学会不得不为他们各自的认证和模拟认证项目定义术语和标准（Sachdeva等，2008；Steadman，2008）。美国国防部（DOD，2011）已经资助了佛罗里达中部大学的一个项目来更新他们的建模和模拟词汇，而不是每个人都自己解决这个问题。诸如一个更广泛的会议，将会以更协作的方式实现这个共同的目标。

Loftin（2009）提出了创建一个本科学位的需要，因为学生们在本科学习的过程中，已经适应了一个领域，并可以讲这个领域的术语。目前，一些大学，如亚利桑那大学、亚利桑那州立大学、海军研究生院、欧道明大学和佛罗里达中部大学，在建模和模拟方面提供硕士和/或博士学位。然而，越来越多的健康科学博士正在寻求把他们的研究重点放在医学教育上，随着兴趣增长，大学将不得不做出回应。这个项目的产品，一个标准的语言和分类，可以作为一个教育基础，一个本科学位和硕士、博士水平专业人员的模拟。

初步努力

两个模拟会议的报告（Huang等，2008；Sinz，2006）可作为解决模拟语言问题的初步努力。在2006年的会议上，讨论模拟这个术语的定义，即当前使用的模拟（测试、评价、资格审查、教学、研究、产品安全评估）、模拟类型（完整的人体模型模拟，任务培训，标准化病人，案例报告，PBL，虚拟环境，平板电脑），以及有争议的和不合理的声明都得到了投票表决。这次会议得出的结论是，有共同的第一层主题，包括研究、标准和模拟指南。此外，该组织还表达了创建合作论坛以共享和交换信息的愿望。

作为2006年首脑会议的后续行动，2007年第二次首脑会议召集了各组织的代表，讨论使用模拟的各种培训和评估应用所需的标准，拟订了基于模拟教育标准的初步框架。大会认为需要进一步讨论额外的领域，包括达成一致共同定义和术语。

大会出现统一的主题，即真正的共识显然需要更多的工作和讨论。现在建立一个批准模拟标准的程序似乎还为时过早，因为在包括模拟的语言在内的讨论中有很多的困惑和争论。该组织总结说，SSH应该帮助建立一个模拟联盟，作为一个由不同组织的代表组成的联盟，成为"智库"计划。这个小组将致力于建立一套统一的基于模拟的教育和培训标准。

2012年，SSH创建了一个模拟术语和概念委员会，旨在通过整理现有术语、定义和概念来创建一个字典。此工作还在继续。在每一章中，你可能遇到新的术语和概念。术语在每个章节中都有定义。我们提供了一份与本书内容相关的术语的列表，我们认为这些定义对医疗模拟至关重要，前面有星号（"*"）表示的这些术语目前存在争议，或者在发展中，在使用之前需要额外的考虑。

参考术语

*表示需要尚在改善中或是需要进一步斟酌的术语。

* 术语	定义
认证	SSH 中一个专业组织,授予模拟程序认可,认定其具备满足既定标准能力的过程。
*演员	参阅**控制节奏的模拟人员**。
场景回顾和反馈	一种将观察和表述配对的交流方法(主张),即提出一个问题,以理解通过参与者的行动认知结构或框架(探究)。在以好的判断复盘中使用(Rudolph 等人,2006)。
评审员	以一套标准来评估人的表现的人。评审员应该有特定的以及大量的培训、专业知识,以及评估人类的艺术和科学方面的能力(SSH 认证,2014)。
评估	**形成性评估**是对学习的评估,通常包括对学习者的行为和反馈的观察。形成性评估告知教育者关于学习者的需求得到满足的程度。 **总结性评估**是在一个间断连续的时刻对知识、技能或能力的评估,通常是对高风险的评估。数据通常用来确定学习者的熟练程度或能力。
增强现实	一种虚拟现实,在这种虚拟现实中,合成刺激物被注册并叠加在现实世界的物体上,通常用来使可感知的信息不受人类的感官察觉。 在医疗模拟中,增强现实的一个例子是使用模拟设备(内置声音的听诊器)和标准化的病人(国防部,2011)。
虚拟化身	一个在虚拟现实模拟或游戏中的参与者(澳大利亚卫生劳动法[HWA],2012)。
*情况简介	参阅**情况介绍**。
剧本	亦指**模拟剧本**,**模拟案例**。 模拟临床经验的预期和潜在事件的计划。剧本为模拟提供了上下文,并可根据目的改变长度和复杂性。一个剧本可包括以下部分: ● 培训参与者准备 ● 情景介绍:目的、问题和 / 或材料 ● 描述管理情形的病人信息 ● 教学目的 ● 环境条件,包括人体模型、患者、模拟人员等准备工作 ● 相关器材、教具、工具和 / 或评估、管理模拟教学实践的资源,例如,病理结果、除颤仪 ● 期望、局限性以及培训参与者所扮演的角色 ● 包括教学开始和结束在内的完整框架 ● 复盘过程 ● 评价标准(HWA,2012)
临床技能考核(CSE)	也称为**临床技能评估(CSA)**,**临床实践考查(CPX)** 临床技能考查,或者说临床实践考查,是评估受训者病史采集、体格检查、医患沟通、人际交往、专业技能等核心临床技能的一种考查方式 学习者应以患者现病史为基础,将病史、体格检查和其他必要信息(例如,建议、宣教等)整合起来。受训者所记录的信息,应包括鉴别诊断、诊断、诊断性检查和 / 或治疗性检查。考查者通过直观观察、核查表、受训者自我陈述以及后续书面形式的考试等方式,对受训者的能力进行评估。考查结果可以是格式化的、总结性的,也可以是反馈形式的。每部分的考查时间一般为 10~20 分钟(标准化病人培训者协会[ASPE],2009)
编码	用符号、描述性语言、录像,或者模拟 / 研究的其他数据来表示或标记数据块,这些内容可以被编码以供审查或研究
计算机仿真模拟系统	也称为**计算机模拟系统**。 模拟行为是通过计算机程序来完成的;每个模型的一系列动态表现,都涉及执行编码、控制、显示硬件接口、计算机与实操设备接口这三部分的组合(Hancock et al.,2009;SSH Certification,2014)
*助演	参阅**控制节奏的模拟人员**部分

续表

*术语	定义
继续教育（CE）	对于医疗工作者来说，也称为**医疗继续教育** 这个提供医疗实践机会的过程旨在维持并提高执业医生提供医疗保健服务的能力
保密性	限制受训者对特定类型信息的获取及使用的一系列的规则、协议或承诺书 在模拟过程中，该保密性原则主要用于涉及受训者模拟过程表现时的个人隐私保护
利益冲突（COI）	当个人或组织牵涉到多种利益时，其中的一种利益可能会改变另一种利益中的行为动机
应急计划	当事情未按照预期发展时的应对计划，例如，在模拟过程中遇到技术故障等突发事件时的应对计划
持续质量改进（CQI）	一个可以改进流程并更加关注未来结果的系统，经常使用一系列统计工具来了解子系统并发现问题，重点在于保证未来的质量，而不仅仅是控制一个过程
连续的护理模拟	对患者的模拟护理是随着时间、环境、新兴问题的变化而发展起来的，整个过程涉及连续变化的场景、多方面的沟通和多名临床医生，他们需要进行有效的沟通来保证护理服务的质量（例如，家庭—急诊室—手术室—恢复室—外科病房—家庭的模拟护理）
*应急资源管理（CRM）	一种处理医疗保健环境中危急情况的方法 CRM 培训强调沟通能力的重要性。这一概念最初是在航空业发展起来的，因此也称为**机组资源管理**，CRM 强调"人为因素"的影响——疲劳和感知错误的影响，以及高压、高危环境中不同管理方式和组织文化的影响
紧急事件应激复盘（CISD）	急诊医学的七步式复盘流程，包括医疗机构、警察、军队、航空公司、铁路公司在内，旨在减少或预防（真实）创伤事件发生后应激障碍（PTSD）的发生
复盘导师	指导或推进**复盘**过程的个人或团队
复盘	模拟教学过程中一个标准化的、反思回顾过程；教育者、导师和受训者通过复盘过程重新审视模拟经验，促使受训者提高其临床判断和批判性思维能力，从而更好地指导受训者学习（SSH 认证）
以良好的判断力复盘	复盘的一种方法，该方法包括三个核心部分：（1）了解培训参与者整个过程的表现；（2）支持真实调查的立场；（3）支持探究模式的调查方法（Rudolph et al., 2006）
专项训练	一个高度保准化的培训模式，旨在改进受训者特定领域内的表现
离散式仿真模拟（DES）	一种常用的系统管理工具，用于多种行业的过程分析和系统优化，其中包括一些高可靠性行业（航空、核电站等）；一种系统操作的计算机模拟过程，以事件的时间序列为表现形式 每个事件发生在一个瞬时时间点，标志着系统状态的变化。DES 为用户提供了一个"测试平台"，在该平台用户可通过计算机建模进行实验，并在实施之前对不同解决方案的有效性进行测试。在医疗模拟中，可以在"原型"测试环境中执行不同的"假设"情况
破坏性创新	也称为**破坏性技术** 新技术、新产品、新服务的应用，促进变革，有助于企业赢得竞争优势
分布式仿真模拟（DS）	高保真模拟教学这一概念，可广泛应用于任何时间、任何场合。该模拟方法具有易于运输、独立的"集群"等特点，可在一个封闭空间内创建出所要模拟的场景（例如，在一个可膨胀的密闭空间内模拟灾难场景；Kneebone, 2009）
*控制节奏的模拟人员	也称为**助演、演员、嵌入式模拟人、控制节奏的模拟参与者、标准化患者** 当受训者对患者（**模拟患者**）、家庭成员（**模拟家庭成员**）或医护人员（**模拟医护人员**）进行描述时，有助于其达到模拟目的 如果模拟人员已经过训练来模拟真实患者的一系列症状和面临的问题，以用于医学教育、评估和研究，那么此时也可称为**标准化患者、家庭成员、医护人员**。关于"角色扮演者"一词的使用，一直备受争议，因为标准化患者通常会向受训者提供反馈，作为教育者对其表现进行评估
体验式学习	通过应用具体的经验（实际或模拟）来获取知识 模拟是一种体验式学习。与之相反，说教式学习往往与单向性学习具有相同含义，意味着其教学内容更注重认知性知识，而不是实践培训

* 术语	定义
体验式学习周期	David A. Kolb 提出的理论模型,该模型提出,有效学习周期应包括四个阶段:经验,反思,概念化和实验
师资培训	一个系统化流程,教育者提供经验教育内容,从而提高其自身技能
失效模式与影响分析(FMEA)	产品开发、系统工程、可靠性工程和操作管理的一种归纳分析方法,用于分析系统中的故障模式,以便根据故障的严重程度和可能原因进行分类;一种在实施前有助于解决问题的主动方法
反馈	培训参与者、模拟教学参与者、模拟系统或同行之间的信息交流或对话,旨在增进对概念或行为层面的理解(van de Ridder 等,2008)
* 保真度	也称为**真实性** 模拟经验的可信度或接近现实的程度 保真度可以涉及多个维度,包括(a)物理因素,如环境、设备和相关工具;(b)心理因素,如情绪、信仰和参与者的自我意识;(c)社会因素,参与者和指导者的动机和目的等;(d)组织文化;(e)参与者的开放程度、信任程度以及思维模式(Dieckmann et al.,2007;国家护理模拟创新资源中心联盟[NLN-SIRC],2013)
形成性评价	见参阅**评价**部分
基于游戏的教学环境	人为创建的基于游戏的数字化教学环境
游戏化	非游戏环境中游戏部分的应用
GAS复盘	一种复盘方法,包括数据收集、分析、汇总三个阶段,该法已被美国心脏病学会采纳并应用
复盘总结导引反思	模拟教学参与者在复盘过程中采取的一种做法,有助于受训者将模拟经验的重要部分进一步强化,帮助其更好地理解、学习,另外还有助受训者将理论、实践、研究有效地结合起来,从而指导其后面的模拟操作(NLN-SIRC,2013)
触觉反馈装置	一种可提供触觉反馈或触控技术的设备,在模拟过程中与操作者的动作或应用程序产生交互作用(Robles-de la Torre,2008)
医学仿真模拟	一种应用人为创造的情景环境的技术,让受训者体验真实的医疗环境,以加强其实践、学习、评估、测试、理解系统或人类行为的能力;该模拟器可应用于培训、评估、研究或系统集成,最终目的是保障患者安全(SSH Accreditation,2014)
* 高保真医学模拟教学	当应用模拟模式或模拟机制创建真实的患者模型或医疗环境时,请参阅**高科技医疗模拟教学**部分 当描述人体模型模拟器的应用时,请参阅**模拟人模拟教学**部分 高保真模拟教学是一个专业术语,通常意指模拟人模拟器在真实环境中的应用。该术语的定义一直备受争议,且常被误用。虽然在文献中高仿真模拟教学与模拟人模拟教学有着相同意义,但实际上一些低技术模拟形式比模拟人模拟器有着更高的保真度,这取决于模拟教学的学习目标(例如,腹腔镜手术的训练)
高可靠性团队	在特定环境中工作的一个群体,他们有很高的犯错风险(且每个错误都会导致严重的后果),他们通过团队训练、提高沟通技能和减少文化冲突来降低错误的发生率,从而改善最终结果(例如,航空行业、核电行业,最近医疗行业也在逐渐应用)
* 高科技医学模拟教学	当应用人体模拟模拟器时,请参阅**模拟人模拟教学**部分 由学习人员之外的人控制或编程的计算机化模拟模式的应用,包括模拟人模拟教学,其功能作为学习人员行为间的互动结果,可因模拟教学参与者、技术人员、教育者的操作而改变 这一术语常具有迷惑性,因为音频、视频技术的应用也可认为是高科技技术,而且这个术语涵盖了任何音频、视频技术的应用
人为因素	研究人机关系与相互关系的学科或科学(DOD,2011)。注意:该术语涵盖所有生物医学和心理学范畴;它包括但又不仅限于人体工程、人员选拔、培训、生命支持、工作绩效和人力绩效评估领域的应用

续表

*术语	定义
*复合模拟	多种模拟形式的整合（例如，在模拟中应用模拟器与标准化病人来实现学习目的）；复合模拟一般指在分布式仿真模拟环境中，建设性模拟、实时模拟、虚拟模拟系统的有效结合（SSH Accreditation，2014）
*沉浸式模拟教学	**也称为高科技模拟教学** 这种模拟教育或模拟体验有助于参与者深入到一项任务或一种情景中并假设这就是真实的情形。这就需要参与者在真实情景中能摒弃相互之间的不信任并能够迅速做出决策。创建沉浸式模拟教学的能力取决于参与者的性格特征、模拟场景、设备和角色扮演方面的保真度（HWA，2012） 这个术语常具有一定迷惑性，因为实际的模拟教学工作会受到多种因素的影响，经验性学习可能与"沉浸式"方法相关联，"沉浸式"方法常作为心理治疗的一种特有方法，来与医疗教育相区分
知情同意	研究者通过知情同意这一流程，能够和参与者就研究目的、研究流程、相关风险与收益、研究机密性方面进行更好沟通，通过知情同意参与者也能够理解并积极参与研究
在硅上	在一些缺少实际临床关怀的场所进行的一项操作（例如，计算机，模拟中心）
现场模拟	在实际的病人护理区域、专业实践领域或医务工作者正常工作的临床环境中进行的教育活动，但不包括工作区域（SSH 认证）
多学科间交流	围绕指定学科进行教育活动，将两个或更多专业人士的观点进行整合，每个学科都会考察他们的基础知识（Howkins & Bray，2008）
*多学科间教育	来自两个或多个专业的学生，了解彼此之间的关系，从而进行有效的合作并改善健康结局（世界卫生组织，2010 年） "非正式"（或"偶然"）的多学科教育是在专业从业者或学生中，对非专业课程或多学科课程进行计划外教育，从而改善其专业间的实践。一开始，它并不以多学科教育为目的。但可以肯定的是，在开始后的任一时间点，培训参与者之间可以共同学习或互相学习。然而，在众多教育方式中，该方式仍然是未被认可的，或者只有作为学习实践的反映时才得到认可 正规的多学科间教育旨在促进合作，提高护理质量；因此，这是一个教育或实践发展的举措，将来自不同专业的人聚集在一起，促进其多学科学习的活动的开展 正规的多学科间教育正是为了达到这一目的
多学科间学习	由两个或更多专业人员（或学生）之间的互动而产生的学习行为 这可能是多学科间教育的产物，或在工作场所、教育环境中自发发生的（例如，偶然的多学科间教育；Freeth 等人，2005 年）
专业内人员	包括相同专业与相似专业、不同专业或不同实践水平间的个体（例如，外科医生和急诊医生；临床护士和执业护士，住院医生和医生）
及时现场教学（JIT）	潜在干预之前直接进行培训 即时现场教学这一概念是从生产领域派生而来的，是一种生产策略，通过减少库存和相关的运输成本，努力提高投资回报，"就地"是指在潜在的培训现场或其附近进行的培训
*低保真度	**参阅低技术模拟教学部分** 常用来描述案例研究、角色扮演，使用局部任务训练器或静态人体模特等，让学生或专业人员投入临床情景或具体技能练习中（NLN-SIRC，2013） 这一术语仍存在分歧，因为低保真模拟可能对真实状况或解剖结构的模拟更贴近现实
*低技术模拟教学	未使用计算机或电子设备的模拟教学形式，也并不受学习者之外人员的控制、编程

续表

* 术语	定义
* 模拟人	也称为**仿真机器人**；参阅**模拟人模拟教学**部分 用于医学模拟的人类模拟器 人体模型（起源于法语）是"代表人物形象的一种形式，而仿真机器人（起源于荷兰语）是教育中使用的真人大小的解剖学人体模型"（护理模拟全国竞赛；韦氏词典，2012）。这两个术语都可用于描述人类模拟器，许多模拟相关文献习惯用"模拟人"，而许多的复苏相关文献则习惯用"仿真机器人"。经过多次讨论与研究后，在 2006 年夏季的医学模拟协会杂志中，"模拟人"作为医学模拟的推荐术语（Gaba，2006）。一些作者也会使用人类患者模拟器这一词；然而，人类患者模拟器是 METI（CAE）的商品名称，并且将"人类"附加于患者身上被认为是赘语
* 模拟人模拟教学系统	人体模型通过模拟人体心跳、呼吸、脉搏搏动、语言交流、生命体征检测、活动（例如，惊厥、眨眼）出血、静脉穿刺后的血液回流和其他一些模拟专家通过计算机、软件控制的人体功能，来模拟一个医疗病例、场景、情景
集中培训	培训时间很紧凑且休息时间很短（例如，一周的课程，一学期的课程，一季度的课程）
掌握学习	一种教学方法，该法指出：通常是在一些允许逐步进步的小团队中，如果给予足够的时间，提供基于形成性评估的个性化反馈，以组织化的方式完成学习主题，学习者都可以很好掌握相关技能、学科
混合模拟系统（MRH）	在模拟教学中，这一系统代表监控器屏幕上描绘的虚拟人物的头部（也可能是身体），监控器下方悬挂填充的裤子、牛仔裤等来模拟人的腿。混合模拟系统可经过编程与学习者或周围的人进行言语交流
* 混合模拟	也称为**多模式模拟**、**混合模拟**、**复合模拟** 同时使用多种不同类型的模拟；与混合模拟不同，它的特点是使用一种类型的模拟来增强另一种类型的模拟效果，更确切地说，它是应用多种类型的模拟来作为整体教学的一部分（SSH 认证，2014 年）
模拟形式	用于模拟教学的一种形式；模拟器（例如，专项训练器、模拟人、控制节奏的模拟人员、计算机、虚拟现实；SSH Certification，2014）
建模与仿真（M&S）	模型（例如，仿真器、原型、模拟器和刺激器）是静止的或随时间推移而变化的；模拟是使用模型开发出一系列数据，并作为进行管理或技术决策的基础（Hancock et al.，2009）
蒙特卡罗模拟	一种常用的模拟方法，用于对具有递归过程复杂系统建模，也可用于对现实生活中不切实际且耗时的事件进行测试，通过反复地从一个不确定的变量中随机抽取样本，从而输出大量的模拟场景（Hancock et al.，2009）
Moore 的三角策略	用来描述如何用三角形的三点创造公共价值的一个概念，三点分别为：创造价值，建立政治合法性和培育经营
化妆	用于模拟受伤、疾病、衰老和其他特定场景的物理特征的技术，有助于参与者的感知觉判断，也可通过化妆技术、可附着的道具（例如贯穿的物体）、嗅觉的应用来提高模拟场景的逼真度（Mercia，2011；Smith-Stoner，2011）
多学科	当具有不同观点的专业人士聚集在一起，对一个特殊问题提出不同见解（Howkins & Bray，2008）
多模式模拟系统	参阅**混合模拟系统**部分
多专业培训	来自两个或多个不同专业的成员（或学生）一起学习；换句话说，是共同学习而不是互相学习（Freeth et al，2005）
需求评估	一种系统性探索方法，用来收集和分析信息，包括机构的需求以及当前和 / 或未来学习者的技能、知识和能力的现状
* 软技能	也称为行为技能、**团队技能** 参阅**团队技能**部分
初学者 - 专家	描述能力提升的德雷福斯模型，在该模型中，学习者从开始经历一系列连续的过程，逐渐提升自己的能力：初学者、高级初学者、胜任、精通、专家
临床技能考试（OSCE）	考试设置一站或者几站，旨在评估个人临床或其他专业技能的能力（ASPE，2009） 每一站结构严谨、可重现。受试者通过直接观察、列出要点、自我陈述、随后的书面测评而进行测试。考试一般是总结性的，但也可能包括反馈。每一站时间一般较短，通常为 5~10 分钟，但也可能更长

续表

*术语	定义
旁观室	模拟过程中设置的一个房间,在不扰乱模拟者操作的前提下,允许其他学习者接触该场景并对模拟者的操作进行自由讨论、分析
旁观受训者或学习者	在医学模拟中,由于资源有限、实际的模拟器材少于学生数,总是会存在操作者与旁观者。旁观者通过观察操作者在模拟场景中的行为来进行学习。复盘过程一般包括旁观者和操作者
*先导课	教育活动开始前为教员或教师或学习者所做的准备活动 通常是一系列正式的、结构化的说明,而不是非正式的或临时的说明(SSH 认证,2014) 任务分配可以是**情况介绍**的一部分
*部分训练器	参阅**专项训练器**部分
培训参与者	指在模拟学习活动中学习的人,目的是为了获得或演示其专业实践的理论知识、技能以及相关看法(例如,学习者、学生)
生理建模	模拟器的操作过程中,当一个参数发生变化时,其他参数会根据数学模型的基础上自动进行调整。也称为模拟物理原理的数学建模
Plus/Delta 复盘	是一种复盘方法,在这种方法中,对成功的策略("plus")和在未来适用的情况下可能改善的策略("delta")采取行动
小型模拟中心	也称为指挥中心 临床环境中的一个局部模拟操作区域,由另一个较大的中心提供管理、技术和设备支持;虽然物理位置上与大型模拟中心相距甚远,但实际是其延伸
政策	指导决策、达到合理目的的准则或协议;操作步骤或操作协议的目的性陈述 大多数仿真中心都创建了相关政策,包括设备应用、模拟场景和内容的开发,以及相关的行为准则
实践分析	一套系统的数据集,描述了胜任某一职业所需的知识、技能和或能力
*情况介绍	也称为**情况简介** 模拟教学开始之前的一个通知或介绍部分,在此过程中,我们将为参与者提供指导或准备信息(国际护理协会,临床模拟和学习协会,2011 年) 情况介绍的目的是为场景模拟做好准备,并帮助参与者实现该场景的学习目标。情况介绍包括对设备、环境、人体模型、角色、时间分配、教学目的和患者情况的介绍
*操作步骤模拟	利用模拟教学来教授安全执行临床操作所需的技术技能和认知知识的一种训练方法,其内容涵盖个体技能训练、小组和多学科技能训练等一系列技术
心理仿真	模拟环境所能激发受训者潜在心理变化的程度,在现实环境中是非常重要的;这包括受训者感知的**真实性**、**保真度**,包括心理因素,如情绪、信念和在模拟场景中参与者的自我意识(Dieckmann 等,2007 年;Edmondson,1999)
心理安全感	在模拟教学为基础的学习过程中,参与者可以畅所欲言、分享想法、看法和观点,而不用害怕受到惩罚或面对尴尬
*真实性	也称为**保真度** 通过创建一个模拟学习者工作环境的环境,将不相信的东西传达给学习者,包括环境、模拟病人和教育工作者、评估员和 / 或模拟教学参与者等人的活动(INACSL,2011 年 Rudolph 等;2006;SSH 认证,2014)
反省式思维,反省式实践	在模拟体验过程中或之后进行自我审视的行为;是经验学习的一个重要组成部分,因为它有助于新知识的发现,并将这一知识应用于将来的情况(Decker 等,2013 年;Decker & Litke,2007;Dewey,1933;Kolb,1984;Schon,1984,1990) 反省式思维是学习元认知技能和做出临床判断的必要条件,可以减少理论与实践之间的差距。反省需要创造力和有意识的自我评价,通过反省来更好地处理病人的特殊情况
矫正	缩小受训者表现差距的行为或过程(INACSL,2011)
溯源分析(RCA)	探索事件发生的一种反应式分析法;以一种结构化的方法来识别一个或多个事件已产生的有害结果(后果),以及影响其性质、大小、位置和时机的因素,以确定哪些行为、作为、不作为需要改变以防止类似不良事件的再次发生,并明确需要吸取的教训从而成就更好的结局

续表

* 术语	定义
场景	参阅**临床场景**部分；也称为**模拟场景**、**模拟案例**
严肃游戏	为解决问题而设置的游戏环节（不同于娱乐性质的游戏；澳大利亚国防模拟办公室，2013） 在军事防御背景下，严肃游戏被用来演练、训练或探索军事事件，以模拟真实世界的军事事件或过程
共享心智模式	也称为共享框架，共享模式 对将要执行的任务和团队的相关工作建立达成公认的理解
* 模拟病人	参阅**控制节奏的模拟参与者**部分
模拟教学	参阅**医学模拟教学**部分
模拟教学环境（SLE）	为了达到学习或研究目的，将现实生活情景的一部分或某些方面进行重现的模拟教学方式
模拟教学	应用人为创建的情景或环境，让受训者经历真实事件的重现，从而让受训者对该事件进行实践、理论学习、评估、测试，或让受训者对系统、人类行为有更进一步的理解（SSH 认证，2014） 模拟是指将模拟器用于培训、评估
模拟仿真度	参阅**仿真度**部分
模拟教学指南	对于模拟保真度、模拟有效性、模拟程序或形成性评估、总结性评估的推荐意见（不同于**模拟标准**）
医学模拟教学程序	一个有专用资源的组织或团体，其任务是应用模拟技术、方法，通过评估、研究、宣传和 / 或教育来改善患者的临床安全性和预后。模拟技术、方法主要包括正式的研讨会、专业课程、学习班以及其他将模拟作为主要技术的活动（SSH 认证，2014）
模拟教学标准	对于模拟保真度、模拟有效性、模拟程序或形成性评估、总结性评估的最低标准（SSH 认证，2014）
模拟教学时间	（a）模拟教学本身演示时间 （b）模拟练习中参考时间（例如，通常的协调时间） 模拟教学时间是由模拟管理功能在模拟开始前建立，并且在特定的练习中对所有参与者都是通用的
模拟教学有效性	模拟教学或模拟教学程序的质量，模拟教学程序能够说明模拟过程与其预期目的之间的关系是明确的、敏感的、可靠的、可重现的（Dieckmann 等，2007；SSH 认证，2014）
模拟增强的多学科联合教育	将医学模拟模式应用于多学科教育的教育方式 以模拟为基础的多学科教育（SimBIE）方式，描述的是以多学科教育目的为基础的模拟教学形式，且在模拟教学期间，两个或多个专业的学生共同学习或互相学习；然而多学科间模拟（IPsim）是以临床、诊断中心或以任务为中心的学习目标为基础，且两个或多个专业的学生都需参与到模拟中（Palagana，2012）
模拟教学团队成员	模拟教学团队成员是指能够以全职或兼职身份参与到以下活动中的人：收集和 / 或说明用于模拟模型的数据（在分析问题时，完成实验设计、仪器使用、校准……在设计问题时，提供明确的假设、考虑隐含假设、制订并验证规范）；模拟模型的开发；研究的检验、验证和认证；模拟研究的执行，即指定模拟问题，产生模型行为，并对产生的模型行为进行分析或解释；对模拟的相关问题制订（具体的或政策的）解决方案；开发仿真软件、仿真软件生成器或仿真工具；管理模拟项目（工程或行政管理）；模拟产品和模拟服务的广告或市场管理；模拟产品、服务的维护；对其他团队成员提出建议；改进模拟关键问题的解决方案；改进模拟技术；改进模拟方法或理论（Ören，2000）
模拟系统	在培训或评估过程中任何使用对象或表现形式，其应用或操作方式类似于一个给定的系统，并对受训者的行为作出反应（SSH 认证，2014）
情境学习	Lave 和 Wenger 于 1991 年提出的一个理论，该理论认为学习行为应该在特定情景中进行，让学习行为渗透于日常生活、文化中 这与大多数课堂学习不同，课堂学习主要涉及抽象知识，而不是在日常生活的情景中

续表

*术语	定义
情境感知	也叫情境监测 指一个人对处境的感知与现实的相匹配程度；是危机管理情景中的常用术语，态势感知包括对团队成员（包括自己在内）的疲劳、压力认知，识别环境中安全威胁因素，制订合理的近期目标，了解危机事件（或病人）的恶化状况 如果不能保持态势感知，就会导致各种各样的问题，从而加剧危机事件发展 在模拟中，保持态势感知与保持大局一致有着相同意义
*标准化患者（SP）	**参阅模拟病人部分** 受过训练的人以一种真实的、标准化的、可重复的方式模仿一个特定的病人（SP 的描述或表现依据仅根据学生的表现而变化）；SP 常在对学生的教学和评估中用到，包括但又不限于病史采集、体格检查，以及模拟临床环境中的其他临床技能；SP 也可以用来对学生的表现提供反馈并进行评价（ASPE，2009）
总结性评估	参阅**评估**部分
SWOT 分析	对优势、劣势、机遇和威胁的识别（SWOT），优势和劣势通常反映事物内部的属性，机会和威胁则反映事物的外部因素
系统集成	该程序依据系统工程和风险管理原则，若以模拟为基础的评估、研究和教学活动得到统一的、有计划的、合作的、综合的和迭代的应用，可提高临床护理水平，保障患者安全，并改善了整个卫生保健系统的结局指标（SSH 认证，2014）
专项训练器	指模型、部分人体模型或其他用于场景重现的部件和模拟模型，一般是通过模仿病人的解剖结构来支持程序化的技能训练，并且可以与其他学习技术一起应用，来营造真实的临床场景
团队学习	一种教学方法，一群具有不同临床技能的学生，在分配好各自责任义务后一起学习，并通过活动和经验练习来激励他们共同工作（Michaelsen et al.，2008）
团队合作技能	指某些认知功能和可观察的行为，它们可以巩固安全有效的临床实践，包括领导力（医患，团队）沟通、团队合作、情景认知以及决策制订、资源管理、安全实践、不良事件最小化或缓解能力、专业精神
*特殊操作培训	**参阅操作步骤培训部分** 临床实践需要的领域特异性部分，包括对病人的评估和临床诊断、治疗的判断及决策以及程序执行相关的技能、知识
未预告的标准化患者	经过培训来模拟患者、家庭成员或医务人员的标准化患者，他们突然进入临床环境，用来评估受训者与患者或系统之间的互动情况 未预告的标准化病人（USPs）在文献中也叫做隐身的标准化病人（ISP）、隐形病人、虚假病人、秘密访客或神秘访客。
单一学科教育	同一个行业的成员（或学生）一起学习
视频保留	视频或摄影的恰当的标签、存储、可访问性以及安全性 当在模拟中心录制视频时，模拟中心管理部门需要确定影像资料的保留时间、归档规则、数据格式以及存储、访问和加密的方式
虚拟患者	一个模拟真实临床场景的计算机程序，学习者扮演一名医务工作者，进行病史采集和物体格检查测试，并作出诊断和治疗方法（HWA，2012）
虚拟现实模拟	应用各种技术来强化现实场景的模拟系统，以便重现真实的情况或医疗程序（SSH 认证，2014） 注意：这不同于计算机仿真模拟系统，它通常包含物理接口或其他接口（例如外科器械），更容易地重现在给定场景或情境要求的行为
虚拟现实模拟	在虚拟现实环境中应用多种计算机仿真模拟系统（例如参与者可以通过化身与他人进行互动；HWA，2012） 注：人机界面可以是计算机键盘、鼠标、语音、动作传感器或触控设备
虚拟模拟系统	电脑屏幕上描绘的现实再现（如虚拟化身、外科模拟器、屏幕上的程序训练，通常与触觉设备结合）（例如空中管制小组的工作人员；McGovern，1994；Robles-de la Torre，2011）

参考文献

Alinier, G. (2007). A typology of educationally focused medical simulation tools. *Medical Teacher, 29*(8), e243–e250.

Association of Standardized Patient Educators. (2009). *Terminology standards.* Retrieved from http://www.aspeducators.org/node/102

Australian Defence Simulation Office. (2013). *Australian defense simulation glossary* (Version 2.2). Canberra, Australia: Department of Defense.

Brydges, R., Carnahan, H., Rose, D., Rose, L., & Dubrowski, A. (2010). Coordinating progressive levels of simulation fidelity to maximize educational benefit. *Academic Medicine, 85*(5), 806–812.

Decker, S., Fey, M., Sideras, S., Caballer, S., Rockstraw, L., Boese, T., ... Borum, J. C. (2013). Standards of best practice: Simulation standard VI: The debriefing process. *Clinical Simulation in Nursing, 9*(6), S26–S29.

Decker, S., & Litke, I. (2007). *Simulation as an educational strategy in the development of critical and reflective thinking: A qualitative exploration.* Denton: Texas Woman's University.

Department of Defense. (2011). *Modeling and simulation (M&S) glossary.* Washington, DC: Modeling and Simulation Coordination Office.

Dewey, J. (1933). *How We Think.* New York: D. C. Heath.

Dieckmann, P., Gaba, D., & Rall, M. (2007). Deepening the theoretical foundations of patient simulation as social practice. *Simulation in Healthcare, 2*(3), 183–193.

Edler, A. A., & Fanning, R. M. (2007). "A rose by any other name"? Toward a common terminology in simulation education and assessment. *Critical Care Medicine, 35*(9), 2237–2238; author reply 2238.

Edmondson, A. (1999). Psychological safety and learning behavior in work teams. *Administrative Science Quarterly, 44*(2), 350.

Fincher, R. M., White, C. B., Huang, G., & Schwartzstein, R. (2010). Toward hypothesis-driven medical education research: Task force report from the Millennium Conference 2007 on Educational Research. *Academic Medicine, 85*(5), 821–828.

Freeth, D., Hammick, M., Reeves, S., Koppel, I., & Barr, H. (2005). *Effective interprofessional education: Development, delivery, and evaluation.* London, UK: Blackwell.

Gaba, D. (2006). What's in a name? A mannequin by any other name would work as well. *Simulation in Healthcare, 1,* 64–65.

Hancock, P. A., Vincenzi, D. A., Wise, J. A., & Mouloua, M. (Eds.). (2009). *Human factors in simulation and training.* Boca Raton, FL: CRC Press.

Health Workforce Australia. (2012). *Australian Society for Simulation in Healthcare simulation directory data dictionary.* Retrieved from www.simnet.net.au/get/1863.pdf

Heinrichs, W. L., Srivastava, S., Montgomery, K., & Dev, P. (2004). The fundamental manipulations of surgery: a structured vocabulary for designing surgical curricula and simulators. *Journal of the American Association of Gynecological Laparoscopy, 11*(4), 450–456.

Howkins, E., & Bray, J. (2008). *Preparing for interprofessional teaching: Theory and practice.* London, England: Radcliffe.

Huang, Y. M., Pliego, J. F., Henrichs, B., Bowyer, M. W., Siddall, V. J., McGaghie, W. C., & Raemer, D. B. (2008). In collaboration with the 2007 Summit Consortium. 2007 Simulation Education Summit. *Simulation in Healthcare, 3*(3), 186–191.

Huwendiek, S., De leng, B. A., Zary, N., Fischer, M. R., Ruiz, J. G., & Ellaway, R. (2009). Towards a typology of virtual patients. *Medical Teacher, 31*(8), 743–748.

International Nursing Association for Clinical Simulation and Learning. (2011). *Standard I: Terminology.* Retrieved from http://www.nursing-simulation.org/issue/S1876-1399%2811%29X0005-1

Issenberg, S., McGaghie, W., Petrusa, E., Lee Gordon, D., & Scalese, R. (2005). Features and uses of high-fidelity medical simulations that lead to effective learning: a BEME systematic review. *Medical Teacher, 27*(1), 10–28.

Kneebone, R. L. (2009). Practice, rehearsal, and performance an approach for simulation based surgical and procedure training. *Journal of the American Medical Association, 302*(12), 1336–1338. doi:10.1001/jama.2009.1392

Kolb, D. (1984). *Experiential learning: Experience as the source of learning and development.* Englewood Cliffs, NJ: Prentice-Hall.

Lave, J., & Wenger, E. (1991). *Situated learning: Legitimate peripheral participation.* Cambridge, England: Cambridge University Press.

Loftin, R. B. (2009). The future of simulation. In J. A. Sololowski & C. M. Banks (Eds.), *Principles of modeling and simulation: A multidisciplinary approach.* Hoboken, NJ: Wiley.

McGaghie, W., Issenberg, S., Petrusa, E., & Scalese, R. (2010). A critical review of simulation-based medical education research: 2003–2009. *Medical Education, 1,* 50–63.

McGovern, K. T. (1994). Applications of virtual reality to surgery. *BMJ, 12*(308), 1054–1055.

Meller, G. (1997). A typology of simulators for medical education. *Journal of Digital Imaging, 10*(3, Suppl. 1), 194–196.

Mercia, B. (2011). *Medical moulage: How to make your simulations come alive.* Philadelphia, PA: F.A. Davis.

Michaelsen, L., Parmelee, D., McMahon, K., & Levine, R. (2008). *Team-based learning for health professions education.* Sterling, VA: Stylus.

Mihalas, G. I., Lungeanu, D., Kigyosi, A., & Vernic, C. (1995). Classification criteria for simulation programs used in medical education. *Medinfo, 8*(Pt. 2), 1209–1213.

National League for Nursing Simulation Innovation Resource Center. (2013). Retrieved from http://sirc.nln.org/

National League for Nursing Simulation Merriam-Webster Dictionary. (2012). *The Merriam Webster dictionary.* Retrieved from http://www.merriam-webster.com/dictionary/

Norman, G. R. (1985). Simulation in health sciences education. *Journal of Instructional Development, 8*(1), 11–17.

Ören, T. (2000). Responsibility, ethics, and simulation. *The Society for Computer Simulation International, 17,* 165–170.

Palaganas, J. (2012). *Healthcare simulation as a platform for interprofessional education* (Doctoral dissertation). Ann Arbor, MI: Proquest.

Robles-de la Torre, G. (2008). Principles of haptic perception in virtual environments. In M. Grunwald (Ed.), *Human haptic perception* (pp. 363–379). Berlin, Germany: Birkhauser Verlag.

Rudolph, J. W., Simon, R., Dufresne, R. L., & Raemer, D. B. (2006). There's no such thing as "nonjudgmental" debriefing: A theory and method for debriefing with good judgment. *Simulation in Healthcare, 1*(1), 49–55.

Sachdeva, A. K., Pellegrini, C. A., & Johnson, K. A. (2008). Support for simulation-based surgical education through American College of Surgeons—accredited education institutes. *World Journal of Surgery, 32*(2), 196–207.

Schon, D. (1984). *The reflective practitioner: How professionals think in action.* Boston, MA: MIT Press.

Schon, D. (1990). *Educating the reflective practitioner.* Boston, MA: MIT Press.

Schwartz, L. R., Fernandez, R., Kouyoumjian, S. R., Jones, K. A., & Compton, S. (2007). A Randomized comparison trial of case-based learning versus human patient simulation in medical student education. *Academic Emergency Medicine, 14*(2), 130–137.

Sinz, E. (2006). Simulation summit. *Simulation in Healthcare, 2*(1), 33–38.

Smith-Stoner, M. (2011). Using moulage to enhance educational and instruction. *Nurse Educator, 36,* 21–24.

Society for Simulation in Healthcare Accreditation. (2014). *SSH accreditation informational guide.* Retrieved from http://www.ssih.org/Accreditation/Full-Accreditation

Society for Simulation in Healthcare Certification. (2014). *CHSE handbook.* Retrieved from http://www.ssih.org/Certification/CHSE/Handbook

Steadman, R. H. (2008). The American Society of Anesthesiologists' national endorsement program for simulation centers. *Journal of Critical Care, 23*(2), 203–206.

Steadman, R. H., Coates, W. C., Huang, Y. M., Matevosian, R., Larmon, B. R., McCullough, L., & Ariel, D. (2006). Simulation-based training is superior to problem-based learning for the acquisition of critical assessment and management skills. *Critical Care Medicine, 34*(1), 151–157.

Van de Ridder, J. M., Stokking, K. M., McGaghie, W. C., & ten Cate, O. T. J. (2008). What is feedback in clinical education? *Medical Education, 42*(2), 189–197.

Wenk, M., Waurick, R., Schotes, D., Wenk, M., Gerdes, C., Van Aken, H. K., & Popping, D. M. (2008). Simulation-based medical education is no better than problem-based discussions and induces misjudgment in self-assessment. *Advances in Health Science Education Theory and Practice, 14*(2), 159–171.

World Health Organization. (2010). *Framework for action on interprofessional education & collaborative practice: a health professions networks, nursing & midwifery, human resources for health.* Geneva, Switzerland: World Health Organization.

编 者 名 录

Guillaume Alinier, PhD, MPhys, PgCert, SFHEA, CPhys, MInstP, MIPEM
Professor of Simulation in Healthcare Education
School of Health and Social Work
University of Hertfordshire
Hatfield, United Kingdom
National Teaching Fellow, Higher Education
 Academy, UK
Simulation Training and Research Manager
Ambulance Service
Hamad Medical Corporation
Doha, Qatar
Visiting Fellow, Department of Public
 Health and Wellbeing, Northumbria
 University, Newcastle, UK

Aditee Ambardekar, MD
Assistant Professor
Department of Anesthesiology and Pain Management
University of Texas Southwestern Medical Center

Pamela B. Andreatta, EdD, MFA, MA
Assistant Professor, Department of Medical Education
Director, Clinical Simulation Center
Executive Director, American Heart Association
 Training Center
University of Michigan Medical School
Ann Arbor, Michigan

Wendy Anson, PhD, CHSE
Educational Psychology & Technology
Research Analyst
Certified Healthcare Simulation Educator
Simulation and Training Education Lab,
 MedStar Health
Washington, District of Columbia

Soledad Armijo, R MD, EdD
Associate Professor
Director Centro de Simulación Clínica
Centro de Simulación Clínica
Facultad de Medicina
Universidad Diego Portales
Santiago, Chile

Jennifer L. Arnold, MD, MSc, FAAP
Assistant Professor
Department of Pediatrics
Baylor
Medical Director, Simulation
Simulation Center
Texas Children's Hospital
Houston, Texas

Marc Auerbach, MD, MSc, FAAP
Assistant Professor
Department of Pediatrics
Section of Emergency Medicine
Yale University School of Medicine
Attending Physician
Associate Director Pediatric Simulation
Associate Pediatric Trauma Medical Director
Yale New Haven Children's Hospital
New Haven, Connecticut

Jeanette L. Augustson, MA
Senior Director, Education Administration
HealthPartners Institute for Education
 and Research
HealthPartners
Bloomington, Minnesota

Eric B. Bauman, PhD, RN
Affiliate
Games+Learning+Society
University of Wisconsin–Madison
Founding and Managing Member
Clinical Playground, LLC
Madison, Wisconsin

Fernando Bello, PhD
Reader in Surgical Graphics and Computing
Department of Surgery and Cancer
Imperial College London
St. Mary's Hospital
London, United Kingdom

David J. Birnbach, MD, MPH
Vice Provost for Faculty Affairs
University of Miami
Professor of Anesthesiology and Obstetrics
 and Gynecology
Miller School of Medicine
Associate Dean and Director
UM/Jackson Memorial Hospital
 Center for Patient Safety
Coral Gables, Florida

Teri Boese, RN, MSN
Associate Professor (Clinical)
Director
Center for Simulation Innovation
University of Texas Health Science
 Center at San Antonio
San Antonio, Texas

Brian C. Brost, MD
Operations Director, Mayo Clinic Multidisciplinary
  Simulation Center
Maternal Fetal Medicine Fellowship Director
Maternal Fetal Medicine Division Director
Professor, Mayo Clinic College of Medicine
Rochester, Minnesota

Eric A. Brown, MD, FACEP
Physician Executive
Palmetto Health Richland
Executive Director
Palmetto Health—USC School of Medicine Simulation
  Center
Faculty
Department of Emergency Medicine
Palmetto Health
Columbia, South Carolina

Janine A. Buis, RN, BSN, BSHCA, MBA
Manager Education and Simulation
Education Service/Community Health Education and
  Simulation Center
Northwest Hospital & Medical Center/UW Medicine
Seattle, Washington

Jennifer A. Calzada, MA
Director
Tulane Center for Advanced Medical Simulation and
  Team Training
Tulane School of Medicine
New Orleans, Louisiana

**Dylan Campher, Cert AT, Adv Dip Perf., Dip PM, Dip
Buss. Management, Grad. Cert. Healthcare Simulation**
Director of Simulation
Director of Graduate Certificate in Healthcare Simulation
Clinical Skills Development Service
Queensland Health
Brisbane, Australia

Cecilia Canales, MPH
Director of Operations
Medical Education Simulation Center
University of California, Irvine
Irvine, California
Director of Clinical Research
Department of Anesthesiology and Perioperative Care
UC Irvine Medical Center
Orange, California

Adam Cheng, MD, FRCPC, FAAP
Associate Professor
Department of Pediatrics
University of Calgary
Director
KidSIM-ASPIRE Simulation
  Research Program
Alberta Children's Hospital
Calgary, Alberta, Canada

Don Combs, PhD
Vice President, Dean of the School of
  Health Professions
Eastern Virginia Medical School
Norfolk, Virginia

Leslie Coonfare, MBA, BSN, RN-BC
Senior Director of Strategic Partnerships
Ohio University
Dublin, Ohio

Jeffrey B. Cooper, PhD
Professor of Anesthesia
Harvard Medical School
Executive Director
Center for Medical Simulation
Senior Biomedical Engineer
Department of Anesthesia
Critical Care and Pain Medicine
Massachusetts General Hospital
Boston, Massachusetts

**Ian Curran, BSc, AKC, MBBS, FRCA, PgDig MedEd
(distinction)**
Reader (Assistant Professor)
Innovation and Excellence in
  Healthcare Education
Centre for Medical Education
Queen Mary University of London
Consultant Anesthetist in Pain Medicine
Boyle's Department of Anesthesiology
St. Bartholomew's Hospital
London, United Kingdom

Rebekah Damazo, RN, CPNP, CHSE-A, MSN
Rural SimCenter Director
Professor of Public Health Nursing
California State University, Chico
Chico, California

**Rita F. D'Aoust, PhD, ACNP, ANP-BC, CNE,
FAANP, FNAP**
Associate Dean for Academic Affairs
Director for Interprofessional Initiatives
University of South Florida College of Nursing
Tampa, Florida

Cathy Deckers, RN, MSN, EdD
Clinical Instructor
School of Nursing
California State University, Long Beach
Clinical Instructor
Clinical Workforce Development
Long Beach Memorial Medical Center
Long Beach, California
Hospital Services Account Manager & Simulation
  Consultant
CAE Healthcare
Sarasota, Florida

Shad Deering, MD
Assistant Dean for Simulation Education
Department of Obstetrics and Gynecology
Uniforms Services University of
　the Health Sciences
Maternal Fetal Medicine Staff
Department of Obstetrics and Gynecology
Walter Reed National Military Medical Center
Bethesda, Maryland

Ignacio del Moral, MD, PhD
Executive Director
Hospital Virtual Valdecilla
Santander, Spain

Ellen S. Deutsch, MD, FACS, FAAP
Director, Peri-Operative Simulation
Center for Simulation, Advance Education and
　Innovation
Department of Anesthesiology and
　Critical Care Medicine
The Children's Hospital of Pennsylvania
Philadelphia, Pennsylvania

Peter Dieckmann, PhD, Dipl.-Psych
Director of Research
Danish Institute for
　Medical Simulation (DIMS)
Capital Region of Denmark
Herlev Hospital, Denmark

Yue Dong, MD
Assistant Professor of Medicine
Multidisciplinary Simulation Center
Mayo Clinic
Rochester, Minnesota

Thomas A. Dongilli, AT
Director of Operations
WISER
University of Pittsburgh
Pittsburgh, Pennsylvania

Bonnie J. Driggers, RN, MS, MPA
Professor Emerita
School of Nursing
Oregon Health & Sciences University
Portland, Oregon

William F. Dunn, MD
Associate Professor of Medicine
Mayo Clinic College of Medicine
Consultant
Department of Medicine
Division of Pulmonary and Critical Care Medicine
Mayo Clinic
Rochester, Minnesota

Chad A. Epps, MD
Associate Professor and Director of Simulation
School of Health Professions, Department
　of Clinical & Diagnostic Sciences
School of Medicine, Department of Anesthesiology
School of Nursing, Department of Adult/Acute Health,
　Chronic Care, and Foundations
School of Engineering, Department of Mechanical
　Engineering
University of Alabama at Birmingham
Birmingham, Alabama

Sandra J. Feaster, RN, MS, MBA
Assistant Dean
Center for Immersion and Simulation-Based Learning
Stanford University School of Medicine
Stanford, California

Diane M. Ferguson, BSN, RN
Director
HEB Clinical Skills Center
Department of the Medical Dean
The University of Texas Health Science Center at
　San Antonio
San Antonio, Texas

Sherry D. Fox, RN, PhD, CHSE
Professor Emerita
Department of Nursing
California State University, Chico
Chico, California

David M. Gaba, MD
Associate Dean for Immersive and Simulation-Based
　Learning
Stanford School of Medicine
Stanford, California
Staff Physician and Co-Director, Simulation Center
VA Palo Alto Health Care System
Palo Alto, California

Kathleen Gallo, PhD, MBA, RN, FAAN
Associate Professor
Science Education
Hofstra-North Shore-LIJ School of Medicine
Hempstead, New York
Senior Vice President and Chief Learning Officer
The Center for Learning and Innovation
North Shore-LIJ Health System
Lake Success, New York

Wendy L. Gammon, MA, MEd
Assistant Professor of Medicine
Director, Standardized Patient Program
Interprofessional Center for Experiential Learning
　and Simulation (iCELS)
University of Massachusetts Medical School
Worcester, Massachusetts

Susan J. Garbutt, DNP, RN, CIC, CNE
Simulation Coordinator
Lecturer
Department of Nursing
The University of Tampa
Tampa, Florida

Jesika S. Gavilanes, MA
OHSU Simulation Operations
Chair Oregon Simulation Alliance
Member of Simulated Code Interdisciplinary Team
    Training (SCITT)
Oregon Health & Science University Simulation
Portland, Oregon

Gayle Gliva-McConvey, BA
Director, Professional Skills Teaching & Assessment
Sentara Center for Simulation and Immersive Learning
Eastern Virginia Medical School
Norfolk, Virginia

Jean Claude Granry, MD
Professor
Department of Anesthesia and Intensive Care
University of Angers
Chief
Department of Anesthesia and Intensive Care
University Hospital
Angers, France

**Debra Hagler, PhD, RN, ACNS-BC, CNE, CHSE,
ANEF, FAAN**
Clinical Professor
College of Nursing and Health Innovation
Arizona State University
Phoenix, Arizona

Roberta L. Hales, MHA, RRT-NPS, RN
Lead Simulation Educator
Center for Simulation, Advanced Education and Innovation
The Children's Hospital of Philadelphia
Philadelphia, Pennsylvania
Adjunct Associate Faculty
Master of Science in Medical and Healthcare
    Simulation Program
Drexel University College of Medicine,
    Department of Emergency Medicine
Philadelphia, Pennsylvania

Daniel A. Hashimoto, MD, MS
General Surgery Resident
Department of Surgery
Massachusetts General Hospital
Boston, Massachusetts

Nancy Heine, RN, CANP, MSEd
Assistant Professor of Medicine and Medical Education
Director, Clinical Skills Education Center
Loma Linda University
Loma Linda, California

Danyel L. Helgeson, MS, RN
Interim Associate Dean of Allied Health
Chief Nursing Officer
Academic Affairs
Riverland Community Center
Austin, Minnesota

Wendy Hewitt, BSEE
Operations Manager
Department of Medical Education
Hannaford Center for Safety, Innovation,
    and Simulation
TUSM, Maine Track Program
Maine Medical Center
Portland, Maine

Margaret Hinrichs, M.Ed.
Coordinator and Trainer, Family Meeting
    Project Volunteers
Beth Israel Deaconess Medical Center
Boston, Massachusett

Valerie M. Howard, EdD, MSN, RN
Dean and Professor
School of Nursing and Health Sciences
Director
Regional RISE Center
Robert Morris University
Past President
International Nursing Association for Clinical
    Simulation and Learning (INACSL)
Moon Township, Pennsylvania

Ismaël Hssain, MD, MSc (MEd)
Attending Physician in Emergency
    and Disaster Medicine
Center for EMS Education and Simulation in
    Healthcare Unit
Department of Emergency Medicine, Prehospital
    Care and HEMS
Mulhouse General Hospital
Mulhouse, France

Yue Ming Huang, EdD, MHS
Associate Adjunct Professor
Department of Anesthesiology
David Geffen School of Medicine at UCLA
Education/Operations Director,
    UCLA Simulation Center
Los Angeles, California

Joshua Hui, MD, MSCR, FACEP
Assistant Professor
Department of Emergency Medicine
David Geffen School of Medicine at UCLA
Los Angeles, California
Director of Simulation
Department of Emergency Medicine
Olive View–University of California Los Angeles
    Medical Center
Sylmar, California

Aisha Jamal, CPA
Senior Project Manager
Strategic Planning and Business Development
Texas Children's Hospital
Houston, Texas

Pamela R. Jeffries, PhD, RN, ANEF, FAAN
Professor
Vice Provost for Digital Initiatives
Johns Hopkins School of Nursing
Baltimore, Maryland

Gail Johnson, MS, RN, CCRN, CPHQ, CHSE
Director
Clinical Simulation
Health Partners Institute for Education and Research
St. Paul, Minnesota

Ashwin A. Kalbag, MBBS, DA, MD, FFARCSI, FRCA
Consultant
Department of Anesthesia and Pain Medicine
Imperial College NHS Trust
London, United Kingdom

Suzan E. Kardong-Edgren, PhD, RN, ANEF, CHSE
Jody DeMeyer Endowed Chair
Research Associate Professor
Department of Nursing
Boise State University
Boise, Idaho

Sara Kim, PhD
Research Professor, Director of Educational
Innovations and Strategic Programs
Department of Surgery
Institute for Simulation and Interprofessional
    Studies (ISIS)
University of Washington
Seattle, Washington

Roger L. Kneebone, PhD, FRCS, FRCGP
Professor
Division of Surgery
Department of Surgery and Cancer
Faculty of Medicine
Imperial College London
Clinical Skills Centre
St. Mary's Hospital
London, United Kingdom

Sabrina Koh, RN, MHS(Edu), PGDip(CC), CHSE
Assistant Director, Nursing
Nursing Administration
Sengkang Health, SingHealth
Singapore

Jared M. Kutzin, DNP, MS (MMEL), MPH, RN, CPPS
Director
Simulation Center
Winthrop University Hospital
Mineola, New York

Richard R. Kyle Jr., MS
Instructor
Department of Anatomy, Physiology, and Genetics
Uniformed Services University of the Health Sciences
Bethesda, Maryland

David M. LaCombe, BSM, CPLP
Emergency Care Portfolio Director–Americas
Laerdal Medical
Wappingers Falls, New York

Stephen E. Lammers, PhD
Professor Emeritus
Lafayette College
Easton, Pennsylvania
Ethics Program Consultant
Division of Education
Lehigh Valley Health Network
Allentown, Pennsylvania

Samsun Lampotang, PhD
Professor
Department of Anesthesiology
University of Florida
Director
Center for Safety, Simulation & Advanced Learning
    Technologies
University of Florida
Gainesville, Florida

Michael C. Lauber, FAIA
President
Ellenzweig
Architecture Planning
Cambridge, Massachusetts

Farrah F. Leland, JD
Assistant Director
The Institute for Simulation and Interprofessional
    Studies (ISIS)
University of Washington
Seattle, Washington

Tom Lemaster, RN, MSN, MEd, Paramedic
Program Director
Center for Simulation and Research
Cincinnati Children's Hospital
Cincinnati, Ohio

Adam I. Levine, MD
Professor
Department of Anesthesiology, Otolaryngology, and
    Structural and Chemical Biology
Icahn School of Medicine at Mount Sinai
Program Director and Vice Chair for Education
Department of Anesthesiology
Mount Sinai Hospital
New York, New York

Keith E. Littlewood, MD
Assistant Dean, School of Medicine
Vice-Chair, Department of Anesthesiology
Medical Director, UVA Medical Simulation Center
Director, Clinical Performance Education Center
University of Virginia Health System
Charlottesville, Virginia

Justin L. Lockman, MD
Director, Pediatric Anesthesiology Fellowship Program at
   The Children's Hospital of Philadelphia
Assistant Professor of Anesthesiology, Pediatrics,
   and Critical Care
Perelman School of Medicine at the University
   of Pennsylvania
Philadelphia, Pennsylvania

Connie M. Lopez, MSN, CNS, RNC-OB, CPHRM
National Leader, Patient Safety & Risk Management
National Risk Management
Kaiser Permanente
Oakland, California

John W. Lutz, BS
Director of Information Technology
WISER
University of Pittsburgh
Pittsburgh, Pennsylvania

Leslie A. Lynch
Administrative Director
Continuing Medical Education
OhioHealth Learning
Columbus, Ohio

José M. Maestre, MD, PhD
Education Director
Hospital Virtual Valdecilla
Department of Anesthesiology and Critical Care
Hospital Universitario Marqués de Valdecilla
Santander, Spain

**Mary Elizabeth (Beth) Mancini, RN, PhD, NE-BC,
FAHA, ANEF, FAAN**
Professor
Associate Dean and Chair, Undergraduate Nursing
   Programs
Baylor Professor for Healthcare Research
The University of Texas at Arlington College of Nursing
Past President, The Society for Simulation in Healthcare
Arlington, Texas

**Juli C. Maxworthy, DNP, MSN, MBA, RN, CNL, CPHQ,
CPPS, CHSE**
Assistant Professor, Director of Traditional DNP Program
   and Chair of Simulation Committee
School of Nursing and Health Professions
University of San Francisco
Vice-Chair, Accreditation Council, Society for Simulation
   in Healthcare
San Francisco, California

Catherine A. McIntosh, MBBS, FANZCA
Director
Hunter New England Simulation Centre
Hunter New England Health
Conjoint Senior Lecturer
School of Medicine and Public Health
University of Newcastle
Australia

Anne Marie Monachino, MSN, RN, CPN
Clinical Educator
Center for Stimulation, Advanced Education, and
   Innovation
Children's Hospital of Philadelphia
Philadelphia, Pennsylvania

Brian Moores
Vice President
Drake Systems Group, Incorporated
Yorba Linda, California

J. Bradley Morrison, PhD
Associate Professor of Management
International Business School
Brandeis University
Waltham, Massachusetts

Deborah D. Navedo, PhD, CPNP, CNE
Director
Health Professions Education Program
MGH Institute of Health Professions
Educational Specialist
MGH Learning Laboratory
Massachusetts General Hospital
Boston, Massachusetts

Debra Nestel, PhD, FAcadMEd, CHSE-A
Professor of Simulation Education in Healthcare
School of Rural Health/Health PEER
Faculty of Medicine, Nursing & Health Sciences
Monash University
Clayton, Victoria, Australia

Cate F. Nicholas, EdD, MS, PA
Director, Simulation Education and Operations
Clinical Simulation Laboratory
University of Vermont
Assistant Professor, Family Medicine and Ob/Gyn
Fletcher Allen Health Care
Burlington, Vermont

**Nichole Oocumma, PhD (ABD), BSDH, MA,
CHES, CHSE**
Director, CareConnect Training
OhioHealth
Dublin, Ohio

Tamara L. Owens, MEd
Director, Clinical Skills and Simulation Centers
Instructor, Department Community and Family Medicine
Howard University
Washington, District of Columbia

Janice C. Palaganas, PhD, RN, NP
Director, Institute for Medical Simulation
Principal Faculty, Center for Medical Simulation
Massachusetts General Hospital
Department of Anesthesia, Critical Care, and Pain Medicine
Harvard Medical School
Boston, Massachusetts

Christine S. Park, MD
Director, Simulation Technology and Immersive Learning
Center for Education in Medicine
Associate Professor
Department of Anesthesiology
Northwestern University, Feinberg School of Medicine
Chicago, Illinois

Amar P. Patel, MS, NREMT-P, CFC
Adjunct Instructor
School of Medicine
Department of Emergency Medicine
University of North Carolina at Chapel Hill
Chapel Hill, North Carolina
Director
Center for Innovative Learning
WakeMed Health & Hospitals
Raleigh, North Carolina

Mary D. Patterson, MD, MEd
Professor
Department of Pediatrics
Northeast Ohio Medical University
Rootstown, Ohio
Director
Simulation Center for Safety and Reliability
Akron Children's Hospital
Akron, Ohio

Dawn Taylor Peterson, PhD
Director of Simulation Education and Research
University of Alabama at Birmingham, Department of
    Pediatrics
Pediatric Simulation Center, Children's of Alabama
Birmingham, Alabama

James C. Phero, DMD
Professor Emeritus Anesthesiology,
College of Medicine, University of Cincinnati Academic
    Health Center
Anesthesia Attending,
UC Physicians, UC Medical Center,
Cincinnati, Ohio

Roy Phitayakorn, MD, MHPE (MEd), FACS
Assistant Professor of Surgery
Harvard Medical School
Director of Surgical Education Research
Department of Surgery
Surgical Lead, Strategic Initiatives and Operations
MGH Learning Laboratory
The Massachusetts General Hospital
Boston, Massachusetts

Paul E. Phrampus, MD, FACEP
Associate Professor
Departments of Emergency Medicine and Anesthesiology
University of Pittsburgh School of Medicine
Director, Peter M. Winter Institute for Simulation,
    Education, and Research (WISER)
University of Pittsburgh and University of Pittsburgh
    Medical Center
Pittsburgh, Pennsylvania

Paul J. Pribaz, MS
Executive Director, Jump Innovation
Jump Trading Simulation & Education Center
OSF Healthcare System
Peoria, Illinois

Daniel B. Raemer, PhD
Founding President, Society for Simulation in Healthcare
Director of Clinical Programs, Center for Medical
    Simulation, Boston, MA
Associate Professor of Anaesthesiology
Harvard Medical School, Boston, MA

Penny Ralston-Berg, MS
Senior Instructional Designer
World Campus Learning Design
The Pennsylvania State University
University Park, Pennsylvania

Patricia A. Reidy, DNP, FNP-BC
Clinical Associate Professor
School of Nursing
MGH Institute of Health Professions
Boston, Massachusetts
Family Nurse Practitioner
Family Health Center of Worcester
Worcester, Massachusetts

Troy E. Reihsen
Director of Operations
SimPORTAL Medical School
University of Minnesota
Minneapolis, Minnesota

John Rice, PhD
Chairman of Technology and Standards Committee
Society for Simulation in Healthcare (SSH)
Virginia Beach, Virginia

Mary Anne Rizzolo, EdD, RN, FAAN, ANEF
Consultant
National League for Nursing
Washington, District of Columbia

Laura K. Rock, MD
Instructor
Harvard Medical School
Pulmonary and Critical Care Medicine
Beth Israel Deaconess Medical Center
Boston, Massachusetts

Brian K. Ross, PhD, MD
Executive Director
Institute for Simulation and Interprofessional
  Studies (ISIS)
University of Washington
Professor
Department of Anesthesiology and Pain Management
University of Washington
Seattle, Washington

Alicia Gill Rossiter, MSN, ARNP, FNP, PNP-BC, FAANP
Instructor
Coordinator of Graduate Nursing Simulation
College of Nursing Military Liaison
University of South Florida College of Nursing
Tampa, Florida

Jenny W. Rudolph, PhD
Assistant Clinical Professor of Anaesthesia
Harvard Medical School and
Massachusetts General Hospital
Director, Graduate Programs
Institute for Medical Simulation
Center for Medical Simulation
Boston, Massachusetts

Jill S. Sanko, MS, ARNP, CHSE-A, PhD(c)
Research and Simulation Education Specialist
Department of Anesthesia
University of Miami School of Nursing and Health
  Studies
University of Miami
Miami, Florida

Taylor L. Sawyer, DO, MEd
Assistant Professor
Department of Pediatrics
University of Washington
Neonatologist
Department of Pediatrics
Seattle Children's Hospital
Seattle, Washington

Augusto Scalabrini-Neto, MD, PhD
Associate Professor
Emergency Department
University of Sao Paulo Medical School
Teaching Coordinator
Emergency Department
Hospital das Clinicas da FMUSP
Sao Paulo, Brazil

Kathryn A. Schaivone, MHA
Clinical Instructor and Director
Clinical Education and Evaluation
University of Maryland
Baltimore, Maryland

Morgan A. Scherwitz, MSN, RN
Instructor and Manager of the Nursing Skills
  Laboratories and Simulation Center
Center for Clinical Simulation & Competency
Tarleton State University*
Stephenville, Texas
*Member of the Texas A&M University System

Dawn M. Schocken, MPH, PhD(c), CHSE-A
Director
Center for Advanced Clinical Learning
USF Health Morsani College of Medicine
Tampa, Florida

Michael A. Seropian, MD, FRCPC
Professor
Department of Anesthesiology
Director of Anesthesia Simulation Services
Oregon Health & Science University
Past President, Society for Simulation
  in Healthcare
President, The SimHealth Group
Portland, Oregon

John H. Shatzer, PhD
Associate Professor
Medical Education and Administration
Vanderbilt University School of Medicine
Nashville, Tennessee

Ilya Shekhter, MS, MBA, CHSE
Director of Simulation Operations
Center for Patient Safety
University of Miami
Jackson Memorial Hospital
Miami, Florida

Robert Simon, EdD
Education Director, Center for Medical Simulation
Instructor, Harvard Medical School and
Massachusetts General Hospital
Boston, Massachusetts

Frederick L. Slone, MD
Medical Director
Center for Advanced Clinical Learning
University of South Florida College of Medicine
Tampa, Florida

Amy B. Smith, PhD
Associate Professor
Educational Affairs
University of South Florida Morsani College of Medicine
Tampa, Florida
Medical Educator
Division of Education
Lehigh Valley Health Network
Allentown, Pennsylvania

Andrew E. Spain, MA, NCEE, EMT-P
Director of Accreditation and Certification
Society for Simulation in Healthcare
Wheaton, Illinois

Demian Szyld, MD, EdM
Associate Medical Director
New York Simulation Center for the Health Sciences
　(NYSIM)
New York University Langone Medical Center and City
　University of New York
Assistant Professor
Department of Emergency Medicine
New York University School of Medicine
New York, New York

Brent Thorkelson, BSc, EMT-P
Senior Staff Development Officer
Clinical Compliance, Training and Standards
Patient Care Simulation Program
Albert Health Services, Emergency Medical Services
Calgary, Alberta, Canada

Stephanie A. Tuttle, MS, MBA
Administrative Director
Center for Simulation, Advanced Education, and
　Innovation
The Children's Hospital of Philadelphia
Philadelphia, Pennsylvania

Sandrijn M. van Schaik, MD, PhD
Associate Professor of Clinical Pediatrics
Fellowship Program Director
Pediatric Critical Care Medicine
Education Director, Kanbar Center for Simulation,
　Clinical Skills and Telemedicine Education
University of California San Francisco
San Francisco, California

Angie Wade, MPH, CCRC
Sr. Measurement and Assessment Consultant
OhioHealth Learning
OhioHealth
Columbus, Ohio

Katie Walker, RN, MBA
Director, Assistant Vice President
New York City Health and Hospitals Corporation
　Healthcare Simulation Center
The Institute of Medical Simulation and
　Advanced Learning
New York, New York

Kelly D. Wallin, MS, RN
Assistant Director
Simulation Center
Texas Children's Hospital
Houston, Texas

Marcus Watson, BSc Hon, Grad Dip CS, MS, PhD
Associate Professor
School of Medicine
University of Queensland
Executive Director
Clinical Skills Development Service
Queensland Health
Brisbane, Australia

Penni I. Watts, MSN, RN, CHSE
Instructor and Director of Clinical Simulation and
　Training
School of Nursing, Department of Adult/Acute Health,
　Chronic Care, and Foundations
The University of Alabama at Birmingham
Birmingham, Alabama

KT Waxman, DNP, MBA, RN, CNL, CENP
Assistant Professor
School of Nursing & Health Professions
University of San Francisco
San Francisco, California
Director
California Simulation Alliance
California Institute for Nursing & Health Care
Oakland, California

Marjorie Lee White, MD, MPPM, MA
Associate Professor
Department of Pediatrics
University of Alabama at Birmingham
Director of Medical Student Simulation
University of Alabama School of Medicine
Medical Co-Director
Pediatric Simulation Center
Children's of Alabama
Birmingham, Alabama

Graham Whiteside, BSc (Hons) Nur Sci,
DipHE MHN, RMN, RGN
Chief Operating Officer
Limbs and Things, Incorporated
Savannah, Georgia

M. Scott Williams, PhD, MBA
Associate Superintendent of Instruction and Student
　Services
Chief Instruction and Student Services Officer
Tulsa Technology Center
Tulsa, Oklahoma

Rebecca Wilson, PhD, RN, CHSE
Director of Interprofessional Education
Health Sciences
University of Utah
Salt Lake City, Utah

H. Michael Young, BBS, MDiv
Simulation Technology Specialist
Center for Instructional Innovation
Tarleton State University*
Stephenville, Texas
*Member of the Texas A&M University System

Jason Zigmont, PhD, CHSE-A
System Director of Learning Innovation
OhioHealth Learning
OhioHealth
Columbus, Ohio

目　录

第8章 · 师资培训

第9章 · 研究

第10章 · 资源

第1章

模拟培训标准

第一节

SSH 认证标准

Ellen S. Deutsch, MD, FACS, FAAP; Janice C. Palaganas, PhD, RN, NP

作者简介

ELLEN S. DEUTSCH 于 2010—2012 年担任认证理事会主席。带领理事会通过正式认证，推动初步认证和再认证的发展，她将模拟培训作为改进医疗安全和医疗质量的有力工具，包括个人应用、团队应用、系统应用，寻找合适的患者，提高患者和医务人员满意度。

JANICE C. PALAGANAS 是 2008—2010 年 SSH 认证项目的执行主任，引导标准建立、流程制定、质量改进和项目开展。在任期间，她训练了首批 SSH 认证骨干，回顾全部先导期的应用，协助医疗模拟培训认证项目从委员会向理事会的转化和成长。

致谢： 我们感谢 SSH 领导层及其工作人员对此项目发展的贡献，感谢审阅人和申请人对项目改进的付出（见附录）。在众多为创建和改进标准范本奉献了时间和精力的人中，Mary Elizabeth（"Beth"）Mancini 提供了非常宝贵的视野，Jenn Manos 提供了始终如一的支持。本文作者和 SSH 认证项目理事会也要感谢 Mark Haviland 博士协助并引导理事会使用认证工具进行心理测评分析。

摘要

本章讨论医疗模拟培训协会认证项目的认证标准，介绍一些关于历史、意义和益处的内容。本章描述标准的格式结构。可以帮助申请人更好地理解测量标准。描述认证的每个领域（即核心、评估、研究、培训 / 教育、系统集成 / 患者安全），以供了解每个标准和测量指标。展示已获认可的机构在认可后的活动，以及 SSH 认证的经验结果。

案例

如果参加了国际医疗模拟会议认证项目的演示。如果发现您的项目现在有资格申请认证。如果觉得这将有助于实现项目指导委员会的目标：提供有质量的医疗教育与进一步的创新教育。如果已经从医疗模拟协会的网站上下载了相应标准，而大多数标准与现状都是符合的。那么，接下来该怎么做呢？

引言和背景

随着模拟的进步和从医疗模拟协会（society for simulation in healthcare，SSH）收集和分享的相关知识，大量的模拟方法之哲学、框架和模式变得清晰。除了大家已经了解的各种模拟技术、内容和认证项目，全球的模拟培训项目正在寻求可以发展、量化和提高模拟工作方案、教育者和技术质量的方法。

因此，在 2007 年，SSH 执行领导层建立了一个模拟培训领导小组，展开个人认证、机构认证流程和技术标准的工作，简称为"CATS"。早期，CATS

认识到存在这样一个严重的困境：由于模拟方案千变万化，教育者参差不齐，模拟技术多种多样，很难制定一套放诸四海而皆可的标准。在SSH指导下，CATS委员会的成员最终确定了三个相对并尽量交错的部分。为探讨模拟培训项目的认证，理事会首先从发展到设立评审标准。其次是创建培训项目并提供认证，然后是制定技术标准。本章概述了SSH理事会的认证工作。

构建认证标准

由于模拟类型的数量之多，模拟项目也因此面临着不同设置的挑战，认证理事会研发并测试了两个认证标准，兼具结构和灵活的性能，因此，在这个全新的领域首先开发了常用的术语和必需的定义。理事会认为一个有效的模拟项目可能会集中关注一项或多项评估和研究或培训和教育，也是任何项目都会展现出来的一个稳定的组织架构。另外，一些项目会影响医疗传授的系统内改进，而这个特殊的情况则会导致认证的独特性。认证可以分为核心和ART-S两部分（图1-1-1）。认证所需的元素见图1-1-2。

标准的制定需要与专家针对各种形式的模拟进行反复、有度的协商，包括标准化病人、认证、教育、评估、研究、系统流程和心理评估。十几个

不同的模拟方式和方法积极地纳入beta测试项目和先导试验，他们的反馈对于改进和明确标准是有意义的。这个发展过程是透明的，在公开的论坛发布。

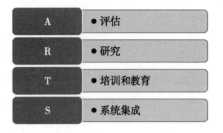

图1-1-1　这类模拟项目被称为核心加ART-S

虽然自2009起有资格的申请人已经获得了认证，但理事会仍持续征求反馈意见，有条不紊地改进认证项目。

接下来的章节将讨论以下五个方面：
- 核心
- 评估
- 研究
- 培训和教育
- 系统集成

每个部分分别展示标准、目的、发展、不同焦点的意义。

是否以申请人的身份使用这些标准以促进项

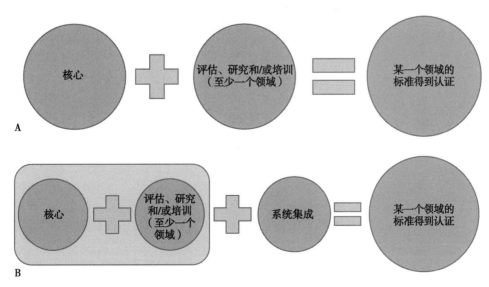

图1-1-2　A. 申请人可以申请评估、研究和/或培训领域，必须在满足核心标准的同时，获得申请领域的标准认证；B. 适用于选择应用系统集成的项目。为了在系统集成中获得认证，项目需要满足核心标准、评估、研究或培训中至少一个领域的标准，以及系统集成标准

专家角

模拟：不仅是工具箱中的另一个工具

Kathleen Gallo，博士，工商管理硕士，注册护士，FAAN 北岸 -LIJ 系统高级副总裁兼首席学习官，曾担任马尔科姆波多里奇质量奖检查员

模拟作为一种着眼于患者安全的工具，已经发展了 15 年的时间。从这十几年的历史看，医疗模拟的可信性很大程度上归功于航空业。飞行员的飞行模拟从 20 世纪初已见雏形。在 20 世纪 70 年代末期，由于臭名昭著的"航空史上最致命的事故"，开发员工危机资源管理（crew resource management, CRM）得以发展：参考 1977 年发生在特内里费岛机场的两架 747 大型喷气式飞机碰撞事件（航空公司 KLM 和 Pan AM），事故导致 583 人死亡。在这场灾难之后，航空业的"号召行动"清楚、明确地改进了它的安全记录。

转眼 1999 年，美国医学研究院做了一份里程碑报告《人类总会犯错：建立一个更安全的卫生系统》发给所有医疗保健利益相关者，调查结果显示：每年有 44 000～98 000 人死于可预防的医疗差错，约似 75～170 次特内里费空难。因此，越来越多的人呼吁采取行动，改善病人安全。

今天，患者安全行动最为强烈倡导跨专业团队的协作模式加强沟通，提倡系统性使用模拟。以劳斯（2000）的医疗定义作为复杂适应系统（CAS）的范本，关注以下特点：复杂适应系统是非线性、动态的、由独立的智能元素构成。这些智能元素的适应和学习有利于自主行为模式的产生，而不是被设计成系统的一部分。应急行为的范畴为从有价值的创新到不幸的事故。模拟结合跨专业学习模型是一种颠覆性的创新，不仅在教育和评估方面，也包括系统集成。

SSH 在 2007 年开发了模拟项目的认证标准。不仅为这个领域带来了共同语言，也有助于自我学习、质量改进，以及对一个有质量的模拟项目所需资源的内部和外部进行验证。SSH 作为医疗教育和患者安全系统改进方面的标杆，一直努力推进模拟系统的应用。

模拟是用于评估、教育 / 培训、研究和系统集成的有效工具，可以对整体结果产生影响。因此，采用系统方法的模拟更好地改进患者安全，实现商业目标。在复杂自适应系统如医疗中使用模拟是需要时间的。扩散（diffusion）是指在组织内部随着时间推移通过交流传播新内容的过程。模拟（simulation）因为其在评估、培训 / 教育、研究中的益处，以及其影响团队行为、过程和结果的作用而被高度认可，未来还需要通过目前的创新者和早期使用者来促进和加强。

作为医疗机构的领导层，追求建立一个更安全的医疗系统目标是义不容辞的责任。他们（和我们）认识到合理使用模拟系统是一种有效而强大的工具。

用于评估、教育 / 培训和研究的模拟采用率接近拐点，我认为系统集成的扩散是来自 SSH 的定义：

"……那些模拟项目表明基于培训和考核的模拟系统是一致的、有计划的、协作的、集成的和迭代的，有系统工程和风险管理以实现卓越的临床效果，增强患者安全性，改进卫生系统指标……"将迎来颠覆性的创新。

目的发展或持续质量改进，了解已公布的标准构架非常重要。图 1-1-3 说明了如何展示标准和准则使得标准的主题更突出明了。

核心标准

一个成功的模拟项目需要以资源和稳定性为基础。应该在所有模拟项目中建立核心标准并阐明其基本属性，以便持续性提供有质量的模拟。另外，在支持培训和教育、研究、评估和系统改进方面提供模拟的项目所必需的属性，这些内容在本章后面进行介绍。

清楚地阐明模拟项目的是一个核心标准的基石。可能这个模拟项目看起来微不足道，但仔细阐述其意图和功能，指出发展方向，有助于对资源和投入进行优先级排序。目的陈述可能是一个使命或愿景声明或其他，可能涉及利益相关者、参与者、

核心准则和标准 （所有申请人都需要符合）
核心标准是一个成功的项目必备的基本标准，申请认证的所有项目必须满足的7个内容，与申请的专业性无关。 7个核心标准包括：①使命和体制；②组织与管理；③设施、申请书与技术；④评估和改进；⑤诚信；⑥安全保证；⑦业务拓展。
所有申请的核心标准 字体加粗的内容是认证必须的条件。但是，所有条件都必须服从认证的流程。已认证或书面文件优先。
1. 使命和管制：设定一个清晰公开的使命，专门描述模拟项目的和功能，如果有大型的合作组织机构，如何与其联系。
a. 在第一节提供一个简短的概述，介绍模拟项目如何达成使命和管理规范（不超过250字）
b. 设定一个清晰公开的使命，专门描述模拟项目的目的和功能。 　i. 提供项目使命和/或愿景的备份
c. 模拟项目是否存在更大的合作组织。 　i. 如果存在，描述模拟项目如何与之协作
d. 描述如何通过指定的行政机构和监督机构（如模拟项目报告的机构）审查和批准模拟项目的活动/功能 　i. 项目的组织结构图（至少提到模拟项目上报的行政机构） 　ii. 接收模拟项目报告的高级行政官写的一封担保证明信
2. 组织与管理：有一个能够提供充足资源（财力，人力和材料）的组织框架，来支撑项目的使命；有一个战略计划，来完成项目的使命。

（左侧标注：第1步、第2步、第3步）

图 1-1-3　步骤 1. 在深色（标题）框中，标题下的文字表示项目要求和认证部分的总体目标。步骤 2. 在蓝色框中，粗体文字描述主题，斜体文字描述标准的组成部分及其一般目的。步骤 3. 要求申请人根据每个标准展示具体的内容。需要明确标准的目的时，通常可以参照第 1 步和第 2 步。以粗体显示的标准是必须达到的，但在审查申请时，所有标准的符合程度也是一个考虑因素。

总体目标和思想体系（见第 5 章第四节关于使命和愿景的描述）。在大多数情况下，模拟项目隶属于一个较大型组织。阐明一个模拟项目的行政能力，模拟项目向大型组织的汇报结构，以及和大型组织之间的资金关系同样重要。

项目的组织框架应该提供足够资源以完成项目的使命，包括财政、人力和物质资源（见第 2 章第一节开发模拟项目的基础设施）。定期制定战略计划提供一个对现状和所需资源重新评估的机会，以及结构化成长的蓝图（见第 5 章第四节编写和实现战略计划）。在这个框架内，书面政策和项目将有助于模拟项目履行其义务，提供高质量的服务。一部分政策是项目特有的；一部分是可以借鉴的，但是，应该全部与大型组织的政策一致（见第 5 章第三节写作政策和项目）。项目领导层的选拔可能是基于学术、专业和 / 或经验；SSH 最近开发了一个项目来认证模拟教育人员。模拟教育者人数众多，特别是具有各种各样的背景和经验，因此，一个深思熟虑的有效定位至关重要。

现代模拟领域相对年轻，而且发展迅速，尤其是在技术方面。模拟项目的模式应该有适当的多样性和层次性，以及合适的自然环境和精神环境，以达到计划的目标。模拟方式通常包括，但不限于标准化病人、高科技人体模型、任务训练器、虚拟现实模拟器和生物材料（见导言部分关于模拟类型的描述）。若想开发和实现模拟教学以使用适当的模拟器，以及管理设备和项目，必须具备充足的人力资源。

持续的教育和学习理念已经植入进了大多数的模拟项目，并且应该进行不断的自我完善，包括收集和评估反馈信息（见第 5 章第五节系统评价计划）。模拟项目从业人员及其参与者持续的专业发展机会可能就来自于模拟项目内部或外部的资源（见第 8 章第一节模拟教师的发展）。

所有活动、交流和关系都应该表现出对最高伦理标准、政策和流程的承诺，应确保数据安全性，保护学习者的隐私。最后，项目还应该具备促进发展和改进模拟领域的核心功能（表 1-1-1）。

表 1-1-1

核心标准

核心标准和准则

（所有申请者都要符合的要求）

核心标准是项目成功的基础。无论申请认证的具体领域是什么，都必须满足以下七个核心标准：

①使命与行政体制；②组织与管理；③设施、应用和技术；④评估和改进；⑤诚信；⑥安全保证；⑦拓展内容。

1.使命与行政体制　有一个清晰公开的使命，专门描述模拟项目的意图和功能，如果有相关的大型组织机构，如何与其联系

　　a.在第一节提供一个简短的概述，介绍模拟项目如何达成使命和行政体制（不超过 250 字）

　　b.设定一个清晰公开的使命，专门描述模拟项目的意图和功能。

　　　ⅰ.提供项目的使命和/或愿景的备份

　　c.模拟项目是否存在大型的合作组织。

　　　ⅰ.如果存在大型组织，描述如何与之协作

　　d.描述如何通过指定的行政机构和监督机构（如模拟项目上报的机构）审查和批准模拟项目的活动/功能

　　　ⅰ.项目的组织结构图（至少提到模拟项目上报的行政机构）

　　　ⅱ.接收模拟项目报告的高级行政官写的一封担保证明信

2.组织机构和管理　有一个能够提供充足资源（财力、人力和材料）的组织框架，来支撑项目的使命；有一个战略计划，来完成项目的使命；有书面政策和流程，来保证该项目提供高质量的服务，履行其义务和承诺。

　　a.简要概述模拟项目如何满足第 2 节中所述的组织和管理标准（不超过 250 字）。

　　b.有一个组织框架，提供足够的资源（财力、人力和物质）来支持该计划的使命。

　　　ⅰ.提供一份组织结构图：①反映其在组织中的位置（如果不同于本表 **1.d.**ⅰ.所述的行政结构）；②概述职权和责任的项目路线，包括主任或相同级别的人员。

　　　ⅱ.描述预算流程，并确定负责财务的人员。

　　c.项目的管理者：

　　　ⅰ.学术和/或经验合格；提交在组织结构图中领导者的简历/简介/证明。

　　　ⅱ.负责、被授权管理该项目的运作；提交上述个人的工作说明以体现工作职责。

　　　ⅲ.为个人分配足够的时间来实现项目的目标；描述模拟项目的总时间或时间分配［如主管的信件和/或工作说明］。

　　d.有监督模拟活动的流程。

　　　ⅰ.描述项目中模拟活动的监督过程。

　　e.有完成这个项目的使命的计划。

　　　ⅰ.描述项目的未来目标，以及如何实现（例如，商业计划/战略计划/操作计划）。

　　f.有书面的政策和流程，以确保该方案提供优质服务，履行其义务和承诺。

　　　ⅰ.提供模拟项目完整的政策和项目手册（或等效操作手册）的副本。必须至少包括一个描述**ⅱ-ⅵ**的政策/流程内容的表格：

　　　ⅱ.质量改进流程

　　　ⅲ.保密流程（包括但不限于学习者）

　　　ⅳ.保护和确认参与模拟的个人身心安全的机制

　　　ⅴ.适当区分用于模拟和实际病人的医疗材料（如设备、用品和病人信息）

　　　ⅵ.设备和用品的储存和维护

　　g.有流程来指导和支持模拟项目成员（如管理员、教师、操作员、评审员、辅导员、标准化病人和技术人员）。

　　　ⅰ.展示模拟项目的成员适应项目中的角色并能获得支持。

　　　ⅱ.证明或展示员工会议每年至少进行两次。

　　　ⅲ.证明或描述如何为项目成员提供持续的专业发展机会和/或支持项目成员。

　　h.有管理和优先使用模拟资源的流程。

　　　ⅰ.描述流程和/或提供相关政策、项目的副本。

　　　ⅱ.提供三个示例，演示如何对模拟资源进行优先级排序。

表 1-1-1（续）

核心标准

3. 设备、技术、模拟模式和人力资源　模拟的方模式有不同的种类和水平（例如，标准化病人、人体模型、虚拟现实、任务训练器等）和人力资源以支持／实现项目的目标。这些条件有助于完成项目的教学、评估、研究和／或系统集成。

　a. 简要说明项目如何满足第 3 章所描述的设施、技术和模拟模式标准（不超过 250 字）。

　b. 项目有确定模拟模式和相关技术选择的流程，用于不同的教育、评估、研究和／或系统改进需求。

　　ⅰ. 证明或描述如何找到合适的技术设备，专业的应用程序和集成的方法。

　　ⅱ. 证明或描述如何选定最佳的模拟方式和设备的流程以达到预定的目标。

　　ⅲ. 证明或描述如何确定和招募人员负责设计和传授课程／计划（适当的内容和／或模拟专长）。

　c. 该模拟项目有技术资源，以支持其职能与使命和愿景相一致。具有获取、维护，并支持模拟模式和相关技术的能力，以实现教育、评估、研究和／或系统改进。

　　ⅰ. 提供模拟设备清单。

　　ⅱ. 提供证明或描述维护模拟设备的制度。

　　ⅲ. 描述持续改进设施、技术和应用的资源或流程。

　d. 有适当的物理空间进行活动如教学、技术存储和汇报，以保证项目的使命。

　　ⅰ. 提供设施的叙述性说明，详细介绍教育环境、功能和使用计划。

　　ⅱ. 提供与项目相关的设施平面图／蓝图和／或照片（如现场模拟设置）。

　e. 该计划提供了足够数量和种类的模拟产品来开发和维护专业知识。

　　ⅰ. 提供一系列模拟课程，包括有针对性的学习人员。

　　ⅱ. 提供教育者名单（如专家、讲师、主持人、培训员）。

　　ⅲ. 提供认证医疗模拟教育者（CHSE）的名单。

　　ⅳ. 提供本年度参加人数。

　　ⅴ. 描述本年度学习者的类型和／或群体。

　　ⅵ. 提供本年度学习者的总课时。

　　ⅷ. 描述未来一年模拟项目使用的趋势（如扩展或更改领域）。

4. 评价和改进　该项目有方法来评估其总体方案和服务领域，同时，以提供持续改进的反馈方式进行个人教育，评价和／或研究。

　a. 简要概述模拟项目如何满足第 4 章所述的评价和改进标准（不超过 250 字）。

　b. 该项目有系统的质量改进（QI）和性能改进（PI）计划，包括但不限于对学习者的评估，对课程参加者的成果、成就和课程评价，至少每年一次。

　　ⅰ. 证明或描述质量改进或性能改进流程。

　　ⅱ. 证明或描述过去 **2** 年确定的质量改进或性能改进活动，至少 **3** 项改进。

5. 诚信　所有的活动、交流和关系承诺符合道德标准。

　a. 简要概述模拟项目如何保证承诺符合道德标准（不超过 250 字）。

6. 安全保证　有适当的文件、组织策略和机制来确保数据／测试的安全性，确保学习者信息的保密性。

　a. 简要概述模拟项目如何满足第 5 章中所述的安全标准（不超过 250 字）。

　b. 该方案符合公认的数据安全和参与者保密标准。

　　ⅰ. 证明或描述对参与者成绩保密的流程。

　　ⅱ. 证明或描述数据保密的流程。

　　ⅲ. 描述对记录保密的流程，包括录像。

7. 拓展领域　该项目保证承诺致力于医疗模拟，并服务于模拟领域。

　a. 简要概述模拟项目如何满足第 6 章中描述的扩展领域需求标准（不超过 250 字）。

　b. 项目内的活动及其成员在项目以外（涉及机构、社区、地区、国家和／或国际观众）为模拟组织的知识体系做出的贡献。

　　ⅰ. 提供至少一个在该项目中工作的个人是本地、国家和／或国际模拟组织的成员的证明文件。

　　ⅱ. 提供一个（最多 **10** 份）包括活动、发表文章、研究和／或书籍章节的清单，与模拟机构（当地、地区、国家和／或国际）内部或相关的知识相符。

　　ⅲ. 提供一份（最多 **10** 份）在当地、地区、国家和／或国际会议上基于模拟的展示的清单。

评估标准

评估活动可能包括给学生分级，确定个人或团队的胜任力，验证一系列技能，或被称为"高风险的考试"期末考试。一些评估可以是针对学习人员，而另一些可能针对申请人或考生；为简单起见，这一部分将使用"学习者"这个词语。

评估使用结构模式来衡量表现，因此，必须以同样的方式对每个学习者进行管理和评定。为了实现这一目标，评估活动必须规范化。由于各种潜在的因素（如所用模式、设备故障、每次模拟运行者之间控制或参与的差异、考生的相互作用、时间等）影响，医疗模拟的标准化非常困难。用于评估的模拟项目必须在所有层面都严格地进行，包括测试或评估条件、评估人员和评估工具，上述活动需要行政和人事资源的支持（见第7章第三节评估活动中的模拟）。

尽管具备实用性、便利性或舒适性的模式更具诱惑力，负责开发评估的教师应匹配和选择最适和最真实的模拟模式，以达到准确评估的目的。此外，对潜在的混杂变量应该有严格控制。模式资源的可用性通常取决于模拟项目的焦点、使命和愿景，在评估与项目目标一致的情况下，资源的实用性可能增加。

任何评估都必须具备有效性，能够公平地衡量它所要评估的内容。同时评估也必须是可靠的，因为重复评估同一个学习者或由不同的评委进行评估，成绩应该大致相同。

一个公正的评估必须包括对每个被评估者的标准定位流程。评估的力度依赖于评估项目的领导和教员。应该有机会找到那些具有丰富的艺术和人类行为科学评估经验的人员，因为他们通常关注目的性、有效性和可靠性，这些是公平而准确地评估活动的关键。

模拟评估的有效性和可靠性不仅取决于所使用的设备和技术，还取决于人们或"评估者"对学习者的评价和判断。评估人员必须根据他们的教育和经验来理解评估的优点和局限性，熟悉模拟活动，并接受充分的培训以评估模拟中的学习者。评估者的培训应该包括使用相关的模拟形式的练习以及从他们评估的群体中学习。评估小组培训常常是阐明和校准评估过程的有效做法，并解决包括目标、评价、评价指标或模拟结构在内的疑惑。

经过认真商榷的评估工具的选择、适应和发展流程对评估项目的质量至关重要。评估项目经常使用已发表的评估工具，并在同行评审的文献中已经展现了有效性和可靠性。建立度量工具的有效性和可靠性通常需要多年的专门研究和分析。因此，鼓励使用现有的有效而可靠的测量工具，以完成评估的目的和目标。有时，一个合适的工具可能很难找到，一个项目可能必须调整现有的工具或开发一个新的仪器或测量工具。在开发工具过程中，工具的有效性和可靠性在很大程度上取决于项目评估的专业性。人为因素、心理测量和／或统计可能是极其宝贵的。

通过评价活动所产生的数据可能非常广泛。这个数据必须进行适当分析和保密管理。评估项目需要合格的分析和充分的管理支持。随着仪器的发展，人为因素、心理测量或统计应持续进行，以确保适当的解析流程，保证高质量的分析，并提供全部模拟为基础的评估项目的支持（见第7章第三节评估活动中的模拟）（表1-1-2）。

研究标准

研究的目标是探索新的知识和对这个领域的认识。因此，传播知识是推进模拟医学的关键。严密的模拟研究项目的发现对模拟领域的成长极有价值，已有的研究计划应该经会议、内部和外部的论坛，灰色文献分享，最终经同行评审出版发表研究结果（见第9章第一节模拟研究）。

用于研究的模拟与评估的模拟面临着同样的挑战：需要严谨（包括有效性和可靠性）、专业知识、监督和方案支持（见第9章第二节模拟研究的思考）。研究活动需要广泛的资源用于发展、实施、数据收集、分析和传播知识。成功的项目需要足够的组织和财政支持，并致力于对更大型项目的总使命、战略和战术的研究。

开展严谨的研究活动，需要一个强大的研究计划，包括资源、关系、研究人员和导师。作为主要（或引导性）研究者，一个强大的研究计划在很大程度上依赖于专业的教育工作者和研究人员参与。科研主任的工作时间应该在他（她）的工作描述中明确下来。成熟的研究项目往往有一个有组织的、系统的方法来优化研究方案、选择、伦理审查、分配、开发、招聘、执行、数据存储、保密、分析、评价、出版，以及为新的研究人员制定一个有效的培训计划，或让有经验的研究人员寻求机会扩大他们

表 1-1-2
评估标准

评估标准和测量

申请评估认证仅限于那些开展模拟评估的机构,由受过训练的评分者,使用有效而可靠的工具以及获得一致的测试条件。评估领导和人员必须胜任艺术和人类行为科学评估。评估工具可以①从同行评审期刊中获得;②由专业协会、许可机构或认证机构定义;③通过专家小组审查项目修改或创建。

1. **资源和技术**　设施、技术和模拟方式,如标准化病人和设备适用于个人和团队的知识和技能的总结性评估。
    a. 简要概述模拟项目如何满足第 1 节中描述的应用程序和技术标准(不超过 250 个字)。
    b. 设施,模拟方式(如标准化病人),实用的评估技术适用于评价个体和团队的知识和技能。
        i. 提供证明或描述将评估活动与项目目标进行融合的过程。
        ii. 提供过去 2 年时间里模拟项目评估和相关评估者清单。
        iii. 现场提供三个该项目评估活动的文档(现场评审人员选择)。
        iv. 证明或描述该设施如何适合正接受评估的个人、团队及其评估水平。
        v. 证明或描述为了评估如何选择模拟方式,举三个示例。

2. **评估人员和工作人员**　有合格的评估员和工作人员进行评估活动。
    a. 简要概述模拟项目如何满足第 2 章中描述的评估人员和工作人员标准(不超过 250 个字)。
    b. 评估人员凭借其教育和 / 或经验,进行有效而可靠的评估。
        i. 证明或描述与评估者相匹配的评估活动类型的流程。
        ii. 现场提供三位评估人员(评审现场选定),并遵循所描述的过流程。
        iii. 提供所有核心评估人员(最多 5 人)的简历或简介。
    c. 对评估员的行为至少每年进行一次评分,以确保持续的专业发展和能力。
        i. 描述或证明展示给评估员评分的过程。
        ii. 在过去 2 年内对所有评估员的评分(最多 5 人)。
        iii. 提供最活跃的两个评分者的简历或简介。

3. **评估工具**　有一个系统的流程来选择适当的评估工具。
    a. 简要概述模拟项目如何满足第 3 章中描述的评估工具标准(不超过 250 个字)。
    b. 评估方法和工具都是一致、可靠和有效的。
        i. 提供 3 ~ 5 种评估工具。
        ii. 证明或描述评估工具如何与学习者的目标保持一致。
        iii. 证明或描述学员如何适应环境和评估流程。
        iv. 证明或描述确保评估工具可靠性和有效性的流程。
        v. 证明或描述开发或选择评估工具的流程。
        vi. 证明或描述确保评分者一致性的流程。

4. **评估支持**　对数据分析有足的支持。
    a. 简要概述模拟项目如何满足第 4 章中描述的评估支持标准(不超过 250 个字)。
    b. 证明项目具有高质量的评估分析支持(如人为因素、心理和 / 或统计支持)。
        i. 证明或描述如何获得适当的合格评估分析。
        ii. 提供所有参与评估分析支持的个人或服务团队(最多 5 个)的档案,确认他们参与项目。
        iii. 提供证明或描述开发评估工具所需的资源。

的专业知识。以上内容通常在方案政策和流程中加以描述,同时必须符合机构、地区和国家的标准(见第 9 章第三节机构审查委员会)。

由于可以在研究中使用的方法种类繁多,因此模拟项目必须具有不同的专业知识,无论是来自项目内还是通过在不同项目、不同阶段访问的专家网。统计学专家、心理运动学专家、人文因素学专家、定性研究和数据管理员或项目顾问都可能是宝贵的资源。就像任何项目一样,对有效性必须持续评估以保证模拟项目的质量(表 1-1-3)。

表 1-1-3
研究标准

研究标准与测量

申请认证的研究将仅限于那些积极参与数据收集、分析和传播知识以推进模拟科学的项目。

研究标准

要获得认证，粗体文字所示的标准是必需要符合的。而所有标准也都有助于认证过程，已获批准或书面文件优先。

1. **使命** 使命包括对研究活动作出具体而可信的承诺。
   a. **简要概述模拟项目如何符合第 1 节所述的任务标准（不超过 250 字）。**
   b. 与项目目标相关的研究活动。
      i. 证明或描述将研究活动与项目目标联系起来的过程。
      ii. 提供一份与模拟相关的所有研究活动和过去 3 年的相关研究人员的清单（最多 20 人）。
      iii. 现场证明或描述三个与战略和 / 或使命一致的研究活动（由现场评审员选定）。
      iv. 列出过去的 3 年里所有被资助和未被资助的研究（最多 20 个）。
   c. 该项目对模拟研究有组织和 / 或财政支持的既定记录。
      i. **证明或描述对模拟研究的组织支持和 / 或财务承诺。**

2. **研究专长** 教师 / 教育工作者 / 研究人员表现出进行研究的能力。
   a. **简要概述模拟项目如何满足第 2 节中描述的研究专业标准（不超过 250 字）。**
   b. 项目评估的基本要素。
      i. 一个有组织的、系统的研究计划。
      ii. **提供与研究计划评估相关的政策和 / 或流程。**
      iii. **提供证明或描述用于研究项目评估的流程。**
   c. 有证据表明在同行审查论坛上发表和 / 或展示研究成果。
      i. 在过去 3 年内，在当地、地区、国家和 / 或国际会议上提供模拟研究报告清单（最多 12 次）。
      ii. 提供一份过去 3 年内包括模拟研究在内的、同行审查出版物的清单（最多为 12 份）。
   d. 该项目有资格参与数据收集、分析和传播知识、推动模拟研究的人员。
      i. **提供最活跃的两位研究人员的简介。**

3. **研究监督** 指定专人负责研究项目管理。
   a. **简要概述模拟项目如何满足第 3 节中描述的研究标准（不超过 250 个字）。**
   b. 提供研究主任在组织结构内的作用和职能。
      i. 证明或描述一位负责模拟研究主任的情况。
      ii. 提供一份工作说明，表明指定的、专门的时间，建议不低于 20%，用于模拟研究的管理（例如，来自主管的信和 / 或职位描述）。
      iii. **提供研究主任的简历或简介。**

4. **研究活动** 该方案强调并支持应用学术方法评估项目的培训、评价和 / 或系统集成，并对模拟系统、方法或模块进行验证研究。
   a. **简要概述模拟项目如何满足第 4 节中描述的研究活动标准（不超过 250 字）。**
   b. 工作人员的活动促进了内部和外部的协作关系和研究交流。
      i. 至少提供最近 3 年内两个协作和合作研究关系的列表（协作可以在机构内部或外部）。
      ii. 演示或描述用于项目环境中评估模拟有效性的研究。
      iii. 演示或描述适当的研究支持（如获得的统计、人为因素和 / 或心理专业知识）。
   c. 有专门的研究培训的教师 / 教育工作者和内部 / 外部协作文件。
      i. 证明或描述教师和教育工作者的具体研究培训和协作。
      ii. 证明或描述周期性的、至少每季度一次与模拟有关的会议（如研究论坛、大查房、客座教授课程、期刊俱乐部）。
   d. 有模拟研究的指导。
      i. 列出过去 3 年中曾多次参加辅导的所有指导和 / 或辅导组（导师和学员），简要说明他们参与的项目（最多 10 组）。

5. **合规性** 研究方法符合公认的研究标准。
   a. **简要概述模拟项目如何满足第 5 节中描述的符合标准（不超过 250 字）。**
   b. 有关于符合国家研究标准进程的文件和路径。
      i. 证明或描述研究政策和项目，包括数据存储政策和流程。
      ii. **证明或描述符合您的国家、地区和 / 或机构研究标准（医学伦理委员会，例如医学伦理委员会的批准信和 / 或在同行评审出版物中的合规陈述）。**

培训与教育标准

绝大多数通过 SSH 认证的模拟项目，已经寻求并取得了教学和教育认证。教学和教育从来都是模拟项目使命的基本组成部分，也是项目活动的主要内容。开发这部分的认证标准，以确保项目提供基于模拟的学习，这种学习以正确的教育原则为本，利用现有的模拟方式的多样性，由合格的人员设计并传授。

教育活动应与总体目标一致，并应包括定期、重复的特定教育活动。重要的是有一个系统来跟踪项目和课程，以及学习者和教师的课时数。监督教育活动的个人应具有模拟教育专业知识。基于模拟的学习必须与教学项目的学习活动相结合，并且能够在广泛的模拟能力和模式中获得丰富的学习机会。作为补充，非模拟的学习方式也被纳入教育项目。

拥有不同背景的人可以作为教育者、教师或辅导员发挥作用。目前对这一角色的术语缺乏共识，反映了各种积极参与教学的个人的不同背景和职能；一般而言，他们可以凭借在某一特定学科或内容领域的模拟或专业知识获得资格。有些人可能在这两方面都具备技能和知识；另一些人则需要对所学教材的补充部分和原则进行岗前培训。教育工作者应该能够开发和提供与学习者小组水平相匹配的材料。教育工作者的发展（如教育工作者自身的发展）应该解决新人员的定位问题，以及所有

教育工作者持续的专业发展。定期评估教育工作者将有助于该项目的保持和质量改进（见第 8 章第一节教师发展和评价）。

在准备模拟学习时，课程和课程的开发可以依据需求分析或差距分析、专家评估、学习者要求或法规要求。应该基于目前所了解的教育理论（见第 7 章第二节模拟教学的普通教育理论），以一个有组织、合理的方式，按照寻找最合适的资源与教育需求的原则，进行模拟设计和开发，以及模拟器的选择。模板或协议能够确保模拟项目满足机构和学习者的需求。

在学习活动结束后，课程应采用专家评审、同行评审、内部反馈或其他适当的方式，以系统和常规的方式进行评估。通常，学习者对课程的评价包括一个正式的方法（如反馈问卷或调查），也可包括任务报告。尽管获得反馈和报告的过程往往是不太正式的，教育工作者和课程教授的评价仍是必不可少的，应记录在案（见第 5 章第五节实现系统评价方案）。

而以评价为目标的模拟必然包括一些基础的成果，以教学为目的的模拟应该尽可能积极支持，没有偏见，并互相尊重（见第 7 章第三节模拟评估）。这并不排除建设性的反馈，而是允许无惩罚的探索。应该提醒学员，尤其是参加小组模拟的学员，在模拟过程中参与者的表现并非总能反映个人在面对实际病人时的全部能力。"在模拟中发生的一切，都停留在模拟阶段"是模拟教学的一种常见局限（见第 8 章第五节心理安全）（表 1-1-4）。

表 1-1-4

培训 / 教育标准

培训 / 教育标准和测量

在教学 / 教育领域的认证申请将仅限于那些采用模拟的方法展示规律的、重复的活动，有定义的课程和持续验证，并具备适当的学习目标，指导、教导或培养参与者，实现规范的认知、项目和态度的目标。该计划能够证明课程的有效性。

1. **学习活动**　通过模拟提供全面的学习活动。该课程为教师 / 教育工作者和学习者提供模拟教育的专家指导。教育方法是可靠的、合理的、吸引人的、有效的，并尽可能以证据为基础。有适当的模拟方式来支持学习目标和设计。
   a. 简要概述模拟项目如何满足第一节中描述的学习活动标准（不超过 **250** 字）。
   b. 教育活动与项目目标挂钩。
   　ⅰ. 证明或描述将教育活动与目标整合的过程。
   c. 模拟教育定期、反复开展。
   　ⅰ. 在过去 2 年中，列出所有基于模拟的教育方案，以及相关的教育工作者（见第二节中教育者的定义）。
   　ⅱ. 证明或展示至少有两次课程定期、重复开展。
   　ⅲ. 提供过去的 2 年中每年项目与学习者的联系时间。
   d. 模拟教育专家监督该项目的教育活动。
   　ⅰ. 证明或说明监督项目和教育活动的模拟专家的资质。
   e. 通过专家审评、同行审查、内部反馈或其他适当程序，至少每年审查和更新一次模拟教育课程和教育材料。
   　ⅰ. 证明或说明如何模拟教育材料的审查和更新。
   　ⅱ. 证明或说明依据需求分析或差距分析、专家评估、学习者的要求，和 / 或课程或监管要求、开发或利用课程组成。

表 1-1-4（续）

培训 / 教育标准

f. 适合学习目标的仿真教学模式。
　ⅰ. 描述如何为特定的教育活动选择模拟模式。
2. 合格的教育者　为合格的教育工作者提供教育服务。就本节而言，教育者可能是模拟专家，或专业学科或内容领域的专家、所有为学习者提供教育经验的人。在适当的情况下，教师、辅导员、内容专家和模拟人员都可能成为教育工作者。
　a. 简要概述模拟项目如何符合第二节中描述的合格教育者标准（不超过 250 字）。
　b. 该计划培养合格的教育工作者。
　　ⅰ. 提供参与具体模拟（如定位、专业发展、资历）的主要教育者（最多 5 个）的名单与简历。
　c. 依据学习小组的水平选择模拟教育者和 / 或内容专家。
　　ⅰ. 描述教育者资格与学习活动特征相匹配的过程。
　d. 至少每年评估一次模拟教育工作者，以确保持续发展和胜任能力。
　　ⅰ. 描述评估教育者的过程。
　　ⅱ. 遵循描述过程，现场提供三位教育工作者（由现场评审员选定）的档案。
　e. 以模拟为基础的课程包括在发展和 / 或传授课程方面具有模拟知识的人员。
　　ⅰ. 描述专业人员如何参与模拟项目的发展和传授。
　　ⅱ. 提供参与课程开发和 / 或教学的人员（最多 5 个）的简历或简介。
　f. 模拟教育者接受初步定位并参与持续的专业发展。
　　ⅰ. 证明或说明初步定位的过程包括：①反馈 / 复盘技术；②合适的档案和评估工具
　　ⅱ. 证明或描述专家（可能不是模拟专家）是如何面向环境的，包括合适的档案和评估工具。
　　ⅲ. 为教育者编写或展示评价和反馈过程，包括参与者的反馈和实施的变化；举三个例子。
　　ⅳ. 证明或描述教育者如何参与正在进行的专业发展，以提高他们的模拟技能，例如参加会议、进行模拟教育研究活动等。
3. 课程设计　基于当前所知的教育理论，课程设计遵循一个理性的过程。
　a. 简要概述模拟项目如何符合第三节中描述的课程设计标准（不超过 250 字）。
　b. 课程使用一个包含适当学习理论的课程设计过程。
　　ⅰ. 描述课程设计过程，并提供设计期间所使用的工具。
　　ⅱ. 现场提供三种教学活动的档案（由现场评审员选择）。
　c. 模拟的设计、开发和选择合乎逻辑。
　　ⅰ. 证明或说明教育原则如何运用在课程的设计和开发环节。
4. 学习环境　模拟事件在以优化学习目标的环境中开展。
　a. 简要概述模拟项目如何符合第四节中所描述的学习环境标准（不超过 250 字）。
　b. 模拟事件的学习环境以优化学习目标的实现来设置。
　　ⅰ. 现场：为评审者提供实际学习活动的视频，以供现场评审。
5. 持续的课程反馈和改进　不断更新和改进课程。
　a. 简要概述模拟项目如何满足第五节所述的持续的课程反馈和改进标准（不超过 250 字）。
　b. 具有从课程参与者和教育者那里获得反馈的流程。
　　ⅰ. 说明或证明课程评价以系统和常规的方式进行。
　　ⅱ. 提供前一年的三到五门课程中，由课程参与者或课程教育者完成的评价。
　c. 有将反馈纳入未来的项目和记录的方法，以支持评价、验证和研究的课程。
　　ⅰ. 证明或说明如何使用评估来促进课程或项目的变更。
　d. 维护所有学习者、指导者和协调者的活动记录。
　　ⅰ. 评价描述课程是否符合教育目标。
　　ⅱ. 证明或说明如何维护学习者、教育者和管理记录。
6. 教育学分　有方法为各种学科提供继续教育学分，保证教育活动的合规性。
　a. 简要概述模拟项目如何符合第 6 节所述的教育学分标准（不超过 250 字）。如未提供教育学分，请提供简短说明。
　b. 具有提供持续教育学分的能力。
　　ⅰ. 列出过去一年内所有继续教育课程（最多 5 个）。

系统集成与患者安全标准

模拟是一种工具，当它用于改进我们的工作系统时，可以产生巨大的影响，无论是病人之间、医务人员之间、单元到单元的护理、组织政策或组织文化。这些基于系统的改进可能涉及质量、安全、风险管理、企业改进、修复能力或其他系统内所需的属性。模拟事件允许探索设备、团队、协议、流程、团队结构，甚至各种医疗教育设置的作用。模拟可以采用有目的的方式，作为探针或"定位"，用于评估新患者或复诊病人医疗护理,确保已进行基本处理,并允许个人和团队在新环境中开展工作。甚至更早以前,在设计过程中,模拟可以用来开发医疗服务场所的布局和细节;或者存在空间、资源或其他限制时,发现必须维护必要的系统组件。模拟可采用反复提升的方式来评估不断发展的流程和协议,以缩小基于"工作设想"和基于"工作完成"的设计间的差距。创造性设计的模拟可以有意图地探索几乎所有的医疗环境,或优化系统的能力(见第 2 章第八节系统集成和患者安全模拟)。

模拟也可能以一个偶然的方式用于系统改进。在以提高个人和团队的技能为目标的模拟复盘时,讨论可能引导对局部或普遍的情况的识别,对潜在的危害因素进行识别,或者对其他在系统水平影响医疗服务的信息的识别。这些信息可以自主地减少潜在的问题,例如,在模拟中,面对一个明显的风险时,或发生严重的不良事件,甚至是潜在错误之前,补救问题。其目的是在真实的团队组成、设置和设备条件下,在偶然的机会中有能力识别潜在

危险事件的发生。

双向信息和相互影响是系统设计模拟的标志。例如,一个机构可能使用模拟来解决特定的安全问题。为了应对严重的安全事件或潜在错误,模拟可用于"重现"这些事件,以便探索原因,或用于练习特定技能,以减少系统内缺陷。

有些机构可能采用特制的产品或工程学方法,以正式的工具完成模拟过程;其他机构可能采用非正式或有机的工具。重要的是,在那些参与研究的过程中反馈应该是循环、双向的;例如,模拟项目提供信息反馈给机构,关于模拟干预响应系统的结果,或对模拟中值得关注的问题或机会的识别。例如,如果在模拟过程中发现少数人缺乏特定技能或知识,则对这些人进行进一步教育。如果组织中不同单元的模拟均表明普遍缺乏技能或知识,那么应该进行全系统的教育。由于这一流程往往涉及多个方面,因此各方之间的信息和指导的交流至关重要。如果这种模拟经过精心策划,整合到更大的医疗组织,这种合作而循环提升的系统集成是最有效的(表 1-1-5)。

表 1-1-5

系统集成和患者安全标准

系统集成:促进患者安全预后

　　系统集成领域的认证申请:促进患者安全预后将提供给那些基于模拟的评估并表现出一致、计划、协作、集成和迭代特点的应用;质量安全;系统工程和风险管理原则的教学活动,实现优秀的床边临床护理,增强患者安全,改善医疗系统结果的指标。

1. **使命和范围**　该项目的功能是一个综合的机构安全、质量和风险管理资源,使用系统工程,人为因素、质量、安全和 / 或风险管理原则,并进行双向反馈,以实现企业级的目标,改善护理质量。

　　a. 简要概述模拟项目如何满足第 1 节中描述的使命和范围标准(不超过 250 字)。

　　b. 模拟活动受相关的临床设施或医疗系统的战略需求驱动。

　　　ⅰ. 使命或愿景声明特别提出模拟项目的目标和功能,包括如下:①在复杂的医疗环境中影响综合系统改进;②提高个人、团队和组织的业绩;③创建一个更安全的病人环境,改善预后。

　　　ⅱ. 证明或描述过去的 2 年内如何通过风险管理、质量、安全和 / 或类似的方式,使用模拟项目,进行双向反馈,改进组织结构。

　　　ⅲ. 提供一封信(最多 2 页)关于组织的风险管理、企业发展、安全保证和 / 或质量改进领导层在实现组织风险、质量、价值和 / 或安全目标方面的作用。

　　c. 有参与组织流程改进的历史证明,包括改进的测量成果。

　　　ⅰ. 证明或演示三个模拟示例,如何以综合的方式促进患者的安全、风险管理、企业改进和 / 或质量成果项目 / 活动。每个项目 / 活动的最佳支持档案须包括以下ⅱ～ⅴ项。

　　　ⅱ. 证明或描述系统工程、人为因素或其他系统方法,用于解决或减轻企业安全性、质量或价值,包括对活动 / 项目的双向问责(例如,章程,A3,流程改进图,根原因分析,改进周期等)。

　　　ⅲ. 领导团队的调查结果报告,包括会议纪要回顾和反馈。

　　　ⅳ. 提供对相关成果持续评估的文件。

　　　ⅴ. 提供证据说明组织领导对结果指标的持续评估。

2. **与质量和安全活动相结合**　该方案在机构质量评估和安全流程方面有既定和坚定的作用。

　　a. 简要概述模拟项目如何满足第 2 节中描述的质量和安全活动标准的整合(不超过 250 字)。

　　b. 有明确的证据表明,模拟领导参与组织绩效改进活动的设计和过程。

　　　ⅰ. 提供过去 2 年内性能改进委员会的名单和至少两个会议纪要,证明与模拟项目有关的人员参与 / 工作。

　　c. 有获得适当资质的人为因素、心理评估、系统工程和 / 或其他适当的支持或资源。

　　　ⅰ. 说明或描述获得适当资质的人为因素、心理评估、系统工程和 / 或其他适当的支持或资源。

此时，彼地

许多申请者报告表明，使用标准作为指导的自学过程激发了他们的项目改进。项目已经完成开发或改进现状，或者使用认证标准形成了新的焦点领域。有些项目使用这些标准，打算将来申请认证，而其他项目则纯粹是为了自己的发展而使用这些标准。

项目报告指出，即使在获得认证后，使用这些认证标准和原则的好处仍不断涌现。报告表明，SSH认证有助于获得外部和内部支持，并提供对项目质量的外部认可，并验证其资源需求。外部审查和反馈的过程让人了解项目的优势和需要改进的领域，指导项目的维护和技术成长。许多项目报告显示，在申请过程中开发了许多新方法和新项目，并继续受益于自我评估，因为努力维持和改进其流程和活动。许多项目正在使用这些标准作为一个导引图，以在他们的项目中开发一个新的领域（例如，评估和教学认证项目正致力于利用研究标准在研究领域开发项目）。项目还报告了使用标准进行年度自评的价值。栏1-1-1～1-1-5列举几个例子，展示通过认证的程序是如何被认证改变的。

栏1-1-1

第一年，卡罗来纳州的模拟中心将焦点放在对于一个新的中心最迫切的方面：确定和满足用户的需求，掌握技术，寻找储存的地点，将模拟的价值告知潜在的用户，使之信服。随着中心的发展和员工熟练程度的提高，用户数量急剧增加。当用户数量暴增时，猜猜发生了什么？工作人员将重点放在满足用户需求，掌握技术，找到存储地点等。中心忙碌起来，做些紧急的工作。如果我们不把眼光放在认证上，我们会一直忙着做那些紧急的事情。但是为了达到目标，工作人员完成了不可思议的任务：他们投入精力做的那些非常重要的工作，看似不需要，却逐渐成为一个被认可的站点。优先的工作没有改变，只是加倍完成了，结果就大不相同了。新的优先事项是把中心从优秀提升到卓越。对认证的追求为我们带来至关重要的新政策，让研究丰富了模拟知识的构架，更符合用户的目标。感谢认证之旅，卡罗来纳模拟中心从使用模拟来改善医疗教育到通过教育来改变医疗。一路上，工作人员变成了模拟专家；用户成为了工作伙伴，这一切远远超出了日常的技能目标。当我们庆祝该中心的首个认证时，我们也同时庆祝作为改善医疗服务的专业伙伴的出现。

Ellen Sheppard, EdD
卡罗来纳卫生科学学院主席
SSH认证收件人2010

栏1-1-2

伊利诺伊州埃文斯顿市模拟与创新北岸中心（NCSI）在2012年参加了SSH模拟中心的认证。我们通过认证后的收获：首先是获得卫生系统的认可。SSH认证检验我们的模拟项目，证明我们优质的医院管理，我们的模拟系统已经培养了符合国际标准的专家。

自认证以来，我们的管理人员在推动部门内部和外部发展中都表现得更加积极主动，有助于质量和风险部门加强合作，目前医院已把我们中心当作卫生系统的使命中不可或缺的一部分。

第二个收获体现在组织内部。认证过程帮助我们更好地组织内部结构（从组织结构、政策和项目等），专注于我们的使命，以批判和反思当前的项目，以使我们重新评估如何传授教育内容，从学习者和教育者的角度提供最好的教育产品。

第三个收获在评价领域。在认证之前，我们主要集中于收集学习者对我们课程的评价/反馈。通过SSH认证自学和网站的访问促使我们开发了教师评价流程，提高教师的技能，确保所有的教师都以标准化的方式传授基于模拟的教学。

Ernest Wang, MD, FACEP
Pam Aitchison, RN
Alvin H.模拟与创新Baum家庭基金主席
北岸大学健康系统，埃文斯顿，伊利诺伊
SSH认证收件人2012

栏1-1-3

大都会社区学院虚拟医院-宾州谷健康科学学院（MCC-PV-HSI）的SSH认证为持续评估，模拟项目质量改进和高风险责任提供标准的正式流程。参与认证的过程不仅有助于明确所关注的问题，也可以验证卓越。认证过程需要与来自全国各地受尊重的专家进行同行审查，对政策、项目和操作进行自我反思，全面、深入地分析和评价。与这些专家的接触和交流为模拟的最佳实践、方向和持续质量改进提供广阔视角。国家认证后发送消息给我们的学生和外部用户，告知他们MCC-

PV-HSI致力于模拟的品质和卓越，通过了外部的分析与评价，满足了SSIH设定的高质量标准。我们自豪地将SSIH认证作为一种高质量的名片。

Liz Santander RN, MSN
Sandy Mcllnay
Lester Hardegree
大都会社区学院虚拟医院-宾州谷健康科学学院
SSH认证收件人2011

栏1-1-4

我们的教学医院最近被授予模拟认证资格。教育效益是巨大的，具有深远而广泛的影响。这种益处不仅是个人知识基础的改善；在医生的舒适性、信心和熟练程度上都有明显的提高，而以模拟为主要教学形式的课程和内容也有了显著的提升。

SSH认证认可我们的模拟项目和模拟训练。也因此，我们成功地申请到资金来推动和改进项目。我们集中规划、采购和主持人培训，减少各部

门的冗余支出。获得认可后需要进行长期预算，包括充足的人员配备、更新费用和教师发展，以保持模拟项目在机构和团队中的积极性和参与性。

Joshua Fenderson 博士
Jefferson Roberts 博士
三倍陆军医疗中心
火奴鲁鲁，夏威夷
SSH认证收件人2011

栏1-1-5

对于模拟、教学和学术研究（STAR）中心，经历认证带来了双重价值，从申请项目开始到通过认证后继续执行标准。

申请教学认证需要我们的团队完善档案和评估以往的政策。所有队员都发挥了重要作用，这是一项巨大的工程。开展定期会议和电子邮件交流，不仅让我们围绕在一起，也使我们的团队更加紧密。我们互相了解彼此及我们的中心，保持奋斗的意志，集体朝着一个目标努力。

当我们中心获得认证时，团队间的联系仍在继续，我们分享彼此的喜悦，庆祝这一重大成就。正如我们在网站自豪地加上SSH认证标志和通告后，受到大众的关注，为中心带来荣誉。由于我们已经通过认证，中心又开发了更多的课程，

这些课程使用SSH标准作为指导而设计，以满足我们内部和外部用户的独特而多样的需求。遵循这些标准，确保我们的用户获得最有效和最高效的模拟教育手段。

机构被认证之后，视野拓宽了，我们不断地在国家和国际平台上展示和发表研究和想法。社会认可的价值提高，我们也因此有了在其他领域申请认证的目标。

Laura Daniel 博士
模拟教学和学术研究（STAR）中心，
阿勒格尼，宾夕法尼亚州
SSH认证接收人2011

总结

卫生模拟项目认证理事会已经制定了标准，以支持使用模拟进行教学、评估、研究或系统集成和改进活动的程序。将标准作为指南有助于开发优秀的模拟程序。获得认证的项目已经认识到认证过程的价值，许多人继续使用认证标准进行持续性改进。认证标准可以作为内部发展和自我评估的指导；许多模拟程序已经满足所有标准，从而获得认证，以及公众对其程序质量的认可。

附录

人 员 列 表

2008 CATS 成员

Bill Dunn

Beth Mancini

Lisa Sinz

Tamara Owens

Gerry Moses

Robert Simon

Vinay Nadkarni

Janice Palaganas

Mary Patterson

Bill McGaghie

Beverlee Anderson

Sally Rudy

Katie Walker

William Rutherford

William Hamman

2008 认证理事会亚组成员

Bill Dunn

Beth Mancini

Lisa Sinz

Tamara Owens

Gerry Moses

Vinay Nadkarni

Janice Palaganas

Mary Patterson

2009 成立认证理事会

Beth Mancini（主席）

Janice Palaganas（主任）

Vinay Nadkarni

Kathy Gallo

Ellen Deutsch

Jose Pliego

Emily Hinchey

Jennifer Manos

Stephanie Tuttle

Leo Kobayashi

Tamara Owens

Karen Reynolds

Bill Riley

Tom LeMaster

Mary Patterson

Bill Dunn

Cate McIntosh

Gerry Moses

第二节

国际护理临床模拟与教育协会（INACSL）最佳实践标准

Suzan E. Kardong-Edgren, PhD, RN, ANEF, CHSE, Teri Boese, RN, MSN, ; Valerie M. Howard, EdD, MSN, RN

作者简介

SUZAN（SUZIE）E. KARDONG-EDGREN 是一名教育研究员、顾问以及《临床护理模拟》总编辑，医学模拟协会和国际护理临床模拟与教育协会的成员，美国爱达华州博伊西州立大学护理学教授。

VALERIE M. HOWARD 作为院长、护理专业教授，以及宾夕法尼亚州匹兹堡罗伯特·莫里斯大学模拟教育（RISE）中心区域研究与创新主任。她是国际护理临床模拟与教育协会的前任主席，也是医学模拟协会的成员。

TERI BOESE 圣安东尼奥得州大学健康科学中心的副教授，模拟创新中心的主任，国际护理临床模拟与教育协会的联合创始人。自工作开始以来，一直是标准委员会的成员；同样也是医学模拟协会的成员。

摘要

标准是由同一学科的专家们创建，并且反映出最佳实践效果。国际护理临床模拟与教育协会（INACSL）制定了第一套公布的最佳实践标准：2011 版模拟，并在 2013 年增加相关指南。INACSL 标准作为一种框架，在医疗保健中提供基于模拟的教育体验，并可应用于多种职业及背景。本章概述了 7 个 INACSL 标准的综合开发过程和总结，并举例说明它们在医疗保健教育和培训中的应用。在任何环境中使用 INACSL 标准创建了一个标准化的基础，以构建基于模拟的教育体验，并展示对内部和外部利益相关者的最佳实践。

案例

你的任务是在模拟项目中，训练新导师去讲课并做场景再现。你想知道其他人在类似的情况下做了什么，是否有资源来帮助你节省时间和采用最佳实践。在谷歌搜索护理和模拟之后，你找到了国际护理临床模拟与教育协会（INACSL）。INACSL 提供了一套很好的模拟实践标准，每 2 年都有基于证据和更新的标准出版，为有效地进行模拟提供了一个有用的规划和训练路线图。

引言和背景

该标准向医院或学术环境下成功的模拟项目开展提供了路线图。为模拟项目管理员提供了正确运行和管理模拟中心的权威参考。一旦标准被采用，它们将为参与者提供标准化认证和质量认证。那些为模拟中心制作个案的成员表示他们坚持使用一套标准，使人们相信正在以最好的方式利用目前的资源。遵循国际公认的标准，准备下一个合乎逻辑的模拟中心：教师资格证书（见第 1 章第四节）和模拟中心的认证（见第 1 章第一节）。

在过去 10 年中，模拟教育持续发展。这种进步导致了仿真实践标准的发展。INACSL 的董事会（BOD）于 2009 年开始了开发模拟标准的多方面进程。在确定了适当格式之后，开发了一个用来识别标准化模拟概念的列表。

INACSL 调查了团队成员关于他们在模拟标准开发方面的优先事项。INACSL BOD(2011a)将这些反馈整理成 20 个主要概念，然后将这些概念重新组合成主题，形成 7 个主要标准。由董事会成员组成的工作组进一步细化了这七个标准中的每一项。2010年，将这些标准的初稿分发给了 INACSL 成员和模拟专家，以进行评论和修改。在此反馈的基础上，任命了一个标准委员会工作组来监督标准的修订。有关标准首次发布在了 2011 年 8 月的《临床护理模拟》中。

在 2011 年发表了《最佳实践标准》之后，INACSL BOD 标准委员会立即开始制定指导方针，以配合标准Ⅱ至Ⅶ，进一步明确使用以证据为基础的指南。标准和指南之间的区别最初曾被详细地讨论。INACSL BOD 选择的标准定义为描述共享价值、原则和指导方针的"策略"。INACSL 标准为决定和行动制定了准则，并提供了一个被认可的定义。标准试图确定必须达到什么样的性能水平，而不是如何实现性能的细节。指南被视为协助达到标准的行为。指南不

一定是全面的，但提供了制定政策和程序的框架。标准委员会主席指定专家更新第一个最佳实践标准，以满足与模拟相关的知识发展，并为下一轮的出版物制定相应的实践指南。这些模拟专家是根据他们的经验，编写标准和模拟专业知识；他们反过来请求小组委员会成员致力于指南的发展。每个小组委员会审查了目前与所指定标准有关的文献，并为标准中包含的每个标准起草了实践指南。第一份草案由 INACSL BOD 审查，并被送回小组委员会进行进一步修订。修订后，指南由一个征求意见的外部专家小组进行审查，并在出版前将其编辑合并(表 1-2-1)。

标准Ⅰ：术语

INACSL BOD 和标准委员会支持在进行模拟相关概念交流时使用标准定义或通用语言。因此，标准委员会制定了近 50 个与模拟相关的定义，如模拟、场景、模拟学习环境和复盘。这些术语是利用当前的文献进行定义，由专家审查、修订，并出版。使用标准化术语可以使参与模拟的人员之间

表 1-2-1

2011 年至 2013 年标准题目和标准声明的变化

最佳实践标准：模拟 2011	标准声明(2011)	最佳实践标准：模拟 2013	标准声明(2013)
标准Ⅰ：术语	一致的术语有利于指导和清晰的沟通，并反映了模拟经验、研究和出版物的共享价值	标准Ⅰ：术语	一致的术语有利于指导和清晰的沟通，并反映了模拟经验、研究和出版物的共享价值。知识和概念被清晰地传达出来，用一致的术语来推进模拟科学
标准Ⅱ：参与者的职业操守	模拟学习和测试环境将期望每个参与者的态度和行为是相互尊重和支持的。在模拟体验过程中，需要维护与性能、场景内容和参与者体验相关的专业完整性。这些模拟体验的表现可以是实时、记录和/或虚拟的	标准Ⅱ：参与者的职业操守	模拟学习、模拟评估和评估环境将是参与者和辅导员相互尊重和支持的氛围。因此，对模拟参与者的态度和行为提出明确的期望至关重要。在任何模拟过程中以及结束之后，都需要对性能、场景内容和参与者的体验做好保密工作。在现场、录制和/或虚拟仿真体验中，也希望做到保密
标准Ⅲ：参与者的目标	模拟体验应该集中在参与者的目标和经验水平上	标准Ⅲ：参与者的目标	所有基于模拟的学习经验都始于参与者明确的目标的开发，可早于实践的开发
标准Ⅳ：引导方法	有多种方便方法，具体方法的使用取决于参与者的学习需求和预期的结果	标准Ⅳ：引导方法	多种方法可用，具体方法的使用取决于参与者的学习需求和预期的结果
标准Ⅴ：模拟引导师	一名熟练的引导师，需要管理有关模拟所有方面的复杂性	标准Ⅴ：引导师	一个熟练的引导师需要管理模拟的所有方面的复杂性。引导师通过正式的课程，持续的教育和/或有针对性地与一位有经验的导师一起工作，以接受具体的模拟教育
标准Ⅵ：复盘过程	所有的模拟体验都应该包括一个旨在促进反思的计划复盘会议	标准Ⅵ：复盘过程	所有基于模拟的学习经验都应该包括一个有计划的复盘会议，旨在促进反思
标准Ⅶ：评估预期成果	这一标准与形成性评价相反	标准Ⅶ：参与者评估或评价	在基于模拟的经验中，可以利用形成性评估或总结评估

进行有效的交流，在开发、执行、评估和发布与模拟相关的活动时提供一致性，并将促进与模拟相关工作的进展。研究报告中术语的标准化也使小型的研究结果更容易聚集在荟萃分析中，以备将来使用（INACSL BOD，2011b）。在标准修订和准则制定过程中，标准委员会确定了根据证据和使用情况修订某些条款的必要性。这一更新的标准于 2013 年夏季以第二至第七号标准出版。如今在 INACSL 标准内定义了近 70 个术语。许多国际模拟协会，包括在医疗保健领域的模拟协会，现在正联合起来，共同编纂模拟字典（见第 3 章第二节）。

标准Ⅱ：参与者的职业操守

模拟学习的体验应该在一个培养专业、保密和相互尊重的环境中进行。模拟学习环境为参与者提供独特具有挑战的机会，通常与被记录、被同伴评价和判断相关（Blazeck，2011 年；Clapper，2010 年；Howard 等人，2011 年）。如果参与者与辅导员未能营造一个互相尊重的环境，将破坏模拟和复盘的成果。此外，要求参与者对与模拟学习体验相关的事件保密，以便其他未来的参与者也能从类似的学习中获益。维护所有参与者的职业操守和机密，为所有参与者提供相同的标准化体验（INACSL BOD，2011c）。

标准Ⅲ：参与者的目标

模拟是一种经验教学和学习方法，应遵循良好的教育原则。在任何教育活动之前，主持人应该制订具体的学习目标。这种教育规划活动需要时间和资源，但对学习经验的适当发展来说不可或缺（Howard 等人，2011 年；Jeffries，2007 年）。目标应该是明确的、可衡量的，并反映模拟学习经验的目的和结果。此外，目标应该反映参与者的经验和之前的学习情况，并基于目前最重要的临床证据。在模拟学习的过程中，参与者应该能够满足这些目标。参与者的目标应与标准Ⅶ中讨论的评价方法直接相关，并应解决学习的认知、心理运动和 / 或情感领域（INACSL BOD，2011d）的问题。

标准Ⅳ：引导

在某种程度上，从模拟场景开始到结束，这个讨论过程都需要被引导。这有助于模拟场景的运行，并帮助参与者从中获得最大程度的学习。引导讨论开始于学员学习目标与课程或学习效果的结合，并与学员在模拟前分享这些目标（Waxman，2010 年），将参与者定向至人体模型和模拟空间（Posmontier 等人，2012 年）及评估方法。部分导师通过病人，或者一名得力的主管护士，或者房间内一名参与者家庭成员，或者来访的住院医师，通过这些声音或者利用"突然出现"的声音，或者扬声器提供线索进行模拟。扬声器是最不可取的方式，因为它打破了参与者的注意力，并可能让参与者期望在练习环境中也发生这种情况。它也是最具指导作用的引导形式：辅导员实际上通过一个场景与参与者对话。模拟过程中，没有任何引导提示，只有当模拟偏离既定的参与者目标时，导师才会进行干预，并对情况给予意见（INACSL BOD，2011e）。最终，在任何给定的情况下采用何种引导讨论方法都是基于参与者的目标和模拟的预期结果。这个领域需要研究，以确定对不同的参与者和实践者的最佳方式。

标准Ⅴ：模拟导师

这个标准描述了导师是谁以及导师需要做什么。引导师在标准Ⅰ中定义：引导者（INACSL BOD，2011f）是指导和支持参与者理解和实现场景目标的人员。当最初的标准被构思出来的时候，是为了区分简易化是什么和引导师需要做什么；标准Ⅳ描述了引导过程，并描述了不同的引导方法，而标准Ⅴ描述了导师的特征。导师应该能够清楚地传达模拟的目标和期望。此外，导师创造了一个环境，让参与者可以在不受指责的情况下犯错，并让参与者体验主动学习（Ackermann 等人，2009 年；Kuznar，2007 年；Waxman & Telles，2009 年）。如果参与者要批判性地思考，学习环境必须在心理上确保有安全感。在模拟过程中，压力不应妨碍参与者从经验中学习和成长的能力（INACSL BOD，2011f）。重要的是，导师要承认模拟并不是真实的生活，但是需要努力确保模拟设置尽可能接近真实生活。在准备参与者的模拟中，导师解释什么是真实的，什么是不真实的，以及如何使元素真实呈现给参与者。参与者应该明白，在模拟过程中，会出现模棱两可的情况，他们被要求保持怀疑暂停状态（Dieckmann 等人，2007 年）。导师必须对教学和学习原则有一定的了解，以便设计出符合参与者水平和期望结果的程序。在整个模拟体验中，导师也必须表现出应有的道德和专业的行为。参与者之间保持着相互信任和尊重的气氛，而导师坚持他们的承诺，坚持模拟的最佳实践标准。参与者和模拟的评估方法，是由提供指导的引导师在审查相关的、重要的经验要素的过程中建立的。引导师也帮助参与者将模拟中学习的概念或实践经验应用于临床实践（Simon 等人，2009 年）。

标准Ⅵ：复盘

复盘是模拟体验的重要组成部分；模拟不应该在没有时间进行复盘的情况下开展（见第 8 章第二节）。复盘应该由一名观察模拟场景的导师来进行，该导师通过培训、认证或体验，能够胜任这一过程。复盘让参与者能够反思问题和干预、他们自己的表现和其他人的表现，以及他们如何作为一个团队进行互动。复盘是一个吸引了越来越多关注和研究的领域（Beyer，2012 年，Chronister & Brown，2012 年，Dieckmann 等人，2009 年；Mariani 等人，2013 年；Neill & Wotton，2011 年；Reed，2012 年；Rudolph 等人，2006 年；Shinnick 等人，2011 年）。在复盘中最有效的实践，现在才刚刚开始出现，并随着参与者的水平和场景的复杂性而变化（INACSL BOD，2011g）。在复盘过程中，个人和团队准确的表现、自我反省则必不可少。研究一致表明，表现出色的情景参与者会比表现差的人更准确地评价自己的表现。即使有视频证据，表现不佳的人也会一直高估自己的表现（Paul，2010 年；Sadosty 等人，2011 年）。这些发现的原因尚不明朗，但这在所有学科中都是一致的。这是一个需要进一步研究的领域。

标准Ⅶ：参与者评估或评价

标准Ⅶ"预期学习成果评估"在 2013 年更新的标准中被重新命名为"参与者评估或评价"。2013 年标准Ⅶ包括形成和总结评估和高风险测试的标准。Benner 等人（2010）以及其他人（Berkow 等人，2008 年；Howard 等人，2010 年；Hunt 等人，2012 年；Kolb & Shugart，1984 年；Yanhua & Watson，2011 年）建议对专业实践准备工作的评估更加严格，超出目前使用的方法。模拟是评价心理运动、认知和情感领域学习的有效方法，可用于严格的总结性评价。Kirkpatrick（1994 年）表明在模拟中的表现可能反映不出真实情况下的实际行为；然而，最近的研究表明，模拟分数确实与教师的主观教育排名有关

（Mudumbai 等人，2012 年）。尽管医学已经接受客观的结构化临床检查（OSCEs），多年来作为获得许可过程的一部分，但是护士仍然对使用模拟的总结性评价感到不能确定（Kardong-Edgren 等人，2011 年）。标准Ⅶ为建立一个可靠、有效的总结模拟环境提出了非常具体的标准（INACSL BOD，2011h）。随着对总结性成果测试、使用模拟研究的不断深入，出现了新的考虑因素（Boulet 等人，2011 年；见第 7 章第三节）。需要对学生的整体表现进行准确评估的方案数量仍然存在问题（Mudumbai 等人，2012 年），而使用一个熟悉学生的评价者是影响评分结果的一个重要原因（Stroud 等人，2011 年）。新的问题将继续出现，新的答案也会被发现，因此最佳实践的标准将继续被改进和出版。INACSL 标准在 2011 年首次被提出时提供了迄今为止最好的证据。随着模拟领域的迅速变化和更多的研究报告出现，不断发展的最佳实践将会促进标准的持续更新。2013 年出版的指南，修订了最初的标准。在制定指导方针和更新标准期间，确定了下一个修订周期的 3 个额外标准。这些标准将与模拟设计、模拟研究和跨专业模拟有关。

此时，彼地：如何继续改进或者保持我现有的成果？

INACSL 标准可以作为所有参与者和促进者的模拟指导课程和模拟中心的基本构建模块。它们反映了目前模拟教育学的基于证据的实践；因此，它们适用于所有级别和类型的模拟，从新手到专家，从核心类型到专业类型。这些标准被用来建立博伊西州立大学的模拟教师发展梯队（Rosemary Macy）。例如，新的模拟教员最初是基于在模拟中使用的术语，通过对 INACSL 标准Ⅰ、Ⅱ到Ⅶ提供一个完整的情况介绍（每个标准都有基于证据的理由），并引导和复盘一个模拟场景。教员必须与经验丰富的模拟器进行多次模拟。然后，教员跟随另一名教员见习，观察并听取了新教员在促进和引导模拟方面取得的经验。随着熟练程度的提高，教师们从模拟标准Ⅰ的水平提升到模拟标准Ⅱ的水平。一旦教员们在模拟和教育会议上发表文章和演讲，他们就能达到模拟标准Ⅲ的状态。许多学校选择采用 INACSL 标准作为其模拟项目的框架。罗伯特莫里斯大学护理和健康科学学院的教员选择在模拟教育（RISE）中心的区域研究和创新中采用该标准。这意味着在模拟教育（RISE）中心内的所有模拟体验都与 INACSL 标准一致。例

如，模拟教育（RISE）中心的标准化课程计划 / 编程形式针对的是标准术语、明确可衡量的目标、简化的方法、以证据为基础的复盘，以及评估方法，这些都与 INACSL 标准一致。这些信息被写进模拟政策，该政策已经被传达给使用模拟教育（RISE）中心的所有教师和学生。模拟教育（RISE）中心的保密政策描述了专业行为的重要性，并保持了模拟的学术完整性，这与标准Ⅱ一致：学生的职业操守（图 1-2-1 和 1-2-2）。

健康学院模拟中心导师发展指南

博伊西州立大学
健康学院

辅导员 INACSL 标准Ⅰ	等级 #1	等级 #2	等级 #3
健康科学旅游学院模拟中心	✓	✓	✓
旅游实践实验室	✓	✓	✓
旅游学习资源中心（LRC）	✓	✓	✓
模拟中心普遍使用 INAC SL标准Ⅰ和标准Ⅱ			
行程安排定向	✓	✓	✓
政策/程序定向	✓	✓	✓
角色和责任定向	✓	✓	✓

模拟场景开发过程 INAC SL标准Ⅰ, Ⅱ, Ⅲ, Ⅳ, Ⅴ, Ⅵ, Ⅶ			
完成华盛顿大学健康科学中心的在线免费模拟模块100级（4），研究和实践网站。	✓	✓	✓
完成模拟奖学金的要求		✓	✓
			✓

推动模拟场景 INAC SL 标准Ⅰ, Ⅱ, Ⅲ, Ⅳ, Ⅴ, Ⅵ			
与经验丰富的导师引导下参与/观察辅导/模拟复盘。	✓（2次）	✓（再多2次）	✓（再多2次）
独立辅导/复盘最少三次模拟		✓	✓

专业/传播活动 INAC SL 标准Ⅰ, Ⅱ, Ⅲ, Ⅳ, Ⅴ, Ⅵ			
SON成员以及/或者COHS模拟团队成员			✓
至少每两年提交一篇相关的期刊文章/会议摘要，或至少参加一个模拟相关的研究项目			✓
			✓

所在等级（圈出量适合的）- 等级 #1　　等级 #2　　等级 #3

签名：＿＿＿＿＿＿＿＿＿＿＿＿＿＿＿

日期：＿＿＿＿＿＿＿＿

图 1-2-1　样本教师模拟促进者发展道路（由博伊西州立大学提供）

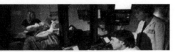

模拟教育（RISE）中心INACSL实践标准

政策：

模拟能够在模拟教育（RISE）中心的安全环境中为学生提供标准化的学习机会，从而降低了对病人造成伤害的风险。在国际护理临床模拟与教育协会（INACSL）的最佳实践标准指导下，罗伯特莫里斯大学（RMU）护理专业支持以临床课程指定的临床总时间的10%来进行模拟培训（INACSL董事会，2011年）。

标准Ⅰ：术语
标准Ⅱ：参与者的职业操守
标准Ⅲ：参与者的目标
标准Ⅳ：引导方法
标准Ⅴ：模拟导师
标准Ⅵ：复盘过程
标准Ⅶ：预期成果的评价

步骤：

- 每1小时模拟培训等于2小时的临床时间，比例为1:2。本课程教师应在教学大纲中指定分配的时间，并相应地通知学生。
- RISE高保真中心将协助教职员根据INACSL最佳实践标准对学生进行设计、实施和评估模拟体验（2011年）。
- 每一次提升RISE高保真中心的模拟体验，将会对学习者的体验进行重新评估。
- 为了安排具有高保真度的模拟体验，请在体验前至少2周与RISE中心联系。
- 体验根据提前联系的时间来安排。
- RISE中心日程安排高逼真度模拟体验，可以在RISE中心网址risecenter.rmu.edu内日程表中找到。
- 有关RISE中心活动的事宜应该与RISE中心主任进行协商。

Approved 9/2012
RISE Center Administration, Faculty and Staff
and SNHS Faculty

图 1-2-2　模拟政策实例（由罗伯特莫里斯大学提供）

模拟教育者在为模拟经验提供资金的情况下可以参考标准。例如，演示如何将模拟活动与最佳实践的国家标准相一致，提供了您的模拟中心正在进行高质量模拟学习经验的证据。RMU 地区模拟教育（RISE）中心获得了几笔赠款，对于每一笔赠款，资助机构对以国家标准为指导的模拟方法作出了积极的反应。在位于圣安东尼奥的得克萨斯大学健康科学中心，标准已经被作为指导制定模拟创新中心政策和程序的权威。这些标准的使用表明，在开发、实施和评估模拟体验时，模拟设施正在利用可用的最佳证据。中心的认证（见第 1 章第一节）和个人认证（见第 1 章第四节）都支持并建立了诸如 INACSL 模拟标准等准则。

总结

本章主要介绍了目前 INACSL 模拟的最佳实践标准的开发和使用情况。概述了术语的标准、参与者的职业素养、参与者的目标、培训过程的简易化、导师、复盘过程和参与者的评估和评价。INACSL 组织以每 2 年一次的频率更新和发布标准。

参考文献

Ackermann, A. D., Kenny, G., & Walker, C. (2009). Simulator programs for new nurses' orientation. *Journal for Nurses in Staff Development, 23*(3), 136–139.

Benner, B., Sutphen, M., Leonard, V., & Day, L. (2010). *Educating nurses.* San Francisco, CA: Jossey-Bass.

Berkow, S., Virkstis, K., Stewart, J., & Conway, L. (2008). Assessing new graduate nurse performance. *Nurse Educator, 34*(1), 17–22.

Beyer, D. A. (2012). Enhancing critical reflection on simulation through wikis. *Clinical Simulation in Nursing, 8*(2), e67–e70. doi:10.1016/j.ecns.2010.12.003

Blazeck, A. (2011). Simulation anxiety syndrome: Presentation and treatment. *Clinical Simulation in Nursing, 7,* e57–e60. doi:10.1016/j.ecns.2010.05.002

Boulet, J. R., Jeffries, P. R., Hatala, R. A., Korndorffer, J. R., Feinstein, D. M., & Roche, J. P. (2011). Research regarding methods of assessing learning outcomes. *Simulation in Healthcare, 6,* s48–s51. doi:10.1097/SIH.0b013e318222237d0

Chronister, C., & Brown, D. (2012). Comparison of simulation debriefing methods. *Clinical Simulation in Nursing, 8*(7), e281–e288. doi:10.1016/j.ecns.2010.12.005

Clapper, T. C. (2010). Beyond Knowles: What those conducting simulation need to know about adult learning theory. *Clinical Simulation in Nursing, 6*(1), e7–e14. doi:10.1016/j.ecns.2009.07.003

Dieckmann, P., Gaba, D., & Rall, M. (2007). Deepening the theoretical foundations of patient simulation as social practice. *Simulation in Healthcare: The Journal of the Society for Simulation in Healthcare, 2*(3), 183–193. doi:10.1097/SIH.0b013e3180f637f5

第 1 章 · 模拟培训标准

Dieckmann, P., Molin Friis, S., Lippert, A., & Ostergaard, D. (2009). The art and science of debriefing in simulation: Ideal and practice. *Medical Teacher, 31*, e287–e294. doi:10.1016/j.ecns.2009.10.004

Howard, V., Englert, N., Kameg, K., & Perozzi, K. (2011). Integration of simulation across the curriculum: Student and faculty perspectives. *Clinical Simulation in Nursing, 7*(1), e1–e10.

Howard, V., Ross, C., Mitchell, A. M., & Nelson, G. (2010). Human patient simulators and interactive case studies—A comparative analysis of learning outcomes and student perceptions. *Computers, Informatics, and Nursing (CIN), 28*(1), 42–48.

Hunt, L. A., McGee, P., Gutteridge, R., & Hughes, M. (2012). Assessment of student nurses in practice: A comparison of theoretical and practical assessment results in England. *Nurse Education Today, 32*(4), 351–355.

INACSL Board of Directors. (2011a). Standards of best practice: Simulation. *Clinical Simulation in Nursing, 7*(4S), s1–s2.

INACSL Board of Directors. (2011b). Standard I: Terminology. *Clinical Simulation in Nursing, 7*(4S), s3–s7. doi:10.1016/j.ecns.2011.05.005

INACSL Board of Directors. (2011c). Standard II: Professional integrity of participants. *Clinical Simulation in Nursing, 7*(4S), s8–s9. doi: 10.1016/j.ecns.2011.05.006

INACSL Board of Directors. (2011d). Standard III: Participant objectives. *Clinical Simulation in Nursing, 7*(4S), s10–s11. doi:10.1016/jecns.2011.05.007

INACSL Board of Directors. (2011e). Standard IV: Facilitation methods. *Clinical Simulation in Nursing, 7*(4S), s12–s13. doi:10.1016/j.ecns.2011.05.008

INACSL Board of Directors. (2011f). Standard V: Simulation facilitator. *Clinical Simulation in Nursing, 7*(4S), s14–s15. doi:10.1016/j.ecns.2011.05.009

INACSL Board of Directors. (2011g). Standard VI: The debriefing process. *Clinical Simulation in Nursing, 7*(4S), s16–s17. doi:10.1016/j.ecns.2011.05.010

INACSL Board of Directors. (2011h). Standard VII: Evaluation of expected outcomes. *Clinical Simulation in Nursing, 7*(4S), s18–s19. doi:10.1016/j.ecns.2011.05.011

Jeffries, P. R. (2007). *Simulation in nursing education: From conceptualization to evaluation.* New York, NY: National League for Nursing.

Kardong-Edgren, S., Hanberg, A. D., Keenan, C., Ackerman, A., & Chambers, K. C. (2011). A discussion of high-stakes testing: An extension of a 2009 INACSL conference roundtable. *Clinical Simulation in Nursing, 7*(1), e19–e24. doi:10.1016/j.ecns.2010.02.002

Kirkpatrick, D. (1994). *Evaluating training programs: The four levels.* San Francisco, CA: Berrett-Koehler. doi:10.1097/SIH.0b013e31823d018a

Kolb, S., & Shugart, E. (1984). Evaluation: Is simulation the answer? *Journal of Nursing Education, 23*(2), 84–86.

Kuznar, K. A. (2007). Associate degree nursing students' perception of learning using a high-fidelity human patient simulator. *Teaching and Learning in Nursing, 2*(2), 46–52. doi:10.1016/j.teln.2007.01.009

Mariani, B., Cantrell, M. A., Meakim, C., Prieto, P., & Dreifuerst, K. T. (2013). Structured debriefing and students' clinical judgment abilities in simulation. *Clinical Simulation in Nursing, 9*(5), e147–e155. doi:10.1016/j.ecns.2011.11.009

Mudumbai, S. C., Gaba, D. M., Boulet, J. R., Howard, S. K., & Davies, M. F. (2012). External validation of simulation-based assessments with other performance measures of third-year anesthesiology residents. *Simulation in Healthcare, 7*(2), 73–80.

Neill, M. A., & Wotton, K. (2011). High-fidelity simulation debriefing in nursing education: A literature review. *Clinical Simulation in Nursing, 7*(5), e161–e168. doi:10.1016/j.ecns.2011.02.001

Paul, F. (2010). An exploration of student nurses' thoughts and experiences of using a video-recording to assess their performance or CPR during a mock objective OSCE. *Nurse Education in Practice, 10*, 285–290.

Posmontier, B., Montgomery, K., Smith Glasgow, M. E., Montgomery, O. C., & Morse, K. (2012). Transdisciplinary teamwork simulation in obstetrics-gynecology health care education. *Journal of Nursing Education, 51*(3), 176–179. doi:10.3928/01484834-20120127-02

Reed, S. J. (2012). Debriefing experience scale: Development of a tool to evaluate the student learning experience in debriefing. *Clinical Simulation in Nursing, 8*(6), e211–e217. doi:10.1016/j.ecns.2011.11.002

Rudolph, J. W., Simon, R., Dufresne, R. L., & Raemer, D. B. (2006). There's no such thing as "nonjudgmental" debriefing: A theory and method for debriefing with good judgment. *Simulation in Healthcare, 1*(1), 49–56.

Sadosty, A. T., Fernanda Bellolio, M., Laack, T. A., Luke, A., Weaver, A., & Goyal, D. G. (2011). Simulation-based emergency medicine resident self-assessment. *The Journal of Emergency Medicine, 41*(6), 679–685. doi:10.1016/j.jemermed.2011.05.041

Shinnick, M. A., Woo, M., Horwich, T. B., & Steadman, R. (2011). Debriefing: The most important component in simulation? *Clinical Simulation in Nursing, 7*(3), e105–e111. doi:10.1016/j.ecns.2010.11.005

Simon, R., Rudolph, J. W., & Raemer, D. B. (2009). *Debriefing assessment for simulation in healthcare—Rater version.* Cambridge, MA: Center for Medical Simulation. Retrieved from http://www.harvardmedsim.org/debriefing-assesment-simulation-healthcare.php

Stroud, L., Herold, J., Tomlinson, G., & Cavalcanti, R. B. (2011). Who you know or what you know? Effects of examiner familiarity with residents on OSCE scores. *Academic Medicine, 86*, S8–S11.

Waxman, K. T. (2010). The development of evidence-based clinical simulation scenarios: Guidelines for nurse educators. *Journal of Nursing Education, 49*(1), 29–35. doi:10.3982/01484834-20090916-07

Waxman, K. T., & Telles, C. (2009). The use of Benner's framework in high-fidelity simulation faculty development: The Bay Area Simulation Collaborative Model. *Clinical Simulation in Nursing, 5*(6), e231–e235. doi:10.1016/j.ecns.2009.06.001

Yanhua, C., & Watson, R. (2011). A review of clinical competence assessment in nursing. *Nurse Education Today, 31*(8), 832–836.

第三节

模拟中心项目指标

Sandra J. Feaster, RN, MS, MBA, John W. Lutz, BS, Troy E. Reihsen, Farrah F. Leland, JD; John H. Shatzer, PhD

作者简介

SANDRA J. FEASTER 是斯坦福大学医学院沉浸式和模拟式教学中心的副主任，在过去的 8 年里，她在该大学创建和管理了两个重要的模拟中心，包括占地 1 500 平方英尺（139.4m²）的古德曼外科模拟中心（这是一所美国外科学院认证的一级认证中心）和占地 28 000 平方英尺（2 601.2m²）的古德曼沉浸式学习中心。她还活跃在医学模拟学会和美国外科学院认可的教育机构。

JOHN W. LUTZ 是匹兹堡大学和匹兹堡大学医学中心（UPMC）Peter M.Winter 模拟、教育和研究学院（WISER）的信息技术总监和合作研究主任。他对所有软件开发项目以及新硬件改进和信息技术支持提供管理和指导。他也是模拟信息管理系统（SIMS）的设计者，该系统在 WISER 用于设备管理。

TROY REIHSEN 是 SimPORTAL 和 CREST 实验室的管理员。他也是整形实验室的主任，该实验室参照人体组织数据库研制出新型硅酸盐的人工组织。他有 8 年多的麻醉学（临床和动物）和泌尿外科（教育）研究经历。他还有多达 22 年的战区军医的军事服务经历。

FARRAH F. LELAND 是华盛顿大学模拟和多学科研究所（ISIS）的副主任。她担任美国外科学院教育学院管理委员会委员和行政副主席。Leland 女士从龚萨格大学获得了法学博士学位，并于 2007 年考入华盛顿州律师协会。她还在华盛顿大学获得了细胞和分子生物学学士学位。

JOHN H. SHATZER 1991 年获得伊利诺伊大学博士学位，是范德堡大学医学院医学教育与管理教授。他是体验式学习与评价中心的创始人，自 20 世纪 80 年代中期从事模拟工作以来，发表了相关的文章，开办专题研讨会，还做了关于未来模拟教学的演讲，他注重学习和评价科学的最佳实践。

摘要

本章讨论了收集数据的重要性，以便使模拟团队能够记录模拟中心的活动，为获得各种认证机构的认证提供必要的数据，并为方案和活动的实施提供证据。本章还阐述了多种数据收集和分析的方式和术语。电子表格和数据透视表将在各种案例中进行演示。

案例: 开发一个医疗卫生模拟国际会议（IMSH）指标的工作坊，内容包括可用来命名以及指导如何进行程序的比较等。

在最近一次医疗卫生模拟国际会议（IMSH）上有五个中心参与了收集项目指标的工作坊。展示者们原本对各中心之间的对比感兴趣。当他们开始收集数据时，却很快意识到每个中心对类似的数据有不同的命名和收集方式。

五个中心使用特定的模板收集一个月的数据。中心里每个班级收集的数据包括课程名称、开始/停止时间、日期、学习者人数、房间数量和模拟器数量。其他需要收集的数据包括课程、班级、学期、学习者、模拟器、模拟器类型、临床领域、学习者类型、培训类型和部门（参见定义术语表）。

开发公式用来描述、分析和比较各个中心之间的活动。这些活动包括学时、受教育小时数、房间小时数、联系时间和持续时间。表1-3-1提供五个中心使用以下公式的比较数据。

表 1-3-1				
5个中心，一个月的分析				
	参与者数量	参与者小时数	班级数	房间小时数
PORTAL	339	820	28	193
斯坦福	1 455	5 701	95	869
WISER	1 035	3 873	217	1 070
STP	310	927	57	334
ISIS	1 403	6 211	167	852

学习者人数：参加模拟班的学生人数。如果同一个学习者在规定的时间内参加了 n 个模拟班可记为 n 人次。

学时：1学时＝1个班级小时数×1个学习者。如果一个班有10个学习者，持续4个小时，那么就有40个学时。

班级数量：每个班级定义为一天中规定的时间内，特定数量的学习者参与一个或多个结构化学习活动的组别。

房间小时：房间数与上课时间（小时）的乘积。如果有4个房间用于4小时的课程，则将有16个房间小时。

从这个训练开始，人们热衷于将描述性和标准化术语用于发展和讨论模拟中心。这种激情建立在我们努力达成一种共同语言的基础上，并希望能够促进同事间有效且高效的相互沟通。

引言

在过去进行协作和指标呈现的几年中，模拟团队已经清楚地意识到如何理解、发展和收集能够准确、一致地描述医疗模拟程序的指标，仍存在很大的争议。古人云"往事诚已矣"，即使在今天也是如此。通过收集和测量数据，程序管理人员能够理解和分析已经发生的活动，并尝试使用这些数据规划未来。这些数据可用于创建和报道信息，以管理、开发和发布报告、突出资金来源的活动，并向授权机构和其他机构展示成果和利用率。

许多认证机构开始要求提供有关模拟的数据。例如，国际医学模拟学会（SSH）（http://ssih.org/committees/ accreditation）、美国外科学院认可的教育机构（ACS-AEI）（http://www.facs.org/education/accreditationprogram/）。此外，提供项目支持的专业组织也开始关注数据。例如，美国麻醉医师协会（ASA）（https:// simapps.asahq.org/）和美国妇产科学院（ACOG）（http://www.acog.org）正在开发特定的模拟程序。

研究生医学教育认证委员会（ACGME）（http://www.acgme.org/acgmeweb/Gra-duateMedicalEducation/AccreditedProgramsandSponsorSearch.aspx）也认为模拟在培训中发挥了重要作用。因此，未来的数据需以标准的格式进行记录。

能够跟踪各种活动和报告的评审机构数量在上升（框1-3-1）。与模拟有关的数据要求和报告常常与其他认证机构的数据要求和报告存在重叠。

框 1-3-1

认证要求的例子

SSH 认证所需的数据报告的要求（见认证标准：https://ssih.org/accreditation/how-to-apply）

在七个核心标准中，标准 3 是一个关键标准，可以从数据采集和分析中获益。

3. 设施、技术、模拟方式和人力资源

有各种适当的模拟方式和水平（例如，模拟病人、模特人、虚拟现实、任务训练器，等）和人力资源支持 / 实现目标的方案。环境有利于完成项目的教学、评估、研究和 / 或系统集成活动。

e. 该计划提供了足够数量和多样的模拟产品来开发和维护专业知识

Ⅰ. 提供一系列模拟课程，包括有针对性的学习者。

Ⅱ. 提供教育工作者的清单（例如内容专家、讲师、辅导员、培训员）。

Ⅲ. 提供认证的医疗模拟教育工作者的清单（CHSE）。

Ⅳ. 提供今年的参会人数。

Ⅴ. 描述今年学习者的类型和 / 或群体。

Ⅵ. 提供全年所有学习者的课时数。

Ⅶ. 描述来年模拟使用的趋势（例如，扩展或改变区域）。

ACS-AEI（美国外科学院认可的教育机构）

ACS-AEI 必须在首次应用及再认证中向 ACS-AEI 报告的各种数据，这些信息包括但是不限于下面这些：

1. 特定学习者、小组和每个小组参与中心活动的时间百分比。

2. 活动强调的学习领域（认知、精神运动、情感和团队训练）。

3. 评估学习、行为和结果、教师以及教育和培训方案的持续改进

在这些要求中，你可以看到学习者的参与是必需的。在 ACS-AEI 案例中，学习组被确定为临床外科医生、其他学科的医师、任何学科的住院医生、医学生、综合医疗保健人员、护士和其他。你不仅要知道出席人数，还要知道他们的纪律，还要清楚什么是"参与"。

ACS-AEI 在定义行政和辅助人员的标准中明确指出"员工要建立教育研究的年度报告和数据"。他们的网站也需要从事研究和学术活动，这再次对学习者和技术以及其他评估数据提出要求。

在寻求认证之前，必须仔细解读认证文件，以帮助确定数据需求，可能为数据格式和收集方法提供指导。

此外，行政机关、认证机构和其他机构也需要了解模拟项目之间如何进行比较。通过比较指标，模拟项目可以选择活动的基准，协助开发最佳实践，并最终进行合作研究。然而，要实现这个目标，必须使用同一种语言。

理解一个项目如何用"Y"资源做"X"可以提高项目的效率。从过去到今天，医学模拟以一种非常感性和随机的方式发展和增长，通过模拟程序创建自己的程序开发和执行过程。项目的标准化程度非常低，项目之间的协作更加少。随着医学模拟的演变，项目的标准化以及衡量活动和项目的有效性将需要收集标准化数据和标准化的分类方法。

由于医学模拟是一个迅速发展的领域，下面关于定义、指标和结构的讨论不是绝对的。随着模拟活动的增加，用于测量活动和讨论功能的方法和术语也会随之改变。本章将从几个不同的方面和应用程序来讨论测量活动。此外，还将演示如何使用一些简单的 Excel 功能来计算指标。

模拟相关者

每个模拟相关者（例如，学生、模拟领导层、行政部门、机构）都有可能会对什么是重要的和在模拟中如何反映他们的投入有不同的看法。所有相关者都需要一个真诚和清晰的需求评估，以了解他们独特的观点，以及能达成共识的基础。这些对话必须转换成收集的数据，以报告模拟效果。

分类

基于韦氏词典中的定义，分类学是指根据假定的自然关系，或是明确且一贯的"命名"实施分类。确定好帮助开发和组织模拟活动的分类方法，有助于程序间以新的方法进行关联（见引言）。

虽然没有一个放诸四海而皆准的方法，但创建一个基本的或符合"分类学"的描述方法，使各个模拟中心使用共同语言来分类和量化活动并进行对话是我们的目标。如前所述，没有基础的共同语言，很难进行这样的讨论，难以形成一个可比较的模型。

本章不期望成为分类学的入门书，仅希望强调一种共同语言的重要性。

指标及其意义

前文已经描述了收集和报告项目指标的重要性。然而，实现共享词汇的过程对项目指标具有普遍意义，但这可能需要面对挑战。无论如何，如果要实现一种共同的模拟"语言"，项目将需要认可共同的含义。使用统一术语，这可能是一个武断的决定，但却是必要的。

例如，如何考虑"接触"一词的一致性。标准化病人在模拟场景中的接触通常是指标准化病人和学习者之间的相互交流。最初，这个词很可能源于医生和病人之间一对一互动的"临床接触"术语，但如果在学习环境中有一个以上的标准化病人或学习者，则这一术语就会变得更加复杂。

范德比尔特体验式学习和评估中心（Vanderbilt's Center for Experiential Learning and Assessment）认为"接触"是学习者与下列成员的互动。

1. 高科技人体模型。
2. 混合病人。
3. 标准化病人。
4. 同时观看直播并参与场景复盘的导师。

范德比尔特体验式学习和评估中心认为如果一个学生有一次与高科技人体模拟器的接触以及复盘，一次与标准病人的接触以及复盘，则记为两次接触。在三次模拟中，每个学生将有三次接触，包括动手实践或直播互动及其复盘。在范德比尔特，一次课程指的是一个班级的活动。

匹兹堡大学医学中心 WISER 将一个学员在模拟中心连续工作的整个时间段定义为一次"接触"。一次教育接触即学员 9 点整来到中心完成测试前准备，听一个简短的讲座，置身于高保真模拟器的一个场景，与标准化病人进行一次会话，复盘，再作一个事后测试，完成一个课程的调查，并于中午离开。在 WISER 项目指标系统，许多（最多七个）单独的接触活动被认为是一次教育接触。其中某些活动（模拟器和标准化病人）被称为"课程"。

这些例子说明了在各种项目中开发的术语如何影响一个专业词汇的交流，并可能使术语使用的一致性更加困难。然而，如果项目要超越本地指标，以获得对整个项目的更深入的了解，以及对学习者、客户端和病人的影响，将注定要使用标准化分类法，或者至少理解各种项目的分类，以及它们之间的区别，以进行有效的对比。

专业评估

越来越多的项目被要求提供项目或学习小组的非常具体的细节。这些要求有不同的目的。例如，他们可能是财政驱使的（谁来支付中心运营的费用），或为预算目的确定活动的真实成本。

下面给出的案例研究将提供来自或关于项目的数据要求。

案例研究：确定医学研究生教育方案量的数据要求

斯坦福医学院，沉浸式学习中心（cisl.stanford.edu）负责提供医学研究生教育（GME）计划的统计。这次练习的主要目的在于，通过在医学院各个系的沉浸式学习中心开展多种 GME 活动的方式，让医院一起参与资金支持和价值的讨论。这些活动特别是针对新的实习生，主要包括基于仿真机器人的模拟，但是更多地要求标准化病人的练习（困难对话）和专业训练器（气道、腰椎穿刺、中心静脉穿刺等）的使用。分析的目的是确定计划、准备、运行医学研究所教育活动所需的时间和资源。由此，医学院可以与医院就资金问题进行对话。

在回答这一请求时遇到了若干问题。

1. 数据准确性——确保从排课系统下载的数据准确地反映以下内容：

正确的房间、活动的次数、人员和资源、安装和拆卸时间和学习者人数。下面是从调度系统获得的初始数据举例，R25（由大学和其他大学使用的企业级排课系统——http://corp.collegenet.com/products/Series25_overview.html）以下数据处理电子表格的截图只显示了部分数据（表 1-3-2）。

表 1-3-2

R25 调度系统的初始数据

Rsrv	月份/日期	开始时间	结束时间	安装开始时间	预运行事件的开始时间	事件开始时间	事件结束时间	事后结束时间	拆卸结束时间	房间数
5964307	4/2/12	10：30AM	12：29PM	10：30AM	10：30AM	10：30AM	12：29PM	12：29PM	12：29PM	LK033
5964307	4/2/12	10：30AM	12：29PM	10：30AM	10：30AM	10：30AM	12：29PM	12：29PM	12：29PM	LK037
5964307	4/2/12	10：30AM	12：29PM	10：30AM	10：30AM	10：30AM	12：29PM	12：29PM	12：29PM	LK040
5964307	4/2/12	10：30AM	12：29PM	10：30AM	10：30AM	10：30AM	12：29PM	12：29PM	12：29PM	LK043
5964307	4/2/12	10：30AM	12：29PM	10：30AM	10：30AM	10：30AM	12：29PM	12：29PM	12：29PM	LK047

2. 理解数据—下载数据之后，活动、时间、设置、资源等必须进行排序或计算。在上面的例子中，仅持续 2 小时的同样的练习占用了几个房间。

3. 处理数据—通过开发与学习者活动匹配的电子查找表来识别学习者群体。由此，数据透视表可以用来处理数据。

　　这不是一个简单的过程，原因如下：

　　a. 收集的数据量非常大，在企业系统中不是特别容易使用。

　　b. 数据必须下载到电子表格中，进行额外的计算及建立查找表。

　　c. 课程活动通常以不同的名称展现，因为学员并不知道该课程，他们只是课程的被动参与者。例如，一个急救医学危机资源管理课程可以以 EMCRM、EMCRM-A、EMCRM R1、急救医学 CRM 等名称进行。可以想象，当输入同一名称但并非相同练习的课程进行数据分析、绘制透视表等就会引起各种问题。这对于正在研究用于识别活动的共同表格的工作人员来说是一种新的学习方法。

　　d. 必须准确地报告和收集数据，以便正确定义活动的活动时间、设置时间和学习者等，否则会增加额外的操作。重点练习的标准设置时间对于开发一致的报告和分析活动至关重要。

　　e. 由于数据量巨大（资源、房间、设置、撤除等），如果没有专业的分析技术，它会变得令人畏惧且难以管理。

中心效用

　　确定谁在全面使用模拟中心很重要，以确定容量、人员配置要求、学习者等。下面讨论的案例研究将探讨如何比较中心每年提供的各种关键变量。这个信息可以在给资助者（如政府、捐助者等）的年度报告中提出。它也有助于根据增加的课程或活动来确定容量及需要增加的工作人员数量。也可能通过一个特定的系统，允许项目或部门在特定时间或部分时间使用模拟中心。有了这个数据可以协助仲裁这些讨论和配给。

案例研究：年度报告数据

　　WISER（wiser.pitt.edu）确定了他们年度报告的六个关键指标。这些指标也提供了评估其计划是否成功的方法（表 1-3-3）。

表 1-3-3

WISER 年度报告数据

学年	2005	2006	2007	2008	2009	2010	2011	2012
班级数	1 002	1 159	1 329	1 307	1 369	1 366	1 357	1 317
教育接触	7 928	9 537	11 079	11 997	10 938	11 542	11 168	12 362
独特的学习者	2 082	2 706	3 307	3 383	3 590	3 112	3 519	3 260
辅导员	143	164	222	270	250	261	312	314
学时数	33 059	39 539	46 021	47 845	41 461	42 363	43 906	51 083
房间小时数	9 017	11 480	13 225	14 136	13 947	14 223	12 556	13 770

2005 学年至 2012 学年（七月至六月）的变化包括：

- 班级数增加 31%。
- 教育接触增加 56%。
- 独特的学习者增加 57%。
- 辅导员的数量增加 120%。
- 学时增加 55%。
- 房间小时数增加 53%（框 1-3-2）。

框 1-3-2

计算变化百分率（房间数、参与者、训练次数等）

变化百分率——将旧值从新值中减去，然后将结果除以旧值。这将显示为百分比。

步骤 1：计算变量（新值减去旧值）。

步骤 2：将变量除以旧值（结果以十进制数表示）。

步骤 3：将其转换为百分比（乘以 1 000 再添加符号 "%"）

注意：如果新值大于旧值，则是增加百分比，否则为减少百分比。

公式：[（新值－旧值）/ 旧值]×100%

这些趋势使 WISER 确定了以下问题更明智地解决：

- 房间小时数增加超过课程数的增加。这是否意味着课程占用了更多的空间，或者更长的运营时间呢？
- 在 WISER 每门课需要有越来越多的导师来教授，这是好事吗？
- 房间小时数在增加。如果每个学生的平均课程数没有显著增加，那么每个课程有足够的教室吗？

案例研究：跟踪模型

SimPORTAL（www.simportal.umn.edu）支持第三年级医学生的培养和提升。SimPORTAL 主要关注围手术期亚专科，包括所有的外科领域，麻醉、重症监护、急救医学、创伤，以及影像和微血管技能。

SimPORTAL 创建一个跟踪模型来分析该中心学习者的设备和用品的使用情况。详情如下，一些数据的收集包括医疗设备（麻醉呼吸机、注射泵、加热器等）、仪器、耗材、模拟器的使用、房间使用、维修/停机、模拟器、参观者、大小会议和人员。

到目前为止，100% 的资金来自医学院。这在新中心成立时是有道理的，但随着越来越多的医务工作者开始接受培训，现在是重新审视筹资模式和探索可持续发展的时候了。

将获得的数据进行了下列分析：

1. 服务
   a. 设施使用。
   b. 模特、虚拟现实（VR）模拟器、昂贵的专项训练模拟器。
   c. 不太昂贵的训练模拟器。
   d. 一次性耗材。
   e. 测试——OSATS/OSCE。
   f. 视频服务——记录、编辑、3D 视频、流动媒体。
   g. 创作软件/硬件。

2. 操作

　　a. 管理操作

　　　● 一般

　　　● 调度

　　　● 折旧办公设备、会议 / 规划

　　b. 技术操作

　　　● 医疗设备

　　　● 模拟器

　　　● 计算机 / 视听设备（AV）

　　c. 设计操作

　　　● 模拟器的设计和开发

　　d. 赠品 / 旅游 / 出版物

跟踪使 SimPORTAL 可以预计各个项目的货币利用率，并进一步分析特定的领域，如资金的最主要消费者。由于在复杂模板、偶尔举办的学习班和研究数据收集方面的资源配置不均衡，在跟踪阶段的后续进展中没有纳入时间的分析。这些计算中不包括工作人员，因为技术员是拿年薪的。在大学里占用空间的费用也是确定的。这些数据被用来建立独立的服务组织（ISO）费用。这些费用包括作为费用主要组成部分的时间、人员和空间。以下未知的成本类别代表未知的灵活开支，包括用于建立模拟教学的菜单式选择的费用。经过 1 年的追踪，获得每个类别的成本在全部类别中所占的百分比（表 1-3-4）。

表 1-3-4	
资源分配	
普通设施	35.24%
模拟	26.57%
任务训练器	4.93%
一次性耗材	3.41%
视听设备—计算机	6.68%
设计 / 开发	3.21%
差旅和出版物	5.42%
折旧	14.54%
全部	100.00%

根据这些百分比和程序的使用情况，可以建立一个资金使用模型。收集与每种课程和每个学员的成本相关的中心指标，以这种资金使用模型建立资源分配的百分比"树"。

下面是拟议的资金树模型：

● 课程符合医学院要求——100% 由医学院资助（树干）。

● 课程符合多学科住院医师要求——75% 由医学院资助（大的分枝）。

● 课程符合住院医师要求或是多学科的——50% 由医学院资助（中等的分枝）。

● 非必须课程，但是多学科的——25% 由医学院资助（小分枝）。

● 非必须课程，也不是多学科的——医学院不提供资金

SimPORTAL 团队评估模型的公平性和实施策略，并通过他们的董事会投票。

研究、拨款、质量改进和病人安全的数据收集

通常，研究需要数据收集，但数据收集也越来越多地用来确定一项活动是否有益于质量改进和病人的安全改善。实践证明，实践技能和技巧可以提高熟练程度，并最终改善病人护理。Dutta 和 Proctor（1992）已经介绍了模拟中心在强化练习（或技能）中发挥了重要作用。

另外，如果数据收集是研究和 / 或拨款的一部分，那么对数据的要求就更为严格。研究和资助工作的数据收集和指标要求可以作为留底的证据，经过分析后，能够最好地回答疑问。这个数据必须是真实、准确、一致和可重复的。

不良的资料或不准确的资料会导致很多不好的后果。调查结果的扭曲、重复、误导和因这些数

据导致决策的失败都会对研究性质产生负面影响。因此,提出正确的问题,准确地收集和报告数据是至关重要的。

下面的案例着眼于中心静脉置管的模拟程序如何改善病人护理和减少由于中心线路造成的相关费用。很多类似的研究项目,必须收集特定的数据以获得真实的成本和真实的结果。

案例研究:留置中心静脉导管

华盛顿大学(UW)模拟和跨专业研究所(ISIS)(isis.washington.edu)的主要目的是通过模拟技术的使用以提高健康教育的质量和病人的安全性和疗效(图1-3-1)。2008年,医疗保险和医疗补助服务中心(CMS)宣布,它将不再支付中心静脉导管相关的血行感染(CLABSIs)。中心静脉导管相关的血行感染护理的平均成本为45 000美元左右。这种医疗报销方式的变化引起了华盛顿大学医学领导层的注意。正如Figueredo等人(2012)描述的,成立了专门的专家组来收集信息,并制定了降低导管相关并发症发生率的计划。一项内部审查显示护理因以下因素有所不同:①缺乏最大限度的防护措施;②缺乏超声引导下的训练;③缺乏标准的技术和设备。

经过对中心静脉导管置入的标准化教育和培训的大量讨论,不难发现模拟将增加这种培训的价值。华盛顿大学医学系统致力于通过密集的模拟教育和全系统的质量改进过程来改变习惯和实践。教育内容包括以下内容:

1. 完成CVC电子学习模块。
2. 应用中心静脉导管模拟器进行考试(http://www.simulab.com)。
3. 在监管下给病人放置导管并记录。

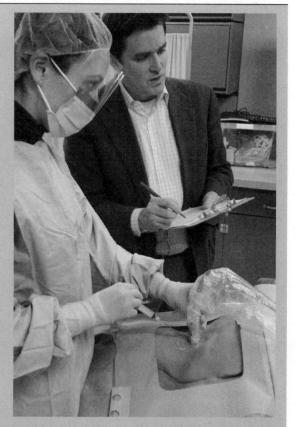

图1-3-1 教员使用标准CVC核查表进行基于模拟的教学

模拟和跨专业研究所(ISIS)根据以下所需资源的活动考虑需要收集哪些数据/信息:

- 时间和空间:一个房间,8:00~4:30,一个学员,30分钟的培训、安装和拆卸。
- 模拟中心人员配备和供应:CVC工具包、任务训练器、超声机、耗材和技术员。

由ISIS选择收集的数据包括:

- 房间使用情况、学习时间、工作人员时间(包括安装和拆卸)、供应成本、学习成本、通过或失败率。

最初,大部分的数据收集都是围绕着培训完成情况和感染率及病人预后。这些数据是令人信服的,在2008年1月的研究中,文档记录的依从率从0提高到接近100%。中心静脉导管相关血行感染率逐步下降,从2008开始,持续低于0.9/1000。此外,据估计,25个与中心静脉导管相关的并发症得到预防,每年节省30 000美元,总节省1 050 000美元。这无疑为这种计划提供了强有力的支持。分析这个项目的成本同样重要。分析记录培训计划的成本(包括开发和实施)。

开发和/或执行任何程序要考虑的一些要点如下:

- 培训模块或课程的发展。如果不能使用现有课程或需要定制课程,则必须考虑开发的成本。内容专家和技术员或开发人员都应包括在内。
- 模块课程的维护和更新,同时考虑到内容专家和技术员或开发人员的时间。

● 供应、材料和设备回顾起来容易一些，但从一开始收集这些数据总是有用的。人们可能想看一下这些用品和设备的零售成本，以获得备查的"实际"成本。通常，模拟中心可以使用不计入成本的循环利用材料，捐赠的、损坏的，或其他来源的材料或用品。但是，如果要确认项目的真实成本，则应计算材料的零售成本。在这个例子中，由于 ISIS 能够重复使用模拟组织并使用过期的捐赠的 CVC 套件，所以虽然成本估计为每人 66.48 美元，但实际成本为每人 22.48 美元。

案例研究：基于设备使用与维修的人员论证。

模拟器的购买、使用、维修等在项目 SimPORTAL 的支出中占了很大比重，仅次于人员。一个 150 000 美元的模拟器可以通过各种方式到明尼苏达大学校务委员会，而新员工的入职只能通过当地人力资源部门。

随着模拟器功能的进步和运营成本的增加，人们需要确定何时雇佣一个技术人员来维护模拟器，而不是为每个模拟器延长保修期。SimPORTAL 回顾保修（OOW）的成本指出，这些模拟器的延保购买并不总是能提高他们的使用寿命。对以下设备进行追踪：计算机软件、模拟器硬件、计算机硬件、连接器、模拟器软件、医疗设备、剧本、液体、电池和影响作为教学工具的模拟器使用和接收的一次性耗材。这些项目设备被事件报告和顾客满意度调查捕获。帕累托图（Pareto Chart）评估这些给定使用频率和成本的问题（图 1-3-2）。

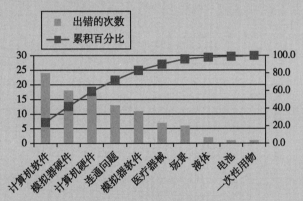

图 1-3-2　关于模拟器错误的类型

超出保修期（OOW）错误成本评估表明，模拟器硬件支出占比超过总成本的 80%。而且模拟器硬件错误的次数（24）更高，每个错误数据的费用也更昂贵（2 935 美元）（图 1-3-3）。

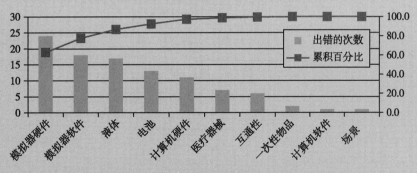

图 1-3-3　超出保修期的错误花费

下一步是制造商实际保修成本的比较。这将在表 1-3-5 说明并作准确的分析。请注意，这些成本并不是制造商保修成本和保修期限的真实反映。

每个模拟器保修成本所占百分比如图 1-3-4 所示。正如人们所设想的，与模拟器的特定仿真度和能力有关。模型越复杂，操作和维护的成本就越高。

表 1-3-5

制造商的保修成本

模拟器 / 设备	保修费用总和（美元）	保修期	年费用（美元）	每年修理费用总额（美元）	累积成本（美元）	累积 %
A	16 958	2	8 479	16 958	16 958	27.6
B	32 995	5	6 599	13 198	30 156	49.1
C	117	1	117	5 850	36 006	58.7
D	13 995	5	2 799	5 598	41 604	67.8
E	7 500	3	2 500	5 000	46 604	76
F	4 500	1	4 500	4 500	51 104	83.3
G	12 500	3	4 166	4 166	55 270	90.1
H	6 000	3	2 000	2 000	57 270	93.4
I	1 500	1	1 500	1 500	58 770	95.8
J	4 000	3	1 333	1 333	60 104	98
K	1 200	1	1 200	1 200	61 304	100

注：1 美元 =6.529 2 人民币（2020 年 12 月 28 日汇率参考）

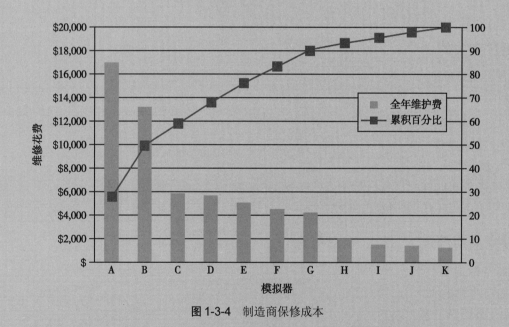

图 1-3-4　制造商保修成本

　　SimPORTAL 的总成本（中心的具体用途）是"错误的"（112 015 美元），因为还应包括保修成本（61 304 美元），所以总额达 173 319 美元。

　　这不包括与模拟器修理有关的业务损失估计，也不包括顾客满意度调查数据所表明的因为使用低保真模拟器而额外为可靠性问题所做的工作。

　　总之，保修问题的费用为 173 319 美元。SimPORTAL 的技术成本约为每年 75 000 美元，包括边缘效应和效益。通过雇用技术人员，该中心能够提高客户满意度，减少模拟器维修时间，从而减少模拟器停机时间。

案例研究：跨专业学习程序活动

　　跨专业学习范德比尔特程序（VPIL）（https://medschool.vanderbilt.edu/vpil/）是范德堡大学医学与护理学院、贝尔蒙大学药学院、利普斯科姆大学药学院、田纳西州立大学社会工作合作硕士项目合作创立的。作为 VPIL 的一部分，基于形成性评价的经验来源于标准化病人（SPs）在体验式学习和评估中心人体模拟程序（CELA）的使用。体验式学习和评估中心人体模拟程序的四组来自各个专业的学生团队制定了一个标准化病人的采访计划。在该中心期间，每队每个学生轮流问诊标准化病人（10 分钟），该标准化病人提出多个医疗问题，以及多个围绕疾病的社会问题。学员收集各自学科的相关信息，然后标准化病人见跨专业团队的下一个学员。会话后的课间，在 CELA 的会议室，每个学生写下他们的发现和建议。当整个团队采访完病人，团队讨论他们的印象，并为 SP 提出一个集体的计划。然后 SP 返回整个团队，学员提出他们的治疗计划（30 分钟）。他们的教师观察个人和团队与 SP 的互动，并在课后提供反馈。在 VPIL，通常每年有 10～12 个这样的跨专业团队。每个团队有三次机会访问 CELA 和问诊相同的 SP 以构建跨专业团队的纵向经验。

　　有几种观点来计算中心利用率。一方面，VPIL 是这些演习的主要负责人。什么是接触或课程时段？正如所强调的，通常约定术语对于共享语言和等价的比较是至关重要的。课程时段或接触如何计数（SP 程序透视图与技术模拟透视图之间的定义可能不同）？另一种观点可能是个别学校派他们各自的学生和教师做这项练习的导师。这些统计数字对支持学校管理项目是有用的。这些统计数据可能需要反映每个程序的聚合单个目标值。当然，从一个简单的效用的角度来看 CELA，统计能全面反映员工的努力、房间使用和直接成本，是年度报告和中心存在理由所必需的。

与人员配置有关的中心利用率

　　中心的活动和提供的资源将推动员工的要求。技术密集型中心需要更多精通技术的工作人员，而重教学的中心将受益于教育工作者的关注点。"案例研究：基于设备使用和维修的人员认证"着重于说明如何权衡技术人员和昂贵的设备费用。了解维护费用、设备停机时间以及运行活动的其他细节有助于证明你的决定是正确的。

跨专业教育活动评估

　　具有多个学习者的房间和群体计划面临的挑战往往是如何获得指标。不仅房间的使用问题、如何分配，以及个别学习者的记录和分析都是极具挑战性的。案例研究：跨专业学习活动探究跨专业教育（IPE）活动的复杂性。

数据分析：电子表格和数据透视表

　　具有数据透视表功能的电子表格（微软 Excel 和谷歌电子表格）能够按照列的格式快速输入基本数据，并以表格形式导出复杂记录的能力，使数据趋势和异常值一目了然。

　　一个常见的例子如下：先在电子表格中设计列为：日期、开始时间、结束时间、课程名称、学习者人数、房间数，和模拟器的使用数量（表 1-3-6）。然后，可以根据上面填入的简单数据自动计算各种指标。例如，结束时间减去开始时间就是上课时间，再乘以房间数可以计算出某个班级的房间时间。这可以用来计算利用度。

> **计算公式**
> 房间时间 = 结束时间 − 开始时间
> 房间小时数 = 房间时间 × 房间数量

　　电子表格根据输入到其他单元格的数据，可以使用查找函数功能自动填充单元格。如果日期条目是一致的（例如使用工作表数据验证功能），单元格就可以自动填充有用的信息。在上面的例子中，通过不断的命名过程，数据可以进入特定类型的活动或责任部门（表 1-3-7）。

表 1-3-6

Excel 基本表格示例

日期	开始时间	结束时间	课程名称	参与者数量	房间数	模拟器数量
09/01/11	9：00	11：00	4TH YR EM	9	1	1
09/01/11	13：30	15：30	CCM FELL ORIENT	2	2	1
09/01/11	8：00	17：00	CEM Paramedic Lab	50	6	5
09/01/11	7：30	12：30	CTT	9	2	2
09/01/11	13：00	15：00	Patient Management EM Res	2	1	1
09/02/11	8：00	11：00	3RD YR CCM	14	1	1
09/02/11	11：00	13：00	4TH YR CCM	8	1	1
09/02/11	13：00	17：00	DAM ANES RES	4	3	2
09/02/11	17：30	19：00	Med Anatomy MS1: US	3	2	1
09/06/11	11：00	13：00	4TH YR CCM	8	1	1
09/06/11	9：00	11：00	4TH YR Em	9	2	2
09/06/11	12：00	14：00	ACLS HC	1	1	1
09/06/11	13：00	15：30	ANES CLERK DAY 3-EMR SURG	9	3	3

表 1-3-7

Excel 基本表格自动填充插件示例

日期	开始时间	结束时间	课程名称	参与者数量	房间数	模拟器数量	部门	房间小时	参与者小时数	月份	年	学术年
01/02/13	7：30	9：00	ANES ELECT A/W GET	3	1	1	SOM	1.5	4.5	Jan-13	2013	FY13
01/02/13	10：00	12：00	ANES CLERK DAY 1-A/W GET	7	2	1	SOM	4	14	Jan-13	2013	FY13
01/02/13	10：00	11：30	Peds CA2 CHP	10	1	1	PEDS	1.5	15	Jan-13	2013	FY13
01/02/13	11：00	12：30	Peds CA2 CHP	4	1	1	PEDS	1.5	6	Jan-13	2013	FY13
01/02/13	11：00	13：00	4TH YR CCM	12	1	1	SOM	2	24	Jan-13	2013	FY13
01/02/13	14：00	17：00	RAUL	3	2	1	Anesthesia	6	9	Jan-13	2013	FY13
01/03/13	8：00	12：00	ALT	2	2	1	Anesthesia	8	8	Jan-13	2013	FY13
01/03/13	9：00	11：00	4TH YR EM	5	1	1	SOM	2	10	Jan-13	2013	FY13
01/03/13	11：00	13：00	4TH YR CCM	12	1	1	SOM	2	24	Jan-13	2013	FY13
01/04/13	8：00	11：00	3RD YR CCM	13	1	1	SOM	3	39	Jan-13	2013	FY13
01/04/13	11：00	13：00	4TH YR CCM	12	1	1	SOM	2	24	Jan-13	2013	FY13
01/04/13	13：00	15：30	ANES CLERK DAY 2-IND GET	7	1	1	SOM	2.5	17.5	Jan-13	2013	FY13
01/07/13	8：00	13：00	ERT-MKS	3	2	1	Health System	10	15	Jan-13	2013	FY13

透视表获取列中的数据并将它们进行计算，例如，将数据相加填入表格。通过选择数据的两个（或多个）列来定义透视表的行和列。数据第三列填充数据字段本身。注意，原始数据集可以长几千行，但表示为一个简单的4×4表（表1-3-8）。

对于感兴趣的模拟程序管理器，透视表能够使用上面收集的简单数据进行相当复杂的报告。例如，在指定的月份范围内，可以按部门分组显示总的房间小时数。行和列均可生成总计（表1-3-9）。

表 1-3-8

透视表示例

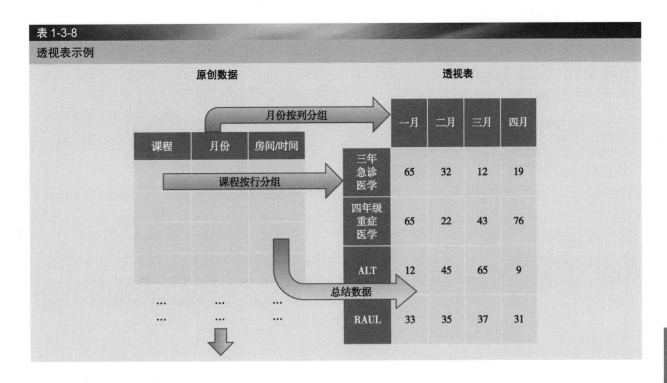

表 1-3-9

透视表示例

房间小时总数	列的项目名称			
行的项目名称	1月13日	2月13日	3月13日	全部
麻醉	18	122	272	412
ALT	8	8	8	24
RAUL	6	6	2	14
麻醉住院医师纤维支气管镜	4	24	12	40
MDCA		60	75	135
麻醉护士困难气道管理		24	168	192
麻醉住院医师高级生命支持			5	5
麻醉学课题研究			2	2
重症医学		9.5		9.5
卫生系统	92.5	108.5	104.5	305.5
急诊医学	21	88.5	31	140.5
儿科学	17.5	63.5	50.5	131.5
医学协会	238	432	180.5	850.5

透视表允许根据一组非常直接的数据快速创建各种指标的报告。例如，用鼠标点击三次，上述的报告就可以以不同学员不同课程的形式展示出来。

此时，彼地：如何继续改进或者保持现有的成果？

其他数据采集的选择：为什么数据库是好的

虽然电子表格提供了在模拟程序中记录活动的简便快捷的方法，但它们在准确描述这些活动方面有局限性。

在上一个使用电子表格的示例中，给定类的所有活动都显示在电子表格的一行上。最好所有收集的指标都可以简化为一个数字，但通常并非如此。例如，如果不想单纯使用学生人数，学生的名字列表该怎样设计？要做到上述几点对电子表格来说并不容易。但如果有一个数据库会更有效。

在这种情况下，数据库通常指的是关系型数据库。这意味着数据库中的条目基于它们在现实世界中所代表的相互关联。这些关系可以是一对一的或一对多或多对多的基础。例如,每个班在房间小时数上有一对一的关系,在每个学生的名字上有一对多的关系(图1-3-5)。

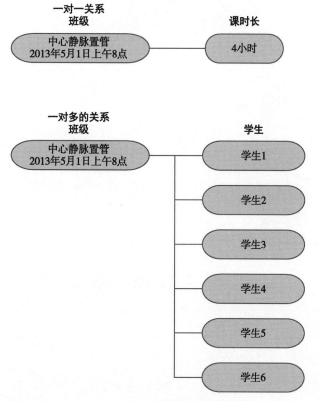

图1-3-5 一对一和一对多关系的数据库示例

一对一和一对多关系使数据库准确地模拟现实世界成为可能。虽然能准确地模拟现实生活中发生的事情,但它并不是没有代价的。数据库比简单的电子表格更难建立、维护和输入数据。首先,需要由数据库将类似的数据(例如分类、学生名、房间)组合起来,然后指定这些数据集之间的关系。然后需要建立输入数据的接口以关联多个数据库。数据库可以用于不同操作系统的电脑,如 Microsoft Access(个人电脑)and FileMaker(苹果电脑)。企业数据库,需要更多的计算能力,建立和维护包括

微软 SQL Server、Oracle 和 MySQL。

最后,需要做出一个决定,即额外费用(无论是在财务方面还是人力资源方面)是否符合项目的需要。作者建议从电子表格开始,了解它的优点和局限性,然后开发一个数据库解决更复杂的认知和需求。

总结

数据指标有多个组成部分,每个中心有不同的需求。收集的指标很重要,怎么强调都不过分。希望提供的例子能激起人们对收集和分析数据的兴趣和灵感。医学模拟项目应该力求"把它做对而不是做过";然而,人们往往急于提高模拟中心活动的预订,吸引教师进入模拟世界,而常常忘记收集有用的数据,以展示和证明未来工作所需的资源。拥有和使用一个共同的分类法是非常关键的,这样你就能够清晰地将数据与他人进行比较。

刚刚开始并用有限的时间收集数据的程序可能会从记录课程、开始和结束时间以及房间数量开始。对于开发或修改商业计划的程序,收集利益相关者来确定哪些信息对他们很重要,良好的头脑风暴会议总是有益的。需要考虑哪些资源(例如人员、空间、教员)是必要的,这一点也很重要。只要信息记录保存在某个地方,即使它是手写的,程序至少可以用于检索和工作回顾(虽然这是不推荐的)。使分析更容易的一个关键因素是为课程开发一种通用语言,正如本章所提供的案例研究所证明的那样。用彼得·德鲁克的话说,"什么是可衡量的改进"。

参考文献

Dutta, A., & Proctor, R. W. (1992). Persistence of stimulus-response compatibility effects with extended practice. *Journal of Experimental Psychology: Learning, Memory, and Cognition, 18*(4), 801–809.

Figueredo, E. J., Sinanan, M. N., Makarewicz, V., Kim, S., & Wright, A. S. (2012). Improving patient safety and reducing hospital costs: The University of Washington Central Venous Catheter Project. *MedSim Magazine, *(4), 14–18.

第四节

SSH 医疗模拟教育教师的认证发展：设计有效、可靠、经济的项目

Cate F. Nicholas, EdD, MS, PA, Andrew E. Spain, MA, NCEE, EMT-P, Connie M. Lopez, MSN, CNS, RNC-OB, CPHRM, and Katie Walker, RN, MBA

作者简介

CATE F. NICHOLAS, FAHC/ 佛蒙特大学临床模拟实验室的模拟教学主任，医疗模拟学会（Society for Simulation in Healthcare, SSH）认证委员会一员，同时也是 SSH 认证网站的审查员。她是标准病人导师学会（ASPE）资助和研究分会的主席，2011 年 ASPE 杰出教育工作者，MedEd 门户网站标准化病人案例的副主编，并担任国际护理临床模拟和学习协会（INASCL）杂志的编辑委员。

ANDREW E. SPAIN, 是 SSH 评审和认证主任，就职于 SSH 已有 3 年多，其具有 20 多年院前急救经验，目前是密苏里大学教育学专业的博士生，主要从事教育领导和政策分析。

CONNIE M. LOPEZ, 是凯撒医疗机构国家风险教育和医疗模拟项目的领导人，有十年研究及推广模拟教学并应用于临床实际工作的经验，其工作重点是改进临床医生的团队合作和交流。在过去的 7 年里，Connie 受邀在全美及全球探讨模拟相关话题，她是 SSH 认证委员会的成员，也是 2014 年国际医疗保健模拟（IMSH）和国家病人安全基金会（NPSF）会议联合会议的大会主席。

KATIE WALKER, 2011 年 12 月开始担任纽约健康和医院公司模拟项目（New York Health and Hospital's Corporation Simulation Program）的负责人。在此之前，她是由澳大利亚政府机构——澳大利亚卫生人力资源管理机构发起的澳大利亚国家模拟计划的项目经理。2010 年，她在亚利桑那州凤凰城联合主持了 IMSH，以及 2011 年 5 月在香港举办的第一次亚太平洋地区医疗模拟会议。

摘要

医疗模拟教学的认证是确保专业发展，检验知识、技能和能力的重要组成部分。本章讨论在 SSH 和整个医疗模拟团体中已经或正在开发的医疗模拟认证的起源、发展、严格性和协作性。通过这些合作，加上行业专家的协作参与，医学模拟导师的认证具有严格的流程和标准，并足以确保教学从业者的质量和水准，给医疗模拟教学行业中的导师和运营专家以很大的支撑。

案例

提交预算的最后期限即将到来，你将计划今年预算中的一部分用于为你的模拟导师和模拟运营专员进行认证。虽然这只是你预算中的一小部分，但你知道财政专员会像对其他所有预算一样对你提出疑问。你坐下来，思考如何为认证争取预算。你直觉地知道认证对你的员工来说是有好处的，你想支持他们的专业发展。你要如何证明他们通过认证能取得的价值？以及认证对你的模拟教学项目将会有哪些促进作用？

引言和背景

医学模拟导师已成为医学模拟专业中的一个新兴角色。但是，基于模拟的100多个定义及成为模拟教育专家的多种路径，究竟应该如何定义医学模拟导师？SSH意识到需要建立一系列标准、核心技能，并已经开发出一项为全球医学模拟导师提供认证的程序。SSH认证计划的目标是通过承认、发展和提升医学模拟导师，加强医疗教育，并对患者安全产生积极的影响。根据SSH的定义，通过认证的个人拥有创立、传递和评估有效的医疗模拟教学所需的知识、技能、行为和成果。它检验该领域的导师，并提供一个正式的基本的专业认可，并通过规范医疗模拟教育的提供者，不仅给个人，也为他们所在的组织和团体增加了含金量。从2006年SSH的一项委员会会议议程项目开始发展到2012年成功启动SSH医学模拟认证项目，到2013年已有235名新认证的模拟教学导师（CHSEs）。设计一个有效、可靠、经济的医疗模拟教学导师认证程序的过程已经完成，但是还需要不断完善。

SSH认证项目的益处

SSH于2004年1月成立，旨在通过模拟教学，促进各专业医疗教学、实践及研究的发展。模拟教学使用一系列的模拟技术模拟各种实际情况，使医疗教育的各个领域都能从中受益，SSH由模拟教学的教育工作者、研究人员、技术人员、临床医生和管理人员组成。模拟教学的支持者们认为，它有潜力改进个人和团队的表现，并最终改善临床结局提高患者安全。

SSH建立的其他目标还包括（SSH，未注明出版日期）：

- 建立并发展模拟教学的标准和能够影响医疗实践的应用。
- 激发并促进对模拟模式及其应用感兴趣的个人和机构的专业发展。
- 与同样以提升患者安全和社会利益为追求的专业学会合作。
- 通过基于模拟的教学、研究和开发，为服务患者的个人提供持续的专业发展。

多年来，模拟教学导师及研究人员在医疗教育中的角色越来越重要。大多数医学模拟导师是通过课程学习，或通过学徒的方式在工作中学习。对于没有正规教育途径的个人来说，认证项目的发展是为模拟教学导师们提供工作规范的方式，使得他们储备足够的知识和经验以适应在这个领域中越来越重要的角色。此外，认证还能挖掘他们的潜能，有助于保证模拟教学质量，提升导师的专业发展。

SSH承担了为致力于医学模拟教学的导师开发认证项目的任务。与其使命和目标一致，SSH的认证项目是由其他国际模拟教学学会、医疗组织及个人投入大量精力共同开发而成的，这些成员拥有各个学科、专业、模拟模式和医学模拟教学领域的丰富经验。

从一开始，SSH认证项目对专业、公众和个人的益处就被公认为：

- 通过在医学模拟教育中识别具有专业知识和技能的教育者，满足雇主、实践者和公众的需求。
- 加强组织、团体和学习者对教育质量的信心。
- 为专业知识、技能、能力（KSAs）以及模拟教育成就提供正式的专业认可。
- 鼓励导师提升个人能力扩充知识储备。
- 确保职业可持续发展和终身学习。

利益相关者和目标受众

同时与利益相关者（指那些确保标准的制定过程和结果可靠的个人）和目标受众（指对获得认证感兴趣的人）共同努力非常重要。最开始，我们通过与各国际及国家模拟教学学会及该领域的领先者交流合作，更多地了解寻求认证导师的需求和意见。

利益相关者

SSH学会最先在董事会内进行了讨论，随后是教育委员会，最后是认证鉴定及技术委员会（CATS）。2008年，在认证鉴定及技术委员会内成立了一个认证分委会，并邀请来自国际和国家模拟协会的成员（见表1-4-1）及模拟教学领域领袖参与。邀请这些成员和领袖，是希望确保尽可能多的纳入模拟模式和规程，以涵盖医疗模拟的广度。2009年，认证理事会成立。该理事会的职责是为模拟导师建立认证项目，其宗旨在于：SSH模拟教学导师认证计划旨在认可与促进医疗模拟导师的专业角色，推进模拟领域发展，进而提高患者的安全。"委员会决定在国家认证机构（NCCA）制定的框架内创建项目，目标是使该项目成为有公信力的认证项目。

表 1-4-1

模拟学会缩写：

ASPE: Association of Standardized Patient Educators 标准化病人导师学会

ASSH: The Australian Society for Simulation in Health Care 澳大利亚医疗模拟学会

INACSL: International Nursing Association for Clinical Simulation and Learning, London Deanery 国际护理临床模拟和学习协会，伦敦教区

NLN: National League of Nursing 全美护士联合会

SESAM: Society in Europe for Simulation Applied To Medicine 欧洲医学应用模拟学会

来自标准化病人导师学会（ASPE）、澳大利亚医疗模拟学会（ASSH）、国际护理临床模拟和学习协会（INACSL）、伦敦教区、全美护士联合会（NLN）、欧洲医学应用模拟学会（SESAM）的各位意见领袖，及其他各模拟模式的主题专家（subject matter experts，SMEs）在伦敦参加了一个面对面的会议，讨论了两个关键问题：

1. 模拟教学导师应该具备哪些知识、技能和态度？
2. 获得认证的模拟教育工作者需要达到哪些标准？

最终的目标是在知识、技能和行为等领域中发展一系列的能力。根据这些标准评估模拟教学导师是否具有相应的能力。

这次会议产生了第一个标准的草案，该草案将作为认证过程中的开发工具。表 1-4-2 显示了适用标准的最终版本。

专家角

教师发展

Ignacio del Moral, MD, PhD,
西班牙医学模拟学会创始人及第一任领导人

Bertha 是一位热衷于模拟教学的心血管专科医师，她想成为一名模拟教学导师。她曾参与观察设计一个训练心血管团队成为高效心脏移植团队的模拟项目。在后期复盘时，她感到很困惑。最终的项目与她设想的很不同，她原本以为会更加的以教学为导向，互动少一些，更有计划。由于与她心血管专科医师的日常工作差距太大，她放弃了最初想当导师的想法。

一旦我们进入基于模拟的教学（simulation-based education，SBE）的领域，医疗和保健专业人员就会面临挑战。我们已经接受了多年的如何照顾患者的训练。随着时间的推移，我们已经发展出了在常规情况到高风险场景等多种情况下提供照护的知识、技能和态度。当我们进行 SBE 项目时，我们不再是照顾病人的临床医师，而是能够设计提高学习收获、改善实践学习项目的导师。传统上认为，专业的临床医师就是一名优秀的老师。然而，有效的教学需要一套新的知识、技能和态度，这些来自于包括教育学、心理学和组织行为领域在内的医疗之外的学科。与这些领域的专业人员合作将促进我们的项目发展并最终丰富我们的工作环境。

根据我的经验，在模拟教学工作中，能获得最佳回报的投资，是对教学者的培训投资。这需要相当力量的推动，投入时间、精力和资源来深入了解成人学习的基础和理论，确定并应用最佳方案，以提高教育质量。

教学者需要在指导下学习如何成为导师。最终，通过实践和思考，优秀的专业临床医师能够成为一名优秀的导师。优秀的导师对每个项目和每个参与者都有很大的影响。

因为我们希望通过模拟来改善实践，所以应该为即将成为高质量教育者投入所需的资源，这是一条很有意思的途径，将改变我们作为护士或医生的思维模式。此外，模拟教学是一种非常现代的教育方式。有相当多的证据表明什么是有效的、什么应该改变。但这还远远不够，有新的领域要探索，新的方法要尝试，新的思路要研究。

教师的发展过程是一个永无止境的过程，就像医疗保健一样。我们学得越多，就越意识到我们必须学习。

表 1-4-2
标准：最终版本

标准	评价尺度
知识	模拟
	教学
技术	复盘
	模拟
	教学
	课程设计
环境	技术
	资源
评价	自身
	学员
交流	督导
	学员
	组织
	社会

目标受众

模拟教学导师项目的目标受众是来自不同学科的专业人士；然而，他们都被要求在某些领域拥有相同的知识、技能和行为（SSH，日期不详）。自从标准被起草，已经被提交给数个不同的潜在目标受众小组进行审核。第一次是在 2010 年举行的一次市政式会议上的国际医疗模拟会议（IMSH）。参会的人员构成见表 1-4-3。

表 1-4-3
人员构成

领域	%	教师技能水平	%	对认证的兴趣	%
护士	39	高级	34	感兴趣	73
医师	25	中级	23	不感兴趣	10
管理人员	18	初级	3	不确定	17
生物医学	14				

标准文件被提交给了 SSH、ASPE、ASSH、INACSL、伦敦教区、NLN 和 SESAM 的领导，便于他们的成员与其他事项一同审查，并向委员会提供反馈。这种与利益相关者共同开发项目的模式，以

及来自目标受众的反馈，将成为委员会的标准处理规程。

2010 年 IMSH 市政厅会议得到的统计是拟团体的一个小横断面数据。随后，该委员会向 ASPE、ASSH、INACSL、NLN、SESAM 和 SSH 的成员发送了一个模拟教学导师人员结构统计和需求评估问卷调查。共发出了约 9 000 份问卷，回收率为 51%。回收的问卷中 71% 的受访者表明对申请认证感兴趣。这份问卷要求受访者说明他们是如何被培养成模拟教学导师的，进一步支持了认证考试的必要性（见表 1-4-4）。

表 1-4-4
培训方法

方法	%
自学	54
课程	35
学徒式	12

项目要素

一旦在专业协会、教育机构和该领域的思想领袖这些利益相关者的推动下继续模拟教学导师项目成为一种共识，下一步就是研发该项目的具体内容。目标受众的一些成员也表示有兴趣获得认证，这对项目开发人员来说是令人鼓舞的。认证所需的经典要素包括以下这些：

- 教育、培训或发展：以何种方式？安排多长时间？
- 测试：何种方式？评估哪些知识、技能和态度？谁来执行？测试频率？谁来打分？评估标准？
- 经验：需要多少经验？需要多长时间或多少的经验？什么类型或在什么情况下的经验？
- 工作样本：需要吗？什么形式？谁来审查？
- 认证：谁来认证？认证什么？
- 费用：认证过程中哪些需要费用？

以上 6 个经典要素组合所引发的后续启发式问题会服务于 SSH 认证项目的建立和推进。在评估了项目后续的工作量后，SSH 委员会向 SSH 工作人员建议，雇佣一个项目经理监督项目并协助委员会主席可能更有益。因此，课程委员会在主席和

新项目经理的推动下，在华盛顿召开了一次面对面的会议。会议结果如下：

- 将认证标准转换成以下几个能力领域认证（标准）：
- 职业价值观和能力
- 模拟教学原理、实践和方法学知识
- 实施、评估和管理，基于模拟的教学活动
- 学识——探究与教学的精神
- 初步确定提供两个不同级别的认证，包括入门和高级（表 1-4-5）。高级即 CHSE-A 需提交一份文件。

表 1-4-5
合格要求
高级医疗模拟教学认证导师（CHSE-A）要求具有硕士学位或同等学历，至少 5 年的模拟教学经验。具有连续 5 年的将模拟应用于医疗教学的经验。
CHSE 要求学士学位或同等学历，至少 2 年的模拟经验。具有连续 2 年的将模拟应用于医疗教学的经验。

自从决定 CHSE-A 级使用文件审查，讨论就转向了如何评估 CHSE 级别的能力。决议采用普遍接受的能力评估方法。包括：

- 采用多项选择题进行知识评估；
- 通过参考报告和针对性问题来评估的技能和态度；
- 由两位认证委员会成员审查申请及三份参考报告。

确定认证有效期为 3 年。

实践分析

随着项目的进展，实践分析被确定引入，以充分了解展示教学导师的立场和工作，也被称为工作分析或任务分析。分析通过一系列步骤进行，包括对文献和其他来源文件的审查，咨询利益相关人员，并对尽可能多的该领域人员进行结构化问卷调查。

2011 年 1 月，委员会向实践分析和测试开发公司发出了征求建议书（RFP）。2011 年 6 月，选择施罗德测量技术公司（SMT）执行实践分析。通过回顾文献检索、网站、工作描述及各已发表的研究，得出一份实践所需的任务、知识、技能和能力的详尽列表。认证委员会和 SMT 召集全面代表各模拟模式、学科、专业及区域的 14 名专家组成了专家小组。会议之前，SMT 根据文献及工作描述勾画罗列了模拟教学工作所需的知识、技能和能力的大纲。主题专家们审阅、编辑、调整、通过了大纲的最终版本。会议期间，根据任务的重要性和实践中出现的频次再次审阅修改了大纲。随后，这个大纲被转换成了实践分析调查的形式，包括一份收集人员地理位置、学科、专业、模拟教学形式等数据的人员构成调查，以确保结果具有足够的代表性。

随后，SSH、ASPE、ASSH、SESAM、INASCL 和 NLN 的 10 900 名成员作为潜在受访者收到了这份在线调查。调查为期 4 周。大约有 1 100 人参与，回访率为 10.1%。调查在 70 个任务、知识、技能和能力的频次和重要性上，可靠性系数大于 0.9。99% 的回复受访者表示同意对其任务的描述。这些结果通过网络研讨会和电话会议展示，可以根据调查结果删除非必要的任务或者根据受访者的评论添加任务。最后共增加了 5 个知识能力方面的任务，没有任务被移除（SSH，日期未注明）。随后讨论了任务的复杂性、重要性以及每个领域所需花费的时间。这些结果为考试的内容大纲确定了域权重（见表 1-4-6）。

表 1-4-6	
域权重	
领域	**权重（%）**
1. 展示专业价值和能力	4
2. 演示模拟原理的知识、实践和方法	34
3. 教育和评估模拟教学的学习者	52
4. 管理整个模拟资源和环境	6
5. 从事学术活动	4

考试大纲

当实践分析完成和域权重确定，下一步就是创建 CHSE 考试内容的大纲。大纲在 2011 年秋季确定（最终考试大纲见表 1-4-7）。

表 1-4-7

医疗模拟教学导师认证详细考试大纲

展示专业价值和能力

a. 展示领导能力（例如在活动中承担领导角色，作为新模拟教学导师的导师）

b. 在当地医疗社区提倡进行模拟教学

c. 展示对多样性问题的认识（如文化、性别、年龄等）

演示模拟原理的知识、实践和方法

a. 了解学者参与度与学习/评估环境之间的关系

b. 了解模拟教学的法律含义

c. 理解模拟教学的伦理含义

d. 了解监管要求（如学生隐私、药物和设备、研究）

e. 理解利用模拟教学作为教育工具的原则（如学习分类、评估、学习理论）

f. 理解利用模拟教学作为教育工具的理论（从实践经验中学习、反馈）

g. 理解将模拟教学融入课程的原则

h. 了解情景回顾的理论

i. 了解复盘的理论

j. 了解模拟训练的各种模式（如：人体模型、标准化患者、虚拟环境）

k. 了解可以应用模拟教学的各个内容区域（如，基本科学、危机管理、基本评估）

l. 了解位置对模拟的影响（例如：原地、基于中心的、移动的）

m. 了解模拟教学应用的范围（如：个人、团队、系统）

n. 了解何时使用基于模拟的培训/教学
　i. 优势
　ii. 局限
　iii. 风险

o. 了解模拟系统技术的能力及其模式

p. 了解在您的项目中使用或指导模拟教学存在的需求（如钱、人、空间）

q. 有效且高效利用资源（如钱、人、空间）

r. 理解概念：
　i. 真实性
　ii. 可靠性（如：测试工具，实施过程）
　iii. 合法性（如：内容，概念）
　iv. 可行性（如：高效、有效、可行的）
　v. 学员为中心的教育
　vi. 跨专业教育
　vii. 团队合作（如：领导力、角色代表）
　viii. 人为因素
　ix. 患者安全
　x. 风险管理

教育和评估模拟教学的学员

a. 设计培训和模拟教学活动
　i. 进行需求评估（如：技术、行为、认知）
　ii. 定义目标
　iii. 创建可测量的学习目标
　iv. 选择评价类型（如形成性或总结性）
　v. 选择评价方法（如复盘、情景回顾）
　vi. 选择并实施评估工具（如：仪器、指标、清单）

　vii. 设计模拟教学活动（如课程、班级、会议）
　viii. 选择模拟形式
　ix. 确定资源（例如内容专家、地理位置、技术人员）
　x. 组织模拟团队（如：患者、技术人员、教育工作者/内容专家）
　　a. 招募　b. 确定　c. 培训
　xi. 为学员和模拟教学团队准备材料
　　a. 说明　b. 设　c. 环境
　xii. 为新的模拟教学进行前期试验（如彩排、现场测试、排练）

b. 实施模拟教学
　i. 复盘/情况介绍
　　a. 确定提供给模拟参与者的信息
　　b. 沟通潜在的身心风险
　　c. 创造一个安全心理舒适环境
　　d. 情况介绍（如设备、环境、预期）
　ii. 实施模拟教学
　　a. 管理人员和设备
　　b. 适应不断变化的模拟和学习者需求
　　c. 解决模拟过程中出现的问题（如设备故障、意外行为或事件）
　　d. 管理与模拟相关的身心风险
　　e. 评估表现差异
　iii. 评估学习者
　　a. 在评估过程中管理身心风险
　　b. 处理表现差异
　　c. 帮助复盘
　　　1. 具体到学习目标
　　　2. 与模拟形式一致
　　d. 提供情景回顾
　　　1. 具体到学习目标
　　　2. 与模拟形式一致（例如：标准化病人、虚拟现实）

c. 评估模拟教学
　i. 自我评估
　ii. 同行评估
　iii. 学员评估

d. 根据学员和团队成员的反馈调整模拟教学活动

e. 与责任相关各方沟通实践和课程改进的机会

管理整个模拟资源和环境

a. 了解与实施模拟活动相关的基本操作原则

b. 评估和调整物理环境以使模拟学习最优化

c. 遵循模拟项目的策略、过程和实践

d. 理解和应对技术和材料问题（如视频捕捉、模拟系统故障、物料供应）

从事学术活动

a. 参与专业发展学术活动（如会议、课程）

b. 在模拟教育中识别并使用可靠的资源（如网站、电子论坛、文献）

c. 了解定性和定量研究的作用

CHSE 认证考试的发展

CHSE 认证考试的题目能准确地反映 CHSE 在不同的模拟教育环境及不断发展的实践环境下所使用的知识和解决问题的技能。考生应该确信考试能准确地评估他们的知识和技能。在这一节中，我们将描述认证委员会如何控制可能会对考试的有效性产生负面影响的三类偏倚：抽样误差、设计误差和实施误差（卓越认证学会，日期未注明）。

抽样过程

为了避免抽样误差，委员会设计了一个测试以准确地反映一个模拟教学导师在两步法结果的基础上所需要的知识。所有模拟方法的主要学科和国际组织代表对医疗模拟教学导师应需的基本能力达成了共识。对于那些基本能力领域，问卷调查咨询模拟教学导师们，以系统地收集描述工作行为和活动的信息根据重要性和频率对其进行排序。测试设计是基于实践分析的结果。领域和考试的权重显示见表 1-4-8。

表 1-4-8

域权重比较

领域	权重（%）		
	受访者	经验	主题专家
展示专业价值和能力	16	4	5
演示模拟原理的知识、实践和方法	26	34	46
教育和评估模拟教学的学习者	29	52	31
管理整个模拟资源和环境	17	6	14
从事学术活动	12	4	4

设计过程

不适当或构造不佳的测试项目，或所有领域的抽样不足，都可能导致设计误差。为了最大程度地降低这个误差，CHSE 考试通过三个难度级别来测试各领域的知识：回忆、应用和评估。前后开发了两套测试，每一套都由 115 个多项选择题（MCQs）组成，其中 100 个用于确定是否达到及格分。剩下的 15 个问题是最近被开发出来并被包括在考试中的，以便在正式使用这些题目之前对其进行统一验证。问题被映射到同一个考试大纲，以确认两套测试以相同的方式覆盖相同的内容。项目施罗德测

量技术公司、考试开发专家以及医疗模拟教学专家们通过跨学科、方法和地理位置的合作共同开发的。

之所以选中 MCQs，是因为其经常被用于测试知识水平，考生对 MCQs 也很熟悉，是测量跨知识难度水平的有效方法（卓越认证学会，日期未注明）。关键是 MCQs 要很完善，没有技术缺陷、应试技巧及干扰难度（认证医疗模拟教学导师工作分析报告，2011）。表 1-4-9 列出了这些因素。

表 1-4-9

题目编写规则和指南

应试技巧

- 语法线索：一个或多个干扰选项不来自于题干
- 绝对项：某些选项中的"总是"或"从不"
- 长的回答是正确的
- 反复在题干和正确答案中出现的词
- 集合策略——正确答案包含了绝大多数与其他选项相同的元素

干扰难度

- 选项长或复杂
- 数字型数据阐述不一致
- 模糊的术语，比如"很少"或"通常"
- 选项的语言不匹配——需要编辑
- 选项没有逻辑性顺序
- 选项包含"以上都不是"
- 题干欺骗性强
- 答案与其他题目答案有关联

考生正确回答问题的概率应该与他们掌握的知识有关，而不是他们的应试策略。

CHSE 考试出题者参加了一个由 SMT 举办的关于题目编撰与审查的工作坊，编写了 200 多个考试题目。在这次实地工作坊之后，题目编写主要依靠在线会议形式，允许进行非同步编写，并且可以编写和审查附加题。SMT 和医疗模拟专家通过网络审查考试题目，题目会被接受、拒绝、改进或发回给编写者。通过这两轮审查考试题目会有约 50% 的重叠。审查还包括特殊的筛选器。第一个筛选器与考试的国际化有关，删除任何可能是以国家为中心的术语或习语；第二个筛选器是确保使用任何特定模拟模式时，既不过分广泛，也不需要特别深入了解任何特定的模拟模式，而是专注于医疗模拟的原理。

医疗保健模拟专家审查了每一个题目并进行持续的考题改进。对所有问题进行迭代，意味着每个题目都被许多人多次审查和改进。最后，对整个

考试进行单独评审，然后进行比较，再批准进入试点阶段。最后的审查由 6 ～ 8 个主题专家完成。

标准设定

试点阶段启动的目标是完成 200 个考试，以确保整体的统计验证及单个题目的分析。试点阶段持续了 4 个月。两套测试大约各占 50%，每一套题目完成的数量符合统计分析的要求。标准设置由一组主题专家和改良 Angoff 过程完成。对改良 Angoff 过程阐述如下。

确定合格分数

合格分数是通过认证考试的最低分数，或称是考生的知识、技能和行为符合认证门槛的最低阈值。认证考试常用几种不同的方法设置合格分数。SSH 选择改良 Angoff 法。认证考试的合格分数因试而异，但通常正确率都在 65%～75%。改良 Angoff 法由主题专家判断确定测试的难度并用于确定每个考试版本的合格分数，考试越简单，合格分数越高；考试越困难，合格分数越低。

下面是改良 Angoff 法的基本概述。在给定的考试中，一组主题专家独立对每个测试问题进行评级。评级的定义是，具备可接受的最低限度必备教育和经验的合格人员正确地回答问题的概率或可能性。可接受的最低限度合格人员被定义为能充分安全执行所有工作职能，不需要进一步的人员。

1. 主题专家分组审查每个考试问题。

对每个考试问题的评级达成共识。在此期间，主题专家们对考生的书面报告进行了评审。所有被判定为模棱两可有一个以上的正确答案或没有正确答案的测试题将从当次考试的计分系统中删除。这些考题将被修改以供后续使用、重新分类或从考试题库中删除。

2. 完善数据后，最后一步是计算所有考题评级的均值或平均数，这些将用于评估总的合格分数。

为什么使用改良 Angoff ？每个版本的认证测试都从考试题库中提取问题。问题难度各不相同。每次测试中使用了不同的题目组合，所以整体难度也不固定。因此，重要的是要确保每次测试的合格分数能反映难易度，以确保测试结果的可靠性。测试的可靠性与每个给定测试版本结果的再现性有关。换句话说，对于一个可靠的测试，它必须在非常相似的情况下为同一个人产生相同的结果（通过或不通过）。通过考虑测试的难易度，改良 Angoff 法显著提高了测试的可靠性。同时，由于每次测试都对难易度进行了调整，每个测试版本都有相同的通过标准。因此，受试者即使接受不同版本的测试，也会得到公平公正的对待。

题目分析：不佳试题——测试中的每个问题都经过统计审查，如果发现表现不佳，可能被删除或重出。当一个问题无法区分合格或不合格的受试者，或者所有受试者都回答错误时，该问题被识别为不佳试题。

实施和管理项目

为保证项目的质量，需要谨慎地确定实施和管理实践。

实施：为了避免实施误差，认证委员对考试感兴趣或有资格参加的考生提供考试信息并进行标准化。学会的医疗模拟教育认证手册会帮助个人准备他们的申请，提供信息并介绍认证项目。可以在 ssih.org/certification 上找到该手册。

准备：尽管在许多领域中可以依靠正规的教育项目来帮助考生准备认证考试，但医疗模拟教学导师的教育和培训背景不尽相同，且一个正式的准备项目也不能担保其会合格。大部分基于模拟的教学方法培训机会都来自于工作经验、工作坊、预备会议、课程以及其他基于模拟的教学。SSH 认证委员会就考生如何为考试做准备提出了一系列建议：

1. 文献回顾和了解最新的研究。
2. 访问各种网络工具，查看共享的对话和信息，以了解最新的趋势和技术。
3. 考虑参加模拟和教育技术的课程。
4. 阅读由 SSH 认证委员会提供的参考文献列表（https://ssih.org/certification/chseexamination）。它是一组与模拟和研究相关的文章，这些文章应该有助于候选人了解咨询表，不应该被认为是一份模拟教学相关种子文章的清单。而是作为帮助考生：不需要也不给考生阅读。这个列表是由可能在或需要更新的领域中的文章组成的。

补考：如果考生未通过 CHES 考试，可每 90 天复试一次，历年不得超过 4 次。之前考试的信息可以为下步学习提供参考。

管理：从一个分委会开始，现在已经发展为一个大的委员会，有分委会的结构和一个全职的认证主任（图 1-4-1）。

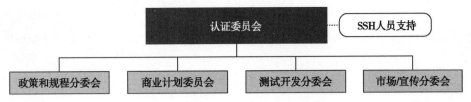

图 1-4-1　初始认证委员会组织结构图

结果：截至 2012 年 12 月，有 264 人申请认证，231 人申请被批准，185 人已经参加了考试。在这个数字的基础上，使用改良 Angoff 法，设定合格分数，150 名申请者通过了考试。这些结果表明，通过一个方法合理、循证的过程，SSH 设计并给出了一个有效的、具有可靠成本效益的项目。2013 年在奥兰多举行的 IMSH 会议上，新的 CHSEs 被广泛接受和认可。

此时，彼地：如何继续改进或者保持我现有的成果？

远景规划

CHSE-A 认证程序的试点阶段已于 2013 年 10 月启动。2014 年试点完成申请、评估、批准的程序后，将对该高级认证项目进行审核、批准和推广使用。这项工作的关键是确保无论谁被指派审核申请，申请人都能得到公平公正的审查。为实现这一目标，确保评分者间可信度的过程将对所有人保持公开可靠透明。

SSH 认证主任和委员会正在为医疗模拟中扮演另一个关键角色的个人开发认证项目。医疗模拟运营专员认证（Certified Healthecare Simulation Operations Specialist，CHSOS）是专门针对那些对模拟教学基础设施和实际实施很关键的人员开发的。他们有许多不同的头衔：模拟教学技术人员、技术专家、信息技术（IT）支持、运营商、协调员等等。这群人有一系列特殊的知识、技能和能力，完善和支持 CHSE，同时也具有一些共通的知识。这些知识包括模拟原则及能确保良好的沟通和团队

合作的教学和医疗上的共同语言。该认证的开发遵循了与 CHSE 相同的路径和严格性。计划在 2014 年上半年至年中进行试点阶段。

为了 SSH 利益相关者和目标受众能继续对 SSH 认证项目充满信心，确保项目能继续满足他们的需求，SSH 将向 NCCA 申请认证。因此，SSH 认证项目将逐渐演变成一个独立的委员会——这将是项目成熟过程中的下一个关键步骤。

总结

任何认证项目的发展都是一个具有挑战性的过程，特别是当为一个新的、不断成长的职业开发正式认证的时候。医学模拟教学导师的职业已经对成功的医疗模拟专业人员所需的标准和知识、技能和能力的定义提出了要求。随着我们不断向前推进以及领域的不断变化，反复的实践分析将有助于保证认证的时效性，并使每一个医学模拟从业者在日常工作中能受益。

参考文献

Benson, J. A. (1991). Certification and recertification: one approach to professional accountability. *Annals of Internal Medicine, 114*(3), 238–242. Retrieved from http://www.ukpmc.ac.uk

Certified healthcare simulation educator job analysis report. (2011, pp. 7–8). Parsons, TN: SMT Inc.

Society for Simulation in Healthcare. (n.d.). Retrieved from http://www.ssih.org

Institute for Credentialing Excellence. (n.d.). *NCCA accreditation.* Retrieved from http://www.credentialingexcellence.org/ncca

荐读文章

Case, S. M., & Swanson, D. B. (2002). *Constructing written test questions for the basic and clinical sciences* (3rd ed.). Philadelphia, PA: National Board of Medical Examiners.

Hale, J. (2000). *Performance based certification.* San Francisco, CA: Jossey Bass Pfeiffer.

第 1 章 · 模拟培训标准

第五节

质 量 改 进

Juli C. Maxworthy, DNP, MSN, MBA, RN, CNL, CPHQ, CPPS, CHSE Jared M. Kutzin, DNP, MS(MMEL), MPH, RN, CPPS

作者介绍

JULI C. MAXWORTHY 是圣名大学（Holy Names University）的前模拟中心主任，同时是旧金山大学的模拟教学委员会主席。在全职任职于学院之前，她最后的临床任职是质量风险科的副主任。Maxworthy 博士拥有护理管理、商业、质量及患者安全的相关学位。她目前任医疗照护模拟教学资格认证委员会副主席，并自 2010 年开始担任模拟课程鉴定委员。

JARED M. KUTZIN 是温斯洛普大学医院（Winthrop University Hospital）的模拟中心主任和患者安全委员会的成员。作为一位拥有健康政策及管理、公共卫生、领导及医学教育高级学位的注册护士，Kutzin 博士完成了纽约医学协会及联合医院基金会主办的临床质量专科项目（CQFP），积极参与到 SSH 及国家患者安全基金会（NPSF）的工作中。

摘要

随着模拟教学模式的发展，对其改进工作的评估和测定也在不断发展。本章提供了质量改进的简要历史观点和角色模拟可在这些质量改进中发挥的作用。使用模拟中心和急症护理视角的案例研究提供的工具、提示和方法。理想的情况是模拟中心与临床之间存在双向沟通关系，能够评估、实施和评估活动以改善患者护理和预后。

案例

本节从始至终描述的两个案例都是关于跌倒的后续处理。一例发生在模拟中心，另一例发生在急症护理的情况下。根据本书的内容，重点介绍哪些质量改进及患者安全措施可被应用。

前言

医学模拟通常包括创建、创新和合作，提供了一个临床实践、戏剧表演、医疗保健质量和安全交叉的领域。一般，通过实施基于模拟教学的课程以影响特定的关注领域，无论这个领域是国家范围的（例如中线感染率）还是地方范围的（例如备灾）。这些模拟教学的应用需要模拟教学工作者和管理人员不仅要了解临床实践和课程设计相关的知识，

还要清楚流程改进的方法。

模拟可用于研究医疗服务中的失误，在警讯事件发生之前作为失效模型效果分析（failure modes and effects analysis，FMEA）的一部分，在失误或过失发生之后作为根本原因分析（root cause analysis，RCA）的一部分。在每次使用模拟教学的过程中，管理人员和教学工作者都必须敏锐地意识到质量和患者安全是努力的焦点。全面了解患者质量和安全的相关理论和特殊工具的相关知识，能够使模

拟专家们成为医疗保健安全团队的重要组成部分。

为展示质量工具如何有助于确保学生和患者获得最佳体验，这里介绍两个案例情景，一个发生在模拟中心，一个发生在医院内。这些场景展示了管理层和工作人员遇到的挑战，迫使他们参与解决出现的问题。在这两个实例中，将持续质量改进（continuous quality improvement，CQI）领域相关的概念以有序、循证的方式应用到解决事件的根本原因中，是很有必要的。

下面提供的第一个例子可能发生在任何一个模拟中心（框 1-5-1）。而很不幸的是另一个情况在住院部内很常见（框 1-5-2）。

框 1-5-1

模拟中心案例

现在是当地时间星期四下午 3 点，你的模拟中心正在准备当天的最后一次团队模拟训练。这个模拟中心在过去的一个星期里每天使用 12 小时。模拟后勤人员整周来一直在努力满足课程教师和学习者的需求。他们的工作并没有变得更容易，因为其中一名模拟技术人员正在度假。当天的最后一个场景需要使用模拟患者（模拟人），模拟技术人员用液体填充液体储存器（血液和汗液），给模拟人添加所需的模拟伤害，润滑所有需要用到的模拟人部件，并在房间内设置好必要的设备。当他们完成时，教员与模拟技术人员确认房间是否准备好接收下一组学习者。模拟技术人员完成了最后一些项目并返回控制室去控制模拟人。没过多久，学员们进入到房间评估病人。当他们进入房间靠近床边的时候，一个学员踩到了充液体储存器时漏出的液体上，并且滑倒在地上。其他学员，不确定这一场景是否是设定情节的一部分，继续对模拟人进行治疗。然而这并不是场景的一部分，模拟技术人员和教员们在观望摔倒的学员是否有起身、受伤，是否需要帮助。当学员并没有爬起来时，模拟场景被中止了，大家去关心摔倒的学员，学员主诉跌倒后背部和手腕部疼痛。这位学员，现在作为一名患者，被送入急诊室，诊断为腕骨骨折。

关于质量和安全要素的讨论是没有尽头的，但大致包括以下几个内容：

1. 生产压力
2. 工作量
3. 政策（在房间内为模拟人充水）

框 1-5-2

医院案例

在医院四西病区繁忙的骨科，32 床的 Smith 先生，是髋关节置换术后 2 天的患者，在晚上经常按护士的呼叫铃，因为他需要小便，但无法成功在床上使用便壶。Smith 先生最终决定自己起床使用便壶。他坐到床边、站起来，移开几步，扶着床沿成功地使用了便壶。在使用便壶时，他不小心将一些尿液洒在了地板上。Smith 先生为了不打扰室友休息没有开灯，但在他挪回床上的过程中，踩到洒出的尿液滑倒在地上。Smith 先生的手术部位着地，导致切口损伤，需要接受额外的检查，并最终进行了再次手术以修复切口和假体装置。Smith 先生是过去 3 个月内四西病区第三位在如厕时跌倒并受伤的患者。管理者担心她的部门缺乏患者教育和协作，要求与质量、安全、流程改进和风险管理部门的人员见面。该团队决定联系医院下属的模拟中心主管并说明了他们的担忧。风险管理小组的建议是整个医院的护士管理人员都曾经接触过类似的问题，他们向护理部主任（Chief Nursing Officer，CNO）询问了类似事件增加的数量，并了解了总护士长接收到相关问题报告的情况。护理部主任和护理领导团队要求对这些近期事件进行根本原因分析（RCA），以确定任何可能存在的关联。然后，他们将努力开发可以评估护士是否具有能够防止患者跌倒的能力的模拟场景。风险管理者与护理部人员及环境服务小组一同，开发一个场景，并引入员工进行评估。

参考

为回顾这些病例做准备，先来了解一些与医疗服务有关的综合品质管理（total quality management，TQM）及持续质量改进相关历史。1910年，麻省总医院的医生 Ernest Codman 博士提出了"医院标准化最终结果体系"（Neuhauser，2002）。后来 Codman 医生离开麻省总医院，开了自己的医院，在那里他详细记录了每个病人的出院和最终结果。1911—1916年，共有337名患者出院，在此期间发现了123个错误，他将这些错误按类型分为四组：

1. 缺乏知识或技能。
2. 手术判断。
3. 缺乏关注或设备。
4. 缺乏诊断技能。

此外，他还指出，有四种"手术的灾难或者我们无法控制的意外和并发症，是我们应该向自己和公众承认、并研究预防措施的。Codman 是首位公开报告这类观察统计的人，在他的年度报告中，他公开承认了这些错误，将他们记录在案，并给全国各大医院都寄去了一份副本，建议他们也这样做（Neuhauser，2002）。

Shehahart、Juran 和 Deming 被认为是质量改进运动的三个关键发起人（Best & Neuhauser，2006）。W. Edwards Deming 在1925和1926年的夏季期间，与 Juran 和 Shewhart 一起在西霍桑电厂（Hawthorne Electric Plant）工作，后来逐渐发展了自己的品质哲学。Deming 的哲学要求将组织视为一组具有共同目标的相互关联的过程，理解这些过程具有共同的原因和特殊的原因变化，了解组织内部如何产生新的知识，并且明白组织内的人们是如何被激励，并且以群体或团队的形式工作（Best 及 Neuhauser，2005）。

Deming 还为这个领域贡献了他的"管理的十四个要点"。他的十四个要点涵盖核心领导、组织学习、合作及系统思维。这十四个要点包括：

1. 创建一个恒久的目标。
2. 接纳新的哲学。
3. 停止依赖检查监督。
4. 废除价低者得的做法。
5. 不断完善生产和服务系统。
6. 建立培训制度。
7. 建立现代的督导方法。
8. 消除恐惧。
9. 打破部门之间的障碍。
10. 取消口号、训导和计量化的目标。
11. 取消数字配额。
12. 清除障碍。
13. 建立教育和自我完善的计划。
14. 采取行动完成转型（Best 及 Neuhauser，2005）。

Deming 在医院就诊后，意识到他的哲学不仅仅适用于工业环境，同样可以适用于医疗保健系统。Deming 认为，管理的目标是优化整个系统。此外，他认识到护士正在努力工作（Best 及 Neuhauser，2005），他们受过良好的教育，但工作环境中的不健全制度使他们倍感失落和挫败。Deming 在发现医疗体系存在缺陷时，并没有责怪在这个体系内工作的人们。相反地，他指出，只有领导阶层才能重新设计整个体系，以减少医疗服务中一些不理想的因素（Best 及 Neuhauser，2005）。

1954年，第二次世界大战后，Joseph Juran 和 W. Edwards Deming 被邀请到日本，帮助重组日本的生产方式。在不到5年的时间里，在此之前被认为是劣质品的日本产品获得了市场优势（Best 及 Neuhauser，2006）。Juran 提出了所谓的帕累托原则（Pareto's principle），19世纪的意大利，80%的财富掌握在约20%的人手中，这个原则也同样适用于缺陷，实质上，80%的问题是由20%的缺陷造成的（Best 及 Neuhauser，2006）。Juran 还建立了他的质量三部曲，提供了一个将财务、管理与质量改进相连接的框架。由如下三部分组成：

1. 质量策划——确定目标客户及确定如何满足他们的需求。
2. 质量控制——保持流程顺畅工作。
3. 质量改进——学习、优化、精进和适应（Best 及 Neuhauser，2006）。

时间追溯到30年前，医疗服务改进协会（Institute for Healthcare Improvement，IHI）成立于20世纪80年代中期，由儿科医生 Donald Berwick 博士和致力于推动医疗保健系统做出显著改变的一群人所创建。他们意识到，医疗保健系统需要做出重大改变以减少伤害和浪费。他们看到了航空业在过去十几年里所做的努力，在提高航空业的安全性方面取得了实质性的进展，并开始将这些经验教训借鉴到医疗保健行业。这些教训经验包括在医疗保健行业内推行医生、护士和其他工作人员之间的"等级扁平化",就像航空公司在驾驶舱内进行等级扁平化一样,允许副驾驶、副机长直接向机长表达意见。其他经验教训包括为确保员工和患者的安全、强调专业人员之间团队协作和沟通的重要性。

2000 年,医学研究所(Institute of Medicine,IOM)发表了一篇重要的报告《人人都会犯错》(Kohn 等,2000),这份报告描述了影响到全美患者的损害。据估计,每年至少有 44 000～98 000 人死于可预防的医疗失误(Kohn 等,2000)。这些信息对整个医疗保健领域产生了巨大的冲击,即使在十余年之后,医疗行业仍在努力改善患者的最终疗效。但这些努力并没有取得明显的成效,最近有报道指出,每年医院内有多达 187 000 例患者死于可预防的医疗失误(Goodman 等,2011)。表 1-5-1 列出了造成不必要死亡的主要错误类型。

表 1-5-1
错误类型
诊断
诊断错误或延误
未能进行适用的检查
使用过时的检查或治疗
未能根据监测或检查的结果采取行动
治疗
执行操作,过程或检查时出错
治疗过程中出错
使用药物的剂量或方法错误
可避免的治疗延误或对异常检查反应的延误
(未遵医嘱)不恰当的护理
预防
未能提供预防性治疗
监测或治疗后随访不足
其他
沟通失败
设备故障
其他系统故障

模拟在很多关键领域内可以减轻危害,其基础建立在医学研究所的报告《跨越质量鸿沟:21 世纪全新的医疗系统》。这份具有里程碑意义的报告得出的结论是,仅仅在现有的医疗系统中进行逐步改进是不够的(医学研究所,2001)。为了能够提供合适的医疗服务,需要对目前的各级系统进行重新设计。报告提出的口号是"不断减轻疾病、伤害和残疾的负担,改善人民的健康和身体功能"(医学研究所,2001)。该报告提出了六个具体的改进目标,这些目标是围绕医疗保健服务的核心需求而建立的:

- **安全**:避免患者受到原本旨在帮助他们的医疗服务中的伤害。
- **有效**:以科学知识为基础向所有可能受益的人提供服务,避免向不可能受益的人提供服务。
- **以患者为中心**:提供尊重和符合患者选择、需求和价值观的医疗服务,确保患者价值观引领所有临床决策。
- **及时**:减少照顾对象和给予照顾的人员的等待时间和有害的拖延。
- **高效**:避免浪费,包括浪费设备、物资、创意和能源。
- **公平**:提供不因性别、种族、地理位置和社会经济地位等个人特征而发生质量变化的医疗护理(医学研究所,2001 年)。

2005 年 1 月,医疗服务改进协会启动了"100 000 生命"活动,帮助在整个医疗保健领域中传播最优实践改进。这在美国医疗史上尚属首次,各大竞争对手们共同努力帮助拯救生命。医疗服务改进协会继续跟进这一成功的运动,发起了"5 000 000 生命"活动,继续搭建改善网络,致力于减少不必要的死亡并防止伤害(IHI.org)。

模拟成为医疗改善解决方案不可或缺的一部分的机遇是相当明显的。正如研究表明,医疗保健领域中有很多亟待改进的地方。人们期望模拟工作人员,尤其是他们中的领导层,能在质量改进技术领域有丰富的知识储备,并能成为宣传模拟如何充当提高安全性和改善医疗照护的工具的倡导者。

行业工具

正如你所看到的,医疗服务质量并不是一个新的话题。医疗保健专业人士和医疗保健领域的领导者们一直在和质量与患者安全打交道。这些人和整个医疗保健行业中的许多人都在努力激励和下决心改变;与患者和医疗保健专业人士合作识别和检测新的医疗照护模式;并确保尽可能广泛地实施最佳做法和有效的创新。这些战略要求理解持续质量改进工具。发生不良事件时,应按照系统性的顺序采取一些基本步骤,以确保进行恰当的调查和流程变更。这些步骤包括以下内容:

1．确定问题。

2．调查问题。

　　a．确定谁参与。

　　b．确定涉及的政策和／或程序。

3．执行根本原因分析。

　　a．利用"五个为什么"。

　　b．为事件绘制流程图。

　　c．利用鱼骨图分解元素。

4．运用"计划-执行-学习-行动"（PDSA）流程对根本原因分析期间确定的问题流程进行修改。

此外，也可以运用其他绩效改进系统，如精益-丰田生产系统（TPS）（Ohno，1988）和摩托罗拉的六个西格玛方法（Tennant，2001）。为了质量改进能够取得成功努力并持续下去，高层领导需要提供必要的支持。同时，这个组织存在"正义文化"也是一个关键（Marx，2001）。在国会的陈词中，Lucian Leape 博士指出："专注于惩罚个体而非改变体系的方法强力地诱导人们只报道那些他们无法掩盖的错误"（Leape，2000）。因此，惩罚性的方法会阻拦那些有助于识别系统缺陷、创建更安全系统所需的信息。在惩罚性系统中，没有人从他们的错误中学习"（Leape 等，1993）。作为惩罚性系统的一种替代方法，航空业广泛应用的"正义文化"模式试图创造一种鼓励个人报告错误的环境，以便更好地理解错误的前因后果以解决系统问题。"正义文化"一词首次出现在 David Marx2001 年的报道中，他在患者安全领域推广了这一概念（医疗保健研究和质量机构，具体日期不详）。

医疗保健领域的传统文化是个人对所有在他们照护下的患者身上发生的错误或事故负有责任。与之相反的，正义文化提出，从业者个体并不应该为他们无法控制的系统问题负责。一个正义文化也提出许多个人或"活跃"的错误代表了操作人员与其工作的系统之间可预测的相互作用。然而，与另一种宣扬"不指责"为治理原则的文化形成鲜明对比的是，正义文化并不容忍有意识地忽视对患者构成威胁的明确的风险或严重的不当行为（例如伪造记录，醉酒时执业）。

根本原因分析和失效模型效果分析为所有相关人员检讨事件（或潜在事件）提供了一种全球通用的、有意义的方法。在对根本原因分析和失效模型效果分析进行基本概述之后，将按照字母顺序对其他一些可用来协助检讨回顾事件的工具进行阐述。

根本原因分析

根本原因分析是被动地分析事件的结构化方法，旨在确定导致一个或多个过去事件的有害结果（后果）的性质、重要性、定位和时机，以便确定哪些行为、行动、不作为或情况需要加以改变以防止类似有害后果的再次发生，并为促进取得更好的后果吸取经验教训。当参与其中的相关人员相信这一方法并致力于取得改进时，最能发挥根本原因分析的效果。

失效模型效果分析

与根本原因分析的被动式过程不同，失效模型效果分析是用于产品开发、系统工程、可靠性工程和运行管理的归纳失效分析，用于分析系统内的故障模型，根据故障的严重程度和故障发生的可能性进行分类。这是一种积极主动的方式，可以在问题发生之前帮助解决问题。一次成功的失效模型效果分析有助于团队基于以往类似产品或流程的经验或基于常见的失败逻辑机制确定潜在的失效模式，使团队能够以最小的努力与资源支出将这些失效模式在设计阶段就排除在系统之外，从而减少开发时间及成本。它通过一种设计审查的形式来消除设计或流程中的缺陷，广泛应用于在开发和制造行业产品生命周期的各个阶段。效果分析是指研究这些故障在不同系统层面上的后果。

流程图

创建流程图通常是确定特定事件根本原因的第一步。流程图一般用于识别流程中的活动动向，并用于映射流程，确定可能发生错误的位置，并查看已进行的流程。**流程图**使用标准符号，见图 1-5-1。这些符号标识起点与终点、决策点、标准化流程和流程的方向。首先，所有的**利益相关者**或参与的个人应该聚集在一个有利于创建流程图的区域。白板或便利贴有助于创建流程图，也可借助计算机程序（如 Microsoft Visio）或网页程序（如 Webspiration）。在聚集利益相关者后，应确定并记录主要活动或任务。通常，先列出终点，倒推着绘制流程图有其益处。通过排列这些活动或任务，反映实际的过程（图 1-5-2）。回顾上述医院内的实例，应召集护理长、护理人员、护理助理、病区秘书、环境内的服务人员、医学设备科及其他医院内的工作人员。这个小组还应该包括一个明确的组长或项目经理、一名记录员、抄写员、流程改进专家以及质量和安全人员。

专家角

凯撒医疗集团的患者安全方法

Connie Lopez, MSN, CNS, RNC-OB, CPHRM
模拟和风险教育国家领导者,凯撒医疗集团

作为一名风险管理者,我的主要职责是为我的组织识别潜在的损失或风险来源,以制定减少不良事件的方案,提高患者安全性。在凯撒医疗集团,我们在 1999 年 11 月医学研究所出版报告《人人都会犯错:建立一个更安全的卫生系统》之后不久,就致力于创建一个有效的患者安全计划。该报告概述了医疗差错的深远影响:

"在患者对医疗保健系统的失去信任以及患者和医疗专业人员双方满意度下降方面,差错是代价高昂的。由于差错而经历长时间住院甚至残疾的患者遭到了身体和心灵的双重伤害。医疗专业人员的士气丧失、挫败感倍增,无法提供最好的照护。"

在 2000 年初,凯撒医疗集团的风险和质量领导团队共同决定开发一个成功的患者安全计划,以积极预防医疗差错和促进安全文化。该小组提出了成功的三个基本因素:

1. 领导承诺和持续支持:对早期凯撒医疗集团患者安全计划获得成功并得以持续至关重要。

2. 关注由可靠数据支持的真实结果:我们所关注的结果包括降低感染率、改善对紧急情况的响应时间以及减少患者在手术室受到的伤害。为了建立基准线并监测项目的有效性,我们监测采集了患者满意度评分、安全态度问卷以及已结束的医疗事故索赔的数据。

3. 基于模拟的培训:为团队提供实践真实事件和处理紧急情况的机会是我们患者安全计划取得成功的关键因素。

作为模拟和风险教育的全球领导人的责任之一,我们已经开发了一个基于模拟的培训项目并将其推广到凯撒医疗集团的七个地区,获得了地区领导和工作人员的支持。在开展模拟活动时,我们首先评估了组织内的风险数据,以确定需要改进的关键领域。我们决定从关注围产期患者安全开始。一个围产期的索赔可能花费数百万美元,但对患者、家属和我们的医疗人员的情绪影响,以及当错误发生时对我们组织的声誉

损失,是巨大而不可估量的。这一情感因素是推动风险管理者寻求患者照护及安全改进的主要动力。

我们的围产期患者安全项目重点在于参与人培训的方面,依照真实手术室配置,提供模拟为基础的场景下,所有的围产期团队成员参与简报、听取汇报、time-out 核对、进行交接和闭环沟通。在开发这个首个安全项目时,我们觉得让临床和行政领导签署我们所称的"谅解备忘录",将有助于使他们的参与更正式化并加强他们投入感。围产期患者安全项目的备忘录概述了该项目的目标、领导者的作用、所需的支持、团队努力的重点以及成功的愿景。自实施以来,我们的围产期项目使得出生伤害和相关索赔大幅减少(超过50%)。现在我们正在将这一学习模式应用到外科病区和其他领域的基于模拟的培训项目中,并希望取得和围产期患者安全项目一样的患者照护和安全方面的改进。

最近,我们开始在我们的现场模拟教学中纳入了患者顾问。通过让有真实生活经历的患者和家属们参与我们医院和医疗中心提供的照护,我们获得了非常有价值的信息和见解。举一个例子,一名患有急性艰难梭状芽孢杆菌感染的患者,虽然我们竭尽全力抢救,但他最终还是过世了,我们邀请了他的妻子成为患者顾问。后来,她作为一名正在接受艰难梭状芽孢杆菌感染治疗的患者参与了一次模拟教学。她根据自己在模拟和丈夫患病期间的经验,在简报环节对她的反应、印象和情绪给予了生动的反馈。参与模拟的人员受到了巨大的触动,并更有动力来推进改进。

模拟培训使我们的团队有机会练习处理各种严重的安全问题,并为我们患者安全项目的成功做出了重大贡献。从迄今为止得到的正面数据结果,和来自我们各地区的医疗人员和领导者们的积极正面反馈来看,我们已经证明,我们的模拟项目是帮助我们在组织中维护患者安全文化的重要方式。

标准流程符号

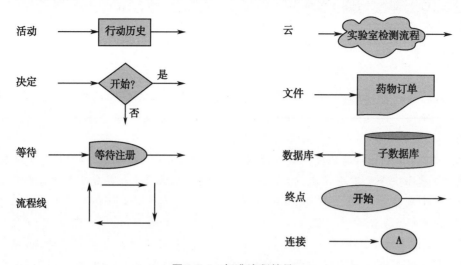

图 1-5-1　标准流程符号

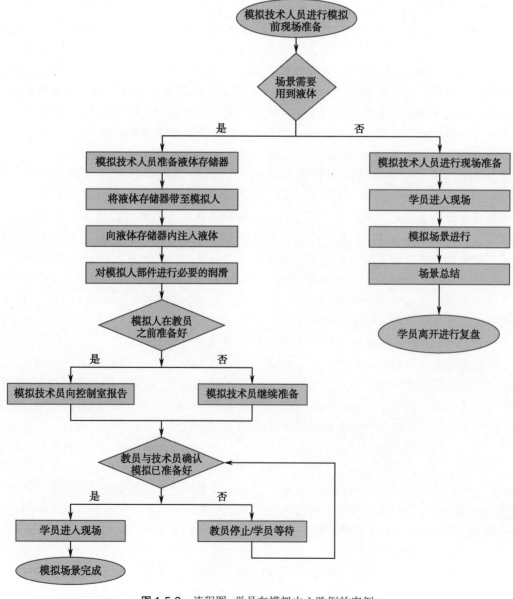

图 1-5-2　流程图：学员在模拟中心跌倒的案例

框 1-5-3

医院案例

　　图 1-5-3 中的流程图将起点标识为需要排尿的患者。然后,流程图走到一个决策点:患者是否要求帮助或试图自己排尿。这一点很重要,因为寻求帮助的障碍(呼叫铃的位置,工作人员的响应等)可能是决定患者结果的重要因素。这是流程图的第一个分叉点。随后,流程图在这里出现单独的分支。假设患者试图寻求帮助,而且一段时间内呼叫铃响了但无人应答,则来到了第二个决策点,即是否继续等待帮助。如果患者继续等待,那么结果是患者可能在床上弄脏自己。而选择不等待则患者

试图自行去盥洗室。这将流程图带到了第三个决策点,即尿壶是否可以轻松够到。如果容易够到,那么病人在床上时就可以使用它,又或者可以坐在床沿使用。如果尿壶不容易够到,那么流程图移动到另一个分支,在那里患者试图在没有帮助的情况下去盥洗室。流程图的这一部分会导致一系列的行动,包括离床、坠床报警失灵、患者使用盥洗室以及最终在返回床上时在潮湿的地板上滑倒。列出流程图中的每个行动和过程以试图确定导致目前调查结局的各个方面是很重要的。

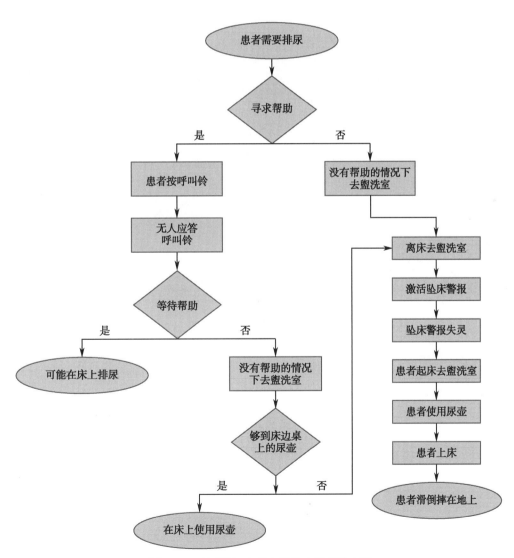

图 1-5-3　流程图:患者在医院内跌倒的案例

鱼骨（石川）图

是一种因果关系图，指明了问题与其相关原因之间的关系（图 1-5-4）。这个工具使用一种系统性的方法，在参与者共同进行头脑风暴环节后列出原因和结果。在确定可能的诱发因素后，最有可能的一些是可以被解决的。

目前主要有两种方法来绘制原因 - 效应图。其中一种方法就是鱼骨（石川）图，通过将效应放在图右侧，并将不同类别的原因放在图表的"鱼骨"上来表达。常见的原因类别有人群、环境、材料、方法和设备。利害关系人进而分析每个类别下所有可能的原因。另一种方法不是从每个类别着手而是从通过询问参与者来列出所有潜在原因。一旦发现即列出这些原因，并分析它们属于的类别。两种方法殊途同归，最终都列出了导致某一效应的所有原因及其分类（图 1-5-5）。在图 1-5-5 中，不同人群归于一个类别。

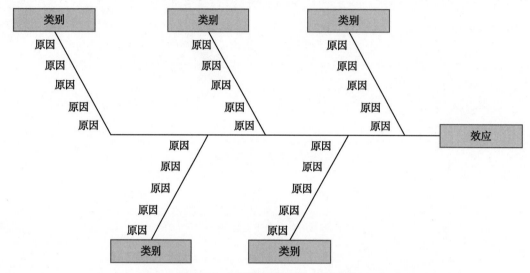

图 1-5-4 石川（鱼骨）图：一般示例

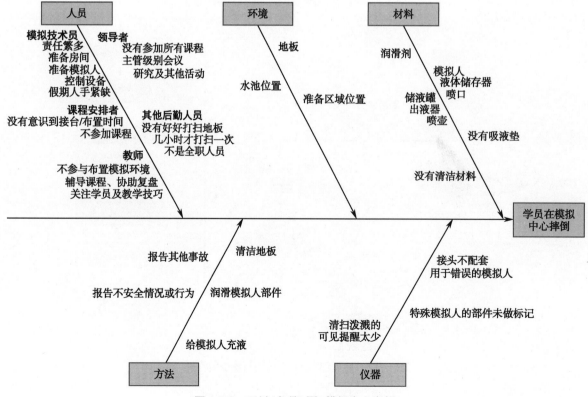

图 1-5-5 石川（鱼骨）图：模拟中心案例

在图 1-5-6 中，在人群这个类别下，不同职业独立地列了出来，并且将更进一步的可疑因素在每种职业下列了出来。框 1-5-4 和框 1-5-5 分别描述了两个案例对于医院和模拟教学中心的影响。

事件对医院和模拟中心的影响。

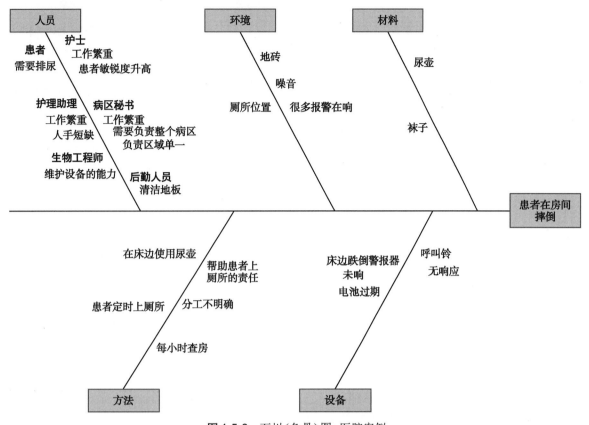

图 1-5-6　石川（鱼骨）图：医院案例

框 1-5-4

模拟中心案例

　　模拟中心的学员跌倒可能存在很多原因。鱼骨图可以帮助模拟中心工作人员找出根本原因。在上述场景的基础上，模拟中心的操作由多人共同参与，包括模拟技术员、课程安排者、教员、项目主管和后勤辅助人员。每名人员都有特定的角色和责任，但是外部因素和内部因素都可能影响他们的表现。例如，模拟技术人员有许多任务，包括房间布置、人体模型准备、设备控制等，但是，由于其中一名员工正在度假，他们人手不足。液体储存器、润滑剂的种类以及清洁材料等这些材料都可能会最终造成学员遇到的湿滑表面。通过清理模拟环境、给模型人注水、材料之间的结合、环境和设备等方法都会导致危险的情况，从而最终造成学员摔倒。

框 1-5-5

医院案例

　　缺乏可用的护理助理来帮助患者被认为是一个潜在的原因。护理助理腾不出手，因为他们在另一个房间忙碌（工作量很大）。而他们工作繁重，是由于空缺的护理助理职位尚未被填补。在另一个分支上，比如设备、床边跌倒报警被列出。床边报警器是一个致命因素，因为它没有响，而这是因为电池已经过期。因果图识别每个原因，有利于利益相关者缩小可以加以改变从而影响结果的领域范围。

5Why分析法

找出根本原因的"5Why"分析法是一种相对简单的揭示事件发生原因的方法。该方法从结果开始，不断地追问"为什么"，直到发现根本原因。一般来说，五个"为什么"会揭露根本原因（或者至少接近）。当问五个为什么的时候，记住问题是非常重要的，要把注意力集中在流程上，而不是关注特定的人或人群。询问"为什么这个流程失败？"可能有助于维持在根本原因分析的正确轨道上。这个过程也可能需要超过五个为什么来最终揭露根本原因，如框1-5-6和框1-5-7所示。

精益

精益既是一种策略，也是一套技巧。精益的策略简单且具有说服力：最小化浪费同时最大化客户满意度。推及到医疗保健领域，精益不断寻求在医疗过程中驱除浪费，以便更有效、更高效地满足患者的需求。精益专注于消除浪费，而在医疗保健领域，我们认为除了最低数量的耗材、设备、人员、空间和时间之外，提供临床上可接受质量的治疗绝对是必不可少的。精益强调对最佳流程的不懈追求，不断地重新评估以确保更少的浪费。要想取得真正成功，这种追求持续改善的态度，必须被整个组织所接受，并成为文化DNA的一部分。

帕累托图是具象化数据的一种有效方式（图1-5-7）。它显示了相关原因发生的频率及频率的百分比。这个原则被称为**帕累托原则**或80-20原则，同样适用于整个医疗保健领域。在图1-5-7中，已经添加了一条红线来标记80%，绿线显示了各个原因的累积百分比。数据显示，有三个原因造成该病区80%的跌倒案例：

1. 呼叫铃声无人回应；
2. 没有可帮助患者的工作人员；
3. 床报警失效。

这些原因在跌倒事件的发生上起到了最大的影响，应该最先被针对性的处理，可能可以避免80%的跌倒事件。

在详查事件报告并与参与者和模拟工作人员深入交谈之后，可以得到一系列的跌倒原因。把频率和累计百分比输入到数据库后，就可以生成具体的图表。图1-5-7中的图表确定了患者跌倒的五个原因。绿线是跌倒的累计百分比，红线则表示80%的区域。图1-5-8表明，电线（模拟人线、设备线等）

框1-5-6

模拟中心案例

学员为什么倒下？ 因为他们在湿地板上滑倒。

为什么地板是湿的？ 因为工作人员在模拟教室内为模拟人的液体储存器充水。

为什么在模拟教室内为模拟人的液体储存器充水？ 由于准备区域太远，场景之间切换的时间很短。

为什么场景之间切换的时间这么有限？ 因为课程安排紧密。

为什么课程安排得如此紧密？ 因为课程安排者不知道模拟技术人员的假期安排。

为什么课程安排者没有意识到假期安排？

需要继续的进一步质疑，并发现其他的原因。

框1-5-7

医院案例

患者为什么摔倒？ 因为他在没有帮助的情况下下床。

为什么患者没有帮助就下床？ 因为工作人员没有响应呼叫铃。

为什么工作人员不对呼叫铃进行响应？ 因为没有听到呼叫铃。

为什么听不到呼叫铃？ 因为护理站没有工作人员。

为什么护理站没有工作人员？ 因为病区协调员正在休息，护理助理正在其他房间忙碌。

为什么所有员工都忙于其他活动？ 因为病区工作紧张，人员配置不理想。

为什么员工配置不理想？ 由于部分工作人员正在休假，名册也没有足够的临时工可以联系。

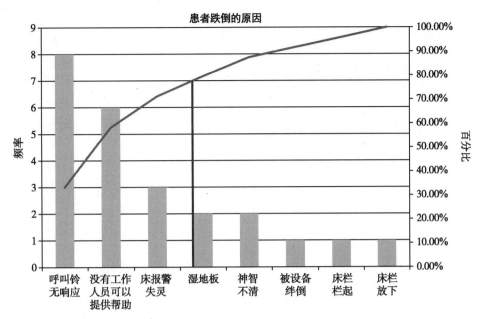

图 1-5-7　帕累托图：患者跌倒的原因

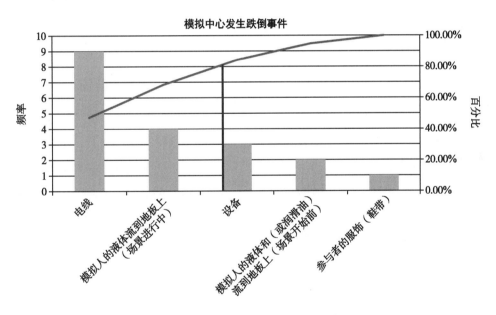

图 1-5-8　帕累托图：在模拟中心跌倒

是参与者在模拟中心绊倒和跌倒的主要原因。在一个模拟场景中从模拟人上流出的液体（血液、汗液等）增加了跌倒的次数，但与导线的增加程度不相同。因此，针对致参与者跌倒的这一小原因的改进可能不会对跌倒的总数有显著的影响。但最终的目标是零跌倒，在时间允许的前提下，所有的原因都应该得到解决。

帕累托图允许员工根据数据优先安排他们的行动。但是，也必须考虑到伤害的严重程度。如果在模拟中心被电线绊倒的九名人员都没有受伤，但在场景开始前因为液体而滑倒的一名参与者受了非常严重的伤，则可能会引起注意导致此严重伤害的原因以防止其再次发生。

完美风暴

另一种识别事件的潜在根本原因的方法是"**完美风暴**"。完美的风暴从我们最想避免的情景开始。比如在我们的例子中，就是一个患者或参与者的跌倒，类似于图 1-5-9 和图 1-5-10 的图表可以用来记录所有将触发事件的行为。

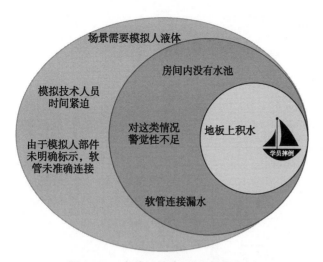

图 1-5-9　完美风暴法:患者跌倒案例

　　由于这种方法使我们迫使思考导致不幸事件的必要元素,首先列出我们想要达到的结果——在这个案例里,一个患者跌倒了。然后,列出为确保事件发生,我们要做的所有事情,比如确保病人已经起床、没有穿袜子、地板是湿滑的等等。在头脑风暴所有可能性后,根据这些原因与最终结果关系的远近将其分组排列。图表完成后,即可以显示潜在的问题。这种方法对于尚未发生或发生频率不高的事件特别有用,但仍需要加以解决。

计划 - 执行 - 检查 - 行动(PDCA)/ 计划 - 执行 - 学习 - 行动(PDSA)

　　Walter A. Shewhart 在其 1939 年的《质量控制角度的统计方法》一书中首先讨论了"计划(Plan) - 执行(Do) - 检查(Study/check) - 行动(Act)"(PDCA)的概念。后来,由 Shewart 的门徒 Deming 倡导建立一种系统性的问题解决方法,普及推广了现在广泛认可的持续改进四步法(Best 及 Neuhauser, 2006)。Deming 将其称为 PDSA 环或 Shewart 环,日本人称之为戴明环,也称 PDCA 环或戴明轮。无论叫什么,该方法的目的是不断评估和改进系统。该模型可用于几乎任何事件的持续改进,它包含如下四个连续的步骤:

计划	制定一个改善过程质量的计划
执行	小规模地执行计划
学习 / 检查	评估反馈以确认或调整计划
行动	使计划生效或研究调整

　　IHI 有一个 PDSA 的模板,可以从他们的网站下载(IHI.org)。这个模板提供了一个解决问题的简单、直接的方法。即使是在一天内利用一名患者

和一名工作人员进行微小改动的测试,都可以提供有价值的信息,从而推动整个系统的改进。

　　模拟是改善患者结局的过程改进策略的重要组成部分。图 1-5-11 展示了 PDSA 流程如何与模拟教学相结合。框 1-5-8 和框 1-5-9 描述了这种适应如何成为质量改进活动的一部分。

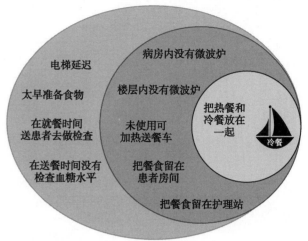

图 1-5-10　完美风暴法:冷食案例

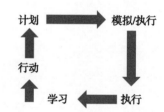

图 1-5-11　PDSA 工作表:模拟中心案例

六西格玛

　　鉴于精益的优势在于提供一套可靠的技术来消除浪费,六西格玛在定量分析的基础上提供了一套结构化的方法来实施和维持各项举措。精益和六西格玛在推动过程的改进上相辅相成,并且通常被一同用于在质量程序中。用于流程改进的标准六西格玛方法被称为 DMAIC 过程,每个缩写分别代表以下步骤:

　　定义(Define)根据"客户的声音"(即患者最重视什么)来确定什么是最重要的待解决问题。

　　测量(Measure)对于由客户声音所确立的目标流程,如未能达到要求,衡量其当前的绩效。

　　分析(Analyze)分析流程以找到因果关系(即独立或决策变量如何影响非独立或绩效变量)。

　　改进(Improve)通过找到实现所需性能的最佳解决方案来改进流程,然后实施这些解决方案(这

框1-5-8

模拟中心案例

计划——在工作人员或学生进入现场之前，制定和更新房间准备核对清单，并确保液体被正确放置在有标识的容器中。

执行——将核对清单执行一个月。

学习/检查——分析核对清单以查看是否所有部分正在完成中。

行动——根据需要对核对清单或流程进行必要的修改。如果完成率为100%，并且员工认为该文件有帮助，可以考虑将其永久化，从而添加到系统中。

框1-5-9

医院案例

计划——在模拟教学工作人员的协助下，根据预防跌倒指南开发跌倒场景，并由受影响的病区工作人员参与测试其效能。

执行——在模拟中心执行跌倒场景。让所有员工参与模拟。

学习/检查——分析员工表现结果并评估知识差距。

行动——在发现有缺陷的领域进行模拟，然后重新测试，以加强员工的教育。如果存在重大缺陷，应考虑对所有员工进行教育和测试。

就是精益解决方案的起点）。

控制（Control）通过监控和反馈机制来控制已实施的流程改进。

DMAIC 过程作为客观和定量评估解决方案的手段，理应成为持续改进中被反复循环的一部分。

正如复杂的系统限制了人脑所能考虑的不同选项的数量一样，它同样限制了定量评估解决方案提案的影响的能力。这使选择变得困难，迫使人们依赖于对最终表现进行猜测，或者由意志坚定的人来做决定。

相较于依靠主观意见，模拟对绩效的改进提供客观、准确的估计。例如，当提议应用新的设备时，模拟能够提供可以确定能使用（和误用）的装置，可以在应用于患者之前就减少潜在的差错（图1-5-12）。

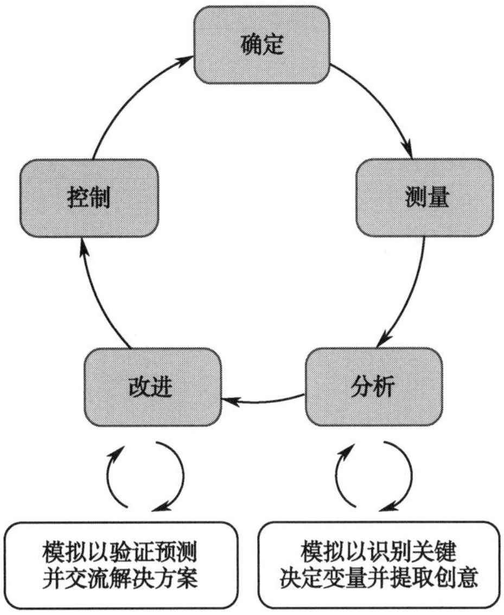

我需要做些什么来改进

将这些工具纳入模拟教学是确保高质量、安全学习的重要一步。与医疗保健服务领域相同，模拟教学管理人员和教育工作者应向其管理部门报告其质量和安全数据。采用持续质量改进可以帮助确保流程在整个机构内得到同质化的应用。当出现问题时，可以利用绩效改进工具来确定改进的机会。公开报告不符合标准的质量数据几乎没有什么好处或比较的意义，因此，应该推行学习者对模拟中心及其教育的看法的标准化评估，以便于将这些评估在模拟教学中心之间进行公开报告和比较。

评价机制之间的差异限制了比较的进行，因此无法确定可接受性的基准。当然，在同一个模拟中心内，一贯地使用同一评估工具可以随着时间的推移，研究学期之间的变化，但是如果与其他模拟项目相比，则可比性不高。

Berwick 曾经说过这样的话："每个系统的设计都是为了完美地得到它所实现的结果"（Berwick，

图1-5-12　PDSA工作表：医院案例

1996），这意味着如果每年在模拟中心有四个学习者滑倒，那么现行的系统就是为了发生这样的事而设计的。只有对体系进行重组，才会有不同的结果。

重组系统需要调查事件并带领团队落实新的系统。如果回顾模拟中心的案例，根本原因分析调查可能揭示学习者在场景中跌倒的多种原因。这些原因包括工作压力（很多天连续上很多课）、人员可用性（由于休假造成的人员紧缺）、政策和流程（场景内设备过满）、沟通问题（技术人员与教师之间）、时间压力（场景之间、装扮与模拟之间的时间限制）、环境（地板没有排水或地板选择不良），以及学习者没有穿着合适的鞋子。这只是参与者受伤的一部分潜在原因。

此时，彼地：如何继续改进或者保持我现有的成果？

质量改进活动能有持久的效果是至关重要的。很多员工会说，这些举措就是这个机构里的"一阵风"，随着公司领导层的变化，那些要求员工做的事情也就过去了。这在模拟中心和住院环境中，令改变的发生变得异常困难。然而，在发起新的持续质量改进时，如果有适当的管理，工作人员是可能理解这些举措的，并能够找到让他们在特定环境中"坚持"的方法。领导确保工作人员不会不知所措，并确保这些举措能迎合他们的个体需求是至关重要的。在医疗保健领域，我们经常没有足够的时间停下来去注意已经取得的改善。庆祝已取得的成功是很必要的，因为它可以使人们保持积极性并专注于期望的结果。一句简单的"谢谢"可以起到很大的鼓励作用。

成为医疗保健模拟协会（Society for Simulation in Healthcare，SSH）认证的模拟项目是许多中心的目标。要成为以质量为基础的优秀中心有很多标准。在整个核心标准中，有很多要求希望对质量监控和改进活动有书面计划，有系统、全面和持续质量改进及绩效改进的历史。系统综合认证标准规定，那些希望得到认可的模拟项目必须"作为一个综合性机构的安全、质量及风险管理资源，使用系统工程原理并确保双向反馈以实现企业级目标，并提高医疗照护工作质量"（医疗保健模拟协会，2012）。那些获得认证的中心在创评的各个阶段中努力完善工作记录是其成功的关键。

前面提到的住院案例场景提供了一个很好的例子，说明模拟中心如何能够/应该与组织协助改进流程。模拟中心与他们的住院部搭档一起协作，

以提供一种持续改进的工具是很有必要的。模拟中心主任以及根本原因分析的参与者们需要成为绩效改进委员会的一部分。质量和持续绩效改进是一个成功模拟程序的基石。

总结

持续质量改进活动可以改进模拟的实施，使工作人员能够对模拟中心发生的不良事件作出反应，并有可能预防危险情况发生。熟悉上面所提及的持续质量改进概念还有利于参与模拟人员被整合到医疗系统中。模拟中心可以用来识别现实临床不良事件的根本原因，若主动运用可识别潜在的系统或设备故障，并制定相关措施计划以预防未来的不良事件。模拟的效用不仅包括临床及人际技能，还包括识别和响应系统故障，努力提高医疗照护的质量及安全性。

考虑到医疗保健服务提供者——特别是那些参与模拟的人——的重要性，理解质量和风险的基本原则再强调也不为过。通过了解分析和提高质量的方法，我们每个人都可以帮助那些接受我们医疗照护服务的患者，使医疗照护变得更加安全。

参考文献

Agency for Healthcare Research and Quality. (n.d.). *Patient safety network glossary.* Retrieved from http://www.psnet.ahrq.gov/glossary.aspx#J

Berwick, D. (1996). A primer on leading the improvement of systems. *BMJ (Clinical research ed.), 312,* 619–622.

Best, M., & Neuhauser, D. (2005). W Edwards Deming: Father of quality management, patient and composer. *Quality and Safety in Health Care, 14*(4), 310–312. doi:10.1136/qshc.2005.015289

Best, M., & Neuhauser, D. (2006). Joseph Juran: Overcoming resistance to organizational change. *Quality and Safety in Health Care, 15*(5), 380–382. doi:10.1136/qshc.2006.020016

Goodman, J. C., Villarreal, P., & Jones, B. (2011). The social cost of adverse medical events, and what we can do about it. *Health Affairs, 30*(4), 590–595. doi:10.1377/hlthaff.2010.1256

Institute of Medicine. (2001). *Crossing the quality chasm: A new health system for the 21st century.* Washington, DC: National Academy Press.

Kohn, L. T., Corrigan, J., & Donaldson, M. S. (2000). *To err is human: Building a safer health system.* Washington, DC: National Academy Press.

Leape, L. (2000, January 25). *Testimony, United States Congress, United States Senate Subcommittee on Labor, Health and Human Services, and Education.*

Leape, L. L., Lawthers, A. G., Brennan, T. A., & Johnson, W. G. (1993). Preventing medical injury. *QRB. Quality Review Bulletin, 19*(5), 144–149.

Marx, D. (2001, April 17). *Patient safety and the "Just Culture": A primer for health care executives.* New York, NY: Columbia University and University of Texas Southwestern Medical Center in Dallas.

Neuhauser, D. (2002). Heroes and martyrs of quality and safety: Ernest Amory Codman MD. *Quality and Safety in Health Care, 11*(1), 104–105. doi:10.1136/qhc.11.1.104.

Ohno, T. (1988). *Toyota production system (p. 58).* New York, NY: Productivity Press.

Society for Simulation in Healthcare. (2012). *Accreditation standards.* Retreived from http://ssih.org/uploads/committees/2012%20Accreditation%20Standards39.pdf

Tennant, G. (2001). *Six sigma: SPC and TQM in manufacturing and services (p. 6).* Hampshire, England: Gower.

第 2 章

不同类型的模拟项目

第一节

创建一个成功的模拟项目基本构架

Sara Kim, PhD, Wendy Hewitt, BSEE, Janine A. Buis, RN, BSN, BSHCA, MBA; Brian K. Ross, MD, PhD

作者简介

SARA KIM 是华盛顿大学医学院模拟和跨学科研究所（Institute for Simulation and Interprofessional Studies，ISIS）教学创新与战略规划项目的主任。她引领了多项举措，以提升 ISIS 的运营、培训和研究能力，并实施地方、区域国家的推广计划，以创建及维系丰富的模拟教学和研究领域合作伙伴网络。她作为一名活跃的研究者，主要致力于提高跨学科团队的沟通技巧。

WENDY HEWITT 是缅因州医学中心 Hannaford 安全、创新和模拟中心医学教育部的运营经理。自 2010 年中心创办以来，她就一直领导 Hannaford 模拟中心的战略和运营工作，包括在模拟治理委员会中担任领导职务，并成为模拟协会医疗主管特别兴趣小组的活跃成员。她主导 Hannaford 模拟中心成功完成了两次改组工作。

JANINE A. BUIS 是社区健康教育和模拟中心、护理教育服务，以及系统性学习管理体系的管理者。她在医院和社区管理、传授了多项工作。Janine 促进了多个医疗组织间的交流合作，为教育工作者、医疗保健人员和社区成员提供教育机会。她还协助了教育工作者和临床医务人员的职业发展。

BRIAN K. ROSS 是华盛顿大学医学院 ISIS 的执行主任。Ross 在 1994 年建立了华盛顿大学医学院（School of Medicine，SOM）第一个医学模拟中心，隶属于麻醉学系。自此以后，他一直是 SOM 中所有主要模拟活动的倡导者和领头人。

致谢：来自于宾夕法尼亚州匹兹堡大学模拟教学研究所的 Peter M. Wiser

摘要

本章节主要目的是如何阐述模拟项目的任务陈述与目标陈述，用于指导组织结构、管理体制和人员编制的设计，并作为项目或制度的使命与愿景。模拟基本构架在与模拟项目的战略导向始终保持一致时，可以推进组织的使命与愿景。相反，如果基本构架有所偏差，使命与愿景就会失去核心重点，从而导致创新机会错失，资源和人力部署的效率低下，以及员工士气低落。在本章节中，列举了三个模拟程序的基本组织模型示例，这些模型都需要采用不同构架来实现其使命与和愿景：①侧重于住院医师、临床医务人员和医学生培训的项目；②侧重于患者安全、质量、培训和研究目的的项目；③侧重于社区推广包括护理培训项目和 K-12 的项目。每个模型部分都有关于角色和责任的说明。结论部分为模拟项目负责人提出了一系列建议，包括如何创建新的实体，回顾和／或构建一个已有的实体；或担任其他内部和外部组织的顾问。

案例

这是 Kay 作为运营主管在新模拟中心上班的第一天，她与 4 个新员工的首次会议刚刚结束。下一步工作是和高层领导以及多个内部利益相关部门开会。她在思考以下几个问题：

　　1．新模拟中心的目的是什么？

　　2．与中心项目活动有关的利益相关者是谁？

　　3．短期和长期目标是什么？

　　4．我们的客户是谁？

　　5．可供我支配的资源有哪些？如员工、资产（资本金，运营资金）、设备／空间？

　　6．我可以依靠医院的哪些基础设施，如营销、工资总支出、人力资源、效益或福利？

　　这些都是非常基本的问题，是每个新企业需要问自己的问题，模拟中心也不例外。坦率地说，在 Kay 的心中模拟中心是处于起步阶段的企业，所有问题都需要一一回答。幸运的是，Kay 的领导层已经建立了卓越的企业计划和战略计划（见第 4 章第四节和第 5 章第三节）。很多时候，实际情况并非如此，许多新的运营主管并没有明确的用于管理模拟中心的计划。此时，先制定一套基础计划，然后才能开始模拟中心运营。

　　为模拟中心制订计划的过程中，Kay 的领导层花时间研究了国内和国际上多个模拟中心，发现了一些共同的基本原则，但是每个中心都会被实际情况和需求所驱动。他们回顾了领导层访谈，收集与前述问题有关的、重要的基本数据。他们试图解决一个关键问题是如何准确配置模拟中心的运营组成，包括决定机构的管理、设计机构的图表，以及员工各自的角色、责任和职务说明。

　　由于在 Kay 到来之前她接管的团队就已成形，因此她的第一个挑战是了解每一个员工，评估他们的强项和弱点，并根据职务说明和目前组织结构进行差距分析。之后她将按照使命与愿景定义的内容，回顾中心的总体说明、目的，特别是关于团队能力可达到的深度和广度。她需要回答以下问题："我是否正确发挥了员工的才能？""模拟中心的每个人是否都被安排在合适的位置上？""如果不是，需要如何尽快做出调整？"作为模拟中心的领导，Kay 有责任评估出模拟中心与其他部门的差距，并找出缩小差距的最佳方案。

引言，背景和意义

　　影响模拟项目成功实施的因素有很多。包括人员构成和技术基础构架，如领导层的认可、有组织的管理、稳定的资金来源，以及合理的安排管理人员和技术人员，他们影响着一个模拟中心的教育、研究、患者安全和质量等使命（Kim 等人，2011）。"基础构架"的通用定义一般包含了能使项目取得成功的必要成分。模拟项目构架的基石是有才华的团队，使项目生动有趣。为了培养成功的团队，需要一开始就清楚地规划出符合目标的项目需求和重要资源。与模拟项目的战略导向始终保持一致的模拟基本构架可以推进组织的使命与愿景。相反，如果基本构架有所偏差，使命与愿景就会丢失核心焦点，导致创新机遇的错失，资源和人力部署的效率低下，以及员工士气低落。本章节阐述了不同的模拟项目任务与目标是如何推动组织结构的发展，指导管理体系和员工模式的建立，以模拟项目的使命与愿景。

　　回顾促进模拟项目基本构架计划的关键要素，以提供一个平台，了解使命引导和愿景引导的组织结构的需求。既定义了终极目标，又指出如何完成目标的总计划，是一份"目标"和"方法"的总结。在战略计划中通常能看到组织所做的任务陈述与目标陈述（见第 5 章第三节）。相比之下，商业计划是比较现实灵活的文件，可以根据市场和经济压力以及商情变动而进行改变。商业计划概述了更多的日常运营细节（见第 4 章第四节），而战略计划则描述了达成目标的最佳方法。

　　重要的是不要混淆愿景和使命的概念。有时二者可互换使用，但事实上它们却大为不同。愿景总结了目标达成后"想要去哪儿／做什么"，例如，一个组织可以把自己的愿景设为要"终结世界饥荒"。

　　使命简要描述了如何实现愿景的方法。它回

答的问题是"我们为什么存在？"在上面的例子中，使命需要反映"如何"实现愿景，比如"授人以鱼，并授人以渔"。

基本构架计划的内容来自于战略计划，与机构的使命与愿景陈述结合在一起。作为设计项目基础构架的领导者，他（她）需要确定与成功密切相关的关键元素。即他（她）应该实事求是，确认基本构架中最重要的部分，因为没有这些组成部分，就可能不足以实现项目的核心使命。

每个机构都有报告体系和管理体系模型。模拟项目将附设于组织的报告体系，后者又建立在该组织商业模型的基础上。管理模拟项目的运营预案、战略计划和资本投资的任务需要通过报告体系上传。然而，也需要有与模拟项目内部结构保持一致的二级管理，其中部分来源于上面提到的结构，有必要让模拟项目的"影响者"和"利益相关者/股东"的意见可以表达出来。此外，随着项目的成熟，组织中所有高级领导阶层的团结协作，提供战略引导是非常重要的。模拟项目就像在各种服务需求的汪洋大海上航行，领导阶层可以作为船舵和罗盘提供指引。他们共同为项目建立政策和项目以筛选需求，管理困难的预算问题，以及优化项目的商业机遇。

为了让这个流程更加清晰，我们用 3 个实例展示不同类型的组织是如何应用这个模型的。首先列出机构的大体情况，确定它们的环境设置、客户，陈述使命与愿景。接下来就是详细描述每个机构是如何使它们的任务陈述与各自的组织图表设计保持一致的。

方法

我们选择了 3 个模拟项目展示独特和多变的组织模型，用以说明将模拟项目的使命、愿景与基础构架、人员调配保持一致的至关重要性。第一个模型描述的模拟项目发生在一个较大的社区医院和三级护理中心，该机构的任务是支持医学研究以及住院医师、临床医务人员和医学生的教育培训。第二个模型代表了一类负责患者安全、质量、培训和研究任务的学术型医学中心，其主要人员包括住院医师、执业医师和多学科成员。第三个模型的模拟项目是基于社区的医学中心，其主要的任务是社区推广，包括护士培训项目、K-12，以及提供模拟培训机会以支持医院教育。这些模型源自作者目前的工作机构，可以充分反映多样性模型和协同组织结构，并强调本章节的重点。

下面展示的每个模拟模型的描述，都特别强调了演变中的使命与愿景是如何影响组织结构和员工需求。在分析时，每个模型分别从三个部分来做对比。第一部分对每个项目、项目的设施进行总的概述，第二部分概括每个项目的现有愿景与使命陈述，第三部分描述和讨论支持这些项目的管理体系和组织结构。

举例 1

> **Hannaford 安全、创新和模拟中心——以教育为中心的使命与愿景**

A. **环境设置：** 缅因州大型医院（600 余张床位，6 000 余名员工），具备首选转诊和三级护理能力。Hannaford 模拟中心在一家康复医院的整个三层楼，距离医院本部 1.8 英里（约 3 公立），并设有专用的模拟厢型车可以进行现场或场外的模拟事件。

B. **客户：** 本科生医学教育（Undergraduate Medical Education，UME）项目，研究生医学教育（Graduate Medical Education，GME）项目，继续医学教育（Continuing Medical Education，CME）项目，护理系、主治医师和临床辅助人员、附属医院，以及州里其他机构。

C. **主要资金来源：** 大部分资金直接来源于医院。Hannaford 模拟中心也在寻找其他资金来源，包括捐赠、基金、对非医院机构授课时收取费用。

D. **愿景陈述：** "缅因医学中心的 Hannaford 安全、创新和模拟中心，将致力于成为一家备受推崇的、获得国家认可的多学科教学中心。通过精细的模拟技术和教学实践，我们将提高全院甚至整个缅因州的护理质量和患者安全。该中心通过将提供一个安全的、侧重于学员和患者导向的环境，促进将模拟纳入所有医疗保健人员的培训中。并且通过积极参与基于模拟仿真的研究，成为探索与传播医学教育和临床护理最高标准的实验室。我们要成为本区域有特色的医疗保健与教育机构。"

E. **使命陈述：** "我们的使命是在安全、互动和可转变的环境中，通过将前沿的模拟技术和教学实践整合入教学培训中，探索和推进模拟中心和整个地区的优质、安全和高效的患者护理。"

F. **组织管理:** 医院有 11 个专科, 19 项研究生医学教育认证委员会(Accreditation Council for Graduate Medical Education, ACGME)认证项目, 承担 240 名住院医师的教学工作。此外, 在 2009 年缅因医学中心(Maine Medical Center, MMC)与塔夫斯大学医学院(Tufts University School of Medicine, TUSM)建立了医学教育合作伙伴关系, 成立了一个名为"TUSM-MMC 缅因跟踪项目"的教育项目。项目每年培训 36 名学生, 提供侧重于农村教育的独特课程。学生们前 2 年大部分时间在波士顿校区度过, 剩下的教育在 MMC 和缅因州其他医院及社区完成。

组织上最终决定新的 Hannaford 模拟中心设在医学教育系内, 通过医学和学术事务处进行上报(图 2-1-1)。

模拟中心应该有自己独特的愿景与使命, 所产生的潜在积极影响不仅在医院内部还在社区、地区以及整个州。

图 2-1-2 列出了 MMC 与专业委员会(成立于第一年以帮助指导中心度过初始的各种挑战)内首要举措的组合。

● **模拟管理委员会。** 此委员会负责回顾和监督进行中的模拟相关的运营目标、费用、计划和开发活动, 优化 Hannaford 中心所有活动和项目的花费(运营和资本预算)。委员会可以确保主要的受众、医院和大社区的需求在模拟中心运营能力范围内得到评估和处理。

● **模拟教育与研究委员会。** 此委员会由医院各院系中从事模拟教学的优秀教职人员组成。委员会承担的责任为:
   ◎ 开发有院系特色的模拟课程。
   ◎ 开发所有院系可以接受的共同课程。
   ◎ 根据实验室相关的培训仪器设备进行评估和推荐。
   ◎ 开发与模拟环境相关的临床、教学研究计划。

● **本科生医学教育委员会。** 此委员会成员由课程总监(第 4 年见习, 基础课程)组成, 包括来自 TUSM 的高年资教师, 来自缅因州其他合作机构的临床主任, GME 项目主任, 来自 Hannaford 模拟中心的护理部、管理部和教育人员(护理教育人员和标准化患者教育人员)。委员会负责回顾和审查创新想法与 TUSM-MMC 课程收到的改革建议, 以确保项目满足 Tufts 课程需要的所有课程元素。

● **地区研究联盟。** 2011 年 Hannaford 模拟中心率先与东北地区其他模拟中心合作成立了一个区域研究联盟。北新英格兰模拟教学和研究联盟(Northern New England Simulation Education and Research Consortium, NNESERC), 由来自该地区优秀的医疗保健教育中心的临床工作者和教育人员组成, 他们自发地组织在一起, 目的是提高针对所有医疗从业者的模拟医学教育的质量和效率, 以及推进优质的健康教育

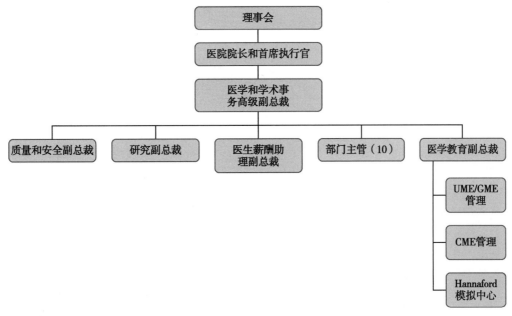

图 2-1-1 Hannaford 模拟中心的组织报告结构

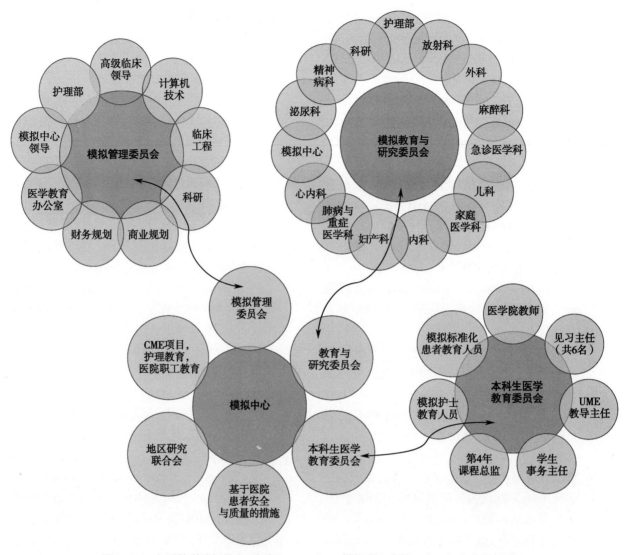

图 2-1-2   主要的利益相关者、客户和 Hannaford 模拟中心在第一个 2 年内发展的项目

实效研究事业的进一步发展。NNESERC 的使命是通过参加联盟的各模拟中心的努力，采用包括加强合作、传播信息、科研协作、分享教学项目，以及开发培训检测的标准化方法等手段，为医疗保健服务提供质量和安全保障。联合会的终极目标是，以最经济、最符合成本效益的方式将医疗保健教育中最先进的技术和患者预后的改善、更安全的护理服务结合起来。（如需更多 NNESERC 相关信息，请访问网站 www.nneserc.org）

G. 人员部门模型：为支持机构日常运营，2010年 Hannaford 模拟中心制定的原始组织图包括以下角色：模拟医学主任（0.5FTE）、运营主管（1.0FTE）、护士教育人员（1.0FTE）、模拟行政协调员（1.0FTE）、首席模拟专家（1.0FTE）、模拟专家（2.0FTE）、IT 分析师

（1.0FTE）、标准化患者教育人员（1.0FTE），总共为 8.5FTE（Full-time equivalents，全职等效人数）。核心角色的简要工作说明如下：

- **模拟医学主任**（0.5FTE）—他（她）应该是一位临床专业人员，最好是医学博士。既要展现出对模拟工作的热情，又要具有临床一线工作经验。作为基于模拟教育和研究的梦想家和传道者，不管是政治黑暗的小巷还是明亮的董事会会议室，都能驾驭。

- **护士教育人员**（1.0FTE）—此角色对于开发和传达合理的临床高保真情景与技能事件至关重要。护士教育人员负责与部门项目主任和教职人员合作，指导他们开发自己的模拟案例。此角色还是为中心协调和安排高保真度与技术的焦点，通过与模拟团队的成员密切合作以确保各项资源（人员、设备和空间）安

全到位。我们从医院内的注册护士（registered nurse, RN）中开始寻找合适人选，然后挑选对提高教学和临床专长充满热情而且了解组织管理规范的人员。最理想的人选是在医院里已经从事基础和高级生命支持的指导工作，而且很可能是基于单位的教育人员。其还需对学习新技术充满热情，并以开放的态度运用新颖有创造力的方法教育学习对象。

● **信息技术（information technology, IT）分析师**（1.0FTE）—要说这个职位最初受到了明显的排斥其实是一种保守说法。许多利益相关者在组建过程中极力反对这个角色，坚持认为所有的 IT 人员应该隶属于医院的 IT 企业组织。团队成员知晓这项新启动的业务需要挑战新技术的极限，而且基本构架并不能像企业制度一样在全院开展起来。仿真中心在设计上是独一无二的，因此需要对广泛的技术问题提供即时支持。最终达成共识，医院的 IT 部门无法保证模拟中心所需的支持和关注水平，将这个职位放在中心的组织结构中是做出的最佳决定之一。

IT 分析师有很多任务：维护中心的全部硬件或软件，包括视频会议系统、视听、记录和调度系统、IT 服务器机房、内置高清投影仪系统，以及所有的电脑相关的设备［笔记本电脑、Windows 和 Macintosh 操作系统（operating system, OS）桌面］、苹果平板电脑、多合一设备、模拟人笔记本电脑，以上仅仅列举了其中一小部分。建议选用内部员工担任此职务，因为如果想要有个成功的开始，他（她）就需要与医院 IT 部门有着密切的工作关系。工作中很大一部分内容可能依赖于有关医院企业环境（如 wifi 系统、故障转移系统等）的实时支持。他（她）可能还需要具备解决难题和排除故障的能力。在模拟中心建立初期可能会用到这些能力，并在日后逐步得到提高和重塑。此角色也可能要建立和维护数据库，与供应商打交道（获取报价、创建目标的性能、询问报价、开发、执行、验证测试计划等），然后在商品中标后继续监督工作），作为技术专家支持外网和内网运行（内联网与互联网）。他（她）也需要较强的项目管理能力，因为很多挑战都要求团队成员合作完成（内部和外部技术性资源）。

● **首席模拟专家**（1.0FTE）—理想状态下，此角色应该是具有多年实践经验的模拟专家，曾操作过多种类型模拟人、任务训练器等。首席模拟专家应该有多年运营高保真度模拟项目的经历，精通开发和演示临床情景的全部过程，能够与临床医生和其他临床工作人员和谐共事。此外，此角色应能熟练操作控制室，熟悉多种版本的电脑和软件，非常熟悉视听世界。最好由注册护士或呼吸治疗师来担任这个角色，至少他（她）需要有做急救医疗人员（emergency medical technician, EMT）的经历。

雇佣策略是让此人指导两名模拟专家，并迅速让他们可以在高保真度与技巧领域工作。目的是为了帮助学习人员暂时脱离现实、把学到的经验运用于高保真的模拟情景中。首席模拟专家是建立专家模拟团队的基石，可以运行所有的高保真事件并支撑所有的技术相关培训。此角色的工作还包括安排模拟设备的定期维护（preventive maintenance, PM）计划，建立全面的存货清单管理系统，为高保真度与技术相关事件规划年度运营预算。掌握预测和追踪的方法很重要，比如预测模拟设备何时需要 OS 升级和固件或硬件升级，追踪设备的使用情况并预测何时需要维修或更换零部件（如橡胶材料即使不使用也会随着时间降解）。某一材料的预期寿命是多久？常被针刺的任务训练器最终会根据针刺的次数而到达其使用寿命，其无法维修的阈值是什么呢？此角色负责追踪实验室里所有设备的使用寿命，制定年度预算计划，包括更换维修设备，追踪和管理所有服务合同和保修单，建立内部追踪系统用于管理一次性医疗用品。

● **模拟专家**（2.0FTE）—最初雇用模拟专家是根据他们的临床专业知识决定的，我们预想从医院内部员工中挑选人选。他们需要来自手术室和重症监护室的专家，这些专家本能上就知道如何布置一个特殊的临床场景，内部需要摆放哪些常用医疗用品及其原因，如何轻松地操作所有临床设备、建立完善的院内网络。一旦入选，模拟专家会按照首席模拟专家开发的强势交叉培训计划接受首席模拟专家的培训，而首席模拟专家也反过来接受模拟专家有关临床环境内部运作的培训。

模拟项目程序

Chad A. Epps, MD; Penni I. Watts, MSN, RN, CHSE

在繁忙的模拟项目中，有效的程序对项目的高效运营非常关键。内容包括安排项目资源（教育人员、技术人员、设备）、课程、培训对象，甚至是参观人员。设计程序的框架可能非常耗时，但如果做的好可以节约项目的时间、减轻矛盾，甚至减少开支。开发程序框架时，项目应该考虑的因素有课程负担、学习者的能力、空间、设备，以及员工需求（教育人员、技术人员等）。应该确保程序框架适合项目的运营时间，并可以灵活机动（如有需要）以满足常规运营安排外的需求。

模拟项目经常低估用于课程设置和分解所需的时间和资源（人力）。需要仔细考虑确保这些必要活动都已经恰当地纳入程序框架中。此外，成功的模拟项目通常能在没有模拟活动时倒转或反转几天或几周，以确保在合适的时间进行中心维护、团队聚会、专业发展，等等。一旦设计好程序的框架，就应该进行发布、更新、调整，并监控反馈考虑是否需要修改框架。

很多程序的解决方案可用于满足模拟项目的需求。经常能在 Outlook 或 googole 上找到简易日历等程序以满足小项目的运行。但随着项目的发展，需求会不可避免地超出简单的解决方案的范畴，因此花费时间研究可扩展的解决方案是明智的选择。也有专门为模拟项目设计的程序系统，而其他系统在应用时就比较具有通用性。与大的组织机构有关联的模拟项目可能会极大得益于已有的程序系统，即使此系统并不是专门为模拟项目而设计。这些系统有时受限于能力不能专门追踪模拟资源，但也许可以在改进后满足基本的需求。在大的组织机构中使用这些系统所节约的成本，可能远超过系统的其他缺陷。

专为模拟项目设计的先进的企业解决方案，在复杂性和针对模拟的专一性上差别很大。应该考虑以下的影响因素：

1. 目前是哪一种类型的模拟项目？有些程序系统适用于标准化患者项目，而其他的更适合基于模拟人或团队的模拟项目。

2. 学习人员和教育人员如何进入系统？在事件中学习人员和教育人员都会进入程序系统，项目应考虑让他们如何进行注册。有些系统允许自行注册，要求使用者记住一个额外的登录帐号密码，而其他系统提供 LDAP 整合表格，授权使用者使用机构中已经分配好的注册账号密码。

3. 安排事件的流程是什么样子的？删除事件的程序可能是一个问题，特别是在同时安排资源与事件（模拟器、员工、设备等）时。有的程序系统，特别是有网页或云界面的系统，很容易操作。有些界面需要费时地一系列"点击"，用以安排涉及很多资源的事件。程序系统中需要做到的一点是免除再次指派课程或免除复制粘贴课程。

4. 你想要让公众看到程序吗？有些程序系统拥有面对公众的界面和日历，有些系统没有。如果项目有很多的网页且日历各自不同，建议程序系统具有合并多个程序和资源利用的能力，成为一个组织化的总日历。

5. 如何将学习人员指定到课程中？假设一个项目在使用程序解决方案来处理空间安排以外的问题，应该为学员的课程增加流程之类的内容。有些系统允许学习人员自行注册课程，而其他系统要求学习人员"登门到访"，通过管理员注册课程。后者需要更多的管理支持。如果学习人员使用自助注册课程，你需要保证引导学习人员通过简易的途径进入合适的课程，或至少可以轻松地查询日历。

6. 价格体系如何？有些程序系统要求预先付款，而其他系统按年度收费。项目需要考虑系统是否根据使用者人数调整价格，是否在购买许可证以外增加维护费用。

7. 哪些资源可以追踪？如何追踪？有些项目仅对安排空间（房间）感兴趣，而其他项目要追踪模拟器、任务培训器、技术人员、教育人员、学习人员等（使用）情况。同样，如果项目期望追踪更高层次的资源利用（如客户或部门追踪），就需要增加新的功能。

8. 你的项目需要哪一类型的通知系统？程序解决方案通常包含了通知学习人员和导师指定的项目、地点、变化等。研究用于项目使用者的通知系统的级别很重要，或者开发内部提醒的流程，确保程序解决方案是否具有合适的通知能力。

9. 管理系统需要员工付出多少精力？有些系统要求系统管理员的大量工作，而其他系统依赖于使用者（学习人员和教育人员）管理内容及安排日程。

10. 你想作为"早期尝试者"吗？目前可用的针对模拟程序的许多企业解决方案和项目管理方案尚处在初期阶段。在和供应商打交道时需要极大的耐心。此时最好避免签署长期协议以免供应商不能提供符合项目需要的商品。

11. 有无超过程序范围的管理需求？不少可用的企业解决方案的能力远远超过程序的需求；

这些能力可能会包含在费用内，但通常情况下购买模块需要支付额外费用。期望有课程评价或项目评价、学习人员评估、模拟内容管理、和/或数字记录等附加功能的项目，应该研究以上这些选项是否可用。

12. 怎样生成报告？你是否依赖你的程序系统计算学习人员的使用率？学习人员的经验？教职工？学习项目？需要怎样的精确度？你是否依赖这些报告决定你的资金来源如何使用？有些程序系统非常详细，可以提供生成不同报告的选项，而一些系统只能估算。

　　模拟专家的职责包括安装和拆除高保真室和技术室，保养和维护全部设备（模拟人，训练器，虚拟训练器），设计模拟人程序、成型技术，如何设置一系列的虚拟训练器和教育教职工使用方法，协助开发高保真情景事件和技术事件相关的政策和程序，确保追踪和订购（需要时）每例模拟事件中的全部医疗用品，时常定期维护全部模拟人和训练器，熟悉控制室里所有操作技术（包括用于安排和记录所有事件的专业软件）。

- **标准化患者教育人员**（1.0FTE）—在 Hannaford 模拟中心，以标准化患者实验室的形式建立了一整个侧厅以开展 UME 项目。类似于护士教育人员，此角色需要与塔夫斯医学院的教职工保持密切联系，并帮助他们开发客观结构化临床考试（objective structured clinical examination，OSCE）病例以丰富医学生的理论学习，以及为教职工开发客观结构化教学案例（objective structured teaching events，OSTE）。标准化患者（standardized patient，SP）教育人员应负责 SP 实验室的运转，包括管理 SP 的所有事务（招募、雇用、解聘、培训和程序）。注册护士是最好的人选，但也不是非如此不可。更重要的是此角色能注重细节，做事有条理，在开发和传授课程方面经验丰富。

- **模拟行政协调员**（1.0FTE）—此角色的主要任务是完成模拟医学主任和运营主管的要求。协调员应该与护士教育人员密切合作，帮助安排中心的活动日程，确保没有重复预约，帮助减少矛盾冲突。此角色应该精通微软 Office

程序，特别善于组织，善于进行多重任务处理。

- **运营主管**（1.0FTE）—中心一开始安排模拟医学主任担任此职务，1 周中他有一半时间完成麻醉医师的工作，另一半时间担任模拟医学主任职务。这意味着模拟医学主任缺席时需要由运营主管替代他的工作。与模拟中心一些角色不同，该职位不需要绝对的临床背景。相反，中心需要一些有资深金融背景，非常注重细节，具有较强的项目管理能力，做事有条理的人员。运营主管需要有商业背景，具有出色的团队建设和人际能力，政治悟性高，应擅长创建政策和流程、开发商业案例（包括预算设计及其理由）。此外，该角色还要负责管理部门员工、预算（资本与运营），逐步开发、完善商业计划，确保模拟中心能达到预期的战略目标。这意味着需要开放研究思路，跨出医院，与那些有商业、科技甚至是工程专业背景的人员合作（图 2-1-3）。

　　Hannaford 模拟中心隆重开业的前三年中，进行了多项扩建、改进。这些改变很有必要，原因如下：

- 第 1 年内完成了初始差距分析。我们分析了团队的能力和中心的需求，为符合中心的需求，有 2 个角色被完全改写。

- 重新设置了 **IT 分析师**的角色，改名为**项目主管**（1.0FTE），并完成了新的职务说明。

- 重新设计了**首席模拟专家**的角色。此职位头衔改为**模拟实验室主管（1.0FTE）**，并完成了新的职务说明。在开发和演示高保真案例和技术案例的 2 年后，我们意识到此角色最好有多年注册护士的背景，同时拥有临床和管理经验,应优先考虑医院内部已具有强大职业关系网的员工。

- 通过回顾头两年的模拟活动,课程和参与者的组合,我们建立了模型以帮助预测接下来几年中模拟中心的活动范围和类型。最后,我们认为有必要再雇用两名全职员工,分别是:

  ■ 新增一名**模拟专家**(1.0FTE),使团队的模拟专家总数达到 3.0FTE。

  ■ 新增一个职位即**标准化患者项目协调员**,需要随之完成新的职务说明。此角色拥有 SP 程序系统的管理权,负责维护 SP 数据库,安排 SP 的招募、迎接介绍和培训工作,协助 SP 教育人员从事标准化患者实验室的运营工作。

  Hannaford 模拟中心目前的组织结构见图 2-1-4。

举例 2

模拟和跨学科研究所(ISIS)——患者安全、质量、研究中心的使命与愿景

A. **环境设置:**模拟研究所坐落在一家学术型医学中心内,中心拥有四家医院,包括社区医院、成人与儿童一级创伤烧伤中心、为五个州服务。医学院地位特殊,作为五个州内唯一一家医学院,它必须满足如此广阔的地理分布上所有居民的医疗保健需求。

B. **客户:**模拟机构服务对象范围广泛,包括卫生科学学生(医学、护理、药学、医师助理、社会服务)、各专业住院医师、护理人员、学术型医学中心的教职工,每年都主持团队照护领域的大规模跨学科学生培训项目。此

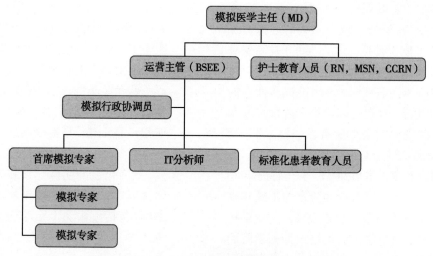

图 2-1-3　2010 年 Hannaford 模拟中心组织结构图

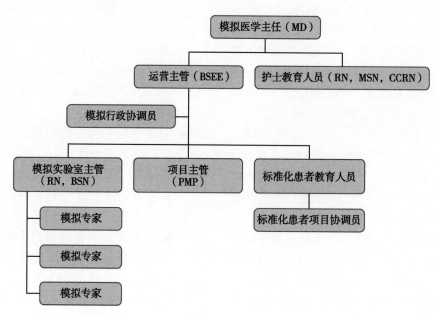

图 2-1-4　Hannaford 模拟中心开业 3 年后的组织结构图

外，研究所还主导开发商业领域有关临床患者安全与质量的电子学习模块。最后，研究所还是一所公办的增强绩效和患者安全的团队战略与工具（Team Strategies and Tools to Enhance Performance and Patient Safety，TeamSTEPPS）培训中心，为来自全国多个医院、诊所和医疗保健机构的超过 300 人提供培训（见网站 teamstepps.ahrq.gov.）。

C. **主要资金来源：** 模拟研究所的运营主要依靠这三家资金来源：医学院和两家医院。还有大量外部捐赠基金资助以支持模拟研究所的科研和发展工作。

D. **愿景陈述：** "做引领者，利用模拟技巧、技术和资源提高医疗教育质量，通过创新和科研提高患者安全，改善患者预后。"

E. **使命陈述：** "将医疗保健人员和培训对象培养成为临床工作者，真正高效的掌握医学知识和技术知识，能与团队内其他成员充分沟通，并能胜任跨学科团队照护工作。"

F. **组织管理与图表：** 模拟研究所的建立是为了满足组织中模拟专家的多学科集中化的需求。SOM 中超过 30 个专科、项目和员工附属于模拟研究所，从而实现了集中化管理的独特愿景。图 2-1-5 展示了最初的模拟研究所管理结构。研究所成立了董事会，成员是来自医学院（教务处副主任，毕业后医学教育处副主任，副院长，以及科主任）和临床企业的多名利益相关者。外科主任作为董事长负责模拟研究所的行政管理，并由执行

委员会给予协助支持，后者的成员为：研究所执行主任、高级执行顾问、首席执行官、首席医疗官、总护士长、课程开发委员会主席、研究和开发委员会主席、患者安全和质量委员会主席。最后三个委员会成立的目的是为新的模拟机构开发关键的教育、科研、患者安全与质量方面的基础设施。

课程委员会的关键任务是与负责授课的临床教学人员合作，创建基于模拟仿真的课程教材。这些课程教材会被送至国家同行评审系统，如美国医学院校协会（Association of American Medical Colleges，AAMC）的 MedEdPORTAL，学术型医学中心内编写课程的教职员工可以借此得到学术加分，以助于晋升（详见网站 www.mededportal.org）。

研究和开发委员会（R&D）的目的是开发基础构架以培养研究能力，如确定所需项目、撰写基金、招募研究对象、收集科研数据等。委员会每月举办一次论坛活动，展示正在进行的模拟相关研究项目，对基金申请开展头脑风暴，并邀请其他大学社团的嘉宾来演讲以加强合作。

患者安全和质量委员会的工作是把模拟研究所放在临床商业运营部门的位置上，确定模拟可干预的患者安全和医院质量的目标优先。该委员会主席同时也是临床企业质量委员会的成员，以加强部门间的协作。最初，模拟研究所的行政人员包括一名全职管理员，一名项目协调员，一名技术

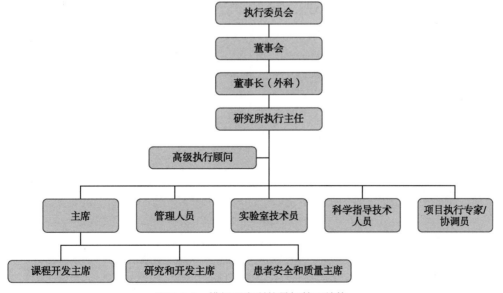

图 2-1-5 模拟研究所的最初管理结构

员,以及一名科学指导技术人员。

运营3年后,研究所面临新的转折点,亟须调整使命,以顺应模拟与跨学科团队培训融合的发展趋势。因此,研究所把管理和战略重心从医学中心型改变为跨学科导向型。图2-1-6展示了研究所使命更新后随之调整的管理结构。与最初的管理结构相比,主要的变化是成立一个新委员会,即跨学科教育与实践委员会,由国内知名的跨学科教育专家担任领导,任务是建立同事关系网,以推动医科学生和实践两个层面上的跨学科团队合作。

因为开发模拟相关课程的责任重大,研究所设立了一个全新的全职职位,由负责教学的教职工担任,以助于推进研究所的教育能力在更高的组织水平上发展,实施现有的战略活动以便在教育商业和临床商业方面继续发挥研究所的价值。

为了强调研究所关于跨学科团队合作和交流的使命,研究所安排了以下活动:

- 作为TeamSTEPPS培训中心,颁发优秀培训师证书。
- 执行现场及时照护的模拟代码为蓝色反应系统与急诊医学培训。
- 开发和执行大规模医科学生参与的基于模拟的团队培训。

运行中的科研活动也富有成效,如确保来自国防部和内部患者安全创新项目的资金到位,以保证研究所可以进行最前沿的基于模拟的教育实践和研究。

G. **人员编制模型**:研究所目前拥有以下人员服务于日常运营:执行主任(0.5FTE)、副主任(0.25FTE)、助理主任(1.0 FTE),教育创新和战略方案主任(1.0 FTE),项目执行专家(2.0 FTE),实验室运营主管(1.0 FTE),技术运营主管(1.0 FTE),实验室技术人员(3.0 FTE),科学指导技术人员(2.0 FTE),项目协调员(1.0 FTE),总共为11.5FTE。

核心角色的简要工作说明如下:

- **项目执行专家**(2.0 FTE):项目执行专家负责项目和运营工作,向ISIS的管理人员报告,与ISIS的执行主任是矩阵模型的报告关系。此角色组织项目的运营、管理和协调相关活动,负责监督教育方案和事件、编写出版材料、管理ISIS在特殊领域的开支花费。

此职务的主要工作分为四个方面:

- 开发教育项目、事件和管理运营(约60%)。
- 管理ISIS的科研和发展(约20%)。
- 管理ISIS的出版发行(约15%)。
- 管理资助、合同和财政运营(约5%)。

此职务还要应用合适的财务政策和程

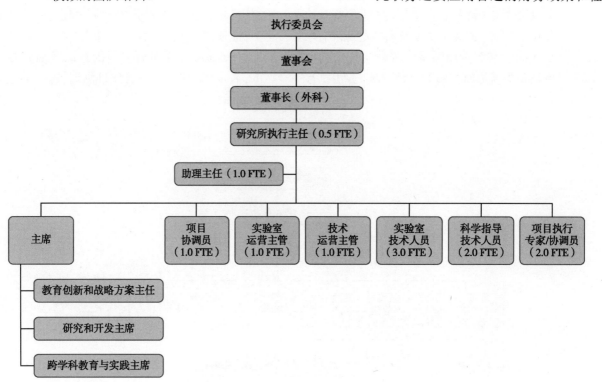

图2-1-6 调整后的模拟研究所的管理结构

序,在职务范围内恰当使用 ISIS 的经费。

- **实验室运营主管**(1.0 FTE):实验室运营主管的工作是运营协调,向 ISIS 的管理人员报告,与 ISIS 的执行主任是矩阵模型的报告关系。此角色需要组织和监督 ISIS 模拟实验室的运营,支持 ISIS 的科研项目。日常工作还包括监督指导实验室技术人员,参与人员招聘、培训与管理。实验室运营主管有责任确保实验室人员配置合理,实验室所有工作及时准确完成,并对 ISIS 的科研活动提供辅助和支持。

此职务的主要工作分为两个方面:
  - 管理和运营 ISIS 模拟实验室 =70%
  - 实施学术研究 =30%

- **技术运营主管**(1.0 FTE):技术运营主管是专业技术人士,负责为 ISIS 设计和执行信息处理和模拟基础设施的解决方案。此职务向 ISIS 的管理人员报告,与 ISIS 的执行主任和 IT 主任是矩阵模型的报告关系。此角色接受有关 ISIS 战略目标和总体产出指引的方向,也接受 IT 外科主任或 ISIS IT 主任关于特殊项目及与外科 IT 基础设施有关的兼容性和依从性问题的看法。此职务应该与 ISIS 的领导团队及外科 IT 服务部门密切合作,为现有和新的模拟、网站、电子学习传送系统进行高层次协作、分析、编程和任务设计。此职位需要具有必备的专业技术、自学能力和老练的时间管理能力,擅长处理一系列项目。

此职务的主要工作分为三个方面:
  - ISIS 技术规划和 IT 支持(约 65%)。
  - ISIS 网站资源管理(约 25%)。
  - ISIS 后备实验室技术人员管理(约 10%)。

- **实验室技术人员**(3.0 FTE):技术人员在全面监管下完成实验室及相关工作,以支持 ISIS 和外科其他部门的工作。主要职责包括以下内容:
  - 日常维护和运行实验室设备。
  - 安装和校准实验室仪器设备。
  - 采集数据(阅读记录数据,并保存实验室记录)。
  - 设置模拟病人并运行剧本。
  - 设置和清洁教室,包括尸体实验室。
  - 拆卸设备。
  - 为上课准备实验室。
  - 进行小维护,维修实验室仪器设备。

- 清洗和整理实验室区域及设备。
- 协助导师运作实验室。
- 在工作范围内参与实验室研究。
- 清点物资和设备。
- 按需储备实验室物品。

- **科学指导技术人员**(2.0 FTE):科学指导技术人员在全面监管下完成实验室相关工作。此职务负责关键的模拟实验室职责,包括协助开发课程、维护维修模拟人及运行模拟练习。此外,此角色还指导模拟实验室其他的初级人员在模拟练习开始前、练习期间、练习结束后的工作。此职务还通过收集、简化数据和制表,参与各类模拟相关的科研项目,并审查模拟仿真和指定研究项目所需设备和用品、安排采购。

此职务的主要工作分为三个方面:
  - 运营、协助 ISIS 模拟活动,包括尸体相关训练课程。
  - 上课安排,课程开发,数据管理。
  - 拓展业务和事件。

- **项目协调员**(1.0 FTE):项目协调员负责 ISIS 特定运营方面的协调。解读各种规章制度并执行,为学生、员工、项目参与人员和 / 或社会人员提供建议,也可为项目内容、政策、程序和活动提供建议。他(她)与学生、员工、大众、和 / 或代理联系广泛,负责协调、安排和监控选定的项目活动。

此职务的主要职责分为三个方面:
  - 安排和协调 ISIS 教育活动(约 50%)。
  - 协调 ISIS 委员会及大事件(约 35%)。
  - 财政运营税务(约 15%)。

举例 3

社区健康教育和模拟中心(CHESC)——社区外联中心的使命和愿景

A. **环境**:250 张床位的社区医院模拟中心,配备两个医务室,一个城市街道场景,以及一辆用于场外课程的车辆。

B. **客户**:参与者包括医院的临床和非临床员工、学校医疗人员、社区医疗人员、和社区非医疗人员。

C. **主要资金来源**:模拟中心的启动资金来自医疗资源和服务管理局(HRSA)资助和捐赠。目前,资金来源于社区医院资助、药物系统、自身服务收费、捐赠和小额基金。

D. **愿景声明**：最初的愿景是实现 HRSA 拨款申请书中罗列的目标，并且持续关注社区。该中心的愿景受到与宾夕法尼亚匹兹堡大学 Peter M. Wiser 模拟教育与研究所（WISER）的合作以及原 HRSA 申请中提出的计划目标的强烈影响。根据医院的愿景制定，并且包括 HRSA 项目申请书中的目标。

- 作为医疗保健专业人员的关怀社区，医院将为他们创造学习机会，提供有关检测、预防、干预、新临床实践和能力的课程。
- 医院的患者和服务对象将参加学习，以促进他们的健康和生活方式。

E. **使命声明**：通过使用高保真和低保真技术，为我们的员工提供教育的机会，为我们的患者创造安全和基于循证的医疗服务，从而提高社区远期健康状况。为我们的患者和服务对象提供安全的学习环境，使他们积极参与并提高自身的健康水平。我们通过以下方式支持安全和学习的文化。

- 以团队为导向的跨学科交流。
- 标准化、胜任力、基于实际问题的宽容，受监督的模拟情境。
- 虚拟医院的医疗技术有助于促进知识技能的获取和临床决策的制定。
- 为员工量身定制课程，处理各类患者的需求。
- 领导管理，使团队有文化敏感性、友好和尊重。
- 与大学、医疗机构、社区服务者建立协议联系。

模拟中心运营的前两年，出于成本和效率方面的考虑，社区健康教育和模拟中心（CHESC）将无法提供单独的患者或／服务对象教育。该中心将通过向各个社区的医务人员提供教育的方式，来提高社区健康和生活方式。

F. **组织管理和图表**：图 2-1-7 所示的组织结构图反映了从主任到教育服务的汇报内容。教育服务部主管和 CHESC 向临床服务部主任汇报大部分的教育工作职责。此外，在 HRSA 授权期间，主管还需要向临床支持服务部主任汇报。这反映了他／她对管理预算，与州代表沟通，以及完成必需的 HRSA

文件的责任。主管向管理委员会发出行政要求。CHESC 团队设定部门组织事务的优先级。如果很难决定，那么首席护理主任将根据组织事务的优先级作出最终决定。

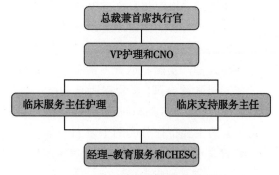

图 2-1-7　组织管理结构 2009

此外，唯一的要求是行政人员填写所需项目时间表。医院管理人员、主管和协调员则支持启动 CHESC 团队所定的优先事项，并开展工作（图 2-1-8）。

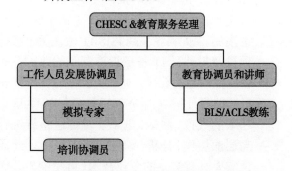

图 2-1-8　教育服务和社区健康教育模拟中心组织结构 2009

该中心最初人员构成图是根据 WISER 咨询团队的建议配置的。根据他们的经验，建议增加 2.5 名全时当量（2.5 FTE）员工进行模拟操作。对于关注当前医院项目的教育服务部，该部门继续推行 2.5 个全时当量。

- **单元主管**（1.0 FTE）主要负责招聘员工，制定工作流程和协议，用于 CHESC、市场和内部以及外部的模拟项目。HRSA 基金赠款有许多要求必须满足，包括报告和库存创建。主管在整个组织中推广使用模拟技术，设计新课程，并订购将来需要的设备。主管还负责管理部门人员和预算，制定业务计划和项目，以实现战略目标。
- **员工发展协调员**（1.0 FTE）将模拟方法与现有项目（如住院医师和定向医师）相结合，开发新的项目和课程，协助制定政策和程序开发，并审查设备需求和安置情况。当单元主管不在场时，协调员对单元负责。整个组织中，协调员都是模拟训练的佼佼者，必要时指导临床护士进行模拟训练。他参加每月一次的全天护理会议，以协助开发该专业的实践和教育。该职位要求护士在医疗手术护理方面有较强的临床背景。对医院模拟开发来说，该职位也是最初目标受众。

- **临床协调员或教育员**（1.0 FTE）负责教育服务项目。他负责管理基础生命支持（BLS）项目、岗前培训和继续教育课程，并制定校园高级心脏生命支持（ACLS）课程，将模拟教学方法纳入适合的现有课程；此外，还共同领导护理继续教育认证团队。考虑到背景知识的缘故，需要经验丰富的重症监护室护士来担任这个角色，并将模拟训练引入监护室。当然，监护室的员工对 BLS 和 ACLS 较熟悉，因此他们的模拟训练是次要优先事项。通过使用模拟代码，临床协调员或教育员帮助护士进行模拟训练，特别是手术室护士；并将模拟引入 ACLS。

- **模拟专家**（1.0 FTE）于 2009 年 6 月受聘。他是一个电子技术达人，擅长使用各种新的技术系统和设备，能够修理多种设备。回顾 2009 年 5 月模拟中心开幕以来的这段时间，模拟专家本该在设备交互和连接时任用的，不及时聘请模拟专家会对 CHESC 业务工作流程产生不利影响，并对那些非技术专业的护理教育人员造成了巨大的压力。他负责所有模拟设备的编程和运行、盘点设备、安装软件更新、维护和整合系统功能良好的运行。工作职责还包括编排场景、设置场景布局、人为故障和模具。

- **BLS/ACLS 教员是储备人员**，根据需要向员工授课。他们属于教育服务部成员，支持 ACLS 课程的模拟训练。

- **培训协调员**（0.5 FTE）负责帮助文书和课堂设置两个部门；确定哪个部门有需要时，可发挥辅助作用。实际上，因为这个角色同时支持两个不同的部门，职责有时相互冲突，最终不能对模拟培训中心提供足够的帮助。

- **医疗主任**的薪水不由接受模拟中心发放。非常幸运的是，急诊室的医务主任志愿担当这个角色。他推动了模拟代码的使用，推广了我们的服务，并成为 ACLS 讲师，为医师授课。医院的一位医生也志愿支持我们的工作，并与教育部门的医生轮流管理现场模拟代码（图 2-1-9）。

G. **人员配置模式**：在一年的运作中，临床教育工作者、员工发展人员、临床护理专家（CNS）团队和其他医疗服务提供者需要接受培训，以将模拟教育全面整合到当前和未来的医院项目中。其中一些教师继续支持 CHESC 社区推广计划，主要是因为他们在专业领域的专业知识和开放的学习模拟方法。并不是

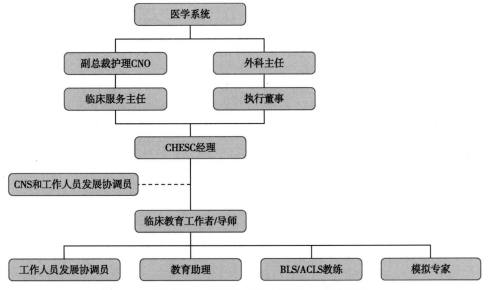

图 2-1-9 教育服务和社区健康教育模拟中心组织结构 2013

所有的教育工作者都接受这个安排,或者将其视为当前工作要求的一个优先事项。虽然CNS／教育工作者不在CHESC经理的领导之下,但他们是模拟小组的一员,并依赖于模拟中心小组在开发项目方面的专业知识。随着客户多样化和资金来源的变化,中心准备创建第三个组织结构图。

2009年,当地一家学术医疗中心将社区医院模拟中心纳入其模拟项目。教育服务部门继续发挥现有职能,仍留在社区医院行政管理。实际上,一个小部门的工作人员和团队会重叠。在2013年签订的合同中,明确规定了大医疗体系、CHESC和医院教育服务机构之间的特定职责。以下反映了员工角色和责任的变化。

- **单元主管**(1.0 FTE)放弃过多的教学任务,承担营销、计费、拨款、机构间合作和行政职能的工作。单元经理作为医疗系统与医院之间的联络人,采纳、整合和持续使用在线学习系统。
- **员工发展**(1.0 FTE)角色已经转变为教育服务,并承担了始业教育、居民和导师计划的责任。现在,护士是医院在线学习管理系统的第二个主要协助人员。社区医院采用全系统学习系统,创建了一个具有许多学习要求和维护要求的新程序。
- **临床教育者或辅导员**(1.0 FTE)转入学校护理课程、BLS／ACLS、心脏支持课程,充当社区记录系统的次要领导者,并继续承担护理继续教育责任。她是社区教育课程的主要支持者社区教育课程,并促进大学或学院和医院临床之间的沟通交流。她是团队的二把手。
- **模拟专家**(1.0 FTE)增加了管理学生和课程注册的社区记录系统的职责。此外,在线学习系统还有创建课程的程序,也由模拟专家管理。这两个新增的软件程序大大增加了对这个位置的时间要求。
- **教学助理**(1.0 FTE)取代了培训协调员的职位,并继续为文书部门提供支持,但是主要为整个医院在线学习系统提供资源,为更大的医疗系统提供资源。教育助理作为模拟合作者参与并学习人体模型设备的使用。非临床工作人员参与模

拟教学会给模拟团队创造积极的团队氛围和归属感。
- 部门的每个人都做现场营销,并指导内部和外部客户使用模拟的方法。
- 随着需求的增加,特别是补充了学习管理系统以及渴望提升必需的数据量,有必要新增一名6.0 FTE的模拟专家。由于时间和人员配置的限制,中心目前没有能力增加客户和模拟项目。

主题

所有模拟程序的日常运行都具有许多类似主题。需要有一个战略计划,以明确总体目标。业务计划反映了实现战略计划的路径,并使用结果度量来评估这些目标是否实现。该计划应该积极反映使命和愿景,必须在组织结构图上有一个确定的分支机构,并且有一个正式或非正式的管理机构,以促进该计划的应用和发展。该计划可以是一个实体建筑或移动单位。营销和招聘、高质量的教育项目、财务稳定性和可能的利润(包括可衡量的投资回报),使得该计划能够在不断变化的医疗环境中持续成为理想的投资和资产。职位描述、角色、设施和设备应与组织的流程和总体目标相一致。政策和程序应反映最新的证据,明确指导该计划的教育和工作流程。

在第一个项目中,Hannaford模拟中心位于一个大型的社区医院和三级医疗中心,该中心的重心包括本科和研究生教育及医院的跨专业培训。医学院、住院医师和专科医师计划有一个结构化的课程,以保持和贯彻整个连续统一体的标准化。医院采用循证医学课程和跨专业教学方法,将单位文化、患者人群、员工经验和医疗案例组合在一起。我们也观察到,成人学习理论在医院环境中成功采用的程度,取决于医院员工的经验、课程与医院内临床挑战的相关程度以及单位小组、各科室和医院的高层领导的整体支持水平。

第二个项目ISIS,有几个重心,其中包括医学教育和跨专业培训。研究的重心之一是需要严格的质量指标和可靠的数据。在模拟环境中进行初步试验,然后在实况环境中进行尝试和监测。作为TeamSTEPPS的主要培训点,模拟已经被集成到团队培训课程中。参加培训的人员来自全国各地的医疗机构。最后一个重心是正在开发的卫星模拟机会,供五个国家或地区使用。通过远程通信和预先包装

的短期教学计划,将标准课程整合到模拟短片中。

最后一个模型 CHESC,强调了一个以三个重心为主的社区模拟项目。该项目设在医院内,为临床和非临床工作人员提供教育,包括在始业教育、在职培训、正式课程、胜任力和模拟代码。现场的设施、员工和设备,可以方便员工进入课堂,进行实地培训,并可作为备用资源。第二个重心是大学和大学生,包括医学生、治疗师和护士。在临床轮换期间,所有临床指导者都可以获得一个免费使用该实验室的机会。情境促进了教学理论的回顾。该项目还与当地的一所大学签约,作为其模拟中心,为他们的护理学校提供服务。第三个重心是临床和非临床社区成员,临床服务对象包括学校护士、慢性病护理人员,并为急救人员提供条件,与来自世界各地的访问学生分享临床方法。非临床社区成员包括各学龄儿童和那些年龄适合参与情景的年轻人。对学校,该项目使用标准课程;对医院工作人员,该项目使用灵活的方法。社区外展计划则根据参与者使用不同的教育方法。一个例子就是童子军对暴露于创伤模块的分诊。学龄男孩被分配了各种各样的角色,如 EMT、警察和摄影师,年长的男孩为首席。孩子的父母不作为意识消失的受害者。需考虑到孩子的年龄、成长和发育阶段,以及上全日制学校后体育活动的需要。

怎样做

"从手中的使命和愿景开始,快速启动计划!"

在第三个例子中,CHESC 没有正式的战略或商业计划,而是通过敏锐的商业头脑和专注于计划目标,统筹规划发展。最初由赠款和捐赠资助的平行战略计划,将融入和发展到现有计划和新计划中;同时,将与未来捐资的合作伙伴开发项目和建立关系。

企业迈出的第一步是从一个很高的平台开始,并评估现在的教育项目,决定哪些项目可以从模拟教学方法中获益,其次是确定组织内部未来的教育需求。这两个步骤完成后,就要推动模拟中心的两个目标:内部和外部客户。

内部关注

- 模拟中学为所有员工提供开发日,就为举行第一堂现场模拟课,称为准备就绪(Code Readiness)。医院内为所有临床工作人员介绍高保真人体模型。人体模型与单位基地的教育工作者一起定期安排在各单元,便于提供各种短期学习的机会。为了增添现实感,人体模型总是穿着街头服装,尽可能逼真。一个例子是身着红色运动装的妇女(AHA),该人体模型全身穿红色,心音则是当天的重点。关于万圣节,装饰所有的房间,人体模型穿着特意装扮的衣服。邀请医院所有工作人员参加安全评估,奖励能够识别医院安全问题的工作人员。

- 早期工作人员:强调其工作内容为指导医院教育者,并推广到医院管理者,这也被确定为该机构的教育解决方案。临床工作者被指定为教育需求的答疑人员。选定的非临床管理开始使用该中心后,其他人可能出于成本的考虑选择回避。希望将来能够提供有模拟专家支持非临床团队教育需求的例子。

外部关注

可以从员工的推介以及向学校和企业的免费营销活动中获得社区客户,例如员工的小孩。向有临床经验的学校每季度提供一次免费模拟活动。补充劳动力来支持教师课程和非临床课程的学生。与学校系统的合作举办每年一次的在校护士会议。

全州范围的合作:在华盛顿州西部创立模拟合作组织是非常重要的。在模拟中心发展的各个阶段,与 35 个机构的联系,相互合作。通过提供免费课程,发展潜在客户。前期与培训基金合作的项目促成了学院与行业伙伴之间的合作。因此诞生了 36 个模拟场景,供全州所有护理指导员使用。

因为业务合并,ISIS 和 CHESC 开始整合协作,组织结构图将在未来发生变化。这些组织将个体使命和价值观融入更大体系,这具有战略意义。目前,通过参与大型系统性模拟活动,这些组织拥有可信度和网络化。希望继续扩充工作人员和模拟项目,并着手投入研究,同时持续增加财政捐款预算。

"从使命愿景和战略计划开始,最终达成商业计划和组织结构图"

假设中心有一个战略计划,以及使命和愿景声明。他们如何将这些内容联系起来,并得出一个包含组织结构的商业计划?

不论模拟项目的使命和愿景如何,都要制定良好的整体结构,这个制定过程有几个步骤:

1. 您必须从最基本的"需求评估"开始：
   a. 你们学校的模拟培训的经历是怎样的？
   b. 区域内有哪些学员？
   c. 需要解决的政治和经济挑战是什么？
   d. 谁负责培训？住院医生、工作人员、医学生、注册护士、辅助专业人员？
   e. "预期"的投资回报是什么？

2. 进行初步评估，称为"现况地图"，详细分析今天如何进行培训，由谁培训，以及使用的工具和／或设施，受训者和培训成本。确定当前和未来的模拟强化培训和教学工具的设施。

3. 然后制定"未来地图"，概述未来 1～5 年后将模拟培训引入或延伸到组织中的计划，以及随之而来的变化。您需要在两种情况下收集相同的信息，以获得一个合理预测，包括设施规模、设备需求、员工文件和成本（运营和资本）。

4. 全面开发优势（strengths）、劣势（weaknesses）、机会（opportunities）和威胁分析（threats analysis）（SWOT）。

5. 定义那些关键的利益相关者，并从一开始就将相关人员（临床和行政）纳入讨论。一定要检查内部和外部的利益相关者。确定和授权部门领导者参与基于部门的模拟团队的发展。

6. 从其他具有相似目标或具有相似模型的模拟项目中学习。那些项目有好的、坏的、极差的。并不是每个模拟项目都能在配置设施、人员和预算方面做好。如果有模拟项目愿意分享他们的知识、经验，可以向他们学习。

在分析结束时，你将确定需要接受培训的人员、原因、次数、频率以及培训所需的设备。如果机构支持，这个分析可能只需要 6 个月的时间，并且会直接确认对空间、设备、人员和资金的最终需求。

大多数机构最常见的错误是在没有对当前的需求和增长潜力有清晰认识的情况下先建立起来。这是大多数模拟项目所犯的一个昂贵的错误。大多数项目要么专注于快速构建一个项目，只是为了获得某些东西，而后没有好好使用，要么没有对程序的构建进行分析，导致项目很快就无法满足组织的需要。如果对目标用户都没有进行初步调查，那么该项目可能会发现这些组织的后续需求激增，站点将无法履行其承诺。

这里有个实例，汉纳福特模拟中心（Hannaford Simulation Center）是如何遵循这些指导原则，并首次实现了全面的组织结构。首先，这个项目已经确立了使命、愿景和战略计划。接下来是创建业务计划的过程，包含以下要素：
   a. 重申战略计划。
   b. 模拟医学教育的益处。
   c. 对医疗仿真模拟的新支持。
   d. 该机构的现状。
   e. 潜在的用户。
   f. 拟议的模拟程序概述（附明确的例子和说明）。
   g. 拟议的地点和概念计划。
   h. 管理和人员配置。
   i. 项目进度。
   j. 财务分析：拟议的资本预算和运作预算。

这个过程的第一步是进行全面的需求分析，大约 6 个月的时间才完成。遵循上述指导方针，最终模型中的每个部门（客户）都对他们的教育课程在未来的 1～5 年如何变化做出了最好的预估，因为这包括模拟设施和技术。在采用高保真模拟、任务培训和 SP 方面一些小组非常积极，但是有一小部分部门较缓慢，对这一过程贡献很少。如果一个部门进度很慢，那么模拟中心应基于全国范围内其他项目和中心的情况作出合理预测，包括使用率和设备需求。

每个部门还应有一个计划，以培训他们的教师如何开发、实施、复盘模拟事件，他们需要每年至少派一名教师进入模拟教练课程。这将有助于夯实机构内部的知识基础，以创建模拟场景、案例和课程库，并与负责提供课程的教师建立专业联系。

同时，模拟中心也有自己的计划，以培养员工的专业能力。第 1 年内，首先派遣那些直接参与创建和交付场景的模拟人员至少参加一门模拟师资培训课程。在接下来的 1 年里，中心创建了自己的模拟师资培训课程，该课程将纳入自定义场景模板、案例，使用其库存的人体模型，并运行 A/V 录音系统的软件工具。这个策略有几个益处：

1. 教师将学习如何从头开始创建案例、场景。
2. 教师将沉浸于开发模拟项目的方法和过程，以及如何讲授课程，并学习该中心采用的复盘技巧和成人理论教学方式。
3. 模拟小组教会教师使用该中心的 A/V 录音系统。
4. 教师将熟悉中心的模型和培训师，因为他们也将被纳入培训课程。

在收集信息以支持需求分析的同时，在组织内组建了一个特别小组，专门负责实地参观全国各地的模拟项目，并了解这些项目做得好和不太好的地方，以及他们对新的模拟项目的建议。所有的团队成员都有专门的时间来完成这个项目。

该小组包括：

- 模拟医疗主任；
- 高级 IT 项目经理；
- 医学教育主任；
- 护理主任；
- 财务总监；
- 策划总监。

在开始实地考察之前，他们为每个项目提出了一系列基本的问题，还精心挑选了一些与其机构概况非常接近的模拟项目，有类似的使命和愿景。

从这些考察中得到的经验如下：

- 不要成为保姆服务，换句话说，学员的教育需要由各部门负责，而不仅仅是模拟项目。各部门可能会试图把他们的人送到模拟项目去接受培训，这不是正确的运行方式。教育课程的设置、课程的提供以及结束语都需要由各部门负责和管理。此外，部门教员需要成为认证的模拟教官。
- 建一个足够大的教室，至少可容纳 40 人。
- 人才储备，人才永远都是不够的，所以要积极储备人才。
- 为用户制定支付服务的费用。可能一些用户没有收费，但是如果向他们收费，则需要告知其收费内容。使用模拟中心从来不是免费的，必须有人支付账单。
- 确保有专门的空间进行任务培训或场地。
  - 任务培训：气道培训、中心静脉培训、计算机系统和工作流程培训、代码培训。
  - 场地：建造与医院楼层特定空间相同的房间：ICU，ER，OR。
  - 技能室：例如练习腹腔镜的地方。
- 当建造高保真房间时，确保每个房间都有独立的控制室。有些项目试图通过只建一个控制室来节省空间，这个控制室有双重目的，用于支持两个高保真房间。虽然这听起来似乎是一个好主意，也可能是利用楼层的最佳方式，但最后往往适得其反。试图共享一个控制室同时运行两场模拟，存在许多缺点：
  - 模拟学员导师没有足够的空间。有些人不得不站在控制室外面，只能观察场景，剩下的一些人疲于争夺坐下或站立的位置，或者协调现场。
  - 噪音可能变得难以管理。为了弥补噪声，

每个人都可能被迫佩戴耳机，导致失望的情绪并且无法专注于现场事件。
  - 由于发送指令的方式是对讲机，控制室与现场情景之间的通信很有可能受到影响。当一个模拟场景全面运行时，控制室是非常繁忙的，早期解决噪音和人为拥挤问题非常重要。
- 工作人员：至少有 4～6 名基础设施工作人员，这对项目的成功至关重要。他们包括模拟医疗主管、运营总监、行政支持、IT 工程师（项目经理）和音频、视频专家。
- 生物医学采购人员参与使用临床设备、任务培训师和模拟设施来装备您的空间。通过该机构的购买力和临床工程（和采购）部门的杠杆作用，以保证担保和服务协议符合该机构的准则。
- 当需要获得项目支持时，拥有移动模拟单元会有助于吸引买家。这意味着拥有举办移动培训活动的能力，例如在去其他部门、医院或教学场所的路途中。
- 尽快制定项目政策和程序。不久之后，场景应用请求单会接踵而至。你需要迅速制定行为准则，明确规定不遵守该准则的后果。反过来，清楚地阐述项目提供何种服务以及如何申请服务。
- 教师必须接受关于设计、开发、交付模拟活动的能力培训，并学习如何进行适当的复盘。不能只是简单地走进模拟项目，然后即兴表演。
- 教师的教学时间必须得到保护。教学时间不能简单地当做教师的工作量，应正式归类为职责，这一点非常重要。如果预计授课时间占工作时间的 20%，则需要在模拟实验室中保证教师的授课时间和学习如何授课的时间。

从需求分析到组织框架图

本节将只关注一个方面，这就是汉纳福特模拟中心如何达成他们最初的人员配备模式。

诚然，对他们来说这是一个有机的过程。他们从对于医学教育来说非常重要的使命陈述开始。考虑到客户（部门）计划交付的课程类型，以及所需的模拟专用设备的数量，将使命陈述与多次现场访问的结果配对。在本章开始部分详细讨论了他们制定角色、责任和团队框架的细节，因此分析和职

位描述的内容将不再重复。

分析结束时，专职模拟人员总数达到 8.5 个 FTEs。高层战略是建立一支由特定专业领域非常出众的技术人员组成的团队。一旦有人员加入，就会制定一个全面的计划，来交叉培训团队中的成员。

这个策略在汉纳福特模拟中心运行良好。他们已经组建团队 3 年多了，他们修改、重写了两份职位说明，并雇用了两名人员：一名模拟专家和一名标准化患者项目协调员。事后来看，这个团队在理解客户的需求方面做得很好，非常符合该组织。

值得注意的是，无论你如何研究和分析结果，你的组织结构图在第一次都不会完美；但是，只要你用心遵循这个过程，做一些工作，提出问题，并真正理解项目的潜在需求，你会非常接近这个目标。

此时，彼地：如何继续改进或保持我现有的成果？

模拟项目在不断改变的组织环境和文化中运行。医疗保健和模拟领域的快速变化要求模拟项目能够开发出完备的组织，为复杂的和新的组织挑战提供解决方案。

你的项目作为一个成熟的项目，通过战略规划不断评估任务、愿景和业务优先级别，可能已经准备好展望一个新的组织任务，不仅可以推进您的使命和愿景，还可以引导基于模拟的前沿创新。

完善的模拟基础设施让您有能力设计，测试和实施大规模模拟活动，例如护理机构员工的岗前培训、备灾培训或与患者安全和质量优先计划相关的培训创新。如果在开发课程、创建场景、培训教员、部署合适的技术来支持靶向学习目标和跟踪数据方面，您的组织已经拥有丰富的专业知识，那么您可以

扩大现有能力，以提供机构范围内可见的模拟活动。

成熟项目的另一个机会是，为其他模拟项目员工开发正式的专业发展模式。模拟是一个相对年轻的领域，没有固定的职业道路。在 ISIS，我们现在有 11 名工作人员，包括技术、行政和特殊项目人员。除了技术和行政职位具有流动性的组织职位之外，模拟领域的其他职位不一定有专业的路径可循。这就要求模拟计划的领导者与人力资源（HR）部门密切合作，创建新的专业角色和职位，以保留合格的模拟员工队伍。

越来越多的模拟项目从新手状态发展到更加成熟的状态，专门针对模拟项目的工作描述将开始变得标准化。可想而知，这个过程并不是一帆风顺的。

有几个项目已经开始与合作伙伴联网运行，共享组织结构图和职位描述。为了招聘、聘用和留住人才，尽可能丰富和规范职位描述是很重要的。与人力资源部门代表见面，并帮助他们了解模拟是一个新的行业，需要在某些角色中拥有一套专门的技能，这些也很重要。您可以为人力资源部门提供全面的职位描述，使他们能够进行基准分析，并帮助您评判职位及其薪水。

最后，另一个不断演变的角色可能在"操作类模拟"领域中测试医院工作流程。在 ISIS，各临床机构都希望被列入负责任的医疗机构（accountable care organization）榜单中。因此，对模拟项目的需求在增长。以工作流程模拟为例（见第 2 章第八节），环境服务（EVS）很难调查患者的满意度。模拟小组每次带来六名 EVS 工作人员，言语寒暄后，清洁房间，然后离开。该例子中，EVS 工作人员与房间内的人体模型互动。大多数的 EVS 工作人员会用英语问候，而且在病房里往往刻意保持安静，甚至病人都没有

专家角

医疗模拟的职业规划

Jeffrey B. Cooper, PhD

创始人兼董事长，哈佛医学模拟中心

你可以从许多关于你的生活和事业的规划哲学中选择。那么我告诉你我的选择。不要计划。追随你的直觉，抓住机遇；如果一个不成功，那就试试另一个。做一些能让你自我感觉良好的事情。"做你喜欢做的事，你永远不会在你的生活中工作一天"我不确定这句格言是完全正确的，但

它的方向是正确的。做一些让你每天都能有所期待的事情。其他的一切都是相对次要的，包括你的职业生涯。当你更接近事业的终点而不是像我一样开始的时候，这是一种简单的哲学。也许我只是幸运。我只是一个数据点。你可以从这里获取你想要的东西。

我很幸运，在工程方面受过协同合作的培训。我很早就了解到，我想做一些能给人们的生活带来积极影响的事情。我偶然来到了我本科学院的生物工程实验室里；而这一偶然导致了另一偶然的发生，那就是我最终在研究生毕业后到了麻省总医院的麻醉学系工作。我真的不知道我当时在做什么。我有幸与那些比我聪明得多的同事们在一起，他们具有合作和创造的能力。我在手术室的世界中自由探索，无意中陷入了人类错误的研究。这本身就是一种意外，令人好奇的是为什么人们会经常犯错误，他们的技术并不能帮助防止错误。我的兴趣越过了人类技术层面，关注人与人之间的关系。这就是模拟诞生的地方。

为了找到改变文化的方法，帮助人们更好地合作，防止病人作为学习对象，我偶然发现了模拟这个课题。经过 20 多年的研究患者安全，我又花了 20 年的时间用模拟影响变革。我每一步所做的并不重要。重要的是我对我想要实现的目标有了一个总体的想法。每当有机会出现，我就会把它拉向那个方向。一些完成了，一些还没有。但整个过程确实有收获。我不认为我有任何特殊的智力或技能。我所做的总是超越我认为自己能做的——也就是我们希望我们的学生在模拟中做

什么。这就是掌控力的发展。它真的有效果。去建立一个新的组织，成为领导者，或者在学术上得到提升这不是我的人生目标。当你做了让别人的生活有所改变的事情，所有这些东西都是随之而来的结果。你可能会说我是神经病。我想这不是一件坏事。

我认为开发你的模拟职业最关键的是找到好的导师，且不止一个。他们可以帮助你找出值得冒风险的方向，以及如何在你所处的文化环境中进行探索。导师的深思熟虑不是我所能做到的，但是我拥有他们并借助于他们。他们教导我，他们为我打开门，在事情不顺利的时候把我扶起来。

这对你来说意味着什么？你如何选择？走一条寻常的道路（创造一个人生计划和中间目标，走别人已经制定的道路）？或者尝试创造，拓展自己？你不可能找到一个比模拟社区更好的地方，这里是人们希望有所作为的地方，是合议的、合作的、渴望帮助他们的同事取得成功的地方。我想不出比模拟更好的工具能让你做出这样的改变，特别是在使医疗保健更安全的改变。所以，如果你能获得成就感，就这样做吧。事业可能会随之而来。

意识到他们的房间正在做清洁，这项模拟改进了患者满意度。另一个例子涉及食品和营养部门的呼叫中心。根据模拟场景，一个 SP 呼入控制室，呼叫中心工作人员接到电话，患者标识遇到了困难，并且分不清工作人员。该场景培训的目的是希望呼叫中心工作人员在以病人为中心方面表现出色。

总结

从本章介绍的三种截然不同的模拟项目和模型的组织和管理中，我们学到了什么？这些项目的组织结构以及每个项目的管理和报告结构都是完全不同的，甚至是独一无二的。经过仔细地考虑后，我们可以发现，目前所有的项目都是为了实现自己的使命和愿景而组织的。如何实现？为何实现？这是在模拟项目形成和开始的时刻就实现的？还是有机的自然迭代过程？最重要的是，随着组织的发展和成熟，如何让使命和愿景陈述在这些项目的发展中发挥作用？

使命陈述，在审慎的制定使命时，就会明确组织的宗旨和主要目标。使命陈述作为一份文件主要供内部使用，其受众是领导班子和利益相关方。应该在其正文中定义衡量组织成功的关键指标。使命陈述应该作为引导组织决策和行动的指南针，作为战略制定的参考内容和框架。

另一方面，愿景陈述还应该定义组织的目的。在组织的价值观或指导的信念方面，它能指导如何做，而不是硬指标。它为员工提供了预期的行动方向，同时激励员工向组织的共同目标——"目的地明信片"努力，还应该塑造"客户"的认知，特别是关于他们为什么要和组织合作。

我们发现，使命和愿景陈述的制定人员，最好包括模拟项目人员、利益相关者和潜在客户，不应该只有个人或直接制定模拟项目的领导者。花费在精心起草这些文档上的每一刻都不会付诸东流，有助于避免时间和资源的浪费，并最大限度地减少教师、部门或行业合作伙伴的冲突或失望。

经验教训——使命和愿景陈述

对模拟中心成功启动和演化必不可少

这三个项目的领导都知道，使命和愿景陈述，不仅是在项目早期制作出来的静态文件，也是作为进入模拟项目的渴望，或者营销工具或广告材料中的标语。通常情况下，创建使命和愿景被视为启动组织必须经过的"环节"。但实际上，我们的经验告诉我们，这两个文件远不止于此。它们实际上在一个组织的诞生、生存和演变中发挥着至关重要的作用。需要明确的是，使命和愿景陈述需要经过修改、发展和成熟，才能成为活生生的文件。

可以帮助范围蔓延

两个文件应作为组织的指南针或 GPS。我们发现，在模拟计划的初期，模拟计划的启动、活动的步伐、决策、资金、发展活动、捐赠和创业机会变得越来越令人兴奋和狂热。这有分散经历或大跃进的风险，会让人有一种想成为万物和全能的倾向。根据经验，我们可以告诉你，范围蔓延必须加以防范；牢记使命和愿景往往能够排除干扰。

在模拟项目的启动阶段（数月到数年不等），我们发现，经常定期正式朗读使命和愿景是有帮助的，特别是当领导班子聚集起来做重要的战略或组织决策的时候。毕竟，指南针只是一个工具，只有当船员真的看着它来确认他们在正确的前进方向，它才有用。

辅助从普通到复杂的决策

使命和愿景陈述实际上应该指导决策，虽然这并非显而易见——从看似最为普通的决定（例如该计划的命名），到最复杂的组织、治理和战略规划的决定。

使命和愿景可以指导最初决策，包括项目或模拟中心的命名。这可能听起来微不足道。但事实上，模拟项目的名称是学员、教师、利益相关者和发展或捐助者最先看到的。他们对该名称的印象，往往会促成或破坏合作的意愿。名称对模拟项目是有寓示意义的。

例如，如果该项目是以捐助者的名字命名的，则没有寓示意义，呈中性；然而，如果程序的名字中包含"病人安全"这个词，可能会传达一个更清晰的使命和愿景信息。同理，包含外科手术、麻醉、跨专业等词汇也一样。项目名称中的词汇影响力很大，会超出了它们的最初印象。因此，项目的首个介绍必须与其使命相一致。

以"外科和介入仿真研究所"为例，几年后，领导层意识到这个名字与他们的使命和愿景不一致，该项目在深度和广度上没有吸引该项目希望的目标受众。随后更名为"模拟与跨职业研究学院"，使潜在客户的性质和数量显著多元化。

最后是重要而且往往很复杂的决策范畴，主要是关于日常运作、工作人员汇报框架和高层管理。在确定委员会和领导职位的必要性方面，使命和愿景应发挥核心作用，确保启动成功。对于组织管理结构做出战略决策时，愿景陈述也有帮助，能方便领导人为这一启动计划提供必要的支持和指导。回顾本章介绍的三种组织模式，显然这些组织具有截然不同的 3 年和 5 年目标，因此其最初的组织基础设施看起来也明显不同。

帮助从混乱中分类发展

使命和愿景声明提供了我们众多人称之为"目的地明信片"的观点，或者是未来 3 年、4 年或 5 年模拟中心的景象。我们没有理由认为模拟计划的组织结构（即运营委员会或小组委员会）、报告和管理应该保持不变。这些文件应该指导组织和管理结构随着时间的推移而进展，以达到 3 年目标和 5 年目标。委员会、报告结构和利益相关者领导层形成，最后被取代，从外部来看这可能会出现混乱和缺乏指导。人们必须认识到，因为组织机构处于启动模式，模拟计划的头几年是成立时期。需求和资源的变化往往比预期的要快。如果制定得当，使命和愿景将成为组织的重要指南，特别是在定期审查时。使命和愿景将清楚地指出文件所载的路线图上可预测的轨迹上的必要变化。从三个模拟程序模型中也可以看出，组织内部发生了重大变化，委员会来来去去，出现了新的模式。这是一个健康的标志，预示着规划良好，使命和愿景健全。

参考文献

Kim, S., Ross, B., Wright, A., Wu, M., Benedetti, T., Leland, F., & Pellegrini, C. (2011). Halting the revolving door of faculty turnover: Recruiting and retaining clinician educators in an academic medical simulation center. *Simulation in Healthcare, 6*(3), 168–175.

第二节

现场模拟优化教育

Justin L. Lockman, MD; Aditee Ambardekar, MD; Ellen S. Deutsch, MD, FACS, FAAP

作者简介

JUSTIN L. LOCKMAN：麻醉学、儿科学以及重症医学的助理教授，担任费城儿童医院小儿麻醉和小儿重症的主治医师，小儿麻醉进修项目主任。Justin 凭借其在麻醉和重症医学模拟教学担任领导者的经验，为这两个专业的学员开发和完善了全面的现场模拟教学课程（in situ curricula）。他的研究方向是多学科协同仿真，患者安全以及团队建设、危机资源管理。

ADITEE P. AMBARDEKAR：临床麻醉学和重症医学的助理教授，现任费城儿童医院小儿麻醉主治医师以及小儿麻醉进修培训项目导师。Ambardekar 教授是培训中心非常活跃的教员，教育理念先进，热衷于创新，专门从事手术室内麻醉学员及师资培训。她研发了基于麻醉学住院医生及进修医生的综合模拟培训课程。

ELLEN S. DEUTSCH：费城儿童医院围术期模拟教学主任，SSH 医疗模拟认证理事会的前任主席，美国耳鼻咽喉科外科模拟训练协会的主席。她的研究方向是新兴的教育理论及技术，包括模拟教学。而其中她最感兴趣的是人为因素、模拟教学以及医疗质量及患者、医务人员的安全协同效应。

致谢：作者们感谢费城儿童医院模拟、高级教育和创新中心的全体人员，感谢他们不懈地致力于改善整个医疗中心员工的教育，提高患者安全和质量，这也为本章节编写奠定了基础。

摘要

本节重点介绍现场模拟教学在常规和即时培训中的应用。优势（包括现实性，及时性，便利性和基于系统的改进）与挑战（例如在实际临床环境中对时间、空间、设备和人员配置上的控制不佳）形成对比。最后，包括价值分析，以促进模拟教学导师和医院管理层之间关于利用现场模拟教学可行性的讨论。

案例

凌晨 2 点，你所在医院急诊团队已经忙碌了一整夜。这时候你接到一个电话，一位遭受严重颅脑外伤的患儿即将乘坐急救直升机在 30～45 分钟到达医院。在你立即通知了创伤团队、神经外科以及 ICU 即将到来的患者情况之后，打开 10 号检查室——一个高科技的现场模拟教学室。你迅速启动预设的儿童颅脑外伤模拟剧本，然后请求急诊团队的帮助。两名护士、一名儿科住院医生、一位医学生以及一位药剂师接到你的电话后迅速到位，而这些人在这之前都是没有一起工作过的。甚至，团队里面的某些成员在这 10 分钟的模拟之前都是没有参与过严重脑外伤患者救治的。在患者到达前的这 20 分钟时间内，你的详细讲解以及对剧本进行高保真的"及时"教学要确保整个团队了解气道保护、气道通畅、循环稳定、诊断和治疗颅内高压。几分钟后，患者到达抢救室，而整个团队能重演该情景，只不过这次是真实的患者，但是更明白治疗的目的以及需要完成的任务。

引言和背景

现场模拟教学最简单的形式就是对模拟患者进行实际医疗照护。专用的模拟教学中心一般都相对较远，而且使用也不方便。而现场模拟就能充分利用临床真实的环境，包括人员、设备、为临床团队提供临床演练以及最终掌握培训内容的体系。而且无须再投入人力布置一个虚拟的模拟场景，参加培训学员也无须离开自己的工作岗位。这样既可以最大限度保证模拟的真实度，又可以方便参与的学员。

有趣的是，最近兴起的现场模拟教学是一种用于医学教育和团队建设的高性价比的培训方式，其实最早的医学模拟培训就是这样做的。在专职做模拟培训人员和专门做模拟培训中心出现前很少有人能看到移动模拟具有很好的前景。自从 Asmund Laerdal 及其同事发明了人体心肺复苏模型后，在医疗点使用模型尤其是这种低技术含量的模拟器在 CPR（心肺复苏）培训中占有重要的地位，在学校、社区活动中心以及医疗机构培训医务人员和非医务人员（Cooper & Taqueti，2004；Perkins，2007）。而此前的几十年，大概在 20 世纪 20 年代，Chevalier Jackson 就用他汽车后座上的洋娃娃演示了紧急气管切开的方法（American Bronchoesophagological Association，n.d.）。

过去的几十年，在很多医疗卫生单位及医学培训项目的不断探索下，特定的培训地点、培训师资、特定的时间以及设备用来做模拟培训的优势逐步体现出来，这也形成了最初的模拟教学中心的雏形。但是这些地方通常都远离临床工作地点。这样的模拟教学中心通常都很大，设备齐全，投入的资本很多，可能更适合团队人员抽出特定的时间来进行培训（McKeon 等，2009）。如某些特定的学生群体（医学院或者护理学院的学生），如某些必修课程（高级生命支持课程）。但是这种培训模式具有显著缺点。最主要的缺陷在于模拟中心很难模拟出临床的真实环境，仅就医院的装置设备而言——如手术室和重症监护室里面的设备都是很昂贵的，在模拟培训中心很难完全复制出这种环境。另外的难处就在于多学科的成员（医师、护士、呼吸治疗师以及药师）很难在同一时间离开各自工作岗位去参与模拟培训，这样就很难使各学科之间互相学习、提高。而如果使用现场模拟教学就可以轻松解决这些问题；实际上，正是这些问题使现场模拟教学在近几年再次兴起，并在团队协作、交流培训、患者安全以及医疗机构系统性的改善等方面作出创新性的"前沿"发展（Davis 等，2008；Hamman 等，2010；Hohenhaus 等，2008；Miller 等，2008）。接下来的内容主要是关于实施现场模拟教学所带来的优点及挑战。

现场模拟教学的优点

真实 / 可信

现场模拟教学的显著优势在于不需要额外的时间、地点以及经费去打造一个模拟环境。因此可以节省很多因高仿真模拟需要的空间。比如说，模拟教学可能需要创伤室、门诊诊室、住院病房、手术室、心导管室以及急救护理设施等，甚至模拟的自助餐厅都有可能帮助模拟旁观者及访客参与场景剧情的发展。实际上，理想状态的模拟中心需要打造一个完全一样的"模拟医院"来帮助演练突发事件造成的大规模人员伤亡、多学科患者的转运交接以及其他复杂的事件。而现场模拟教学不需要去复制这些东西，因为在实际临床工作时这些在医院里就切实存在着（Volk 等，2011）。

现场模拟教学的环境**真实性**也是其显著的优势。就算花费大价钱也很难在模拟教学中心复制出令参加培训的学员们感到自己身处实际工作环境的真实感。这种真实的环境也增加了学员**实践经验**学习的机会。

现场模拟项目的显著优势并不仅仅是医疗环境的**高度保真**。实际上还包括了好多其他意想不到的好处。比如，使用临床工作时的设备有助于发现其使用过程中遇到的问题，进而促使我们去解决这些问题，从而减少对真实患者造成的安全隐患（Geis 等，2011；Guise 等，2010；Hamman 等，2010）。参与现场模拟教学的学员不需要扮演别的角色，而是真实地做自己的工作，这样大家各司其职，各自了解自己工作所面临的困难，既能加强团队之间的交流协作，又能真实地给予团队其他成员所需要的帮助。

现场模拟项目也可以探索我们工作的真实环境。比如说，医院的员工可能都知道用灭火器熄灭小型火灾，但是可能只有经过火灾现场模拟教学后，他们才知道灭火器放在什么位置。护士才会发现从呼叫至急救小组到达现场需要很长的时间；医生也才会了解药师准确的药物稀释和护士的药物注射是怎么回事；又或者儿科医疗团队因对少见操作流程的不熟悉，导致在临床工作中对患儿的准备不足。所有的这些问题可通过团队成员在正常的工作环境中治疗一个真实的病人得以解决。

适时教育

现场模拟教学的另外一个优势是时效性很强。以上所述的模拟方案就显示出"及时培训"的优势，比如团队成员可以在即将遇到罕见事件前及时进行模拟培训（见第 2 章第六节）。可以在上述的情况中进行待定方式的模拟或以计划好的方案进行模拟，比如说参与一台复杂的、多步骤手术的所有成员可以在术前一天进行"带妆彩排"。另外，自发教学可在团队休息时进行。比如说 Sutton 等人（2010）的一项研究显示使用任务训练模拟器进行床旁短时、高频率的心肺复苏培训，会提升在院人员的 CPR 技能（图 2-2-1）。使用碎片化时间进行团队的模拟训练也会提高大家的关键技能。灵活的现场模拟教学有助于复习训练。

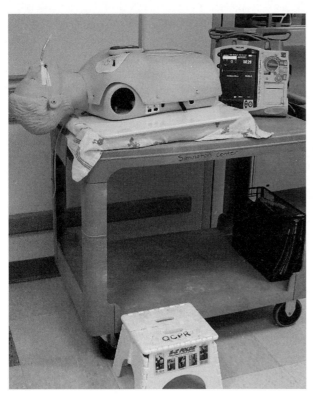

图 2-2-1　一个可移动的 CPR 模拟器，这种机器算是中等配置，包括一个 CPR 模特（Laerdal, Wappinger Falls, NY），一个除颤监护仪（Royal Philips Electronics, Amsterdam, The Netherlands）。这是我们医院 ICU 用来做培训的设备，而且可以做复苏效果定性评估

另外，在罕见或者意外事件发生后进行现场模拟教学有助于用来改进系统流程。有些医学中心把现场模拟教学作为根本性原因分析或失效模式及效果分析的手段发现潜在的患者安全隐患（Davis 等，2008）。这有助于医院改进安全工作流程防止发生类似的严重不良事件，增强患者的安全。

基于系统的好处

严重安全事件的事后重演可以有效地对现有或新系统进行潜在改进的预期评估。利用实际的团队和流程的这些原则允许探索现有系统，并有意识地探索改进。（Davis 等人，2008；Hamman 等人，2010）。比如在我们医院，将危重患者从手术室转运到重症监护病房的现场模拟培训，就能使参与者更好地发现转运途中的情况以及潜在的危险因素，以助于提高患者的安全性。做现场模拟教学不管是出于教学目的还是其他目的，或多或少地都能发现我们平时工作中的问题，改进后可以提高我们的工作效率、患者安全以及资源的合理利用（Kobayashi 等人，2010；LaVelle & McLaughlin，2008）。

一些中心也在实施前预先使用现场模拟来排除新系统或翻新系统的故障。已测试过的独立系统，例如在用于实际的临床环境之前，对新的临床设备或信息技术系统进行功能测试（Kushniruk 等人，2011 年）。另一些中心已开展了更广泛的应用，例如在开设一家新的医院之前，对临床护理进行现场模拟，以确保最佳的团队合作和系统集成（Bender，2011）。现场模拟也可用于制度和程序改进，以及在更新的流程实施期间，对工作人员进行培训。现场模拟可以重复使用，以一种持续循环的方式，发现改进的时机、设计系统改进、测试改进的效果，然后找到进一步细化的机会。

技术优势

现场模拟教学带来的技术优势是不言而喻的。例如，使用如下所述的移动手推车进行模拟可在确定模拟发生位置或方式时具有很大的灵活性。比如，在医疗场所的任何场所进行模拟教学都不会受到限制。模拟方案可以设定在行政区域、门诊中心，甚至是远程设备。可以在公共区域（比如公园）进行灾难模拟演练。另外，模拟演练已经成为社区服务与教育的常规方式，比如，牙科诊所练习镇静，而可移动的设备是能完成这些操作的先决条件（BrooksBuza 等，2011）。

最后，开展成人教育的基本原则是必须准备好接受"成年人是一群忙碌的人"这个事实。虽然院外的模拟中心可以提供特定的时间和空间，但他们会通过迫使学员找到一个共同的时间及到达培训地点的手段带来不便。这对医学生或者住院医生来说可能不是什么困难，因为他们可以被安排在特定的时间去接受培训。然而对于其他医疗工作者来说在院外模拟中心进行培训就比较困难，比如主治医师、注册护士、临床药师，在工作时间去参加培训就会增加他们的临床工作量，如果在非工作时间培训，则需要额外的培训经费，或者需要给培训者一些补助。现场模拟教学就会省掉一大堆这样的麻烦。

现场模拟教学的挑战

患者安全

尽管现场模拟教学有很多优势，但也面临着很多挑战。如果进行合理的规划，那么这些问题也是可以解决的，但是目前这方面的数据还不是很多，可能也是未来研究的方向。

现场模拟教学的宗旨就是在规划中要有一定灵活性。为了能最大程度地受益于现场模拟教学，那么参加培训的老师和学员都必须要接受这样的事实：可能在模拟教学的时候团队成员或者患者病情的不可预测性会超过我们平时的预期，有时候因为其他原因，我们不得不在最后关头取消模拟培训。那么这个时候就是考验教学团队老师们的时候了，他们应该熟知整个工作框架体系，尽量减少培训取消或者中断，当然这也是有策略的。比如，可以电话通知其他器械供应商保证设备正常运转；可以提前告知一下治疗团队，现在有一个模拟教学正在进行，除非特别紧急的情况，中途尽量减少干扰。在某些教学医院已经有这样的先例了，在教学时竖起一块牌子"教学时间"，这种方式也可以应用到现场模拟教学（Lasko 等，2009；Parikh 等，2008）。现场模拟教学也应该跟传统的大查房一样，一旦开始只有在必要的时候才可以被打断。

当然现场模拟教学也会遇到物品和器械设备相关的问题。因为现场模拟教学使用的设备就是患者需要使用的，直接关系到患者的安全。所以我们应该要预估到会有出现问题的设备，在模拟教学过程中应该要给模拟相关使用的设备及物品贴上标签。在培训结束后，所有培训相关使用的器械及物品应该全部移除到专门的储物间保存。药品尤其要这样；模拟用的"模拟"药或者过期药物应该妥善贴好标签，在培训结束的时候全部清除，以防给患者误用了。

另一个可能出现的情况就是在模拟培训的过程中患者需要使用的设备损坏了。比如，在现场模拟培训时，真实的床旁监护仪、除颤仪以及病床都是要用到的。尽管一次模拟教学对这些设备造成损坏的可能性不大，但如果是一次大型系统培训就有可能造成一些影响。这些影响可以通过准备一套完全独立的医学模拟设备来预防，但是又不能完全那样做，一是因为财政预算有限，二是违背模拟教学探知患者安全中的潜在危害的目的。所以最好一部分使用真正的设备，一部分使用模拟设备和物品，当然这还要考虑到维修这些设备需要花费的项目预算。

心理安全

尽管模拟教学意在提高团队工作效率、加强成员之间的交流，增加患者安全以及整个团队的工作积极性，但是也要警惕出现非预期的任何学术活动所造成的负面心理情绪。就像所有的模拟教学一样，现场模拟教学也需要进行最后的回顾和讨论来提高教学效果，同时降低模拟事件对参与者造成的负面情绪，但可能现场模拟教学的复盘更难完成。另外，现场模拟往往没有事先告知团队成员，所以假设团队成员都会对"心肺复苏代码呼叫"做出最好的反应。

现场模拟教学还会对患者及其家属造成意外的心理影响。因为我们在医院内进行模拟培训时他们都可能看得到。所以最好在模拟地点做一个告知标志，当患者及其家属看到床旁围了一大群人后，他们也不用很紧张。

操作挑战

除了患者安全以及设备相关的风险外，其实在发展现场模拟教学的过程中还有很多其他的挑战。就像之前简单提到过的，最大的挑战就是模拟环境的不可控。尽管开始前做了充分的准备，但仍然有可能因为不可预知的特殊患者的特殊病情变化而取消或者中断模拟培训。虽然可以通过在培训现场与行政领导一起营造一种教育文化来降低这些风险，但这些风险永远无法完全消除，灵活性非常重要。

空间在医疗场所既很有限又很昂贵；"额外"的空间是一种奢侈。因此，当我们决定要做现场模拟教学时必须要考虑到医院空间的限制。严密的工作计划以及工作流程分析有助于选择最佳的模拟机会，充分利用空间使用的潮汐现象和人员工作量的波动，同时最大程度地减少对正常临床工作的干扰。在实际的现场模拟活动中，比如在 ICU 病房，就经常出现最后时刻模拟培训不能顺利进行的情况。如果现场模拟教学不能顺利进行，则近似现场模拟培训可以作为备选。

在专门的模拟中心，所有的设备几乎都是反复利用来培训大规模的受训者，这些设备几乎没有移动或者拆卸过。而在现场模拟培训时，一节课结束后，为了设备安全和患者安全，所有设备及物品都需要完全拆除，下次上课再拿出来。应该列一个物品清单，或者指派专人负责设备和物品从安装到课后拆除的全过程（Berenholtz 等，2004；Hales & Pronovost，2006）。

现场模拟教学的另外一个愈发凸显的挑战是视听设备的限制。就像本书其他章节所描述的，现在已经有围绕医学模拟教学视频和音频录制的公司。这些录制的材料可用来帮助即时反馈或者回顾复盘时的内容，而且目前也可用来做质量控制和医学教育研究。

装备好的模拟培训中心一般都安装了很多摄像头和录音话筒能从各个角度录像和采集声音（Seropian & Lavey，2010）。模拟中心的培训者也在争取追求最真实的模拟场景，培训者可以通过专用的控制台、无线设备等来控制整个模拟的场景，可以讨论实时发生的变化，而不影响模拟房间里面的进程。尽管模拟的真实性会因为房间里的参与者而打折扣，但是现场环境模拟多少能弥补一些缺陷。

即使做不到将控制区域分开，视频及音频录制也是可行的；用于现场模拟的教学移动车上应该包括视频及音频录制装备（Paige 等人，2008）。如果现场模拟活动需要在某一地点重复进行，比如说急诊室，那其中的一间病房就应该配备视听设备。如果这个策略被采用，那么病房里的视听录制需要得到患者的知情同意及医院相关机构的批准；除了有可能违反医疗隐私法，各个地区还有针对非专业人员视听设备使用的法律。

对于那些想要做模拟教学研究的单位来说，还会有另外的一个困难。现场模拟教学很难做到像专门的模拟中心那样很好地控制外界条件。但是，很多研究者使用标准化模拟剧本已经克服了这个困难；因此，基于现场模拟教学的文章最近也发表了很多（Allan 等人，2010；Hamman 等，2009；Mondrup 等，2011；Riley，David 等，2011）。

在如本书其他章节中讨论的那样，任何模拟教学形式都需要复盘。现场模拟教学也不例外。但是现场模拟教学在繁忙的病区没有专门的讨论室。一般来说会议室甚至就床旁讨论也能满足学习的需求。

不同形式的现场模拟教学

本书行文至此，"现场模拟教学"仍然是单独出现的一个字眼，这其实是不准确的；实际上"现场模拟教学"包含了很多其他相关但是又各不相同的类型，将在这章介绍。各种不同形式的、模拟场所的存在，就需要越来越多新的教学方法的应用。表 2-2-1 包括了目前文献里报道的、常见的现场模拟教学场景，以及他们各自的异同点。

表 2-2-1

现场模拟教学的不同形式

类型	经费	真实性	难易度
改进的或临时的现场模拟教学	不确定	高	一般
模拟培训中心	高	高	简单
近现场模拟教学点	不确定	不确定	不确定
可移动全设备模拟培训车	低	不确定	简单

改进的或暂时的现场模拟教学

一提到现场模拟教学，我们心中第一个出现的便是暂时使用临床真实的区域做模拟教学。这可能是现场模拟教学中最常见的形式，也包括暂时使用多功能患者用来模拟培训。图 2-2-2 就是暂时使用现场模拟教学方式。当我们预计哪天患者就诊量会少点的时候，急救复苏单元就可以用来做模拟培训。这样充分利用空间，效果是非常好的，因为这时候模拟的场所是与临床操作场地是一致的。

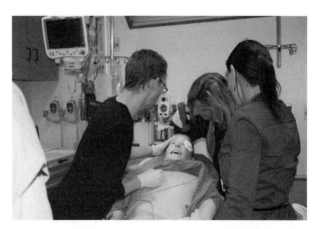

图 2-2-2 当患者治疗区人流较少的时候做现场模拟教学，成本的费用低，因为就算不做模拟教学，这个地方也是空着的

永久的现场模拟教学空间

将真实患者接受治疗的地点用来做模拟教学，这个地点就可以认为这是一个永久的模拟教学点。患者的医疗保障与模拟教学必须统一起来，但这也是考验后勤保证的时候，因为模拟专用的设备及物品每次用完都需拆除，怎么样能最大限度地方便使用也是个难题。其实急诊或者麻醉术后恢复室都是不错的选择，因为这些地方的患者量具有很大的波动性，且具有可预测性。

进一步说，模拟控制室或模拟观察室应该紧靠在治疗室旁，确保参加培训的学员无法看到观察室里的老师。不过这些需要在装修的时候提前规划，或者恰好治疗室的隔壁就可以用来做观察室。图 2-2-3 就展示了一个这样的示例；这张图片展示一例模拟地点的选择规划。手术室设备功能齐全，是围术期几乎每天都会使用的地方。图 2-2-3A 箭头指示的地方是一个控制室的窗口。图 2-2-3B 展示了从控制室里往外看的情况。这样既保留了专门模拟中心的优势又结合了现场模拟教学的真实性。

近似现场模拟空间

近似现场模拟区是专为解决临时现场模拟和永久现场模拟的限制而产生的。比如说，未使用的员工休息室、一间会议室、入院登记处或者就是在治疗室附近的空地都可以用来做模拟培训。这样就可以获得现场模拟培训的许多优势，比如说需要

的设备都在一处，受训人员都能很方便地获取这些东西，而且医院行政部门也不必为了做模拟教学而专门腾出一块地方。虽然真实性可能会略打折扣，但是这样却很方便；所以，不难发现，现在很多中心都是这么做的。

移动全设备模拟培训车

然而，一个花费少、灵活性好的选择是做一个装备齐全的、可移动的模拟培训车。这个理念的背后就是要打造一个"轮子上的永久模拟培训"系统。这样我们就可以在任何地点做模拟培训，不管是在住院部还是门诊。而且我们不需要特定的空间，也不用提前准备设备，结束后也不用整理物品。移动模拟教学车是目前最经济、最灵活的选择；而且教学车里低成本、高值设备都可以放置（见图 2-2-1）。根据移动教学车的复杂程度，有时可能需要专门的团队去安排培训流程，在课程开始前整理好这些仪器设备（Weinstock 等人，2009；Yager 等人，2011）。

价值分析

现场模拟教学是一个相对经济的教学方式。经费开销主要用于购买、升级和日常维护这些设备，支付工作人员的薪水，以及保证受训者能准时上课的间接成本。模拟培训已经被证实有助于提高医疗质量和医疗安全（Draycott 等，2008），而且越来越多地纳入医学及护理学的教育（Cohen 等人，2010；Harlow & Sportsman，2007；Hunt 等，

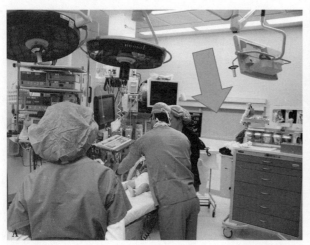
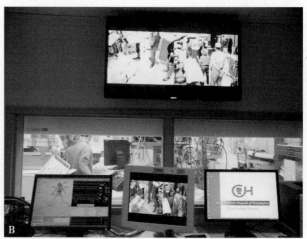

图 2-2-3　A. 这是一间真正的手术室，在开始择期手术前进行现场模拟教学，箭头所示的地方就是模拟控制室的窗口；B. 从这里可以看到图 2-2-3A 中的手术室的情况。注意屏幕上监控到的不同角度的图像，这样控制室就可以完全监控里面模拟剧本的进行，而且录制的视频和音频可以用做以后讨论回放

2006；Langhan 等，2009；Lasater，2007；Lindquist 等，2008；Nestel 等，2011；Ziv 等，2000）；实际上，Ziv 提出从医学伦理角度看模拟教学是必不可少的（Ziv 等，2003）。现场模拟教学可以减少固定模拟场所需要的发展、装备及维护费用，以及学员往返固定模拟中心的麻烦（Calhoun 等人，2011；Edler 等人，2010；Kushniruk 等人，2011，Weinstock 等人，2009）。

长时间的模拟课程以及需要较多参与者的课程都需要合理安排，充分利用患者就诊量的规律来合理利用空间。比如：治疗室、睡眠中心、麻醉术后恢复室以及手术室的使用都是有规律的；而不好掌握规律的地方包括创伤治疗室以及跟创伤治疗相关的地方。简短的模拟事件，例如"即时"复习特定的技能，可以与对患者照护活动的微弱不利影响相结合。在模拟中心，为团队培训和系统评估改进情境保真度所产生的附加值难以体现。由于创建有效的模拟程序，患者安全得以改善，其带来的经济益处可能难以确定。新增的数据表明，沟通不足和团队驱动力不足是导致不良患者事件的重要原因（Pruitt & Liebelt，2010）。医疗服务是一个复杂的系统，包括罕见及高危事件，而且团队也在不断变化。实际上，同组培训人员一般不会遇到两次完全相同的情况（Riley，Lownik 等人，2011）。很多可靠性高的团队成功主要依赖于了解团队成员的优劣互补、持续的领导力以及既定的反馈模式。而与此不同的是，医疗团队在很大程度上依赖于沟通和团队动态，以便对各种情况做出适应性反应（Cheng 等人，2012；Jankouskas 等人，2007；Sutton，2009）。有人觉得现场模拟教学就是最好的用来练习这些技能的方式（Allan 等人，2010）。只有团队里的所有人都精通了这些技能，才能在遇到罕见以及复杂事件时从容面对。

怎样做

要做现场模拟教学，那么在采购首批设备时就要计划安排好。第一步就是要找到最合适的人选，有做完整个项目的经验（见第 4 章第五节的专家角）。还需要评估医疗中心的哪一个领域最能在模拟培训中获益（见第 5 章第一节）。接下来，需要选择模拟类型（见上文），安排学员时间，寻找培训地点（能容纳的人数），了解经费的限制以及制定各种模拟剧本。一旦一个模拟计划制订完成，需要采购

的设备以及经费预算就要确定下来。一般来说，有很多制造商生产模拟设备、以及附加一些高端性能的软件，但从模拟项目建立之初的价值分析来看，昂贵的技术并非实现目标的必经之路。

医院管理层应将模拟培训的经费预算纳入财政预算。某些模拟教学促进患者安全，因此可以接受一些捐赠；但是，集来的资金最好优先资助小规模、有效又经济的模拟项目（Edler 等人，2010；Weinstock 等人，2009）；还可以根据自己医院的地理条件，假如附近还有别的医疗中心的话，那么大家可以合作购买这些仪器设备（Waxman 等人，2011）。

设备一旦到位后，那么现场模拟教学的剧本也应编写完成，并落实学员的培训计划。就像前面所说的，最大的困扰可能在于模拟教学的设备与真正患者使用设备之间的区别。这应在整个过程中牢记在心。

此时，彼地：如何继续改进或者保持我现有的成果？

现场模拟教学衍生出了越来越多潜在的模拟方案。实际上，随着移动模拟器的发展，将来会有越来越多的可能性，比如说在医院停车场、停机坪或者 CT 室。团队之间不断演练、交流以及磨合，获益无限；因此，即使大家对医学基础知识已经完全掌握，现场模拟教学仍有助于促进提高团队工作熟练度（Riley，Lownik 等人，2011）。这需要单独的团队训练，或结合本节前面讨论过的照护场景进行训练。

总结

现场模拟教学是一个广义词，包含了多种不同的技术，而在进行模拟时又与各个医疗机构的工作场所保持一致。现场模拟教学比起专门的模拟中心来说更真实、自由以及方便，花费较少，需要的空间也不多。现场模拟教学还能促进系统改进，而这在模拟中心是办不到的。尽管建立一个现场模拟教学系统面临诸多挑战，也会带来无穷好处。实际上，不管是建立一个相对便宜的基于医院的模拟项目还是要扩建一个专门的模拟中心，现场模拟教学都是这些模拟教学形式的必要组成部分。

参考文献

American Bronchoesophagological Association. (n.d.). *History: Jackson tracheotomy*. Retrieved from http://abea.net/about/historical/jacksontracheotomy/index.html

Allan, C. K., Thiagarajan, R. R., Beke, D., Imprescia, A., Kappus, L. J., Garden, A., ... Weinstock, P. H. (2010). Simulation-based training delivered directly to the pediatric cardiac intensive care unit engenders preparedness, comfort, and decreased anxiety among multidisciplinary resuscitation teams. *The Journal of Thoracic and Cardiovascular Surgery, 140,* 646–652.

Bender, G. J. (2011). In situ simulation for systems testing in newly constructed perinatal facilities. *Seminars in Perinatology, 35,* 80–83.

Berenholtz, S. M., Pronovost, P. J., Lipsett, P. A., Hobson, D., Earsing, K., Farley, J. E., ... Perl, T. M. (2004). Eliminating catheter-related bloodstream infections in the intensive care unit. *Critical Care Medicine, 32,* 2014–2020.

Brooks-Buza, H., Fernandez, R., & Stenger, J. P. (2011). The use of in situ simulation to evaluate teamwork and system organization during a pediatric dental clinic emergency. *Simulation in Healthcare, 6,* 101–108.

Calhoun, A. W., Boone, M. C., Peterson, E. B., Boland, K. A., & Montgomery, V. L. (2011). Integrated in situ simulation using redirected faculty educational time to minimize costs: A feasibility study. *Simulation in Healthcare, 6,* 337–344.

Cheng, A., Donoghue, A., Gilfoyle, E., & Eppich, W. (2012). Simulation-based crisis resource management training for pediatric critical care medicine: A review for instructors. *Pediatric Critical Care Medicine, 13,* 197–203.

Cohen, E. R., Feinglass, J., Barsuk, J. H., Barnard, C., O'Donnell, A., McGaghie, W. C., & Wayne, D. B. (2010). Cost savings from reduced catheter-related bloodstream infection after simulation-based education for residents in a medical intensive care unit. *Simulation in Healthcare, 5,* 98–102.

Cooper, J. B., & Taqueti, V. R. (2004). A brief history of the development of mannequin simulators for clinical education and training. *Quality & Safety in Health Care, 13,* i11–i18.

Davis, S., Riley, W., Gurses, A. P., Miller, K., & Hansen, H. (2008). Failure modes and effects analysis based on in situ simulations: A methodology to improve understanding of risks and failures. In K. Henriksen, J. B. Battles, M. A. Keyes, & M. L. Grady (Eds.), *Advances in patient safety: New directions and alternative approaches: Performance and tools.* (Vol. 3) Rockville, MD: Agency for Healthcare Research and Quality.

Draycott, T. J., Crofts, J. F., Ash, J. P., Wilson, L. V., Yard, E., Sibanda, T., & Whitelaw, A. (2008). Improving neonatal outcome through practical shoulder dystocia training. *Obstetrics & Gynecology, 112,* 14–20.

Edler, A. A., Chen, M., Honkanen, A., Hackel, A., & Golianu, B. (2010). Affordable simulation for small-scale training and assessment. *Simulation in Healthcare, 5,* 112–115.

Geis, G. L., Pio, B., Pendergrass, T. L., Moyer, M. R., & Patterson, M. D. (2011). Simulation to assess the safety of new healthcare teams and new facilities. *Simulation in Healthcare, 6,* 125–133.

Guise, J. M., Lowe, N. K., Deering, S., Lewis, P. O., O'Haire, C., Irwin, L. K., ... Kanki, B. G. (2010). Mobile in situ obstetric emergency simulation and teamwork training to improve maternal-fetal safety in hospitals. *Joint Commission Journal on Quality and Patient Safety, 36,* 443–453.

Hales, B. M., & Pronovost, P. J. (2006). The checklist—A tool for error management and performance improvement. *Journal of Critical Care, 21,* 231–235.

Hamman, W. R., Beaudin-Seiler, B. M., Beaubien, J. M., Gullickson, A. M., Orizondo-Korotko, K., Gross, A. C., ... Lammers, R. (2009). Using in situ simulation to identify and resolve latent environmental threats to patient safety: Case study involving a labor and delivery ward. *Journal of Patient Safety, 5,* 184–187.

Hamman, W. R., Beaudin-Seiler, B. M., Beaubien, J. M., Gullickson, A. M., Orizondo-Korotko, K., Gross, A. C., ... Lammers, R. L. (2010). Using simulation to identify and resolve threats to patient safety. *The American Journal of Managed Care, 16,* e145–e150.

Harlow, K. C., & Sportsman, S. (2007). An economic analysis of patient simulators clinical training in nursing education. *Nursing Economic$, 25,* 24–29, 3.

Hohenhaus, S. M., Hohenhaus, J., Saunders, M., Vandergrift, J., Kohler, T. A., Manikowski, M. E., ... Holleran, S. (2008). Emergency response: Lessons learned during a community hospital's in situ fire simulation. *Journal of Emergency Nursing, 34,* 352–354.

Hunt, E. A., Nelson, K. L., & Shilkofski, N. A. (2006). Simulation in medicine: Addressing patient safety and improving the interface between healthcare providers and medical technology. *Biomedical Instrumentation & Technology, 40,* 399–404.

Jankouskas, T., Bush, M. C., Murray, B., Rudy, S., Henry, J., Dyer, A. M., ... Sinz, E. (2007). Crisis resource management: Evaluating outcomes of a multidisciplinary team. *Simulation in Healthcare, 2,* 96–101.

Kobayashi, L., Dunbar-Viveiros, J. A., Sheahan, B. A., Rezendes, M. H., Devine, J., Cooper M. R., ... Jay, G. D. (2010). In situ simulation comparing in-hospital first responder sudden cardiac arrest resuscitation using semiautomated defibrillators and automated external defibrillators. *Simulation in Healthcare, 5,* 82–90.

Kushniruk, A. W., Borycki, E. M., Kuwata, S., & Kannry, J. (2011). Emerging approaches to usability evaluation of health information systems: Towards in situ analysis of complex healthcare systems and environments. *Studies in Health Technology and Informatics, 169,* 915–919.

Langhan, T. S., Rigby, I. J., Walker, I. W., Howes, D., Donnon, T., & Lord, J. A. (2009). Simulation-based training in critical resuscitation procedures improves residents' competence. *Canadian Journal of Emergency Medical Care, 11,* 535–539.

Lasater, K. (2007). High-fidelity simulation and the development of clinical judgment: Students' experiences. *The Journal of Nursing Education, 46,* 269–276.

Lasko, D., Zamakhshary, M., & Gerstle, J. T. (2009). Perception and use of minimal access surgery simulators in pediatric surgery training programs. *Journal of Pediatric Surgery, 44,* 1009–1012.

LaVelle, B. A., & McLaughlin, J. J. (2008). Simulation-based education improves patient safety in ambulatory care. In K. Henriksen, J. B. Battles, M. A. Keyes, & M. L. Grady (Eds.), *Advances in patient safety: New directions and alternative approaches: Performance and tools.* (Vol. 3) Rockville, MD: Agency for Healthcare Research and Quality.

Lindquist, L. A., Gleason, K. M., McDaniel, M. R., Doeksen, A., & Liss, D. (2008). Teaching medication reconciliation through simulation: A patient safety initiative for second year medical students. *Journal of General Internal Medicine, 23,* 998–1001.

McKeon, L. M., Norris, T., Cardell, B., & Britt, T. (2009). Developing patient-centered care competencies among prelicensure nursing students using simulation. *The Journal of Nursing Education, 48,* 711–715.

Miller, K. K., Riley, W., Davis, S., & Hansen, H. E. (2008). In situ simulation: a method of experiential learning to promote safety and team behavior. *The Journal of Perinatal & Neonatal Nursing, 22,* 105–113.

Mondrup, F., Brabrand, M., Folkestad, L., Oxlund, J., Wiborg, K. R., Sand, N. P., & Knudsen, T. (2011). In-hospital resuscitation evaluated by in situ simulation: A prospective simulation study. *Scandinavian Journal of Trauma, Resuscitation and Emergency Medicine, 19,* 55.

Nestel, D., Groom, J., Eikeland-Husebø, S., & O'Donnell, J. M. (2011). Simulation for learning and teaching procedural skills: The state of the science. *Simulation in Healthcare, 6,* S10–S13.

Paige, J. T., Kozmenko, V., Yang, T., Gururaja, R. P., Cohn, I., Hilton, C., & Chauvin, S. (2008). The mobile mock operating room: Bringing team training to the point of care. In K. Henriksen, J. B. Battles, M. A. Keyes, & M. L. Grady (Eds.), *Advances in patient safety: New directions and alternative approaches: Performance and tools.* (Vol. 3) Rockville, MD: Agency for Healthcare Research and Quality.

Parikh, J. A., McGory, M. L., Ko, C. Y., Hines, O. J., Tillou, A., & Hiatt, J. R. (2008). A structured conference program improves competency-based surgical education. *American Journal of Surgery, 196,* 273–279.

Perkins, G. D. (2007). Simulation in resuscitation training. *Resuscitation, 73,* 202–211.

Pruitt, C. M., & Liebelt, E. L. (2010). Enhancing patient safety in the pediatric emergency department: Teams, communication, and lessons from crew resource management. *Pediatric Emergency Care, 26,* 942–948.

Riley, W., Davis, S., Miller, K., Hansen, H., Sainfort, F., & Sweet, R. (2011). Didactic and simulation nontechnical skills team training to improve perinatal patient outcomes in a community hospital. *Joint Commission Journal on Quality and Patient Safety, 37,* 357–364.

Riley, W., Lownik, E., Parrotta, C., Miller, K., & Davis, S. (2011). Creating high reliability teams in healthcare through in situ simulation training. *Administrative Sciences, 1,* 14–31.

Seropian, M., & Lavey, R. (2010). Design considerations for healthcare simulation facilities. *Simulation in Healthcare, 5,* 338–345.

Sutton, G. (2009). Evaluating multidisciplinary health care teams: Taking the crisis out of CRM. *Australian Health Review, 33,* 445–452.

Sutton, R. M., Niles, D., Meaney, P. A., Aplenc, R., French, B., Abella, B. S., ... Sweet, R. M. (2010). Detecting breaches in defensive barriers using in situ simulation for obstetric emergencies. *Quality & Safety in Health Care, 19,* i53–i56.

Volk, M. S., Ward, J., Irias, N., Navedo, A., Pollart, J., & Weinstock, P. H.

(2011). Using medical simulation to teach crisis resource management and decision-making skills to otolaryngology housestaff. *Otolaryngology—Head and Neck Surgery, 145*, 35–42.

Waxman, K. T., Nichols, A. A., O'Leary-Kelley, C., & Miller, M. (2011). The evolution of a statewide network: The bay area simulation collaborative. *Simulation in Healthcare, 6*, 345–351.

Weinstock, P. H., Kappus, L. J., Garden, A., & Burns, J. P. (2009). Simulation at the point of care: Reduced-cost, in situ training via a mobile cart. *Pediatric Critical Care Medicine, 10*, 176–181.

Yager, P. H., Lok, J., & Klig, J. E. (2011). Advances in simulation for pediatric critical care and emergency medicine. *Current Opinion in Pediatrics, 23*, 293–297.

Ziv, A., Small, S. D., & Wolpe, P. R. (2000). Patient safety and simulation-based medical education. *Medical Teacher, 22*, 489–495.

Ziv, A., Wolpe, P. R., Small, S. D., & Glick, S. (2003). Simulation-based medical education: An ethical imperative. *Academic Medicine, 78*, 783–788.

第 2 章 · 不同类型的模拟项目

第三节

移 动 模 拟

Brent Thorkelson, BSc, EMT-P

作者简介

BRENT THORKELSON 作为注册执业高级护理人员已逾22年。过去6年中，他在阿尔伯塔省卫生服务紧急医疗服务病人护理模拟的临床规培训练和标准机构担任高级人员开发主管。Brent 的紧急医疗服务工作坊的移动模拟工作已经在许多媒体文章中报道过。在不协调省级模拟计划时，他为儿童癌症研究筹集资金。

摘要

你被任命去建立一个医学模拟训练小组（MSTU）。随着医院可用空间的缩小以及向充满活力的员工队伍提供体验式学习的需求不断增长，许多医院和紧急医疗服务正在向建立这种提供体验式教育的方法发展。建立 MSTU 有几个"锦囊"。①必须创建能准确展示从业者实际工作、服务领域的环境。②如果 MSTU 需要长距离转运的话，即被充分利用，应该能发挥出最充分的潜力，它将需要一个为这样任务而设计的计划，容易操作，并且理想情况下，无须特殊许可即可运行。③为了使花重金购买的汽车的投资回报最大化，它应该可以在任何季节使用。④由于公众对减少温室气体的意识越来越强，MSTU 的运作环境也应该是对环境影响最小的。⑤必须特别注意音视频系统的设计，因为很少有系统适合安装在移动的车辆上。⑥需要在设计 MSTU 布局方面进行跨专业协作，以促进整个病人护理的连续性，从第一个响应者到紧急医疗服务团队，最后到急诊科的全体工作人员。

案例

过去3年，病人安全部门一直在为心肌缺血患者提供治疗。结果表明，在评估和治疗心肌缺血性胸痛方面需要额外的从业者教育。该培训将提供给涵盖8万平方英里（207 184km²）地区的所有急诊科和紧急医疗服务从业人员，包括两个主要医院和三个紧急护理中心。

高级领导小组已同意资助四名全职临床教育工作者和模拟实验室的建设。为资助这个新的模拟计划需要的注意事项是：模拟培训将在值班员工中进行，以避免加班的费用，培训不会干扰患者的正常诊疗。

在资金仅够资助一个实验室和靠近从业者工作地点的培训（以免干扰正在进行的患者护理）的情况下，因此只有一种成本效益高的工具可以满足该计划的需要：开发移动医疗模拟培训单元计划。

引言

随着医学模拟在医学领域的发展和接受度提高，越来越难以满足所有需要这种教育形式的从业人员。很难在医疗中心找到可用的空间以容纳静态模拟实验室是很困难的。随着工作量的增长和需求量的增加，工作人员离开现场或离开其服务区域去参与预定的模拟，会增加后勤的挑战。通过教育加强患者护理是所有模拟计划的关键目标，无论在大型城市还是农村地区，将医院工作人员或紧急医疗服务机构（EMS）救护车组从其所在区域调离，都不利于良好的患者护理。在一个省或州建立多个静态实验室以服务于流动员工或医院工作人员，这将耗费巨大成本，在经济上是不可行的。例如，阿尔伯塔省超过 255 500 平方英里（661 693.9km2）（"Alberta"，2007 年），并有大约 3 000 名阿尔伯塔省卫生服务（AHS）（"员工数据库"，2009 年）雇用的 EMS 从业者。AHS EMS 病人护理模拟（PCS）程序使用的主要交付模式是移动医疗模拟训练单元（MSTU）。本章将涵盖构建 MSTU 时要考虑的主要内容，正如 AHS EMS PCS 程序的镜头可以看到那样。

工作卡车

任何项目最重要的是它的基础设施。以 MSTU 为例，项目基础是搭载车辆的底盘。

依据指定目的计划一起操作 MSTU 的人数将决定底盘尺寸的选择。AHS EMS PCS 程序的标准包括以下内容：

- 卡车必须易于驾驶。
- 不需要任何特殊的联邦驾驶许可。
- 利于长途驾驶，其使用期限保证 10～15 年。
- 在常规运行区域内必须有一个中心服务网络。

前两点很重要，特别是不同的使用者会有不同的需求。MSTU 可以像救护车或大型货车那样小，也可以像柴油客车一样大。如果有两三个固定的使用者，那么后者可能更加适合；但是如果有更多的驾驶员偶尔使用，则小一点的模拟单元可能更符合需求。

根据 AHS EMS 的需要，确定了中型卡车底盘（图 2-3-1）。这种尺寸的底盘是介于标准救护车（或大型货车）和全尺寸客运车之间的中间型号。较小的底盘（或厢式车中的轻型底盘）和中型底盘之间

的关键区别之一是可以定制底盘以最好地满足程序的需求。以下是选择时 MSTU 机箱要讨论的关键要素。

有效载荷　确保您考虑到车辆将承载的全部重量，包括设备、乘客和满载油箱。这些数字需要加起来以确定您的车辆总重量（GVWR）（Lyden，2007），这对于防止超载至关重要，并且不超过法律上所限制的最大车辆重量（"车辆总重量"，2013 年）。

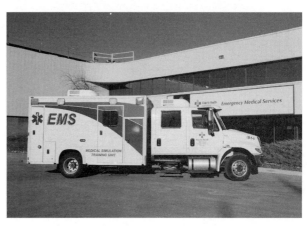

图 2-3-1　由 AHS EMS 的学习与开发部门所操作的三个移动 MSTU 的照片之一

卡车选择　中型卡车比轻型皮卡车大。一辆中型卡车的价格包括新驾驶室、底盘和车身需要 6 万美元左右（Brown，2006）。庆幸的是，中型卡车的寿命比轻型卡车的寿命长得多。中型柴油卡车里程超过五十万英里（804 650km）开始老化，如果驾驶得当，可能会更长。鉴于此，您的模拟单元的预期寿命应至少设定为 15 年，这取决于年行驶里程（Brown，2006）。

牵引　如果您的模拟项目包括可以用作任务培训师的教室的移动模拟托车，务必讨论关于供应商选择的总体组合车辆重量等级（GCVWR）（"总体重评级"，2013 年）的事项。基本上，这是制造商确定的最大允许重量，如 GCVWR，加上拖车在最大载荷下的重量（Lyden，2007）。

后悬挂　MSTU 通常行驶距离；不仅乘客舒适度很重要，而且还要考虑电子设备和病人模拟器的安全。选择最适合该计划需求的悬挂。如果 MSTU 的后保险杠需要降低或"下放"，就像 AHS EMS 的 MSTU 的例子，那么选择一个空气系统就很重要（图 2-3-2A，B）。该系统在舒适性和降低功能之间提供了良好的折中。如果下放不是必需的，

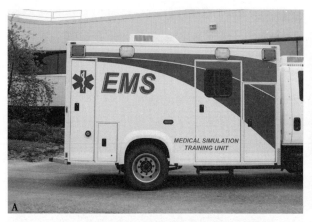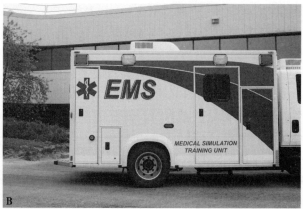

图 2-3-2 A. AHS MSTU 配有交通运输级的空中悬架。注意放置在窗口高度的"医疗模拟训练单元"宣传语，向公众宣传，该单位正在培训他们的从业者。B. 空中悬架处于装载水平，以使担架更轻松地装载和卸载。

而平稳的行驶是至关重要，那么锥形叶片设置可能就够了（Lyden, 2007）。通过为乘用车配备自身减震系统，很容易实现乘客的舒适性，这在现代中型底盘上非常普遍。

发动机和齿轮 与普通客车不同，中型货车可配备多种类型的发动机和齿轮配置。有必要与卡车供应商进行详细的商讨选择。如有疑问，则选择较大的型号；与普遍的认识不同，较大的发动机不一定会耗费更多的燃料。如果一台较大的发动机不需要满负荷运转，那么它耗费的燃料就会少于一直工作的小型发动机（B. VanGastel, 个人通讯，2013 年 5 月 7 日）。最重要的是，车辆能轻松地运输其携带的物品。这不仅会降低驾驶员的疲劳，还会减少长期维修超载的驱动系统的费用。

与所有车辆一样，MSTU 需要计划维修和非计划维护。需要非计划维护时，选择可以在大多数所到之处都能提供的底盘和发动机配置。AHS EMS 的 MSTU 全部采用国际通用底盘。目前，阿尔伯塔省共有 14 个国际服务中心；如果出现问题，须要及时修复。这样我们可以避免取消移动模拟活动，尤其在这个行程从基地出发已经耗时一整天的情况下。

移动音频 / 视频功能

在为移动模拟单元规划音频 / 视频系统时，必须特别注意为该工作选择正确的供应商：愿意配合将电子产品安装在可能穿越乡村的车辆中，乡村里通常路况不佳。供应商是否有在移动平台上安装过设备的背景并不是必要的；更重要的是确保供

应商信誉良好，愿意与项目经理紧密合作。以下指南表明在与供应商的第一次计划会议上，你可能需要用到的表格，重点提供明确的期望和尽可能多的细节。

- 计划安装至少一台计算机以运行病人模拟器以及您的音频 / 视频系统。以往经验表明，台式电脑并不适合旅行。如果可能，请使用笔记本电脑或一体机。笔记本电脑由于内部封装，能更好地经受长途旅行。另外一个选择是 Mac Mini，既紧凑又非常耐用，另外一个额外的好处是，笔记本电脑的运行速度适中，将比全尺寸台式电脑（威廉姆斯，2013 年）的功耗要小得多。

- 将电缆从移动模拟车辆的一端牵引到另一端可能存在挑战，但是可以通过一些简单的预先计划轻松克服。对于网络和音频 / 视频接线，必要的是使用绞合电缆，而不是实心电线。当受到移动车辆的振动时，绞合电缆更加可靠；实心电线可能会老化和破裂。

- 电缆路径应穿过车辆底盘，以便为网络和麦克风电缆分别提供独立的路径；任何交流电源线之间应至少间隔 0.3m（1 英尺）。这有助于防止电磁干扰影响这些敏感信号。如果网络和（或）麦克风电缆必须穿过交流电源电缆，请确保它们相互呈 90°。

- 规划电缆路径时，请确保远离音视频设备。将电线管道绘制成运行电缆的原理图，以便在需要时能轻松更换设备。

- 了解计算机用于录制音频和视频时可能发生的处理延迟。幸运的是，较新的计算机系统更快，因此延迟甚微。虽然视频录制中的轻微延迟不影响效果，但在音频即使稍微延迟也无法接受。操作员必须实时听到模拟区域内所说的话。例如，医生可能会问："先生，你的胸部有什么不适吗?"即使从询问问题到操作者听到延迟了 1 秒钟也可能引起混乱，而操作者可能会认为当时模拟病人没有反应，故整个模拟练习就会崩溃。放置在模拟区域中的辅助音频麦克风的位置要保证能实时听到所有声音（R.Judd，个人通讯，2013 年 5 月 13 日）。

- 在制定音频和视频计划时，患者模拟团队必须确定模拟区域的协调员将如何与通常在另一个区域的操作员进行通信。发短信是一个可以考虑的选择，但是取决于发送文本的人的速度。理想情况下，应安装配有耳机和吊杆麦克风的无线麦克风系统，这会使操作员和协调人之间的通信清晰、简洁。

- 使用的混音器类型取决于布局。音频混合器要便于用户在模拟区域和操作员房间中调节麦克风和扬声器的灵敏度。请供应商提供一个易于操作的产品，具有可锁定的预设功能。选择混音器时，要确保它具有声学回声消除的功能。这样麦克风和扬声器可以同时打开，混音器会滤除已经发送到模拟区域扬声器的音频，以便麦克风不会接听并将其发送回操作员。如果没有此功能，麦克风和扬声器必须以这样一种方式进行切换，即操作者的扬声器在打开麦克风时关闭。

- 如果停电（可能发生），则应使用合适的不间断电源供应（UPS）单元。这些将确保敏感电子设备在 MSTU 从变流器切换到直流电时可以防止电压尖峰（R.Judd，个人通讯，2013 年 5 月 13 日）。

- 安置生命体征监测器是非常重要的。最初，在靠近除颤器和（或）监视器时，AHS EMS PCS 团队有一个常规的电脑显示器，使操作者能轻松看到。我们的一位临床教育工作者对其进行了改进，他们用一个安装在除颤器 / 监护仪前部的小型迷你屏幕取代了计算

机显示器（图 2-3-3）。调整屏幕的布局以匹配操作员通常会看到的内容，这减少了在紧急时刻要选择观察哪个屏幕的混乱。如果模拟需要起搏或除颤，则会弹出小屏幕，以方便操作员查看常规屏幕。

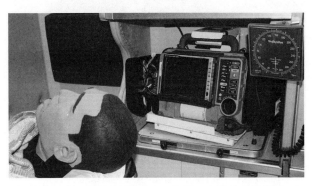

图 2-3-3　便宜的小型"迷你屏"让学习者能看到除颤器，而不需要去别的地方得到患者模拟器的信息

适用于所有季节的移动模拟

　　MSTU 服务的区域将决定如何在所有季节设置移动模拟器。一般来说，春秋不存在重大问题；然而，无论是夏天还是冬季都可能对控制移动模拟单元内的环境构成挑战。

　　最好选择在室内停放模拟单元进行模拟，那么如果模拟器是建在中型卡车底盘上的，这个选项将受到限制。在 EMS / 消防局外面或医院前方停放模拟单位来进行移动模拟并不理想。我们发现有两个好的办法。

　　供暖　当考虑供暖时，方便和安全是重要的要素。团队所接受的解决方案是安装小型柴油Webasto 加热器。这些设备占用的空间很小，只需要少量电流。因为它们直接连接大型柴油鞍缸，因此便利性得到了提高。AHS EMS MSTUs 发现加热器对冬季进行的移动模拟特别有用。一个加热器放置在驾驶室内，另一个放在模拟区域。当离开基地总部时，在模拟区域打开小型柴油加热器；在旅程期间，它将能持续 7 天。驾驶室或控制室中的另一个加热器在模拟运行时打开，或者在室外当预测到冷冻温度时打开。目前需要的电流是很小的，在 1.25～2.40A。在模拟单元发动机没有运行的情况下，即使两台加热器运行过夜以保持驾驶室电子设备和患者模拟器和药物的温度，底盘电池也没有耗尽的风险，甚至在 −30℃下。每个

加热器还配有恒温器，因此可以轻松地调节温度（图 2-3-4）。

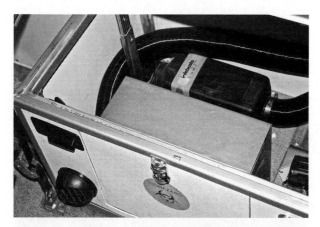

图 2-3-4 当房间空间有限时，小型 Webasto 加热器可以放在小角落。在本图中，它位于模拟区域的长凳座下

空调（AC） 在炎热的夏天，为控制室和模拟区域提供空调，对电力需求提出挑战。当空调启

动时，一般的原理是环境温度越高启动压缩机的功耗就越大。为此要给压缩机设计一个"软启动"（图 2-3-5）。通信单元的噪声也是比较麻烦的。到目前为止，AHS EMS 的 PCS 团队在模拟前开启空调降温室温，然后在实际模拟期间关闭空调。对于小容积区域，如操作员所在区域和模拟室，这样做效果非常好，但只能模拟 20～30 分钟。

另一种可能的解决方案是安装分流板（图 2-3-6）。这种简单的板块在 Simulation in Motion-South Dakota（SIM-SD）移动模拟程序中运行良好。它不仅将空气引导到操作者头顶，而且还减少了环境噪音，以便通过麦克风清楚地听到学习者之间的沟通交流（T. Spier，个人通讯，2013 年 5 月 20 日）。

经常被忽视的一点是，建立一个医疗从业者可以学习的舒适地方很重要。模拟中的术语"加热"一词不是字面上的。学习者渴望的最后一件事是要模拟练习后可以淋浴和更换制服。

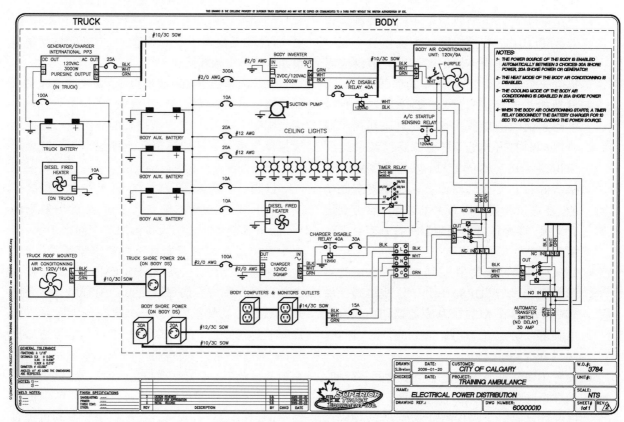

图 2-3-5 AHS EMS PCS 移动 MSTU ＃2 接线工程电气原理图。图表说明了作为交流电机组"软启动"的定时器系统。如果需要修理，那么在旅行时有可使用的图表就很重要

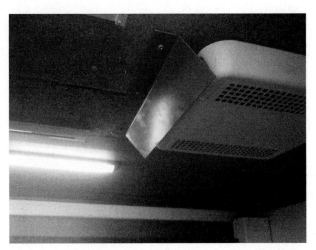

图 2-3-6 南达科他州移动模拟实验室的空调转向板在模拟过程中将噪声降至最低

提供能源效率模拟

在设计 MSTU 时,要考虑并努力减轻对环境的影响。计划把直流电作为移动单元的默认电源,而不是运行大型柴油发动机;最差的选择是一个二冲程或四冲程发生器。根据模拟单元的大小,完全使用直流电是可行的方案。

使用电力不仅具有明显的环境效益,也具有其他优点。来自柴油发动机或发电机的噪音不仅会干扰模拟中的学习者,还会干扰周边地区的居民、企业和服务业。使用空调、加热器以及电子仪器和灯具时,发电机的功率要足够高以轻松提供 3 500W 的能量。尽管今天的发电机比 5 年前更安静、效率更高,但仍然是非常有破坏性的。想象一下,早晨坐在露营车上享用煮好的咖啡,当一个露营车三次熄火开启一台发电机,它的效果类似于运行 MSTU 的柴油动力。

当模拟程序的 MSTU 到达现场展开一整天的体验式学习时,即使使用内燃机,将噪音和废气的影响最小化也是至关重要的。AHS EMS PCS 的第一个 MSTU 在需要空调时仅仅接入直流电将无法进行操作。没过多久,附加的医院就提出投诉,因为它无意中停在了通往医院的新鲜空气入口的附近。要妥善安置移动模拟单元,以避免类似的情况发生。

通过使用节能交流电元件、LED 灯、Webasto 加热器、大型深循环电池和开关定时器,在仅有直流电时,也有可能运行我们的模拟移动设备(见图 2-3-5)。例如,LED 灯很有效,有两个原因。首先,比白炽灯泡少得多的电流强度;第二,产生的热量少。当 AHS EMS PCS 最初设立 MSTU 时,在退役救护车病人模型上使用的是白炽灯。灯长时间打开时,会热到塑料镜头盖开始熔化。当安装 LED 时,功率消耗和热量问题就得到了解决。

对于模拟单元的电源,选择 30A 插座是明智的,因为这样可以插入 30A 电源(如果可以);如果不行,则可以使用 15～30A"猪尾"(pig tail)线将插头调整到 15A。在 AHS EMS PCS 单元上,有一个 30A 插头和一个 20A 插头。30A 插头为所有电子设备供电,如模拟区域的空调,也可以为深循环电池充电。20A 插头仅为操作员区域提供交流电。这种配置有更多的灵活性(表 2-3-1)(S. Breton,个人通信,2013 年 5 月 9 日)。

为了逃避直流电电力耗竭,提前计划很有必要。旅行到某个地点时,请提前咨询设施安全和建筑工程部门或维护部门,并确定需要两个最小 15A 的插座分别用于两个断路器上。根据我们的经验,绝大部分情况下这是可行的。此外,要与已抵达目的地的"领队"建立联系。通常,安全措施应建立,将交通锥摆放在停放模拟单位的地区。

表 2-3-1

电源和附件的可能组合 *

环境温度	一个 15-A 直流电	两个 15-A 直流电	Webasto 柴油加热器	交流单元 模拟区	交流单元 操作区	卡车发动机运行 Vanner 6000 变流器
−22°F(−30℃)	是	不适用	开	关	关	关
	否	不适用	开	关	关	开
+85°F(+30℃)	否	是	关	开	开	关
	是	否	关	开	关	关
	否	否	关	开	开(使用卡车电源)	开

*不考虑供电的因素,假定音频和视频均正常使用

项目的花费

模拟是一种昂贵的教育医疗专业人员的方式吗？简单的回答就是"是"。由于 MSTU 的成本和全年的维护费用，支付临床教育者的工资以及购买燃料、住宿和模拟人保单，1 小时的模拟成本快速增加。该程序项目的设置和团队拟覆盖的领域的广泛性将决定移动模拟是否是最实际的解决方案。在许多情况下，移动模拟是最具成本效益的替代方案（LeBlanc，2008）。

本章将使用 AHS EMS PCS 项目的 MSTUs。

专家角

移动模拟与模拟客车（Simcoach）的发展
Eric A. Brown, MD, FACEP
南卡罗来纳州帕尔梅托健康大学医学模拟中心学校的执行董事

移动模拟组件可以为您的模拟程序增加重要价值。如果您正在考虑移动组件，您应该开始对您的客户群进行周到和有针对性的需求评估。应该提出的几个关键问题包括：

- 移动功能是否满足您的使命和愿景？
- 进入您的固定中心或基地是为您的目标客户端提供服务的障碍基础吗？
- 如果您没有固定中心，移动单元能否提供足够的能力来完成任务？

几年前，我们在南卡罗来纳州哥伦比亚的南卡罗来纳州医学模拟中心帕尔梅托健康大学了解到，在短时间内，我们的客户的需求正在快速超过我们的模拟基础设施，就是那个时候我们开始了一个彻底的扩张规划过程。内部客户群的增加，由合作伙伴机构的多学科供应商团队组成，显然需要在短期内为更大的固定设施制订计划。但是，我们也认识到，我们的学习者中有相当一部分来自国家和地区的"外部"。与其中一些客户的非正式讨论揭示了关于引导他们进行模拟的共同主题程序。这些主题包括：①认为模拟教育是新标准；②在当地地理区域内模拟资源缺乏。

我们调查了距机构 80.465 公里（50 英里）范围内的客户，制定正式的需求评估。要求他们明确培训需求、模拟培训提供资金的来源，以及获得实践领域的持续模拟培训的挑战。最常见的障碍是：①在工作场所附近缺乏模拟训练机会；②无法在休息日去另一个场所；③担心课程费用。从这些共同的问题中我们得出结论：在基于模拟的培训中，为了实现我们成为区域性资源的目标，我们需要为区域内的模拟教学机构提供一个具有成本效益的移动模拟组件。

通过开发移动组件，很多优势变得明显，包括：

- 移动单元将是一个功能齐全的模拟空间，可随时随地工作，并且靠近任何医院，诊所或社区环境。
- 采用固定的设施保持移动单元提供的学习环境具有相同的控制水平，包括模拟临床空间的出现，音频/视频捕获功能等。
- 移动单元将作为我们固定模拟中心的快速应对能力。当模拟单元未部署时，增加两个功能齐全的房间使我们可以同时服务多个学习者团体，否则他们将需要在不同的时间段内进行安排。
- 移动单元将作为现场培训和野外培训演习的复杂而高效的临时平台。在不熟悉的网地点，准备专门的制服和空间，提供优质的体验至关重要。
- 移动单元要吸引一个更大更广泛的学习者团队来进行研究。
- 移动单元将作为一个特殊的营销工具，促进我们的合作机构以及整个医疗照护的模拟。

我们通过将移动组件打造品牌，并开始筹措资金，使内部的优胜者和资助者能够认可这一概念和使命。我们计划成为医学协作推广和社区卫生的模拟或模拟客车。我们设计了一个功能齐全的移动模拟单元，能够将完整的模拟课程库提供给南卡罗来纳州和周边地区、中东地区的模拟教学供应商。我们讲述的故事，有效阐述了移动模拟组件的潜在影响，这引起了投资者的关注，他们提出资助我们的定制部门。现在，模拟客车是一个长38英尺的车辆，双滑道，两个房间、一个控制室，以及一个充足的存储空间，以便于进行全面部署。我们选择设计在卡车平台上，使其仍然在商业驾驶执照的重量限制之内，并且我们所有的员工均接受过培训，可以操作车辆。

随着医学模拟成为医疗保健教育领域的一系列越来越有价值的方法，对模拟能力的需求也越来越大。固定设施、模拟设备和专家人员的正确组合可以满足您当前的需求，但随着时间的推移，可能会变得非常不足以应付需求。也许最重要的是，过去十年的模拟知名度日益提高，使得模拟资源的访问能力正在从奢侈品过渡到必要品，并将进一步激励那些一直在等待着参与模拟工作的人。移动模拟组件可以成为跨地域提供模拟的高效机制，并为您的目标和使命服务。

医学模拟训练单位

在阿尔伯塔省，我们为 661 693km²（255 000 平方英里）的约 3 000 名 EMS 从业人员提供服务。随着第三个 MSTU 的加入，AHS EMS PCS 计划的目标是在 12 个月内在全省完成 1 500 次模拟。

MSTU 的小时费用是根据 10 年使用寿命期间该单位的预期维护费用计算的，最终的预计回收成本为零，支付两名资深临床教育工作者工资。在农村运行时支付食宿费；然而，这些不适用于城市环境。设备成本也作为耗材包括在内。AHS EMS PCS 程序不使用过期药物（表 2-3-2）。

在移动工作坊和现役人员的培训中，有一种方法可以降低操作员的费用：雇佣代班的操作员。如果员工和经营者相信 PCS 教育的价值，并且为参与模拟的员工提供服务人员，那么完成模拟的速度将会提高。纳入代班人员的政策或理解计划模式至关重要；那么这两个方面的期望作为前提，不仅可以提高临床教育者的士气，他们将不再等待自由参与的人们，而且也会减少每个操作者的成本，特别是在计划过夜旅行时的操作者成本。

此时，彼地

模拟往往局限于专注特定的学科。包括为急诊科和手术室设计模拟和传递模拟。一旦移动计划适合特定学科的模拟，人们可以考虑扩展该产品，以便将患者护理包括在整个护理过程中。

AHS EMS PCS 程序证明了这一点。该程序几乎完全将其移动模拟应用于救护车中设置的场景。在可能的情况下扩展 MSTU 之外的模拟环境非常重要，这理论上需要更多的规划，却又不总是实用的；有时候则需要加以实践。AHS EMS PCS 团队设计了一个跨专业项目，让参加培训的人员从平民处接手医疗救助，利用儿科患者模拟器在 MSTU 后部完成模拟，并将模拟器转移到阿尔伯塔省儿童医院。然后将医疗救助工作移交给急诊科，后者继续治疗病人（Luigi Savoia，2010）。

利用 MSTU 纳入不同的医疗保健学科或部门（或两者），这种做法可能是无价的，它不仅可以提高沟通技巧，也有助于完善部门之间的交接，建立了通常不存在的跨专业合作（Berkenstadt 等人，2008）。

在设计 MSTU 时，要考虑到这一概念：如果移动模拟是针对特定 EMS 的从业者（举例），则可以从该单元中构建加载和卸载无线模拟人的功能。这样，当地的第一响应者以及急诊室的临床医师就可以参与模拟。

在为项目筹集资金时，以下能力可以用做您的优势。例如，在当地工业厂房进行模拟，该工厂雇佣的第一响应者参与，下一次需要募集资金时，工厂的高级管理层很有可能会记得他们的参与和意愿来积极推动筹款工作。

表 2-3-2

基于旅游时间、食物、燃料和住宿费用的农村和城市模拟成本

	假设移动模拟的使用寿命为 10 年，每名从业者每小时 MSTU 及其预测维修的成本（$）	每小时模拟课程中消耗品所需的平均成本（$）	每小时两名临床教育工作者的预计时间成本（$）	每次模拟中每两名模拟从业者 1 小时的成本（$）
城市	75	26	100	100
农村	75	26	100	211

总结

本章提出的"锦囊"无疑会激发设计及构建 MSTU 特有的问题。在设计阶段而不是在构建开始之后解决潜在问题,更合适也会更便宜。

由于移动模拟已经变得越来越受欢迎,目前正在运行的该领域,就有许多例子。为项目提供时间和资金,以满足将要建成单位的分析的需要,获取此信息并前往访问一些当前活跃的 MSTU。当有人出现错误并找到了理想的解决方案时,"重塑车轮"就没有意义了。过去 5 年中,已经有三种不同的服务接受 AHS EMS PCS 程序。通过观察他们的传递模式起不起作用,他们可以更有效地设计自己的程序。这是一个实用并值得赞扬的做法。

目前有许多 MSTU 在运行,它们的范围从"内部"建立的模拟单元到由专门从事独特应用的制造商建造的模拟单元。一个模拟单元的资金预算决定了模型的外观。在构建阿尔伯塔省三个当前正在运行的有效的 MSTU 时,AHS EMS PCS 程序担任总承包商。随着每个单元的建立,新技术和改进的技术已经开始显现。这是 AHS EMS PCS 计划的目标,即每一个随后的移动单元都会比以前更好。

一旦拿起新的 MSTU 的钥匙,接下来要做什么? 接下来就是开启旅程的时候了! 将这个移动单元带到尽可能多的医院和服务机构,介绍这一具有创新精神的教育模式,确保尽可能多的从业者有机会看到新的模拟单元,并教育他们如何使用它。当新 MSTU 到达并提供他们的第一次模拟训练经验时,所产生的兴趣和热情将会带来巨大的收益。

参考文献

Alberta. (2007, March 7). Retrieved May 5, 2013, from https://en.wikipedia.org/wiki/Alberta

Berkenstadt, H., Haviv, Y., Tuval, A., Shemesh, Y., Megrill, A., Perry, A., ... Ziv, A. (2008). Improving handoff communications in critical care: Utilizing simulation-based training toward process improvement in managing patient risk. *Chest Journal, 34*(1), 1–5.

Brown, C. (2006, January). First time's guide to the medium-duty truck. Retrieved from http://www.businessfleet.com/article/story/2006/01/first-timers-guide-to-the-medium-duty-truck.aspx?prestitial=1

Employee data base. (2009, April 1). Retrieved May 10, 2013, from AHSEMS.com

Gross combined weight rating. (2013, July 10). Retrieved July 25, 2013, from http://en.wikipedia.org/wiki/Gross_combined_weight_rating

Gross vehicle weight rating. (2013, March 31). Retrieved July 25, 2013, from http://en.wikipedia.org/wiki/Gross_vehicle_weight_rating

LeBlanc, D. J. (2008). Situated simulation: Taking simulation to the clinicians. In W. B. Murray & R. R. Kyle (Eds.), *Clinical simulation: Operations, engineering and management* (pp. 556, 557). Burlington, VT: Academic Press.

Luigi Savoia, P. C. (Director). (2010). *Calgary EMS bringing simulation to the streets* [Motion picture].

Lyden, S. (2007, September). Medium-duty chassis & suspension fundamentals. Retrieved from http://www.government-fleet.com/channel/equipment/article/story/2008/09/medium-duty-chassis-suspension-fundamentals/page/2.aspx

Williams, M. (2013, January 1). Green living: demand media. Retrieved from http://greenliving.nationalgeographic.com/laptops-save-electricity-bills-2998.html

模拟增强的跨学科联合教育：发展框架

Janice C. Palaganas, PhD, RN, NP; Laura K. Rock, MD

作者简介

JANICE C. PAlAGANAS 攻读 PhD 学位期间研究如何将医学模拟作为跨学科联合教育（interprofessional education，IPE）的平台，拥有临床和行政急救和创伤经验。她在学校的医学、护理、管理和急救医学担任教职，并开展了 IPE 课程。她曾担任国际模拟协会 IPE 特别兴趣小组中的主席，也曾受邀作为主讲者到国内外探讨模拟、IPE 和患者安全。

LAURA K. ROCK 是波士顿 Beth Israel Deaconess 医学中心（Beth Israel Deaconess Medical Center，BIDMC）（马萨诸塞州）的一名呼吸科和重症监护医生，并兼任哈佛医学院的教师、医学模拟中心的教师、BIDMC 大内科模拟主任。Rock 博士设计并教授了针对护理人员、药剂师、内科医生和呼吸治疗师的模拟课程，内容涉及在心搏骤停和快速反应中的团队训练、程序训练、有效而富有同理心的沟通技巧。

致谢：作者感谢哈佛医学模拟中心、Drs. Betty Winslow、Mark Haviland 和 Pat Jones 为本章节的撰写给予的帮助。

摘要

利用模拟作为高质量跨学科联合的教育平台时，将面临诸多影响跨学科教育的困难。在正确认识并找到其处理思路后，我们可以探究、消除一部分问题，或减少其对教学的影响。要做到这一点，需要有效的计划、设想以及演练，从而创建一个有效的、模拟增强的、跨学科联合教育课程。本章节提出了一个框架，可以作为一个指导模板，帮助教师认识并处理这些问题。另外，我们提供了在 2012 年跨学科教育和医疗模拟研讨会上起草的关于如何开始实施模拟增强的跨学科联合教育的建议书，用于克服挑战。

案例

在教师会议上，医学院院长在认证报告的推动下，分享了关于提升跨学科联合教育的愿景。Dr. Robles 提议在她的模拟中心每周进行的医学实习生模拟中增加其他学科的参与者，以此为出发点。她联系了护理学院、药学院和医技学院。

引言和背景

模拟增强的跨学科联合教育

从医疗差错率、根本原因分析和患者转归的研究表明，医疗质量的缺陷主要源自医疗学科团队内部沟通不畅（Joint Commission，2008），因此 IPE 的需求可谓迫切。随着各医疗学科越来越专业化，越来越专注于临床训练，优质的医疗是需要团队训练的——这在传统的医学教育中很少提及。目前的沟通技巧训练，主要集中在与患者的沟通而不是医疗工作者之间的沟通。我们希望学员最终能够了解如何在多样化的团队中有效工作，尽管这些重要的团队合作技能很少被纳入到他们的教育体系中。

通过审视不良的医疗服务例子，我们发现专业人员经常困惑于如何进行团队合作（Hean 等人，2012）。因此，患者安全业界倡导将 IPE 作为一种机制，以满足进行有效的跨学科协作训练的需要。对 IPE 的需求越来越多地得到专业人员、认证和专业机构的认可和推广（Commission on Collegiate Nursing Education，2009；Institute of Medicine，2006，2010；Interprofessional Education and Healthcare Simulation Collaborative，2012；National League for Nursing Accreditation Commission，2011）（表 2-4-1）。

随着 IPE 计划在过去十年的发展，卫生保健（healthcare simulation，HCS）已经发展成为自然教育平台（图 2-4-1）。然而，许多模拟程序仍缺乏资源和理论支持，无法将模拟作为一种方法论，予以最大限度的利用，从而提升跨学科训练和医疗服务。有研究表明（Palaganas，2012），如果教师课前没有准备好 IPE 教学内容、缺乏多学科团队的管理且无法针对不同的学员及时调整教学方法以达到适当的目标，那么这种教学无法改善学习效果。（Cooper 等人，2001；Freeth 等人，2005）。在模拟教学中，如果教师因缺乏经验而无法让学员反思其行为和教学期间的互动，无法让学员获得新的观点和技巧，这种教学就无法产生有效的模拟体验。遗憾的是，目前仍缺少相应的文献来指导教师如何成功地构建并实施基于模拟的 IPE（McGaghie 等人，2010；Palaganas，2012；Reeves 等人，2012；Zhang 等人，2011）。本章旨在通过构建一个框架来描述模拟增强 IPE 中的变量，从而克服这项科学在实施和实践中所面临的挑战，来引导教育工作者理解 HCS 在 IPE 中的平台作用。

2012 年，国际医学模拟学会（SSH）和美国护理联盟（NLN）召开了多学科联合教育与医学模拟研讨会，探讨将模拟教学用作推进跨学科联合教育和训练的工具。有效实施模拟增强 IPE 的常见困难包括：

- 缺乏实质性的和具体的认证授权
- 基础设施和资源不足
- 缺乏研究支持机制，证明模拟增强的 IPE 对质量和安全的影响
- 后勤挑战（例如调度和协调）
- 文化差异

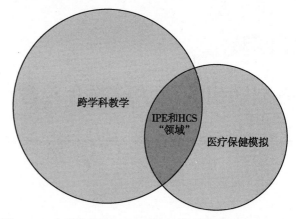

图 2-4-1　跨学科教学和医学模拟的交叉重叠科学（Palaganas, J.［2012］。开发医学模拟作为跨学科教学平台［Doctoral dissertation］。引自 ProQuest Dissertations 和 Theses 数据库）

在确定的 IPE 需求以及实施障碍的基础上，制定了 10 个共识性建议。

1. 检查与医疗模拟、IPE 和模拟增强 IPE 相关的个人假设、知识和技能水平。
2. 确定和参与当地的影响力领域，并分享有关 IPEC 效能的信息。
3. 开展正式和非正式的教育活动。
4. 通过使用社交媒体推动 IPE 和模拟增强的 IPE。
5. 参加区域、州和国家会议，展示和提高对模拟增强 IPE 的理解。
6. 发布模拟增强的 IPE 课程的内容描述和研究成果。
7. 审查并改进目前已有的模拟场景，以确保其符合 IPEC 效能。
8. 利用研究报告证实模拟增强 IPE 与高质量且安全的患者治疗结果之间的关联性。
9. 采用以 IPE 为重点的评估工具。
10. 通过 MedEdPortal 或 I-collaborative 访问并添加模拟增强的 IPE 资源。

教师和机构可以使用这 10 项建议来准备和实施模拟增强的 IPE。

模拟增强 IPE 的框架

HCS 的经验本质是非常有吸引力的，迫使学员以非传统学习的方式进行交互。然而，将 HCS 引入课程的同时面临着新的挑战，若不妥善处理，则无法制定有效的 IPE 计划。提前预见到这些重要因素将提升模拟的质量和成功率，在涉及多学科模

拟时尤其如此。

在 IPE 中，内容有效性必须从事件中涉及的各个学科的角度来考虑。场景的可靠性取决于学习目标，即模拟是否符合每组目标学员的学习目标？在设计 IPE 场景时，注意这些概念将提高课程的多样性和实用性。

框架的建立有助于关注并筛选出部分会影响模拟效果的变量，教育工作者和研究人员可以从反思已有的框架中获益。图 2-4-2 说明了基于模拟的跨学科联合教育的可靠性 - 有效性 - 评估框架（Palaganas，2012）。本节的讨论反映了变量的复杂性和现场的不确定性对培训的有效性和可靠性造成的不利影响。复杂性和不确定性为建立有效的学习带来了困难。SimBIE RVA 框架可以帮助教育工作者和研究人员进一步了解他们的模拟和 IPE 训练，阐明已经研究过的复杂领域，并利用现有数据作为基础来构建自己的跨学科学习课程

（interprofessional learning，IPL）。如图 2-4-2 所示，在本节的"此时，彼地"部分中进行了讨论。

SimBIE RVA 框架提供了一个构建高质量模拟增强的 IPE 流程。它最好用作一般性的指南，而不用按部就班，根据可行性或过程，依次执行步骤或不按顺序执行步骤，使用一些步骤并酌情消除其他步骤。最重要的是，了解每个步骤中的变量和挑战，构建出高质量模拟增强的 IPE。

虽然本节使用 SimBIE RVA 框架来描述现场的变数和挑战，但实现模拟增强型 IPE 的一种有效的方式就是进行模拟增强型 IPE。换句话说，就是放手去做。当教育者要求用"放手去做"的方式再重复一次，就会有所收获。在一个医疗团队中，要了解并发现新的做事方法，而不是具体的技术或方法，这是一个社会过程。这不是"一个已有的物品"，而是社会工作和关系工作本身可能就是最有成效的目标。

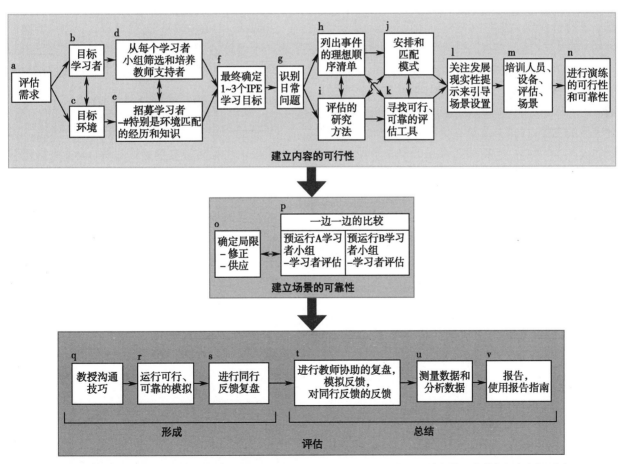

图 2-4-2 SimBIE RVA 框架（引自 Palaganas，J.［2012］. 探索将医学模拟作为跨专业教育的平台［博士论文］. 引自 ProQuest Dissertations 和 Theses 数据库）

专家角

模拟团队的团队合作

Jeffrey B. Cooper, PhD

Founder and Executive Director, Center for Medical Simulation

多样化模拟的一个重要作用是提高医疗团队的表现。它是有吸引力和激励性的，而且有相当多的证据表明它是有效的。在整个医疗过程中，模拟被团队用于学习和训练，以更有效地进行合作。那么创建流程和进行模拟的团队怎么样呢？模拟团队需要进行多少次团队培训？

这是一个简单的问题，每个模拟专业人员都应该问自己。如果"这"对你的学生们来说足够好，你不是也应该去做呢？"这"指的是任何能提升你的小组的团队合作能力和表现的培训。它不必是真实性非常高的模拟。有无数的体验练习，用于检验和发展团队各个方面的表现。我们已经探讨了如何将彼此带入到对话中，允许并鼓励对方说出自己的意见，对于我们要求对方所做的给予限定。就像临床医生的团队一样，良好的团队合作需要认真的工作、实践和日常强化。我认为这让我们变得更好，虽然这很难衡量。

所以如果你身处模拟专业人员的队伍中，却没有努力融入到团队合作中去，那么现在是时候去做了。如果你只想做一次性的尝试，那么就去做一件更有规则的事情。挑一些你需要做的事情。让一个模拟教学参与者来领导你，这样你就能平等地参与其中。己所不欲，勿施于人。这样你和你的学生将会变得更出色。

需求评估（见图 2-4-2 ）

成功的 IPE 项目可以满足组织者和学员的需求。组织者的需求可以来源于外部（例如政府推动或认证机构）和内部（例如高风险事件，教师和学员反馈）。应从每个学科的角度对学员的需求进行评估，并将这些学科纳入到 IPE 课程。维持 IPE 项目是一个挑战，当一个项目的影响满足既定的需求时，才更有可能获得领导的支持。（请参阅第 5 章第一节章执行"需要评估"，和"第 7 章第一节"执行学员需要的评估。）

回到案例

> 虽然教育工作者为了构建跨学科联合教育，开始努力尝试在已有的单一学科模拟中加入其他学科，但是 Robles 博士认为应该对组织者以及计划参与 IPE 项目的学科进行需求评估。

IPE 的许多驱动因素来自多个学科的领导者。这些领导者确定了跨学科合作实践的共同核心竞争力。2010 年，跨学科联合教育合作专家组（interprofessional education collaborative expert panel，IPECEP）共聚一堂，讨论了适用于所有医学学科和团队（canadian interprofessional health collaborative IPECEP，2011b）的跨学科专业能力构成。该组织将其集中在四个主要方面：

1．跨学科工作的价值观和伦理。

2．角色与职责。

3．跨学科沟通。

4．团队和团队合作（IPECEP，2011b）。

2011 年，IPECEP 再次召开会议，进一步探讨了这四个领域的职业素养。教师可将其（表 2-4-1）列为全球认定的需求和模拟增强型 IPE 的目标。

目标学员和环境（ 见图 2-4-2 中的 b 和 c ）

有效的需求评估会明确目标学员和环境。如果需求评估将临床情境确定为目标，但没有指定学员和环境，则可以使用以下几点来解决这些问题：

- 这种情况下通常涉及哪些专业？
- 这些需求何时何地会出现？
- 各个专业涉及哪个级别？
- 各个专业的参与程度如何？
- 临床上哪些区域最常出现这些需求？

思考所面对的目标学员并提供合适的场景，最大限度地满足学员的需求。

回到案例

> 在 IPE 中，Robles 博士邀请的学员或涉及的学员可能会影响事件的性质和进展。例如，如果护理学生参与急诊科实习生的模拟，教育工作者可能会考虑模拟从分诊或急诊大厅开始，也就是护士首先与患者进行接触的地方。

表 2-4-1
跨学科合作培训能力

领域 1：跨学科工作的价值观 / 伦理学

VE1.　将患者和服务对象的利益置于医疗服务的核心位置。

VE2.　尊重患者的尊严和隐私，同时在团队护理中注意保密性。

VE3.　接受患者、民众和医疗团队的文化多样性和个人差异。

VE4.　尊重其他医学学科的独特文化、价值观、角色 / 职责和专业知识。

VE5.　与接受医疗服务的人、提供医疗服务的人以及其他为预防和保健服务提供帮助或支持的人合作。

VE6.　与患者、家属和其他团队成员建立相互信任的关系（CIHC，2010）。

VE7.　在为团队医疗服务做出贡献时，展现出高标准的道德准则和医疗服务质量。

VE8.　管理专门针对多学科患者、以人为本的护理情境的伦理困境。

VE9.　在与患者、家属和其他团队成员的关系中保持诚实和正直。

VE10. 在自己的学科对应的范围内具有较强的工作能力。

领域 2：角色 / 职责

RR1.　把自己职责范围清楚地传达给患者、家庭和其他专业人员。

RR2.　认识到自己在技能、知识和能力方面的局限性。

RR3.　加入不同的医疗专业人员，以补充自己的专业知识以及相关资源，制定出满足特定患者医疗服务需求的策略。

RR4.　解释其他医疗服务人员的角色和责任，以及团队如何合作来提供医疗服务。

RR5.　充分利用现有卫生专业人员和医疗服务人员的知识、技能和能力，提供安全、及时、高效和公平的医疗服务。

RR6.　与团队成员沟通，以明确每个成员在实施治疗计划或公共卫生干预措施中的责任。

RR7.　与其他专业人员建立互助的关系，以改善医疗服务和促进学习。

RR8.　参与到学科和跨学科的可持续发展中，以提高团队能力。

RR9.　将团队所有成员的个人和互补的能力用于优化患者的医疗服务。

领域 3：跨学科沟通

CC1.　选择有效的沟通工具和技术，包括信息系统和通信技术，以促进讨论和互动，增加团队作用。

CC2.　必要时以一种便于理解的方式组织信息，向患者、家属和医疗团队成员传达，尽量避免使用特定学科的术语。

CC3.　以自信、清晰和尊重的方式向参与患者医疗服务的团队成员表达自己的认识和意见，确保在信息、治疗和医疗服务决策上达成共识。

CC4.　积极主动倾听，鼓励其他团队成员发表观点和意见。

CC5.　对于团队中组员们的表现，应及时而敏锐地提出建设性的反馈意见，并以尊重的态度接受其他团队成员给出的反馈。

CC6.　在遇到困难、重要的谈话或跨学科的冲突时，使用得体的语言。

CC7.　认识到个人的独特之处，包括经验水平、专业知识、文化、能力以及在医疗团队中的等级，有助于有效沟通、解决冲突，以及积极的跨学科工作关系（多伦多大学，2008 年）。

CC8.　在以患者为中心和以社区为重心的医疗服务中始终如一地重视团队合作。

领域 4：团队和团队合作

TT1.　描述团队开发的过程以及高效团队的角色和做法。

TT2.　就道德原则达成共识，用于指导患者医疗服务和团队合作的各个方面。

TT3.　在特定的医疗服务情况下，纳入其他医疗专业人员，以共享患者为中心的问题解决方案。

TT4.　在特定的医疗服务情况下，在考虑患者价值观、社区价值观和优先照顾的同时，整合其他学科的知识和经验，为医疗服务决策提供指导。

TT5.　采用支持合作性实践和团队效能的领导方式。

TT6.　在处理医疗专业人员、患者和家属中出现的价值观、角色、目标和行为上的分歧时，让自己和团队的其他成员采用建设性的方案。

TT7.　与其他医疗专业人员、患者和社区共同承担与预防和医疗有关的责任。

TT8.　在个人和团队改进时，反思个人和团队表现。

TT9.　使用流程改进策略来提高多学科团队合作和团队医疗服务的效率。

TT10. 用现有的证据来推动有效的团队合作和团队实践。

TT11. 在各种情况下有效地执行团队和不同团队角色。

来源：来自专业教育协作专家小组（2011）。专业协作实践的核心能力 . 专家小组的报告；华盛顿特区跨专业教育合作组织

筛选和教师入职（见图 2-4-2 中的 d）

一旦确定了目标学员和环境，就应该在关键区域安排具有专业知识的教师。有诸多因素可能影响学习效果，其中长期存在于教育过程中的影响因素是专业知识、专业素养以及学员、同事和上级对教师的"喜好"程度。IPE 在以下领域需要更多的了解：

- 适用于学员群体的跨学科实践。
- IPE 效能，以及 IPE 的最新研究和建议。
- IPE 设计和评估小组的规划、设计、实施和制定。
- 影响力和变革论领域。
- 翻译研究。
- IPE 中学员的评估，包括现有的经过验证和可靠的评估工具。

此外，使用模拟的教育工作者可以从以下附加内容中获益：

- 体验式教学理论。
- 模拟设备。
- 模拟原理、实践、设备和方法。
- 应用模拟评估学员。
- 模拟资源和环境管理（IEHSC, 2012）。

教师在这些领域的知识水平、教学水平、学科价值观和能力，都可以极大地影响学员小组的成果。一旦确定了各个学科合适的教师，就可以开始发起邀请、招募和开发活动。

问题： 日程冲突妨碍了场景进行期间各个相关学科教师或内容专家的参与。

对策： 建立跨学科课程交叉匹配委员会，其职责是代表个人项目的需求，确定教师和 IPE 活动。

回到案例

> Robles 博士可以建立一个由来自各个学科的教师组成的跨学科教育委员会。该委员会可以审查现有的课程和专业能力，同时制定一份潜在的 IPE 活动清单。该委员会可以遴选教学大纲和内容的重叠，并找到可以同时安排课程或实验室的方式。

招募学员（见图 2-4-2 中的 e）

招募学员是一个常见的问题。课程和临床日程安排，学校和科室之间日程上的差异，以及超负荷的课程和临床时间的安排，都会导致在学员学习新项目的日程安排上面临诸多困难。在筛选和招募学员的时候，还应重视学员的情况，包括 IPE 动态、团队熟悉度和模拟过程中参与的角色。

IPE 动态：IPE 定义

根据定义，在 IPE 中，学员之间相互学习并互相了解（IPECEP, 2011a）。每个学生都具有独特的知识、经验、精力、态度、观点、个性、思维模式和沟通能力。总而言之，这些独特的因素决定了知识共创，并对 IPL 产生极大的影响。根据每个学员带来的独特特征和小组组员构成的不同，学习将会有所不同。

团队熟悉度

熟悉一个或多个团队成员同样会影响学习成果。一般来说，同一个专业内的学员彼此熟悉，对其他成员则没那么了解。熟悉团队成员有利于团队和谐，但是，如果团队中只有少数成员彼此熟悉，则会产生小群体并导致团队分裂。在模拟增强的 IPE 中，与临时组建的团队相比，一个成熟的团队是否能让 IPL 获益更大，关于这点并没有研究报道，但团队熟悉度也许能显著影响培训结果。这是一个重要的问题，因为如果不考虑团队长期的工作关系或特定的性质，课程可能与实际的学习环境不一致。

观察与参与

由于学员群体规模大而模拟资源有限，模拟通常同时涉及观察者和行动者。观察者在模拟中经常只能被动地观察他们的同伴。观察者在团队复盘时经常参与反思讨论，但他们容易脱离训练并分心。应用结构化观察工具能够增加观察者的参与度。一些模拟增强的 IPE 让来自各学科的组员更换角色，作为其他学科的角色参与模拟（比如，医生担当护士角色），以体会不同角色对事件的看法和职责的异同。虽然这可能是一个有意义的体验，但它必须保证课程训练目的的准确性，例如帮助理清职责所在。如果课程重点是沟通交流，护士扮演内科医生的角色，模拟的现实意义就会大打折扣，护士交流的方式可能来自于他们所认为的内科医师沟通的方式（通常来源于他们对这种角色的刻板印象），而不是实际工作中真正的内科医生沟通的方式。当使用跨学科评估或观察时，这种困境也存在。医学专家开始意识到，每个学科都有各自学科独特的语言和文化，另一个学科可能并不了解，因而，如果一个学科评估另一个学科，观察中可能存在偏差，在这过程中可能会无意识地导致学员的疏远和分裂。

问题： 学员有不同的需求和不同的经验水平。

对策： 错开模拟开始的时间，允许培训和讨论专业技能，从而最大限度地提高不同团队参与者的体验，并做好充分的技术准备，以便团队在一起时能够强调团队训练。

回到案例

> Robles 博士和 IPE 委员会构思了两个模拟方案，可以用于学员和培训提供者，或获得证书前和获得证书后的学生的组合：
>
> 模拟 1. 制定一个场景，关注每一个设置和每一个阶段，确保案例与所有的学员相关。若学员不熟悉培训内容，可以在场景之前对模拟进行教学和练习。
>
> 模拟 2. 构建一个用于治疗大面积肺栓塞和严重右心室衰竭的体外膜氧合（ECMO）场景。培训一开始主要针对的是 ECMO 技术人员和 ECMO 护士关于 ECMO 线路的技术培训，以及对 ECMO 端口、管道和泵的操作管理的培训。后来，当重症监护医师和护士加入时，他们就需要强调团队的沟通和管理，同时继续练习他们之前学到的技能。

课程实施和成功的后勤因素

后勤因素对课程的顺利实施和效果有着非常大的影响。有关模拟设计的问题包括以下几个方面：

- 课程与选修课程对 IPL 有什么影响？
- 组成一个模拟增强的 IPE 团队所需最佳的成员和学科数量是多少？
- 对于初学者来说，学生在当前作为学生或担任评判角色时，是否能够更有效地参与到模拟增强的 IPE 中？
- 如何最大限度地为成功实施 IPE 扫清障碍，例如缺席和迟到？
- 如何提高选修课的出勤率？

问题： 学生经常迟到。

对策： 采购部门提供资金为中午的课程提供午餐，并告知参与者，在课程开始时会供应午餐。利用进餐的时间来介绍会议，与参与者建立融洽的关系，如有必要，在教学培训的时候回顾一下关键的概念。尽可能准时开始课程，而不是等待迟到的人员。

问题： 某个学科参与度不高，例如护士。

对策： 与护理领导沟通，解释课程并获得支持。在每个课程之前给护士教育人员和管理人员发送电子邮件邀请函。每个课程结束时调查所有参与者，以便在向部门领导寻求支持的时候，可以提供关于参与者体验的数据。

完成 IPE 目标（见图 2-4-2 中的 f）

跨学科教育与多学科教育（multiprofessional education, MPE）在字面上有所不同，MPE 发生在两个或多个学科的成员（或学生）彼此学习时：换句话说，并行而不是交互式的学习（Freeth 等人，2005）。有研究表明，与 MPE 相比，IPE 能够更好地实现学习目的（CIHC, 2010）。

通过阐述基于模拟的跨学科教育（simulation-based interprofessional education, SimBIE）和跨学科模拟（interprofessional simulation, IPsim）两种课程的设计方法，可以明确 IPE 和 MPE 之间的区别。SimBIE 是指根据 IPE 目标设计的模拟，其中两个或多个学科的学员相互学习，以改善协作和医疗服务质量。IPsim 则对应 MPE，涉及两个或更多学科的学员在模拟中相互学习，但此类模拟案例中每个学科都有各自学科的目标（Palaganas, 2012）。

为了避免偏向于单一学科，课程或模拟开发团队应该由参与 IPE 活动的各个学科的成员组成，这样可以确保模拟与他们各自的学科相关。SimBIE 通常涉及团队行为和技能，因此一个到两个学习目标足以进行 20 分钟的模拟。IPsims 通常包括多项技能和掌握知识的目标，具体到一个或各个学科。大多数模拟增强的 IPE 都首先进行模拟，然后进行复盘，以便团队和个人的反思。而建立在单一学科目标上的 IPsims 通常进行单学科的复盘，而其他学科也许能或不能在其中找到对他们学习有帮助的信息。

问题：单学科的复盘。

对策：重新审视模拟目标，确保与所有学员相关，并根据需要修改场景。召集由目标学科组成的志愿者学员进行场景练习。

回到案例

在探索如何运行 IPE 模拟之前，Dr. Robles 找到护理和药学专业的学生加入针对医学实习生课程的模拟场景设计中，而此时课程的模拟及复盘重点尚未调整。在收到学生的综合评估后她意识到，如果想与所有的学生一同完成 IPL，她需要让护理和药学教师一起修改场景目标，以便在场景中嵌入更多和护理、和药房相关的活动。

识别常见问题（见图 2-4-2 中的 g）

无论是临床事件、医院政策的落实、领导与员工的沟通，还是团队行动，都可以确定为常见问题去进行模拟。这些常见问题的模拟也应该有适合的学员。通过患者安全评估或风险管理分析，可以发现这些常见问题，还可以由此创造患者安全和风险管理部门与模拟计划之间的合作机会。

问题：模拟让我们有机会面对 ICU 护理实习生的日常问题，这是在复盘中关注的焦点。护士们觉得他们学到了新的东西；然而，这些是护士不允许执行的程序。

对策：探索有专业重叠的日常问题，或者决定模拟内容后咨询相关的专业，以确定在这种情况下的教学内容与他们的实际工作相关。

回到案例

IPE 模拟发展小组的每个成员分别列出清单，写出他们希望学生在开始临床轮转医疗手术前能学到的前五件事。他们发现对除颤器不够熟悉是常见问题，随后便尝试将这一内容整合到模拟实验室中。

列出理想和潜在的事件顺序（见图 2-4-2 中的 h）

所选案例的理想事件序列描述了情景的进展。根据学员的行为潜力，可以重新审视和修订这个序列，制定替代流程。由于学员的持续参与依赖于经历的相互重叠，模拟的进展应该与临床环境一样现实。由于学员的行为潜力范围广泛，所以应预判、探索和发展所有可能的选择，以便为所有可能的模拟反应做好准备。

回到案例

IPE 模拟实验室开发小组做了一个桌面模拟（通过讨论和一系列事件来模拟情景），并强调了学员可能的行为——理想的和不那么理想的。然后他们开发了一个"如果那么"的图（如果团队做了 X，那么 Y 就会发生）。

模式匹配（见图 2-4-2 中的 j）

模拟可能涉及各种各样的平台和模式。模拟模式的选择应该基于 IPE 课程的学习目标，这一概念被称为"模式匹配"。高度现实和复杂的模拟并不总是必要或合适的（Jeffries 等人，2009）。所有的模拟器都有它的优势和局限性。模拟教师必须了解可用的模拟设备的能力、优势和局限性，也必须了解课程的学习目标以及学员的教育需求。由于模拟增强的 IPE 课程通常旨在促进有效的团队合作、沟通和资源管理，因此在模拟选择和场景设计中，必须优先考虑现实交互和交流机会。

回到案例

IPE 教师决定开发一项向患者通报有关医疗差错的坏消息的模拟课程。尽管使用标准化患者进行教学对他们的训练目标来说最为理想，部分刚加入团队的工作人员却非常看好新购入的高技术人体模型。他们认为人体模型令人印象深刻，肯定会吸引他们的学生。

Dr. Robles 将团队的激情转向到模拟体验的目标，并探讨了对现有资源最佳的使用方式。他们决定创建两个模拟：一种是将坏消息告诉标准化患者，另一种是将坏消息告诉标准化家属，并由人体模型扮演患者。

研究评估方法和有效可靠的工具（见图 2-4-2i 和 k）

虽然评估方法和工具都属于课程或项目评估，但在场景内容的初期开发阶段中也要考虑，从中我们可以了解自己所创建和实施的模拟对于学员的学习是否有效。在项目开发过程中解决这个问题将有助于验证模拟的内容，帮助实现教学目的，并最大限度地提高学生学习效果。评估工具中的创建、验证和可靠性测试是一个大工程，需要专业的心理测试加以引导。因此，可考虑在制订教学计划时厘清现有的、有效并可靠的教学工具（或仪器）。如果选择了一个已有的教学工具，则团队可能需要考虑是否修改目标，以便使教学与这一工具密切相关。

问题： 在评估团队表现时遇到困难。

对策： 关注评估师的发展，在团队表现中研究现有的评估工具，使用已经进行过团队评估的程序。

回到案例

> Dr. Robles 和开发团队为超过 400 名学生进行了模拟。院长理事会急切地想知道实验室是如何运作的，并要求 Dr. Robles 从模拟中评估。Dr. Robles 和开发团队没有考虑评估结果，也没有任何现有的评估结果。当他们搜寻可以立即投入使用的工具时，他们找不到合适的工具。在一次会议上，一名教师听说有个团队多年来一直在使用模拟进行团队训练。Dr. Robles 联系了这个团队，作为回复，他们发来了一份评估工具清单，特别推荐了其中一种并分享了他们的经验。

关注现实（见图 2-4-2 中的 1）

团队的参与度很大程度上依赖于通过模拟体验来展现的真实性。本质上，一个团队应该达成所谓的"剧情共识"——教员们公开说这不是真的，却又竭尽全力使模拟教学尽可能地真实可行，并要求学生们同意尽量努力进行互动，就像这是真的一样（见第 8 章第三节专家角：帮助学员"认可"模拟课程）。这种内在的动机会影响到其他团队成员的体验，正如上面所描述的：每个学生都会影响 IPE 中的学习。医疗模拟中的真实性有三个级别的还原度：物理保真度（环境和人们的真实面貌）、概念保真度（每个人与剧情共识的参与程度）和情感/体验保真度（交互式输入创建的情感和体验）（参见第 8 章第三节专家角：帮助学员"购买"模拟课程）。

因此，在模拟课程中所营造的学习依赖于创造真实性的设计，即在学习过程中，每个人的经验都会影响到其他团队成员和团队的集体学习。

问题： 学员在模拟过程中发出笑声，分散了团队中其他学员的注意力。

对策： 在模拟模型和模拟简化方法的教师发展中，探索使团队行为模拟更逼真的方法。

培训模拟教师（见图 2-4-2 中的 m）

鉴于通过 HCS 和 IPE 促进学习的不可预见的复杂性，模拟可能会让这一领域的新教师们望而却步。虽然许多教育家经过很多尝试和失败，已经为这一领域做出了许多贡献，但仍有许多措施可以帮助培养模拟教育工作者，其中一些如下：

- 模拟教师的发展（如模拟教师培训）。
- IPE 教师的发展（例如，IPE 会议）。
- 操作模拟设备的教师的发展（例如，在职供应商）。
- 以创新的方式来克服模拟设备故障的教师的发展（例如，程序训练）。
- 在上述每个领域聘请专家（例如，现场顾问）。
- 开发新角色，负责每个可以开发专门知识的领域（例如，奖学金或学徒计划）。
- 开发技术（例如，利用组织 IT 部门或寻求有技术能力的教师或学生）。

问题： 缺乏复盘专业的教师，特别是在跨学科小组中。

对策： 个人对其他学科的反思，涉及跨学科内容专家（例如，一个熟练的复盘导师，可以协助与各个学科的内容专家对内容相关的问题进行讨论），在其他学科的实践中询问和观察他们，教师的发展（例如，对医疗培训中模拟的复盘评估）、单独复盘或单学科复盘后进行跨学科复盘（反之亦然）。

心理安全

模拟学习的一个基本特征是建立心理安全（医疗模拟程序认证委员会，2012）。若要让跨学科的学生充分参与到团队模拟中，并认识和探索错误，教师必须花时间建立一个包含支持、好奇和尊重的学习氛围。

个人对学习的贡献会影响其他团队成员的学习和集体学习。有时候某个场景可能会触发对既往不良经历的回忆，影响到整个团体的讨论和学习。教育工作者必须能够在心理安全方面解决这类问题，特别是当这类问题涉及团队工作的时候。

心理安全对于每天一起工作的学员来说尤其重要。如果这类过错出现在场景中，恐惧、尴尬和批判可能会转移到日常环境中，造成临床团队的不适和不信任，进而导致无效的医疗服务。因此，在复盘过程中必须把心理安全和团队问题放在首位。

场景预演（见图 2-4-2 中的 n）

学科机会均等

教育工作者可能会寻找其他学科的学生，为一个学科的模拟增添更逼真的体验。这就产生了一种单学科的设计，可能使这一学科的学生比其他学科获益更多，无意中增加了偏见和误解，而 IPE 一直在努力避免这种情况的发生。当要求其他学科参加模拟课程时，教育工作者应该从增加的学科中吸引教师（作为内容专家）来进行场景演习，以创造平等的学习机会。在复盘过程中，学生和教育工作者会产生主观臆断和刻板印象，教师作为行为榜样，必须意识到自己对所涉专业的个人假设，并应有意识地避免那些可能对预期学习目标不利的偏见或观点。

回到案例

> Dr. Robles 请她的朋友，一位护理学院的教授，把她的高年级 BSN 学生带到了 IPE 活动。在模拟过程中，护理学生和实习医生一起参加了学习。教师像往常上课一样只对实习医生进行了复盘，然后请护理学生分享他们从模拟中得出的体验和观点。虽然护理学生感谢能参加实习生的模拟，并了解到了一些不允许他们执行的流程，但这个模拟并没有为护理学生制订具体的目标，虽然护理学生的参与帮助实习医生达到了学习目标。如果也为护理学生制订目标以满足他们具体的学习需求，实习医生同样可以帮助护理学员完成他们的学习目标，这种模拟才是机会均等的。

此时，彼地：如何继续改进或者保持我现有的成果？

确定场景的局限性（见图 2-4-2 中的 o）

场景演习经常可以发现许多场景的局限性，如需要创新工程，修改场景或补充设备。

问题： 时间不足。

对策： 确定和缩小模拟学习目标和复盘要点。

回到案例

> 经过两次演习，跨学科实验室发展小组认识到时间太少而目标太多。他们将目标限制在两个，并注重团队技能。

比较试运行（见图 2-4-2 中的 p）

我们从标准化患者的标准化过程中了解到，建立场景可靠性的严格方法是记录两次演习并同时在屏幕上并排播放。这就让差异可视化了。因为每一个学员都应该得到最好的学习机会，所以对模拟进行标准化就显得十分的重要。评估也可以在组与组之间进行比较。许多因素可能导致差异，包括教师、复盘导师、教师知识和经验、学员，以及运行设备和协助模拟的模拟人员。

教学沟通技巧（见图 2-4-2 中的 q）

Palaganas（2012）的一项研究表明，模拟模式对于构建团队协作技能可能并不重要。在复盘环节，模拟作为一种共同的体验，可以让学员在复盘过程中对学习进行讨论。如果复盘成为 IPE 的实际学习平台，那么就可以通过一些沟通技巧的教学来丰富复盘的内容——具体来说，就是如何有效地与来自相同和不同学科的团队成员进行沟通，并提供反馈意见。这可以让学员在复盘过程中参与到团队协作中来。

回到案例

> IPE 实验室开发小组决定进行半结构式的复盘，这有助于每个学员提出观点，并鼓励对团队或具体个人的表现进行反馈。为了创建一个良好的反馈，Dr. Robles 简要介绍了如何使用结构化的方式来传达反馈意见。

运行有效且可靠的模拟（见图 2-4-2 中的 v）

虽然 IPE 模拟可以在缺乏有效性和可靠性测试的情况下运行，但有效且可靠的模拟可以让学员尽可能得到丰富而有意义的体验。一旦安排好所有的计划，招募到学员，并规划好模拟日程，模拟就可以开始实施了。

实施对等评价复盘（见图 2-4-2 中的 s）

在复盘中，特别是如果教师构建和维持了一个安全的空间，学员就有机会分享他们的个人观点，并讨论团队行为。此时此刻，学员能够学习与其他专业人员对话并向其他团队成员提供反馈的技能，即与他们日常临床实践中最相关的技能，也是对患者安全最重要的技能。

回到案例

> Sara 是一名药学专业的学生，从未与护理学生、医学生、助理医学生和社会福利工作学生一起上过课，她惊讶地发现，彼此的教学方式截然不同，对彼此的学科毫不了解，以及对各自在创伤患者的治疗过程中的作用也是知之甚少，她从未像以前那样坦诚地与其他学科的成员交流，在接下来的临床角色轮换中，她乐意与其他学科的成员交流，并不觉得与他们说话会感到尴尬。

促进复盘（见图 2-4-2 中的 t）

复盘技巧（Debriefing Facilitation Skills）

Fanning 和 Gaba（2007）认为，比主动模拟更重要的是，在何处发起复盘。普遍认为，引导性反思或模拟教学参与者主导的讨论通过重建事件、自我反思和认知同化来创造持久学习。尚不清楚的 IPL 是否主要发生在模拟（通过协同工作）或复盘期间（反映团队技能使用经验）。在复盘中，学生们还将学习如何提供同行反馈和跨学科反馈，并在此过程中学习如何将他们的想法传达给其他学科的团队。这种技能与临床实践相关，却常常在临床培训中缺失。专注于培养这种反馈和交流的技能，可能是教导医疗服务人员如何有效合作的关键。所以，教育工作者应该有反馈及沟通技巧，以促进点对点反馈，以及在汇报过程中反馈意见。因此，教师应该具有复盘的技巧，能在复盘过程中促进同行反馈，

以及对他们的反馈意见再进行反馈。

问题： 现场模拟增强的 IPE 之后的复盘通常发生在公共场所（例如，工作人员休息室或站在人体模型的床边），持续很短的时间（例如 5～15 分钟）。

对策： 学员感受到支持和安全感是十分重要的，让自己分享他们对彼此行为与学科的看法。身处公共场所和时间不足会引起学员的不适感，阻碍学员进行深刻的思考和反馈。因此，复盘导师必须具有有效的引导能力，能够敏感察觉到这些障碍，并在这些问题出现的时候发挥作用。

防止不良学习

在创建和实现模拟增强的 IPE 的同时，教师有义务认识并注意到可能在跨学科培训中出现消极的观点，虽然不良的学习体验可能随机地发生，但教师的知识会产生积极的结果，包括使用预期设计做基本规划、认识并支持可能导致积极结果的言行，以及识别和抑制可能导致负面结果的事件。

回到案例

> 一名曾是 L&D 护士的产科主治医生正在主持一场复盘，涉及多学科学员、曾经受过她指导的实习生和新入职的护理人员。在复盘之前，一名实习生开玩笑地说道："至少我不曾是护士"。这名主持复盘的医生回忆起她作为护士的日子，并轻声地笑了出来。在整个复盘过程中，护理人员对实习生的笑话感到非常不愉快，并没有投入到复盘中来，并给予了 IPE 非常低的评价分数。这名主治医师没有注意到她自己发出的轻笑声，也没有表明当时真实的想法，另外也没有意识到这对那些不了解她的护士背景的其他学员所造成的负面影响。

衡量并分析数据和报告结果（见图 2-4-2 中的 u 和 v）

如果在课程中使用评估工具，可以对这些数据进行衡量和分析，以改进课程，提高学员的学习能力，并提高 IPE 活动对患者医疗服务的影响。当研究人员和教师们开始建立方法论、引进设备和技术的时候，精心选择并描述方法和报告将促进这一领域的科学发展。在这个阶段，局限性的报告对于该领域的发展和成功至关重要。然而，目前的报告机制可能会限制复述所需的细节（例如，字数限制

无法详细描述细节，以及期刊对使用方法的要求）。寻找附加渠道（例如 MedEd Portal，期刊的网页增刊）报告细节对解决这一科学问题是十分必要的。认识到报告中的局限性，无论是杂志编辑还是词语限制的原因，在使用已公开的模型时，可以直接向作者或研究者咨询来获得更全面的报告。可能有一些教师或组织已经开发出了类似的模拟增强型IPE。搜寻这些资源也许可以获得路线图，帮助开发新程序或改进现有程序。

总结

新科学的挑战

目前还缺乏研究成果来揭示最优化模拟的IPE策略来介绍课程和研究设计，教师也经常是"白费力气"。但是，这个过程仍有许多好处。它是一种一起去理解和探寻新的做事方法的社会过程，能在医疗团队中产生新的功能，而不是那些已经被开发或使用的、具体的技术或方法。换句话说，它不是"一个已有的物品"，而社交工作和关系工作本身才是那个需要达到的目标。

回到案例

在 Dr. Robles 的不断努力下，她应邀与模拟中心合作开发护理、药学和医学院的IPE课程。在寻找模型时，她找到了一篇期刊文章，看上去像是她想要在团队合作教学中去实现并展示的效果。但该文章只有一小段是关于模拟场景的，她意识到需要去补充细节。Dr. Robles 组建了囊括各个学院的教师团队，以制定IPE的场景和目标。该小组进行了三次长时间的会议讨论，就目标问题达成一致。虽然 Dr. Robles 可能还加入了另一个模式的目标和方案来协助IPE发展，但是该过程本身在推动跨学科目标的实现方面取得了重大进展。在这种情况下，建立团队的过程包括了解不同教师和学校的愿景，了解文献中关于目标的分歧，以及找到有效的团队合作方法。通过建立团队过程，实际上建成了一个坚实的团队，增加了IPE在建立、开发、实施、衡量和报告中所必需的知识和所有权。由于 HCS 和 IPE 领域已经进入了发现和探索阶段，周密的报告对未来的发展至关重要。本章节从文献、全国性的讨论以及术语和言行的作用和思考中展示了有关

HCS 和 IPE 的信息。有助于不断发现在 IPE 方法中能够产生积极或消极影响的因素。这一节也揭示了这门科学的许多问题。利用本节所提供的信息和工具，可以为未来模拟增强的 IPE 和研究提供周密的规划。

参考文献

Canadian Interprofessional Health Collaborative. (2010). *A national interprofessional competency framework*. Retrieved from http://www.cihc.ca/resources/publications

Commission on Collegiate Nursing Education. (2009). *Standards for accreditation of baccalaureate and graduate degree nursing programs*. Washington, DC: Author.

Cooper, H., Carlisle, C., Gibbs, T., & Watkins, C. (2001). Developing an evidence base for interdisciplinary learning: a systematic review. *Journal of Advanced Nursing, 35*, 228–237.

Council for the Accreditation of Healthcare Simulation Programs. (2012). *Informational guide for the 2011 Society for Simulation in Healthcare Accreditation Program*. Wheaton, IL: Society for Simulation in Healthcare.

Fanning, R., & Gaba, D. (2007). The role of debriefing in simulation based education. *Simulation in Healthcare, 2*, 115–126.

Freeth, D., Hammick, M., Reeves, S., Koppel, I., & Barr, H. (2005). *Effective interprofessional education: Development, delivery & evaluation*. Oxford, UK: Blackwell.

Hammick, M., Freeth, D., Koppel, I., Reeves, S., & Barr, H. (2008). A best evidence systematic review of interprofessional education. *Medical Teacher, 29*, 735–751.

Hean, S., Craddock, D., & Hammick, M. (2012). Theoretical insights into interprofessional education: AMEE guide No. 62. *Medical Teacher, 43*(2), 78–101.

Howkins, E., & Bray, J. (2008). *Preparing for interprofessional teaching*. Oxon, UK: Radcliffe.

Institute of Medicine. (2006). *Preventing medication errors: Quality chasm series*. Washington, DC: National Academies Press.

Institute of Medicine. (2010). *The future of nursing: Leading change, advancing health*. Washington, DC: National Academies Press.

Interprofessional Education and Healthcare Simulation Collaborative. (2012). *A consensus report from the 2012 interprofessional education and healthcare simulation collaborative*. Wheaton, IL: Society for Simulation in Healthcare.

Interprofessional Education Collaborative Expert Panel. (2011a). *Team-based competencies: Building a shared foundation for education and clinical practice*. Washington, DC: Interprofessional Education Collaborative.

Interprofessional Education Collaborative Expert Panel. (2011b). *Core competencies for interprofessional collaborative practice: Report of an expert panel*. Washington, DC: Interprofessional Education Collaborative.

Jeffries, P. R., Clochesy, J. M., & Hovancsek, M. T. (2009). Designing, implementing, and evaluating simulations in nursing education. In D. M. Billings & J. A. Halstead (Eds.), *Teaching in nursing: A guide for faculty*. St. Louis, MO: Saunders Elsevier.

Joint Commission. (2008). *Health care at the crossroads: Strategies for improving the medical liability system and preventing patient injury*. Retrieved from http://search.jointcommission.org/search?q=simulation&site=EntireSite&client=jcaho_frontend&output=xml_no_dtd&proxystylesheet=jcaho_frontend

McGaghie, W., Issenberg, S. B., Petrusa, E., & Scalese, R. (2010). A critical review of simulation-based medical education research: 2003–2009. *Medical Education, 44*, 50–63.

National League for Nursing Accreditation Commission. (2011). *NLNAC accreditation manual*. Atlanta, GA: NLNAC.

Palaganas, J. (2012). *Exploring healthcare simulation as a platform for interprofessional education (Doctoral dissertation)*. Retrieved from ProQuest Dissertations and Theses database.

Reeves, S., Abramovich, I., Rice, K., & Goldman, J. (2012). *An environmental scan and literature review on interprofessional collaborative practice settings: Final report for Health Canada*. Li Ka Shing Knowledge Institute of St Michael's Hospital, University of Toronto.

Zhang, C., Thompson, S., & Miller, C. (2011). A review of simulation-based interprofessional education. *Clinical Simulation in Nursing, 7*, 117–126.

第五节

全 程 照 护

Deborah D. Navedo, PhD, CPNP, CNE; Patricia A.

作者简介

DEBORAH D. NAVEDO，指导哈佛大学医学院麻省总医院（Massachusetts General Hospital，MGH）学院导师计划（Institute's masters program），该计划着眼于模拟教学的建设。她以教育专家的身份广泛参与 MGH 学习实验室（Learning Lab）多个专业的工作，并参与创建 MGH 学院的家庭健康照护模拟环境。

PATRICIA A. REIDY，负责家庭护士从业者计划（family nurse practitioner program）中标准化患者和演员所需资金的保障和工作上的支持，其中亦涉及本节所述部分场景的实施。此外她同样参与 MGH 学院的家庭健康照护模拟环境的创建。

致谢：作者对其来自 MGH 学院与合作者家庭照护项目（Partners Home Care）并在本节所述创新性全程照护（continuum of care cases）的设计、实施和评估的全过程中提供帮助的同事，以及来自医学模拟中心并在成书过程中提供诸多启发的顾问和同事表示诚挚的谢意。

摘要

安全、有效的患者照护应贯穿照护的全过程，从最初的主诉评估，到各种并发症的紧急处理，直至后续长期照护的个体优化。在这样一种需求下，临床医生从复苏管理过渡到之后的工作时必须实现无缝连接。模拟教学非常适合指导学员如何处理标准快速反应病例以外的情况。本节将讨论如何通过一系列连续的场景编排使学员获得包括接诊患者、专业医患沟通和患者管理等重要学习体验。这些场景会按一定的时间跨度依照现实情况逐个展开，从而再现照护的全过程。新兴的模拟中心可在接触这些相互关联的病例后梳理出总纲，这有助于中心后续发展计划的制订；而成熟的模拟中心则可通过以学员为中心的教学细节讨论逐渐改善片段教学场景的运用，直至将其融合为完整的照护全过程。

案例

P 女士，68 岁退休教师，诉右膝疼痛，称其已无法步行前往杂货店购物。一名护士在分诊处对她完成初步评估后联系了骨科门诊的医生。按治疗计划 1 周后 P 女士将接受膝关节置换术，术前感到恐惧焦虑。在手术期间，P 女士发生了抗生素过敏反应，麻醉医生随之将这一信息告知麻醉恢复室（postanesthetic care unit，PACU）和患者家属。在 PACU 观察期间，P 女士出现呕吐和意识模糊，护理人员将其病情进展告知患者家属。出院数日后，P 女士在家中出现了严重的便秘，药物混淆，并因术后持续镇痛治疗而头晕。在一次前往浴室的途中她不慎跌倒，便让前来家访的护士将这一情况告知骨科门诊的护士。数周后，倍感恐惧的 P 女士来到了理疗门诊，在治疗期间她感到气短，并因此呼叫了救护车。

上述 P 女士照护过程的任何一环均可设计为模拟场景，学员遭遇这些短暂的突发情况后须在数分钟内对瞬息万变的病情做出反应。而在现实中，病人病情的变化、治疗效果的显现甚至各方的沟通都可能耗费数小时乃至数日。那么针对这一需要提供全面和长期有效照护的常见病例，照护流程该如何才能在模拟教学得以体现，从而使模拟教学有效实施呢？本节将探讨如何通过一系列连续场景的编排使学员获得包括遇到患者、专业医患沟通、患者管理以及文书记录等方面的重要学习体验，这些场景会按一定的时间跨度依照现实情况逐个展开，形成照护的全过程。

引言、背景和意义

在本书其他章节中详细描述了很多实际操作的案例。这些案例将重点放在场景的真实感、患者生理上的仿真以及概念和情感的还原等，借此实现有意义的学习（Dieckmann 等人，2007；Rudolph 等人，2007）。尽管如此，这些场景中，很多都受到了时间和设定的限制。不少模拟教学案例的目标是让学员能够在遇到突发失代偿的患者时进行快速反应并恰当处理。实际上模拟教学所涉及的范围远不止如此，它可以重现患者照护期间其他部分的许多内容，在时间上的跨度可以长达数小时乃至数日，同时在空间上跨越多个场景设置，甚至包括患者家庭照护的情景再现。以行全膝关节置换术的 P 女士为例，她的案例就涵盖了分诊台、骨科门诊、住院部、康复中心以及家庭等多个场景。如前所述，针对 P 女士的照护并非单一地出现在某个片段的场景，而是根据其病程提供全程照护，进一步甚至可以扩展到终身照护内容。尽管在实际模拟教学中，这种时间跨度很难按照真实情况还原，但仍可通过合理设置让教学进程从一个模拟情景转换到下一个，从而再现真实的照护全过程，使学员获得相应的一系列模拟体验。

为了确保概念还原度、改善包括体验时间流逝在内的现实感，模拟教学须设计一系列连贯的情景，涵盖患者的遭遇、专业医患沟通、患者管理等会按一定的时间跨度依照现实情况逐个展开的内容，从而给予学员重要的学习体验（图 2-5-1）。

在过去，如需学习如何在医院内处理患者的一系列知识，常需至患者床边并耗费数小时乃至数日。然而，深入的教学观察发现，长时间连续工作会影响教学质量，对受训者来说尤其。教育模式改革的呼声在医学生教育（Cooke 等人，2010）和护理学教育（Benner 等人，2010）领域可谓越来越高，要求把对新人受训者的教育模式由床边学徒式教学

更迭为通过精心设计可获得较佳学习体验的方式，而模拟教学可很好地实现这一点。同理，在设计模拟教学方案时也应考虑整合**全程照护**病例。

健康专业的教育学领域也可找到支持**全程照护**的先例，最初可追溯到角色扮演、病例学习和基于问题的学习（Dannefer & Prayson，2013）。最近**展开式病例学习**（Glendon & Ulrich，2000）被投入使用以提高临床问题解决过程的真实性（Day，2012；West 等人，2012），可使学员在单一病例的学习过程中获得彼此连续的临床知识更新和其他相关信息。这些教学方式在课堂教学中的应用日益广泛（Svinicki & McKeachie，2013），在病例教学中增加暂停环节并加入新的事件和/或信息，进而让学员考虑这些内容将如何在病理学、病情评估和患者管理决策等方面影响病例的发展进程。

在模拟教学中，全程照护病例可以多个较小场景的形式呈现在学员面前。尽管这种整合型教学方式的学习效率日益受到重视，以模拟全程照护形式实施展开式病例学习的成功案例报道却依然鲜见，说明该领域仍亟待研究。

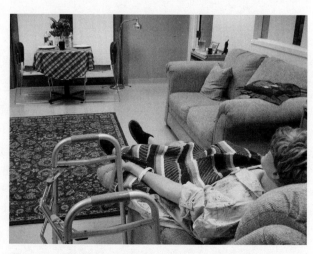

图 2-5-1 全程照护的场景可延伸至急诊室处理情景以外：模拟实验室的家庭情景中躺椅上的一个模拟人

导师团队的培训、教学计划的制订和真实性的维持

模拟全程照护病例的成功实施主要有三大难点：为实现高效教学而进行的导师团队培训、为优化学习过程而制订的教学计划和教学过程中真实性的维持。

第一个可能也是最大的难点就是导师团队的培训。目前，在临床上，针对导师团队就教学方式、意义学习以及有效的教学评估等方面的正规培训尚未普及。既往大部分导师接受的都是相对封闭的、缺乏互动的筒仓式传统教育模式，对以模拟培训为学习模式的教育方法接触甚少。跨专业实践和沟通被正式认可为一种明确技能是最近5到10年才发生的。由于全程照护病例的实施常须采用团队协作的方式以获得较为理想的效果，导师尤其是负责复盘的导师必须拥有实践和培训这些技能的能力。此外，工作人员的培训内容尚须包括如何维持模拟教学的真实性，这一点将在本节稍后详述。

如导师的综合能力培训未得到有效重视，有人可能会认为导师只须专精一种专业技能或特定的知识领域即可有效开展模拟教学工作。临床医生通常需要团队协作，很少会单独完成工作，而全程照护病例则涵盖了患者会遇到的多种专科问题以及在相应的各个场景下不同的身份。和前文所述全程照护病例的师资需求一样，导师团队的培训从最初开始就应该将健康照护和医疗环境为背景的教育作为重点进行集体培训，着重培养导师教学思维，这种培训模式应该作为标准加以推广。

第二个难点是教学计划的制订。全程照护病例的学习过程中，同一批学员将经历一系列不同的场景，和单场景教学相比耗时往往较长。在制订教学计划时必须注意课程时长的设置，使学员既能有效学习又不至过于疲惫。许多模拟中心报告称其教学计划的制订困难重重，一方面各教学计划之间可能存在冲突，另一方面学员常难以从临床工作中脱身，这极大地增加了复杂模拟病例中团队协作式学习的实施难度。相应的医疗机构有必要从政策上确保模拟教学的启动、相关部门间的协调，同时确保模拟教学根据计划在准专科医生、取得医师执照的住院医生和医学研究生等学员群体中实施。

第三个难点是场景转换时病例真实感和学员代入感的缺失。在实际临床上，由于许多医疗干预的生效和疾病并发症的出现需要相当长的时间，模拟教学不可能完全按照现实中的时间重现场景。通常，导师通过语言叙述告知学员已过去一段时间或病情出现了新的进展，例如"现场状况得到控制后，患者已转运至手术室"或"患者用了某药物后情况好转，现在……"仿佛出现了时间压缩。有学员表示这种转换令人感到晕头转向，需要重新恢复对新场景的认知。

在全程照护模拟病例的运行中，工作人员缺乏转换场景的经验可能是模拟中心面临的最大难点。在设计场景时需要尽量减少对真实性的破坏，避免场景内无关元素对学员的干扰，并尽量搁置对场景的不信任感。本节后续内容将针对这些内容展开叙述（表2-5-1）。

表2-5-1

单场景病例和全程照护病例的比较

	单场景病例	全程照护病例
场景数	1个	多个，至少一个先行场景和一个后续场景
场景转换	无	至少一次
病例耗时	按真实时间流逝速度	场景转换时时间可快速流逝（"时间压缩"）
患者照护设定	一种设定或一个场景	包括不同场景间的转换，例如从手术室到复苏室，或从医院到患者家中
资源需求	单个场景	可能在一次训练中需要占用多个房间和模拟设施
工作人员	拥有全新工作人员的新兴模拟中心可通过适当的支持和训练掌握此类病例	需要经验丰富的工作人员，在病例运行期间提供有效引导，随着病例进展从一个场景转换至下一个时有能力尽量保持病例的真实性
期望的学习效果	理解并掌握如何应对某一简短的临床情景以及当时的沟通技巧	理解并掌握一段时间内或一系列场景的应对措施以及相应的一系列沟通技巧
学员	场景内的一个或多个学员	全程照护病例的学员将完成一系列场景
复盘方式	在病例结束后立即以标准方式进行复盘	除每个场景结束后的标准复盘方式外，在所有场景结束后有一次总结性的复盘

第2章·不同类型的模拟项目

"如何……"

在全程照护模拟病例的设计中,有几点需要引起重视:①课程面向多个学员;②延伸的空间、计划和设备;③场景的真实性,因为学员会根据场景转换时的体验产生相应符合逻辑的思维反应;④优化复盘环节以最大程度改善学员的学习效果。

与多个学员一起工作

与任何复杂模拟病例一样,在预设计阶段咨询教育专家可获益匪浅,当面对一大批各式学员时尤其如此。有效教学的计划应遵循如下几点:

- 确认学员及其学习水平。
- 为全体学员和其中的个体学员分别制订合适的学习目标。
- 决定把哪些内容写入病例脚本,哪些不写。

了解场景中谁将参加模拟培训、谁将成为模拟场景的一部分是非常重要的,因为后者可视为场景的一部分,即嵌入式模拟人(embedded simulated person,ESP)。全程照护病例常涉及多人对患者实施基于小组的照护,学员有各自的学习目标,而ESP则负责遵循既定的脚本为学员提供高效的学习体验。例如,在运行住院医生的复苏场景时,可邀请擅长跨学科营造临场感的高年资护士加入,从而提高住院医生复习高级生命支持(Advanced Cardiac Life Support)规则时的真实性。模拟团队可能会大概地告知护士只须按"平时怎么做的"来"做自己"即可,但不能帮助学员,让他们"参与训练场景的活动";而在现实工作中,如果住院医生遇到困难,护士一般会考虑提供额外的帮助和/或寻求支援。如先前跨学科模拟(见第2章第四节)一节所述,这种缺乏事先详细沟通告知的合作方式可能会导致受邀"加入场景"的参与者在遇到突发情况时感到行事受限、无所适从。反之,如果最初就明确各位参与者特定的角色内容,则可让全程照护病例变得更容易成功实施。

对一次高效的模拟教学来说,从开始就明确所预期的教学结果或不同水平学员相应的学习目标是很重要的。在设计课程时应考虑学员相应的水平,例如高年资医学生和经验丰富的医务工作者就有较大的差别;对学员水平的差异加以考虑后,设计相应难度的病例以适应学员的学习需要,这可谓是所有场景计划阶段的必需步骤。

全程照护病例特别适合团队协作照护和沟通技巧的训练。但在课程设计时,除了明确总体的教学重点外,尚须替每位学员个体化地制订如下学习目标:

- 随着课程时间的推移、临床情景的进展,识别并分析患者病情的变化。
- 在交接班或团队讨论时准确汇报患者病情及其变化。
- 明确自身在健康照护团队中的角色和责任。
- 通过语言、文字和/或其他科技辅助手段与团队成员进行有效地沟通,从而提供安全、高效、以患者为中心的照护。

精心撰写的全程照护病例情景脚本可以满足既定的学习目标,并保证学员在经历病例一系列场景时可体验到符合逻辑的情景进展和场景转换(见下文"额外的真实性和关联性"部分)。导师最好尽早咨询教育专家,从而确保病例得到最优的设计,明确所需的学习目标,并为随后的复盘环节进行计划准备。

这里还须提到连续或进展性场景的另外一个重要用途。一个模拟中心可能在一学期内只选择一个单独的病例或患者完成一系列进展,参加课程的学员分别在不同的时间点接触这一病例,但单个学员是无法体验到整个病例的。以上文提到的P女士为例,试想她在术后接受的照护:首先护理学员会接待P女士、完成评估并撰写一份记录,之后理疗学员会拜访P女士并在实施治疗前读到这份护理记录,这时P女士出现了气短的症状。每个场景都有不同的学员参与,其学习目标的制订也各有不同,因此相应的脚本应根据不同学员的需求分别精心撰写。先前场景中学员的工作如电子健康记录(electronic health record,EHR)需要得到严密监测,以防在课程中混入可能在未加控制时引起误导的内容,例如本例中先前学员留下的错误护理记录。同一学员必须经历一个病例所包含的所有场景才能说是参与了本节所述的全程照护病例(图2-5-2)。

延伸的空间,计划和设备

当一个模拟病例包含多个场景,像全程照护病例中那样,此时就要进行多种场景设定,需要额外的空间、工作人员和设备。学员会在逐个进展的场景之间转换,需要一些暗示性的设置,本段将进一步讨论这些内容的更多细节。

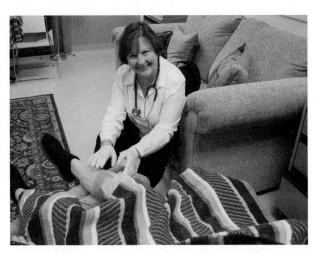

图 2-5-2　全程照护:一位家访护士在患者家中实施全面评估,包括用药

- 如果一个模拟病例需要从一处场景转移到另一处,可能需要多个房间和相应的设置,例如从手术室转移到复苏室。
- 为了体现出预设场景的区别,同一场景内可能需要多部模拟人及其他设备。
- 为了运行相对独立的多个场景,可能需要额外的工作人员或模拟人。
- 为了完成多场景全程照护课程的教学,导师和学员需要安排好一段较长的空余时间或将其分成多段分别进行。如果同一名导师 / 复盘者需要和一名学员绑定而一起完成教学,他们的学习时间计划必须考虑彼此。
- 在计划时应考虑学员的疲劳度,最好把多个转换场景合并到一次教学中完成。

全程照护病例的实施需要大量资源,因此实施期间模拟团队最好能得到后勤部门的紧密配合。

遵循逻辑的情景进展和场景转换的真实性

除本书第 1 章第一节大致提到的模拟教学最佳临床实践策略,在设计全程照护病例时还有其他几项需要考虑的内容。由于教学中患者病情的进展可以跨越多个场景和 / 或通过描述体现出的一段时间,设计课程时除了对模拟人进行相应的设置以外,尚须考虑遵循逻辑的情景进展和场景转换的真实性,在场景变换时需结合环境变化、进行有效的团队沟通以避免学员对新场景适应困难。

全程照护病例的设计至少包含 2 个事件或场景。学员应首先接触第一个场景,之后转移至下一个场景,并根据他们所体验到的患者病情变化或环境更迭全面地完成患者评估、患者管理和团队沟通等内容。

学员完全有可能在前一个场景内作出某项决策,而该场景中有某些和后续场景有关的提示内容。导师可能需要"实时"决策是否在场景切换期间暂停以进行复盘和调整,而非更迭环境状态后继续运行至下一个场景。这使得病例运行的复杂程度进一步增加,模拟中心对此应谨慎处之。因此,中心在设置这些病例时,应充分理解学员行为走向的大致走向,之后才能加入暗示场景转换的内容,这就像一场豪赌。

模拟人以外的场景真实性应和既定的学习目标相结合。Dieckmann 等(2007)认为模拟教学的真实性与课程在物理学、语义学(或概念性的)和现象(或情感上的)等方面的还原度有关。维持场景转换的物理还原度,可以在相邻的场景中给不同的模拟人佩戴一样的假发或摆放相同的设备,从而营造场景跨越的连续感和认同感。维持场景转换的概念还原度,可以让在**前一场景**中给的药物在后续场景中继续发挥所预期的药效。维持场景转换的情感还原度,可以让跨场景的 ESP 保持由同一人继续扮演,因为场景转换后同一角色演员的更替可能会让学员分心,影响既定学习目标的达成。试想如果患者的母亲在前一个场景内由某位工作人员扮演,转换到**下一个场景**时扮演者突然换成别人,学员遇到这种情况时会作何感想。场景转换本身对学员的扰乱已非常巨大,学员需要重新建立对新场景的认知和对病例真实性的认可。在设计遵循逻辑的情景进展并改善全程照护病例中学员对真实性的体验时,应全面考量上述三种形式的真实性还原。

在设计患者交接和咨询等方面的内容时,**场景转换**的真实性同样需要加以考虑。例如,当沟通技巧的有效使用作为学习目标之一时,应考虑额外加入 ESP 来扮演医生或患者家属,采用如电话或其他远程联系的方式进行交流。额外沟通方式的训练可包括患者的交接和与此相关的多种记录方式(表 2-5-2)。

最后,应该避免场景转换让学员晕头转向而无法专注于学习目标。这种情况下,学员不得不自行分辨哪些内容应视为"场景的一部分"加以认可、哪些内容应视为"场景以外的元素"加以忽略,会对其造成不必要的认知负担,其中可以包括一些简单的场景差异,如病床、衣着、ESP 以及患者生命体征和其他显示的内容等。对高年资学员来说,这种不注

表 2-5-2

沟通训练设计举例

（场景脚本）护理学生在分诊处对 P 女士进行体格检查后走出房间，就她的体检结果一事电话咨询骨科医生，以明确下一步的照护方案。

护理学生	P 女士，68 岁女性，骨关节炎病史，诉右膝剧烈疼痛 6 月，伴进行性加重。否认外伤史。患者诉口服大剂量 NASIDS 后疼痛仍无法缓解，已无法自如行走或上下楼梯。查体：右膝关节轻度肿胀，关节线压痛，活动时可闻及关节弹响。
骨科医生	X 线有什么发现？
护理学生	3 个月前做的一次 X 线提示关节硬化改变，关节腔狭窄。
骨科医生	给她做个 MRI，安排预约骨科门诊。到时候我们会对她进一步评估，讨论后续的治疗方案。

重细节的场景转换由于真实性差而降低了场景中的"信噪比"，可能会因此感到不舒服；但新手学员则可能变得完全不知所措。病例设计团队最好拟出一份清单，详细标明哪些内容会持续不变地跨越场景、哪些可以随场景转换改变。关于如何让场景转换更为流畅并尽量保留还原性和真实性，以下列出部分建议：

- 确保一进入新场景就向学员声明场景已转换，声明内容应包括学员是谁（如为全程照护病例，学员身份不得更改）、场景内其他人是谁（包括模拟人在内）、发生了什么事情以及新背景在哪里、时间设定在几点等，在场景转换中使用"时间压缩"时尤其需要如此。如果学员已经因为场景转换变得不知所措而呆住，导师可能需要反复声明。

- 如果下一场景中，监护仪上的生命体征并未发生改变，则场景转换后需要用语言明确指出。例如，"15 分钟过去了，P 女士的生命体征没有明显变化"。

- 不要期望学员会查看场景中的很多内容，除非这是教学目标之一。一般来说，在一个 15～20 分钟的场景内，临床医生是不会去查看墙上标识的。同理，在一个较短的场景内，也不大会有人去查看详细的医学记录。

- 在复盘时了解学员关于场景转换的感想，确定是否有可以引起学员分心的内容，并在之后的教学中加以改进。

模拟教学计划团队如能在场景设计时精心策划，并及时根据反馈调整场景内容，可极大程度地帮助学员维持对模拟场景的认可，具有足够的真实感来维持角色代入，同时避免在场景转换时因非预期的前后差异所导致的不必要的分心。

复盘

全程照护病例中，每个场景结束后都需要进行一次复盘以完成学习目标，并了解学员在经历该场景后专业知识、临床判断力和情感等多个方面的情况（Overstreet，2010；Reese，2011）。理想情况下，一位学员可参与全程照护病例中的所有场景，并与其他学员展开互动。在模拟教学过程中，复盘的策略可随特定场景和整体的学习目标而变化。例如上述 P 女士的全程照护病例中，某位学员作为骨科门诊医生，从最初患者经介绍入院开始直到最后的家庭照护，可参与所有场景的训练；在和多位学员完成各自所处场景的复盘后，可要求这位参与所有场景的学员完成一份整体的分析，从而使学员对训练中经历过的知识和情感内容有进一步的探究。还有一种创新的复盘方法（Reese，2011，345 页），让学员"完成故事"，即预测患者未来一段时间内的生命历程。

针对新成立的模拟教学中心，建议其可以在有能力且有效地实施单场景的病例模拟后，再考虑模拟培训全程照护病例。而针对成熟的模拟培训中心来说，实施全程照护病例的模拟培训应该关注既定学习目标的实现、模拟培训中细节的关注、情景转换时真实感的保持以及复盘的执行。

此时，彼地：如何继续改进或者保持我现有的成果？

教学专家会在已有的场景之后根据学习目标的需要增加后续场景，由此产生了全程照护病例。这里有一些方法，可进一步提升全程照护的真实性并确保学习效果的持续改进，列举如下。

增加的真实性和关联性

在模拟病例中，团队沟通经常作为核心元素存在，在跨越时间和多个场景时尤其如此，因此应该对这方面的细节予以充分重视。全程照护病例中沟通的细节可以参考以下几个例子。

当前的临床工作正越来越多地依赖电子化沟通手段，在模拟教学整合电子病历（EHR）可以制造工作环境的真实感。EHR不仅是信息或报告的传送基础，还是同一时刻照护同一患者的工作人员之间重要的实时沟通工具。其活用方式之一就是让学员完成电子病历，用于跨学科的前后连续照护或为其他人提供信息资源。如果一位学员需要在某一时刻对患者完成某项实验室检查，其结果可为另一位学员所用并根据情况进行相应的正确处理（如发现凝血时间延长后调整抗凝治疗方案）。此时学员之间可能仅通过电子病历进行沟通。

鉴于连续性照护正越来越多地深入患者家庭，将家庭照护内容整合入教学场景变得愈发重要，但同时难度也很大。前文所述的P女士在家中遇到的问题并不罕见，为了应对这种局面，家庭照护专业人员模拟教学的实施有必要提上议事日程，授课对象可包括家庭护士、急救人员和其他需要在患者家中与之互动的人。具备全套业务实施能力的模拟中心可根据此类学员的专业需求开设相应课程，以提供适宜的学习机会。

上述因素均可使模拟病例更为真实、有效。在教学中最好经常检查学习效果，确保每个场景能根据学员经历全程照护时的实际体验不断跟进调整。

持续性改进

成熟的模拟培训中心具备专业的导师和其他工作人员，可以实现全程照护病例模拟培训中复杂的连续场景。能持续性改进的地方可能包括：①场景监测；②工作人员临床专业能力和教学实践能力的发展；③通过研究学习效果、支持相关教育学研究等方式回馈这一领域。

已开展全程照护病例的模拟中心应仔细监测病例的运行、场景的构成和复盘的执行，从而有更多的机会使病例的设置紧密联系学员的反应，并发现病例中不应出现的因素或影响既定学习效果的内容。即便是精心设计的场景也需要多次调整才能够维持既定模拟设置的稳定，而全程照护病例则更需要多个循环的练习才能确保实现始终如一的学习效果（图2-5-3）。

尚处于发展阶段的模拟中心需要在所有相关工作人员的培养上花费巨大，这些人员包括教学导师、复盘导师、技术人员以及其他辅助工作人员。共享的心理模型和对在安全环境下经验性学习的理解，可营造一种持续性的团队文化以促进学员和导师的终身学习，对学员和模拟团队的发展都大有益处。此时，工作人员在跨学科实践、沟通技巧和最佳临床实践教学等方面的能力发展尤为重要。全程照护病例的实施需要相当的灵活性和应变能力，而这些能力只有在模拟团队热衷于持续自我提升时才能一直有效发挥。

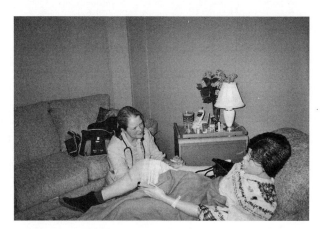

图2-5-3　全程照护：了解病例的进程对于患者伤情、活动能力的适当评估非常重要

最后，如本书先前的章节所述，一个成熟的模拟团队如果致力于模拟场景的创新，周到的教学评估，并设置严谨的奖学金奖励制度，就可能做到对模拟教学领域予以回馈，从而在业界独树一帜。全程照护病例通过让学员经历一系列不同的场景设置和特定的时间点，可为其提供独特的学习体验。鉴于当前医务工作者工作时间的缩短和临床经验获取的进一步受限，对全程照护病例模拟教学效率的研究应优先考虑。

总结

模拟教学是一种强大而充满活力的教育工具，而存在一定时间和空间跨度的全程照护病例引入这一教学方式非常容易。尽管目前很少有文献明确定义何为最佳临床实践，但是基于共同经验的建议仍可为教学的开展提供一些帮助。新兴的模拟中心在全程照护模拟病例的实施上应谨慎考虑，同时不断提高自身在模拟教学方法学方面的能力。成熟的模拟中心如希望改善教学对学员体验的还原性和真实性，可考虑实施全程照护模拟病例教学，创造出复杂而易于引发复盘讨论的全新模拟体验；相信克服种种困难后，可以得到巨大的回报。

参考文献

Benner, P. A., Stuphen, M., Leonard, V., & Day, L. (for Carnegie Foundation for the Advancement of Teaching). (2010). *Educating nurses: A call for radical transformation.* San Fransisco, CA: Jossey-Bass.

Cooke, M., Irby, D. M., & O'Brien, B. C. (for Carnegie Foundation for the Advancement of Teaching). (2010). *Educating physicians: A call for reform of medical school and residency.* San Fransisco, CA: Jossey-Bass.

Dannefer, E. F., & Prayson, R. A. (2013). Supporting students in self-regulation: Use of formative feedback and portfolios in a problem-based learning setting. *Medical Teacher,* 35(8), 655–660.

Day, L. (2012). Using unfolding case studies in a subject-centered classroom. *Journal of Nursing Education,* 50(8), 447–452. doi:10.3928/01484834-20110517-03

Dieckmann, P., Gaba, D. M., & Rall, M. (2007). Deepening the theoretical foundations of patient simulation as social practice. *Simulation in Healthcare,* 2(3), 183–193.

Glendon, K. J., & Ulrich, D. L. (2000). *Unfolding case studies: Experiencing the realities of clinical nursing practice.* Upper Saddle River, NJ: Prentice Hall.

Overstreet, M. (2010). Eechat: The seven components of nurse debriefing. *Journal of Continuing Education in Nursing,* 41(12), 538–539.

Reese, C. E. (2011). Unfolding case studies. *Journal of Continuing Education in Nursing,* 42(8), 344–345.

Rudolph, J., Simon, R., & Raemer, D. (2007). Which reality matters? Questions on the path to high engagement in healthcare simulation. *Simulation in Healthcare,* 2(3), 161–163.

Svinicki, M. D., & McKeachie, W. J. (2013). *McKeachie's teaching tips: Strategies, research, and theory for college and university teachers* (14th ed.). Belmont, CA: Wadsworth Cengage.

West, C., Usher, K., & Delaney, L. J. (2012). Unfolding case studies in pre-registration nursing education: lessons learned. *Nurse Education Today,* 32(5), 576–580. doi:10.1016/j.nedt.2011.07.002

第六节

即时培训项目

Anne Marie Monachino MSN, RN, CPN, and Stephanie A. Tuttle, MS, MBA

作者简介

ANNEMARIE MONACHINO 是一名拥有着 20 年临床经验的儿科高年资实践护士。她曾做过 10 的护理学教师，并于 2008 年开始就职于费城儿童医院（the Children's Hospital of Philadelphia，CHOP）的模拟培训中心，多年来一直致力于推广临床模拟培训。在 CHOP 工作期间，Anne Marie 曾参与制定和完善了即时培训项目。

STEPHANIE TUTTLE 是费城儿童医院模拟培训中心和高等教育与创新部的行政主管。她长期致力于 CHOP 的国际培训，行政上协调 CHOP 的创新项目。她负责的项目包括针对一年级儿科重症护理研究员的国家模拟教育训练营，和微笑行动国际儿童高级生命支持课程，以及针对资源匮乏地区工作人员的训练营。

致谢：本节作者在此感谢来自费城儿童医院，继续教育和创新部门，临床模拟中心的同事，感谢他们对即时培训项目的贡献。Akira Nishisaki，MD，MSe，Dana E. Niles，MS，CCRC，Evie Lengetti，MSN，RN，Amy Scholtz，MSN，RN，WHNP-BC，CCNS-BC，and Vinay Nadkarni，MD，MS

摘要

即时培训即在实际操作前通过模拟的方式为学习者提供复习培训。在实际临床工作中，医务工作者需要掌握大量简单的或者复杂的临床操作技能。通常，他们可以通过初始的培训掌握这些技能，但是有些情况下，临床医务工作者可能很少有机会在实际临床工作中反复操练所学到的技能。因此，在实际临床操作前通过模拟培训的方式为临床工作者提供机会复习某项技能或者熟悉某项临床操作规范有助于增加临床行为的安全性。允许学习者在实际护理地点（即时地点）内或附近练习该技能，可为即时事件增加情境价值。

本节详细描述了即时培训项目的发展和具体实施方法，包括最佳方法、组织工作、面临的挑战、局限性、成本以及结果评估。本文将对几个成功开发和实施的即时模拟培训项目进行举例说明，包括中心静脉置管的演练项目、心肺复苏的更新课程以及儿童气管插管的复训项目。

案例

某日下午住院部病房，护士报告医生，她的病人出现了尿潴留的症状，医生开立医嘱给该病人留置 Foley 导尿管。然而，该护士最后一次留置 Foley 导尿管是在几年以前，尽管几个月前她阅读过新修订的留置 Foley 导尿管的操作指南，但是近期并没有真实留置 Foley 导尿管的经历。假设该名护士在实际操作前（即时），在实际临床环境中（即地），能够复习相关操作步骤并且在模拟人身上进行操作，并获得指导者的肯定反馈，这样会不会增加她实际操作时的自信心，降低对病人造成伤害或者感染的风险？

引言和背景

什么是即时培训?

模拟培训被认为是医学教育中必不可少的一部分。这种方式可以即时提供反馈,对于喜欢互动、亲身实践的成年学习者具有很大吸引力(Decker 等人,2008)。Cook 教授等人的研究发现,排除极少数案例,同传统教学方式相比,以技术强化为目的的模拟训练具有更好的教学效果,是实施医学教育的一种有效方法。模拟培训可用于:①介绍新技术;②延长技术保留时间;③改善团队合作能力;④促进个人或者团队学习;⑤推进继续教育。根据实际情况,进行模拟培训的时机是多变的。即时培训,即在学习者实施临床操作前,通过模拟的方式为学习者提供复训。

"即时"一词起源于工业革命,被认为是在二战后不久由丰田的创始人大野耐一(Taiichi Ohno)发明的。大野耐一在研究和分析了美国超市的运营方式后,创造了一套体系。该体系认为生产率是由最终的使用者而非生产者决定,目的是最终达到减少浪费、使资源和时间消耗达到最小化。随着丰田生产力的提高,美国的企业家纷纷赴日取经,所学到的理念后来发展为"工业标准"(AIDT,2001)。而其他领域则引用了"即时"这一概念并对其进行了修改,使其应用于新兴技术的培训(Kutzik,2005)、灾害应急备案(Stoler 等人,2011)以及模拟培训中。

即时培训曾仅仅基于时机进行了定义,即在实际操作前进行的培训(Niles 等人,2009)。此外,即时培训通常也是"就地"发生的,在进行实际临床操作的地点或者其附近进行培训。"就地"的模拟培训使学习者更能融入临床实际环境。通常,利用一辆装有模拟人、部分任务训练器的移动小车进行的模拟培训在短时间内即可完成。即时培训已被证明是一种行之有效的培训方式,尤其是针对平时使用频率低但风险高、且需要床边操作的技能(Benedek&Ritchie,2006;Kneebone,2004;Spencer,2003)。

实施即时培训的最佳时机?

在制定任何模拟教学项目或者课程时,第一步是进行需求评估:全面准确地收集信息,明确教学需求以及实施模拟培训可能存在的问题(具体请查阅第五章第一节)。需求评估有助于确立项目总体目标和教学目标。对收集到的信息进行分析,并以此为基础不断调整教学目标和教学策略。如果教学目的是针对某项临床操作技能,无论是基础知识还是操作层面,即时培训都是最好的选择。

重要性

即时培训的优势

即时培训的好处

研究表明,模拟培训可以增加受训者的实际操作能力(Nishisaki 等人,2007)。模拟培训模拟的是临床的实际环境,所以受训者可以通过模拟培训来磨炼其在精神运动、认知以及情感领域的能力(Ross,2012)。模拟培训是一个有效的教学方式,特别是其可以针对不同层次人群的技术培训(Nagle 等人,2009)。虽然即时培训项目在医学或者护理模拟培训领域已经不是一个新的概念,但是它在临床上的应用早于现代模拟仿真技术。然而,模拟仿真技术作为培训辅助手段的应用大大增加了即时培训项目的机会。表2-6-1罗列了即时培训项目的诸多优点。

表 2-6-1
即时培训的优点
• 提供即时的培训和反馈
• 允许试验性经验教学
• 可在临床环境中进行
• 帮助学习者强化那些容易忘记的技能
• 对临床职责的影响最小化
• 加强提供准确医疗服务的能力
• 可以提高学习者对技能操作的自信心

一项针对技能的长期记忆能力的研究(Weaver 等人,2012)发现,间断的培训,也就是说每隔一段时间都有机会练习某一技能的受训者,与在短时间内接受集中培训的受训者相比,间断培训对于受试者掌握这项技能有更加积极的影响。Healey 等人(1998)的研究发现,学习者对于复杂技能的掌握能力在经过6个月空窗期后会生疏,如果在这6个月的空窗期内能够反复训练这一技能,则有助于保持该项技能的熟练程度。而即时培训项目,就是一种间断复训的模式。这种训练模式是模拟教学的主要优势之一。这个训练模式可以让培训者或者学

习者能够有机会在不对病人造成伤害的前提下,在模拟人身上练习某一技能。

即时培训的局限性

在选择即时培训作为某项技能的模拟培训模式前,应该知晓即时培训项目的一些不足之处。这种培训模式只针对一些对某项技能已经具备基础操作能力的学习者(Nishisaki等人,2010)。对于某种特殊的任务或者技能,即时培训项目不适合作为初始培训模式,所以培训者在培训前应该知晓每个学习者的水平。与其他所有模拟培训一样,即时培训的成功取决于培训教师、培训设备及培训所需要的场地。另外,可能影响这一教育模式结果的因素还包括学习者以及它们对于即时培训的态度。这都是即时培训项目需要克服的障碍。最后,模拟培训是否成功还取决于培训教师,培训教师不仅是操作某项技术的专家,他还必须熟练掌握模拟培训这一教学模式的相关细节和技能,比如详细准确叙述任务的口才(Weinstock等人,2009)。参与即时培训的培训老师应该具有有效的沟通技巧、掌握一定的成人学习特点、拥有策划实验性学习活动的能力,以及能够合理利用模拟培训资源进行教学的能力。

如何实施即时培训项目

同其他的模拟培训一样,即时培训需要辛勤的付出、专门的师资、周密的计划、充足的资源和足够的时间来完成培训目标。那么,如何一步步完成一个即时培训项目的策划,我们将结合本节开头的例子进行说明:一名护士需要给一名病人插入导尿管(Foley管)。

1. **需求评估**　第一步评估是否需要复训。学习需求可通过多种方式呈现,包括:①直接观察;②个案报道;③潜在的医源性损伤,例如中心静脉相关性血源性感染、手术部位感染、导管相关性尿道感染等;④发现临床实践中的不一致性;⑤某一操作步骤的改变;⑥对一些平时很少用到,但是相对风险较高的操作技能生疏;⑦个人或者团队要求提高能力。举一个例子,医院发现医源性尿道感染率增加,而且单位内一些护士报告说,由于平时操作机会少,对于放置导尿管缺乏相关知识并且操作不熟练。另外例如,一名护士最后一次放置导尿管已经是几年前的事情了,而几个月前她阅读了新修订的导尿管操作程序,但是她未亲自实践新的程序。

2. **学习目的**　即时培训的需求一旦确定,必须建立学习目标,指导临床模拟培训计划的制定。受训者需要知道自己在模拟培训过程中期待达到什么目标。对于任务型技能再培训项目,教学目的(一般1～2个)可能比基于团队的模拟项目要少。基于上述的例子,培训需要达到的目的是:按照正确的步骤在人体模型上成功插入Foley导尿管。

3. **培训的最佳方式**　确定完成即时培训项目目标的最佳方法。重要的是,这种方法不仅能够提供给受训者按照标准化流程练习某项技能的机会(标准化的流程能够保证受训者准确地运用学到的知识),而且能够给主持人或者培训教师以反馈。由于上述案例需要实现较高水平的学习目的(应用水平),因此需要基础知识和技能的同时储备,模拟培训正好是针对这一案例最合适的学习方法。

4. **评价方式**　在设计一个即时培训模拟教学项目时,应该包含学习者对培训的评估内容,以明确模拟培训是否符合学习者的需求。一个即时培训项目要求策划者按照最新的操作程序来制定清单和准备工具。清单或工具应由该领域的临床专家验证以评估其准确性和标准化。如果某项技能包括了很多步骤,初学者和有经验的临床工作者完成该技能的步骤可能不一样,有经验的临床工作者完成该技能可能更偏向于操作效率。基于某些技能的复杂性,由临床专家来强调哪些是关键步骤或者某些不能省略的步骤是很有帮助的。尽管用来评估某一技能操作的清单或者工具得到了专家的确认,但是接下来我们仍要进一步检验这个清单的可行性,因此需要一些人来根据这个清单进行模拟培训。这样可以提供有价值的反馈以及需要多久能够完成培训。引入上述的案例,根据置入导尿管的技能步骤清单来评估置入留置导尿管这一技能。由对这项技能表现有评估资格的培训教师来为受训者提供反馈。

5. **所需资源**　在检验评估即时培训项目的操作步骤清单之前,必须配置即时培训项目所需要的资源。一些协助规划的问题如下:
   - 人体部分构造模型是否适合训练,还是需要完整的人体模型?模拟器是随时可以取用的吗,还是放置在其他地方常规使用?

- 培训是在一个模拟教室里进行，还是直接在现场进行？
- 如果在现场进行培训，那么模拟器是否容易搬动？
- 完成任务还需要哪些物资？
- 材料是否可以再利用，如果可以，那么这些材料要如何保存？
- 培训所需设备和物资如何存储？
- 一次性用品由谁支付？
- 开展一项培训，需要多少培训教师？
- 谁来确保培训教师是否有资格来培训？

基于上述案例，培训需要一个可用于 Foley 管置入的模拟器（骨盆任务训练器、整体人体任务训练器或者部分人体任务训练器）、完成操作所需的物质（合适型号的 Foley 导管、导尿包、手套、手消毒液和 Foley 尿袋）、一个有资质的培训教师和完成培训需要的场地。

6. **规划与逻辑**　确定了受训学员、培训目标，准备好测量结果用的工具、模拟器、所需物资，以及合适的培训教师后，在即时培训正式开始前，还需要考虑到如下事情：

- 来自行政部门或者领导的支持是否最大化？创建一个预案，这个预案应该包括背景信息、如何确定需求、完成培训预计的时间、预期成本、预期达到的效果，以及可能的临床结果。
- 培训将在什么时间内进行？目标是在一两天、一周、一个月甚至更长时间来完成复训？明确这一问题有助于时间的分配，特别是针对一次性干预的项目。
- 培训是针对某一特定学科的所有临床医生？还是只针对那些需要某种技能操作或完成某项任务的临床医生进行培训？这将对教育者实施培训的方式产生影响。例如如果需要适当使用约束，那么培训可能主要针对平时高频率操作该技能的临床科室（如重症监护病房）或者平时操作机会比较少的临床科室（如基层单位）。这种选择可能会影响实施培训所需的时间和资源。
- 培训是由谁以什么方式来跟踪监督？技能培训有时候更容易被记录在纸上，但是可能需要电子数据库来储存这些信息，方便以后查询。如果培训是由于医疗相关的伤害或感染而开始的，那么要保证进行该操作的临

床工作者是接受过培训教育的，以创造一个安全的医疗环境。必须考虑到这一看起来很简单的过程。

- 完成一个培训需要多少时间？参加培训的临床工作者培训期间可能需要暂时脱离工作岗位，因此，他们希望可以有个时间作为参考。不超过 15 分钟的培训对临床工作者更有吸引力和可接受性。
- 未完成培训或者未能正确完成技能操作的受训者根据培训教师的反馈是否需要再次培训？有意义的反馈可以促进有效的学习，反复练习某项技能直至熟练掌握是一个理想的结果。如果采用这一方法，在培训开始前，受训者应该被告知预期要达到的效果。

针对上述 Foley 管置入的案例，向监测导管相关性尿路感染的负责人提出了一项即时培训项目预案（表 2-6-2）。

表 2-6-2

有关 Foley 管置入即时培训项目的预案

背景

医院发现导管相关性尿路感染的人数有所增加。因此，医院为减少尿路感染，根据循证医学的证据对插入导尿管的步骤进行了修订。

明确需求

不经常留置导尿管的内科和 / 或外科病房的护士需要进行这种技能的再培训。

建议的培训方案

专家将根据现有的留置导尿管步骤制订新的 Foley 管插入的技能考核表。同时，将对培训教师进行评估和挑选，合格的教师可以利用即时模拟培训来实施这一技能培训。培训将面对三个内科和 / 或外科病区的护士，计划需要 6 名有资质的培训导师，时间大约需要 2 个月。预计需要三个模拟人（一个整体人体任务训练器和两个部分人体任务训练器）、一个导尿管套件，以及每个模拟人一根 Foley 导尿管。预计培训时间为每人 15 分钟，可以在护士轮班的间隙在病房内进行。我们预计大约有 120 名护士需要参加该培训。放置导尿管为一项平时操作机会少、一旦失误对病人危害高的技能，因此培训要求受训护士能够在模拟人身上正确完成该技能的操作，一旦发生关键步骤错误就必须重新练习。模拟中心有此训练所需的模拟器。

大致预算

对 120 名护士进行复训所需要的成本比临床上真的发生一例导尿管相关性感染所需的医疗成本要低。维护病人安全是我们的首要任务，我们认为这一举措将改善临床结局。

面临的挑战

　　在你需要实际运用某一技术前进行复训是最理想的时机，实际的临床需求可以防止受训者对培训的应付了事，同时避免了受训者注意力不集中等问题。在可能的情况下，提前足够的时间通知学习者，以便他们能够将培训安排入日常的工作行程中。但有时候尽管提前通知了培训的安排，临床医生还是无法按时完成培训。在这种情况下应试着重新安排培训的时间，以便临床工作者既能够完成临床工作职责又可以参加培训。

　　另外一个要面临的问题是在临床工作环境中，选择一个合适的场地来进行即时培训。理想的情况是，受训者可以在真实的临床环境中进行操作训练，这样就可能需要临时利用到附近的会议室或者专门用于模拟的临床工作区域附近的房间。另一种选择是使用移动车，移动车上包含设备和/或模拟人，以及一个可以进行培训的房间。还有一个不容易克服的挑战是挑选合格的培训导师。这有助于培养一些有资格进行即时培训的工作人员。

即时培训项目的三个例子

　　这个章节将讨论三个即时培训的案例，所有这三个案例都始于明确的技能需求。这三个案例都与知识的应用有关，所涉及的技能都是高风险技能，如果操作错误将造成严重后果，而且这些技能平时应用机会较少，因此需要定期复训。标准化联合委员会（the joint commission standards）将低频率高风险技能定义为平时很少操作，但是一旦操作失误将会对病人造成危害的技能。所有这三个案例的目的都在于提高患者医疗护理的安全和质量。

心肺复苏的即时模拟培训：定期训练项目

　　需求评估：一家拥有 500 张床位的市级儿童医院的研究员对高质量的心肺复苏（CPR）对病人预后的影响很感兴趣。他们之所以关心，是因为有研究表明，CPR 培训后 3～6 个月实施 CPR，会由于技术的生疏而影响操作者实施 CPR 的质量，而造成 CPR 技术生疏的主要原因是练习时间不足。

　　学习目的：改善 CPR 的操作质量和提高操作者的自信心。

　　最佳的培训方式：医院刚刚引进了一种新的除颤仪，利用压力传感器和加速度计来测量胸部按压的速度、深度和质量，可以给操作者提供实时的视听反馈。使用这种除颤仪，培训部在儿科重症监护病房开发了一个新的项目，用于更新和巩固医务工作者床边 CPR 技能。所有的学习者在正式临床操作前先在床边接受基础培训。这种即时培训项目，被称为"滚动复习"，在临床工作人员发现 5 名 PICU 患儿存在心脏停搏风险后启动培训。这种即时培训项目为管理危险患者的多学科团队（医生、护士、呼吸治疗师）提供即时复习技能的机会。

　　所需资源：一个床旁的、经过认证的基本生命支持（BLS）模拟培训车，配备一个模拟人和除颤仪。

　　评估方式：临床操作者练习 CPR，并且能够获得即时的反馈，直到他们依据美国心脏协会指南的标准获得成功的按压（图 2-6-1）。

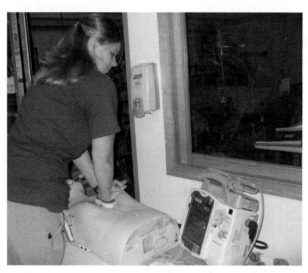

图 2-6-1　心脏复苏的即时模拟训练：滚动复习小推车

　　计划和后勤安排：培训对象是一个治疗和护理 PICU 中 5 名最危重病人的团队，由护士、医生和呼吸治疗师组成。模拟培训车每天被带到病房，利用临床工作者换班的时间进行培训。CPR 培训被安排在床边进行，这样就不会影响患者的治疗。每轮练习持续时间在 5 分钟以内。预计在 15 周内，420 名临床操作者接受此项 CPR 即时培训项目，并且所有人都达到标准。与每月复习次数少于 2 次的临床操作者相比，那些每月复习 2 次及 2 次以上的人能够更快速并且成功完成 CPR 技能操作。

　　结果：对 CPR 技能复习培训的结果进行评估，事实证明，即时培训项目是有效的。对实际的 CPR 即时培训项目进行评估发现，那些进行了多次床边复习的临床操作者（每个团队内有 2 个以上负责胸外按压的临床操作者在 90 天内参加过培训）能够更好的进行足够深度的胸外按压。培训 PICU 的几位 BLS 导师开展滚动更新课程，这样可以让一线工作人员能够不断进行滚动练习，并且能够在真正实施 CPR 时进行高质量的胸外按压（Niles 等人，2009）。CPR 滚动复习培训项目已经成为 PICU 的支柱培训项目，并且已经成功扩展到急诊科。

气管插管的即时模拟培训

需求评估：气管插管是一项生命救助技能，并不是一项常规操作，但是一旦操作失误将导致气管插管相关的不良事件。儿科住院医生在轮转 PICU 期间有可能实施气管插管，通常是对危重病人使用这项操作。尽管如此，他们的操作机会很少，可能达不到熟练操作的程度。

学习目的：这个项目的目的旨在改善儿科专业住院医生气管插管的参与度和成功率，以及减少气管插管相关不良事件（TIAEs）的发生率。

最佳培训方式：为了达到上述学习目的，儿童医院在 PICU 开展针对住院医生的气管插管即时模拟培训项目。另外，新来的住院医生在刚开始值班的时候，还要接受一次持续 10 分钟的气道管理技能复训（Nishisaki 等人，2010）。

所需资源：在 PICU 的培训室内建立一个气道管理培训站，一名经验丰富的模拟导师，可以提供经验指导和反馈。

评估方法：评估此项即时培训成果的方法包括 ICU 中首次尝试插管的成功率，总体插管的成功率，以及气管插管相关不良事件（TIAEs）的发生率。

计划和后勤安排：此项模拟培训包括培训和反馈，大约需要 10 分钟时间，地点在与病房配置大致相同的培训室。主要的受训者为 1～3 年级的儿科住院医生，以及需要在 PICU 轮转 4 周的 3～4 年级的急诊科住院医生。计划每周培训 4 天，其中一位值班的住院医生在其开始 24 小时值班前完成气管插管的复训，随后进行一项多学科团队培训。每轮培训持续大约 30 分钟，并录制培训过程，以便于研究者回顾培训过程。

结果：研究者希望复训可以对临床结果造成积极的影响。他们发现在开展即时复训期间总的非预期 TIAEs 的发生率没有增加。但是，接受了即时复习培训的住院医生与没有接受即时复习培训的住院医生相比，无论是总体的气管插管成功率还是首次气管插管成功率均是相似的。这个项目的领导者指出了一些局限和问题，不确定造成上述阴性结果的原因是样本量太小，还是因为在即时培训前的能力水平未达到最佳标准（Nishisaki 等人，2010）。这个例子告诉我们，即时复训项目最好能针对那些对技能有一定熟练度的操作者。

中心静脉置管的即时模拟培训

需求评估：对于大多数住院儿童，接受中心静脉置管（CVC）是一项必要操作，但是中心静脉置管往往存在很多的并发症，其中之一是中心静脉置管相关的血源性感染（CLABSI）。血源性感染的治疗费用昂贵，而且死亡率高达 20%（Miller-Hoover & Small, 2009）。预防 CLABSI 的一项措施就是及时更换 CVC 敷料，而更换 CVC 敷料通常是由护士进行的。在大城市的儿童医院，留置 CVC 管路的病人遍布全院，因此，每一个护士都有可能需要进行更换 CVC 敷料的操作。然而，在导管护理和更换敷料的过程中，临床操作不统一是导致 CLABSI 的相关危险因素。

学习目的：这一培训的目的旨在减少 CVC 敷料更换操作的多样性，提高病人安全。

最佳培训方式：了解更换敷料的操作步骤、技术，以及并发症发生时的诊断性思维。培训者针对 CVC 敷料更换开展了一项床边即时模拟培训项目，被称为"CVC 敷料更换演习"。

所需资源：一台移动小车，其上装备有部分人体训练器，包含常用于留置 CVC 的胸部和上肢部分、更换敷料所需的耗材，临床培训人员走访医院内各个科室，邀请参与 CVC 护理的护士参加这个培训（图 2-6-2）。

评估方法：在预先完成一份评估 CVC 使用原则和流程的知识问卷调查后，护士在模拟人上进行 CVC 敷料更换，培训者记录操作步骤，并对其表现立即给予反馈。参与者还需完成一份与事前调查问卷内容大致相同的事后调查问卷，此问卷额外添加了一些关于培训有效性的问题。

计划和后勤安排：培训的目的主要是为尽可能多的护士提供培训，但是临床教育者发现，召集护士参加辅料更换培训的时间难以确定，主要原因是患者的要求和工作量的增加。针对那些需要护理 CVC 导管的护士，主要利用他们换班的时间进行培训，也可以为其他科室对 CVC 换药培训感兴趣的护士提供培训服务。

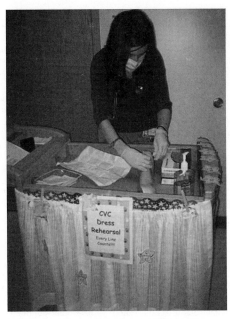

图 2-6-2 CVC 敷料更换即时模拟培训：CVC 敷料更换演习

结果：CVC 敷料更换即时模拟培训使得护士可以在模拟人身上练习 CVC 敷料更换的步骤，这一培训不仅提高了护士对相关知识的认识，也增加了实际临床操作中的一致性，因此最终达到了培训目的。

此时，彼地：如何继续改进或者保持我现有的成果？

有效性和投资回报

对于已经实施了即时培训的项目，应当确定一个评价投资效益和投资回报的体系。应该评估培训对临床的影响，培训所付出的时间、精力和资金是否值得。提供的非正式的或者书面的反馈是否有利于改善培训质量。如果培训是针对某项特殊的技能，且这一技能可能影响临床预后，该预后又可以衡量（比如，CVC 敷料更换或者滚动复习），那么就应该探讨将即时培训纳入研究性学习的可能性。下面这些问题可能有助于我们完善评估体系：

- 学习者是否掌握了某项培训技能的相关知识？如果使用认知测试，检查结果以获得知识保留在受训者记忆中的证据。
- 学习者是否能够应用所学的知识并完成培训技能在心因方面和技术方面的工作？这

需要学习者能够回忆起技能操作清单上的内容。
- 即时培训模式是否是达到学习目的最佳的教育方式？
- 是否还有更好的模拟培训方式？在培训结束后立即询问学习者有助于探讨更好的模拟培训方式。
- 通过模拟培训是否能达到学习目的？
- 通过模拟培训，学习者在进行实际临床操作前是否感觉更有把握？

团队合作和沟通情景

在本节中，即时培训项目主要是基于某项技能的培训，而某些有经验的教育者还将即时培训项目应用于团队合作或者基于交流的情景。例如，一个复苏团队由一些经验丰富的医护人员组成，同时搭配一名新成员。即使该团队内每个人都对自己的角色（比如，医生、护士、呼吸治疗师）有很清楚的认知，并熟练掌握各自角色所需要的技能知识，当一名新成员加入时，这个团队的表现力仍会受到影响。一个团队是否运作良好对于危机能否成功解决至关重要。基于上述的例子，这个复苏团队在他们第一轮值班之前或者之后，一般是在 1 周或者 2 周内，会进行一次模拟训练。为了尽可能模仿临床环境，可以安排在模拟教室，一个现成可用的病房或者其他临床区域内进行模拟培训。在这种情况下，学习目标应该以团队合作为中心：①应该在团队内选择一名团队领导者，分配每个学习者的角色以及学习者彼此交流；②学习者应该采用闭环式交流方式。但是，这种学习目标并不像先前讨论过的某项技能培训所用的那样明确，没有一个步骤清单来评估学习者的依从性。这种基于团队合作的即时培训项目是否达到学习目标的评估，最好是由一名经验丰富的模拟培训者在即时培训后即刻以任务报告的形式进行评估。任务报告要包括模拟培训过程中团队合作所表现出的积极的团队观念和尚需要改进的方面。另外一种方式是在几周后对学习者再进行一次随访调查，内容如下：

- 在模拟培训后，你是否接到任何代码呼叫？
- 如果接到了，那么你认为在实际操作过程中，即时模拟培训对你在团队中的表现是否有积极的影响？请补充解释说明。
- 如果还有机会参加模拟培训，你是否还愿意参加？

评估培训项目并做出必要的调整，以满足学习者的需要，提高患者的医疗安全，延长学习者的技能保留时间，要做到这些还需要花费时间，应用严谨的评价体系，这些内容将在第5章第五节继续探讨。在这个过程中，有经验的教育者和/或指导老师应该指导初学者或者刚开始做培训的导师。只有这样才能实施高质量的培训，已达到最终提高患者安全和医疗质量的目的。

总结

模拟培训作为一种教育方式有很多优势，同时还存在一些问题。即时模拟培训作为一种特殊形式的培训方式，有助于将理论和实际操作桥接起来。实施操作前，即时培训通过模拟的方式提供给临床医务工作者一个能够将基础知识（理论）和实际操作联系起来的机会。这种模拟培训方式对那些对技能有一定认知并且有一定操作能力的学习者尤其有用。最有效的即时培训是能够模拟最真实的临床环境，对学习者的表现提供即时的反馈，并且给予一定时间进行临床发散推理。然而，进行即时模拟培训同样也是具有挑战性的，需要缜密的策划和足够的资源。设计培训以满足个人或组织的即时需要，可能有助于减少资源和时间的成本。最终，一个有效的即时培训项目可以提高医务工作者的胜任力，通过提高技能操作的成功率来保证患者的医疗安全。如果即时培训能够帮助那些有知识但缺乏信心的医务工作者，那么培训的一切努力都是值得的。

参考文献

AIDT. (2006). *Just in time manufacturing*. Retrieved from http://www.aidt.edu/course_documents/Manufacturing_Skills/Just-In-Time Manufacturing

Benedek, D., & Ritchie, E. (2006). "Just-in-time" mental health training and surveillance for the Project HOPE mission. *Military Medicine, 171* (10), 63–65.

Cook, D., Hatala, R., Brydges, R., Zendejas, B., Szostek, J. H., Wang, A. T., . . . Hamstra, S. J. (2011). Technology-enhanced simulation for health professions education. *Journal of the American Medical Association,* 306(9), 978–988.

Decker, S. D., Sportsman, S., Puetz, L., & Billings, L. (2008). The evolution of simulation and its contribution to competency. *Journal of Continuing Education in Nursing,* 39(2), 74–80.

Galloway, S. (2009). Simulation techniques to bridge the gap between novice and competent healthcare professionals. *Online Journal of Issues in Nursing,* 14(2), Manuscript 3. doi: 10.3912/OJIN.Vol14No02Man03.

Healey, A., Clawson, D., MacNamara, D., Marmie, W., Schneider, V., Rickard, T., . . . Bourne, L., Jr. (1998). The long term retention of knowledge and skills. *Psychology of Learning and Motivation, 30,* 135–164.

Kneebone, R., Scott, W., Darzi, A., & Horracks, M. (2004). Simulation and clinical practice: Strengthening the relationship. *Medical Education,* 38(10), 1095–1102.

Kutzik, J. (2005). Just-in-time technology training for emergent needs. *Library Mosaics,* 16, 8–10.

Lengetti, E., Monachino, A., & Scholtz, A. (2011). A simulation based just in time and just in place central venous catheter education program. *Journal for Nurses in Staff Development,* 27(6), 290–293.

Miller-Hoover, S., & Small, L. (2009). Research evidence review and appraisal: Pediatric central venous catheter care bundling. *Pediatric Nursing,* 35(3), 191–201.

Nagle, B. M., McHale, J. M., Alexander, G. A., & French, B. M. (2009). Incorporating scenario based simulation into a hospital nursing education program. *Journal of Continuing Education in Nursing,* 40(1), 18–24.

Niles, D., Sutton, R., Donoghue, A., Kalsi, M., Roberts, K., Boyle, L., . . . Nadkarni, V. (2009). Rolling refreshers: A novel approach to maintain CPR psychomotor skill competence. *Resuscitation,* 80(8), 909–912.

Nishisaki, A., Donoghue, A., Colborn, S., Watson, C., Meyer, A., Brown, C., III, . . . Nadkarni, V. M. (2010). Effect of just-in-time simulation training on tracheal intubation procedure safety in the pediatric intensive care unit. *Anesthesiology,* 113(1), 214–223.

Nishisaki, A., Keren, R., & Nadkarni, V. (2007). Does simulation improve patient safety? Self-efficacy, competence, operational performance, and patient safety? *Anesthesiology Clinics,* 25(2), 225–236.

Ross, J. G. (2012). Simulation and psychomotor skill acquisition: A review of the literature. *Clinical Simulation in Nursing,* 8(9), e429–e435.

Spencer, J. (2003). ABC of learning and teaching in medicine: Learning and teaching in the clinical environment. *BMJ (Clinical research ed.),* 326(7389), 591–594.

Stoler, G., Johnston, J., Stevenson, J., & Suyama, J. (2013). Preparing emergency personnel in dialysis: A just in time training program for additional staffing during disasters. *Disaster Medicine and Public Health Preparedness,* 7(3), 272-277. doi: 10.1001/dmp.2011.34.

Summers, B., & Woods, W. (2008). *Competency assessment: A practical guide to the joint commission standards.* Marblehead, MA: HCPro.

Weaver, S., Newman-Toker, D., & Rosen, M. (2012). Reducing cognitive sill decay and diagnostic error: Theory-based practices for continuing education in health care. *Journal of Continuing Education in Health Professions,* 32(4), 269–278.

Weinstock, P. H., Kappus, L. S., Garden, A., & Burns, J. P. (2009). Simulation at the point of care training: reduced-cost in-situ training via a mobile cart. *Pediatric Critical Care Medicine,* 10(2), 176–181.

第七节

训 练 营

Roberta L. Hales, MHA, RRT-NPS, RN, and Stephanie A. Tuttle, MS, MBA

作者简介

ROBERTA L. HALES 模拟中心和高等教育和创新中心的教学主任,该中心重点围绕患者的质量和安全,通过实施创新、高质量的专业教育和研究开展模拟教学工作。她致力于精心策划现场模拟课程和众多外部课程。主要的外部课程包括:儿科危重病学、新生儿学、创伤和麻醉训练营。她作为教育委员会的主席,服务于国际儿科模拟学会,并经常讲授基于儿科模拟的教育课程。

STEPHANIE TUTTLE 费城儿童医院模拟中心和高级教育及创新中心的行政主任。她对临床培训、研究操作、宣传和资金募集行使行政和财务监督职能。作为最初的管理人员,Tuttle 和 Hales 致力于创建模拟中心,并合作创建了重症监护训练营。

致谢:感谢费城儿童医院模拟、继续教育和创新中心副主任 Akira Nishisaki(MD,MSCE 土木工程学硕士)和 Anne Ades(MD);医学主管 Vinay Nadkarni(MD,MS);围术期模拟教育主管 Ellen Deutsch(MD,FACS,FAAP);以及约翰霍普金斯医学模拟中心的模拟教育领导人 Julianne S. Perretta(MSEd,RRT-NPS)。

摘要

现今的医护人员经过短暂的培训或入职培训后,几乎没有任何的亲身实践和实作教育便匆忙地快速进入状态。随着学术医疗环境中患者安全和培训意识的提高,以及工作时间等限制,对医疗服务提供者的教育已经成为一个挑战。一位合格的医务人员需要反复地参与到各种知识、技能和行为的专项训练中。因此,医疗保健教育计划必须创新并设计对策,最大限度地学习知识、技能和态度,包括专业精神、沟通交流和基本流程,连同领导力、决策力、团队合作、情境意识(态势感知)和压力管理,推动高质量和安全的患者预后。本章将介绍一种创新的教育课程"训练营",其利用基于模拟的医学教育(SBME)基础,帮助新手医务人员适应新的角色。

案例

过几年儿科麻醉医师的临床实践,我决定扩充自身知识量,重新接受培训以成为一名儿科重症监护医生。作为一名儿科重症监护室的新员工,我最大的担忧是自己在重症医学方面基础知识不够扎实。距离上一次照顾危重儿童已经有好几年的时间,现在希望我能有相当程度的自主权。而我最大的恐惧是对孩子造成很大的伤害。

我心怀这些忧虑到达了训练营,并迅速意识到了整个团队也有类似的关注点。有些人在执行操作上有困难;另一些人则不太容易掌握生理学或药理学原理。还有一些人来自于比我小的机构,他们担心会遇到其他的强化训练人员。我忍不住想问自己"为什么我们都在这里?"经过周末的课程,答案变得清晰起来。我们汇集于此是想通过经验和知识的力量来减轻我们的恐惧。

我们在专业上和社交上开始熟悉彼此，并且汇聚彼此丰富的经验使团队受益。我们离开训练营时都学到并能教给其他人一些东西。更重要的是，我们发现我们的担忧是相同的，我们将在未来几年继续接受训练以使患者受益。

当我在儿科重症监护病房（PICU）开始临床工作时，使我感到震惊的是我在训练营学到的概念和特殊技能常常能帮助我所照顾的病人。我已经学习并且仍在尝试掌握的团队领导能力和沟通技巧，使我无论在紧急情况下还是在日常情况下都可以使用PICU语言进行多学科患者护理。

我经常提醒同伴，如果没有知识、技能以及与专家和团队成员的专业沟通，则可能会对患者造成伤害。我常常眷恋和怀念在训练营的最初的那些时光。

——儿科重症监护训练营毕业生 Justin Lockman 医学博士

引言和背景

基于模拟的教育正迅速成为医务工作者培训的主要组成部分。专业的模拟培训项目涉及开发特定目的或知识领域的培训项目。这种培训可以出现在一个专用的模拟中心或模拟现场，也就是完全融入到临床环境中。影响此类培训选择的变量是目标受众的构成、对实际临床环境的身份需求、学习目标以及进行学习的时间范围。训练营是一门强化课程，旨在让学员掌握认知、技术和行为技能以领导和管理常见和罕见问题和危机。

训练营

学术性医疗机构是复杂的大型培训环境，可能对患者造成潜在危害。由于这样和那样的原因（例如工作时间限制导致培训时间缩短、技术和医疗进步以及对患者安全的关注），基于胜任力的培训项目正在加入现代的、创新性的学习方法，如医疗模拟用于促进循证的医疗护理模式，改善患者预后并提高教育成果（Selden 等人，2010）。在这个服务对象与患者安全至上的时代，传统的"看别人做，自己做，教别人做"的医疗模式正在被逐步淘汰。医疗服务提供者期望并且必须开始专业的培训项目并从中完善自身功能。举个例子，Fann 等 2010 年曾经阐述如下观点："由于伦理问题、时间限制，以及高危患者进行复杂的手术操作等原因，手术室可能不再成为早期外科培训的理想场所。"事实上，医务工作者经验有限，仅仅从事他们所选择的职业和专业领域，同时通常缺乏基本入门技能的准备，导致他们在基础知识（fundamental knowledge）、技能（skills）和态度（attitudes）（KSAs）培训中的胜任力

存在很大的差异。

在现今的临床环境中，医务工作者必须迅速获得必要的 KSAs，以便能正确处理各种病人照护工作。为了满足这些持续的挑战和期望，寻找机会加入更多的主动学习和复盘，助力医疗教育，并促进批判性思考、分析和解决问题的能力达到熟练的程度。包含复盘的 SBME 可能符合这一要求。

SBME 提供了一个安全和原谅错误的环境，受训者可以从他们所犯的错误中学习，同时对真正的患者不造成伤害（Ziv 等人，2006）。此外，受训者可以在模拟的环境中多次练习精神运动技能及模拟专业相关的临床场景。基于以上原因，以模拟为基础的训练营便得以创建，目的在于帮助迅速启动受训者的知识库，以及精神运动和行为技能，并发展和促进交流能力和团队合作的熟练度。此类训练营以受训者的需求为中心，目的是培训受训者胜任患者照护工作，以及危机资源管理（CRM）。

基于军事模式，训练营是短暂而强化的培训模式，重点是培训"受训者"掌握必备的基础知识、技能和态度（KSAs），胜任临床工作中的角色和责任（Kubin & Fogg, 2010; Merriam Webster Learner's Dictionary, 2013）。它是一个集中的、有组织的培训计划，培训受训者练习操作技能和掌握诊断管理法则，以及进行行为技能的整合（即专业、沟通和领导）。训练营的培训在不同领域的应用不胜枚举，包括医学院和护理学校（Laack 等人，2010）、外科（Fann 等人，2010, 2013; Parent 等人，2010; Selden 等人，2010）、新生儿学、创伤、重症监护（Nishisaki 等人，2009）、麻醉学、心理学（Foran-Tuller 等人，2012）和产科学（Pliego 等人，2008）。目前大多数训练营主要提供给照护高度复杂且极高危患者的医务工作者。

如何运营训练营

训练营的强化培训项目需要大量时间和资源发展成为良好的教育项目，必须仔细考虑程序的设计和开发，从确定目标受训者的需求或差异开始。发展训练营的具体过程中的步骤主要如下：

1. 进行需求评估和/或实践分析。
2. 达成教学目标和目的的共识。
3. 选择最好的教学方法实现目标。
4. 创建培训内容/课程。
5. 确定模拟教学参与者并对其进行培训。
6. 培训计划期间和完成后进行项目评估。

建立一个训练营工作小组来监督整个培训过程，包括课程的编制、测评工具和项目评估。

训练营课程编制

需求评估和/或实践分析

课程开发的第一步是执行需求评估和/或实践分析。

- 需求评估是对收集和分析资料的系统探索过程，包括现有的技能、知识状态和目前及未来受训者的学习能力。它决定了为什么实施该项目（需要 vs. 需求，可行性），谁是项目主体（参与受训者分析），如何实施（技术性能分析），实施到什么程度（工作/任务分析）以及何时实施项目培训（情景分析）。

- 实践分析是系统收集有关描述知识、技能和/或胜任从事某职业所需能力的数据。实践分析有助于回答以下问题："实践中最重要的方面是什么？""什么是安全有效的护理？"也有助于评估和审核制度的发展，同时可以帮助编制反映目前职业现状的训练营课程内容和清单。实践分析需要大量的工作和时间。出于此原因，与专业团体商讨是否最近已经完成实践分析，以及是否可以分享结果会更加高效。

无论执行何种类型的分析，数据收集的工具主要包括观察、访谈、问卷调查、小组讨论、专家意见、基于证据的实践和性能标准。表 2-7-1 包含了需求评估所包含的部分问题。

另外，成本-效益分析和情景分析也非常重要。不管用什么方法来识别培训的表现差距，记住要以客观的方法彻底回顾（检查）分析所有信息，为发展全面的教学目标和学习目标，以及选择最好的教育方法奠定基础。

表2-7-1
训练营需求评估

任务/工作分析

- 完成这项任务和/或训练的最佳和/或标准方法是什么？
- 如何将这个主题和/或任务分解成可教授的部分？
- 完成预期培训哪些步骤、任务、操作和 KSAs 是必需的？

受训者（学习者）分析

- 培训的受训者和/或学习者是谁？
- 课程学习者需要哪些入门行为？
- 他们对设计和定制培训有什么了解？
- 他们目前的技能和知识如何？
- 其他人群从这次培训中会有何受益？
- 有什么先决条件或必要条件吗？

培训内容开发

下一步是程序的设计和开发。指定的工作组由特殊领域的专家（例如重症监护、产科、创伤）及模拟和技术专家组成。工作组应该代表利益相关者，包括控制所需资源和服务的个人和来自所有相关机构的代表（内部和外部）。工作小组的工作范畴包括以下内容：

1. 根据分析制订总体目标和学习目标
   a. 总体或教学目标
      i. 你想让受训者（学习者）在训练营结束时学到什么？
   b. 学习目标包括两个内容
      i. 课程的总体目标。
      ii. 个主题的具体目标：技能目标、情景目标、教学目标。
2. 根据分析制订项目内容
   a. 集中关注的主题有哪些？
      i. 不超过 6~8 个主题领域。
      ii. 依赖时间框架。
   b. 记住：避免超负荷训练。过多的主题并不意味着是一个更好的计划。一次教育活动不可能涵盖一切。
3. 将课程内容的每一个主题与最佳学习方法和既定学习目标相匹配。
   a. 制订最合适的学习方法（如说教、角色扮演、基于案例的讨论、真实场景模拟、任务训练、混合或混杂学习、分组讨论、游戏）。

　　b. 确定完成特定主题所必需的时间，注意课程总的时间框架。

　　c. 制订教授课程、技能培训和模拟场景的教学框架 / 课程计划。

　　d. 制订初步的议程 / 课程计划（图 2-7-1 和图 2-7-2）。

　　e. 决定是否有形式化和 / 或总结性评估。

4. 为每一个培训主题选择适当的环境（结合上下语境分析），确保主题培训的学习质量和深刻影响（McGaghie 等人，2010）。

　　a. 选择地点：模拟实验室、教室，可能的情况下选择现场，以及组合的形式。

　　b. 确定小组的最佳大小。

　　　i. 取决于场地的大小和导师的数量。

　　　ii. 保持导师与实习生比例，关注个体的培训。

　　c. 确定培训时间是在工作中、晚上或周末。

5. 选择使用适当的辅助材料。

　　a. 利用模拟教学参与者（内部和外部）

　　　i. 结构调查（如课程前和后自信心水平的自我报告）。

　　　ii. 创建学习模块并预测是否优化。

　　　iii. 选择相关的文章（如中央静脉置管、危机资源管理 CRM 原则）。

　　　iv. 确定相关流程（如小儿脓毒症指南、困难气道流程）。

儿科重症监护医学地区性训练营教员议程

2013年7月26日　星期五	
7:00am～8:00am	登记注册：教员（Colket转化研究大楼大厅）
8:00am～9:00am	欢迎训练营的教员/问候和欢迎/后勤人员
9:00am～12:00pm	设置/运行：所有教员（参见教员安排）
12:00pm～12:45pm	午餐
11:30am～12:00pm	登记注册：受训人员（Colket转化研究大楼大厅）
12:00pm～12:45pm	欢迎受训者 介绍（20min） 议程概述（15min）
12:50pm～2:50pm 总时间 115mins （每个操作站25mins）	气道管理技能 ● 4–简易呼吸器（自充型和气充型）/喉罩 ● 4–气管插管（直接喉镜） ● 1–讨论（气道入门视频/气道管理）
2:50pm～3:05pm	茶歇
3:05pm～3:25pm	综述：基于模拟的医学教育（20min）
3:25pm～5:25pm 总时间 120mins （每个操作站25mins） 换站时间5 mins	气道管理场景 ● 3–婴儿模拟人站（癫痫） ● 3–婴儿模拟人站（困难气道） ● 3–成人模拟人站（过敏反应） ● 1–讨论组（困难气道）
5:25pm～6:00pm	团队破冰练习（30mins）：模拟教育专家
6:00pm～6:15pm	周六日程：
6:15pm～6:30pm	展示：Glidescope可视喉镜和Airtraq可视喉镜
7:30pm～10:30pm	模拟教学参与者晚宴（费用自理） 学员晚宴（建议食堂）

儿科重症监护医学地区性训练营教员议程

2013年7月27日　星期六	
6:30am～7:00am	欢迎词，健美操，欧式早餐，简述议程
7:00am～7:30am	气道管理专题讨论会
7:30am～8:45am	团队展示/汇报
8:45am～9:15am	中心静脉置管：教学：（在训练营、讨论、同行评议、问题解答开始前所有学员观看NEJM中心静脉置管视频）
9:15am～10:35am	中心静脉置管培训站1 10 站超声技术 3 站实时超声模型 1 站知情同意
10:35am～10:50am	茶歇
10:50am～12:15pm	中心静脉置管培训站2
12:15pm～1:00pm	发放午餐讨论：8组
1:00pm～1:30pm	AHA/高级生命支持指南 &高质量心肺复苏知识更新
1:30pm～3:00pm （4个循环：35min/站 换站时间5 min）	高级生命支持团队培训站（4站，每站30mins） 2– 基础生命支持/高质量心肺复苏（成人半身模型） 3–心动过缓/心搏骤停/PEA 3–室上性心动过速 3–室性心动过速/室颤
3:00pm～3:15pm	茶歇
3:15pm～5:00pm （4个循环：35min/站 换站时间5 min）	高级生命支持团队培训站（4站，每站30mins） 2– 基础生命支持/高质量心肺复苏（成人半身模型） 3–心动过缓/心搏骤停/PEA 3–室上性心动过速 3–室性心动过速/室颤
5:00pm～5:30pm	当日复盘
6:30pm～10:30pm	社交活动：野外用餐
2013年7月28日　星期日	
7:00am～7:30am	欧式早餐&回顾日程
7:35am～7:50am	ACCM休克治疗策略: 回顾指南 新生儿休克回顾（要求所有教员回顾这些指南）
7:55am～10:00am （4个循环：25mins/站 换站时间5 min）	休克场景模拟（需要完成以下 4站） 3 心源性休克（心肌炎） 3 感染性休克（肿瘤） 3 低血容量性/失血性休克（腹部创伤） 1-2 例病例讨论
10:00am～10:10am	休息
10:10am～10:30am	SCCM创伤和创伤性脑损伤指南
10:30am～12:00pm （不轮转：40mins/场景）	创伤（6站）：每站8个学员/每站2个教员 早期创伤性脑损伤（ED）和晚期创伤性脑损伤（ICU管理）/转换 第1站：（早期&晚期创伤性脑损伤） 第2站：（早期&晚期创伤性脑损伤） 第3站：（早期&晚期创伤性脑损伤） 第4站：（早期&晚期创伤性脑损伤） 第5站：（早期&晚期创伤性脑损伤） 第6站：（早期&晚期创伤性脑损伤）
12:00pm～12:30pm	整理，评估
12:30pm	午餐和撤离
1:00pm～2:00pm	教员复盘

图 2-7-1　儿科重症监护医学地区性训练营教员议程

第 2 章·不同类型的模拟项目

新生儿学训练营议程
费城，PA

2013年7月18日 星期四	
7:30am~8:00am	欢迎/欧式早餐/介绍
8:00am~8:30am	新生儿复苏计划基本要素
8:30am~10:15am （30min/站）	技能站： 1. 初始步骤/血容量监测？BVM/心脏按压 2. 气管插管和喉罩 3. 脐带（脐静脉）置管
10:15am~10:30am	茶歇
10:30am~11:30am	模拟场景介绍和集体训练
11:30am~12:30pm （45min/场景）	新生儿复苏计划（NRP）场景： 1. Depressed meconium胎粪-2分钟场景 2. 基础NRP（MRSOPA，插管和按压时间）
12:30pm~2:00pm	午餐 告知坏消息&生存极限方面的咨询
2:00pm~3:10pm 3:10pm~3:20pm茶歇 3:20pm~4:30pm	NRP+场景： 1. ELBW超低出生体重儿复苏 2. TGA大动脉转位患儿分娩 3. 中断/HIE新生儿缺血缺氧性脑病 4. 案例讨论
4:30pm~5:15pm	我希望知道的++++
5:15pm~5:45pm	评估/复盘/星期二议程
6:00pm~??	晚餐（桑基面馆）
2013年7月19日 星期五	
7:00am~7:30am	欢迎/欧式早餐/回顾议程
7:30am~8:45am	技能站： 1. 胸管 2. 穿刺术 3. 团队合作和分组
8:45am~10:00am	技能站： 1. 胸管 2. 穿刺术 3. 团队合作和分组
10:00am~10:15am	茶歇
10:15am~10:45am	高级生命支持原则和除颤演示
10:45am~12:00pm	高级生命支持（PALS）场景： 1. SVT室上速 2. 不稳定型室性心动过速 3. 已插管新生儿心动过缓 4. 生存极限方面的咨询
1:45pm~2:00pm	茶歇
2:00pm~4:15pm （30min/场景）	高级场景： 1. 张力性气胸 2. 声门下狭窄 3. 败血症/PPHN新生儿持续性肺动脉高压 4. 告知坏消息
4:15pm~4:30pm	整理和评估

图 2-7-2　新生儿学训练营议程

v. 制订技能培训检查清单（例如气道管理、中央静脉置管、腹腔穿刺术、胸腔穿刺术、胸管插入）（图2-7-3）。

vi. 选定必要的视频（例如：新英格兰医学中心静脉置管、动脉置管）。

vii. 构建教学内容。

viii. 如果需要，建立认知援助和指导方针（如：切换指南）。

b. 背景和材料确定后，在发布给受训者之前模拟教学参与者和教员应达成共识。

6. 制订计划帮助识别哪些受训者在训练营期间需要额外的帮助、补救或咨询服务。

a. 这些问题是如何发生的？

b. 在一天中的什么时候发生？

c. 如何保守秘密？

d. 谁将负责追踪受训者的进展或需求？

中心静脉置管核对清单

关键步骤	是否完成？
操作前	
1. 告知风险和获益后签署知情同意书（签名）	是/否
2. 如果需要，获得督导	是/否
3. 选择合适的穿刺点，仪器准备，包括适当的尺寸和长度	是/否
4. 确保适度镇静镇痛	是/否
5. 戴帽子、口罩、眼睛防护、洗手、戴干净手套	是/否
6. 患者体位合适	是/否
7. 输入超声参数，选择合适的探头，查看血管（非无菌环境）	是/否
8. 设置设备准备材料	是/否
9. 洗手、戴无菌手套、穿手术衣	是/否
10. 操作前核查患者信息并记录（正确的患者，正确的操作，设备良好备用，正确的位置）	是/否
11. 操作区域消毒和风干	是/否
12. 铺无菌单，覆盖从头到脚趾的区域	是/否
操作过程中	
13. 准备穿刺导管和其他所需物品	是/否
14. 准备超声探头，涂抹耦合剂并用无菌袋覆盖	是/否
15. 识别解剖标志，超声引导下穿刺	是/否
16. 识别针尖位置，穿刺目标血管，避免损伤邻近结构	是/否
17. 置入穿刺引导导丝	是/否
18. 使用刀片破皮，同时确保导丝位置安全	是/否
19. 皮肤扩张器置入深度合适	是/否
20. 置入导管确保导丝位置合适	是/否
21. 回抽并冲洗每个管道	是/否
22. 确保正确放置（解剖变异，动脉氧分压Pao_2，中心静脉压CVP波形）	是/否
操作后	
23. 清理并注意患者着装	是/否
24. 胸部X线片确认导管位置正确并记录	是/否
注释：在人体模型上避免刀片划痕和缝合导管	

学员：_____

教员：_____

图 2-7-3　中心静脉置管核对清单

第2章 · 不同类型的模拟项目

资源

随着新兵训练营计划的发展，关于协调培训资源数量的问题将会出现。表2-7-2列出了资源相关的问题。

表 2-7-2
训练营资源的注意事项
● 需要什么类型的模拟器（人体局部模拟器，人体全身模拟器，动物模型）？
● 需要多少个模拟器？
● 需要哪些消耗品？如何支付这些消耗品？
● 高保真的环境有多重要？
● 课程将在哪里进行？需要多少房间？
● 房间的布局如何？（图2-7-4）
● 需要多少教员和操作人员才能提供最好的教学体验？
● 谁将负责所有的办公室工作（人员数据库，小册子，文书，电子邮件，订购，欢迎信，手册/文件夹，教师分配网格，问卷调查，核对清单，以及其他所需材料）？
● 需要多少人来完成不同场景的建立和拆除？
● 如何将设备转移到场外的地点？
● 需要什么样的技术支持？
● 确定员工是如何获得补偿的，算加班还是给予额外的休息时间？

训练营是资源密集型项目，出于对成本、空间、时间和资源（人员资源和设备资源）的要求，特别是受训者数量庞大的培训项目，一些机构可能无法承担这样的培训课程（Laack等人，2010）。另一方面，高保真度的模拟软件并非必不可少。那些由廉价的任务训练器和低仿真度的人体模型以及真实环境构成的培训可能建立适当的身体、概念和情绪真实感，有利于获得积极的学习体验。没有证据表明高仿真度较低仿真度更佳。事实上，采用多模式模拟教学建成了令人信服的学习环境，如将无生命的材料附着于模拟病人身上。不管选择什么样的模型，资源都是训练营得以实施的重要组成部分，因此，慎重考虑教育目标的实际需要将会减少不必要的费用（图2-7-4）。

计划和后勤

主要的计划阶段基本已经完成了。制订了培训目标和培训内容，安排了时间框架和议程，选定了设备，设置完场地，准备好材料。还有两个因素有待解决：合格的模拟教学者和成本。

合格的导师

辅导作用被描述成为一种学习者和模拟教学引导者之间互相尊重、彼此信任并互相接受的协作学习关系。这是帮助学习者进行批判性分析，从经验中学习并得出结论的过程。导师主要发挥催化剂的作用，他们通过使用熟练巧妙的问题帮助学习者从亲身经历中得出结论并做出改变（Dismukes等人，未注明出版日期）。导师必须不带有任何个人审视和胁迫地去鼓励学习者评论/批判他们自己的价值观和行为（Brookfield，1986；Mort & Donahue，2004）。如果审查过于严苛，学习被迫妥协，那么培训的获益则会大打折扣。

导师必须确立学习氛围的基调，以便提供一个安全、有益的学习经历。一旦建立了基本的规则和预期值，导师应该帮助学员明确学习目标，使学习过程变得有意义。在复盘过程中，导师通过自身感受或观察学习者的眼神、倾听和反应、开放式提问引出信息，必要时提出有建设性的反馈意见，由此来完成学习目标。但是，必须意识到的一点是，传递反馈的过程会由于导师的声音、肢体动作和行为等影响培训的基调和透明度。应该避免的行为包括嘲笑或羞辱学习者，强调太多的关键点，问一些相近的问题，以及过度否定受训者（Mort & Donahue，2004）。导师的行为可以决定培训课程的成功与否，因为学习者的注意广度，学习者对课程内容的吸收，对模拟的热情，对一般的培训及参与未来培训会议的意愿等方面都深深地受到导师行为的影响（Mort & Donahue，2004）。批评的最小化是使学习环境最大优化的必要条件。

有效促进训练营发展的关键是无论选择何种复盘方式，模拟教学参与者之间的教育理念应该一致。模拟教学参与者应该在训练营之前进行讨论，达到每个人都同意使用类似的复盘模型或者至少模拟过程一致的目的。尽管这可能是一件很困难的事情，但展示统一的标准是非常重要的。最后，必须有人阐述说明所有受训者的认知和性能目标是一样的。为了统一方法，可以为模拟教学参与者提供训练营课程指南和基本的复盘技巧。表2-7-3列出了关于有效促进训练营的小提示。

有效的引导是一个有助于目标学习者完成相关课程的复杂的，多层面的过程。引导要求理解成人的学习原则，因为成人根据他们不同的教育程度而有不同的学习方法。掌握引导的概念需要时间

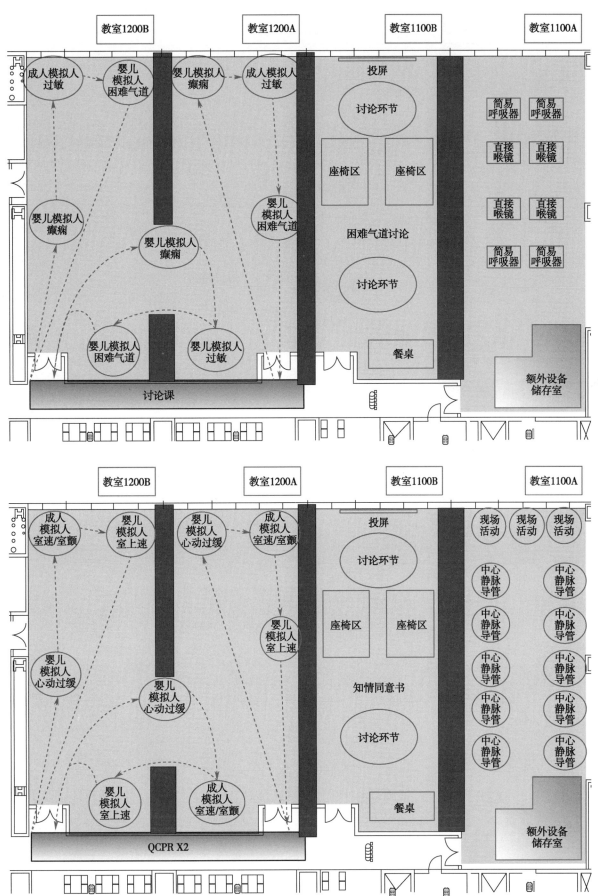

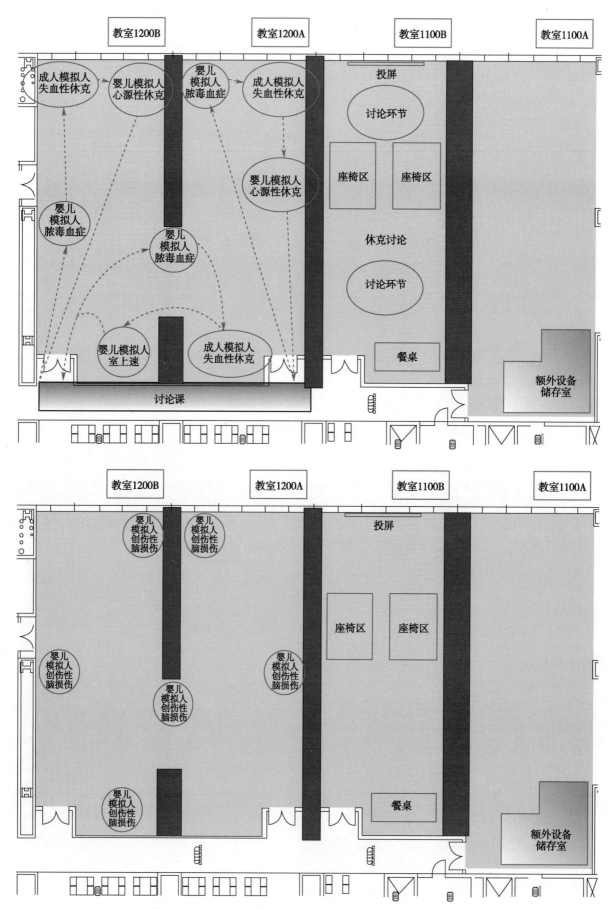

图 2-7-4 训练营布局图:由模拟技术员 Newton Buchanan 设计

和实践。出于这个原因，对训练营的教员持续监控和提供反馈是必不可少的，因为大部分教员之前每天从事教师工作，而非模拟教学参与者。这是训练营设置中确保基于模拟的教育质量和有效性的唯一途径。

表 2-7-3
训练营有效促进措施
● 引导讨论，不要直接讨论。
● 尊重学习者。
● 对培训主题和计划充满热情。
● 计划简报 / 复盘的格式或结构。
● 询问和鼓励问题和信息共享。
● 使用不同的提问技巧，包括开放式的，间接的，直接的，反映性的，反向的 / 中间的，简洁的，探测性的，支持和询问。
● 简单明了。
● 复盘讨论中保留自己的贡献 / 意见 / 偏差等。
● 在你给出正确答案之前保持沉默，让学生有时间思考问题并给出回应。
● 鼓励安静的学习者参与其中。
● 不要让一个人主导讨论。
● 保持中立。
● 定期总结。

成本

实施这类计划的主要障碍是资源和成本。资源的主题已经讨论过了，所以这部分将主要关注训练营的财务状况方面。确定项目实施的可行性，应该进行成本 - 效益分析。成本 - 效益分析估算培训的成本（包括财务和人力资源成本）权衡可能的获益。完成成本 - 效益分析需要考虑的问题已在表 2-7-4 中列出。

表 2-7-4
训练营成本 - 效益分析
● 该项目的成本是多少？
● 该项目会有收益吗？
● 实际成本比预期高还是低？
● 有多少可能的收益会被实现？
● 成本的范围是多少，导致成本的增加或减少的原因？
● 直接成本包括课程设计，模拟教学参与者，动静脉（AV）材料，物资供应，模拟教学参与者和学习者的出行和住宿费用，饮食，点心，消耗品和培训场所？
● 间接成本包括人员加班、公用事业、租金和设备维修？
● 成本多高时将不再值得购买 / 投资？
● 我们将如何知道：什么时候该放弃？什么时候该"坚持到底"？
● 利用这些资源我们还可以做哪些事情使之变得更好？

评估

评估是所有培训项目的重要组成部分。评估是用系统的过程来了解项目用来做什么以及项目做得有多好。评估在项目规划、实施和改进中无限循环（Patton，1987）。评估主要分为两大类：形式和总结（见第 5 章第五节）。形式评估主要在项目的开发和实施过程中进行；总结性评估在项目结束时完成。在这些分类中包括以下几种类型的评估。

● 总结性（结果）评估是确定培训项目是否已经达到预期目标的系统性评价。它有助于理解项目的影响力和有效性。收集到的信息决定继续进行哪些活动和以哪些活动为基础，以及未来需要做出哪些改变以提高项目的有效性。这些措施提升了项目的价值。总结性评估的数据有助于在项目的价值和质量基础上刺激购买需求，使项目得以继续发展。对结果评估可能有用的数据列在表 2-7-5 中。

表 2-7-5
训练营评估
结果（总结性）评估
● 预先 - 完成后评估：培训前收集数据并建立结果评价的基准数据。培训完成后，收集同样的数据。将前后数据进行比较，确定参与者的结果评价是否得以改变或改进。此外，可以收集 6 个月的时间间隔内的数据，以重新评估结果评价和 / 或保留。
● 对照组：选择可与参加培训学员相比较但未参加培训项目的一组人员。收集人口统计数据，建立两组之间的可比性，然后从个体或整体水平对结果评价进行比较。
过程（形式）评估
● Plus 或者 Delta 反馈工具：一种口头反馈工具可以帮助识别哪些内容进展顺利，还有哪些部分是需要改进的。这些反馈由参与者和模拟教学指导者在一天结束时完成。这些反馈允许培训期间马上做出改变。同时，它还帮助团队思考他们在改进培训计划中的责任。
● 总体项目评估：这部分评估由参与者完成，参与者评估是否完成学习目标，模拟教学指导者的有效性，教学方法，学习环境，培训场地，培训项目的长度，材料和宣传册，食品质量（如果适用的话）。
● 年度评估（训练营之前的"回顾"）：应该对所有的项目材料和之前的反馈进行回顾，确定所有的争论 / 问题 / 关注都已得到解决，所有商定的改变都已经完成。

- 形式（过程）评估主要评价项目的设计和实施以及确定项目是否按照计划进行。此过程可以快速完成或更正式地在活动结束时完成。模拟教学参与者监督每项活动的学习目标是否达成。如果没有，是哪些不足或问题妨碍受训者在学习过程中掌握所需的KSAs？另外，可以在培训期间征集受训者的反馈意见，如果有必要的话，模拟教学参与者可以立即变更计划。在对训练营做出评价时，以下方面可以作为监督内容：
  1. 教育方法。
  2. 内容（过多，太少）。
  3. 活动长度（太长，太短）。
  4. 活动强度（太难，太容易）。
  5. 分组的大小（太大，太小）。
  6. 学习活动的质量。
  7. 特点、风格和导师的专业水平。

对形式（过程）评估可能有用的数据罗列在表2-7-5中。

确认评估的问题

评估工具问题定义了需要探索的关键点。培训项目的教员和工作组应该发展和优化这些问题。这一发展进程应该包括每个问题的重要性和目的。把提问限定在那些可付诸行动的问题上非常必要。人们往往倾向于去问一些价值有限的问题。每个问题都应该被设计来获取独特的信息。回顾检查并确保每一个问题都提供了有用的信息是非常重要的（表2-7-6）。当你回顾潜在的问题时，以下问题可能会有帮助。

- 每个问题都重要并且有价值吗？为什么？
- 每个问题都足够具体并且不需要进一步探索其他信息吗？
- 问题的措辞是否足够简单明了？
- 这个问题值得一问吗？它是否提供有用的信息？

总而言之，训练营的形式和总结性评估为课程的完善提供了重要信息，证明了训练营培训项目的价值和意义。

评定/评估

现今评估的来源主要来自观察评级。除非在受控条件下进行，否则这些都是主观的。自我评估在某种程度上讲是可靠的，但仍然是主观的（McGaghie 等人，2010）。最近的研究（Barsuk 等人，2009；Draycott 等人，2008；Seymour，2008）表明操作技能以最高水平转变到实践中（Kirkpatrick-4 级转化）。这些高水平的学习评估在提高医学教育和基于模拟的医学教育（SBME）的有效性中十分重要。目前在训练营中主要使用以下评估工具：自我评估调查、技能清单、观察／观测、培训前和培训完成后测试。训练营的最佳评估模式仍需进一步的工作来确定。

表 2-7-6
评估设计过程

1. 识别和吸引利益相关者。
   a. 引导性问题：识别谁是利益相关者？ 如何吸引利益相关者？
   b. 这一步的结果：列出利益相关者清单。
2. 识别要监督的项目元素。
   a. 引导性问题：您将监督哪些项目元素？ 监视这些元素的理由是什么？
   b. 这一步的结果：列出需要监督项目元素清单。
3. 选择关键的评估问题。
   a. 引导性问题：你将提问哪些评估问题？
   b. 这一步的结果：评估问题清单。
4. 确定如何收集信息。
   a. 引导性问题：您将使用什么信息来源和数据收集方法进行监督和评估？ 评估的研究思路是什么？
   b. 这一步的结果：描述信息来源、数据收集方法和研究思路。
5. 开发数据分析和报告计划。
   a. 引导性问题：如何对每项监督和评估问题的数据进行编码、汇总和分析？ 如何证明结论是合理的？ 组织内部和外部的利益相关者如何保持对监控和评估活动的了解？何时实施监控和评估活动，以及如何在计划实施时进行时间安排？如何将监测和评估的成本呈现出来？如何报告监测和评估数据？你的监督和评估时间和预算是什么？
   b. 此步的结果：数据分析和报告计划。
6. 确保使用并分享经验教训。
   a. 引导性问题：关于这个项目收到了哪些反馈？ 什么是评估实施总结？我们如何使用这些信息来修改项目程序？这些信息将如何影响内部和外部的沟通计划？我们从中学到了什么？
   b. 这一步的结果：评估工作组和利益相关者之间传阅最终的总结报告。

训练营举例

下面描述的这三个训练营是从指定专业领域的需求中演变而来的。这些训练营的目的是让医疗服务提供者暴露于他们在专业领域中最常见到的精神活动技能和危机环境。每一个训练营都涉及许多不同类型的教育方法，包括教学、案例和小组讨论、角色扮演、技能训练和全面的真实模拟。

儿科重症监护训练营

由于其患者的敏锐性和复杂性，儿科重症监护医学（PCCM）的专科医生希望在他们的专科培训早期具有高水平的临床工作能力。例如侵入性的操作在儿科患者中是高风险的，因此防止任何不必要的伤害需要过硬的临床工作能力保证。过去，在危重病学主治医师的临床监督下，在真实患者上完成能力展示。然而，患者的安全问题和工作时间受限显然限制了在真实患者身上进行这些操作的机会（Nishisaki 等人，2009）。此外，PCCM 专科医生在患者总体管理方面的责任和义务更大。基于这些原因，设计了一项多机构的面向 PCCM 第一年专科医生的训练营。该训练营在 2.5 天的时间内运用了大量的教学方法。来自多家机构的 PCCM 专科医生培训的领导们共同创建了第一年的专科医生训练营课程和日程安排。每一个参与的机构都至少提供一名 PCCM 主治医师作为教师参与训练营培训。训练营的主题包括气道管理（图 2-7-5，图 2-7-6）、血管通路（图 2-7-7～图 2-7-10）、复苏、败血症、创伤、创伤性脑损伤，以及告知坏消息。建立课程前和课程后评估系统，用于评估模拟培训前、培训结束即刻和训练营结束后 6 个月的模拟训练有效性。Nishisaki 等人报道训练营结束后即刻，对于培训的总体评价是很高的（在 5 分的评分量表中得分 >4 分）。

这是一个参与者反馈评价的例子，学员（专科医生）认为学习将会随着"以成功为目的"策略的实施而得到改善（例如对每项任务或场景进行重复训练）（Nishisaki 等人，2009）。经过讨论后，教员们在第 2 天将该策略纳入训练营中，而训练的效果也得到了改善。这种策略至今仍然存在于 PCCM 的训练营中，与蒙蔽模拟一起用于复苏练习的团队训练中，以提高领导能力、跟踪能力和沟通能力

（图 2-7-11）。为期 6 个月的跟踪调查显示，受训人员会向其他人推荐这种培训，并认为极大地提高了他们的临床表现和自信心。现在该训练营仍进行课程前和课程后调查，以评估其训练的效果和影响。此外，每年对课程进行重新评估，以整合新的实践变化或增加新的内容到训练营中。

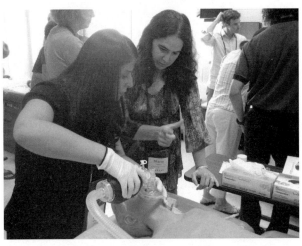

图 2-7-5　面罩通气技能训练

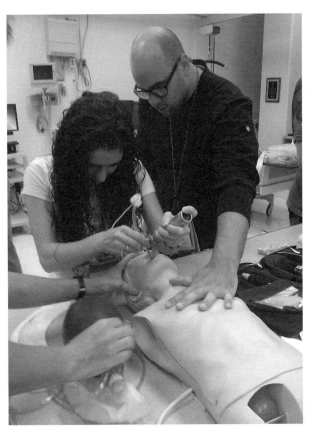

图 2-7-6　气管内插管技能训练

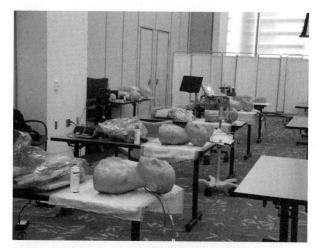

图 2-7-7　中心静脉置管房间布置

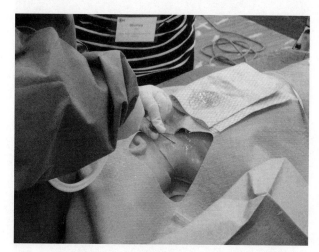

图 2-7-8　中心静脉置管技能训练

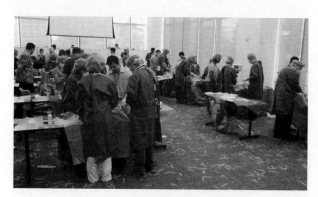

图 2-7-9　中心静脉置管技能训练

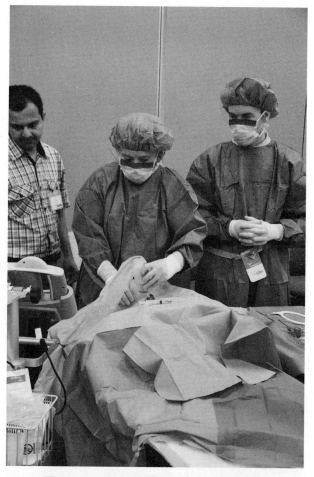

图 2-7-10　中心静脉置管超声引导技能训练

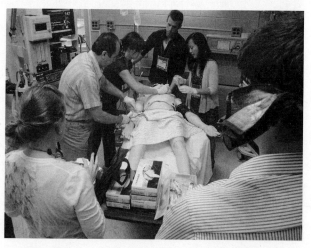

图 2-7-11　儿科重症监护团队模拟训练：蒙蔽模拟

新生儿学训练营

　　新生儿学专家为早产儿和高危婴儿提供全面的医疗保健。新生儿学专家们期望可以提供最先进的技术，包括机械通气、体外膜肺氧合（ECMO）、表面活性剂治疗，以及其他的诊断和治疗干预措施，为这个小而脆弱的患者提供预后最佳的治疗方案。与 PCCM 的专科医生一样，新生儿专科医生在他们专科培训开始的时候就肩负起了很大的新生儿护理的责任和义务。然而，通常他们从住院医生的培训项目中获得的经验十分有限。因此，新生儿学训练营从为期 1 天的新生儿技能训练计划，演变成为期 2 天的利用多种教育方法的全面的训练营。课程是通过评估即将到来的专科医生的感知需求和实践需求设计的，与其他新生儿学专科医生培训项目合作。集中领域包括气道管理、新生儿复苏基础（NRP），包括初始步骤的技能站、面罩通气、胸外按压和插管。高级技能包括脐静脉置管（umbilical line placement）、胸管置入、穿刺术、喉罩置入（LMA）、紧急气管切开术、建立骨内通路（图 2-7-12，图 2-7-13）。沉浸式模拟教学主要关注基本的 NRP 场景，包括胎粪吸入和胎盘早剥。第 2 天包含模拟一些高级的场景（例如先天性膈疝、脑积水、Pierre Robin 综合征和肺动脉高压危象）和用于管理新生儿最常见心律失常的儿科高级生命支持场景（图 2-7-14）。各个机构都至少派一名新生儿科主治医师担任训练营的导师。专科医生完成课程前、后和训练营后 6 个月的课程相关主题自信心调查报告。与 PCCM 一样，课程年度评估决定课程是否需要改进，目的是确保训练营与当前的新生儿科实践保持一致。

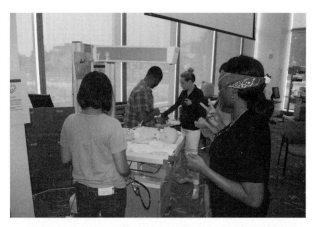

图 2-7-14　新生儿学训练营团队培训：眼罩／蒙蔽模拟

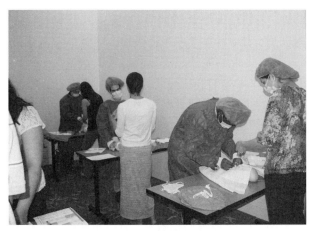

图 2-7-12　脐带通路技能训练

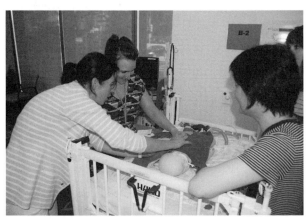

图 2-7-13　胸管插入技能训练

创伤训练营

创伤团队是一群聚集在一起收治和管理创伤患者的专业人士。核心创伤小组至少由 8～10 人组成：急诊科医生、创伤外科医生、普通外科医生、3 名护士（2 名床边、1 名记录事件）、呼吸治疗师、麻醉医生和放射科医生。其他人员包括神经外科医生、骨科医生和放射科技师。辅助人员包括文书、血库和实验室人员。每个人熟知自己的角色、任务和责任是至关重要的，并拥有心理运动技能、设备和辅助人员来完成这些任务。复杂的创伤团队和复杂的患者管理迫使这个跨学科团队需要进行频繁的训练，训练的重点是领导力和沟通能力。出于以上原因，为专业创伤团队教育建立了为期半天的创伤训练营。与所有学科合作开发的训练营议程包括讲座、动手能力训练和沉浸式模拟。具体主题包括创伤活动讲座、团队成员的角色和责任、沟通、血库流程和资源管理原则；技能站包括骨内给药、Hare 牵引夹板、气管插管、放置胸管、快速注射和颈托位置；外加两种沉浸式模拟场景。参与者每年评估创伤训练营的有效性。课程内容由跨学科工作组持续更新，以满足不断变化的创伤团队的需求。

挑战

训练营的主要挑战是如何评估该培训项目对学员运用技能以及由此产生的病人结果的影响。这些评估需要更结构化的客观评估能力和技能评估标准（Nishisaki 等人，2009）。然而，训练营的时间有限。在有限的课程时间内，很难完成专项训练和掌握学习。此外，一些学员在接受训练营课程前已拥有大量的知识、模拟体验和技能，而其他学员则没有。当谈到教育时，显然一种规模的培训课程不能适合所有人。因此必须调整内容，并对过程进行改进，以适应不同学习水平的学员。此外，受训者接触到不同主题的培训，并不意味着所有的学员都能同样好地掌握所有的主题。正如一位经验丰富的模拟教育者所言，"我们必须认识到训练营能训练什么，不能训练什么，而不是无所不能"。

训练营的第二个挑战是师资培训。教师如果在训练计划上没有植入强有力的模拟课程，他会对 SBME 的某些方面常常是迷惑的。在模拟练习中他们更倾向于教授而不是辅导。尽管有许多专业的教师，但辅导仍需要各种不同的技巧。最具有挑战性的是，不同的教师使用他们自己的议程和目标教授相同的技能站，导致学员之间的学习不一致。一些教师试图将尽可能多的内容塞进每个学习环节，却忘记了每个教学站的首要目标和学习目的。因此，建立结构性的指南（手册）非常重要，它可以帮助教师概括每一个授课和模拟站点（技能和场景）的学习目标和性能标准。该指南与课前有组织的实践课结合，有助于确保所有训练营的教师在同一水平上教授同样的内容。

训练营是时间密集型的项目，需要花费无数的时间来组织、计划和实施。这项任务的规模需要设备、人员和资源的协调。训练营的规模和位置不同，则可能需要相当多的人用于设备的传输、安装和故障维修。此外，为了安排充足的设备来满足训练营课程的需要，可能需要给邻近的模拟中心和供应商打无数电话。同样，当试图与主要负责临床病人护理的教师开会时，很难安排课程设计或课程重新设计的时间。提前意识到必须付出多少时间将有助于确保项目的人员充足，从而使计划工作取得成功。

局限性

与训练营相关的局限性包括空间、设备、教师、时间和金钱。训练营的规模越大，需要的资源就越多。随着不同专业项目主管意识到训练营的价值和获益，开展训练营的需求增加，对资源的需求也会进一步增加。这可能会导致学术和医疗界对教师、空间和设备的竞争加剧。需求增加可能导致导师和学员比例变化，削弱训练营项目的个性化特征。

时间和空间局限性将对训练营的课程产生影响。如果课程中需要增加新的主题，则同时需要删除一些其他的内容；否则就有可能使课程超负荷，使整个学习质量下降。

此时，彼地：如何维持培训项目？

一个完善的模拟训练营为学员提供安全的学习环境和练习技术和非技术性技能的机会。为了提高或维持这些学习成果，我们必须不断评估学习者的获益是否超过了人力资源、设备、时间、精力和成本的花费。因此，持续评估是维持和改进项目的一个关键因素。学习者应该完成课程前、课程后和 6 个月的自我评估，以确定在所选主题中的自信程度。教师们也应该对学习者进行评估，因为每个人对自己的表现的看法都是高度主观的，可能与现实和客观的测量结果不同（Pliego 等人，2008）。教师可以通过评估培训过程中的技能收获以及每个模拟场景完成后的复盘来确定课程的学习情况，从而减少盲目自信并纠正错误（Pliego 等人，2008）。此外，必须在训练营培训前（由导师）、培训期间及培训后（由导师和学员）对项目内容和结构做出评估，目的是评估哪些进展顺利？哪些需要改进或改变？这种客观的和主观的反馈可以通过许多不同的方式获得：问卷调查及学习者和教员的书面和口头反馈（**Plus** 或者 **Delta**）。此外，每年的新兵训练营课程都要重新评估，以确保它能满足专业认证机构和管理机构不断变化的要求。

应该紧跟当前训练营学习情况和教育方法的变化，以了解训练营项目中哪些是可行的，哪些是无效的。为了使学习更有效，记住要采用成人学习原则中的主动学习策略。制订切实可行的目标；小心避免过度自信。不然可能会扰乱课程，并降低培训项目的效率和有效性。

保留一个项目的第二个关键因素是教师的发展。在 SBME 中，所有教师的经验水平不同。在创办训练营的最初几年里，大多数教员都没有接受过如何成为一名合格的导师或模拟器操作员的正式培训。他们利用传统的医学模式来教育受训者。尽管他们都是好老师，但他们花费大量的时间用于讨论和教授课程内容，而不是让学习者们通过亲身体验来学习。在学习者和有经验的教师的大量讨论和反馈之后，训练营的经验更加丰富。如今大多数教师至少在 SBME 中都有一些经验。目前努力提高教师的参与和辅导技能培训,特别是训练营的技能训练工作正在开展。这些包括训练营开始前1~2个月的电话会议、任务简介和培训会议(训练营前一天的上午或晚上)、训练营期间的落实会议,以及训练营后即刻讨论存在的问题和关注点。这些修改减少了许多不确定因素和围绕训练营项目的流程和结构性问题。

维持和改进训练营的第三个关键因素与机构的参与有关。各机构应协助培训内容的发展,并提供教师来支持项目的发展。机构层面的教师参与创造了一种主人翁意识,从而产生一种更丰富的学员体验。通常有不止一种方法来完成一项技能或处理一种情况。因此,接收反馈和讨论不同的观点将扩大学员的知识基础,让他们从更广阔的视角来看待问题。另一方面,教师们要避免制度化的协议,并专注于精神运动技能或情景/场景(例如插管药物)等关键原则,以防止产生制度偏倚。

网络在训练营的体验中发挥重要作用。在最初的训练营项目中尤其明显,教师和学员联合在一起,创造出一种集体的协同效应。在培训内容开发、会议、协作和复盘过程中,模拟导师的团队合作情谊和精神是非常强烈的。这些良好的人际关系是训练营项目成功的基础。对学习者来说最大的获益是能够从参与的教师和其他学员中获取知识,并与他们未来的同事建立联系。

总结

医学教育的目的是用知识、技能及态度(KSAs)和专业精神武装医疗工作者,以提供优质的病人护理(McGaghie 等人,2011)。如今,在这个快速增长的医疗环境中,医疗教育面临着满足学员需求的挑战。训练营的经验提供了一个途径,在一个有组织的、安全的学习环境中,提高学员的受教育程度;培训每位学员的技术能力和非技术能力,并从其他人的经验中学习已成为训练营计划的基石。

参考文献

Barsuk, J. H., McGaghie, W. C., Cohen, E. R., O'Leary, K. J., & Wayne, D. B. (2009). Simulation-based mastery learning reduces complications during central venous catheter insertion in a medical intensive care unit. *Critical Care Medicine*, 37, 2697–2701.

Brookfield, S. (1986). Adult learners: Motives for learning and implications for practice. In S. Brookfield (Ed.), *Understanding and facilitating adult learning* (pp. 1–24). San Francisco, CA: Jossey-Bass.

Dismukes, R. K., McDonnell, L. K., Jobe, K. K., & Smith, G. M. (n.d.). What is facilitation and why use it? In R. K. Dismukes & G. M. (Eds.), *Facilitation and debriefing in aviation training and operations (pp. 1–12)*. Aldershot, UK: Retrieved from Human Factors: human-factors.arc. nasa.gov/flightcognition/Publications/ChapterOne.pdf

Draycott, T. J., Crofts, J. F., Ash, J. P., Wilson, L. V., Yard, E., Sibanda, T., & Whitelaw, A. (2008). Improving neonatal outcome through practical shoulder dystocia training. *Obstetrics & Gynecology*, 12, 14–20.

Fann, J. I., Calhoun, J. H., Carpenter, A. J., Merrill, W. H., Brown, J. W., Poston, R. S., ... Feins, R. H. (2010). Simulation in coronary artery anastomosis early in cardiothoracic surgical residency training: The Boot camp experience. *The Journal of Thoracic and Cardiovascular Surgery*, 139, 1275–1281.

Fann, J. I., Sullivan, M. E., Skeff, K. M., Stratos, G. A., Walker, J. D., Grossi, E. A., . . . Feins, R. H. (2013). Teaching behaviors in the cardiac surgery simulation environment. *The Journal of Thoracic and Cardiovascular Surgery*, 145, 45–53.

Foran-Tuller, K., Robiner, W. N. Breland-Noble, A., Otey-Scott, S., Wryobeck, J., King, C., & Sanders, K. (2012). Early career boot camp: A novel mechanism for enhancing early career development for psychologists in academic healthcare. *Journal of Clinical Psychology in Medical Settings*, 19, 117–125.

Kubin, L., & Fogg, N. (2010). Back-to-basics boot camp: An innovative approach to competency assessment. *Journal of Pediatric Nursing*, 25, 28–32.

Laack, T. A., Newman, J. S. Goyal, D. G., & Torsher, L. C. (2010). A 1-week simulated internship course helps prepare medical students for transition to residency. *Simulation in Healthcare*, 5, 127–132.

McGaghie, W. C., Issenberg, S. B. Cohen, E. R. Barsuk, J. H., & Wayne, D. B. (2011). Does simulation-based medical education with deliberate practice yield better results than traditional clinical education? A meta-analytic comparative review of the evidence. *Academic Medicine*, 86, 706–711.

McGaghie, W. C., Issenberg, S. B., Petrusa, E. R., & Scalese, R. (2010). A critical review of simulation-based medical education research: 2003–2009. *Medical Education*, 44, 50–63.

Merriam Webster Learner's Dictionary. (2013, January 15). Retrieved from Merriam Webster Learner's Dictionary: http://www.learnersdictionary.com/search/boot%20camp

Mort, T. C., & Donahue, S. P. (2004). Debriefing: The basics. In W. F. Dunn (Ed.), *Simulators in critical care and beyond (pp. 76–83)*. Des Plaines, IL: Society of Critical Care Medicine.

Nishisaki, A., Hales, R., Biagas, K., Cheifetz, I., Corriveau, C., Garber, N., . . . Nadkarni, V. (2009). A multi-institutional high-fidelity simulation "boot camp" orientation and training program for first year pediatric critical care fellows. *Pediatric Critical Care Medicine*, 10, 157–162.

Parent, R. J., Plerhoples, T. A. Long, E. E., Zimmer, D. M., Teshome, M., Mohr, C. J., ... Dutta, S. (2010). Early, intermediate, and late effects of a surgical skills boot camp on an objective structured assessment of technical skills: A randomized controlled study. *Journal of the Americal College of Surgeons*, 210, 984–989.

Patton, M. (1987). *Qualitative research & evaluation methods*. Thousand Oaks, CA: SAGE.

Pliego, J. F., Wehbe-Janek, H., Rajab, M. H., Browning, J. L., & Fothergill, R. E. (2008). Ob/Gyn boot camp using high-fidelity human simulators: enhancing resident's perceived competency, confidence in taking a leadership role, and stress hardiness. *Simulation in Healthcare*, 3, 82–89.

Selden, N. R., Origitano, T. C. Burchiel, K. J., Getch, C. C., Anderson, V. C., McCartney, S., ... Barbaro, N. M. (2010). A national fundamentals curriculum for neurosurgery PGY1 residents: The 2010 Society of Neurological Surgeons boot camp courses. *Neurosurgery*, 70, 971–981.

Seymour, N. E. (2008). VR to OR: a review of the evidence that virtual reality simulation improves operating room performance. *World Journal of Surgery*, 32, 182–188.

Stanley, M. J., & Dougherty, J. P. (2010). A paradigm shift in nursing education: A new model. *Nursing Education Perspectives*, 31, 378–380.

Ziv, A., Erez, D., Munz, Y., Vardi, A., Barsuk, D., Levine, I., ... Berkenstadt, H. (2006). The Israel center for medical simulation: A paradigm for cultural change in medical education. *Academic Medicine*, 81, 1091–1097.

第八节

系 统 集 成

Yue Dong, MD, Juli C. Maxworthy, DNP, MSN, MBA, RN, CNL, CPHQ, CPPS, CHSE; William F. Dunn, MD

作者简介

YUE DONG 是梅奥诊所医学院的助理教授，梅奥诊所多学科模拟中心的患者安全研究员和教育家，也是重症医学的多学科流行病学和转化研究研究室的专家。主要的研究内容包括基于模拟的质量改进，使用系统工程方法提高重症监护室的系统性能；使用模拟作为工具来进行可用性测试；并对模拟医学教育的有效性进行研究。他目前是 SSH 认证理事会系统集成专家委员会的主席。

JULI C. MAXWORTHY 是圣名大学模拟中心的前主任，目前担任旧金山大学模拟委员会的主席。Juli 是一名注册护士，具有很强的临床护理背景，在护理管理、职责、质量和患者安全方面具有很深的造诣。她目前是 SSH 认证委员会的副主席，自 2010 年以来一直是模拟项目的评审员。她曾经担任的临床职务是质量 / 病人安全和风险的副总裁。

WILLIAM F. DUNN 是明尼苏达梅奥诊所的呼吸科专家、重症监护室医师以及前任国际模拟医疗协会主席。他获得了多项临床和教育方面的奖项。他的基础工作和领导能力使得临床医生在梅奥诊所所有地方都能够开展基于模拟的学习。他目前继续服务于"SSH 认证理事会""评审委员会""公共事务与政府关系委员会"和"系统集成专家委员会"。

摘要

患者安全具有社会技术系统的属性，包括人员、技术、流程、组织和外部环境。系统集成对于任何致力于构建高度可靠的分配系统（或子系统）的医疗机构来说都是至关重要的，这些系统能够提供安全、有效、及时、以病人为中心、高效和公平的医疗服务，这是医学研究所"跨越质量鸿沟"报告所设想的六个质量目标。基于模拟手段的教育必须与精心设计的诊疗过程、变更的管理策略以及成功医疗改革的双向组织内学习相结合。其强调通过针对多个组织部分来改进患者预后和 / 或系统成果，本章努力提供一个基于模拟系统集成举措的实用框架，其应该并且能够在当今具有高可靠性的医疗机构中实现。

案例

在现今时代，通过标准化医疗服务流程，人们越来越重视提高医疗质量和保障患者安全。因为标准化进程已经广泛地在工业应用领域以并行的方式促进了结果的改进（即工业产出）。而对个人的模拟应用，正如本文中其他地方所描述的那样，可以在教育和绩效的标准化上产生巨大的影响（因为很好地利用了体验式学习准则）。当应用于医疗系统时，效果可以大幅放大。在特定行业内，产品线是常见的，医疗行业并无不同。在医疗行业内存在许多患者服务产品线，在很大程度上（尽管存在着内在的复杂性)都存在着系统性能的标准化(例如脓毒症治疗、全膝关节置换、心肌梗死诊断和治疗干预等)。例如,使用基于模拟的标准化学习训练场景可以保证每个学员以标准化的方式处理脓毒症,其原理来源于危重症医学的"拯救脓毒症患者运动",包括在模拟教学环境中定义所需的操作熟练度标准(例如,中心静脉导管置入术)。在初始识别之后,通过这种复杂而熟练的迭代模拟技术可以改进系统。因此,培训计划和医疗分配系统通过(当前附加的)系统级的模拟工具进行改进,从而真正地朝着精益六西格玛(Lean Six Sigma)的效率和卓越的方向努力。【翻译注:六西格玛管理(Six Sigma Management)是 20 世纪 80 年代末首先在美国摩托罗拉公司发展起来的一种新型管理方式。推行六西格玛管理就是通过设计和监控过程,将可能的失误减少到最低限度,从而使企业可以作到质量与效率最高,成本最低,过程的周期最短,利润最大,全方位地使顾客满意。因此,六西格玛管理是一种近乎完美的管理策略。精益六西格玛(Lean Six Sigma, LSS)是精益生产与六西格玛管理的结合,其本质是消除浪费。精益六西格玛管理的目的是通过整合精益生产与六西格玛管理,吸收两种生产模式的优点,弥补单个生产模式的不足,达到更佳的管理效果。】

　　作为一个持续发展的系统,医疗机构一直在努力改善其流程以适应不断变化的环境。一家中等规模的医疗机构,高级领导层根据从咨询公司获得的数据,确认患者由于不必要的耽搁而滞留在急诊科,从而延误了最优治疗。为了改善诊疗流程,执行团队需要寻求多个相关专业领域的部门的协助,包括模拟中心的质量、风险、信息技术和急诊科领导层。首席执行官提出了一个明确的要求:协同工作以保障流程的改善,以便在未来 6 个月内减少 25% 的时间延迟。团队已经组建完毕以保证该项标准的执行,但是他们知道,只有通过在双向尊重的环境中合作,重新设计医疗流程,才可以完成工作。假设五个延迟的因素,通过实时数据对其进行测量,并通过使用具有电子标识符的嵌入式模拟人进行分析模拟,从而对系统响应时间进行评估。那么可能的结果是什么?

引言和背景

　　模拟利用各种工程技术,在明确的目标中通过体验式学习技术来取代或放大真实的体验。"医疗模拟"是一系列涉及广泛、具有相似目的的活动,从而提高医疗服务的安全性、有效性和效率(医疗模拟协会)。教育、评估、研究和系统集成是医疗模拟协会(SSH)推动的模拟应用的主要内容,该协会是全球最大的跨学科、多专业、国际化的医疗模拟团体。

　　医疗模拟目前主要用做提高个人和团队技能的培训和评估工具。这通常是利用各种形式(例如在那些试图达到一定程度的现实场景中,模拟人体模型、任务训练员、标准化病人、电脑游戏等)以达到一定程度的真实性(参见第 8 章第八节:帮助学习者参与模拟),从而促进经验学习(Cook 等人,2011;Issenberg 等人,2005;McGaghie 等人,2011)。同样,有越来越多的证据表明学员和团队在培训后得到进步(例如过程、沟通、决策、团队合作等)。相

比之下,通过基于模拟技术促进卫生系统层面(单位、医院和社会)的患者结局改善和组织变化仍需要进一步的探索和应用,以真正实现价值潜力的增值(即最佳系统影响;Schmidt 等人,2013)。

　　医疗专业人员越来越多地将模拟作为平台手段,以更好地了解临床过程的复杂性,例如,在临床诊疗实施之前测试新患者的诊疗流程。这些项目主要集中在识别潜在风险导致的危害(不完善的系统问题),以及设计解决方案以提高系统能力和改善患者预后。根据 SSH 的定义,系统集成是将模拟手段集成到医疗机构的培训和分配系统中。基于模拟的过程包括质量评估机制,从而确保患者的安全。有效地使用模拟手段可以帮助评估组织流程以及个人和团队绩效。本节介绍了将各种模拟应用程序预先设计成医疗保健系统的概念,以便更好地服务于它的使命。各种模拟模式的提出和应用,使得医疗系统朝着促进患者安全的明确定义以及可识别的改善措施方向集成。

医疗服务系统的建立

当今医疗错误和高成本医疗服务系统

1999 年，美国一项里程碑式的医学研究报告中指出"人非圣贤孰能无过"，据报道，美国每年发生多达 98 000 例可预防的死亡事件（Kohn 等人，1999）。最近的数据估计，美国每年有超过 40 万人死于可预防的医疗失误（James，2013）。IOM 要求美国医疗保健具有安全、有效、以病人为中心、及时、高效和公平的关键质量特征（美国医学研究所质量委员会，2001 年）。可预防的医疗失误导致的患者死亡率仍然很高。随后的 IOM 系列报告继续指出，医疗保健行业（特别是美国）在 21 世纪面临着挑战（健康信息技术和患者安全：为了更好的医疗建立更安全的系统，2011；Olsen 等，2007）。即使在过去 10 年里在质量改进方面做出了许多努力，但是医疗业绩仍表现不佳；使用医疗改进研究所（IHI）的全面触发工具测量不良事件（Classen 等，2011；Landrigan 等，2010）时发现，每 100 例住院患者中有 25 例患者被常见的医疗错误所伤害。尽管美国医学研究所（IOM）发表了值得称赞的改革目标，但美国医疗保健的成本仍攀升至历史最高水平。2011 年，美国的医疗支出几乎达到了国内生产总值（GDP）的 18%（Keehan 等人，2011 年）。目前专家们认为，约 1/3 的美国医疗保健成本被浪费，且没有产生任何价值（2008 年医疗保健研究和质量机构）。同时，无效率护理与潜在的优化护理的现实之间存在巨大差距（Smith 等，2012）。

医疗服务系统的复杂性

现代医疗是在一个非常复杂的环境中进行的。多个子系统（在病人、医务人员和诊疗过程层面）是相互联系的，并与其他组件（Shortell 和 Singer，2008）相互作用。医疗新进展的突破、基于临床证据的科学发现、新的诊断方法、最先进的实时病人监测设备和创新的疾病管理干预措施，正在改变医务人员与患者相互交流的方式。然而信息技术和设备在提供一定效率的同时，也可能使如何以高效和有效的方式提供医疗服务的过程变得复杂化。由于在许多层次上分散的服务模型、特殊化、管理和补偿的需求（Plsek&Greenhalgh，2001），医疗服务的复杂性也大大增加。目前，移动连接的普及和社交网络能力的扩充增强了患者的参与度。尽管

这些提供了改善医疗服务的可能性，但同时它们也增加了系统的复杂性。医务人员将更多的考虑家庭成员的决策和个人喜好的需要。毋庸置疑，未来医疗服务系统由于退行性疾病发病率更高（复杂倾向）、老龄化以及劳动力短缺的原因，会更加复杂。同时，大群体医务工作者的实践趋势将改变患者与医务工作者以及医务工作者与医务工作者之间的互动。随着复杂性的提高，医疗保健系统有可能增加出错的风险，并对患者预后产生相关的负面影响。Cyril Chantler（1999）指出："医学过去简单、无效、相对安全"，而现在它是"复杂的、有效的、具有潜在的危险"（图 2-8-1）。

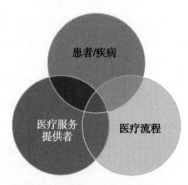

图 2-8-1 医疗服务体系的复杂度

大多数医疗研究主要集中在了解疾病的生物学和有效药物和 / 或治疗方面。然而，对诊疗过程的实际方法的研究没有足够的投入，这些方法影响了患者的治疗效果和效率（Pronovost 和 Goeschel，2011）。对识别最佳做法的研究进展缓慢，这也限制了证据向医疗服务系统的转化（Green，2008；Westfal 等人，2007）。

在美国医疗改革的背景下，基于价值的购买支付，需要以不同的方式思考如何提供以患者为中心的服务，并更有效果和效率地管理患者人群（Porter，2009）。

这种专注于系统的思考将从根本上改变未来医疗的实施方式（Schyve，2005）。改善患者安全的策略包括：重新设计医疗服务系统以防止错误发生；设计程序使错误发生时可见且可被拦截；以及设计程序以便在既未检测到又未截获到错误时减轻错误的不利影响。它还包括减少错误、降低复杂性、优化信息处理、智能自动化、限制和减少不利影响产生的副作用（Nolan，2000）。

计算机建模科学的进步使模拟技术成为复杂、高风险的行业（如航空等）用于建模、预测和检查

人员绩效和考虑到时间和资源限制的系统评估的不可缺少的工具。这样的建模大大提高了生产和决策的质量和安全性（Bertsimas & De Boer，2005；Cates & Mollaghasemi，2005；Schrage，1999）。我们完全有理由期望在医疗环境中可以实现这样的转换。复杂的医疗系统需要在重复的过程中发现、减轻和改善可辨认的患者风险领域构建的方法。质量和风险部门是团队的关键成员，因为他们可以访问与这些事件相关的数据，并且可以确保系统的改进。

改善患者安全的系统论方法

安全是医疗服务体系的系统属性，具有独特的社会技术特征（健康信息技术和患者安全：建立更安全的系统，提供更好的医疗服务，2011）。我们需要从系统层面全面了解有效可行的患者安全干预措施。然后，也需探索特定的干预措施在对应的微系统对其他子系统的影响（人员、技术/硬件/软件、流程组织、外部环境）。否则，一个微系统中的处理措施可能会给其他微系统带来意想不到的后果，而这并不一定会改善整个系统的性能。

根据定义，一个系统"……是由相互作用的部分组成的，它们共同运作以达到某种目的。它旨在吸收输入信息，以某种方式处理它们，并产生由目标、宗旨或共同目的定义的产出"（Sauter，未注明出版日期）。

复杂系统是"……不能通过研究孤立的部件来理解。系统的本质在于各部分之间的相互作用，以及从相互作用中产生的整体行为。这个系统必须作为一个整体来分析"（西北大学，2011 年）。复杂的自适应系统被定义为具有以下特征：

1. 非线性和动态，并非天生就要达到固定平衡点。
2. 由独立的主体组成，他们的行为是基于物理、心理或社会规则而不是系统动力学的要求。
3. 每个主体的（在系统内行事的个人）需求或愿望反映在他们的准则中，并不是同质的，他们的目标和行为可能会发生冲突。为了应对这些冲突或竞争，主体之间倾向于适应彼此的行为。每一个主体都是聪明的；适应和学习往往会产生自我整合，没有单一的控制点（Rouse，2008）。

对于大多数医务人员，临床微系统（如急诊科、重症监护病房等）是提供最多服务的"一线"。临床微系统是更大规模医疗服务系统的重要组成部分（Barach & Johnson，2006；Nelson 等人，2002，2008）。潜在风险因素是工作环境中嵌入式系统的薄弱环节（人员配置、资源配置等）。对这些系统因素潜在的改进有可能为患者安全做出巨大贡献（van Beuzekom 等，2010）。

来自患者和医务人员的技术融合为医疗行业提供了前所未有的挑战和机遇。当我们考虑许多因素时，比如涉及大量输入信息的优化综合（例如监护仪，电子病例系统，医务人员相互作用），医务人员的认知负担增加了（以及潜在的认知超载），这可能是另外一个新的、不断变化的复杂性预期的组成部分。无论如何，旧诊疗服务模式正处于转型的边缘，与 20 世纪初制造业改革中发生的变化类似。

步骤以及工作流程的再设计

在医疗卫生系统中，总体产出由多个目标组成：安全性、有效性、及时性、以患者为中心、效率和平等。"系统的目标是优化，以最大限度地提高系统的输出，而不是最大化其每个组件的性能，"（Schyve，2005）。医疗服务是在非常多样化、分布式和复杂的系统中（患者，医务人员，过程，医院，付款人和监管者）进行的。患者安全的主导者强调美国医学研究院的结论，即不良事件的主要原因是系统设计不善，而不是个人疏忽（Kohn 等人，1999）。医疗卫生团队（医生、经理、护士和其他人）应共同努力，分析和重新设计有缺陷的流程以防止伤害（Mathews & Pronovost，2011）。这种转变将以一种自上而下和自下而上地紧密结合的任务驱动的方式发生。单纯对医务人员的干预不会对整个系统的性能产生持续的影响，因为改变不涉及服务系统的转变。相比于谴责某一个人，医疗流程的精进和重新设计才是减轻患者伤害的有效途径（Mathews & Pronovost，2011）。该系统的方法侧重于工作环境条件，而不是针对个人的错误（van Beuzekom 等人，2010）。Donabedian 博士首先介绍了这种系统方法的概念，以解决复杂和低效的医疗服务过程，同时提供范例式转变以保证医疗质量和患者安全（Donabedian，1966）。

有效的系统干预措施包括设计、测试和改善系统的流程，依据人的内在变异性和脆弱性（例如分心、疲劳和其他潜在因素）来预防和减轻人为错误。只有在完成基础性医疗服务系统的改进时，才能实现最高价值的患者安全和质量保障（卫生保健研究和质量管理机构，2008）。

患者安全和质量改进时代下的系统集成

系统集成至关重要

医疗服务应该利用来自其他行业的系统思维策略来提高医疗服务的可靠性。多个子系统的多维交互是患者安全的保证。除了专注于患者和医务人员层面的互动外，还需关注未满足的需求和独特机会，其基于模拟系统集成，并可协调系统级交互作用。各种微系统的集成是至关重要的，即在系统中提供制衡，并且组织的各个层级都能理解并提供支持，以便在其存在的系统中不断改进。

系统集成应将患者、提供者、工作流程、技术等纳入系统（Mathews & Pronovost，2011）。如果不理解和评估人类行为的复杂性，技术就不足以对医疗服务体系产生真正的全面影响。为了实现质量改进和患者安全的下一个重大飞跃，医疗服务行业必须克服变革管理和重新设计工作流程的主要挑战，以促进医疗服务系统的进步。

系统集成的优势

复杂性是医疗行业面临的新挑战。传统的分析和统计建模不能以一种整合的方式来处理这些相互关联的因素，由于目前诊疗服务的性质（动态和时间依赖性），传统的质量改进工具（价值流映射）在管理子系统（患者，提供者，流程）之间的随机变异性、互连性以及相互依赖性方面效果不好。因此，当前模拟模式作为一项重要的机遇，可以为子系统提供"胶水"，促进其整合。复杂的模拟技术用于评估和培训领域，它的变革对于下一阶段的卫生系统转型更为重要。模拟可以提供一个分析概念和需求的平台，并进行故障分析（建设性模拟；Schrage，1999）。模拟技术已被用于电子病例系统（EMR）、设备测试与运行（基于模拟的可用性研究）和虚拟临床试验（基于模拟的疾病发现；Ahmed 等，2011；Eddy & Schlessinger，2003a，2003b）。

计算机模拟被认为是超越实验和理论的科学第三分支（Glotzer 等人，2008；Pool，1992）。计算机建模与仿真技术是复杂、高风险的行业（航空，航天等）中不可缺少的工具，用于建模、预测和检验人类的表现和系统评估。这种建模和仿真的功能大大提高了制造和决策中的质量和安全性。同样，医疗行业的一些人现在正在展示计算机建模的力量，加上现实的模拟，以发挥精益和六西格玛（Lean and Six Sigma techniques）技术等质量改进方法的全部潜力（Eldabi 等人，2002；Fone 等人，2003；Kuljis 等人，2007；Young，2005）。各种计算机模拟工具已被用于医学领域，包括 Monte Carlo 和 Markov 模拟、离散事件模拟（discrete event simulation，DES）、系统动力学和代理人基模型仿真（Brailsford 等人，2009；Dong 等人，2012）。

DES 是许多行业中最常见的系统工程工具，包括高可靠度工业（航空、核电站等；工程与卫生保健系统、医学研究所和国家工程院，2005；Jahangirian 等人，2010）。该模拟方法可以揭示影响复杂系统运行的机制；系统如何实现总体目标和具体要求；以及引入任何改进之前如何在实际的患者环境中改进系统性能以实现优化。该项技术已被各种医疗机构采用，包括患者流量管理、设施规划、资源和人员管理等（Baker 等人，2009；Brailsford 等人，2009；Connelly，2004；Eldabi 等人，2007；Griffiths 等人，2010；Jun 等人，1999；Young，2005）。这些专业的应用文献大多来自工程类期刊；医疗系统在医疗实践中采用建模和模拟的速度似乎很慢（Eldabi 等人，2007；Fackler 等人，2012；Jahangirian 等人，2012）。"啤酒游戏"是最初由麻省理工学院（MIT）开发和生产的模拟游戏。几十年来，它一直用于管理教育、教学如何以最少的支出管理生产分配链中的库存。这种模拟游戏可以帮助医务工作者更好地理解复杂自适应系统、系统思维和过程重新设计的概念（Young 等人，2004）。

医疗模拟可以在系统集成中发挥更大的作用

由于医疗保健实践环境的复杂性，通常不可能通过常规、实验、启发等方式来明确新的干预措施是否实际和有效。采用其他行业的模拟质量改进技术，可以作为一个中等"快速生成原型"平台，用于流程改进和工作流程的重新设计。对于特定疾病的、特定于患者的、特定医护人员的、特定医疗系统和集成的工作流程的干预，可以通过各种定制的场景进行测试和改进、探索系统组件之间的非线性关系，结合资源和时间约束的权衡，采用不同的干预措施。可以用这些模式来研究"先天"（疾病的严重程度，遗传倾向）与"后天"（医院诊疗服务）之间的相互作用。针对"先天"和"后天"的干预措施可以在模拟环境中作出相应的调整。这些基于模拟的质量改进（SBQI）也大大减少了"上市时间"，降低了成本，避免了临床环境中常规试验和错误给患者带来的不必要、潜在的伤害（Young 等人，2004）。

系统模拟在临床决策支持、系统分析和多变量系统组件学习方面具有明显优势，这是传统的质量改进所不能达到的。最常用的系统分析工具可以在模拟环境中实现系统过程分析和优化。它通过工程原理提供新颖的过程优化机制，用于医疗服务系统分析，基于模拟的演练和工作流程重新设计，在临床应用之前测试干预目标（虚拟临床试验或质量改进），有效消除对患者的潜在伤害。

系统集成的方式有两种：水平和垂直。水平集成被定义为 SBME 与该机构其他患者安全工作的整合。垂直整合包括将 SBQI 与医务人员互动结合在一起。基于模拟的医疗保健教育和质量改进是相互联系的，以建立更好的服务系统。

模拟系统可以帮助修改系统结构和流程，从而在对患者预后产生负面影响之前以消除或最小化医疗相关损伤的风险（van Beuzekom 等人，2010；Vincent 等人，1998）。创新和临床整合要求利用医疗信息技术建立一个综合、负责任、高绩效的医疗机构。模拟可以作为催化剂，将医疗服务的分支整合在一起，并推动议程向前发展。模拟可以发掘现代医学的潜力，借助于模拟的手段，我们可以建立起一个整合、负责任、高绩效的医疗机构。

与系统工程学科的合作

美国国家科学院工程研究所和医学研究所在 2005 年联合报道中引导了系统工程与整合问题，建立更好的服务体系、新的工程和 / 或保健合作关系（Reid 等，2005）。从那时起，系统集成的概念受到广泛关注，但该领域仍需要更多的研究。在系统集成中使用模拟给未来提供了振奋人心的机遇，并带来了巨大的潜能（图 2-8-2）。

临床医师、工程师、研究人员、教育工作者以及医学信息学专家和管理专家的合作将为临床医学中的许多具有挑战性的问题提供一个临床相关的、系统的和全面的解决方案。系统分析和优化医疗服务流程，结合基于模拟的教育，将提升病人护理的安全性和质量。应考虑用标准商业价值方程式来选择高影响力和低成本的干预措施：医疗价值 =（预后 + 安全 + 服务）/ 时间成本（Smoldt 及

Cortese，2007）。未来在科学证据转化为临床实践过程中，这种方法将用于寻找高影响和低成本的干预措施。没有一个工具可以解决医疗当前面临的所有问题，但是各种模拟工具添加到患者安全工具包中时，将提供更多的深入观察和质量改进的价值。这一切都需要进一步的推广（Griffiths 等人，2010）。

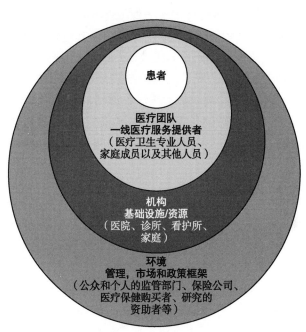

图 2-8-2　四个层次的医疗体系的概念图（源自国家工程学院和医学研究所）[2005]。创建一个更好的分配体系：一种新型的工程与卫生保健的合作关系

在描述医疗服务的现行做法和结构时，使用模拟和建模方法可以改善医疗服务体系。系统建模可以为医疗实践开发一个模型工作流程，它最有效地利用了团队成员时间，最大限度地提高患者的感受和服务价值。在保证质量的前提下通过模拟建模来测试系统的变更，并提供了在服务系统中设计和测试新的工作流程的方法。其中的挑战在于识别和设计特定的系统来评估和改进，无论是疾病或生理过程，医务工作者的合作过程，还是工作流程。

多形式下系统集成的案例

人体模型模拟器

有一项利用现场模拟教学与多学科团队合作的程序，该程序引入了与术中放射治疗相关的新流程（Rodriguez-Paz 等人，2009）。该团队通过使用人体模型模拟器，模拟了医疗处置过程（工作流程）。

这些模拟可识别出导致患者损害的新风险和意外后果。创建后续核查表和方案以防止患者发生危险。这些措施使该机构能够在真正的临床伤害发生之前，前瞻性地识别和减轻危害。

标准化病人的模拟

一些团体雇佣神秘顾客（标准化病人）对诊所和医院进行体验，该工作类似于训练有素的零售行业的市场研究人员。目标不同的是，其可能包括需要标准化病人提供参与医疗活动的感受反馈，以此促使医务人员提高沟通的效率和有效性，审视诊疗过程和程序时间，以及理解各部门间的交流和沟通。最终的目标是改善病人的诊疗体验，缩短等待时间并探索更多的可发展的空间（美国医学会，2009）。

现场模拟教学

另一个团队在新的急诊科搬迁到新的场地之前，使用现场模拟来进行操作准备评估和定位（Kobayashi 等人，2006）。模拟场景使参与者能够识别和改进几个关键的系统缺陷（关键设备缺失或布置有误，未经测试的通信系统，缺乏方向感等）。在这里，模拟类似于汽车工业碰撞测试中使用的试验台，在生产前减轻危害。

计算机模拟和虚拟现实技术

使用计算机模拟器来测试新的急诊科（ED）病人电子化流程，它显示了现实中的实时操作。这个项目展示了计算机模拟独特的交互式设计特性，它具有相对较高仿真度的急诊科运营，同时以较低的成本进行操作流程的重新设计（Pennathur 等人，2009 年，2010 年）。工程师也一直使用虚拟现实（VR）系统，通过结合虚拟现实和面部表情来促进中风患者的上肢功能恢复（Shiri 等人，2012）。计算机模拟（DES）也用于预测急诊科流程变化的定量影响（Day 等人，2013）。技术的进步有望提高这些在未来医疗保健系统中的利益相关者的负担能力。

这些例子表明，系统建模方法有助于在实施新的临床工作流程之前识别和减轻危害（潜在的错误）。此时，模拟可以快速为重新设计医疗保健系统提供原型环境。它还教育和培训医务工作者以了解强化工作流程的概念，并以安全的方式测试团队的准备情况，避免对患者造成任何潜在的伤害。此外，由于现场模拟相对较低的成本和无（患者）风险环境，这些项目应该持续进行，以便在医院运营管理的质量改进工作中快速开展计划—实施—学习—行动（PDSA）周期（van Lent 等人，2012）。

系统集成认证

如何开始

在系统内开始整合模拟项目的关键是：①确定模拟项目中的关键利益相关者；②识别模拟项目关联的支持者；③评估患者风险和／或责任的关键点。为了确保问题被识别、被解决和测量，结构化的持续双向反馈至关重要。这种反馈结构保证了所需变化的可持续性。

使用 SSH 的认证标准是在您的医疗卫生机构（医疗模拟协会、医疗保健模拟计划认证标准认证委员会）中建立系统集成基本要素的方法。利用已开发的工具（见第 1 章第一节）并确定您的计划在何处与认证标准相符，这将为您项目的开发提供一个基本的路线图。一旦确定项目自此开始，就可以创建一个完全符合标准的计划。

通过多次调查我们已经发现，遵照该标准最具挑战性的问题之一是将模拟项目与单位组织机构的行为和质量改进活动集成在一起。通过获取当前问题的信息，然后协助制订包含模拟的纠正计划。与医院医疗改善的行政领导的沟通可以取得丰硕成果，既可以了解目前行为改进的需求，又可以参与质量改进项目的制订。对于模拟项目来说，通过与行为和质量改进委员会来传递反馈信息也是非常关键的，这些信息是在进行模拟训练过程中对学习者做胜任力评估时确定的。另一个重要步骤是确保已制订计划随着时间的推移得到持续的监测，以符合认证的要求。

此时，彼地：如何继续改进或者保持我现有的成果？

整合成固定路径

如前所述，系统集成有两种主要类型：横向和纵向。如果您的组织已经使用多种模拟方法，开发并实现了跨专业团队协作的过程（即建模，高科技和低端技术人体模型，以及标准化病人），当发生不良事件时，首先要以积极主动的方式确保患者不受伤害(故障模式影响分析[FMEA]),用自己的方式来整合。定期进行人工模拟来提升医疗机构委员会的表现,让来自质量改善部门的人员参加模拟项目的行为改进委员会,他们有信心让医疗机构将自己的专业知识作为患者安全话题的重要一部分。

在封闭系统中的系统集成通常是最简单的,意味着模拟项目是医疗设施或系统的一部分,当模拟项目是独立的机构时,系统集成可能更具挑战性,与其他医疗中心的互动可能比较困难,因为人们担心会泄露敏感或机密的信息。解决这一挑战的一个方法是制定备忘录(MOU),明确模拟项目和医疗中心之间的质量保证,以及签署保密协议涉及哪些人。系统集成的可能性仅限于对流程有监督的人员。

一旦获得了系统集成认证

获得系统集成认证后,重要的是绝大部分工作已经开始,并随着时间的推移而持续进行。由于工作的推进导致的方向偏离,使可持续发展比开始一个新的目标要困难得多。偏离意味着,一旦新项目启动,对新项目的认识在不断提高,而对之前旧项目的认识降低,导致这些旧项目回到以前的行为水平。通过保持整个系统的高度问责制可以降低潜在的、偏离的可能性。

模拟项目可以集成计划好的工作,当医疗系统整合和增长时,集成会出现一些问题。在这个阶段会有很多的机会和挑战。当建议或实施区域扩展时,进行模拟项目尤为重要。在建造启动之前,对工作流程进行建模或模拟可能的房间配置可以节省时间和金钱。随着这些复杂关系的发展,人们能够决定如何以一种安全而有意义的方式来培养机构在未来的潜力。

当系统之外的其他部门知道这个系统在做什么时,关于患者安全的模拟项目的影响就会大大提高。比如说,与这些社区合作伙伴一起合作以减少患者的伤害。关键是你的模拟项目是否与其各种合作者有双向关系。听起来很简单,直截了当,但它并非这么简单。

总结

在各个专业领域与专业人士(临床医生、教育工作者、工程师、信息学家等)的合作下,可以在医疗环境中采用各种模拟工具,并提供解决方案,以满足集成系统的需要。随着卫生信息技术被越来越多地采用,这将为系统组件的模拟和建模提供高质量和实时的数据,从而支持改进和获取决策(*Health IT and Patient Safety*: *Building Safer Systems for Better Care*,2011),对当前和未来的医务工作者来说,教育也是至关重要的,他们要终生学习质量改进和患者安全科学(National Patient Safety Foundation,2010;Pronovost &Goeschel,2010;Pronovost 等人,2009)。这使得医院和其他医疗机构能够灵活地适应外部环境技术,以及患者医疗保健的利益相关者,促进机构以病人为中心的使命,最终,在这样一个学习型组织中,共同的相关责任有助于系统不断地朝着用更低的成本提供更好的医疗服务的方向发展(Smith 等人,2012)。

参考文献

Agency for Healthcare Research and Quality. (2008, September). *Final contract report: Cost of poor quality or waste in integrated delivery system settings* (AHRQ Publication No. 08-0096-EF). Rockville, MD: Author.

Ahmed, A., Chandra, S., Herasevich, V., Gajic, O., & Pickering, B. W. (2011). The effect of two different electronic health record user interfaces on intensive care provider task load, errors of cognition, and performance. *Critical Care Medicine, 39*(7), 1626–1634.

American Medical Association. (2009). *Secret shopper patients* (Report of the Council on Ethical and Judicial Affairs). Retrieved from http://www.ama-assn.org/resources/doc/ethics/ceja-9a09.pdf

Baker, D. R., Pronovost, P. J., Morlock, L. L., Geocadin, R. G., & Holzmueller, C. G. (2009). Patient flow variability and unplanned readmissions to an intensive care unit. *Critical Care Medicine, 37*(11), 2882–2887.

Barach, P., & Johnson, J. K. (2006). Understanding the complexity of redesigning care around the clinical microsystem. *Quality and Safety in Health Care, 15*(Suppl. 1), i10–i16.

Bertsimas, D., & De Boer, S. (2005). Simulation-based booking limits for airline revenue management. *Operations Research, 53*(1), 90–106.

Brailsford, S. C., Harper, P. R., Patel, B., & Pitt, M. (2009). An analysis of the academic literature on simulation and modelling in health care. *Journal of Simulation, 3*(3), 130–140.

Cates, G. R., & Mollaghasemi, M. (2005). *Supporting the vision for space with discrete event simulation.* Paper presented at proceedings of the Winter Simulation Conference, Orlando, FL.

Chantler, C. (1999). The role and education of doctors in the delivery of health care. *The Lancet, 353*(9159), 1178–1181.

Classen, D. C., Resar, R., Griffin, F., Federico, F., Frankel, T., Kimmel, N., … James, B. C. (2011). "Global Trigger Tool" shows that adverse events in hospitals may be ten times greater than previously measured. *Health Affairs, 30*(4), 581–589.

Committee on Engineering and the Health Care System, Institute of Medicine and National Academy of Engineering. (2005). The tools of systems engineering. In P. P. Reid, W. D. Compton, J. H. Grossman, & G. Fanjiang (Eds.), *Building a better delivery system: A new engineering/health care partnership* (p. 37). Washington, DC: The National Academies Press.

Committee on Quality of Health Care in America Institute of Medicine. (2001). *Crossing the quality chasm: A new health system for the 21st century.* Washington, DC: The National Academies Press.

Connelly, L. G. (2004). Discrete event simulation of emergency department activity: A platform for system-level operations research. *Academic Emergency Medicine, 11*(11), 1177–1185.

Cook, D. A., Hatala, R., Brydges, R., Zendejas, B., Szostek, J. H., Wang, A. T., … Hamstra, S. J. (2011). Technology-enhanced simulation for health professions education: a systematic review and meta-analysis. *Journal of American Medical Association, 306*(9), 978–988.

Day, T. E., Al-Roubaie, A. R., & Goldlust, E. J. (2013). Decreased length of stay after addition of healthcare provider in emergency department triage: a comparison between computer-simulated and real-world interventions. *Emergency Medicine Journal, 30*(2), 134–138.

Donabedian, A. (1966). Evaluating the quality of medical care. *The Milbank Memorial Fund Quarterly, 44*(3), 166–203.

Dong, Y., Chbat, N. W., Gupta, A., Hadzikadic, M., & Gajic, O. (2012). Systems modeling and simulation applications for critical care medicine. *Annals of Intensive Care, 2*(1), 18.

Eddy, D. M., & Schlessinger, L. (2003a). Archimedes: A trial-validated model of diabetes. *Diabetes Care, 26*(11), 3093–3101.

Eddy, D. M., & Schlessinger, L. (2003b). Validation of the Archimedes diabetes model. *Diabetes Care, 26*(11), 3102–3110.

Eldabi, T., Irani, Z., & Paul, R. J. (2002). A proposed approach for modelling health-care systems for understanding. *Journal of Management in Medicine, 16*(2–3), 170–187.

Eldabi, T., Paul, R. J., & Young, T. (2007). Simulation modelling in healthcare: Reviewing legacies and investigating futures. *Journal of the Operational Research Society, 58*(2), 262–270.

Fackler, J., Hankin, J., & Young, T. (2012, December 9–12). *Why healthcare professionals are slow to adopt modeling and simulation.* Paper presented at proceedings of the 2012 Winter Simulation Conference (WSC), Berlin, Germany.

Fone, D., Hollinghurst, S., Temple, M., Round, A., Lester, N., Weightman, A., ... Palmer, S. (2003). Systematic review of the use and value of computer simulation modelling in population health and health care delivery. *Journal of Public Health Medicine, 25*(4), 325–335.

Glotzer, S., Kim, S., Cummings, P. T., Deshmuk, A., Head-Gordon, M., Karniadakis, G., ... Shinozuka, M. (2008). *International assessment of research and development in simulation-based engineering and science* (Workshop co-sponsored by National Science Foundation, Department of Energy, Department of Defense, National Institutes of Health, National Institute of Biomedical Imaging and Bioengineering, National Aeronautics and Space Administration, National Institute of Standards and Technology). Retrieved from http://www.wtec.org/sbes/#Scope.

Green, L. W. (2008). Making research relevant: If it is an evidence-based practice, where's the practice-based evidence? *Family Practice, 25*(Suppl. 1), i20–i24.

Griffiths, J. D., Jones, M., Read, M. S., & Williams, J. E. (2010). A simulation model of bed-occupancy in a critical care unit. *Journal of Simulation, 4*(1), 52–59.

Health IT and patient safety: Building safer systems for better care. (2011). Washington, DC: The National Academies Press. Retrieved from http://www.iom.edu/Reports/2011/Health-IT-and-Patient-Safety-Building-Safer-Systems-for-Better-Care.aspx

Issenberg, S. B., McGaghie, W. C., Petrusa, E. R., Gordon, D. L., & Scalese, R. J. (2005). Features and uses of high-fidelity medical simulations that lead to effective learning: A BEME systematic review. *Medical Teacher, 27*(1), 10–28.

Jahangirian, M., Eldabi, T., Naseer, A., Stergioulas, L. K., & Young, T. (2010). Simulation in manufacturing and business: A review. *European Journal of Operational Research, 203*(1), 1–13.

Jahangirian, M., Naseer, A., Stergioulas, L., Young, T., & Eldabi, T. (2012). Simulation in health-care: Lessons from other sectors. *Operational Research, 12*(1), 45–55.

James, J. T. (2013). A new, evidence-based estimate of patient harms associated with hospital care. *Journal of Patient Safety, 9*(3), 122–128.

Jun, J. B., Jacobson, S. H., & Swisher, J. R. (1999). Application of discrete-event simulation in health care clinics: A survey. *Journal of the Operational Research Society, 50*(2), 109–123.

Keehan, S. P., Sisko, A. M., Truffer, C. J., Poisal, J. A., Cuckler, G. A., Madison, A. J., ... Smith, S. D. (2011). National health spending projections through 2020: Economic recovery and reform drive faster spending growth. *Health Affairs, 30*(8), 1594–1605.

Kobayashi, L., Shapiro, M. J., Sucov, A., Woolard, R., Boss, R. M., 3rd, Dunbar, J., ... Jay, G. (2006). Portable advanced medical simulation for new emergency department testing and orientation. *Academic Emergency Medicine, 13*(6), 691–695.

Kohn, L. T., Corrigan, J. M., & Donaldson, M. S. (Eds.). (1999). *To error is human: Building a safer health system.* Washington, DC: National Academy Press.

Kuljis, J., Paul, R. J., & Stergioulas, L. K. (2007). *Can health care benefit from modeling and simulation methods in the same way as business and manufacturing has?* Paper presented at proceedings of the Winter Simulation Conference, Washington, DC.

Landrigan, C. P., Parry, G. J., Bones, C. B., Hackbarth, A. D., Goldmann, D. A., & Sharek, P. J. (2010). Temporal trends in rates of patient harm resulting from medical care. *New England Journal of Medicine, 363*(22), 2124–2134.

Mathews, S. C., & Pronovost, P. J. (2011). The need for systems integration in health care. *JAMA: Journal of the American Medical Association, 305*(9), 934–935.

McGaghie, W. C., Issenberg, S. B., Cohen, E. R., Barsuk, J. H., & Wayne, D. B. (2011). Does simulation-based medical education with deliberate practice yield better results than traditional clinical education? A meta-analytic comparative review of the evidence. *Academic Medicine, 86*(6), 706–711.

National Patient Safety Foundation. (2010). *Unmet needs: Teaching physicians to provide safe patient care report of the Lucian Leape Institute Roundtable on Reforming Medical Education.* Retrieved from http://www.npsf.org/LLI-Unmet-Needs-Report/

Nelson, E. C., Batalden, P. B., Huber, T. P., Mohr, J. J., Godfrey, M. M., Headrick, L. A., ... Wasson, J. H. (2002). Microsystems in health care: Part 1. Learning from high-performing front-line clinical units. *Joint Commission Journal on Quality Improvement, 28*(9), 472–493.

Nelson, E. C., Godfrey, M. M., Batalden, P. B., Berry, S. A., Bothe, A. E., Jr., McKinley, K. E., ... Nolan, T. W. (2008). Clinical microsystems, part 1. The building blocks of health systems. *Joint Commission Journal on Quality and Patient Safety, 34*(7), 367–378.

Nolan, T. W. (2000). System changes to improve patient safety. *British Medical Journal, 320*(7237), 771–773.

Northwestern Institute on Complex Systems, Northwestern University. (n.d.). *What are complex systems?* Retrieved from http://www.northwestern.edu/nico/about_cs.html

Olsen, L., Aisner, D., & McGinnis, J. M. (2007). *The learning healthcare system: Workshop summary (IOM Roundtable on Evidence-Based Medicine).* Washington, DC: The National Academies Press.

Pool, R. (1992). The third branch of science debuts. *Science, 256*(5053), 44–47.

Pennathur, P. R., Cao, D., Sui, Z., Lin, L., Bisantz, A. M., Fairbanks, R. J., ... Wears, R. L. (2009). *Evaluating emergency department information technology using a simulation-based approach.* Paper presented at proceedings of the Human Factors and Ergonomics Society, San Antanio, TX.

Pennathur, P. R., Cao, D., Sui, Z., Lin, L., Bisantz, A. M., Fairbanks, R. J., ... Wears, R. L. (2010). Development of a simulation environment to study emergency department information technology. *Simulation in Healthcare, 5*(2), 103–111.

Plsek, P. E., & Greenhalgh, T. (2001). The challenge of complexity in health care. *British Medical Journal, 323*(7313), 625–628.

Porter, M. E. (2009). A strategy for health care reform—Toward a value-based system. *New England Journal of Medicine, 361*(2), 109–112.

Pronovost, P. J., & Goeschel, C. A. (2010). Viewing health care delivery as science: Challenges, benefits, and policy implications. *Health Services Research, 45*(5, Pt. 2), 1508–1522.

Pronovost, P. J., & Goeschel, C. A. (2011). Time to take health delivery research seriously. *Journal of American Medical Association, 306*(3), 310–311.

Pronovost, P. J., Goeschel, C. A., Marsteller, J. A., Sexton, J. B., Pham, J. C., & Berenholtz, S. M. (2009). Framework for patient safety research and improvement. *Circulation, 119*(2), 330–337.

Reid, P. P., Compton, W. D., Grossman, J. H., & Fanjiang, G. (2005). *Building a better delivery system: A new engineering/health care partnership* (Committee on Engineering and the Health Care System, Institute of Medicine and National Academy of Engineering). Washington, DC: Natioanl Academies Press.

Rodriguez-Paz, J. M., Mark, L. J., Herzer, K. R., Michelson, J. D., Grogan, K. L., Herman, J., ... Pronovost, P. J. (2009). A novel process for introducing a new intraoperative program: A multidisciplinary paradigm for mitigating hazards and improving patient safety. *Anesthesia & Analgesia, 108*(1), 202–210.

Rouse, W. B. (2008, Spring). Health care as a complex adaptive system: Implications for design and management. *The Bridge, 38*(1), 17–25.

Sauter, V. L. (n.d.). *Systems theory.* St. Louis: Information Systems Area, College of Business Administration, University of Missouri at St. Louis. Retrieved from http://www.umsl.edu/~sauterv/analysis/intro/system.htm

Schmidt, E., Goldhaber-Fiebert, S. N., Ho, L. A., & McDonald, K. M. (2013). Simulation exercises as a patient safety strategy: A systematic review. *Annals of Internal Medicine, 158*(5, Pt. 2), 426–432.

Schrage, M. (1999). Measure prototyping paybacks. In *Serious play: How the world's best companies simulate to innovate.* Boston, MA: Harvard Business School Press.

Schyve, P. M. (2005). Systems thinking and patient safety. In K. Henriksen, J. B. Battles, E. S. Marks, & D. I. Lewin (Eds.), *Advances in patient safety: From research to implementation (Volume 2: Concepts and methodology).* Rockville, MD: Agency for Healthcare Research and Quality.

Shiri, S., Feintuch, U., Lorber-Haddad, A., Moreh, E., Twito, D., Tuchner-Arieli, M., & Meiner, Z. (2012). Novel virtual reality system integrating online self-face viewing and mirror visual feedback for stroke rehabilitation: rationale and feasibility. *Top Stroke Rehabil, 19*(4), 277–286.

Shortell, S. M., & Singer, S. J. (2008). Improving patient safety by taking systems seriously. *JAMA: The Journal of the American Medical Association, 299*(4), 445–447.

Smith, M., Saunders, R., Stuckhardt, L., & McGinnis, M. (2012). *Best care at lower cost: The path to continuously learning health care in America.* Washington, DC: The National Academies Press.

Smoldt, R. K., & Cortese, D. A. (2007). Pay-for-performance or pay for value? *Mayo Clinic Proceedings, 82*(2), 210–213.

Society for Simuation in Healthcare. (n.d.). *What is simulation?* Retrieved from http://ssih.org/about-simulation

Society for Simulation in Healthcare, Council for Accreditation of Healthcare Simulation Programs Accreditation Standards. (n.d.). Retieved from http://ssih.org/accreditation/how-to-apply

Van Beuzekom, M., Boer, F., Akerboom, S., & Hudson, P. (2010). Patient safety: latent risk factors. *British Journal of Anaesthesia, 105*(1), 52–59.

Van Lent, W., VanBerkel, P., & van Harten, W. (2012). A review on the relation between simulation and improvement in hospitals. *BMC Medical Informatics and Decision Making, 12*(1), 18.

Vincent, C., Taylor-Adams, S., & Stanhope, N. (1998). Framework for analysing risk and safety in clinical medicine. *BMJ (Clinical research ed.), 316*(7138), 1154–1157.

Westfall, J. M., Mold, J., & Fagnan, L. (2007). Practice-based research—"Blue Highways" on the NIH roadmap. *JAMA: The Journal of the American Medical Association, 297*(4), 403–406.

Young, T. (2005). An agenda for healthcare and information simulation. *Health Care Management Science, 8*(3), 189–196.

Young, T., Brailsford, S., Connell, C., Davies, R., Harper, P., & Klein, J. H. (2004). Using industrial processes to improve patient care. *British Medical Journal, 328*(7432), 162–164.

第九节

....

建立农村模拟合作伙伴关系的模型

Rebekah Damazo, RN, CPNP, CHSE-A, MSN, and Sherry D. Fox, RN, CHSE, PhD

作者简介

REBEKAH DAMAZO 是加州北部奇科农村临床模拟中心的主任和共同创办人，加州州立大学护理部的教授。她和 Fox 医生一起创立了医院间农村合作伙伴关系和护理学院，从 2006 年发展至今。这个农村模拟中心因其创新性的合作模式得到学术方面和医疗机构方面的一致认可。这个模型提供了一种跨学科实践和可持续商业策略的新模式。

HERRY D. FOX 是加州北部奇科农村临床模拟中心的财务总监和共同创始人，加州州立大学护理部的教授。她和 Damazo 医生一起创立了医院间农村合作伙伴关系和护理学院，共同申请基金资助共享中心的建立。并且帮助维护中心的持续发展。这个中心在 2010 年得到了世界医学模拟协会的认证。

摘要

发展任何类型的学术服务伙伴关系都是具有挑战性的。特别是在农村的环境下，在学术机构和社区卫生保健设施之间各种利益的权衡之下，努力使健康教育和培训资源配置最大化。创建这些伙伴关系的优势是提供模拟教育，包括共享组织领导、财政职责和可持续性发展。这一章节描述了当单个机构没有资源独立实施模拟，用户支持模拟，克服创立模拟中心的经济障碍，从而创立合作伙伴关系的过程。美国加州北部奇科农村临床模拟中心，将被作为一个在农村环境下，有效的公私合作伙伴关系的研究案例。

案例

北加州农村临床模拟中心（农村模拟中心）为在农村社区里发展模拟教育，建立了一个公私合作、经济有效的模拟方案。护理学院和两个农村医院只使用了大多数中心成本的一小部分，便发展成立了先进的模拟中心。合作伙伴的关系开始于高目标、小资金的运作，但是却获得了模拟合作蓬勃发展的 8 年，为农村卫生专业人员和学生提供了高质量的模拟项目。为了促进模拟成为一种教学策略，学术界（护理学大专学位和护理学士学位）和员工发展部门之间形成了合作伙伴关系，高效、及时地培训讲师。成功的合作关系体现在 2010 年获得了医疗保健模拟学会的认可。

当你工作在一个小社区，需要解决当地医院的模拟需求时，就需要寻找跨学科培训的机会和当地大学的健康专业项目。加州的农村模拟中心是否可以作为路线图满足这些需求呢？

引言和背景

医疗保健是一个瞬息万变的行业，医院和学校正努力寻找工具来增强其适应变化的能力（Campbell 等人，2001）。人们普遍认为医学模拟教学是一种有效的方式，增加卫生专业学生和专业人员的技能，并且能在真实和没有风险的环境中学习新技能。医学模拟实践为卫生保健工作人员提供了有价值的知识和见解。面临的挑战在于能够将其转换为一种在经济上负担得起，并且教育环境可持续发展的能力（Curtin & Dupuis，2008）。

仿真模拟昂贵且费时，但有可能在医学教育和实践的技能资源不足的情况下作为补充。当没有合适的人体模型和空间的情况下，也可使用模拟。但使用模拟设备可以帮助创建卫生专业人员和团队现在所需要的创新学习环境（Carney 等人，2011）。

尽管模拟通常被认为是医疗专业培训的重要的组成部分，但是行业飞速发展使许多农村地区日渐落后。模拟培训对农村医院至关重要，因其往往缺乏各种高风险病人，使医疗人员和学员始终处于医疗工作的前沿。合适的空间、昂贵的人体模型、医疗设备、训练有素的工作人员和必要的视听辅助设备所需要的初期财政支出会让人望而生畏，特别是对于一些小医院和专业学校。使用高保真场景为学生和专家开发模拟课程的过程需要大量的资源投入。但是，这些设施对改善患者安全具有最大的潜在作用。

许多机构正面临着财政紧缩的约束，且模拟技术可能会给已十分紧张的运营预算增加数十万美元的费用。每个医院、每个学校都有一个单独的模拟项目可能不切实际。一个可能的解决方案就是，机构可以整合资源以开发目前具有最先进功能的仿真程序，而不会使单个机构承担过度的财政负担。建立一个模拟项目的初始成本需要由高效的利用率所抵消，当一个小机构试图独自做这件事是很困难的。缺乏充分利用有价值资源的商业计划，甚至导致精心策划和资金充足的项目都没有得到充分利用。效价合理和高效的策略必须考虑中小型医院情况，根据实际情况开展模拟项目。最可行的方法之一便是形成合作关系或联盟，使一个以上的机构承担成本、义务和设备。大的机构也可以联合小的机构分享收益，比如定价结构的改进。

尽最大的努力，使健康教育和培训资源最大化，是学术机构和社区的共同的利益。另外，发展合作为模拟教学提供的好处，还包括共享领导、承担财政和可持续性发展。

项目发展

自 2005 年起始，美国国内模拟项目的开发形成了一股风潮，一个中等规模的、可授予护理学士学位的公立大学的专家，意识到了模拟训练潜在的作用。然而，仅仅是一个高科技人体模型的成本就远远超过了这个部门的年度运行预算，并且在越来越膨胀的校园中可用的空间也受限，国家批准任何新的建筑都需要排长队。适度的政府资金资助可作为项目实施的初始成本，但在无外部合作的情况下无法克服没有空间的问题。

为寻找其他可能的模拟用户，护理学院专家邀请了三家当地医院、社区学院和急救的组织的第一责任代表，讨论了共享模拟项目的可能性。这个时机是很合适的。该地区的医院开始探索模拟一些专业人员经验少、发生率低、风险高的事件，但这需要持续的专业训练来达到最优的效果。此外，医院还预见到了即将进行的任务，包括模拟教学中的认证过程，比如新生儿复苏培训。护理学院受到扩招的压力，但却没有足够的临床基地，去容纳更多的学生。此外，教师的可视化教学，让学生比在当地小的医院得到了更广泛的临床经验。他们看到模拟教学的方法成为了一个让学生发展更高级的、标准化的能力的机会。第一责任组织机构设想在有限的条件下扩大培训的机会。

在早期的会议上，该机构同意一起组建北加州农村模拟教学合作伙伴关系。合作机构的代表担任委员会的顾问，负责规划和指导模拟的发展。该机构指定一项策略，明确定义了可以通过模拟教育解决共同需求。这个加州北部的农村社区服务于一个人口 220 300 的县，分布在 2 632.8 公里（1 636 英里）上，并为毗邻的县服务，这些地方有很多乡村。该县含 5 个镇，人口从 1 700 到 100 000 不等。该地区有 4 家医院（拥有 45～150 张床位），包括一个区域性二级创伤中心。在该地区没有医疗学术中心或医学院。一所州立大学对约 250 名学生提供学士和硕士层次的护理教育；社区大学提供护理和综合健康教育项目。这所大学和医学中心是该地区最大的雇主，而农业是另一个主导产业。

七个潜在合作机构经过初步的讨论，形成了四家机构结盟，包括区域大学附属医疗中心（一个农村社区医院，拥有 100 张床位）的护理学院和当地社区大学的护理项目。该机构代表参观了两个远程项目，以了解建立模拟教学项目可能需要的条件和空间类型。空间问题通过医疗中心的捐赠立即得到了解决。模拟教学项目（名为农村模拟中心）将被安置在一个医院废弃的护理区域，之前这个地方除了有少量专科门诊外都在闲置。此环境十分理想，因该地是之前医院的一个病区，所以不需要再创建一个实际的医院环境。创建的障碍一旦得到了解决，北加利福尼亚农村模拟中心的合作关系就诞生了。

凭借合作伙伴之力从国家劳动发展基金得到了为期 2 年的适度启动资金支持。这项基金用于支付一个模拟项目的协调员、模拟技术员的费用，并购买一些高科技人体模型。该项目于 2006 年 10 月开始运营。

实施社区机构联盟尚无唯一最佳办法（Roussos & Fawcett，2000）。农村模拟中心发展的第一步就是教育培训。最初，合作伙伴的关系依赖于培训的需求。区域模拟协作组织通过允许模拟中心的项目协调员参加他们的教育训练，帮助了它的发展。此外，协调员在其他领域参加了培训导师培训项目，参加专题研讨会，得到了良好的教育基础。

合作成功的重要一步就是为当地的教育机构发展模拟教育培训项目，这是当前模拟教育的最佳实践。教育者显然需要培训去帮助他们了解教育学，教育理论和有效的使用高科技人体模型。为了促进模拟成为一种教学策略，合作机构和人事发展部门用高效、有用和及时的方法去培训教育工作者。专业人士和教育家一起去发展模拟技能训练。

农村模拟中心迅速成为加州北部地区模拟教学的领袖。在运作的第 1 年，有超过 40 个教育工作者接受了模拟训练方法的培训。这些教育工作者来自教育和服务行业。由于教育工作者的数量越来越多，模拟教学得到了发展。合作机构同意赞助一年两次的教育会议，并且建立了邮件讨论组去帮助同事保持联系。

最初，农村模拟教育内容针对护理系学生、急诊室护士和医疗手术护士。之后，教育产品扩大到了包括应急团队、飞行人员、新生儿护士和产科团队。有 700 名学生在运行的第一年参加了农村模拟中心的培训。随着农村模拟教育的发展，评估成了一个焦点。

随着初始赠款资金的耗尽，模拟项目对于非固定用户设立了"买进"计划和用户收费系统。发展了战略计划，着眼于项目的总成本，并为未来设定了目标。在这整个过程中，来自每个合作机构代表组成的规划团队，发展成为了一个顾问委员会。农村模拟计划成为了农村模拟项目，在每一个合作机构中，模拟教学项目都成为了教育的一个不可或缺的组成部分。2010 年，该项目被模拟和健康医疗协会认可，是唯一一个在起始阶段就受到了认证的农村项目。7 年的成功运转积累了在模拟合作工作中的实用策略。

合作的力量

Beal 及其同事（2011）引述了建设基础医疗合作的共同主题，包括共同目标和共同愿景。政府将合作关系定义为"两个或两个以上参加贸易或业务的人之间存在的关系。每个人都贡献金钱，财产，劳动或技能，并期望分担业务的利润和损失。"（Internal Revenue Service，2012，para. 1）。这个定义强调相互投资和共同承担对合作成功的重要性。为了合作的蓬勃发展，建立一个信任和沟通的关系很重要。虽然许多学校和医院有附属的临床关系，但是要继续发展业务联系需要更注重协作。学术—实践的合作关系是复杂的，并且没有如何发展和支持这些重要联系的数据支撑（Beal 等人，2011），合作变得很复杂，因为许多机构既一起共事，又是竞争的对手。平衡领导是农村模拟中心发展的一个重要组成部分。

Granger 和其同事（2012）谈到了学术服务合作关系中"领导过程和工作过程"的合作困难。农村模拟中心合作的成功部分是由于合作伙伴之间长期以来建立的良好关系。机构的领导者相互服务于对方的顾问委员会；教员和医院培训员工定期召开会议规划护理系学生的临床实践；机构之间共享教职员工，护理学院教员同时是临床护士，临床护士同时成为护理学院指导教师或临床教师。领导和工作流程已经到位，目前非常顺利地运行。这些在农村社区中具有特征性的关系，能够帮助解决和克服的一些典型的合作障碍。

合作发展策略

创立需求

合作机构组织在一起，将会增加实现各自任务的可能性。而探索潜在的合作关系时，重要的是识别合作伙伴给予项目的附加值，而不是形成合作关系的便利性。其前提是将具有互补技能的人集合在一起，能够产生更好的结果，更高效、有序地完成项目，并共同担负成本。

从最初建立农村模拟项目的想法开始，合作关系的重要性就很明显。护理学院没有足够的财政支持单独去建立一个项目，也没有希望获得更大的校园空间。此外，中等大小的学校（大约250名学生）由于没有巨额的启动资金，故不能使这样项目的利用率达到最佳。很多时间（比如夏季10周和冬季5周的假期）内项目将闲置。同样的，即便医院都意识到了员工模拟培训的有效性，但是每个医院在集中建设活动时，模拟教学项目都不在他们的视野内。然而，通过共同的努力，单独机构不可能独立完成的事情开始变得可行（表2-9-1）。

建立共同的目标

通过共同的愿景，更有可能确定共同的目标。在这里，像其他领域的模拟一样，逆向的思维是很有帮助的，也就是说"以终为始"。合作机构经常开会讨论，设想模拟项目怎样得到实施。护理教师期望一个真实的、设备精良的环境成为他们常规临床练习的辅助，在这个环境中可以犯错误，可以讨论，纠正错误而不会伤害病人，学生可以体验一个更完整的实践过程，并锻炼他们自己的临床判断。这个环境，保证所有的学生都能接触甚至掌握某些关键的经验，这些经验可能永远不会发生在他们计划的临床实践中。医院合作着眼于团队协作，这可以提高员工的工作效率，特别是发生率低、高风险的情况。所有合作的愿景都汇集于一个愿景："通过提高临床水平和团队协作，保证患者的安全。"

表2-9-1	
教育需求分工	
大学	**医院**
模拟空间	有效利用已有的空间
保证患者安全	保证患者安全
增加参与者	招聘和留住人才
训练设备	训练设备
临床基地	认证要求
多学科训练	团队合作
增加训练选择	高风险低发生率事件训练
质量和风险管理	质量和风险管理

核心训练的需求由医院来确定。例如，医院为员工提供新生儿复苏训练项目（NRP）。这些训练从讲座型课程到模拟实践课程，都包含在模拟教学项目中，并有医院环境的现场模拟。在设备和资源共享方面，合作的优势很明显。来自不同机构的教师，一起设计模拟场景，开发出更强的教育项目。

成功的关键

每个参与合作机构都致力于中心的成功运作。频繁的顾问委员会议，保证每个人都参与。以改善患者预后为中心，每个合作伙伴都致力于实现这个目标。根据 Erickson 和 Raines 的观点（2011），合作原则是建立在"对个人利益的相互尊重、信任和诚实"的基础上。合作伙伴应该有大局观念，超越个人的得失。有时双方不得不妥协。比如，优先为合作医院每周安排2天的培训，同时每周3天安排为学生训练。

应及早建立的一个规则是"利益共享、风险共担"，让合作机构为自己的项目投资。每个合作机构都应该持有模拟项目的股份，并且关心项目的成功。随着创建基金的减少，项目面临着支付技术人员和模拟协调员的挑战。合作机构需要每年支付一定的费用或者以实物的形式支付合作费用。

现在，经过2年的实践，合作机构对模拟教学达到的结果非常满意。一些机构欣然同意增加承担的任务量。然而，社区学院由于不能承担这些任务，退出了合作联盟。大学通过增收学生的学费来平衡自己承担的费用。合作机构每年根据所需的资源进行项目的财政预算。同时，合作机构更积极地使用项目，因为他们预付了一定数量的训练费用。合作伙伴关系通过使用创造性的方法来加强财政建设，从而实现双赢，并且在一些情况下扩充了项目。

建立一个稳定并且变通的环境

职业卫生学校和医院都有一些共同点，为了更好地为患者提供服务，他们都提供教育，并且努力提供实践教学。然而，他们解决问题的方法会导致优先级差异。教育和服务都需要通过灵活的流程来优化机会。

通过合理规划各个合作机构的项目使用时间和明确安排如何使用项目，来实现中心的稳定。并且根据需要，对模拟项目策略的政策进行调整进化。例如，原计划是培训每个机构的员工能够规划和使用人体模型，所以每个合作伙伴都要提供自己的技术人员。这个政策显而易见是行不通的，因为不能提供最专业的培训者，或者使人体模型得到最佳的使用。技术人员进行统一安排，但是这会增加运行项目的额外成本。

另一个建立稳定项目的关键因素就是教师培训课程的实施。最初，医院的培训人员和学术机构的培训人员开展了不同的课程进行模拟教学中必要的训练。开设两个课程既昂贵又浪费。很明显，这两个课程的培训需求是相似的，事实上，如果将两个课程合并起来，那么合并的课程会非常丰富。学术机构的培训人员对于培训目标和课程设计十分专业；医院的临床教学人员提供临床经验和当前规范的实践。课程使合作机构之间相互协作，并且使每个机构的贡献都实现最大化。Coleman 等人（2011）报道了类似的结果，通过教师网络的发展，让联系更加紧密。教师的参与和协作将帮助建立标准化的模拟教学方法并共享教学成果。教师们接受模拟教学的方法，这为合作提供了稳定的基础和共同的语言。

此时，彼地：如何继续改进或者保持我现有的成果？

创建规章制度

在合作初期，政策指导农村模拟中心的发展。设施优先使用策略、教师培训、物资和设备都需要确保每个合作伙伴都有平等的地位。优先使用的方案被用来确保每个合作伙伴每周都有的特定日期优先使用模拟设备。我们的目标是给每一个合作机构一个可靠的安排。优先使用的协议是至少提前 6 周预订。任何提前 6 周预订的开放日时间窗都是按照"先来先得"的原则预订。这需要一个在线预订系统的开发，所有合作伙伴都可以远程查看这个系统。

其他的指导方针包括在农村模拟中心开展课程的决定权，教师继续培训的要求、评估的所有课程的策略和顾问委员会参与政策。

培养沟通能力

沟通是合作发展中是一个必不可少，但却是困难的部分。进行开放性的沟通是强有力合作关系的基础（Zahorsky, n.d.）。促进沟通的方法之一是

通过这个资讯网站（http://www.csuchico.edu/nurs/SimCenter/index.html）。农村模拟中心开发了网站用于沟通回答常见的问题，以及提供课表和课程资源的链接。网站常回答的问题，比如：我怎么安排模拟课程？开放日是哪一天？我的学生需要完成哪些表格？

误解和沟通中的错误可能打破合作伙伴脆弱关系的平衡。咨询委员会会议是模拟中心沟通交流计划、问题和程序的一个重要组成部分。除了正式的会议，报告每一个合作伙伴模拟教学的成果一直作为一个工具，用来增进合作伙伴的参与度并记录投入的回报。每个合作机构每半年都会收到学生、员工访问数量和评估结果的报告。每个合作机构每半年都会收到学生、员工访问数量和评估结果的报告。Lujan 报道了发展和实施规范程序，并且追踪归档的重要性（Lujan 等人，2011）。

保证公正、平等的合作地位

在有效的合作关系中，每个合作伙伴的价值都会得到体现。合作联盟由不同的资产和能力的合作伙伴组成，可以进行适当的协调。每个合作伙伴的贡献都应该得到认可，每个合作伙伴都应该被平等对待。成功的企业都会充分利用合作者的优势和技能。建立明确的程序，经过咨询委员会的发展和同意，确保每个合作伙伴都平等使用项目，以满足其需求。

随着中心的扩展，我们能够邀请另外的医院加入合作，并不限制其和前合作伙伴继续合作。农村模拟中心有不同类型的合作伙伴的投资，但每个合作伙伴都对模拟项目的持续性发展发挥了重要作用。一家医院提供了空间，护理学院提供了预算管理、兼职协调教师，运营费用适度的由学生学费提供；两家医院提供年度合作费用。如果没有平衡的方案，就会威胁到有效的合作发展。"当信息自由流动时，人们就会相互信任，相互忠诚"，就有可能取得惊人的成果（Dent, 2006）。

建立平等伙伴关系的关键是计划书中应该明确列出每个合作伙伴扮演的角色、预期结果、政策和模拟项目的使命和价值。Dent（2006）评论说，合作和相互依存的关系在大多数组织中都不是自然存在的。我们的目标是利用杠杆作用（p.1）。

合作伙伴之间的竞争是一个问题。农村模拟中心的情况是，医院间的合作是为了提高在该地区的医疗水平，但同时他们也有利益的相互竞争。两

家医院相距 32.2 公里（20 英里），服务于相同的人群，在医疗、外科、产科以及急诊方面都有潜在的竞争。两家医院成熟的工作关系是基础，都为医院护理学院提供了临床经验。通过模拟中心的合作伙伴关系，可以使医院不必担心失去资源，转向的坚定地支持每个合作伙伴，从而提高患者的安全。

顾问委员会的设置确保了每个合作伙伴都有平等的代表权。承担责任的一个重要组成部分，不仅是代表每一个合作伙伴，而且还代表每个合作伙伴的主要用户——项目的最终用户。护理管理不仅代表董事会还代表护理教育者。进行模拟教学的教师能够给予学生视觉输入和操作原则都很重要。最初，顾问委员会每月召开会议，制定策略和实施步骤。目前，咨询委员会每季度召开会议。建立了专门的委员会来提高处理问题的能力。委员会下设的小组委员在会议上进行报告。

Sherwood（2006）认为，"合作伙伴的关系是在共享的基础上建立的联盟，相互合作，承担责任，目标是实现共赢"。模拟的合作伙伴关系可以改善病人的预后，提高日常工作的质量和安全。团队建设可以促进合作开发有意义的场景，并且可以通过共享资源改善学习环境。此外，由于这种伙伴关系促进了区域内的讨论交流，区域模拟项目成为了护理能力问题讨论的催化剂，这可能促进护理标准的改进（Sportsman 等人，2009）。

发展战略计划

商业计划的早期发展及时指出了合作关系模式发展的方向，并建立了合作基础。战略计划的发展为合作提供了路线图，并为商业计划提供了基础。该计划为如何合作提供了一个详细的方案，并且增强了模拟项目可持续发展的能力和专业教育的多样化。通过开发战略计划，建立了战略框架，从而建立了合作的文化（Dent，2006；表2-9-2）。

推荐合伙协议透明化，如果合作伙伴对结果不满意，则合作伙伴的协议将不会继续维持（Dent，2006）。合作伙伴关系必须给所有的参与者带来收益，每一个合作伙伴的关键能力和贡献加起来应大于各个伙伴的总和。机构的合作仍在继续，每一个机构都相信合作的益处大于自己单独行事。医院提供设备和过期的用品，也带来了现行的实践标准和临床专家，去评审和验证模拟场景。护理学院提供最新的研究成果、教育专家、硕士学生和毕业生，这些人验证模拟场景，并且建立了区域的模拟专家

库。护理项目的毕业生为医院提供更好的护士，这些护士熟悉并热衷于模拟教学，并且将模拟作为持续发展的专业技能的一部分。区域模拟研讨会为所有的参与模拟教学的教师提供国内专家的工作汇报、评估和研究的报告。医院为该区域提供了更加高效、高能的团队，更好地交流沟通、团队领导和安全措施，改善了医疗服务水平，并为学生提供了更有效的角色扮演模型。

从开始就制订可持续发展计划

许多已建立的模拟项目正在与项目的稳定性进行斗争。克服创业初始的障碍并不是一个新项目所面临的最后的挑战。模拟设备很快就会过时，其寿命有限，会被新技术所淘汰。项目需要持续的资本投入。一个成功的商业计划将通过制订设备更换计划，把这些纳入考虑。如果预算不能满足这种更新需求，则将需要计划纳入新的收入来源或努力进行社区筹款。

表2-9-2
合作协议的目标
1. 明确阐明与合作伙伴关系相关的职责和义务，以避免误解。
2. 如果合作伙伴之间有分歧，提供关于合作方向的适当指导。
3. 为资助者、评审机构和潜在的投资者提供清晰的花费明细。

选自 Dent，S（2006）合作伙伴关系管理：为成功而实施计划（合作智慧白皮书）。合作关系的延续引自 http://www.partneringintelligence.com/documents/5.03_Partnership_Relationship_Management_WP.pdf.

农村模拟中心通过使用合作费用、学生学费和外部用户费，建立了可持续性发展的计划，为预算提供了持续的费用。此外，来自社区和服务组织的捐赠也用于提高该地区的医疗服务质量。

人员需求量的增加显示项目被充分利用，所以提供在线日程和预订系统十分必要。持续的投资，实际的利用率和学员的数量之间应保持合理平衡，最终，使用模拟教学的结果是有益的。Dent 评论，"合作伙伴的能力成功使人们想要在工作场所留下来并贡献他们最佳的才能"。

许多没有参加模拟合作的医疗专业人士，也将受益于团队训练和模拟培训提供的实践机会。目标定位于这些专业人员的年度训练可以提供一个新的收入来源，并充分利用这些有价值的资源。同

样,公共卫生和社区安全机构可能需要模拟项目提供的专业知识,例如,计划如何应对大规模伤亡或流行病事件。印模、情景规划和实施的专业知识是市场重要的资产,也是收入的来源,增加了模拟教学的可见性,扩大了潜在的合作伙伴关系。

总结

随着模拟教学对培训医务人员益处的证据越来越多,更多的医疗机构和教育机构意识到他们必须接受模拟培训,将其作为质量和安全措施的一部分,甚至作为招聘和留任政策的一部分,达到或维持卓越的状态,并保持竞争力。农村模拟中心通过机构合作、战略规划和社区参与取得了可持续性的发展。

学术 - 实践的合作伙伴关系模型已经存在了半个多世纪(Campbell,2001)。学术机构和服务之间的合作是一个模型,它获得了巨大的、长期的支持。然而,如何建立有效的合作关系和创立成本 - 收益模型来支持模拟项目发展的数据仍然缺失。

在农村模拟中心,项目已经拓展和发展成为先进的模拟教学课程。合作伙伴关系发展出一种农村的模型,使大学和社区组织间相互联系和相互促进。核心的经验教训包括共享价值观和目标,并且借鉴每个合作伙伴不同的优势。

本节总结了建立成功合作伙伴关系的策略,包括模拟合作关系带来收益的例子。重点强调了将模拟教学项目作为一个宝贵的区域资源长期坚持的可行性,并充分利用其来提高专业教育和实践水平的价值。

参考文献

Beal, J., Breslin, E., Austin, T., Brower, L., Bullard, K., Light, K., . . . Ray, N. (2011). Hallmarks of best practice in academic-service partnerships in nursing: Lessons learned from San Antonio. *Journal of Professional Nursing*, 27(6), e90–e95. doi:10.1016/j.profnurs.2011.07.006

Beal, J. A., Green, A., & Bakewell-Sachs, S. (2011). The time is right—the time is now . . . Academic-service partnerships need to be revisited. *Journal of Professional Nursing*, 27(6), 330–331. doi:10.1016/j.profnurs.2011.10.005

Campbell, S. L., Prater, M., Schwartz, C., & Ridenour, N. (2001). Building an empowering academic and practice partnership model. *Nursing Administration Quarterly*, 26(1), 35–44.

Carney, J., Maltby, H., Mackin, K., & Maksym, M. (2011). Community-academic partnerships: How can communities benefit? *American Journal of Preventive Medicine*, 41(4 Suppl. 3), S206–S213.

Coleman, P., Dufrene, C., Bonner, R., Martinez, J., Dawkins, V., Koch, M., . . . Norman, G. (2011). A regional partnership to promote nursing instructor competence and confidence in simulation. *Journal of Professional Nursing*, 27(6), e28–e32. doi:10.1016/j.profnurs.2011.09.003

Curtin, M., & Dupuis, M. (2008). Development of human patient simulation programs: Achieving big results with a small budget. *Journal of Nursing Education*, 47(11), 522–523. doi:10.3928/01484834-20081101-02

Dent, S. (2006). *Partnership relationship management: Implementing a plan for success* (Partnering Intelligence White Paper). Partnership Continuum, Inc. Retrieved from http://www.partneringintelligence.com/documents/5.03_Partnership_Relationship_Management_WP.pdf

Erickson, J., & Raines, D. (2011). Expanding an academic-practice partnership. *Journal of Professional Nursing*, 27(6), e71–e75. doi:10.1016/j.profnurs.2011.08.003

Granger, B. B., Prvu-Bettger, J., Aucoin, J., Fuchs, M., Mitchell, P. H., Holditch-Davis, D., . . . Gilliss, C. L. (2012). An academic-health service partnership in nursing: Lessons from the field. *Journal of Nursing Scholarship*, 44(1), 71–79. doi:10.1111/j.1547–5069.2011.01432.x

Internal Revenue Service. (2012). *Partnerships*. Retrieved from http://www.irs.gov/businesses/small/article/0,id=98214,00.html

Lujan, J., Stout, R., Meager, G., Ballesteros, P., Cruz, M., & Estrada, I. (2011). Partnering to maximize simulation-based learning: Nursing regional interdisciplinary simulation centers. *Journal of Professional Nursing*, 27(6), e41–e45. doi:10.1016/j.profnurs.2011.07.001

Roussos, S.T[1].,& Fawcett, S.B. (2000). A review of collaborative partnerships as a strategy for improving community health. *Annu Rev Public Health*, 21, 369–402.

Sherwood, G. (2006). Appreciative leadership: Building customer-driven partnerships. *Journal of Nursing Administration*, 36(1), 551–557.

Sportsman, S., Bolton, C., Bradshaw, P., Close, D., Lee, M., Townley, N., & Watson, M. (2009). A regional simulation center partnership: collaboration to improve staff and student competency. *Journal of Continuing Education In Nursing*, 40(2), 67–73. doi:10.3928/00220124-20090201-09

Zahorsky, D. (n.d.). *Creating a winning business partnership*. About.com. Retrieved from http://sbinformation.about.com/cs/bestpractices/a/aa030203a.htm

第 3 章

模 拟 系 统

第一节

现代人体模型的历史

Frederick L. Slone, MD; Samsun Lampotang, PhD

作者简介

FREDERICK L. SLONE 是南佛罗里达州大学（USF）morsani 医学院高级临床教学中心的医疗主任，同时也是该校的医院的副教授。从胃肠病学职业生涯光荣退休后的 8 年期间，他积极投身于医学模拟教育，并取得 USF 的模拟资格认证，是医学模拟协会认可的持证医学模拟教育学家（Certified Healthcare Simulation Educator，CHSE）第一批候选人。

SAMSUN（SEM）LAMPOTANG 发明了人类患者模拟器（human patient simulator，HPS），是一种人体模型患者模拟器和支持网络的虚拟麻醉机的模拟组合。他的贡献涵盖了物理 - 虚拟连续性模拟设备，包括混合现实模拟，使用模拟人进行临床团队训练，普及在移动设备上进行仿真模拟，广谱药效学模型的建立。他的模拟成就得到了无数奖项的认可，包括 2007 年麻醉教育学会颁发的麻醉教育卓越与创新奖。

致谢：作者非常感谢那些致电来讲述各自人体模型患者模拟器发展经历的人们，他们的经历和见解是这份手稿的重要部分，在文中被引用。

摘要

本章节简要介绍了现代人体模型的发展历史。现代人体模型是用来模拟一个完整的人体，它是受计算机控制和可编程的，可模拟患者多个特征，至少具备模拟胸壁运动和可触及的脉搏。本章回顾了人体模型患者模拟器的发展历史，剖析了模拟器发展至今的各种背景，其中包括了各种模拟器生产公司的简要历史。

案例

对许多人来说，模拟工作是第二职业。对于全职的医生、护士、医疗辅助人员和其他医疗专业人员，模拟工作和教学是他们全职工作的自然延伸。这本书的读者可能会熟悉下面这个故事。Dr. Slone 是一位在私人诊所执业了 26 年的胃肠科医生，从其职业生涯退休后，他开始在南佛罗里达州大学护理和医学学院从事教学工作。在他执教 1 年后，有一天，他的妻子问他在新工作中具体做些什么。他回答说就是使用人体模型和设计程序来模拟复杂的临床场景，从而更好地培训学生对危急的医疗情况做出恰当的反应。她听后回复说："你的意思是你在玩玩具娃娃？？？？"。听到妻子的回复，他哭笑不得，从胃肠内镜科主任到玩洋娃娃？真是不知道如何回应。他很不安地脱口而出："是的，我在玩玩具娃娃。"这个问题一直困扰着他，直到有一天他意识到他的妻子给了他一个非常好的意见，使他明白为什么模拟是一个如此强大的教学工具。所有孩子都是玩着玩具娃娃和玩具卡车、玩具汽车长大的。他们自然学习过程的一个重要部分基本上就是他们最终体验到的真实的模拟。事实上，模拟是每个人自然学习过程中的一部分。

引言和背景

几个世纪以来，人体模型一直被用来促进卫生行业的教育。然而，随着技术在过去 60 年的爆炸式增长，该行业的增长是指数级的。目前许多医疗模拟领域工作者都在打听现代人体模型患者模拟器的发展历史。了解这些设备的历史将使模拟教育工作者更好地理解和感激这些技术。

人体模型患者模拟器的历史

当今人体模型患者模拟器的历史由几个不同的、源于不同动机的独立路径组成。最早的人体模型患者模拟器的发展动机是为了重建人体生理结构来培训麻醉住院医生。

模拟器的构思者是医学教育家 Stephen Abrahamson 博士（Stephen Abrahamson 博士的职业在参考文献 Cooper&Taqueti，2004 中被错误陈述［J. Cooper，personal communication]）和 20 世纪 60 年代中期南加州大学麻醉医师 Judson Denson 博士。它始建于与塞拉利昂 Sierra 工程航空总公司的合作（Cooper & Taqueti，2004），并被称为"Sim One"。Sim One 是由美国教育部拨款 27.2 万美元资助的，用来制作模拟器原型，并用这个资金，创造出了一个复杂的、全身性的、极其逼真的人体模型患者模拟器。该模拟器由混合数字模拟计算机控制，有 4 096 个单词的储存，胸部呈解剖学形状，随着呼吸移动，眼睛眨动，瞳孔可扩张和收缩，下巴可张开、可闭合（Cooper & Taqueti，2004），该模拟器用于培训麻醉住院医生。不幸的是，Sim One 只制造了一个，而且显然现在已经不存在了。它要想商业化，但实在是太贵了，而且当时这种形式的模拟市场还没有出现（Cooper & Taqueti，2004）。这个模拟器很笨重并且不容易运输，因为控制模拟器的计算机占据了整个房间的墙壁（J.S. Gravenstein 告知 N. Gravenstein，personal communication，July 18，2012；图 3-1-1）。

在 20 世纪 80 年代末，来自斯坦福医学院和佛罗里达大学的两个独立的团队创建了一个麻醉训练模拟器。斯坦福的研究团队由 David Gaba 博士领导，他是美国退伍军人部帕洛阿尔托医疗中心的麻醉医生。他们的目标首先是研究手术室里人员的表现，然后对麻醉住院医生进行培训。为了实现这一目标，他的团队认为，必须有一个计算机控制的模拟器来制造一个在真实患者身上罕见的场景。在 1987～1988 年，他们制造了第一个模拟器，该模拟器具有现成的人体模型，有头、颈、胸和两个弹性肺袋。他们增加了将二氧化碳输送到肺部的管道，使用波形发生器发生心电图节律，编写软件程序来操控血压、脉率和氧饱和度。然后他们在模拟器周围设置了一个真实的麻醉环境；因此命名为综合麻醉模拟环境（Comprehensive Anesthesia Simulation Environment，CASE）。为了指导使用模拟器进行教学，他们制定了一套基于飞行员资源管理（CRM）航空模型的麻醉危机资源管理课程（ACRM）。1992 年，斯坦福的团队与 CAE-Link 合作开发了一个复杂的人体模型患者模拟器（CAE-Link 是 Link 航空公司的衍生，该公司生产的 Link 训练器是第一个在航空领域使用的重要模拟器）。CAE-Link 后来变成 CAE 医疗电子公司，再后来被纽约 Eagle of Binghamton 公司收购。该公司在 1994 年，与 Howard Schwid 博士和 David Gaba 博士合作，将生理学模型并入人体模型。Schwid 博士是华盛顿大学的麻醉医生，在生理建模方面

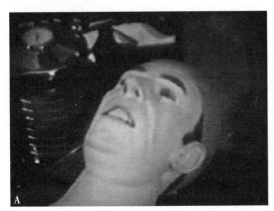
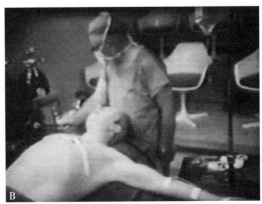

图 3-1-1　Sim One 模拟器。A. 面部；B. Sim One 通气状态

有丰富的经验。1995 年推出了该系列人体模型患者模拟器的第一个模型（D.M. Gaba, personal communication, June 15, 2012）。该人体模型可以用来插管，也可以用来模拟改变插管的困难程度，有明显的颈动脉和桡动脉搏动，自主通气和控制通气时的肺部运动，心脏搏动声音和呼吸音，眼睛可以张开和闭合（Cooper & Taqueti, 2004）。该系统允许对操作员输入的药物干预进行自动反应，并对生理变量进行人工操作（Cooper & Taqueti, 2004）。Eagle of Binghamton 公司最终和以色列的 Med-Sim 公司合并（D.M. Gaba, personal communication, June 15, 2012），所生产的人体模型患者模拟器被称为 MedSim Eagle 患者模拟器，并在全世界销售（图 3-1-2）。

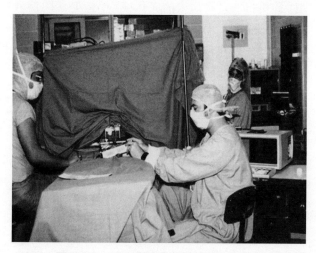

图 3-1-2　Gaba 博士和 CASE 原型的照片

有趣的是，几年之后，由佛罗里达大学团队开发的 METI 人类患者模拟器也出现在市场上（详情请参阅下一段）。这两种模拟器的售价均为 20 万美元，随后的 5 年里，它们销量差不多。2000 年，MedSim 公司觉得模拟器的利润远不及其他互联网企业的利润，他们停止制造 MedSim Eagle 模拟器，并完全放弃了这个项目。此外，公司也没有打算将技术卖给其他人（D.M. Gaba, personal communication, June 15, 2012）。由于产品较为耐用和实用，至今这些产品仍有一些在使用（R.R. Kyle, personal communication, June 8, 2012）。比人体模型的影响更持久深远的是 Gaba 博士对医学模拟的贡献。1992 年，Gaba 博士在哈佛大学引入了麻醉危机资源管理课程，许多哈佛的麻醉医生都接受了培训（Cooper & Taqueti, 2004）。这个课程培训的成功促进了一个合作教育中心的建立，该

中心致力于模拟训练，并被命名为"波士顿麻醉模拟中心"，后来改名为"医学模拟中心"（Cooper & Taqueti, 2004）。

与前文所述同一时期，人体模型患者模拟器历史揭开了另一个篇章。20 世纪 80 年代末，佛罗里达州盖恩斯维尔市的佛罗里达大学的一个多学科团队开发了盖恩斯维尔麻醉模拟器（Gainesville Anesthesia Simulator, GAS）。团队最初由麻醉医生 Michael Good 博士、机械工程博士研究生 Samsun（Sem）Lampotang 博士和另一位麻醉医生 J.S. Gravenstein 博士组成。后来，Willem Van Meurs 博士和工商管理硕士 Ronald Carovano 也加入了团队。这个模拟器的研发动机是训练麻醉住院医生的临床技能。该项目的第一个目标是训练麻醉住院医生对麻醉机故障的识别。他们在一台真实的麻醉机上嵌入计算机控制的机械故障，并在此基础上增加临床症状和肺部模拟器，最终形成了一个全身人体模型。他们开发的复杂肺部模型，可以模拟麻醉气体摄取和分布，并且建立了进一步的生理模型来模拟人类呼吸、循环和心脏生理。第一个包含所有这些生理模型的全身人体模拟器是在 1997 年建造的。该产品最初授权给了 Loral 数据系统公司。Lou Oberndorf 将人体模型患者模拟器分离出来，成立了一家新公司——医学教育技术公司（METI），该公司位于佛罗里达州萨拉索塔，2011 年被 CAE 医疗收购。METI 产品被命名为人类患者模拟器（HPS），当时该产品与 MedSim Eagle 模拟器竞争，直到 2000 年 MedSim Eagle 模拟器停产（S. Lampotang, personal communication, July 18, 2012；图 3-1-3）。

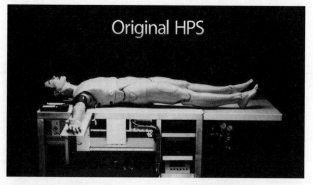

图 3-1-3　METI HPS 人体模型原型（照片由 CAE 医疗的 Kim Cartlidge 提供）

下一章的人体模型患者模拟器的发展动机非常不一样，是使用计算机控制的人体模型为医疗

专家角

回忆录—早期模拟

Samsun Lampotang, PhD

人类患者模拟器的共同发明者,佛罗里达大学安全、仿真及高级技能学习中心主任

每年,我都会参加医学模拟国际会议。每次看到在产品展示区,有着越来越多的模拟应用、参展商和产品,以及国际与会者,我都会为会议的出色大为感叹。很幸运人体模型患者模拟器重新诞生时(盖恩斯维尔的佛罗里达大学;另一个是斯坦福大学 David Gaba 的实验室),模拟的发展已经超越了我最初的梦想。在20世纪80年代末开始开发人体模型患者模拟器时,当时我们只有两个人体模型患者模拟器,分别是斯坦福大学和佛罗里达大学的原型。在早期,新进入模拟教学的教育工作者经常会问我们,在人体模型患者模拟器上可以运行多少场景来充分发挥它的能力;我们的答案是,场景的数量只受教师想象力的限制。虽然我不确定我们的答案是否有帮助,但值得注意的是,医学模拟行业确实不缺乏想象力,使用模拟的方式都是我从来没有想象过的,比如现场模拟(见章节 2.2)和即时(JIT)模拟 In Time(JIT)simulation(见第 2 章第 6 节)。

在刚刚开始的几年里,问题主要集中在模拟是否可以发展到成熟期,或者遭遇20世纪60年代时 Sim One 那样过早的死亡。现在看来,这想法似乎有点偏执了,医学模拟是理所当然的、颠覆性的,正如 Jeff Cooper 所恰当描述的那样。即使 Jeff 澄清它在某种意义上是颠覆性的,但就和任何颠覆性的技术一样,它挑战了既定的做事方式,并使一些人不能再安于现状。医学模拟研究和发展的资金不足,同时传统期刊的审稿人对该技术不熟悉,使得发表与模拟相关的论文非常困难。为此医学模拟协会推出了新期刊《医学模拟》,为医学模拟相关论文提供了急需的出路。在早期,当模拟仍然是我们在美国和世界各地展出的一种新奇事物时,我注意到那些接受模拟的人一般都比较年轻,而高年资临床医生则稍微保守一些,他们始终与模拟保持距离。我们有幸拥有 J.S. Gravenstein 医学博士、Ellison(Jeep)Pierce 医学博士和麻醉患者安全基金会里其他有

智慧有影响力的长者,他们预见了模拟的潜力,帮助保护和培育模拟的希望之火。后来,有热心的参与者询问什么时候模拟将被用于医疗认证,就如航空领域的模拟一般。当时,我们认为认证是第三种模拟,我的共同发明人 Mike Good 和我达成了一项协议,我们正在展示什么将最终成为人类患者模拟器(HPS)的时候,将永远不会在相同的句子中提到"模拟"和"认证"。如今模拟是麻醉资格继续教育 Maintenance of Certification in Anesthesiology(MOCA)所需要的一部分,在见证这一态度的巨大变化时,大家可以想象到那极为欢欣鼓舞的感觉。

以20世纪80年代末作为医学模拟的诞生时间,仅仅数年,我们就可以宣布它到达成熟期了。目前我相信医学模拟仍处于青春期,部分原因是它仍依赖人体模型患者模拟器——它的初恋。医学模拟远不止是人体模型患者的模拟。幸运的是,我们计划成立一个公司来建立和传播我们的人体模型患者模拟器并没有实现,而这项任务被委托给了来自洛尔 Loral 的 Lou Oberndorf 和他的团队,且他们完全能够胜任。没有参与 HPS 的商业化,让我有机会获得资金,在整个模拟的物理 - 虚拟范围内进行实际的研究,比如在线模拟教学系统、混合现实模拟和用来团队训练的虚拟人。所有这些不同的模拟模式使我更加坚信模拟本身并不是目的,而是达到目的的手段,即通过模拟获得或提高技能(情感、认知和精神运动)来改善患者的转归。通过模拟培训可直接改善患者的转归,这在 Draycott 和 Barsuk 的论文中得到了论证。模拟的未来确实是光明的,最好的还没有到来。

参考文献

Barsuk, J.H., Cohen, E.R., Feinglass, J., McGaghie, W.C., Wayne, D.B. (2009). Use of simulation-based education to reduce catheter-related bloodstream infections. *Archives of Internal Medicine, 169*(15), 1420–1423.

Draycott, T., Sibanda, T., Owen, L., Akande, V., Winter, C., Reading, S., & Whitelaw, A. (2006). Does training in obstetric emergencies improve neonatal outcome? *BJOG: An International Journal of Obstetrics & Gynaecology, 113*(2), 177–182.

第 3 章 · 模 拟 系 统

从业人员提供心肺复苏（CPR）技能的教学。参与其中的三家公司是 Laerdal、Simulaids 和 Gaumard。Laerdal Medical 在 20 世纪 40 年代是一个小型出版社，专门制作贺卡和儿童书籍，后来扩展至生产木制玩具。在 20 世纪 50 年代早期，Laerdal Medical 开创了软塑料的先驱，制作了数百万个逼真的玩具娃娃和"家具环保型"玩具汽车。随着制作玩具的专业技术发展到一定程度，Laerdal Medical 开始制造逼真的伤口模型（Laerdal，2012）。20 世纪 50 年代末，Peter Safar 博士在巴尔的摩城市医院工作期间，与其他人一起开发了现代 CPR 技术。Peter Safar 博士是一名麻醉医师，这也促使了 Laerdal 公司创始人——挪威麻醉医生 Bjorn Lind 博士创造了一个名为"复苏安妮"的人体模型，可以用于口对口通气。它被构造成脖子可延长，下巴可抬起以打开气道，允许胸部随着呼吸运动。Safar 后来建议 Laerdal 将一个弹簧附在胸壁的内部，以模拟胸外按压（Cooper & Taqueti，2004）。后来，在 20 世纪 60 年代和 70 年代，复苏安妮成为心肺复苏训练使用最广泛的人体模型。有意思的是，任何在这个人体模型上做心肺复苏训练的人都能清楚地记得复苏安妮的面容。19 世纪初，在巴黎的塞纳河里发现了一名年轻女孩的尸体。她身体上没有任何暴力的证据，人们认为她是自杀的。因为她的身份无法确认，所以在这种情况下人们按惯例给她做了一个死亡面具。年轻姑娘美丽和缥缈的笑容，增添了她死亡的神秘，有关这个谜团推理的爱情故事已经出版了。据说，她是死于单相思。这个故事在整个欧洲都很流行，就像她的死亡面具的复制品也是一样。由于被这个年轻女孩夭折的悲惨故事所感动，Armand Laerdal 采用了她的面具作为新的心肺复苏训练模型的脸，这就是复苏安妮。Asmund Laerdal 相信，如果人体模型有真人大小而且逼真，那么学生们就会更有动力去学习这种救生术。随着复苏安妮的引入，Laerdal Medical 公司开始致力于推进复苏和急救的事业，不再着重于玩具生产（Laerdal，2012；图 3-1-4）。

在 20 世纪 90 年代中期，许多人鼓励 Laerdal 公司开发一种高科技的人体模型，其中就有匹兹堡大学 Peter Safar 博士的同事 Ake Grenvik 博士。随后，当时在匹兹堡大学的 Rene Gonzales 博士和 John Schaefer 博士开发了一个更贴近真实解剖学气道的人体模型，由德克萨斯州的医用塑料公司（MPL）制造。Laerdal 获得了 MPL 并开发了最终产品 SimMan（Cooper & Taqueti，2004；J.J.Schaefer，personal communication，June 14，2012）。SimMan 在 2001 年首次进入市场，取得了很大的成功，已在全世界范围内广泛使用。Laerdal 最成熟的人体模型 SimMan 3G 在 2010 年面世（图 3-1-5）。

在 20 世纪 60 年代，Simulaids 公司开始为医疗保健做模塑产品，而 Simulaids 则是公司的最初名称。基于对急救医护人员传授高级心肺复苏技术的需求，2001 年 7 月，他们开发了 300 个 STAT 模拟器。这是一个全身的人体模型，6 英尺 1 英寸高和 200 磅重，可人工操作，内置心电图节律发生器。这是专门为急救医疗服务（EMS）培训而设计的。然后，在 2004 年 1 月，他们发布了 PDA STAT，一个使用个人数字助理（PDA）装置操作的电子患者模拟器。人体模型患者模拟器必须接电源，它的腿上有一个压缩机来制造血压脉搏和肺运动。它

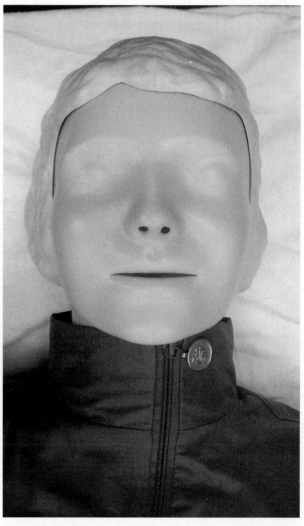

图 3-1-4　复苏安妮的脸（照片由南佛罗里达大学的 Slone 博士提供）

是可插管的,有各种心律的菜单,在 14 个地方可触及脉搏。人体模型也可编程,销售价格不到 1 万美元。多年来,该产品深受用户喜欢,在急救医疗服务领域也有稳定的用户(W. Johnson, personal communication, August 7, 2012; Simulaids, 2012; 图 3-1-6)。

　　另一家独立开发人体模型患者模拟器的公司是 Gaumard 科技公司。Gaumard 的发展历史可追溯到 1946 年,它的创始人是第二次世界大战的创伤科医生,认识到如何使用聚合物进行重建以及战场外科可以用来制造模拟器进行医学教育。公司的第一个产品是人造骨骼。1949 年,Gaumard 按国际卫生组织的要求设计了一个分娩模拟器,用以提高农村助产士的临床能力,借此降低孕产妇和婴儿的死亡率和发病率。从那时起,Gaumard 致力于继续发展护理、急救、妇产科等创新教学模拟器(Gaumard, 2012)。1995 年,Gaumard 生产了一种代号为"蓝色 III"(Code Blue III)模拟器的产品,可使用电脑控制与模拟器进行互动。2000 年,Gaumard 生产了 Noelle,一种孕妇和新生儿分娩模拟器。2004 年,Gaumard 生产了无线成人人体模型患者模拟器 HAL(Gaumard, 2012; 图 3-1-7)。

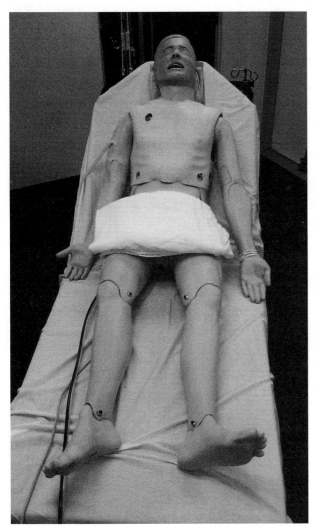

图 3-1-5　Laerdal SimMan 人体模型(照片由南佛罗里达大学的 Slone 博士提供)

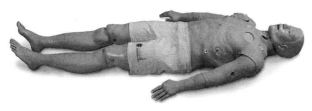

图 3-1-6　Simulaids 公司 Smart Stat 成人人体模型(照片由Simulaids 公司的 Warren Johnson 提供)

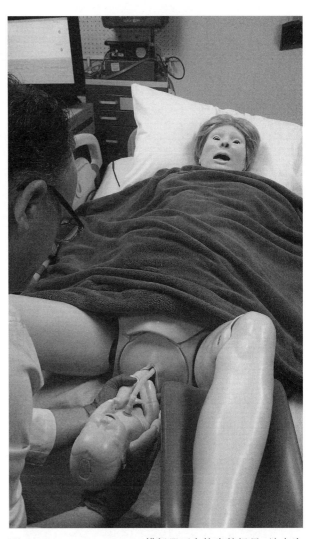

图 3-1-7　Gaumard Noelle 模拟器正在接生的场景,地点为南佛罗里达大学护理学院(照片由南佛罗里达大学的 Slone 博士提供)

高度复杂的 MedSim Eagle 和 METI HPS 人体模型都是非常昂贵的，售价约为 20 万美元。这使得他们的使用受到限制，只能提供给那些能够负担得起这个高价的机构。相比之下，Laerdal、Simulaids 和 Gaumard 人体模型的价格从 1 万美元到 4 万美元不等。尽管它们缺乏 MedSim Eagle 和 METI HPS 人体模型的复杂功能，但它们操作简单，而且其功能已能满足许多场景。它们的可购性和易用性为人体模型患者模拟器创造了一个更广阔的市场，而人体模型患者模拟器的普及也开始迅速扩张。METI 最初只生产 20 万美元价格的 HPS 模拟器，后来开发了急救护理模拟器（ECS）回应这个新市场。这个人体模型患者模拟器仍然包含了昂贵的 HPS 的基础生理模型，具有许多 HPS 模型的功能，但是为了在这个不断增长的市场具备竞争性，它的定价大约是 6 万美元（图 3-1-8）。

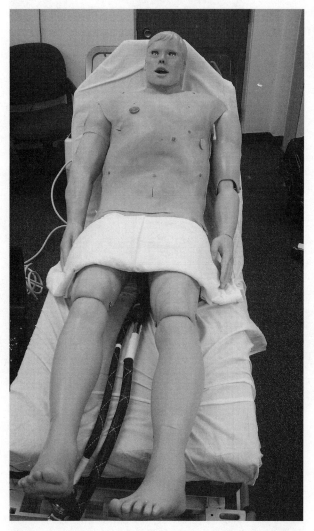

图 3-1-8　METI ECS 人体模型（照片由南佛罗里达大学的 Slone 博士提供）

无线人体模型（可以在没有电缆连接的情况下运行一段时间）的开发也有类似的情况。2004年，Gaumard 无线人体模型 HAL 上市（Gaumard，2012）。METI 开发了一个无线人体模型，保留了 METI ECS 模拟器的功能，可以在野外训练中使用。这款名为 iStan 的人体模型于 2007 年推出，其自备电源和置于腿内的压缩机使其完全实现了无线的功能（R.Blumberg, personal communication, August 1, 2012）。为回应无线人体模型的需求，Laerdal 开发了 Laerdal SimMan 3G，于 2010 年推出（C. Baker, personal communication, July 31, 2012；图 3-1-9 和图 3-1-10）。

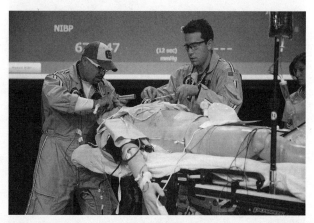

图 3-1-9　CAE（METI）无线人体模型 iStan 正在转运（照片由 CAE Healthcare 的 Kim Cartlidge 提供）

近年来，各种公司和机构之间专门为战争医学培训而设计的人体模型的竞相发展，又是一个有趣的故事。

Techline Trauma，始于 1993 年，是一个专门从事工程服务的高聚物实验室，生产了用于军事战争医学培训的人体模型 TOMManikin。由于具备在聚合物方面的专业知识，Techline Trauma 通过竞争获得了美国陆军的拨款，用以开发逼真的创伤模拟模型。该项目经过 3 年的发展，开发出了人们可穿戴的模拟伤口并且不需要额外的模具固定，就可以准确地模拟战场上最典型的伤口。2007年，Techline Trauma 实验室在特殊手术医学协会（Special Operations Medical Association，SOMA）会议上展示了他们的伤口模型，这些模型得到了很好的反响。2010 年，一名战斗老兵，空军作战搜索和救援队长 Keary J. Miller 中士，对 Techline Trauma 创建专门用于战争医学培训的人体模型这类产品产生了兴趣。米勒中士利用其作为一名伞降救援人员的丰富经验，设计了可以模拟军事医生最有可能经历的战斗伤亡的人体模型 TOMManikin，其可在最极端的物理条件下使用（D. Parry，personal communication，August 7，2012；Techline，n.d.；图 3-1-11）。

用以战争医学培训的 CAE Caesar 人体模型是由医学和创新技术整合中心（CIMIT）的一个由医生领导的工程团队发展而来。CIMIT 是波士顿教学医院和一流大学的一个非营利组织。21 世纪初，马萨诸塞州总医院的介入放射学家 Steven Dawson 博士和在德克萨斯州的萨姆•休斯顿堡培训陆军医务人员的讲师进行了讨论，当时，可用的模拟器还不够坚固，不适用于医护人员可能面对的严峻条件。CIMIT 团队致力于开发专门用于战争医学培训的人体模型，该模型可在严峻的条件下使用且坚固耐用。人体模型和训练系统被命名为战争医学训练系统（COMETS）。该项目最初的资金来自美国陆军远程医疗和高级技术研究中心（TATRC），但 TATRC 无法提供足够的资金来完成一个工作原型，于是 CIMIT 将这项技术授权给 CAE 医疗保健公司，促使 COMETS 发展成 CAE Caesar 人体模型，并在 2011 年新奥尔良医疗保健国际模拟会议上，使用民间和军事题材专家的专业知识对 CAE Caesar 人体模型进行了介绍（A. Rita，personal communication，August 15，2012；图 3-1-12）。

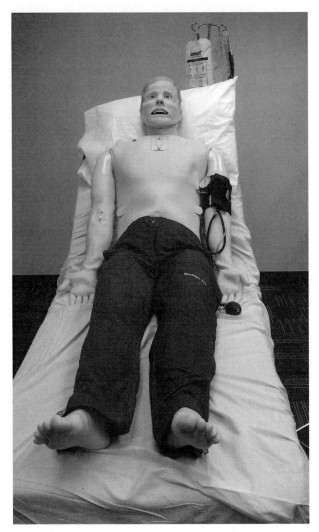

图 3-1-10　无线 Laerdal SimMan 3G（照片由南佛罗里达大学的 Slone 博士提供）

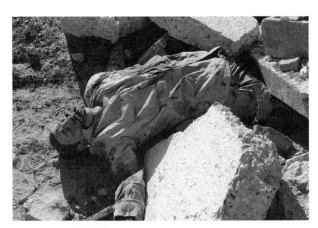

图 3-1-11　TOMManikin 被困在倒塌的建筑下面（图片由 Techline 的 Sr. Dave Parry 提供）

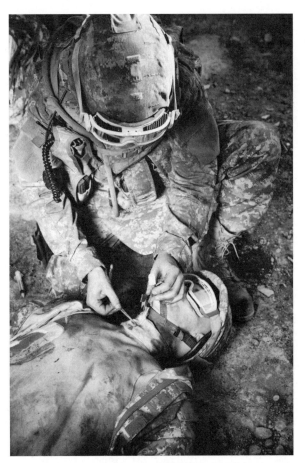

图 3-1-12　正在 CAE Caesar 人体模型上做环甲膜切开术（图片由 CAE 医疗保健公司的 Kim Cartlidge 提供）

另一家参与生产军事医学培训人体模型的公司是 Kforce Government Solutions, Inc.(KGS)，该公司生产了创伤 F/ X 这一系人体模型。这些人体模型坚固、无线，是 RDECOM-ARL-STTC 按模拟严重军事创伤目标而生产的。RDECOM 是美国陆军研究发展工程司令部，ARL 是陆军研究实验室，STTC 是模拟培训技术中心，负责未来培训和模拟技术的研究与发展，以提高士兵的效能。该中心位于佛罗里达州奥兰多市，汇聚了来自 STTC、ARL、陆军研究所（ARI）和佛罗里达中部大学模拟培训学院的工程师和科学家。多功能创伤截肢模拟器（MATT），是一个可以佩戴在人体身上的下肢模型，可逼真地展现复杂的下肢截肢过程。模拟器中内置了完整的动作动画，截除的肢体会以逼真的方式移动。这个下肢模型是无线的，可以远程控制。此外，用于战争医学培训的带气道的上身模拟器（AirwayPlus Lifecast Upper Torso Trainer）也是这个公司生产的。创伤 F/ X 产品荣获 2009 年、2010年、2011 年陆军模型、仿真和创新的最高功勋，并在 2011 年获得国家国防工业协会、培训和仿真的

最高荣誉和奖项（KGS, n.d.；C. Hollander, personal communication，August 30, 2012；图 3-1-13）。

2013 年，Gaumard 公司引入了战争模型 HAL，这也是为在严峻的环境中进行战争医学训练而设计的，并由航空医学研究实验室独立测试，以证明其可用于飞行中的训练。

控制人体模型模拟器的软件有一段历史。如前所述，METI 产品最初是基于一种相对复杂的基础生理模型，其他产品主要是通过手动调整生命体征和关键生理变量来操作的（参见下面的模型历史部分）。每种操作控制方式都有其优点和缺点。为了提供便捷的"插入数字"模式的操作方式，METI 推出了 Müse 软件，它使操作员能够即插即用，但保留了大部分基础的生理模型。此外，其他模型如 Laerdal 和 Gaumard，内置了一些生理模型，可以自动地改变一些参数，这样操作者就不必手动更改所有的参数来模拟特定的情况。最近，Gaumard 已经生产出自己的基础生理模型，可以作为许多新模型的选择。

此外，人们还认识到生命体征和生理学的一系列变化可以作为脚本，用来创造不同医疗情况的逼真场景。John Schaefer 博士与 Laerdal 合作，对 Laerdal 模拟器的软件进行了调整，以便编写程序生成逼真的生理学参数变化回应学生的操作。这有助于预先编写脚本的发展，用以逼真地回应学生的操作，而不需要在人体模型里内置基础生理模型。预写的脚本可以提供逼真的模拟（J.J. Schafer, personal communication，June 25, 2012）。因此，涉及模型的真实性和实用性，可以预先编写脚本是这些模型当前和未来的一个重要组成部分。精心预先编写的脚本可以准确地模拟真实的场景。

现代人体模型中出现的建模类型的历史

目前可用的大多数模拟器呈现出人工输入、物理建模和基于状态建模的混合。任何人体模型患者模拟器模型中哪一种类型的模型占主导地位是依赖于其模拟器背后的历史。一些最初制造的模拟器是用来训练麻醉住院医生的，这些模型制作上尽可能准确地体现人体生理学（麻醉相关）。计算机软件中内置了多种生理学和药理学的数学模型，用以计算一个真实患者如何在生理上对某些事件做出反应。例如，如果患者失去了几升的血液，模型就会有适当的脉率和血压的反应，脉搏

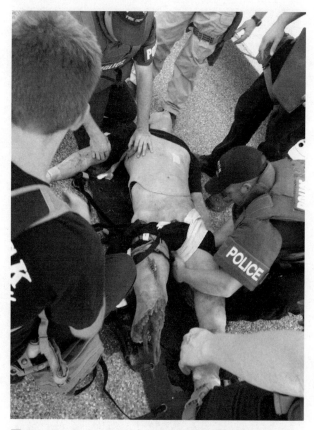

图 3-1-13　TraumaF/X 系列多功能创伤截肢模拟器和带气道的上身模拟器（图片由 KGS 的 Christina Witwer 提供）
作者：Ryan Lewis，出版商：特别救援策略咨询，版权日期：2013 年 6 月

会上升，血压会下降。不同类型的生理模型由斯坦福大学、加州大学圣地亚哥分校和佛罗里达大学创建（Cooper & Taqueti，2004；S. Lampotang，personal communication，July 18，2012），这些模型的创建是彼此独立的。最终，佛罗里达大学的模型成为 METI HPS 模拟器的基础，它在建模中考虑了多种生理参数，如全身血管阻力、静脉容量、液体量、肺顺应性等，从而构建了整体的生理模型（S. Lampotang, personal communication, July 18, 2012）。因此，在这个模型中，如果模拟器的呼吸停止，它会按照类似于真正患者的方式做出反应，最终会导致心脏停搏。如果改变一个参数，模拟器将会自动响应，会以计算机软件里基础生理模型编程为基础来改变其他变量（图 3-1-14）。

从另一个极端来讲，是基于在人工输入上的模拟器的进一步开发。对于这些模拟器，操作员可按照自己的意愿手动更改所有的参数。在 20 世纪 90

年代中期和 21 世纪初生产的 Laerdal、Gaumard 和 Simulaids 人体模型，有不同的心电图心律菜单和具备在不影响其他参数 / 变量的情况下改变脉率、呼吸频率和其他参数的能力（图 3-1-15）。

总结

人体模型患者模拟器的历史表明，在创建类似产品的过程中，多个大学和公司各自独立发展，这种竞相的发展贯穿于人体模型患者模拟器的历史中，甚至最近开发的用于战争培训的人体模型也有类似的竞相发展。如今，多家公司和大学似乎彼此独立地发展未来的人体模型患者模拟器。也许，不同实体之间的竞争是改进和创造未来产品的最佳驱动力，或者这些实体之间的更多合作将会更快地改进产品。那么未来是通过竞争还是通过合作而发展呢？只有时间能告诉我们答案。

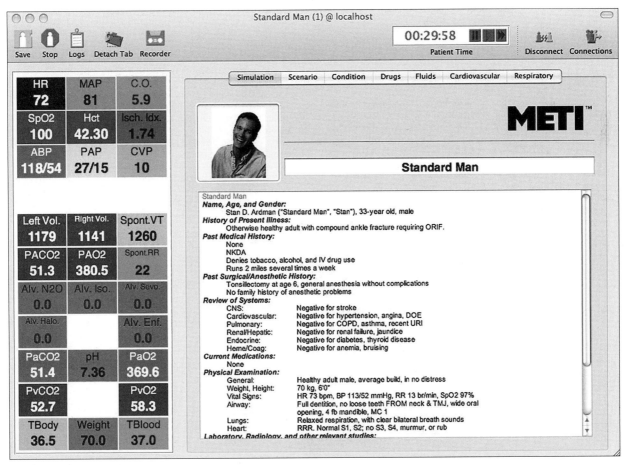

图 3-1-14　CAE METI HPS 导师屏幕（照片由南佛罗里达大学的 Slone 博士提供）

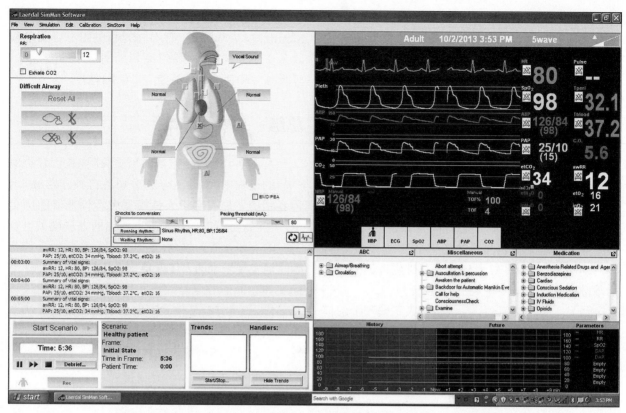

图 3-1-15　Laerdal SimMan 导师屏幕（照片由南佛罗里达大学的 Slone 博士提供）

参考文献

CIMIT: Center for Integration of Medicine & Innovative Technology. (2012). Retrieved from http://cimit.org/about.html

Cooper, J. B., & Taqueti, V. R. (2004). A brief history of the development of mannequin simulators for clinical education and training. *Quality and Safety in Healthcare*, *13*(Suppl. 1), i11–i18. doi:10.1136/qshc.2004.009886

Gaumard. (2012). *Gaumard history website: Our history of innovation*. Retrieved from http://www.gaumard.com/our-history/

Gaumard. (2013). *Combat HAL S3040*. Retrieved from http://www.gaumard.com/combat-hal-s3040/?utm_source=Gaumard+Scientific+Global+List&utm_campaign=63b108c140-Introducing_Combat_HAL5_9_2013&utm_medium=email&utm_term=0_9e05c233d8-63b108c140-301821342

KGS. (n.d.). *Trauma F/X*. Retrieved from http://www.kforcegov.com/TraumaFX/

Laerdal. (2012). *Laerdal history website: History*. Retrieved from http://www.laerdal.com/us/doc/367/History

Simulaids. (2012). *Smart Stat*. Retrieved from http://simulaids.com/smartstatinfo.htm

Techline. (n.d.). *TOMManikin: Techline trauma*. Retrieved from http://techlinetrauma.com/tommanikin.html

Wikipedia. (n.d.-a). *United States Air Force pararescue*. Retrieved November 24, 2012, from http://en.wikipedia.org/wiki/United_States_Air_Force_Pararescue

人体模型：术语、选择和使用

Frederick L. Slone, MD; Samsun Lampotang, PhD

作者简介

FREDERICK L. SLONE 南佛罗里达州大学（USF）Morsani 医学院高级临床学习中心的医疗主任，同时也是该校医学院的副教授。他退休前从事肠胃病学工作，并且非常成功，过去 8 年他参与了医学模拟教育，积极参与 USF 模拟教学认证的工作。他是第一批被国际医学模拟教育协会（SSH）认可的医疗模拟教育家（CHSE）。

SAMSUN（SEM）LAMPOTANG 发明了人类患者模拟器（HPS），是一种人体模型患者模拟器和支持网络虚拟的麻醉机的模拟组合。他的贡献涵盖物理 - 虚拟连续性模拟设备，包括混合真实模拟、使用人体模型进行临床团队训练，普适于移动设备的仿真模拟和建立广谱药效学模型。他的模拟成果得到了许多奖项的认可，包括 2007 届麻醉教育学会 / 杜克大学麻醉教育卓越与创新奖。

摘要

本章节主要定义和讨论了用于描述由电脑控制的程序化的人体整体人体模型的术语。讨论了高保真与低保真、高端技术与低端技术、生理建模、基于状态的建模、"即兴模拟"、手动输入、脚本和有限状态算法，以及它们与当今模拟器的结合使用关系。提供一种满足用户需求的人体模型选择指南，避免错误地判断人体模型功能，包括在购买人体模型时向制造商提出的问题。本节最后回顾了当前关于模拟器的各个方面的一些研究，并对人体模型患者模拟器未来的潜在发展进行了展望。

案例

苏珊的主要兴趣在高质量的循证创伤护理领域。作为一名对基于人体模型的模拟教学感兴趣的教员，她参与了多个沉浸式团队模拟。虽然模拟仿真中心的技术人员和工作人员都知识渊博而且乐于助人，但是她知道，学习人体模型相关术语和正确使用模拟教学程序中不同类型的设备对于获得他们的信任非常重要。如何熟悉基于人体模型的模拟语言？需要了解哪些信息来选择和使用人体模型？有这么多的选择，对于昂贵的、资源密集型设备的使用，如何开始呢？

引言和背景

由电脑控制的具有胸廓运动和脉搏跳动的人体模型现在正成为学校和卫生保健的标准配置。尽管它们无处不在，但仍有许多人对与这些设备相关的术语存疑。考虑到这些设备所需的费用，有必要确保参与选择和使用的人精通相关内容，从而做出合理的临床、教育和商业决策。在本节中，重点将是人体模型患者模拟器，而非专项训练模拟器或其他类型的模拟器。要讨论的主题如下：

1. 用于人体模型患者模拟器的术语，包括低保真度和高保真度，以及人体模型患者的建模

2. 人体模型的选择指南
3. 有助于塑造未来的现有研究
4. 人体模型患者模拟器的潜在未来

术语

低保真人体模型和高保真人体模型

在韦氏词典中,保真度的定义之一就是电子设备(如录音机、收音机或电视)准确地再现原始效果的程度(比如声音或图片)。这个词已经被一些文献用来定义(Phrampus, 2011)为某种多么接近真实的东西。在这些文献中,高保真人体模型和低保真人体模型是经常使用的术语,但对这些词语没有精确的定义。保真度(某物接近真实的程度)是连续的。举几个例子来说明这个连续性。充气塑料"娃娃"是一个低"保真度"产品,而目前可用的最先进的人体模型患者模拟器(例如: Laerdal SimMan 3G, CAE Healthcare HPS, GaumardNoelle)为"高保真"产品。在这两个极端之间具有不同功能的多个人体模型产品。没有精确的界线区分"高"保真度和"低"保真度。因此,描述产品的功能比使用高保真或低保真这种非特定术语更好。

保真度也可以被看作是概念性或经验性的术语,如此看来,它往往与技术无关。通常使用"低端"技术或"高端"技术,而不是"低"保真或"高"保真。在这个术语里,技术指的是任务训练器、模拟器或使用的其他技术,而保真度指的是学员看到的整个场景的真实性(见第8章第八节,知识框:帮助学生购买仿真)。下面的例子进一步说明了这个概念。

如果一个场景模拟只使用一个监控画面描绘生命体征,其余的场景内容由叙述者口头描述,这就被称为低端技术。然而,对于学习者来说,对生命体征的叙述和描述可能是非常真实的场景,因此对学习者来说是一个高保真的场景。在另一种相反的情况下,一个场景可能包含最高端技术的人体模型患者模拟器,但创建一个完全不真实的学习者的场景。这将是"高端"技术,但对学习者来说是"低"的保真度。在最低端技术(或最低保真度)和最高端技术(或最高保真度)之间是一个连续区间。由于技术(或保真度)是主观的,根据用户或学习目标不同,没有明确区分低与高的界线。

人体模型患者模拟器的建模

常被错误理解或错误解释的一个与人体模型患者模拟器有关的术语是"生理建模"。下面是关于**人体模型患者模拟器**使用术语的示例:

1. **人工建模**(Lampotang, 2008;其中一些术语是手动输入,作者认为是一个比较有用而准确的术语;S. Lampotang,个人观点,2012年7月18日)

2. **生理建模**(Lampotang, 2008; Smith, 2008;或建立生理学原理基础上的"数学建模";S. Lampotang,个人观点,2012年7月18日)

3. **基于状态的模型**(Smith, 2008;也被称为有限状态算法或脚本;J.J. Schaefer,个人观点,2012年6月14日; S. Lampotang,个人观点,2012年7月18日)

4. **即兴模拟**

在手动输入中(作者喜欢这个词甚于人工建模),操作者可以"插入"任何给定参数的值,而不管这将如何影响其他参数。例如,如果操作者将呼吸频率设定为0,那么在真人,这种频率最终会影响那个人的脉搏、血压和心律。然而,在手动输入中,脉搏、血压和心律将保持不变,直到操作者改变。另一个例子是设定一个患者血压180/100、窦性心律,然后改变心律至窦性心动过缓,心率30/min但保持血压在180/100。这可以通过手动输入来完成,但不会模拟真实情况。

"即兴模拟"是一个常用术语。对于大多数用户来说,这意味着当场景展开时,根据操作者对新参数应该是什么的感知,通过手动输入改变人体模型的参数,这取决于学习者的行为。参数是否以实际的方式改变,完全取决于操作者的知识和观察技能。这种方法的问题包括在教育工作者之间操作场景的方式不一致,分散教育者放在教学上的注意力,并且可能输入错误的信息。

生理建模,与手动输入相比,一个参数调整后,以生理性的方式自动调整其他变量。举个例子,如果呼吸频率设定为0,脉搏最初时开始上升,最终,当患者严重缺氧时,脉搏会急剧减慢,在某个时候患者会心脏停搏。人体模型将以真实的方式对参数的任何变化作出相应的生理反应

基于状态的建模,是场景编写人员将模拟器编程为某种状态,然后响应输入并转换为另一种状态。当前市场上的大多数模拟器都具有在操作方案之前由操作员编写和编辑场景的能力。在编写脚本时,场景编写人员将为场景开始时需要模拟的参数分配初始值,然后根据学生的操作或基于时间或某种事件(例如药物浓度达到预设阈值后),场

景将过渡到操作者已预先编程好参数的下一个"状态"。通过操作者仔细编写的脚本，人体模型可以重现脚本的准确生理反应。

手工输入的优点和问题

手动输入模拟器很容易实施"即兴模拟"，因为操作者可以随时通过鼠标点击快速插入任何心律、心率、血压等。然而，其中一个缺点是它反应的情况不真实，比如 10 分钟前已停止呼吸但仍有正常脉搏和血压的模拟器。这种模拟器虽然易用但伴随着负面教学的风险，因为人体模型的反应取决于操作者的知识和观察技能。如果操作员手动输入不正确的人体模型反应，学生可能会将学习到的错误内容运用到实际患者身上（Lampotang，2008；Smith，2008；S. Lampotang，个人观点，July 18，2012）。另一个缺点是难以在短时间内改变所有参数。例如，如果呼吸频率发生变化，这可能影响脉搏、血压、呼气末二氧化碳、心律和肺动脉压力。用人工手动输入来准确快速地改变所有这些是困难且具有挑战性的，这可能会产生不切实际的模拟。一个很常见的例子是将患者模拟器设置为心脏停搏或室颤，此时需要立刻改变多参数，如血压、血氧饱和度和肺动脉压为零，以达到模拟的真实性。为了解决这一问题，操作者先在人体模型患者模拟器的软件中创建一些潜在的生理状态作为一种快捷方式。例如，在使用 Laerdal SimMan 时，如果模拟器设置到心搏停搏，人体模型的血压、脉搏、血氧饱和度，等参数都会归零来模拟这一状态，而无须操作者手动更改所需的参数。这是一个将模拟器先内置某种真实生理状态，而大部分时间仍需操作者手动输入的一个例子。另一个有助于体现手动输入更真实特点的方法是创建一个在一段时间内发生的变化。例如，如果操作者希望脉搏逐渐改变，从 180 到 80，超过 2 分钟，这时操作者可以在人体模型上使用手动输入建模。

生理建模的优点和问题

建立在生理模型基础上的模拟器也有自己的优点和问题。CAE 医疗模拟器，HPS，ECS 和 iStan 都是建立在某种潜在生理模型基础上的模拟器（S. Lampotang，个人观点，July 18，2012）。其优点如下，在生理建模中，模拟器将以生理反应方式自动响应学生的操作，而操作员不必在此响应中编程或创建任何附加建模，多个变量会自动改变，不需要

手动调整，这保证了对学生的操作做出一致的反应。它还允许教师专注于教学，而不因为要手动更改模拟器上的参数而分心。然而，生理建模也有他们自己的一系列问题。例如，这些模型的血压计算是基于多种因素，如液体量、全身血管阻力、静脉容量等等，是这些参数的"副产品"。因此，作为一个操作者，你不能"插入"任何你想要获得的血压，必须控制液体容量、全身血管阻力等参数来获得想要的血压，有时这就很困难和耗时。此外，目前还没有完全准确的生理模型。由于真人的复杂性，目前的生理模型有"差距"，即在特定情况下，模拟器难以达到与真实的患者反应一致。

为了将手动输入和潜在的生理模型结合起来，METI（后来的 CAE 医疗）创建了 MüSE 平台，它允许系统涵盖生理，允许操作者置入他们想要的任何参数。这使得模拟器同时具有生理建模和 / 或手动输入的特点。

Gaumard 最近生产出了一些人体模型模拟器，它可以通过操作者手工输入，又可以在后台运行潜在的生理模型。当然其他许多人体模型都潜在有一定程度的生理建模。例如，如果心电图显示为心脏停搏，血压和脉搏会自动归零，这代表了一定程度的生理建模。将人工建模和生理建模结合的一个潜在缺点是产生不真实的情况。例如，如果呼吸频率是每分钟 2 次，而脉搏设定在 80，这是一个不真实的情况，呼吸频率或脉搏都必须改变才能更真实。因此，混合人工建模和生理建模有一定的局限性。

基于状态建模的使用

现如今提供的大多数人体模型患者模拟器都可以通过编写一个脚本来创建一个场景状态，这种建模称为基于状态的建模。模拟器可以通过脚本根据学生的操作或时间的推移从一个场景状态转变为另一个场景状态，并且所有所需的参数都可以脚本化地同时改变，模拟一个真实的生理反应。趋势处理程序和事件处理程序也用于基于状态的建模中。John Schaefer 博士为 Laerdal 人体模型创建了趋势、事件处理程序，使其血压、脉搏和其他参数发生趋势化变化的能力，从而可以模拟一个给定输入的生理反应（J.J. Schaefer，个人观点，June 14，2012）。通过添加多个趋势、事件处理程序，可以获得逼真的生理反应。下面的插图将有助于解释这一概念。如果当 SpO_2 从 99% 降到 94% 时，一个趋势处理程序会用超过 2 分钟的时间来改变心率，每

分钟改变 30 次,而另一个趋势处理程序在失血超过 1L 时用超过 2 分钟的时间提高心率,每分钟 15 次。如果上述两个事件同时发生,计算机会将这些影响加到一起,创建一个心率参数的自动变化,用来解释两个事件而无须在程序中专门编写这些参数。以这种方式建模,模拟器可以根据发生的事件自动改变参数来作出相应的生理反应。基于状态建模的准确性依赖于编程者编写程序的专业知识和学识(图 3-2-1~图 3-2-5)。

确定选择人体模型患者模拟器中可用的建模类型

目前,大多数模拟器具有手动输入、基于状态的建模和一些基础生理建模的能力。关于基础生理建模的程度,产品间的差别很大。CAE 医疗模型最初是建立在相当程度的生理建模的基础上(S. Lampotang,个人观点,2012 年 7 月 18 日),所以他们往往有比其他产品更多的这种潜在的生理反应,但其他模型也建立在一定程度的生理模型作出潜在的生理反应。最近,Gaumard 为他们的很多产品创造了一个软件包,里面含有一个基本的生理模型来补充他们人体模型的手动输入建模。

消费者选择人体模型患者模拟器需要了解哪种类型的建模最能满足他们的教育目标。对于许多使用模拟器的人来说,人工建模足以满足他们的教育目标,不需要更复杂的生理建模。

具备一定程度的基础生理建模是有用的,因为模拟器可以自动响应各种操作,节省时间和精力,不用尝试在这些变化中手动输入或编程。此外,这些模型可以正确地作出相应的参数变化,如肺动脉压力,操作者即使可能不熟悉手动输入的知识,仍可以在场景中创建更真实的流程。正如前面提到的,缺点是因为真实生理的复杂性,生理建模无法准确地表示。然而,有时模型的反应可能是出乎意料的,但却是真实的!例如,这篇文章的第二作者在科罗拉多的韦尔观察到一个巧合,METI HPS 竟然过度呼吸,这是一个继发于在韦尔高海拔下较低氧分压下恰当的生理反应(S. Lampotang,个人观点,July 18, 2012)。

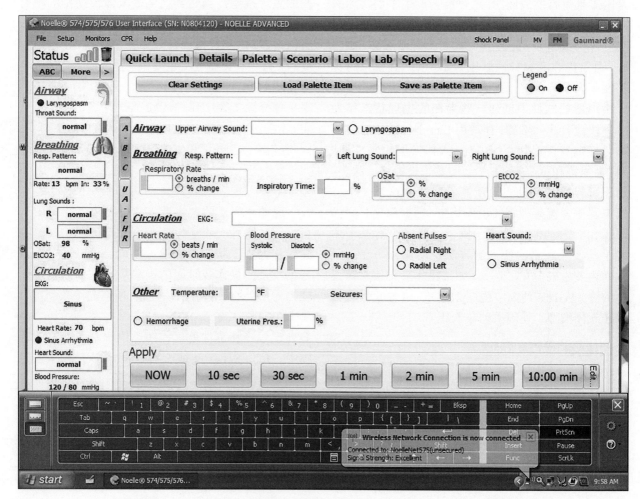

图 3-2-1　Gaumard Noelle 的操作者界面(照片由南佛罗里达大学的 Slone 提供)

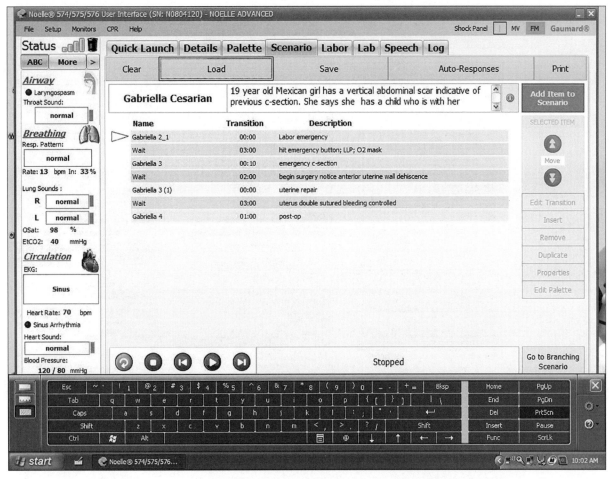

图 3-2-2　Gaumard Noelle 模拟情景设置界面（照片由南佛罗里达大学的 Slone 提供）

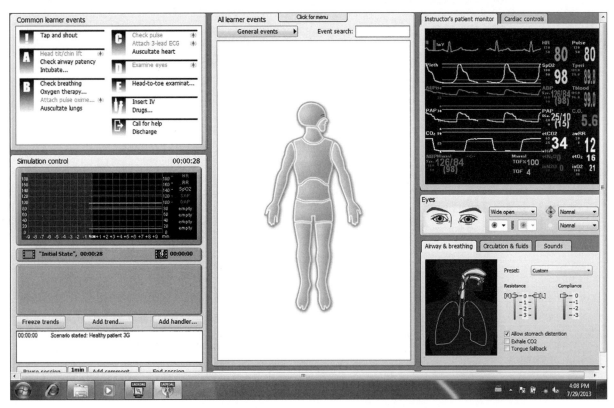

图 3-2-3　Laerdal SimMan 3G 操作者界面（照片由南佛罗里达大学的 Slone 提供）

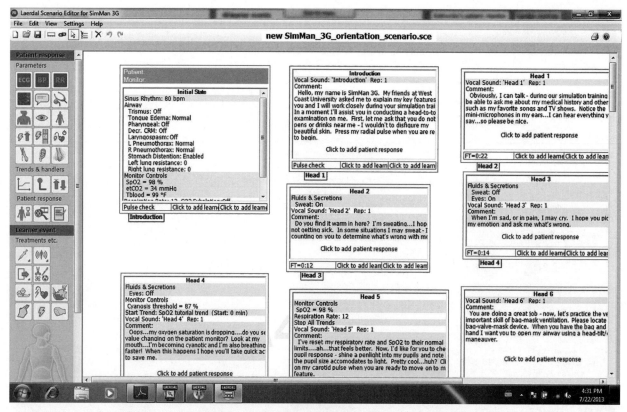

图 3-2-4　Laerdal SimMan 3G 编辑界面（照片由南佛罗里达大学的 Slone 提供）

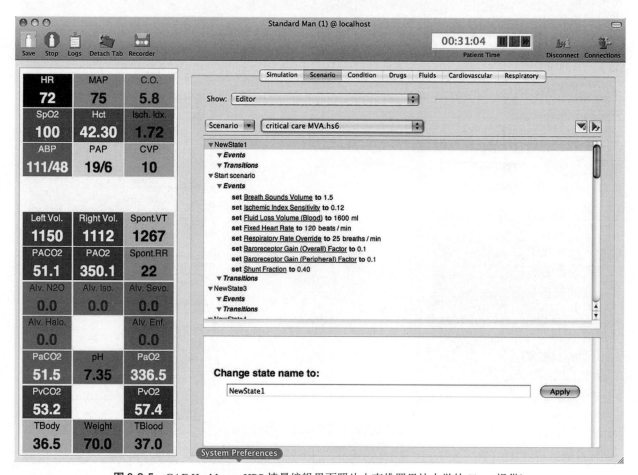

图 3-2-5　CAE Healthcare HPS 情景编辑界面照片由南佛罗里达大学的 Slone 提供）

确定模拟器是否具有基本生理模型

模拟器中是否具有基本生理模型可以测试。你可以手动改变一个参数，然后观察其他变量是否以真实的方式改变。例如，当呼吸频率设置为零时，其他变量，如脉搏和血压应该开始改变，最终，模拟器应该进入完全心脏停搏的状态。如果这没有发生，那么很可能根本不具有基本生理模型。通过改变各种参数，用户可以评估在模拟器软件中建立了什么类型的生理反应，哪些参数会触发其他变量自动改变。

手动输入的隐患

手动输入的隐患已经在前文简要讨论了，但值得再次强调一下：它存在使学生面临负面教学的可能性（Smith，2008；S. Lampotang，个人观点，July 18，2012）。不同的教育工作者对特定的生理反应可能对任何给定的输入有不同程度的理解，教师可能会无意地一次输入，教给学生一个不正确的反应。此外，既要手动运行模拟器又要教学对任何导师都是一个挑战。基于具有基本生理建模的模拟器可以在一定程度上绕过这些问题，通过自动响应学生的操作，省去了教师手动输入响应的需要，从而消除了教师间的差异。不幸的是，目前生理建模尚不能全面模仿真正患者的生理反应，所以可能会产生不真实的反应，理想的生理建模还有待开发。

预编模拟场景（基于状态的建模）

基于状态的建模可以用来创建一个对学生的操作响应非常一致的模拟器，他甚至在某些情况下消除掉教师的作用。（J.J. Schaefer，个人观点，June 14，2012）。

每个大公司都有预编模拟场景和模拟器教学材料。写入程序的场景代表基于状态的建模，并且由于所编程的场景的复杂性和完整性，这些程序具备逼真地模拟实际患者的能力。其中一些程序是在程序员与相应知识专家的帮助下编写的，然后进行调整以模拟一个真正的患者（J.J. Schaefer，个人观点，June 14，2012）。这些场景的生理真实性在很大程度上取决于谁创建了场景，以及在创建、验证和调整场景中投入了多少时间和精力。预编模拟场景另一个方面是可以在没有导师存在的情况下使用他们训练或测试学生。技术人员可以将这些场景加载到模拟器中，然后场景/程序将自动运行，通过模拟器的传感器检测到学生的操作，技术人员

预编的模拟场景会自动响应。这些程序可以计算出学生测试的得分情况或创造一个汇报日志来告知学生哪些行为是正确的，哪些行为是不对的（J.J. Schaefer，个人观点，June 14，2012）。每个企业可以指引用户在人体模型上安装自己可用的程序。不幸的是，消费者很难弄清楚编写模拟场景的复杂程度和专业知识。在将来，作者希望用户能够评价各种可用场景以引导未来的用户作出相应的选择。

在预编场景的情况下，手动更改参数或变量可能否定场景的生理准确性。许多这种预编场景都是在没有操作员手动输入的情况下运行的，事实上，在运行时它们将锁定操作员输入。因此，对于选择这些预编场景的消费者来说，购买前在学员中验证此运作方式是否达到他们的预期目标是很重要的。

人体模型的选择

下面这些常见问题对人体模型的选择提供帮助。
1. 人体模型有助于实现这个项目的教育目标吗？
2. 手头上有运行和支持人体模型所需的人力资源吗？
3. 人体模型的维护成本是多少呢？
4. 运行人体模型所需的额外配件是否包含在购买价格内？
5. 手头上有哪些类型的软件产品可供人体模型使用？
6. 这个人体模型的采购总成本是多少？

人体模型的选择因素

选择一个人体模型来满足教育目标

在选择人体模型时，重要的是考虑谁是学员，哪些教育目标需要得到满足。下面是选择人体模型满足特定教育目标的一个例子。在 68 Whiskey 陆军战斗医学课程中，有特定的教育目标需要得到满足。此培训必须在严峻和极端的环境中进行，包括止血带放置止血和针刺气胸减压，而听诊器的使用不是教学要求的一部分。因此，此人体模型必须能够在极端严峻的环境下复制出被止血带控制出血，呼吸音和心音是没有必要的。有特定的人体模型满足这些目标。购买有许多额外功能的、但不能忍受极端环境的其他人体模型，对特定的教学目标来说是不恰当的。虽然目前市场上的人体模型可能功能广泛，但可能只是其中一个特性对所需的教育目标非常重要。例如，如果抽搐的拇指是学习如何在麻醉中监测神经肌肉阻滞一个重要的教育指

标，那么人体模型就需要有拇指抽搐这一功能，这样才能满足所需的教学目标。用户评估功能的真实性以确保其达到教育目标是很重要的。以下是一个真正的例子，一个机构在购买前不评估人体模型的功能特性是否满足他们的教学需求，当地的一个 EMS 项目购买了一个非常昂贵的人体模型 EMT，用于急救人员对心脏停搏发生时的演练。令人遗憾的是，此人体模型不能真实反应胸外按压的准确性，造成了负面的教学结果，导致学生胸部按压技术不好。这使得这个人体模型对该课程无用。在购买之前只需花 10 分钟评估人体模型胸部按压这一功能就可以节省数万美元。

为了满足各种教育目标的需要，一系列的人体模型已经被开发出来。可用的人体模型包括新生儿模型、婴儿模型、儿童模型、成人模型、产科麻醉培训模型、专为使用真正的吸入麻醉药和挥发罐的模型和旨在培养医务兵的模型（图 3-2-6～图 3-2-14）。

人体模型有的是有线的，有的是无线。为了选定最需要的人体模型，可以在本教材的线上补充材料中找到额外的技术信息。网址是 http//www. ssih.org/news/defining-excellence。

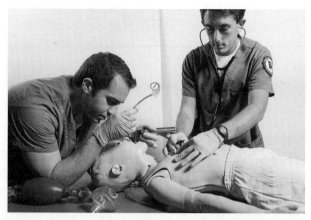

图 3-2-7　正在给 CAE healthcare PediaSIM 做气管插管（照片由南佛罗里达大学的 Slone 提供）

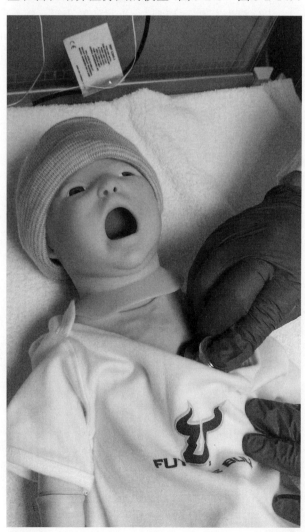

图 3-2-6　南佛罗里达大学护理学院新生儿检查（照片由南佛罗里达大学的 Slone 提供）

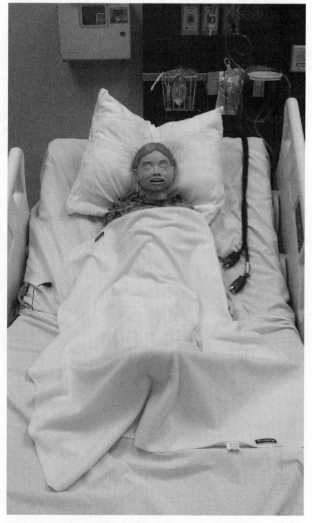

图 3-2-8　Laerdal Sim 老年人体模型躺在医院病床上（照片由南佛罗里达大学的 Slone 提供）

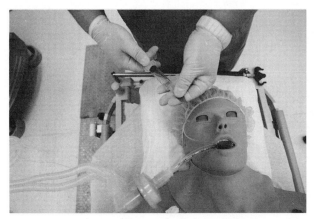

图 3-2-9　CAE 医疗 HPS 作为麻醉模拟场景的一部分（照片由 CAE 医疗的 Kim Cartlidge 提供）

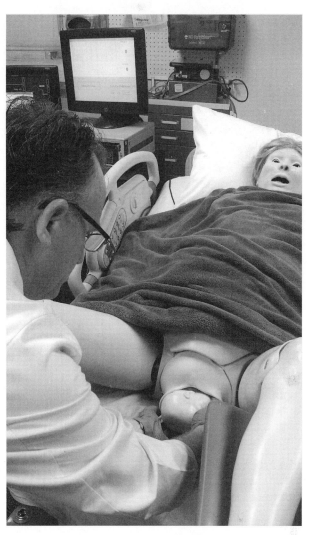

图 3-2-12　佛罗里达大学的人体模型正在分娩（照片由南佛罗里达大学的 Slone 提供）

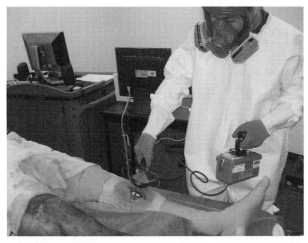

图 3-2-10　CAE 医疗 iStan 用于灾难演习（照片由南佛罗里达大学的 Slone 提供）

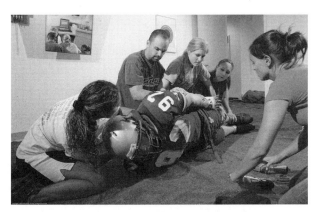

图 3-2-11　CAE 医疗 iStan 用于南佛罗里达大学运动员训练下的模拟（照片由南佛罗里达大学的体育部提供）

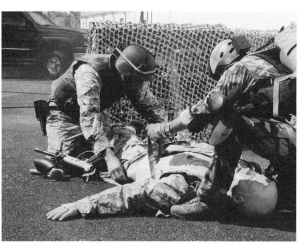

图 3-2-13　Simulaids Smart Stat 成年人体模型在模拟战场情况（照片由 Warren Johnson 提供）

第 3 章 · 模 拟 系 统

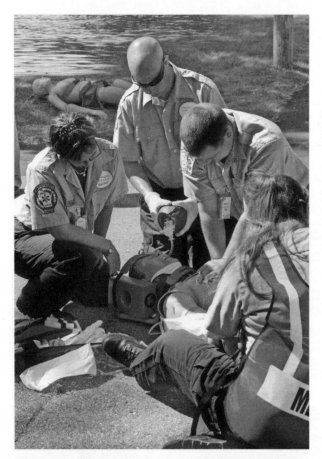

图 3-2-14　Simulaids Smart Stat 人体模型在创伤模拟场景（照片由 Warren Johnson 提供）

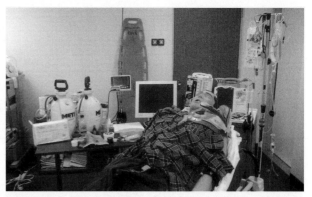

图 3-2-15　CAE 医疗 iStan 展示了在创伤抢救时需要的部分设备（照片由南佛罗里达大学的 Slone 提供）

维护成本

保养或维修费用会很高，在购买人体模型时必须考虑。除了支付维护合同的费用外，还必须考虑其他因素。

- 采购价格是否包含保证期内的维修成本？
- 每年的维护合同成本是多少？合同涵盖预防性维护还是仅仅维修？
- 如果一个人体模型坏了，是制造商派技术人员到采购机构，还是人体模型必须被送回到制造商那里？
- 维修它需要多长时间？
- 人体模型需要维修时，制造商会提供一个备用人体模型吗？如果是，那么这个需要付钱吗？
- 技术支持能通过电话很快的解决问题吗？
- 将人体模型寄回到厂家意味着人体模型将缺失几周的时间并且打乱模拟训练日程。拥有备用机、可供替换的模型以及快速修复对于任何课程来说都是至关重要的，这些也将算在人体模型的总成本中（图 3-2-16）。

模型配件

无论何时购买模型，都必须知道是否需要不包含在采购里的其它运行模型的配件。一些关键的问题如下：

- 患者监护仪包括在采购价格里吗？
- 人体模型需要一个压缩机来进行操作吗？这包括在购买价格中吗？
- 附属电缆、以太网软线或其他操作人体模型的连接设备或模拟时可能用到的与临床监视器的接口，是否包含在采购价格里？

一些模型用真正气体来进行麻醉训练。比如，HPS（CAE 医疗）是使用氧气、氮气、二氧化碳或氧

人力资源

人体模型的设置、操作和维护都需要专业的人员。随着人体模型的复杂性增加，培训人员所需的时间也随之增加。诸如出血和分泌物等特性需要更多的时间和专业知识来创建和维护。这些人员需要适当的培训和为正确地安装、操作和维护人体模型留出时间。在购买任何人体模型时，人员的成本和可用性必须考虑到。许多机构已经从经验中学习到，仅仅把钱花在一个高科技人体模型上，而不提供相应的专业人员将成为一个回报最小的投资（图 3-2-15）。

关于操作人体模型人员的培训，应向制造商询问以下问题。

- 培训是否作为人体模型的购买价格的一部分？
- 采购机构是否提供培训，或要求该机构派遣其人员举行相应讲座？
- 谁支付差旅费用？
- 在线教学是否可行，它有成本吗？
- 有针对人体模型更新和升级的培训吗？

化亚氮。在购买这种类型的人体模型之前，模拟实验室必须配备适当的储气罐、所有合适的气体管道和连接架，以及适当通风的房间和废气排放系统。这些配件显著增加模型成本（图3-2-17）。

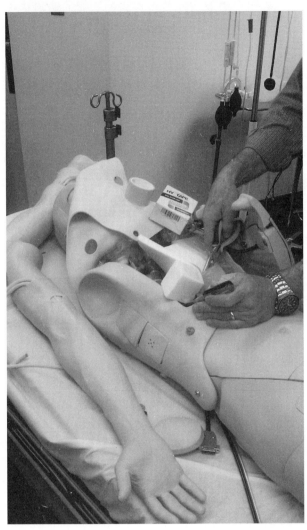

图3-2-16　Laerdal SimMan 正在接受维修（照片由南佛罗里达大学的 Slone 提供）

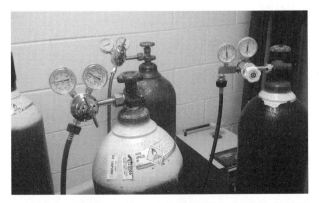

图3-2-17　CAE 医疗 HPS 人体模型需要用到的气体减压阀、氧气、氮气以及二氧化碳（照片由南佛罗里达大学的 Slone 提供）

人体模型的软件产品

目前，人体模型里已经包含一系列可用的软件或者可以另外购买相应的软件。这类软件可以简单地为人体模型事先写好剧本，也可以在人体模型里呈现整个教学计划或课程。一些更复杂的软件，可以是多媒体演示教育目标，为学生构建一个自主学习模块，可以由教师使用或在教师不在的情况下由技术人员使用。设计这些模块的目的是在拥有最少教师的情况下为大量学生实现特定的模拟教学目标（J.J. Schaefer，个人观点，June 14, 2012）。目前，在现有的软件产品中存在着广泛的复杂性，用户在购买之前对该软件进行评估是明智的。好的软件程序可以为人体模型购买带来显著的价值。我们希望在不久的将来，会有一个网站专门提供不同软件程序的使用评价来帮助指导其他用户的选择，这些软件程序能够给他们购买的人体模型增加价值。

总成本

在确定人体模型总成本时，必须将人员成本、维护和维修、额外的配件和软件产品加到初始购买价格里。总之，则是要以最低的成本构面符合学习目标的人体模型，达到一个很好的投资回报（ROI）。

购买人体模型的其他考虑

人体模型的耐用性

人体模型的耐用性是很难获得的信息。最好的做法是与使用同样人体模型的机构联系，并询问产品的耐用性。有些型号相当耐用和易于在没有技术人员帮助的情况下进行现场维修；而另外一些型号经常损坏，很长时间都无法使用。作者希望将来有一个消费者报告型网站来帮助购买者了解耐用性问题。

新的人体模型的初始设置

重要提示：当供应商来设置模型时，最好有负责人体模型操作的人在场。此人可以在安装过程中询问适当的问题，帮助设置代码和密码，并标记和/或存储附件，以便稍后可以容易地找到它们。

向人体模型安装监护设备的能力

不同的人体模型产品与实际的临床监护设备有不同的连接能力。例如，一些人体模型能连接临床上用的氧饱和度仪，并且将氧饱和度的脉搏描记图真实的显示到监护仪上。大部分的人体模型不能连接氧饱和度仪，而必须使用"氧饱和度模型"模拟而显示在临床监护仪的 LED 屏幕上。同样的，一些人体模型可以连接真实的 12 导联心电图机，在监护仪上生成 12 导的心电图，然而大部分人体模型只能通过模拟显示在临床监护仪的 LED 屏幕上。如果使用实际的临床监护仪是培训的一个重要教育目标，那么在购买特定的产品前询问这项功能就非常重要了（图 3-2-18）。

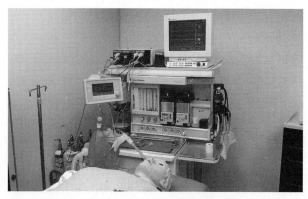

图 3-2-18　CAE 医疗 HPS 人体模型接到临床用的麻醉机和监护仪上（照片由南佛罗里达大学的 Slone 提供）

功能性与功能的真实性

人体模型制造商和制造商代表都会有一份人体模型能够完成的功能清单。但是这些功能的真实性在不同的产品间差别比较大。有些时候，这些功能的真实性很差以致产生负面的学习状态。比如，如果一个人体模型的胸外按压太容易或太难，这会导致学生在真实患者身上胸外按压的效果不好。描述任何特定功能的真实性都是非常重要的，只有使用者才能充分地判断某特定功能的真实性，其能否充分地满足他们的教育目标。因此，有经验的用户强烈建议花时间去一个感兴趣的人体模型的机构，亲自体验模型身上所需功能的真实性。一些人可能会发现他们感兴趣的设备已经在同一机构的另一个部门使用了，因此，在购买设备之前花时间进行充分调查将节省时间、金钱和挫折感。

当购买者与用户不相同时

购买一个人体模型时，当购买者不是人体模型的用户时，可能会产生问题。在许多大型机构中，人体模型的购买者可能是财务办公室人员，对人体模型的任何细节一无所知。因此，用户和购买者之间的沟通必须非常明确。以下是有经验的老用户关于避免此类问题发生的建议。

- 用户必须充分地与买方沟通，是否有任何操作人体模型需要的配件没有包含在人体模型购买中。同样，购买者必须清楚人体模型

的购买价格包含哪些产品。
- 用户和买方必须就服务和 / 或担保合同的细节进行沟通，每一项都需要在合同签署前得到关注。
- 用户需要与购买者讨论制造商的账户抬头如何填写，并清楚地描绘哪个部门购买的人体模型和谁将是该特定的人体模型的联系人。当同一机构内的不同部门从同一家公司购买多个相似的人体模型时，公司可能无法区分人体模型属于哪个部门，而每个部门都有联系人。这时，可能会出现混乱。例如，一个部门需要的替换手臂被发送到另一个使用同一类型人体模型的部门，该部门不需要替换手臂。结果花了 3 个月的时间才将替换手臂重新送到需要它的部门。

有经验的老用户教给人体模型用户的最后一个小技巧

购买前试用产品。如果有必要，去另一个机构试试。要谨慎地听取供应商提供的参考意见，因为他们会提供与他们最相关的内容，可能偏向某一特定产品。大多数人体模型用户会欢迎其他用户在他们的机构试用人体模型。SSH 服务列表是一个很好的方式，可以就近找到使用特定人体模型的用户。这些产品和昂贵的汽车一样贵，如果你打算买一辆价值 80 000 美元的汽车，那么在购买之前，先看看各种各样的汽车和"试驾"汽车是明智的。

此时，彼地：如何继续改进或者保持我现有的成果？

模拟技术的现状和发展趋势及其在人体模型中的应用

患者间的差异性

仿真建模是基于当前理论上的正常人的概念，即"标准人"。例如，人体患者模拟器（CAE 医疗，Sarasota，FL）的绰号是"斯坦"，基于法人 Stan D. Ardman，全称包括中间的字母拼出的"标准"的人。我们可以说，目前还没有患者间差异性的模型驱动的人体模型患者模拟器。这意味着，如果在一个没有患者间差异的人体模型身上运行剧本，如果学员的干预相同或者未干预，那么剧本中生命体征和其他症状每次将会完全一致地展开（变化的大小和顺序）。

为何要考虑患者间差异可能是如下的一些原因：

a. 真实的患者间确实存在差异性，比如不同种族对药物的差异性，如丙泊酚（Ortalani et al.，2004）和种族内不同人群对药物的差异性，如红色头发的人对麻醉药的需求量更大（Liem et al.，2004）。

b. 一个新手在标准模型学习（无论是在一个人体模型患者模拟器或基于屏幕的模拟器）并且重复运行一个脚本后可能会错误地得出结论，就是患者对他们的反应都是一致的，会无意识中对标准模型中编程的默认参数烙下烙印。

c. 一个经验丰富的临床医生反复练习一个场景时，如果模拟器的反应可以准确地预料到的话，练习者可能不会在后续的运行中遇到问题。

通过使用非白种人的人体模型患者模拟器，对人体模型实现多样性正在做努力。例如，Laerdal 提供一些浅色的、棕褐色和棕色的皮肤色调的人体模型和 CAE 的医疗保健将很快在其产品线提供不同的皮肤颜色的选择。然而，根据目前我们从制造商那里得到的信息，这些模拟器内在基础模型的差别仅仅在皮肤颜色的深度上，因为这些模拟器内在基础的模型还是建立在白人患者来源的数据上，不能真正反映种族间和种族内部的差异，至少在药代动力学和药效动力学上（PK/PD）如此。

显示患者间药代动力学和药效动力学差异的模型已经发展起来了（Yavas et al.，2008），可以免费在虚拟麻醉机网站（Virtual Anesthesia Machine website，http://vam. anest.ufl.edu/wip.html）找到，比如丙泊酚的 PK/PD 模拟（Lampotang et al.，2006），其他的还在发展当中。我们预计，最终人体模型模拟器将提升，患者间的变异会编入它们的 PK/PD 模型作为默认或可选功能。

解剖的保真度

在目前使用的人体模型模拟器中，解剖的保真度可能决定人体模型的形状。比如，机电及电气设备可能需要安装在一个假人躯干，这些设备的形状因素可能需要躯干要比平常大或不相称。如果学习的目标预期不依赖于模型的解剖保真度，那么它的内部构造或者工程类数据需要保证好。但是因为人体模型模拟器和部分任务训练器间的界线已经变得模糊了，例如，使用 Heart-Wor 和 Vimedix 人体模型来作为程序性的模拟器，所以人体模型解剖保真度的要求会越来越明显。在一些需要像中心静脉操作和

行脑室引流术的程序性模拟器，解剖保真度是很重要的，因为学员会依赖解剖标志如锁骨和胸骨切迹来决定穿刺进针点或者瞳孔中线的位置来钻颅骨。

医学成像、3D 技术、跟踪和快速成型（3D 打印）技术的进步使得建立一个人体模型成为可能，而人体模型实际上是人的复制品而被用作模型。解剖高保真模型最近已投入使用并被证明能提高锁骨下中心静脉通路的技能。这些模型采用混合真实技术，被称为混合模拟器，因为它们是无缝集成虚拟组件的物理组件（Lampotang et al.，2012，2013）。例如，它们包含解剖学上真实的物理成分，如头皮、头骨、皮肤和肋骨。相应的软组织，如静脉、动脉、肺、脑室和其他大脑内部成分都是虚拟的，根本不占据任何物理空间。由于混合模拟器是可行的，人体模型将来的合理发展包含符合解剖学的外壳（可能通过 3D 打印）和外壳下解剖上正确的虚拟组件，而不让人体模型躯干下有任何额外的空间（图 3-2-19；Wikipedia，n.d.）

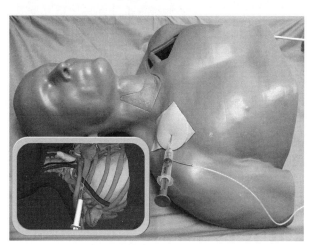

图 3-2-19　混合现实虚拟技术用于中心静脉穿刺（照片由南佛罗里达大学的 Samsun Lampotang 提供）

情感技能

虽然目前一些人体模型中有喇叭镶嵌在其中，让模拟器操作者替人体模型发出痛苦的呻吟声或说话，但是这些话语是不一致的，在很大程度上取决于脚本的可用性和质量和／或操作者按照剧本或处理学员们意外问题的反应或即兴反应的能力。人体模型患者模拟器能进行自然语言（如英语）的对话能够扩展其使用范围，从获得精神运动和认知技能到技能三角的第三只脚：情感技巧（Lampotang et al.，2013）。虚拟患者工厂是言语互动和人际模拟领域的一个开创性工作（Filichia et al.，2011）。这

是一个在线应用程序,可以通过文本输入来创建人群来源的口头交流的数据库,这将作为各种不同方法的例子,如一个患者可能被问到他(她)最后一次吃饭时间,以及患者可能采取的各种回答。随着语音识别变得更加准确和普遍,像VPF这类应用将很可能会找到进入人体模型的方法(Hwang et al., 2009)并且扩展他们的使用来训练情感技巧。

团队培训

混合真实的人类(MRHS)不仅可以模拟患者而是可以模拟任何人。对MRH实例化的一个例子是一个安装在坚固框架上的肖像模式的电视监护仪,挂在监护仪下面身体模型上的腿(例如,塞进裤子,牛仔裤)代表MRH的腿(Chuah et al., 2012)。建立在人际关系模拟工作基础上的MRHs已经投入使用,例如VPF。团队培训和团队动力被视为患者安全的重要内容。希望作为一个团队工作的临床医生应该作为一个团队来训练。MRHS可能在医疗保健和患者的安全方面通过促进团队培训发挥作用。任何一个试图与临床医生一起进行团队训练的人都经历过这样的情况:很有可能出现成员未到而取消了整个训练过程,浪费了那些出现在团队训练课队员的时间。MRH提供了有助于团队训练的保证,通过扮演替代者的角色来模拟任何一个最后一分钟不出现或者在团队训练时缺席的成员,所以团队训练可以得到经常性的开展。

以上的预测只是对模拟训练的一次简单预测。显然,模拟研究人员将继续开发和利用变得可用或可以承受的新技术来满足培训需求,进而促进模拟教学质量和患者安全(图3-2-20)。

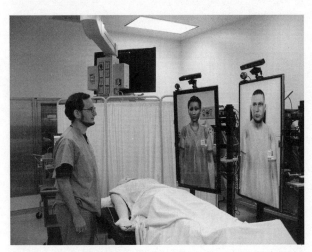

图3-2-20　混合真实人用于情感技能和团队培训(照片由南佛罗里达大学的Samsun Lampotang提供)

总结:人体模型的未来

新技术和现有人体模型的结合将会在未来创造新的人体模型。

目前的人体模型都有一个相对真实的外壳来获得一个真实患者的外观和感觉。但是,新的技术可能会显著改进这个外壳。新技术的创造,能更加准确地复制出人类组织的感觉和外观,以使人工组织也能进行真实的超声或X线检查以及产生跟真实患者相似的图片。

同样的,现如今的模型里面不过是电线、管道等,因此,人类的内脏器官不能被复制出来用于进行超声或其他影像学检查,同时也不能用于中心静脉置管、腰椎穿刺、胸腔穿刺、腹腔穿刺、神经阻滞等有创操作。然而,目前的技术能创造一个虚拟现实的"内部"和物理外壳并存的人体模型。通过这个虚拟现实,未来的模型可以实现真实的物理干预和自动响应这些干预措施。此外,虚拟现实可以在人体模型表面使用模拟物理超声探头制作逼真的超声图像。目前有几种不同的超声模拟器,可以集成到人体模型当中去。

为了创造一个更加精确和真实的人体模型,一种叫3D打印机的技术可以通过CT或MRI扫描的3D图像来创建人体任何部位的精确复制品,这些图像能够通过3D打印机物理性地重建一个准确的3D物理模型。(也可见于模拟中兴起的趋势和热点章节)。打印机打印一层薄薄的材料,基于3D图像,类似于普通打印机如何打印一个二维页面,每次一行。材料层变硬,再下一层被添加到这层上。这个过程可能要根据图像复杂程度,花数小时至数天时间,但最终会产生一个精确的解剖结构的三维模型(Wikipedia n.d., 2012)。通过使用这些模型,可以复制出更精确的真实人体解剖学复制品,使用于训练的人体模型在需要时更精确。此外,模型可以准确地再现真实患者许多不同的疾病状态,所以可以复制准确的疾病模型。

另一种可用的、正在完善的技术是虚拟患者。使用语音识别技术,如在iPhone中使用的Siri,虚拟患者可以被编程以响应各种语言输入。有一些机构正在研究和扩大这些虚拟患者的能力。

虚拟现实技术模拟患者的内部运作、精确的3D外壳和虚拟现实内在的人体模型、语音识别技术的进展,这些可能的技术能够在不久的将来加入到人体模型中。成本和技术的限制将决定这些功能中有多少能够被包含在一个产品或多个针对特定教育目标的不同产品中。可以肯定的是，人体模型模拟领域将在不久的将来取得重大进展。

参考文献

Chuah, J. H., Robb, A., White, C. W., Wendling, A., Lampotang, S., Kopper, R., & Lok, B. (2012). Increasing agent physicality to raise social presence and elicit realistic behavior. *Proceedings of the IEEE Virtual Reality Conference*, Orange County, CA, 19–22.

Filichia, L., Halan, S., Blackwelder, E., Rossen, B., Lok, B., Korndorffer, J., & Cendan, J. (2011). Description of web-enhanced virtual character simulation system to standardize patient hand-offs. *Journal of Surgical Research, 166*(2), 176–181.

Gaumard. (n.d.). *Combat HAL S3040.* Retrieved from http://www.gaumard.com/combat-hal-s3040/?utm_source=Gaumard+Scientific+Global+List&utm_campaign=63b108c140-Introducing_Combat_HAL5_9_2013&utm_medium=email&utm_term=0_9e05c233d8-63b108c140-301821342

Hwang, Y., Lampotang, S., Gravenstein, N., Luria, I., & Lok, B. (2009). Integrating conversational virtual humans and mannequin patient simulators to present mixed reality clinical training experiences. *Proceedings of the 8th IEEE International Symposium in Mixed and Augmented Reality*, 197–198. Retrieved from http://ieeexplore.ieee.org/xpls/abs_all.jsp?arnumber=5336466&tag=1

Lampotang, S. (2008). Medium and high integration mannequin patient simulators. In R. Riley (Ed.), *Manual of simulation in healthcare* (chap. 5, pp. 51–64). New York, NY: Oxford University Press.

Lampotang, S., Bova, F. J., Lizdas, D. E., Rajon, D. A., Friedman, W. A., Robinson, A. R., III, . . . Gravenstein, N. (2012). A subset of mixed simulations: Augmented physical simulations with virtual underlays. *Proceedings of the Interservice/Industry Training, Simulation & Education Conference (I/ITSEC)*, Orlando, FL.

Lampotang, S., Lizdas, D., Gravenstein, N., & Yavas, S. (2006). *Web Simulation of Propofol Pharmacokinetics.* Retrieved August 14, 2012, from the University of Florida Department of Anesthesiology Virtual Anesthesia Machine Web site: http://vam.anest.ufl.edu/membbers/propofol.html

Lampotang, S., Lizdas, D., Rajon, D., Luria, I., Gravenstein, N., Bisht, Y., . . . Robinson, A. (2013). Mixed simulators: Augmented physical simulators with virtual underlays. *Proceedings of the IEEE Virtual Reality meeting*, 7–10. doi:978-1-4673-4796-9/13

Liem, E. B., Lin, C. M., Suleman, M. I., Doufas, A. G., Gregg, R. G., Veauthier, J. M., . . . Sessler, D. I. (2004). Anesthetic requirement is increased in Redheads. *Anesthesiology, 101*(2), 279–283.

Ortolani, O., Conti, A., Chan, Y. K., Sie, M. Y., & Ong, G. S. Y. (2004). Comparison of propofol consumption and recovery time in Caucasians from Italy, with Chinese, Malays and Indians from Malaysia. *Anaesthesia and Intensive Care, 32*(2), 250–255.

Phrampus, P. (2011). Training. In J. Sokolowski (Ed.), *Modeling and simulation in the medical and health sciences* (chap. 8, p. 140). Hoboken, NJ: John Wiley & Sons.

Robinson, A. R., Gravenstein, N., Cooper, L. A., Lizdas, D., Luria, I., & Lampotang, S. (2014). A Mixed-Reality Part-Task Trainer for Subclavian Venous Access. *Simulation in Healthcare, 9*(1), 56-64.

Smith, N. (2008). Physiologic modeling for simulators: Get real. In R. Kyle & B. Murray (Eds.), *Clinical simulation operations, engineering and management* (chap. 49, pp. 459–467). Oxford, UK: Academic Press.

Wikipedia. (n.d.). *3D printing.* Retrieved September 23, 2012 from http://en.wikipedia.org/w/index.php?title=3D_printing&oldid=513929285

Yavas, S., Lizdas, D., Gravenstein, N., & Lampotang, S. (2008). Interactive web simulation for propofol and fospropofol, a new propofol prodrug. *Anesth Analg., 106*(3), 880-883.

第三节

标准化患者

Tamara L. Owens, MEd; Gayle Gliva-McConvey, BA

作者简介

TAMARA L. OWENS 是霍华德大学临床技能和模拟中心主任。她在大学的主要课程委员会以及美国医学院联合会的模拟工作组中都有任职。她是标准化患者教育者协会的前任主席。在标准化的方法论领域，Owens 有超过 17 年的管理和教学经验。

GAYLE GLIVA-MCCONVEY 是东弗吉尼亚医学院专业技能教学与评估主任。自 1973 年以来，她在医疗保健和其它各种专业中开发并整合了标准化患者（SP）方法论。她发表了许多期刊，并在国内和国际会议上展示，是 ASPE 的创始董事会成员，在 BOD 任职了 8 年，2012 年到 2014 年期间担任董事长。她是 ASPE 在 SSH 认证执行委员会的代表。

致谢：作者想要感谢 Kathryn a. Schaivone 在这一章的贡献。

摘要

在整个医疗保健行业，对教学和评估应用一系列模拟的有效性和信心正在逐渐增强。其中有一种模式是标准化患者（SPs），与其他模拟形式相同，学员沉浸在一个安全可控的环境中，他们可以从事对个人发展以及提高团队建设技能相关的重要活动。SPs 在与其他教育策略结合使用时，可以极大地提高学习环境的质量，使专业的卫生保健人员更有能力在各种临床环境中安全地实践。

将 SPs 整合到卫生专业教育中，可以提供相当于真实接触患者的亲身实践经验。教育工作者引入 SPs 课程，以弥补课本学习与真实接触患者临床经验之间的差距，包括多种观点，并结合了认知和情感领域。教育和临床评估可以通过加入 SPs 来提高学员的满意度和学习效果（Dearmon et al., 2013）。医疗、护理、医院的临床训练，以及相关的卫生专业人员都认识到 SPs 在学习实践中的价值，并指出其结果更客观、更系统，更符合学员的同质化培养。

经过训练的 SPs 能够真实地扮演患者，并且能够可靠准确地记录学员的表现，包括采集病史、体格检查技巧和患者教育。由于 SPs 不是医疗保健人员，所以 SPs 能够保持公正，并遵循标准来客观地记录学员的表现。面对 SPs 的独特性质也让学员有机会得到即时的交流技巧反馈，并能听到患者的观点。体验和了解 SPs 的有效性及如何将其有效地纳入培训能够加强教育项目。但是，在应用 SPs 设计一种稳定而有效的课程时，一些教育工作者所面临的挑战在于理解这种方法的广度和深度。本节所述的理论概念和实践实施，对从新手到有经验的人均有益处。

案例

一家乡村医院的质量改进（QI）研究证实了政府的担忧，指出助产士在产科紧急情况下优先处理问题的能力存在缺陷。以前的在职讲座培训并没有产生改善患者预后的预期效果。面对如何弥补理论与临床实践之间的差距,质量改进教育团队开始考虑相关策略。在调查了相关教育模式的资料后,该小组决定实施标准化患者(SPs)的教学。该医院有 SP 教育工作者,他们可以在镇痛和分娩过程中应用 SPs 培训员工。对助产士和护理人员进行培训,以增加他们在处理紧急情况时的信心和舒适感。应用 SPs 专注于病史采集、沟通和时间管理技巧的培训,显示助产士有效地优先收集数据的能力得到提高。随着时间的推移,质量改进团队将通过观察患者的预后继续评估助产士的能力。

引言和背景

最先在医疗教育中开始应用**标准化患者**是在 20 世纪 60 年代,由加州洛杉矶的 Howard Barrows 医生提出。Barrows 医生是南加利福尼亚大学的神经病学教授,他对标准化评估医学生和住院医生临床能力感兴趣。他训练了扮演者来扮演一个患有多发性硬化症的患者。这个扮演者要接受学员的检查,并被要求从患者的角度来表达她的感受。他在《医学教育杂志》(*The Journal of Medical Education*)的一篇文章中描述了这一早期的工作,该文章题为《程序化患者:神经病学学生临床表现的评估技术》(Barrows & Abrahamson,1964)。在 20 世纪 60 年代末,南加州大学医学院确定"模拟患者"这个词更准确地描述是扮演一个角色,不是给予一种固定的表现就像"程序化"一样,而是根据一个真实的患者在面对不同的学员访谈和检查时给予不同的表现。霍华德主张,经过适当训练的 SPs 会提供与学员访谈的结构内容和客观事实,他们可以被指导从患者的角度对学员的专业态度或人际交流技巧提供建设性的反馈。霍华德最初将模拟患者定义为:一个人经过仔细训练来模拟真实患者的人,精确地模拟以无法被熟练的临床医生发现。在模拟的过程中,模拟患者呈现了被模拟患者的"全部",不仅仅是病史,还有肢体语言、体格检查、情感以及个人特征。

接受 SP 作为一种教育手段的事实是很明确的,因为医学院已经开始将它们纳入本科课程。20 世纪 70 年代初,美国和加拿大也开始出现 SP 项目。

同时,1972 年,亚利桑那州的儿科医生 Paula Stillman 受 Ray Helfer 和 Howard 的工作所启发和激励,训练了"程序化母亲们"与他的医学生一起工作。然而,这些程序化母亲们提供**反馈**的过程非常复杂,对 Paula 来说太主观了,所以她开发了自己的工具,教她的程序化母亲们提供一致和真实的病史,同时在互动之后完成结构化检查清单。Paula 称他们为**模拟患者**和**专业辅助人士**。她成功地证明了训练有素的专职辅助人员 / 模拟患者可以有效地教授问诊技巧,验证和评估医学生临床技能水平,可以在没有临床教师的情况下提供统一的学习经验。Paula 还引入了**患者导师(PIs)**,与模拟患者的情况不同,他们是使用自己的正常身体来教授学生如何使用临床教师们制成的检查表来进行全面和准确的体格检查(Wallace,2006)。

Paula 采用了模拟患者 /PIs 来完成病史内容、沟通和体检检查,Howards 的方法是使用模拟患者扮演患者来反馈,逐渐融合成我们现在普遍使用的 SP 模式。

虽然在 20 世纪 80 年代,模拟患者(患者模拟器)和标准化患者在演变过程中有重叠,但这些术语仍然可以互换使用。在美国,普遍应用标准化患者这一术语,国际上模拟患者仍是公认的术语。本节我们将使用 SP 这个术语来表示标准化患者,并将之定义:被训练的以真实、标准化和可重复的方式来扮演一个特定的患者(根据学员的表现来扮演或展示出不同的变化)。SPs 可用于在模拟临床环境中教学和评估学员,包括但不限于病史 / 问诊,体格检查和其他临床技能。SPs 也可以用来反馈和评价学生的表现。[标准化患者教育者协会(ASPE),未注明出版日期]。

20 世纪 90 年代初到 21 世纪初,在北美高风险的国家考试中实施 SPs 是标准化患者方法论的一个重要里程碑。1992 年,加拿大医学委员会在加拿大医学理事会资格考试(MCCQE)中批准使用 SPs 来评估医学生独立临床实践之前所学的知识、技能和态度。2004 年,由国家医学委员会(FSMB)和全国医学考试委员会(NBME)联合主办的美国医疗执照考试(USMLE)开始对即将毕业的医学生进行临床技能测试。USMLE 的第 2 步临床知识部分是评估医学生医学知识、技能和对临床科学的理解，这是医学生在监督下治疗患者的必要条件。第 2 步临床技能（步骤 2cs）部分使用 SPs 测试医学生和国外医学专业毕业生从患者处收集信息、进行体格检查及将自己发现的结果传达给患者和同事的能力。它基本代表了以患者为中心，所掌握的基本技能为安全有效的医学实践提供了基础。因此考生必须通过第 2 步临床技能考核，才能获得在美国提供医疗服务的许可。

在国际上，SPs 更常被训练成模拟患者，在他们的角色中融入更多他们自己的个人背景，教学中使用性能效果可能因学员的不同而不同。当在这些类型的培训中使用 SP 时，真实性往往比一致性更重要（Bokken，2009），并强调以患者的视角产生相应的指令。在北美以外地区，SPs 参与对学员的考核评价不是很普遍。

SP 方法学的教育优势

SP 接触（SP encounters）被纳入医疗课程使得刻意练习可以重复开展。当 SP 教育工作者和导师一起整合需要刻意练习的理论知识时，他们设计了 SP 接触，使学员能从中掌握和提高某项技能。刻意练习（Ericsson et al, 1993）是一个经过专门设计来提高效能的过程，学员是教育过程中的积极参与者。这些活动的设置是安全和没有威胁的，减少学员的焦虑从而增强信心。学员有机会在适当和真实的环境中应用知识和获得技能。教师和教育工作者能够借此教授和评估学员有效成长和发展所需基本技能的胜任力。学员可以通过 SPs、教师／教育者以及自我评估和同伴之间评估的反馈来提高能力。

SP 模式为学员、教师和教育课程提供了以下优势。

学员的优势

- 减少学员焦虑，消除风险。
- 专注于个人的表现。
- 标准化、无临床偏见、训练有素的即时反馈。
- 倾听患者的观点，将其整合到具体的反馈中。
- 模拟真实的临床场景——SP 对学员的技能和表现作出和真实患者一样的反应。
- 审慎的和可重复的。

- 积极参与学习。
- 提供疑难患者练习和敏感的话题和考试。
- 允许有完善技能的机会。
- 可过渡到真正的患者。

教育项目／课程的优势

- 可用性的课程安排。
- 评估和加强课程目标。
- 提供教学有效性的反馈。
- 支持预定义的课程目标。
- 支持预设的性能标准。
- 允许对整体课程进行形成性评估。
- 能灵活的在各级卫生保健培训中使用。
- 为所有学生提供可重复、公平和可靠的检验，允许从核心技能到复杂技能的传授和评估。
- 为学员提供处理紧急情况的机会。
- 能够监测学员发展的连续性。
- 不存在对真正患者健康产生影响的风险。

教师的优势

- 教师控制培训内容及其复杂性。
- 减轻了教学和基本技能的评估，并减少了时间的消耗。
- 提供关于学生表现和应用技能的定量而客观的反馈，这一点其他方法做不到。
- 轻松安排类似的临床实践。
- 可靠、准确地记录学生的表现，减少教师实时观察和多次观察。

将 SPs 纳入课程可以让学员掌握技能，增强自信心。因此，课程被强化的同时也强化了学习。

标准化患者的角色和活动

SP 方法学的灵活性和可控性使其能够将 SPs 整合到所有的医疗保健课程中。这种整合可以是教学和指导目的，也可以是评估，无论是形式性的还是总结性的。此外，SP 在课程中的角色多年来一直在改进。SPs 不仅用于模拟和评估学员，而且越来越被教师和领导层所接受。这种扩张发展是由若干外部力量造成的，例如增加了班级规模和认证要求，减少了临床实践和教员，限制了住院医生学时。至于 SP 将会扮演何种角色，以及他／她的职责范围将取决于课程的目标，以及课程中嵌入的模拟活动。

SP 职责范围可能包括但不限于以下内容。

- 教学和指导活动
  - 案例演绎——SP 的主要职责是以一个患者的角色来实际地执行一个案例或场景，并观察学员的技能以提供反馈。
  - 导师——在一个案例中或在学习一项技能的过程中，有经验的 SPs 可能会被训练成引导学员的人。SPs 可以用于基于问题的学习、基于团队的学习、小组的学习等等。
  - 教学助理——这些服务人员被称为"患者指导者"（PI）或体格检查教学助理（PETA，PTA）、妇科教学助理（GTAs），以及男性泌尿生殖教学助理（MUTAs），这些服务人员接受广泛的培训，教授全面的体格检查技能、沟通技巧、专业技能、妇科和泌尿生殖系统的临床技能。
- 评价活动
  - 形成性评价：训练 SPs 旨在为学员提供即时的定性反馈，重点关注内容和细节的表现。分数通常不是形成性评估的重点，但是 SP 可能会以完成一个检查表形式来促进反馈，那么分数可以在反馈中讨论并在低风险的活动中使用。
  - 总结性评价：训练 SPs 旨在用于收集定性数据和分数的检查表。数据用于确定学员的熟练程度，通常在完成评估后不会立即告知分数。而是在晚些时候提供。做总结性评估的 SPs 经过训练和监控，能够准确地回忆信息。
- 矫正：训练高级别的 SPs 以满足存在不足的学员的需要
- 未知的或不确定性的患者：使用未知的标准化患者作为一种方法来研究和评估临床实践表现，既提供了对标准化患者评估的直接观察和控制，也提供了实践中自然性表现和非反应性表现的评估（Swartz & Colliver，1996）。

随着模拟的发展和 SP 的经验越来越丰富，已经出现了大量的非职业教育工作者。SPs 扮演各种角色，可以教学、复盘和评估。利用这些技能，许多项目都在培训扮演各种角色的 SPs 而不仅仅是患者 SP。他们可以模拟健康专家（医生、护士、技术人员等）、家庭成员、临床教员、医疗管理人员，以及其他角色（在本章末尾讨论）。在使用相同的训练方法时，这些高级角色可以被成功地整合到一系列的实践情景中。

如何将 SP 纳入课程

一个构建良好的课程可以达到教学目标、目的和学习效果。在课程中整合 SP 实践也是如此。在教育工作者和教师在讨论和设计将 SP 实践融入课程的过程中时，必须始终考虑教学目标。

设计一门具有 SP 实践的课程，与设计一门没有 SP 实践的课程是一样的。Noel Meyers 和 Ducan Nulty 在 2008 年的一篇文章中阐述了教育者想要为学员设计的东西的本质是用于高等教育的评估和评价。他们指出：为了使学生学习成果的质量最大化，作为教学者，我们需要在课程里提供给学生的教学材料、任务和实践具有以下特点：

1. 是可信的、真实的、相关的；
2. 具有建设性、连续性和关联性；
3. 要求学生逐步使用和参与高阶的认知过程；
4. 彼此一致，期望的学习结果要是一致的；
5. 提供挑战、兴趣和学习动力。

将 SP 实践融入课程将会达到这个目标。课程开发有很多模式，但本质上大多数都有相同的过程。课程开发的过程是动态的、迭代而连续的。

当教员开始考虑整合 SPs 时，需要仔细审查安置在课程中的 SP 实践是否合适，并且要知道能否达到预期的结果。这包括从上到下的队列是清晰、连贯、有序、连续和一体化的（图 3-3-1），下图详细说明此过程（课程资源，2012）。

基本原理／课程需要

这个阶段开始于一个声明，关于确定课程中的需求。它应该是一个学习问题或课程待解决的问题，包括所有观察性数据用来支持这个需求。同时该声明应尽可能清楚，任何可能影响需求的因素，例如学员可能表现出在决策和交流方面缺乏技巧。对学员来说，需要获得知识、实践、接收反馈和评估，在课程中整合 SP 实践是解决这个需求的办法吗？

将 SP 融入医疗卫生教育课程中，应该是必要的解决方案。SPs 允许仔细识别认知、心理运动、情感知识和技能。最终的答案将驱动过程发展，并获取学习目标。上一段结尾的问题的答案是肯定

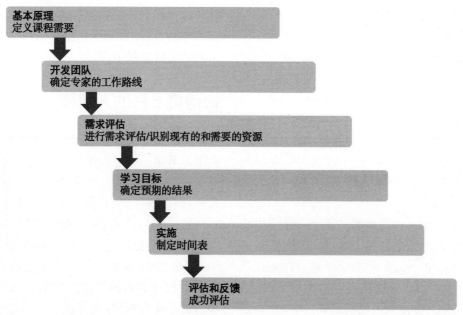

图 3-3-1   详细说明教师开始考虑整合 SPs 的过程。仔细审查安置在课程中的 SP 实践的适当性,并且需要知道预期的结果。这包括从上到下的清晰的队列、连贯、有序、连续和一体化

的。将 SP 实践融入课程中,将会达到这个需求,可以展现学生是否有能力展示与患者沟通的技巧。SP 实践将使学生有机会在模拟环境中有意识地练习沟通技巧,并从患者的角度得到即时的反馈。

开发团队 / 专家

计划的一个关键部分是确定课程开发团队或课程设计方面的专家。在一些机构中,它将成为标准化患者教育者。在没有 SP 教育者的机构中,培训 SPs 的人担当 SP 教育者的角色,并实施 SP 方法学。这些人将他们的专长和知识向 SP 输入并在课程中进行整合。谁是你所在机构需要参与到这个过程中的关键人物?当我们在整个医疗系统中着眼于改善学习和评估的时候,无论过去现在还是将来都将是一次教育之旅,也可以被描述为课程理论。在这段旅程中,开发团队 / 专家必须着眼于全局,并对课程发展具有预见性。他们的倾向可以集中于 SP 整合的无限可能性,并在他们研究特定课程和情境的复杂性和多维性时努力达成共识。在这个阶段的最后,开发团队 / 专家将会有一个课程矩阵,它展示了 SPs 对个人课程和整体课程的整合和排列(图 3-3-2)。

需求评价

一个有针对性的需求评估是一个过程,在此过程中,课程开发人员将从一般需求评估中获得的

知识应用到他们的特定学员和学习环境中(Kern et al, 2009)。目标需求评估提供信息以确定基于事实和基础的教育目标,并建立基线数据。这个过程的这一部分将帮助开发团队 / 专家记录他们已经知道的关于课程的知识,并以此为基础。在构建课程的过程中,要确定哪些资源是最重要的,特别是 SP 实践,因为它们是独一无二的,和一个讲座非常不同。在此过程中应考虑以下 6 个方面。第 5 章第五节对每个区域进行了详细说明。

1. 专业知识的可用性:将 SPs 纳入课程所需的专业知识需要对 SP 方法学有相关专业知识或受过相关教育的人来设计。在机构内是否有一个现成的具有 SP 教育者的 SP 计划或部门?如果 SP 尚不存在,则需要决定谁将承担这个角色,以及如何为课程设置人员和SPs。

2. 经费:SPs 是具有最高保真度的模拟器。因此,整合 SPs 将影响年度运营预算。开发团队 / 专家应该确定有多少资金可用,因为它将有助于确定整合的优先级和资金来源。并且,SP 的酬劳将取决于所在区域和预期的任务。

3. 人员:确定 SP 实践需要多少人力成本。其目的是确保适当的工作人员能够提供可持续的 SP 活动。最常见的缺陷是从最低限度的人员支持开始,随着 SP 活动的增长,员工的增长无法支撑 SP 的活动。

4. 设施:确认 SP 实践将在何处进行。是否有专

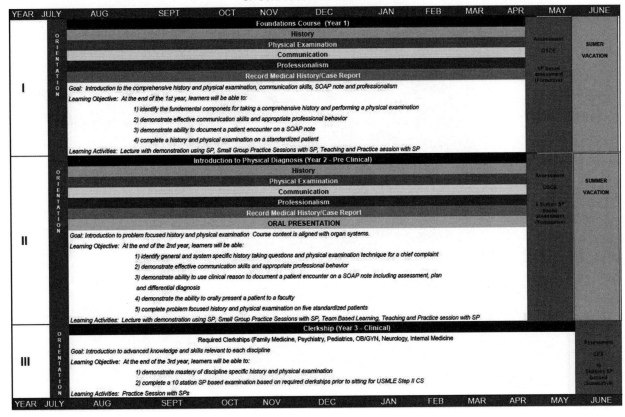

图 3-3-2　SP 课程整合

门的空间,或者在现有的教室里进行。

5. 技术:SP 实践需要的技术类型。当使用常规和透明的技术,SP 完全沉浸在教学中,技术能够支持课程目标时,将会获得有效的技术整合。

6. 课程安排:在综合课程中整合 SPs 的一个最具挑战性的因素是 SP 实践被放在一个已经非常紧凑的课程安排中。根据 SP 实践的目标和形式,确定时间长度。课程安排中是否有像其他课程一样的时间来调整教学环节。

需求评估是一个关键步骤:需要时间、策略和彻底执行。这个过程的结果将有助于在战略上形成预期的教育目标。

学习目标

整合 SP 课程的学习目标描述了学员能够做他们以前不能做的事情。建立可衡量的行为结果为学习目标,目标可以是一般的,也可以是特殊的。在课程或项目层面上适合选用一般目标,而在训练层面上适合使用更特殊的性能目标。性能目标分为知识、态度、行为或技能。图 3-3-3 展示了一个如何根据课程水平的绩效目标来实现机构层面的教育目标的例子。

学习目标清楚地说明学员在离开课程后应该会做什么。在课程结束时,学校的教育学习目标将得以实现。

实施 / 时间线

为了顺利启动 SP 实践,在实施阶段有几个关键问题应该考虑。虽然使用 SPs 已经有很多年了,但仍然有一些不足和阻力。有效实施 SP 实践创新需要时间、人员互动和接触、在职培训以及其他形式的以人为本的支持(Fullan & Pomfret, 1977)。整合 SP 课程必然会产生一定程度的焦虑和挑战,通过将 SP 实践实施组织成可管理的事件(重要时间内)和制定可实现的目标,则能够使整合 SP 可能产生的焦虑最小化。

在整合 SP 实践方面,必须考虑许多内在的逻辑问题。首先,必须确定何时将 SP 实践纳入总课程和个体化课程。它会在下一学年开始还是马上开始?日期可以更改,然而,可以通过拟定的合适日期来制定个一个时间表,这个时间表包含以下项目。这些项目还应确定每项任务负责的责任人。

1. 工作启动日期:确定 SP 实践开始的日期。

2. SP 整合批准:是否需要向部门或课程委员会

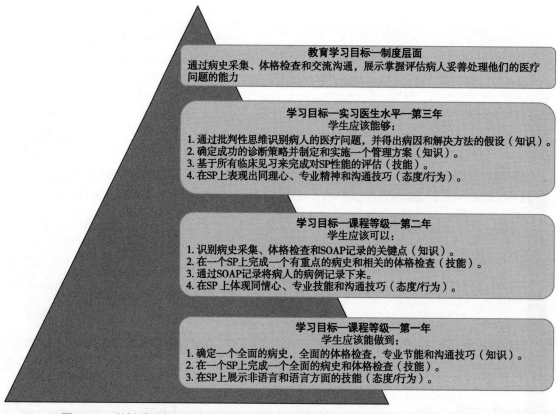

教育学习目标—制度层面

通过病史采集、体格检查和交流沟通，展示掌握评估病人妥善处理他们的医疗问题的能力

学习目标—实习医生水平—第三年
学生应该能够：

1. 通过批判性思维识别病人的医疗问题，并得出病因和解决方法的假设（知识）。
2. 确定成功的诊断策略并制定和实施一个管理方案（知识）。
3. 基于所有临床见习来完成对SP性能的评估（技能）。
4. 在SP上表现出同理心、专业精神和沟通技巧（态度/行为）。

学习目标—课程等级—第二年
学生应该可以：

1. 识别病史采集、体格检查和SOAP记录的关键点（知识）。
2. 在一个SP上完成一个有重点的病史和相关的体格检查（技能）。
3. 通过SOAP记录将病人的病例记录下来。
4. 在SP上体现同情心、专业技能和沟通技巧（态度/行为）。

学习目标—课程等级—第一年
学生应该能做到：

1. 确定一个全面的病史，全面的体格检查，专业节能和沟通技巧（知识）。
2. 在一个SP上完成一个全面的病史和体格检查（技能）。
3. 在SP上展示非语言和语言方面的技能（态度/行为）。

图3-3-3 举例说明在如何实现以课程层面的性能目标为基础获得制度水平的教育目标

介绍 SP 实践？如果是，请确定从上报到批准的步骤。

3. 确保资源：了解该机构其它部门具体的时间安排，掌握对现有资源的了解以及哪些资源需要开发。

A：最终运营预算。

B：完成课程材料：确定教员、SPs 和学员需要什么课程材料。这些材料可能包括但不限于 SP 培训材料、教员指导手册、学员必备材料、视频等。

C：最终技术：向 IT 部门咨询。

D：雇佣职员：咨询人力资源流程和时间线。需要为 SPE 和 SPs 开发新的工作说明吗？对于 SPs（独立顾问和雇员）的分类地位是什么？法律部门需要咨询吗？

E：确定 SPs：有 SPs 存在吗？如果没有，请咨询并讨论如何为 SP 实践招募、培训和安排 SPs。

F：确定教学地点：确定教学目标、教学安全，并安排 SP 实践的教学地点。这个步骤的时间长短取决于它是在专用教室还是其他地点，这取决于是否有可用的空间。

G：最终设备和物料清单：确定所需的所有设备和用品，以及采购、接收和存储过程。

H：师资培训：教师在课程和课程中使用 SPs 的发展有助于实践的成功。培训的持续时间取决于所涉及的教员的经验和数量。

I：学员的准备：需要向学员介绍 SPs 和在课程中包含这些实践的基本原理。

J：初步试验：在实施前进行 SP 实践试验，并在实施前进行修订和重新引导。

K：最终评价：为 SP 实践的体验创建评估，并在下一次发布之前确定分析、报告和修订所需的时间。

最完美的计划也可能会遇到意想不到的挑战。制定一个灵活的执行计划，并在此过程中进行评审和修改，是通向成功之路最实用、最有效的方法。

评价计划／衡量成功

以评价和反馈作为课程发展周期循环的结束，评估步骤可帮助课程开发人员询问和回答关键问题：课程的目标与目的是否达到（Kern et al.，2009）。在开始阶段，团队必须在评估过程中停止 SP 整合的循环。关闭循环的步骤首先是开发评估、收集数据和报告。理想情况下，参与设计评估、收集数据、执行分析并生成报告的个人将纳入在开发团队中。这个人将指导开发团队确保 SP 整合的目的和目标与结果相关联。此外，这个人还将协助确定评估的目的、范围和工具，以及确定限制条件（时间、资源、技术、资金）。

数据可以从各种来源收集，包括 SP、教员和学员。这些信息可以用来向教育利益相关者反馈。从 SP 核对表中，数据提供了对学员表现（个人和团体）和总体课程设计的反馈，以实现课程的目标及其对课程的影响。此外，SP 清单中的数据可以与现有数据进行比较，或作为当前技能的基准，并用于将来的比较。这个信息将提供一个前后对比，是 SP 整合到课程中所产生的价值。但是，如果现有数据不可用，则收集的数据既是基线又是整合有效性的证据。来自教师的数据将作为 SP 数据的补充，以进一步了解学员的知识和技能。此外，如果目标实现，学员可以提供他们的体验和客观的数据。这些数据可以通过一系列的问题来获得，这些问题是关于整合的认知价值，以及它是否增强和促进了知识和技能。

此外，一旦收集和分析数据就可以生成报告并提交给管理部门。该报告可以提供课程设计过程的概览，并提供学员和课程水平的详细数据。报告确定了 SP 整合的下一步工作和建议，以及是否需要进行修订。

综上所述，整合 SPs 是一个具有挑战和令人期待的过程。整个过程对所有的管理流程都是包容和透明的。课程设计的基础可以是简单的教育结构。除了教学设计原则之外，SP 实践的发展还包括成人教育理论和设计中的经验学习原则。整合 SP 是否成功取决于计划、蓝图和结果。

标准化患者模式发展——具体内容

如前所述，许多医学院和机构雇用一名标准化患者教育者（SPE）与教师一起设计 SP 课程活动，开发案例和相关材料，培训 SP，并实施基于 SP 的临床接触。在没有 SP 教育者的机构中，培训 SP 的人员有责任实施 SP 方法学，从而填补 SPE 的位置。

案例构思与写作

根据课程目标和 SP 实践的目标，案例的结构可能包括以下几个部分：SP 培训案例（摘要或方案）、SP 核查表以及相关材料。SP 教育者经常开发案例写作模板，提供用于构思案例各个组成部分的规定格式。在构思一个全面的、可培训的案例时，

标准化患者教育者协会（ASPE，未注明日期）、国家医学检验委员会和其他机构提供的案例写作模板来作为指导。

与其他模拟方式类似，选择为培训 SP 而开发的案例要基于课程目标，并明确定义学习任务以满足课程目标。在案例开发过程中要明确的其他内容包括：通过 SP 报告学员表现的文件类型；学员模拟前说明自己要练习和展示的行为或技能；课程相关材料（即实验室结果，X 线片、图表等）和 SP 的反馈（内容和沟通清单）。案例中还需定义满足活动目标的 SP 角色，在训练中要强调这一点。

构思 SP 培训案例的一种简单方法是从患者的角度剖析病例。SP 培训案例包括：

- 患者基本特征（年龄、性别、体型、种族、社会经济因素 / 受教育水平等）。
- 标准化的开场白，SP 必须一字不差地记住，在接触一开始就对所有的学习者讲述。
- 病史、PHM、FM、SH、ROS，展示症状和体征（如适用）。
- 社会关系（个人关系和职场关系）。
- 患者情绪、举止、行为和人格。
- 如果学员没有解决问题，SP 就提问一些标准问题（评估知识基础）。
- SP 与学员的互动指南也在案件中详细描述：
- 提供信息的节奏。
- 对学员问题的反应。
- 如何回应各种学员的提问方式和如何回答意料之外的问题。
- 含有家庭 / 团队成员角色的案例为每个成员设计适合角色和社会关系的特定的语言行为和非语言行为，以此来定义情绪反应 / 专业反应。

培训案例完成后，设计案例者（SPE，教员 SME）"初步试验"案例，并在培训 SP 之前根据需要进行修订。

在许多情况下，可以训练 SP 来收集数据，用于评估学员。SP 核查单上包含学习者课程结束时应该完成的全部具体任务。每一项都有预设的评分标准供 SP 评分时参考。SP 与学员接触后，记住根据学员的行为填写核查表，记录学员提出的问题，评估学员是否表现出特定的技能以及需要展示的技术。经过培训的 SP，如实填写核查表以获得高风险考试中评分的高度可靠性和精确性。

案例可能包括旨在改进现有知识和技能的场

景；例如，二年级护理执业（NP）学生在与 SP 的接触中可能会被要求总结病史和进行适当的体格检查来展示其胜任力。这种类型的案例可能整合到诊断和管理课程。NP 学生将了解他 / 她自己在某些疾病的诊断和管理方面的表现，例如，急性背痛。这些类型的案例旨在评估学员当前的水平并以此进行改进。当学员需要展示出更高级的技能以评估他们是否准备好进入临床实习或晋升时，最好选择用于临床水平考试（CPE）的病例。仅以技能为基础的评估通常评估的是流程和技术，但不能解决评价或涉及更高层次的问题处理流程；因此，SP 案例的构思通常要从多方面考虑，包括数据收集、评估和临床需要。

培训标准化患者

标准化患者培训包含多个步骤以确保对病例和角色可靠而一致地准确演绎。而培训 SP 一个案例所需的时间长度和课时数，以及在最初的培训课程开始前是否让 SP 记住案例这个问题，不同的教育者做法不同，但原则不会改变。

1. 培训分几次进行，以供 SP 练习和掌握病例详情。

2. 在第一节课中，辅导 SP 掌握：关键学习目标、SP 期望，病史的细节，模拟症状，讨论角色的格式塔，标准化问题，SP 与学员互动指南，以及反馈内容。如果 SP 正在填写核查表，需要阅览核查表和核查表项目 / 指南。增强 SP 培训的方法可以是拍摄 SP 的视频 / 录像。患者陈述带有注意事项，回顾录像对这些陈述的标准化既有效又高效。在选择使用录像的方法时要小心，录像必须能够展示 SP 在案例中要演绎的具体细节，因为 SP 经常把"患者的影像"放在他们心里的录像上，很难撤销 SP 在录像中观察到的影像，因此，如果选择录像错误，SP 将复制不正确的信息或者不正确的演绎行为。

3. 第二节课讨论 SP 问题、案例和核查表的灰色区域，微调和改进，练习包括模拟体格检查发现（如果有的话）。再次回顾反馈意见以实现 SP 实践的目标。

4. 在第三节课或第二节课进行"演习"或"彩排"。在此期间，每个 SP 都能够在案例设计者 / 培训师的观察下扮演患者，完成核查表，并提供反馈。在填写核查表和提供建设性反馈 / 具体反馈时，行为标准化、SP 之间 /SP 自身的可靠性和准确性是重点。最好由一个对案例不了解的人来评估演习的真实性，并确定模拟是否真实，有没有刻意地表现出来。经验丰富的 SP 是评价案例和 SP 描绘效果的最好评估者。

5. 接触"不同的精简风格"将有助于 SP 培养演绎案例的能力，提供具体的反馈，区分核查表项目。

6. 课程数量和培训次数取决于 SP 活动和目标。重大考试会要求更广泛和更密集的培训、实践和标准化。有可能需要 4～6 次培训，观看视频角色扮演，回顾核查表和评分量表，以及更高标准化水平的病例演绎。稍缓和一些的培训方法常用于形成性评估和形成性教学课程。

7. 如果多个 SP 执行同一个案例，理想情况下他们应该一起接受训练。在小组训练中每个 SP 可以看到其同伴，并引导 SP 的行为。坚持 SP 实践的标准化让每个学习者都有平等的机会展示其在临床和人际关系领域的技能。

8. 在训练 SP 来扮演家庭成员 / 团队成员时，他们将接受培训如何应对学习者表现的线索和回应团队中的每个成员。在所有 SP 接触中，注意适合角色和指令的特定的语言和非语言行为：如何回答学员的问题。

9. 教员负责开发评估工具和待学习者完成的所有书面材料或备注，这些内容是 SP 接触的组成部分。

总之，通过严格精细的培训，让 SP 知道他们必须使用相同的信息并以同样的方式传递给每个学员。确保 SP 实践能够可信和一致地演绎具有特殊情况 / 问题的患者，并对学习者做出相同的反应。培训的目的是：①实现一致的准确演绎；②向 SP 传授真实互动的特征、行为和历史；③产生足够的真实性，以引出所需的临床效果；④回顾建设性反馈的技巧；⑤保证核查表完成地可靠而准确。

举例

在一个 18 岁女性腹痛的 SP 病例中，SP 需要表演的可能是一个害羞的大学生，因与朋友发生性接触而感到难为情，正在担心怀孕或疾病。演绎这一案例的 SP 的真实年龄可能超过了 18 岁，从未上过大学，并且已婚和育有一个孩子。这位 SP 的世界观与病例中的患者不同。因此，描写得好的案例剧本和培训有助于 SP 了解该患者的格式塔。帮助 SP 以一种标准化的方式准确演绎 18 岁的患者和评价学员的人际沟通技能。

标准化患者反馈和汇报

真正的患者很难向为其服务的医务工作人员提供建设性和客观的反馈。因为 SP 并未真正地患病，对医务人员没有依赖，不过他们可以退后一步，可以如实评估学习者的沟通技能。然而，这不是天生的技能，需要培训 SP 如何对学习者的表现进行有技巧、建设性的个性化反馈。尽管案例培训中包含反馈培训，但是许多 SP 仍是在单独的课程中接受专门的反馈技巧和相应原则的培训。SP 将各种反馈技巧进行融合，如让学习者自我反省，采用基于特定行为的示例，加强学员优势，并对改进做出明确肯定。

当训练 SP 提供反馈时，使用各种说明和指南以确保客观地评价沟通技巧和临床技能。SP 反馈的方法有很多，从结构化和标准化的里克特量表（Likert scale）到非结构化的开放式说明。但 SP 反馈的标准程序应该包括：SP 扮演的患者的观点，评估学员表现同理心的能力，协商关心和积极倾听。专业而一致的 SP 培训确保 SP 理解评估的标准和基本准则，以用于评估学习者是否有效地沟通和互动。

应该只在模拟接触结束时给出 SP 反馈。如果教学目标是让学习者将 SP 视为真正的患者并展示病患 - 医务人员的关系发展，那么在模拟接触期间，让 SP 时而扮演角色时而提供反馈则会让学员困惑和注意力分散。SP 从患者到汇报者（提供反馈）再到患者的身份转换可能会对学习者产生负面影响，模拟就不能被视为学员与真正的患者在一起时的真实表现或代表性行为。在模拟接触结束时，SP 可以直接提供口头反馈，或给出沟通核查表这一类的书面反馈，关于学员表现的描述和讨论内容。

确保 SP 接触的可靠性和有效性

基于计算机的患者模拟器可以利用软件精确编程，教学体验中不存在任何有关可靠性的担忧。对于 SP 来说，情况并非如此。因为 SP 接触包括用不同的 SP 演绎同一个病例，教员们可能担心模拟的可靠性和人为错误问题。在案例的演绎过程中，最重要的是 SP 的培训保证和质量保证，因为监测 SP 接触的可靠性能够确保所有学员都有平等的模拟体验。

在开发 SP 培训课程的时候，关注其有效性和可靠性至关重要。案例的有效性表明该案例是该领域的代表性案例，具备与学习目标一致的知识要点。在 SP 培训期间教师可以评估案例有效性和经验有效性。像 SP 在实际课程中对学员的做法那样，让 SP 在培训中实际执行案例并完成接触后记录，教师能够更好地判断该案例的有效性。

学员的准备

与其他教育策略一样，SP 的使用是逐步进行的。充分的准备有利于学习者在确定的背景下更有效地与 SP 合作。在测试环境中第一次接触 SP，学习者的效率最低。一个有效的方法是在第一年培训的课堂上开始使用 SP。教师可以在课堂教学后立即建立医务人员 - 患者互动模型。学习者还可以在小组练习中使用 SP，从而加强整个课堂的积极互动，提高需要改进的技能。在学习过程中推进不同模式的 SP 接触课程，让学员能够通过安全的方式进步。而且，随着 SP 接触课程的进展，学习者对 SP 模式有了体验，并且武装自己以更好地应对一对一接触和高风险考试评估。

在 SP 接触之前，首先与学员分享课程目标，期望值和后勤服务事项，为接下来的 SP 接触奠定基础。需要提醒学员的是尽管 SP 只是扮演了一位出现状况、疾病或问题的患者，而不是 SP 本身真的存在这些情况，但是仍要提醒学员将其当作一个真实的患者来对待。从学习者与 SP 接触开始直到过程汇报和反馈结束的这个过程中，与他们在一起的就是一个有需求、有顾虑和想法的患者。

学员和课程性能评估

北卡罗来纳大学教学中心对课程性能评估的定义是系统收集、回顾和使用关于学习者表现的信息，以提高他们的整体知识、技能和态度。SP 收集学员在与患者接触时的工作数据，这些数据是评估的可靠来源（Vu 等人，1992 年）。这些信息反馈给学习者，可以提高其当前和未来的表现。教员负责利用数据进行评分和统计，对分数进行分级，为学员提供行为反馈。

虽然可以将 SP 接触作为一种教学方法，用于形成性评估或总结性评价，基于 SP 的评估结果提供的附加信息可用于：

- 确定教师设定的课程目标是否已经实现。
- 揭示可能影响课程的相关问题和教学经验。
- 确定学员某技能胜任力的教学目标是否达到。
- 评估整体课程能力以满足预期结果。

标准化患者评估和测试的类型

在回顾文献时，我们发现有几个术语是指运用 SP 对学生的胜任力进行评估。临床技能评估（CSA）、临床水平考试（CPE）和客观结构临床考试（OSCE），这几个数据有时可交换使用，但实际上评估策略是不同的。尽管所有这些考核方法都包含通过 SP 评估临床技能，但有些考试范围比其他的广。

CPE 和 CSA（包括高风险考试阶段 2）可以对整体胜任力进行形成性评估或总结性评估。在患者接触中考生必须展示其应用临床知识、技能和专业态度的能力。在 CSA 或 CPE 中，学员将受到挑战，例如，护理腹痛患者。该考生需要展示对患者的全面评估包括病史采集、体检检查、诊断、治疗和与患者有效沟通。这一站考核的时间长度往往超过 10 分钟，视受试者的任务而定。SP 经过精心训练具有准确可靠的态度，能够真实地演绎案例。如果多个 SP 演绎同一个案例，所有 SP 必须将个人的因素，症状的表现，对学生问题的回答进行标准化。此外，他们在考试期间接触不同的学生时，都必须以相同的方式演绎这一案件。

Harden 等人率先描述了客观结构化临床考试（1975）。它也可用于形成性评估或总结性评估，通常专注于学员特定的胜任力和技能掌握。作为一种评估方法，OSCE 在短时间（历史上少于 10 分钟）基于任务的接触中开展客观的测试，直接观察学生的行为。虽然最初的 OSCE 不包括 SP 考试站，但是多年来，SP 已成为多站考试评估中非常活跃的一个部分。OSCE 工作站和临床技能评估（CSA）之间的主要区别在是否考核学习者特定的目标 / 任务。OSCE 任务往往更明确地定义学习者在临床接触中展示某项特定技能。以腹痛为例，OSCE 可能会要求学习者展示的胜任力局限于腹部检查，以评估他们的体格检查技能。另一个短的考试站可能提供怀孕测试结果，这是教员想评估受试者的会诊和沟通技巧。如果这个短的考试站通过 SP 完成核查单，他们要像耗时更长的 CSA 和 CPE 一样在训练中付出同样的努力。

保持 SP 活动的质量

为学习者提供恒定质量的 SP 体验需要实施持续质量改进（CQI）倡议、项目评估，紧跟最新创新。CQI 倡议确保操作程序符合标准。

商业和工业上使用的一些原则也同样适用于教育和 SP 模式 / 方法。

- 确保 SP 接触与机构目标以及教育目标相关联。
- 优先考虑已知的对 SP 接触的需求，与其他倡议、项目和优先级有关。
- 利用事实和数据揭示学生和机构的性能问题，支持各级决策。
- 创建机构的职责、期望、角色和职责。
- 定期审查行为，以及课后评估。
- 确保学习者、教育者和利益相关者获得可视反馈和积极反馈的机制。
- 及时查看并纳入沉浸式 SP 活动的创新内容。
- 对 SPE 和教师进行继续教育。

经过系统性回顾和战略性审查，SP 活动可能需要针对学员的差异，对班级规模和经费进行定期调整。

对教育者的影响

本章重点介绍了高仿真模拟中的 SP 模式。为了培养更有能力和信心的医疗从业者，提供当前和未来有 SP 经验的学习者来优化学习和实践。任何形式的模拟都有支持者和反对者。引用罗杰 Kneebone（2005）的说法，由于临床教育不能在真正的患者身上进行练习，模拟作为安全的替代品将会增加，现在我们必须根据学习结果和临床结果来检验模拟是否成功。足智多谋的教育者能够利用多种教学手段和评估策略，并选择那些有利于学习者展示各种胜任力的方法。

后面的章节将讨论 SP 和其他模拟方式的组合，如混合模拟。实施 SP 方法和其他模拟模式一样需要相同的策略计划、深思熟虑的发展方案和 SP/ 家庭成员 / 团队成员和师资队伍的培训。

此时，彼地：如何继续改进或者保持我现有的成果？

SP 尽管起源于医疗保健行业，但也已用于其他行业。这种扩张激发了创造性思维，为模拟中心和 SP 争取到医疗机构以外的工作。付出时间和精力来进行新的尝试，并采用 SP 方法传授经验性课程为机构带来诸多好处：

- 超越医疗领域的进步，改进标准化患者的个人表现。
- 通过提供额外工作来保持 SP 的经验。

	病史采集	体格检查	沟通能力	SOAP记录/病例记录	系统	职业道德	临床思维	疾病鉴别与诊断	患者教育	团队建设	文化因素	科研
口腔科学	X	X	X	X	X	X	X	X	X	X	X	X
医学	X	X	X	X	X	X	X	X	X	X	X	X
护理	X	X	X	X	X	X	X	X	X	X	X	X
药学	X	X	X	X	X	X	X	X	X	X	X	X
联合医疗	X	X	X	X	X	X	X	X	X	X	X	X
心理学	X	X	X	X	X	X	X	–	X	X	X	X
住院医师	X	X	X	X	X	X	X	X	X	X	X	X
社会工作	X	–	X	X	X	X	X	–	X	X	X	X
人文学科	X	–	X	–	X	X	X	–	X	X	X	X
商业	X	–	X	–	X	X	X	–	X	X	X	X
法律	X	–	X	–	X	X	X	–	X	X	X	X
神学	X	–	X	–	X	X	X	–	X	X	X	X
教育	X	X	X	–	X	X	X	–	X	X	X	X
军事科学	X	X	X	X	X	X	X	X	X	X	X	X
基础科学	X	–	X	–	X	X	X	X	X	X	X	X

图 3-3-4　已有效整合了 SP 的行业和领域

- 进一步发展 SP 技能。
- 为机构创造收入。

许多项目正在扩展工作范围到非医疗行业，如社会服务、K-12 教育，法律和客户服务培训。他们为 SP 提供了与市场研究公司、医疗培训、电子医疗公司和药物研究合作的独特机会。

对社区进行市场分析和需求评估可以发现有关范围的信息。例如，律师事务所经常在案件开庭前对其法律人员进行培训和模拟审判。SP 可以记忆大量信息，可以扮演被告，主题专家，或模拟审判的原告。本科生可能想练习医学院面试或者法学院面试，此时，SP 可以扮演教师面试官，并向面试候选人提供有关其面试的反馈。

图 3-3-4 确定已有效整合了 SP 的行业和领域。

总结

有效方法的整合将促进医务工作者、护理人员，创新医疗保健提供者和专业人员的准备工作。将 SP 整合到教学课程和其他类型课程的模拟中，此做法不能替代现实世界或者临床环境中的学习经验。这包括一系列广泛的经验 - 教学法，计算机模拟，人类患者模拟器，以及 SP，让医疗从业人员为开展临床工作并安全地服务患者做好准备。SP 也有助于专业人士在他们的日常生活中进行更有效的沟通，这是在任何工作场合都会遇到的专业互动。SP 方法是独特的，它可用于医疗和非医疗领域的模拟模式，对各级学习者进行多环境培训，为学习者提供个人体验。

参考文献

Association of Standardized Patient Educators. (n.d.). *Standardized patient definition*. Retrieved from http://aspeducators.org/terminology-standards

Barrows, H., & Abrahamson, S. (1964). The programmed patient: A technique for appraising student performance in clinical neurology. *Journal of Medical Education, 39*(8), 802–805.

Bokken, L. (2009). *Innnovative use of simulated patient for educational purposes* (Doctoral dissertation). Datawyse, Maastricht University, Maastricht, Netherlands.

Curriculum Resources, (2012). Aligning and Building Curriculum. Retrieved December 10, 2012 from http://gototheexchange.ca/index.php/curriculum-at-a-program-level/overview-of-program-development

Dearmon, V., Graves, R. J., & Al, E. (2013). Effectiveness of simulation-based orientation of baccalaureate nursing students preparing for their first clinical experience. *Journal of Nursing Education, 52*(1), 29–38.

Ericsson, K. A., Krampe, R. T., & Tesch-Römer, C. (1993). The role of deliberate practice in the acquisition of expert performance. *Psychological Review, 100*(3), 363–406. doi:10.1037//0033-295X.100.3.363

Fullan, M., & Pomfret, A. (1977). Research on curriculum and instruction implementation. *Review of Educational Research, 47*(2), 335–397. Retrieved from http://eric.ed.gov/?id=EJ166914

Harden, R. M., Stevenson, M., Downie, W. W., & Wilson, G. M. (1975). Assessment of clinical competence using objective structured examination. *British Medical Journal, 1*(5955), 447–451. Retrieved from http://www.bmj.com/cgi/content/abstract/1/5955/447

Kern, D. E., Thomas, P. A., & Hughes, M. T. (1998). Curriculum maintenance and enhancement. In *Curriculum development for medical education* (p. 272). Baltimore, MD: Johns Hopkins University Press.

Kneebone, R. (2005). Evaluating clinical simulations for learning procedural skills: A theory-based approach. *AAMC Academic Medicine Journal of the Association of American Medical Colleges, 80*(6), 549–553. Retrieved from http://www.ncbi.nlm.nih.gov/pubmed/15917357

Swartz, M. H., & Colliver, J. A. (1996). Using standardized patients for assessing clinical performance: An overview. *The Mount Sinai Journal of Medicine New York, 63*(3–4), 241–249. Retrieved from http://ovidsp

.ovid.com/ovidweb.cgi?T=JS&CSC=Y&NEWS=N&PAGE=fulltext&D=med4&AN=8692171

Vu, N. V., Marcy, M. M., Colliver, J. A., Verhulst, S. J., Travis, T. A., & Barrows, H. S. (1992). Standardized (simulated) patients' accuracy in recording clinical performance check-list items. *Medical Education, 26*(2), 99–104. Retrieved from http://ovidsp.ovid.com/ovidweb.cgi?T=JS&CSC=Y&NEWS=N&PAGE=fulltext&D=emed2&AN=1992130436

Wallace, P. (2006). Following the threads of innovation: The history of standardized patients in medical education. *Caduceus, 13*(2), 5–28.

第四节

使用嵌入式模拟人(亦称"助演")

Jill S. Sanko, MS, ARNP, CHSE-A, PhD(c); Ilya Shekhter, MS, MBA, CHSE; Richard R. Kyle Jr., MS; David J. Birnbach, MD, MPH

作者简介

JILL S. SANKO：从事护理工作的理学博士。在过去的 10 年，Jill 一直致力于模拟教学和研究。目前，她担任 UM-JMH 患者安全中心模拟教学和研究专家，在此之前，Jill 在美国国立卫生研究所担任模拟教学副主任 8 年，并为 NHLBI 进行了临床研究。

ILYA SHEKHTER：从事生物医学工程和商业管理教育。自 2004 年以来，他担任 UM-JMH 患者安全中心的模拟教学的负责人。他贡献了相关的专业知识以及模拟教学设计、实施、维护和系统评估的经验。来迈阿密之前，他是罗切斯特大学医学中心的高级模拟工程师，在那里，他为为罗切斯特医学中心的设计、开放以及运作等方面作出了巨大贡献。

RICHARD R. KYLE：拥有生物医学工程和物理化学学位。他帮助军事卫生服务大学建立了第一个病人模拟设施和教学项目。和 Bosseau Murray 一起，出版了临床模拟操作、设计和管理的教科书。他的基本教育原则是"任何学习的过程中都会犯错误，而我们要运用模拟设施来安全、适时地犯错"。

DAVID J. BIRNBACH：担任迈阿密大学麻醉学、妇产科学、公共卫生和流行病学的教授，迈阿密大学米勒医学院病人安全和质量管理副院长，以及迈阿密医院的患者安全专员，UM-Jackson 纪念医院患者安全中心主任。他在模拟教学和患者安全领域发表了出版物，并获得社会模拟医疗卫生的认可。

致谢：作者们非常感谢愿意参与并支持该项目的专家们，也特别感谢他们最初的专家组的努力和耐心。尤其感谢 David Birnbach 教授、Maureen Fitzpatrick、Paul Heinrich 教授、Nancy Muldoon，以及 Daniel Raemer 教授。

摘要

从模拟项目的角度来看，一个有效的培训项目由三个部分组成：培训平台、教育者的技能和课程整合(Issenberg, 2006)。如果这些组件中有任何一个缺失或有缺陷，整体结果将会受到损害，培训效果将大打折扣。例如，对于一个机构来说，购买昂贵的模拟系统而不使用它是很常见的现象，因为教员和工作人员没有接受过充分的训练来教会他们如何使用设备并将它模拟融入到医疗教育中。

一组模拟人员就是嵌入式模拟人(ESPs)，也称为助演，对他们进行适当的训练是至关重要的。缺乏对 ESPs 的培训和评估的模拟程序会对其学员和项目产生不公正的行为，让他们无法全身心地参与和学习，然而这些原本可以在一个精心排练的、全面的、良好的模拟体验中进行。本节提供了 10 条建议，旨在提高从新手到专家的所有级别的 ESPs 的性能，以及加强场景协调员工作的有效性，他们指导 ESPs 场景构建人员，后者与 ESPs 和模拟中心主管进行沟通。使用这些建议将有助于发展和改善临床训练计划。

案例

一群2年级的医学生参加了模拟练习,该练习作为他们综合评估的一部分。在一项20分钟的练习中,要求每组学生评估并启动治疗一名表现出低灌注和休克的急性重症患者。一名嵌入式模拟的医务人员可以帮助他们完成各种临床任务。为了区分不同类型的休克,学生们需要将Swan-Ganz导管连接到监视器,监测体循环血管阻力(SVR),然后进行鉴别诊断。有一组学生似乎对Swan-Ganz导管不熟悉。这名嵌入式模拟导师既没有给学生提供SVR值也未鼓励他们进行评估,而是决定演示该导管是如何使用的。这个演示过程占用了大部分的时间,让学生没有足够的时间完成他们的训练任务。

引言和背景

注意力是第一位的,注意力集中后学习。学习的根本是行动。

Dewey et al. in Bricken (1991)

在讨论如何促进医疗模拟中学习的最佳实践之前,有必要先对用于模拟场景中直接与学员相互作用的个人的术语进行定义。尽管这些角色的存在有助于指导培训目标的展示,但这些角色的基本训练目的通常不会向学员透露。某一个角色对学员的影响可能是积极的、消极的或中性的,这取决于情境的学习目标。对于直接与学员相互作用的模拟参与者来说,命名法和对准确术语的强烈感受是有差异的。经常使用以下术语:演员、助演、嵌入式演员、场景向导、场景角色扮演者、模拟演员、模拟人员、标准化参与者。这些术语以及它们的相对优点和缺点都列在表3-4-1中。

许多人更喜欢助演这个简单的术语,指的是在

表3-4-1		
用于与学习者互动的各种术语		
术语	**优点**	**缺点**
演员	1. 表示拥有一套有效的技能; 2. 这个术语对外行听众来说说明了	1. 降低了模拟的严肃性; 2. 淡化某些临床和教育工作者所需的技术技能
助演	据模拟和心理学文献记载历史悠久	1. 被认为是一个充满负面情绪的术语,与美国内战有负面的联系; 2. 像是欺骗参与者的一个同谋; 3. 建议以参与者做试验
嵌入式演员	表示拥有一套有效的技能且角色隐蔽	1. 脱离了性质严重的模拟; 2. 淡化某些临床角色所需的技术技能; 3. 对大家来说不熟悉的术语
嵌入式模拟人	1. 包含不同类型的模拟人:医务人员、患者、家属; 2. 表示积极的模拟角色	1. 对大多数人来说不熟悉的术语; 2. 总称,而不是具体的术语
场景向导	描述角色的一个方面,能帮助学习者参与到模拟环境中	唤起学习者在模拟中被动学习的想法
场景角色扮演者	更严谨地定义了学习中的人物角色	概念不合适,因为学习者可能也在扮演某个角色
模拟演员	表示拥有一套有效的技能并且指定只在模拟领域扮演角色	忽略扮演这个角色所需要的技术技能
模拟人员	包含涉及模拟的所有人	1. 不明确; 2. 使用不广泛
标准化参与者	强调将场景呈现给多组学习者所需要的一致性	1. 通用于非标准化参与者; 2. 可能与标准化病人混淆了; 3. "参与者"这个词通常指的是学习者或研究对象,从而增加了另一个可能的混淆因素

模拟阶段与学员相互作用的所有人(除了专业的标准化病人)。这一术语长期以来都被用于心理学和模拟,由于术语的改变能准确地描述了这个角色,本节使用"嵌入式模拟人"或"ESP"。

作为一种最有效的教学方法,学员必须将注意力集中在临床情景的学习目标上,并采取行动。正是以这种方式,他们展示了自己目前的能力水平。在模拟实验中,学员对真实的和虚构线索感知的研究表明,模拟ESP的角色扮演能力强烈地影响了学员的参与(Dieckmann et al.,2007)。不同于标准化病人(SPs),他们在演出前进行了全面的训练,并且经常进行学习评估(Walker & Weidner,2010),ESP的角色通常由在上台前才迅速了解他们的角色和脚本的人员组成,在一个更大的、不熟悉的整体中扮演一个未曾尝试过的角色。ESP的相互作用是为了告知和引导学员沿着场景的培训目标方向理解并选择。当教师花费大量时间在制作一个令人信服的临床场景和微调模拟的技术方面的时候,他们常常没有意识到,在一种情景的现实主义中,没有准备好的ESP会产生有害的影响,因为这让学员停止思考,并最终停止学习。在他们的研究中(Dieckmann et al. 2007),建议在角色扮演的基本戏剧概念中训练模拟人员,有助于提高学员模拟过程的参与和学习。

鉴于他们的重要使命是成功模拟成功,每个ESP人员都应该学习,为团队所有成员具备胜任力的目的而努力,并采取个人最佳实践。作为团队成员,所有ESP都应该拥有。

1. 充分地理解场景的学习目的,包括评估工具项目。
2. 尊重每一个学员当前的训练水平。
3. 完整地了解脚本里的所有角色,不仅仅是自己的角色。作为个人来说,助演应该意识到他或她分配的角色会影响学习经验和最终的教学效果。

思考篇

使用志愿者

Laura K. Rock, MD

呼吸科、重症医学科医师,BIDMC 讲师,哈佛医学院、医学中心及模拟医学主任(导演),BIDMC 医学部。Dr. Rock 已经设计及教学了众多课程,包括程序训练,临床紧急事件的"快速反应"管理,及为促进ICU医护人员与患者家属进行有效沟通。

协调及训练人员,BIDMC 家庭会议计划志愿者。

受训的志愿者是一群薪金雇佣的可替代角色扮演者。良好的沟通技能和具有同情心是专业卫生人员应具备的重要技能。这些是在模拟环境中,创造真实环境、作出情感反应并提供反馈所必要的技能。沟通培训课程可能包括曾经的患者及其家庭成员,在模拟场景中扮演相应角色并对学员提供反馈。志愿者真实的感情经历使模拟角色更具真实性,能对学员产生更具有印象深刻的反馈。

志愿者筛选

志愿者可从各行各业中招募。如医院志愿者办公室可委托潜在的志愿者,临床医生可推荐其曾治疗过的患者及其家属,或者医院中对扮演患者有经验者和对此教程有兴趣的患者家属。医院常有患者及其家属公告板,内容是对提高该医院沟通技巧有兴趣的患者及其家属均可作为志愿者。

志愿者训练课程的范例

专业的训练人员是具有培训经验的模拟病人,或者模拟演员潜在候选人,能提供初始和持续的训练,从而确保高质量的角色扮演和有效的反馈。

一名新的志愿者通过电子邮件或电话与培训者联系,然后进行筛选。在培训者与志愿者远程连线之前,培训者和志愿者都要回顾课程学习材料和案例、熟悉过程和人物。新的志愿者对所观察到的模拟会议和反馈会议向培训人员进行简要介绍,并分享其对角色扮演的观察和反应的反馈。新志愿者还要提供观察结果和汇报课程,直至他们对于参与其中的角色做好准备。培训人员也要参加课程汇报,并对志愿者提供持续的支持及反馈。

后勤

每个模拟场景包括1~3名志愿者。但至少需要10名志愿进行起码1周的课程训练。大约每3个月应制订志愿者日程安排表。每周通过电子邮件提醒志愿者。

做一个成功志愿者项目的建议

志愿者必须在角色扮演及提供反馈时感到舒适。与志愿者进行的角色扮演的复盘应在非正式的、秉有支持性的氛围下进行。学员应在志愿者需要讨论案例、反馈或有任何想法或问题时是可以随时联系到的。鉴于志愿者并非专业的演员,学员对于志愿者的积极努力要进行正面支持。他们为自己信仰的事业贡献了自己的时间,而这也是需要时间来提升技能,去更好地扮演他们的角色。

有效的志愿者角色扮演和反馈的策略

1. 反馈内容必须明确。
2. 限制对可矫正的行为的评论。
3. 将反馈限制在最重要的1~2项技能上。
4. 运用可描述的非评估性语言(避免"好""坏"或者"更好")。
5. 描述什么样的行为让你有怎么样的感觉,而不是受训人的言行(运用第一人称视角)。
6. 讨论行为,而非个人。
7. 将特殊的行为与特殊的感情进行联系,例如:
   - "当你转身、点头、大笑、打断我、站起来……【一种特殊的行为】我感觉被忽视、倾听、心烦、匆忙、惊吓的……【特殊的情感】。"

- "当你问我如何处理的时候突然打断我,让我认为你并不想知道我的感受。"
- "当你注意到我伤心并且你能感受到这对我有多难,让我觉得你在尽力体会我此刻的感受。"

8. 家属(志愿者)的反馈可更加的以学员为中心化,并通过集中他们的反馈来促进在学习者认为具有挑战性的问题上针对性地练习。
9. 当提供反馈时,要保持情感中立。
10. 家庭成员志愿者或病人应该在整个过程中保持相应的角色性格,避免与教师或学习者随意互动。

挑战和经验教训

- 志愿者们可以从自己的经历中带来精彩的、真实的表演以及作出真实的情感,但他们通常不是专业的演员,可能无法唤起一个特定的反应,或者重现一个具有挑战性的时刻,来进行刻意的技能训练。
- 志愿者可能因为他们的时间表和水平以及感兴趣的变化而变得不可靠。
- 志愿者感到自信、放松和自然地扮演好角色需要数个月的时间。
- 学习如何提供有建设性反馈需要一定的时间。
- 志愿者的质量将通过限定招募那些预期能够参与至少1~2年的人员而受益。

模拟的最佳实践

有效的模拟体验需要许多人来创造和传递。不管他们的任务是什么,编写、指导、制造和评估模拟场景的每个人都应该意识到该领域的最佳实践。当教育工作者开发模拟情境时,他们设定了ESP的目的,并定义了ESP应该且不应该说和做的语言和行为。当模拟协调者指导现场表演时,他们会时刻强调学员把注意力集中在哪里重要而哪里并不重要。当模拟教学人员进行真实模拟活动时,他们就能真正实现作者和协调者的学习目标。当ESPs在模拟阶段与学员互动时,他们是情境训练目标的生动体现。在模拟场景完成后,当评估者与学员讨论他们所观察到的行为时,评价者会强调在未来的学习过程中,对于学员来说,什么是重要的,什么是不重要的。

使用最佳实践可以以多种方式帮助这些人。在编写模拟场景时,教学者可以使用最佳实践来体现他们的创造性工作。当选择和指导ESP时,模拟协调者可以使用最佳实践来体现他们的选择和引导工作。模拟教学人员可以使用最佳实践来体现他们在布置模拟场景时的工作。ESPs可以使用最佳实践来体现他们的教学工作。评价者可以利用它们来为学员提供更重要的课程选择。此外,在模拟完成后,团队一起进行了后续行动回顾,最佳实践可以用来展示他们的建设性批评。

下面是在模拟时要考虑的10个实践。

1. 允许学员犯错误:没有环境能比模拟能更好地设置错误了。

错误表明了个人当前的能力范围。模拟训练的目的是让学员在合理的时间表上安全地扩展他们的能力范围。这与模拟测试的目的相反，在模拟测试中，学员应该表现出他们最好的为病人治疗的行为。在模拟训练过程中，不犯错的学员展示他们以前学过的东西，而不是他们现在学习的东西。在模拟训练中防止学员犯错误或批评他们哪些错误的行为并不减少他们在真实病人治疗时发生错误的可能性。

医务人员往往有良好的反应能力，以保护真正的病人免受新手学员的影响。同样的反应能力，当应用基于模拟的学习环境时，实际上干扰了学习过程。举一个例子关于这种保护病人的反应能力，在模拟环境中，临床医生扮演一个助演的角色，他专注于病人的情况（就像他们在现实生活中一样），忽略了观察学员的行为，下意识地向学员提供很多信息（或者完成一项学员期望完成的任务）。这样的附加帮助减少了学员直接体验错误的行为或不作为的消极后果的学习。同样是医务人员的 ESP 也必须认识到他们有这种病人保护的下意识，因此他们必须明确脚本内容并且认真排练真实中的不良后果，让学员经历"这里出了什么问题，我该怎么办？"的情况。

排练揭示了 ESPs 脚本中和他们表演中的保护病人的反应能力错误。在每个模拟事件之前场景协调者应该确认所有的 ESPs 都准备好作为个人和团队成员的表现。练习时应该集中在他们应该和不应该揭示的信息，以及如何回应学员的预期问题和要求。

2. **不要为了戏剧效果而即兴表演**：即兴表演有专门的时间和地点，但是通常不是在模拟过程中。

即兴表演（未曾排练过的对话或者表演）可能会给学员提供相互矛盾或不正确的信息。模拟 ESPs 应小心避免通过无脚本的信息或行为的情节无意中误导学员而偏离预先设定的学习目标。如果模拟场景意外中断需要填补时，ESPs 应该专注于教育，而不是通过即兴表演来娱乐。准备与临床不相关的 ESP，很容易导致每个角色回忆起自己的真实背景（如婚姻状况、职业、最近的旅行），当需要进一步的培训目标时，他们会把这些内容融入对话中。用有权威的细节给 ESP 做熟悉的支撑，来帮助他们保持角色扮演，不分散注意力，使他们的行动向预定的学习目标推动。此外，采用即兴戏剧表演中常用的方法就是接受经验有助于创造现实的场景，而不是否定这一点。

下面举个例子，说明即兴表演是如何让学员偏离学习轨道的。一个模拟场景，目的是有一位麻醉住院医师做术前评估，患者拟行择期手术，然后术前病人出现抗生素反应，助演的一位护士注意到一个装满水的杯子，那是病人在模拟之前用的，无意放在床头柜上，护士就开玩笑说"我猜格林先生今天早上不喜欢他的姜汁汽水"。这个关于病人可能在那天早上喝了什么东西的即兴表演信息，导致学员写下医嘱取消手术，并且跟护士强调术前禁食禁饮的重要性，而不是同意病人使用术前抗生素。当护士发现这杯水时，应该这样说会更好地与目标一致，"我想这杯水是刚刚格林太太来探视时留下的"。评论与目标一致，可以让学员专注于完成术前评估任务，并能合理接受无意中发现的水杯。

3. **适应学员的行为**：模拟场景与剧本描述一致，但学员的反应是不可预测的。

虽然 ESP 的行为和语言主要由场景剧本指导，但 ESP 必须适时调整自己的行为和语言，以重新调整正在进行的场景，并使用学员的行为和语言。无论何时发生意外事件，随机应变，它不同于即兴表演，可以引导学员重回正轨。

例如，一名实习医生曾经问过一位助演的呼吸治疗师，病人是否有义齿。根据剧本，病人是一名 24 岁男性，刚吃过午餐，发现出现呼吸窘迫，既往无特殊病史。没有预料到这个问题，但经过快速思考，助演的护士回答说："没有义齿，他才 24 岁。"当她刚说完这些话，这位实习生从人体模型中取出他的牙齿，然后给病人进行气管插管。试图将实习生这个意想不到的动作融入场景，并让学员将注意力拉回正轨并发现"真实"的问题（异物阻塞），助演笑着说："我想我可能漏掉了一些病史，我认为一个 24 岁的人不会戴义齿。"

4. **使用通信设备**：它们帮助保持 ESP 和场景协调器能很好地运行，但要小心它们的陷阱。

通信设备（无线单向或双向语音或文本设备，移动电话或有线电话）允许在后台控制室、观察室和舞台上的 ESPs 之间传递信息和指令。当出现意想不到的问题或脚本的更改时，这一点特别有用。然而，学员对陌生的交流设备的使用可能会产生意想不到的后果。无线耳机可以使 ESP 在两种不同的对话中同时进行。同样，当助演在跟一个人说话时，突然把注意力

维护嵌入式模拟人员的心理安全

Janice C. Palaganas, PhD, RN, NP

在医学模拟中，如果你指派嵌入式模拟人（ESPs）来扮演一个角色，而不知道 ESP 是否能够在情感上管理角色或在模拟结束后退出角色，那么可能会面临风险。

为了探索如何保持 ESP 的心理安全，同时保证模拟的质量，代理教练、正式训练的演员、SPs、ESPs 和 SP 培训人员都要接受面试。

支持 ESP 心理安全的建议

建议 1   寻求经验丰富的资源。 在可能的情况下，在招聘、选拔、培训和 ESP 复盘的过程中有人可以提供有利于 ESP 发展的模拟经验。

从表明他们适合某一角色的人那里得到相关信息并了解，将有利于 ESP 模拟的挑战。要获得和理解一个人的心理状态所必需的敏感度和技巧往往需要经验。新项目通常没有人有这种水平的经验。如果你没有经验丰富的员工，我们建议你和其他有经验的人商量，扩大范围寻找其他有经验的资源，他们可以指导你完成。

建议 2   当面试或试镜一个人的角色时，首先要了解这个人，然后确定他们是否有与他们将要参与的场景相关的真实经历。

案例 1：ESP 从角色退出

一名丈夫和妻子分别扮演了一名男性、肥胖、糖尿病、不遵嘱的模拟病人及其家属，他的模拟妻子对一定要照顾他的事感到沮丧。在模拟之后，这对现实生活的夫妇告诉模拟人员，他们的表现之所以如此真实，是因为他是患有肥胖、糖尿病的病人而且不按时服药，而他的妻子对照顾他很苦恼。这经常是他们俩日常争论的来源。

对一个特定角色进行筛选对于模拟来说是至关重要的。这个过程的目的是确定他们的经历是否会提高或妨碍他们模拟的真实度。在试演之前，你应该提供场景的细节，当选择合适的人选时，你可能会问一些问题：

1. 你是否曾经遇到过类似的情况？或者你知道有谁遇到过？

   如果这个人有，让他们告诉你有关的经历。你想要的是一个人在讲述他们的故事时的情感反应。当你在面试一个有潜力的 ESP 时，你会发现他们有你想要在一个特定的案例中产生的

情感。当他们在谈论类似经历的情况时，他们会产生情感反应，找出在情感上是如此接近他们感觉的那个人。在决定是否雇用他们之前，你必须先确定你是否想让他们参加面试。在你开始训练之前，先把这些决定因素考虑在内，这很重要，这样你就可以避免他们在角色里情绪失控，发生这种情况时，他们无法执行角色的要求。如果角色情绪强烈失控，那么选择一个有表演技巧的人来完成自然的表演是至关重要的。

2. 你认为你将如何扮演这个角色？

   演员和 SPs 被训练成使用想象、思考、音乐或其他技巧来扮演角色。因此当退出一个角色时，通过使用他们最初的技巧可以重新进入角色，然后再退出该技巧。例如，一位女演员想到母亲的死会引起流泪和悲伤。当她退出这个角色时，她通常会打电话给她母亲确认她没事。

3. 你通常如何退出你的角色？

   演员和 SPs 被训练扮演了一个紧张的角色后，是如何将其释放出来的。方法包括深呼吸、晃动、伸展或认知重整的方法。

   有了这些信息，你就可以评估使用这个人扮演角色的风险。尽可能地不要使 ESP 活在模拟的状态中。案例 1 的一个解决方案是评估和预防（比如，在模拟中评估相似之处，选择另一个标准化的病人和标准化的妻子）。

   当选择 ESP 时，你必须给他们试镜。面试或谈话不是试镜。你应该让有潜力的 ESP 在实际情况下表演。试镜可以回答这个问题：这个人能扮演这个病例吗？

建议 3   提醒对方

在模拟开始前提醒对方，在学员退出后，你或工作人员会告知他们退出角色。

建议 4   与他们一起参与角色的退出，在模拟后对他们进行复盘，用 ESPs 来复盘场景。

在模拟之前，与他们一起工作，看看他们是否能想起跟他们工作相关的东西。在学员退出模拟之后，鼓励 ESP 使用退出角色的方法。如果计划的方法不起作用，你可能需要继续与他们一起工作，以帮助确保他们退出角色。

在复盘过程中,找一个安静的地方和他们交谈。让他们说出自己的想法。你可以问,"你在情感上做得如何?""多说一点,或者你在这方面有什么经验?"对于一个场景的集体反馈和想法分享,你也可以向同时扮演角色所有的ESP复盘。你可以问的问题包括:"感觉如何?""它给你带来什么了吗?""你有什么顾虑吗?""你是如何进入你的角色的?"

案例2:心理安全的意外突破

一位年轻女性在面试和试镜期间表现出了腹痛,被选入训练并进行了场景模拟。她在整个模拟过程中崩溃大哭,无法完成角色。模拟结束后,她告诉模拟团队成员她的父亲在那所医院曾因腹主动脉瘤去世。当被问到为什么她在面试中没有分享这个消息时,她说:"那是两年前的事了,我以为我已经走出来了。"

如果你担心某种情境对ESP的心理安全产生威胁,你可以使用的一些问题和语言:

- "你以前有过这种感觉吗?你是怎么帮助自己的?"
- "你有没有走出来?"
- "你的亮点是什么?"

如果你在与ESP接触后仍然感到担忧,你可以将他推荐给专业的心理支持资源。这也是你为学习者/学生、员工、中心或机构提供的心理支持资源。许多项目在需要现场和场外协助时都有调用资源。交谈经常帮助他退出角色。如果其不是受过训练的演员,你可能需要更多的介入;演员经常被训练如何退出角色。ESP似乎经常需要解决他们情绪高昂的状态,运用你的判断力,让ESP来审视自己。如果你觉得ESP适合离开模拟中心时,你应该问清楚他们是否处于一个好的情绪状态:"你可以在路上开车回家吗?"如果你在模拟事件中对ESP的心理影响感到担忧,即便使用了您上面的一些技巧之后,如果合适的话,你可以考虑跟随ESP。

建议5 终止角色
案例3:终止这个角色

根据一个真实的案例创建的一个模拟场景,一名助演护士发生了一个药物管理错误。在课程结束后,这名助演护士告诉模拟人员,她经常看到那些在模拟学习的学员,在临床换班期间讨论她,她想知道他们是否把模拟的事件和真实的事件相混淆,认为"她就是那个犯了药品管理错误的护士"。

类似于案例2,如果一个演员担心角色和他们本人之间的混淆,他们就会被训练使用某些方法来终止这个角色(比如,演戏结束后大笑,Yakim & Broadman, 2000)。在医疗模拟中,为了维持案例的真实性,我们经常要求ESP在学习者离开模拟的时候继续扮演这个角色,在模拟结束时,没有立即终止这种类型的角色扮演。还有其他方法可以让一个人退出这个角色,在模拟中,它应该发生在学习事件之后(通常是在学员复盘之后),并且以非常明显的方式,尽可能多地通过有意识地将角色与学员紧密地关在一起。一些方法包括邀请他/她在复盘后公开感谢他们的扮演角色,或者让他/她站在门口,让他们向学员告别。

ESPs的心理安全性经常被忽视。这五项建议的实施可能有助于指导ESP心理安全进程的开展。

参考文献

Yakim, M., & Broadman, M. (2000). *Creating a character: A physical approach to acting.* New York, NY: Applause Theatre Book.

转移到耳机里隐藏的声音,学员就会轻易地脱离学习轨道。此外,助演耳朵上一直带着无线耳机,会向学员暗示,助演可能不胜任,模拟团队的领导者可能没有为他们的培训做好准备。

作为评估的一部分,教师们应该讨论在这个场景中,学员被任何不熟悉的通信设备分散注意力的程度。如果要使用这样的通信设备,ESP和指导员应该在学员上课之前练习,并熟练地使用它们。移动电话或床边的在线电脑可以选择无声的文本,作为不显眼的通信设备。移动电话很容易隐藏,电脑可以脚本化,以便在实际临床领域使用它们的机构中充分融入场景。记住,技术无论多么昂贵或智能,都不能替代ESPs、场景协调器,以及其他模拟团队,因为他们更了解培训和学习目标。

5. 了解你的学员:他们的训练水平应该指导ESP的言行。

了解学员的基本信息(目前或想要选择的临床专业,目前的培训,以及知识、技能和态度方面的差距)指导ESP的角色扮演。在这种情况下，帮助性线索应该适应学习目标和学员水平。当模拟挑战和提示与学员目前的能力不匹配时，问题就出现了。例如，当训练某些可能不知道如何使用除颤器的医学学生时，他们只要根据当时的情况作出需要给病人除颤的判断就足够了，而助演可以帮助他们使用该设备。另一方面，住院医生可能已经认识到除颤的必要，知道如何适当地使用除颤器。当他们设定的临床挑战和 ESPs 指导水平与他们自身当前的水平不匹配时，学员的学习热情将明显下降。

每次模拟训练后都应该与学员做一次复习，学员回顾他们此次的训练过程并总结这次从模拟中吸取的教训。每一次与学员的交流，都应该包括总结学员对于临床挑战的程度，ESPs 的角色扮演，以及他们在模拟过程中的整体配合等问题。在学生发言结束后，模拟导师应该进行总结。在培训者对这一次场景回顾的过程中，每个为场景制作做出贡献的人都应该聚在一起，回顾一下哪些进展顺利，哪些应该保留，哪些需要改变。

6. 使用逼真的道具和服装：它们总能提供故事，提供有价值的线索。

学员应假设在模拟中所感知到的一切都是真实有效的。因此，应预先做好以下准备，包括：确保 ESPs 外观以及道具、设备和房间环境向学员提供适合该场景预期目的的信息。在每个模拟之前，场景协调员应该与 ESP 进行审查他们角色的衣服和道具的使用目的。这些小细节对每一个模拟演示来说都有重大价值，但都很容易被忽视或最小化，特别是不经常参与模拟的 ESP，以及新的模拟场景协调员。细节越简单越好，但要确保细节不要过于简单，否则信息便不能清晰准确地呈现出来。但信息越多，对学员的干扰越大。

当 ESP 穿着特定角色的装饰时，更容易让自己沉浸在一个可信的角色中，更容易吸引学员的注意力。装饰可以包括身份证上真实姓名和职务，以及适当的工具（比如，听诊器、口罩、无菌手术衣）。同时剪贴板、平板电脑和带有发短信功能的手机等都可以作为有用的道具。无论从美观角度还是从功能上来讲，参考值、病史以及药物列表等信息都是可以隐藏的，因为这些对助演来说可能很难记住。

7. 投入角色：ESP 通过角色扮演给学员传达信息，而不是扮演自己。

让学员合理地接受角色扮演，并让他们参与到整个模拟学习中，ESP 对角色的投入是很重要的。这是一种需要刻意练习才能掌握的技能，当角色与他们自身的职业和个人生活反差较大时，可能更具挑战性（特别是助演新手）。ESPs 应该记住，他们角色扮演是为了在一个场景中扮演一个角色，以支持培训学习目标，回答相关问题，并以指定的角色对学员做出反应。在场景开始之前，可以让所有的 ESPs、模拟病人和 SPs 通过角色相互介绍自己来帮助他们融入。也可以实施其他策略以确保扮演的质量。

第一，要有目的地、深思熟虑地、尽可能地投入角色中。就像职业表演一样，并不是每个演员适合任何角色。《绿野仙踪》最初是写给 Shirley Temple，而不是 Judy Garland，但当你想象由 Shirley Temple 扮演角色时，这部电影的效果可能就不一样了，不是吗？

第二，在把助演送上舞台之前，即在他们即将上场之前，花一分钟的时间让这位助演熟悉可能会发生在这名角色身上的对话。比如，急着去做助产工作的护士可能刚刚和学校有过一次关于孩子的通话。让这位匆忙的护士扮演者和学校老师有一次通话可以帮助其进入角色。

第三，在每个场景中，当 ESP 与学员第一次见面时，应该有一个简单的介绍。因此，助演应该用五个陈述来简洁描述他们的模拟角色：

1. 陈述角色的名字。
2. 陈述所扮演的角色。
3. 陈述学员扮演的角色。
4. 陈述他们所在的位置。
5. 以及陈述发生了什么事情。

例如："你好，我是 Fred，我是 CT 技术员，我知道你们是应急小组，很感谢你们在我呼救后快速到达放射科，这位女士在 CT 扫描结束后开始出现呼吸困难。"这种语言似乎有些做作，但现实生活中的每一次发生这样的案例，每个人从一开始就在脑海中自动思考"什么，哪里，为什么"这些基本问题的答案，因此，期望学员在模拟案例中能寻求相同的答案。学员越早发现这些问题的答案，他们就越早开始将注意力集中在模拟场景的教育目的上。作为一个反例，设想一个应急小组的学员。当学员进入模拟时，扮演 CT 技术人员的助演，只是盯着学员，说不出话来。在紧急情况下需要进行跨专业的沟通，是否支持或否定了专注于个人复苏技能的教练培训目标？或者，在危机期间如果培训目标与有效沟通有关，想象一下进行两次这样的情景会对学员产生的影响，首先是一个沉默的 CT 技术人员，然后是一个完全告知详情的技术人员。

学习目标，例如在哪里找到信息，怎样、何时以及谁去呼救，在模拟场景中经常使用一个能胜任追随者角色的人来调动学员的领导技能。在这些模拟中，高度称职的临床医生可以做出最好的和最坏的 ESP 教学。他们对真正的治疗错误有丰富的知识，是从他们自己的经验中得到以及在别人身上观察到的，他们可以提供宝贵的经验，可以让他们在模拟过程中适应各种各样的意外事件。然而，高度称职的临床医生难得发现危险并及时作出反应，保护真正的病人，避免学员的错误，反而减少了学员在模拟过程中自我扩展的时间和机会。

当角色扮演与大多数 ESP 的自我认同相违背时，不称职或不愿意扮演的角色是最难刻画的角色之一。然而，场景通常使用这些困难的角色来激发学员的独立思考和行动。因此，模拟场景中可以开发一套可靠的"如果…那么…"程序（例如：如果一个学员做了 X，那么 Y 就会发生），这样就会使模拟体验流畅并标准地进行。

学习如何与难相处的人相处，与学习如何诊断和治疗困难的疾病和伤害一样重要。模拟困难的人格类型和他们所创造的管理挑战是最好的 ESP。场景协调者可以提醒不愿意扮演这些困难角色的助演，他们在现实中并不是难相处的人，但他们只是为了提高培训人员的学习而扮演这个难相处的角色。协调者和助演可能都认识一个在现实中难相处的人，因此他们可以参照现实生活中的人物来塑造他们自己的困难角色。

助演在场景结束时能顺利摆脱困难人物角色，并准备好投入新的角色，这项技能对场景协调员来说是非常有帮助的。不同于通常仅扮演一个角色并且不应该与学员互动的 SPs，ESPs 经常扮演不同的角色，并且在模拟之外经常与学员进行真实的互动。为了帮助 ESP 转变为他们的下一个角色，并帮助学员接受 ESP 的新角色，富挑战性的角色形象必须从 ESP 和学员的脑海中被清除。因此，在模拟结束学员回顾的时候，协调者应该把具有挑战性的角色的真实身份介绍给学员，并且提醒大家，故意把这个困难的角色放在场景中，是为了提高受训者的能力，不是对任何人的惩罚。

8. 一定要注意非语言的暗示：情绪反应有助于学习。

学员不仅对 ESP 的语言和行为作出反应，而且对他们微妙的非语言暗示也有反应。因此，很重要的一点是，所有的 ESP 都有意识地将非语言的暗示用于他们的性格行为中。

例如，专业演员不会产生愤怒，而是想象一个会产生愤怒情绪的触发点（Soto Morettini，2010）。专业的 ESP 被教导要将自己 100% 地投入到情境中，而不是专注于情感本身。对于新手 ESPs 来说（很多模拟团队成员都是），他们可以这样问自己："我在这种情况下的表现如何？"或者"别人在这样的情况下会怎么表现？"，这对他们来说是有用的。

不适当的或不恰当的情绪会使学员很难认真地进行模拟，从而使自己难以达到自己期望的角色。不确定自己演技的 ESPs 常常不能表现出足够的情感。举个例子，想象一下，在一个需要紧急复苏的情景过程中，病人快要死去，而他却不知道如何表现出一个有能力的领导者，而用一种无表情的语气进行呼救。这个命令会被认真对待吗？如果是，学员会对病人的情况做出什么样的假设，对照顾这个病人他们有什么样的职责，以及如何理解这个"假"领导者的意思？ESP 必须研究和展示情感线索，以加强他们的语言和行动的信息。大笑和愚蠢的评论是不符合角色的，就如把练习当成是娱乐而不是教学一样，很有可能使学员无法达到预期的学习目标。在回顾整个模拟结束后，这时每个人都可以释放压力，幽默是最好的。

创造角色，设置舞台，认真对待模拟事件，并呈现信息，增强情感暗示是所有重要的任务。在整个场景中，助演必须保持在角色里。有时，当学员看着各种设备、道具和人，他们不确定自己能做或不能做什么，或者当他们在模拟的陷阱边缘感到困惑时,他们会被非专业的 ESP 角色吸引。对模拟中心、模拟系统、道具和模拟界限的一个彻底的定位,可以使因 ESPs 导致学员不确定性或消极学习产生的错误最小化。

此外,ESPs 还可以利用一些技巧来帮助指导学员解决他们的困惑。例如,如果学员不确定他们是否负责管理药物或操作除颤仪,而这些并不是该场景的明确的教学目标,那么助演就可以帮助他们来完成这项任务。如果学员的行为清楚地表明了他的不确定性,那么助演可以陈述"我可以管理药物"或者"我可以为你操作除颤仪,你只要让我知道你想做什么操作",这样可以防止学员分散注意力,以及在场景的主要学习目标之外的问题上分心。此外,编剧们还可以让 ESPs 使用一些肯定的技巧,引导学员走上正确的道路。例如,当受训人员将他们所感知和理解的内容表达出来后,助演可以重申"是的,病人确实有脉搏",或者"是的,我听到爆裂声",或者"是的,在过去的几分钟里,皮疹变得更糟了"。

模拟可以揭示学员可观察的行为,但不能揭示触发这些行为的思想和情感。因此,在每一次模拟结束然后回顾的过程中,教师都应该明确地询问学员他们所做的或没有感知到的,以及他们做出的解释。学员的评论将会充分说明模拟团队制作的教学线索是否良好。通过设计、排练和完善模拟场景的教学目标,可以消除或者至少大大减少助演混淆造成的大部分学员注意力的分散。

9. 不要成为表演的明星:模拟全部是服务于学员进步的。

永远不要成为模拟表演的明星,学员是唯一的明星。所有的 ESP,不管他们在现实生活中是什么职称,他们在情景学习中都是要为学员的利益服务,并支持教学目标。模拟中的每个人都必须在一个共同的指令下操作:确定以及传递他们所有的能量和能力,引导学员与教学目标一致。

举一个例子,在接下来的场景中,助演明显窃取了学员的学习机会。一项模拟场景中要求两名 ESP 扮演一名护士和一名医生,他们各自扮演各自的职业。学生来了,开始问问题。令所有人惊讶的是,那名医生开始用意大利口音说话。这一变化让整个团队措手不及,因为他通常很严肃,也没有意大利口音。每个人都被

这位助演的行动分散了注意力,结果导致了临床学习的减少。此外,学员认为这种基于模拟的学习体验是一种浪费的教育机会。这个例子说明,窃取者从模拟情境的教学目标中分散了其他人的注意力,把教育活动变成了娱乐活动。

10. 一定要找到改进的方法:先排练,再做简短的练习,然后再进行模拟后评估。

视频回顾可以成为技术性能分析和评估临床学员和模拟 ESP 一种好的工具。新手和熟练的 ESP 都应该预见自己会犯错。此外,他们应该知道,在视频中观看自己会引起焦虑。这可以在行为外观上产生机械的变化,而不是更重要的内部修正去推动情境发展和学习目标,以产生令人信服的行为。在视频中回顾自我,是一种与自己相关的学习曲线的技能,刻意练习来学习什么是重要的,什么是不重要的。

此时,彼地:如何继续改进或者保持我现有的成果?

视频回顾工具"在模拟中行动、交流和教学 ——ACTS 工具"*(见附录 A)的目的是帮助 ESPs 提高他们的角色扮演。该工具为改善表演提供了一种多步骤的方法。采用 ACTS 工具,ESP 应该首先在一个视频中观察自己,寻找方法来提高他们对学员的贡献,以达到他们的教学目标,而不是为了他们的自我利益而改善他们的行为。其次,ESPs 每次表演都应该从学员和同事那里获得反馈。在每一次会议结束时,学生们可以从教室里得到教师的评分,而未表演的模拟教学成员可以询问学员对 ESPs 的表演有哪些需要改进。有待探索的具体领域包括:

1. 怎样才能使我们的陈述更有效?
2. 我们怎样才能使这个场景更容易接受,也就是说,更好地适应学员目前的能力水平?
3. 请同事用客观的评估工具(如 ACTS 工具)给表演评分。
4. 在回顾分析整个模拟过程期间,可以从学员身上收集批判性反馈,但建议匿名调查,以收集建设性的批评,而不是亲切的表扬(参见附录 B 中推荐的调查问题)。

在模拟教学团队中,每个人都应该知道场景中的 ESP 下一步将会做什么。没有例外。请注意,模

---

*ACTS 是我们团队开发的行为学评估工具,可用于自我评估或同行评估。此工具验证正在进行,尚未完成。

拟系统操作员是舞台上的另一个搭档，是一个戴着模拟设备的人。这就是为什么预演脚本讨论和排练非常重要。如果在模拟过程中必须进行更改，那么精心准备的最好的模拟团队也会发生变化，在模拟演示中，每一次尝试都要偷偷地吸引注意力，并警告其他人，您将重定事件。场景协调者从舞台外给舞台上的助演无线通话是一个很好的方式，可以私下分享这样的通知，同时助演能在学员的视野中保持角色。和生活中的许多事情一样，实践是永恒的，所以要实践最好的行为。练习完美的模拟表演也不例外。为一个角色发展良好的表达能力也将会转移到其他角色上。

练习需要很多形式，特别是在开发新场景的时候。一旦剧本撰写完成，新的场景在第一次与学员进行演出前应该进行至少三次彩排。第一次彩排是对负责道具和设备的人进行的一次技术演练。这个排练需要找到并改进所有的材料需求（比如：充电好的电池就位；所有损坏、丢失、不完整的设备应该准备就位）。第二次演练仅涉及模拟系统操作员在第一次演练中所创建的环境中执行模拟系统操作。第三次排演是完整的人员排练，每个人都穿着全套服装，为学员使用替身。理想的情况是，一名对场景设计完全不知情的教员作为一个替身学员，能在真正的模拟之前，帮助发现场景进展中或者表演的问题。

这三种不同的排练顺序将有助于发现错误，并获得改善的机会。他们还将帮助 ESP 专注于他们的学员行为，而不是自己的焦虑。所有的模拟场景都会有错误，只有在表演时才会显现出来。这些错误大部分将在设计用于排除错误的正式排练中浮出水面。预先的排练没有使这些错误发现的话。在这种情况下，学员会因为有缺陷的培训经历而接受负面学习。作为训练团队，他们将花费大量的时间和注意力来纠正学员的困惑，在下一次没有准备的模拟训练活动之前，他们没有机会学习

预期的课程和提高他们的表现。相反，精心排练的模拟演示是一个强大的教师，就像是一个准备好的专业人员。

结论

获得有效的、精心设计的模拟体验，认识实质性的学习需要时间、精力和技能。通过在模拟机构进行的讨论和调查，证明最佳实践的列表对模拟教育领域的新手和专家都是有益的。进一步的工作是正在收集更多关于这些最佳实践的证据，包括使用 ACTS 工具作为一种可靠的和有效的手段来评估在基于模拟教育中的表演。

参考文献

Bricken, W. (1991, June). Training in VR. In T. Feldman (Ed.), *Virtual reality '91: impacts and applications*. Proceedings of the First Annual Conference on Virtual Reality. London, UK: Meckler.

Dieckmann, P., Manser, T., Wehner, T., & Rall, M. (2007). Reality and fiction cues in medical patient simulation: An interview study with anesthesiologists. *Journal of Cognitive Engineering and Decision Making*, 1(2), 148–168.

Issenberg, S. B. (2006). The scope of simulation-based healthcare education. *Simulation in Healthcare*, 1(4), 203–208.

Soto-Morettini, D. (2010). *The philosophical confederate: A practical meditation for practicing theatre artists* (pp. 113–153). Chicago, IL: The University of Chicago Press.

Walker, S. E., & Weidner, T. G. (2010). The use of standardized patients in athletic training education. *Athletic Training Education Journal*, 5(2), 87–89.

ACTS 工具参考文献

Creating a character rubric. Assessment Dr26B.I

Tomalin, J. E. (2006, June). *A video self-assessment tool: Improving acting skills and monologue performance*. An unpublished dissertation, Capella University, Minneapolis, MN.

在线资源

http://www.ehow.com/how_4406429_be-good-actor.html

http://www.articlesbase.com/art-and-entertainment-articles/how-do-you-become-a-good-actor-or-actress-8886.html

http://www.associatedcontent.com/article/128564/what_makes_a_good_actor_physical_actions.html

http://findarticles.com/p/articles/mi_m4467/is_8_54/ai_64705682

http://www.isbe.net/ils/fine_arts/drama/stage_I/Dr26BI.pdf

附录A

ACTS 工具（模拟中的行动、交流和教学）

学习者介绍：_____

助演角色介绍：_____

场景主体简介：_____

场景目标：

1.

2.

3.

4.

5.

使用说明：所有授予的价值观应基于助演（演员）的表现，与为场景设定的学习目标保持一致抑或偏离。

注释：

有用的定义：

即兴： 任何事先没有商定或排练的对话或行为。

灵活性（适应性）： 调整行为（反应和行动），使之与学习者的行为、行动或问题保持一致，同时与情境的目标/学习经验保持一致。

	优秀	好	充分	一般	临界	差	不充分
主题	6	5	4	3	2	1	0
语言特征	助演的言语交流（言语变化、语速、强度、清晰度和词语选择）清晰明了，符合学习目标，真实性强。		助演的言语交流大部分是清晰的，基本上符合现实情况；但是，不准确的地方并不会影响学习。		助演的言语交流常常不清楚，经常与目标冲突，可能对学习产生负面影响		似乎完全没有准备好角色扮演，也不了解学习目标。
非语言特征-情绪	对角色的非语言和情感的刻画增加了场景的真实感。助演不仅表演，也展示/支持真实感。		依靠有限的肢体语言和情感。虽然存在非语言交流方面的问题，但对学习没有影响。		非语言交流和情感表达干扰了学习。不恰当的非语言表达有损于真实感。		似乎完全没有准备好角色扮演，也不了解学习目标。
灵活性/适应性	具备适当的灵活性，避免临场意外和所有偏差，与学习目标保持一致。		有时具备适当的灵活性，可能会使用一些即兴表演。传达了一些不一致的信息，但并未对学习产生负面影响。		从不具备灵活性，主要依靠即兴创作，传达与目标冲突的信息。学习受到负面影响，但并未完全受损。		似乎完全没有准备好角色扮演，也不了解学习目标。
服装、道具和定位器的使用	使用服装、道具和定位器，增加场景真实感。		间断地使用道具来达到学习目标。服装对人物刻画的贡献是有限的。道具使用有限。		道具的使用与学习目标相冲突。服装与角色冲突。道具被当作拐杖，背离了场景的真实感。		似乎完全没有准备好角色扮演，也不了解学习目标。
与参与者和其他助演/患者（模拟机）的互动	互动完全符合学习目标。为学习增加互动场景的真实性。		互动大多与目标一致。学习没有被互动打断。		互动与学习目标不符。互动对学习有负面影响。		似乎完全没有准备好角色扮演，也不了解学习目标。

总体来说（基于你的格式塔）：_____

参考来源

1. Establishing a convention for acting in healthcare simulation: merging art and science, Simulation in Healthcare. August 2013, Vol8, Issue 4. P 215–220

2. Making the Most of your confederates Chapter_____ in Excellence in Healthcare Simulation…..

第3章·模拟系统

附录 B

情景后调查——基于模拟的教育的表演、舞台和制作

1. 场景真实
   a. 完全不同意
   b. 大部分不同意
   c. 有点不同意
   d. 既不同意也不反对
   e. 有点同意
   f. 大部分同意
   g. 完全同意

2. 场景中的演员很真实
   a. 完全不同意
   b. 大部分不同意
   c. 有点不同意
   d. 既不同意也不反对
   e. 有点同意
   f. 大部分同意
   g. 完全同意

3. 环境 / 设置很真实
   a. 完全不同意
   b. 大部分不同意
   c. 有点不同意
   d. 既不同意也不反对
   e. 有点同意
   f. 大部分同意
   g. 完全同意

4. 对此我很难相信——我很容易表现得好像在真正的临床环境中照顾一个真实的病人。
   a. 完全不同意
   b. 大部分不同意
   c. 有点不同意
   d. 既不同意也不反对
   e. 有点同意
   f. 大部分同意
   g. 完全同意

第五节

程序性训练

Daniel A. Hashimoto, MD, MS; Roy Phitayakorn, MD, MHPE(MEd), FACS

作者简介

DANIEL A. HASHIMOTO 是马萨诸塞州总医院的一名普通外科医师，自2006年起一直从事外科学教育研究，并获得了有关外科手术模拟的转化研究硕士学位（主要在宾夕法尼亚大学和伦敦皇家学院进行的外科手术模拟）。他的研究方向包括评定技术能力的客观指标，并进行从其他领域到外科模拟培训方法的转化研究。

ROY PHITAYAKORN 是马萨诸塞州总医院的普通外科/内分泌科的主治医师，外科学教育研究的主任。他是美国外科医学院的国家外科医生教育课程教授，也是哈佛梅西国际和美国外科委员会的顾问。Phitayakorn博士自2004年以来专注于外科学教育研究，他的研究方向包括程序性模拟、非技术能力评估和术中应激的监测/管理。

致谢： 本节的作者感谢Dr. Ernest Gomez关于自定义模拟程序性的投入和非临床部门的协作。他们还感谢医学模拟中心为他们提供了宝贵的帮助和协作。

摘要

程序性模拟教学旨在教授临床过程安全执行所需的技术技能和知识。它涵盖了从个人技能培训到团体和多学科培训的一系列技术。应该利用课程表来指导教育课程，确保学员得到标准化训练。在教育课程中，应首先安排要确保获得认知知识的课程，然后才能进一步推进制定技术技能培训，并强调导师的反馈和学员的技能演练（排练）。学员可以通过五步教学技能法从中得到技能和建立自信心，这五步教学技能法包括建立模型、紧张严格的教导、宽松的教导、复盘和持续改进的训练计划。该教学模型可以扩展到包括更复杂的程序模拟，可以适用于特定患者的模拟和跨学科合作项目。当学员的表现超过基本能力的时候，可以运用专家实践的理论模型，通过特定的场景加强训练（deliberate practice）来提高掌握技能。

案例

你是一位社区医院住院医师培训的项目主任。你已经被谈话，要求为内科住院医师制定一个程序性地培训计划，目的是为了学习并掌握穿刺技能。医学系主任希望这个项目能在新学年开始的时候进行，离现在只有3个月了。当被问及是否需要额外的资源来完成这个项目时，你的上级告诉你不能大幅增加培训预算。你将如何进行呢？（请参见下一页的"框3-5-1"来获得解决）

框 3-5-1

案例解析

实例

你是一位社区医院住院医师培训的项目主任。你已经被谈话，要求为内科住院医师制定一个程序性地培训计划，目的为了学习并掌握穿刺技能。医学系主任希望这个项目能在新学年开始的时候进行，离现在只有 3 个月了。当被问及是否需要额外的资源来完成这个项目时，你的上级告诉你不能大幅增加培训预算。你将如何进行呢？

建议计划

3 个月的时间用来制订（组织）一个程序性地培训计划是一段很短的时间。你认识到，首先必须要确定执行培训穿刺术的教师或其他教员。接下来，你要在教科书中找到有关课程，课程强调了有关（支持）穿刺术的认知框架和安全实施此过程的关键步骤。你把课程内容分发给所有的住院医师，并要求他们做一个简短的测验，证明他们已经阅读了所有的材料。在这期间，你可以联系一个模拟教学同事，他可以帮你制造一个简易、廉价的穿刺模型。你需要找到合适的场所来给住院医师上课用，并召开一个预定模拟内容的会议，使住院医师不会因为模拟教学而与临床工作相冲突。在培训过程中，你要确保学员能得到具有建设性的反馈和参与到具体与提高穿刺技能有关的训练中。经过培训后，为学员们提供一个复盘，在会议上可以提出进一步改进的建议。你也可以根据第一组学员的反馈，对教学计划做一些细微的改变。最后，在整个复盘后，你可以通知住院医师们后面还有的总结评估，他们将通过穿刺术操作来进行"核查（评估）"。你会和他们一起复习评估内容，并确保他们都知晓即将到来的考核时间。

引言和背景：程序性模拟的定义

程序性模拟是一种训练方法，它将认知的理论知识和技术技能整合到一个既安全又高效的精确操作序列中。程序性模拟可以适用于任何水平的学员，从初学者到高级别从业人员。实际上，随着技术的复杂性和执行速度的不断提高，程序性模拟提供了一个标准化的场所，使个人和团队可以在安全的环境中学习和练习技能且对患者没有安全隐患。

程序性模拟被应用于医学之外的领域行之已久，特别是在强调安全性和可靠性的高风险行业中。在航空领域中或许是最受认可和最受欢迎的，它支持飞行员和机组人员的程序性模拟。飞行员可以一步一步地准备各种程序性模拟，比如起飞、降落，甚至是危机管理。美国联邦航空管理局现在要求飞行模拟作为飞行员认证过程的一部分，并且先决条件是模拟时间是在实际累积飞行时间之前（2008 年）。

军方和许多警察部门也开始利用程序性模拟来为日常事件和罕见的灾难事件做准备。例如美国国防高级研究计划局（DARPA）已经开发了虚拟模拟技术，用于训练士兵在作战时的决策能力（2007 年）；救灾训练现在也强调了使用程序性模拟进行培训（Slattery 等，2009）。这些领域的模拟演习帮助士兵和急救人员更好地理解对于特定情景事件的执行情况，例如进入危险区域，或者从危险的环境中救出人员和受害者。

相对于于其他高风险行业采用并强制进行程序性模拟训练，医学及其相关专业也转向程序性模拟培训以减少病人的发病率和因治疗错误相关的死亡率，这一点也不奇怪。程序性训练可以被整合到其他形式的模拟训练中，以提高其教育潜力，包括训练营（第 2 章第七节）、现场模拟（第 2 章第二节）和移动模拟（第 2 章第三节）。本章将为读者提供程序性模拟中关键概念的理解，为初学者提供程序性模拟的框架，以及扩展现有的程序性模拟，应用于更复杂的临床模拟场景。

如何启动程序性模拟

首先，通过对需求的评估，项目主管可以将一个项目的资源（包括教师时间）整合起来，确定特定学员所需的知识和技能。第 7 章第一节详细介绍了对需求进行评估的过程，确定可能需要解决的主题、技能和相关程序。对于希望启动程序性模拟的项目来说,可以从许多医学专业学会中获得启动程序性模拟的相关资源(表3-5-1)。资源的多样性包括了从期刊文章、教科书中的章节目录和其他出版物的清单,到随时可以执行的"现成"的完整课程。

表3-5-1	
具有程序性模拟资源的专业学会	
国际医学模拟学会(Society for Simulation in Healthcare)	http://ssih.org/
美国外科医师学会/美国手术项目主任学会	https://www.facs.org/education/program/apds-resident
国际护理临床模拟与学习协会	https://inacsl.org/
美国麻醉学模拟教育网	http://education.asahq.org/Simulation-Education
急诊医学学会模拟兴趣小组	http://www.emedu.org/sim/

举一个受到高度认可的标准模拟课程为例,它是由美国外科医师学会(ACS)和美国手术项目主任学会(APDS)所提供。ACS和APDS联合发布了一个基于模拟的课程,旨在将模拟培训整合到外科训练项目中。该课程被标准化地分为三个阶段,将基于网络的教程与低成本、低技术的模拟器结合起来,以解决基本技能、高级技能和团队协作能力的教学(Korndorffer,2013)。第一阶段,介绍了基本的手术技巧,延伸到从缝合、打结到胸导管放置和肠吻合术等一系列操作。课程的第二阶段旨在教授疝修补术、胆囊切除术和结肠切除术等。第三阶段的重点则是团队的合作(Scott&Dunnington,2008)。

在美国,超过一半的手术项目都使用了一部分的ACS/APDS课程。考虑到个人的项目需求,我们可能会对"现成"课程的组成部分进行修改(例如由ACS/APDS提供的免费课程),或者制定内部培训课程,该课程可能是将程序性模拟培训与项目目标结合起来的最佳选择(Mittal et al.,2012)。

程序性模拟阶段

第一阶段:构建认知知识

为了生成一套系统学习和熟练掌握技能的方法,你应该首先了解并认知该技能的基础知识。初步的认知知识学习可使学员熟悉手术或者操作发生的背景。此外,为学员提供一个认知框架,为他们的表现创造了一系列的期望和目标。在参与程序性模拟之前,学员应获得的知识如下(但不限于此):

1. 评估程序性的适用性
   a. 执行此手术的适应证是什么?
   b. 有什么临床、实验室或影像学数据支持执行此手术的决定?
   c. 这一手术操作是否可以安全地在选定的病人身上进行?
2. 了解相关的解剖学知识,以安全且有效地执行此手术操作
   a. 在实施手术操作之前应该确定哪些相关标记?
   b. 什么样的定位方法将有助于执行此手术的操作变得安全且快捷?
   c. 在这个手术的解剖区域内是否存有危险区域,如果手术没有被正确执行,可能会对病人造成哪些伤害?
3. 了解用于执行此手术的相关仪器。
4. 了解手术的关键步骤和决策点。
   a. 在手术过程中可能会发生什么而导致改变余下的手术步骤?
   b. 有什么征兆/症状会导致放弃手术?
5. 了解术后病人的管理
   a. 从手术中恢复的预期过程是什么?
   b. 在手术后可能出现或潜在并发症是什么?

术前训练的知识内容可以以多种方式传递。一种常用的方法是通过演讲或教学的模式来传递知识。这种方式的替代方法包括指定阅读教科书、主要的学术期刊或内部教学大纲。然而,借助现代的科技手段,"**翻转教室**"的概念也可以应用于教授手术技能。

翻转教室是一个概念,强调学员利用空闲时间(即家庭作业)进行个人学习,随后由导师进行指导授课(Tucker,2012)。翻转课堂可以利用各种各样的内容传递媒介,从低技术的在线视频到复杂的电脑模拟软件,如美国心脏协会提供的高级心脏生命支持(ACLS)培训的第1部分。教育文献表明,与传统的课堂教学方法相比,在线学习可以使学生的通过率提高25%～60%(2010年的方法)。在医学文献中,网络培训也被证明是行之有效的(Lee等,2012),现在许多专业学会都提供网络课程

（Scott&Dunnington，2008）。

一个正规的知识课程，无论导师选择的是何种方式，都是在程序性训练中向学生介绍重要概念的基本组成部分。提供内容的最佳媒介将取决于每个项目的需求及其资源。相较于内容传递媒介，更重要的是内容本身。

入门知识课程应该提供明确的学习重点和目标，解析手术操作的学习，并清楚解释需要使用的仪器设备。虽然课程的这一部分不需要面面俱到，但它应该为学员提供一个认知框架，有助于学习手术的适应证，此外，对该手术步骤的基本理解，可以用来构建该手术的技能。

第二阶段：排练的实践和类型

一旦学员获得了理解手术过程所需的基础知识，就可以开始进行技术技能培训。医学模拟中心（CMS）采用了五步教学法来对技术技能培训进行程序性模拟：

1. 建立模型/演示
2. 紧张严格的教导
3. 宽松的教导/练习
4. 复盘
5. 对于将来的展望

步骤1

技术技能教育的第一步涉及导师建立模型或示范手术操作。演示应该以一种层层递进的方式进行，以便学员们能够对自己的认知知识进行预先训练。尽管文献表明，由于对知识认知的主观性，导师们在表达他们的想法过程中可能会存在一些困难（Arora等，2011年），但在所有的演示中，有一点非常重要，导师在表达关键步骤和决策点时必须大声说出来。这将帮助学员理解在整个手术过程中反映正确表现的提示。

如果学员完全是个新手，建立模型的过程应该作为重中之重的步骤，以避免让学员感到不知所措。然而，如果学员已经在这个过程中有了一定的熟练程度，在建模之后，我们通常会提供一些额外的提示来指导学员如何更正确地定位自己的角色，从而在整个过程中最大程度地提高行动效率。我们还经常在整个过程中进行说明和讨论可能出现的常见错误及缺陷。这使得学员不仅能够理解正确的执行手术的方法，而且还能了解医务工作者如何避免对患者存在不正确的或潜在的危险操作。

步骤2

严格的教学指导是指由关系密切的导师来演练和反馈的。在这个阶段，导师应该强调个性化的演练技巧，以培养完成手术关键步骤所必需的基本技能。我们期望学员在这一步骤中多次演练这个手术过程，并有许多机会获得针对性的反馈，其中可能还包括通过演练更多的建模过程中所得到的。这种基于反馈机制的建模循环是根据训练运动员相关文献而建立的，比起几乎没有反馈机制只强调重复多次尝试的预排练模型来说，它展示了用紧密训练来获得更多的技巧及更好地保留这些已习得的技巧（Weeks & Anderson，2000）。

步骤3

宽松的教学指导是在严格的指导后随之进行的初步练习。与严格的教学指导不同的是，为了确保手术步骤的正确执行，需要更直接的指导，在宽松的教学指导下更强调允许个人按照自己的步骤进行练习。这种自由可使学员能够在多次重复的情况下练习和提高技术。最重要的是，学员有机会在安全、低风险的环境中犯错，并在未来可以知道如何避免这些错误而获得认可。导师应该让学员能够将技术技能内化，并对手术过程进行个性化的理解。

导师通常是由教师和学科领域专家来担任，而他们的时间对于承担一个程序性模拟培训而言是非常宝贵的。作为另一种替代方案，住院医师或医学生之间的教学模式已被证明是一种有效的程序性培训机制（Duran-Nelson et al.，2011）。同伴教学的有效性可能与 Noel Burch 的四个阶段能力学习有关（表 3-5-2），其中同伴导师可能处于技能获得的"自觉能力"阶段，因此同伴导师可作为学员的最佳搭配（Evans & Cuffe，2009）。

对于那些无法在严格的指导步骤中提供严密监督和反馈的项目，通过独立练习来练习技能则是另一种选择。通过严格和宽松的指导而形成的反馈机制作为首选，因为它提供了一个使学员能在指导下对执行操作的过程进行纠正错误或优化的机会。尽管如此，没有任何一个方法是十全十美的，但至少通过独立反复的练习可以使学员们对技能感到熟练（Giglioli et al.，2012）。总的来说，缺乏反馈会妨碍程序性执行及操作过程的持续改进，特别是对于难以衡量自身表现和调整程序性执行以达到外部基准的学员们来说。

对于有限空间或资源的程序性模拟,或对于只有有限时间来进行程序性练习的学员来说,可以利用心理意象来降低执行过程的认知负荷。在体育和外科教育文献中,心理意象已被证明是身体实践的有效辅助手段。这种技术使用来自经验丰富的临床医生所开发的练习脚本,他是以一种生动视觉和触觉线索的过程,针对每个程序性步骤来进行涉及精神心理的演练(图3-5-1)。研究表明,心理意象可以比单纯的说教训练更优秀(Arora et al.,2011;Blair et al.,1993)。因此,心理意象可以作为一种潜在的选择,当然也可以作为一种辅助手段,在经过说教的训练之后,进行有意识的或独立的练习。

表 3-5-2
Burch 能力获取的四个阶段

阶段	学员状态
无能力无意识阶段	自身没有意识到缺乏知识和技能来解决不能胜任的问题
无能力有意识阶段	开始理解为什么他(她)没有能力胜任某项技能
有能力的自觉阶段	理解并能在执行这些技术时用语言来表达他(她)的能力
有能力的无意识阶段	已经内化了知识和技能并且能够很好地执行一个操作,但是于知识而言已经变成了"第二天性",这一过程很难来解释或进行教学

改编自 Peyton, J. W. R. (1998)。在医学实践中教学和学习。Rickmansworth, UK: Manticore。

第三阶段:评估与评价

程序性技能培训的最后一个重要组成部分是评估和评价,这些都是在程序性教学技巧的步骤4和5中提出的。

步骤4

复盘是导师和学员之间在培训后进行反馈和讨论的一段时间。

复盘为学员们提供建设性的批评与反思,以反映他们的表现。如前所述,在整个严格和宽松的指导学习阶段都会进行一个简短的复盘。然而,后期复盘会采用一种更为正式的方式,通过这种方式向学员提供最后的建议和批评。

夹闭和切割胆囊管及动脉
你向护士要来一把10mm的钳子,并将钳子轻轻置入左上腹部,然后放在已经暴露好的胆囊管区域内,并保证你可以见到背后的钳子开口端。确保钳子尽可能与胆囊管平齐,你将其靠近胆囊。慢慢地,你要小心地把钳子夹住,然后把它握在那儿保持几秒钟。你打开钳子,并明确地看到夹子安全夹闭到位。你可以继续多放置两个夹子,并确保每次放置都能看到背后的钳子开口端。

你现在看到的是动脉,比胆囊管更暗、更红、更薄,夹闭动脉后你可以把钳子移除。这种感觉比处理胆囊管要容易得多。你在胆囊管放置一个夹子,在另一侧放置两个夹子。

你把钳子移除后,使用剪刀,缓慢地从导管上的夹子之间剪断,先是胆囊管后是动脉。

图 3-5-1　这是摘自一段心理练习脚本的摘录
(图像转载自 Arora, S., Aggarwal, R., Sevdalis, N., Moran, A., Sirimanna, P., Kneebone, R., & Darzi, A. (2010)。作为腹腔镜手术的训练策略的发展和确认。外科内镜,24[1],179-187 页)
红色文本代表视觉线索,绿色是动觉线索,黑色是认知线索

会议的目的是提供一个支持性的、无责任的环境,有利于学员们的学习。要记住这一点,程序性模拟培训的导师应该做复盘,目的是确定和加强认识这些程序性步骤是如何正确地执行,同时明确地指出需要持续改进的部分。强烈的好奇心可以帮助技能培训导师进行分析为什么某些学习过程的某些部分对某些类型的学员来说会更加困难。复盘也是导师们接收关于培训课程质量反馈意见的最佳时机。请参阅第8章第二节,了解更多详细信息。

步骤5

在复盘结束后,导师应向学员们解释对他们的期望是什么。在这一点上,向学员解释其形成性和总结性评估(如果适用)以及学员在评估之前应该以什么样的方式训练,这通常是很有帮助的。

程序性模拟训练中的其他注意事项

复杂的程序性模拟训练与基本的程序性模拟训练非常相似,但需要发展更多的认知和技术技能。这些步骤超出了典型的床边操作,如中央静脉导管、皮肤活检和导尿管放置等更复杂的操作,甚至整个外科手术步骤。虽然程序性模拟的复杂性确实增加了,但 CMS 培训模式的原则仍然存在。首先要获得认知知识,其次是对程序性步骤进行建模。

传统上,复杂的程序性训练是通过学徒式的模式来学习的,而更为结构化的循序渐进的方法则使学习形成标准化。逐步增加难度的训练之前,让学员可以通过征服程序性训练的简单步骤,同时尝试

更灵活的操作之前逐渐建立知识、技术技能和信心（Hashimoto 等，2012）。在提高每个步骤的难度的过程中，学员可以在学习过程中继续受到挑战，避免在培训过程中因失败而气馁。

上述程序性模拟的三个阶段强调了导师的作用，特别是在阶段 2 和 3 中。可以肯定的是，有些机构可能没有自己的预算来雇用专门的程序性模拟导师（请参阅第 4 章第二节和第三节）。这样对于不同专业的机构来说，导师就没有足够经验来教授各种技能。此外，教师可能无法或不愿意花时间来教授程序性模拟（请参阅第 4 章第五节）。

通过程序性模拟，教学的目标可以从教授入门知识衍生到提升超出基本能力和掌握熟悉程度。在临床领域难以确定掌握情况，不同于有组织的标准化的田径比赛，冠军就是优秀运动员，而医学是没有规范的比赛。Halm 等人（2002）发现操作病例的数量可能与患者预后有关。总体数据并不支持这种说法（Ericsson 等，2006，2009 年；Schaverien，2010 年）。发病率和死亡率统计数据或失血量和手术时间也被认为是绩效指标（Ericsson，2004；Norcini 等，2002）。然而，这些指标通常不是公开的，因此必须从部门和个人的个别研究中收集。因此，在这一点上来说，熟悉掌握的只是程序性模拟中一种理论的概念，没有严格的性能标准来指导培训。当受训者在操作中获得能力的同时，鼓励导师让学员进一步减少错误，并将效率最大化（参见将理论整合到实践中）作为一种替代衡量方法。

此时，彼地：进阶程序性模拟

定制程序性模拟和多学科合作

虚拟现实技术的最新进展（详见第 3 章第七节）和材料工程的发展使学员有可能参与定制特定的程序性模拟培训。这种技术进步推动了程序性模拟培训的界限，允许教育工作者提供越来越复杂的程序性模拟，可直接适用于某些特殊患者。

扩展程序性模拟与其它部门合作计划的一个方法是与医药以外的部门合作。例如，与商学院的合作可以提高领导力、团队技能和沟通培训。同样，从设备和技术的角度来看，工程部门在评估程序性模拟的潜在技术增强方面可能有巨大的价值。

在宾夕法尼亚大学（Penn），外科学和工程与应用科学学院的合作已做到多个专业的手术模拟，解决了外科教育和机器人平台的触觉工程研究问题。宾夕法尼亚州的工程师们为直观的达芬奇手术系统（DVSS）开发了一个触觉反馈装置，可以让用户感受到机器人手腕的振动，并设计了一个与 DVSS 一起使用的腹部模拟器（图 3-5-2）。特别相关的是一项正在进行的研究，涉及肥胖患者机器人手术中的复杂程序性模拟训练，使用腹部的常用器官模型来模拟肥胖程序性步骤，如胃切除术和胃折叠术。这些模型被用于为手术患者提供机器人减肥手术的手术训练，然后为临床 3 年资和 5 年资的住院医师服务（Gomez 等，2013）。这种合作有助于教育工作者根据具体需要量身定制程序性模拟，同时有助于技术的进步。

随着技术的进步，一些模拟器已经发展到允许模拟特定的患者。虚拟现实（VR）培训器，特别是涉及图像引导的培训器，已经进展到可以将特定患者的 CT 扫描、X 线和 MRI 图像上传到这些培训器上。VR 训练导师可以将这些患者图像渲染成一个功能模拟，使学员可以重复排列使用（图 3-5-3）。这些模拟为学员提供了在安全环境中尝试不同方法和技术的能力，然后才能在真实患者身上尝试新颖或潜在有难度的操作（Padua 等，2013）。

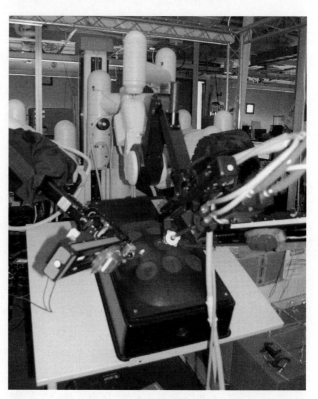

图 3-5-2　DVSS 结合腹部模拟器进行机器人减肥手术的程序性训练（图像转载自宾夕法尼亚大学 Katherine J. Kuchenbecker 博士和 Ernest Gomez 博士）

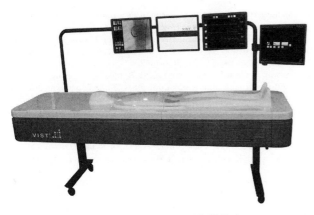

图 3-5-3 Mentice VIST 模拟系统（图像转载自 Mentice AB）

将理论融入实践

对于希望推动学员不仅仅只掌握基本技能的机构，有意的训练是教练和实践的有效组合之一。有意的训练在媒体（Gladwell，2008）和学术文献（Crochet，2011）都受到欢迎。首先由 K. Anders 爱立信在音乐家中描述，有意的训练是由导师或教练指导的努力实践，导师或教练可以提供具体的反馈表现，并开展实践活动以解决弱点（Ericsson & Charness，1994）。随着学员对该表现领域的改进，又可以提供新的反馈和实践活动来解决其他不足。因此，处理不同的弱点，程序性模拟的整体性能可以得到提升。

有意训练已经表现出可提高超出基本熟练程度的能力，因为对模拟效果的具体反馈和有针对性的练习可以使模拟效果得到持续改善。音乐、运动、外科和医学生教育等领域的研究已经表明有意训练可以提高技术和认知技能（Ericsson，2007；Moulaert，2004）。鉴于有意训练的有效性证据，其在程序性模拟培训中可以使用。

虽然有意训练是提高绩效的有效手段，但是缺点还是要加以考虑。与医学培训密切相关的是教师所需的时间成本，教师和学员之间时间是否可以安排好，以及组织多个教师监督练习的成本（无论是直接作为教师成本还是教师因教学而损失的临床工作收入）（Crochet et al，2011）。虽然较大的机构可能会支付得起这样的成本，但另一些培训机构可能会发现有意训练所需的资源会受到很多的限制。在这种情况下，反馈和辅导的频率可能会降低。所以规定特定技能培训要做好反馈及明确练习动机是使学员进行有意训练能进步的关键。

总结

与模拟相关的程序性模拟培训涉及到成功执行某临床过程所需的知识和技术技能。手术的复杂性可以从简单的静脉采血到困难的手术操作。

程序性模拟培训最好有条不紊地执行，首先侧重于提供理解程序性培训所需的认知技能，然后专注于教授执行每个步骤所需的技术技能。应该利用严格和宽松的辅导方法来培养学员的技能和信心，然后为学员安排训练课程。在整个学习过程中鼓励建设性的反馈，在程序性模拟培训结束时的复盘对于学员和导师都是有用的。在通报期后，教育工作者应规定继续学习并完善程序性培训技巧的建议。

随着教育工作者越来越熟练地组织程序性模拟培训，可以采用更复杂的程序性模拟和特定患者的模拟来加强程序性培训教育。程序性模拟仿真是一个强大的工具，通过该工具，学员可以在安全的、有帮助的环境中专注学习和磨炼技术技能，优先考虑患者的安全，防止技术错误相关的致残率和死亡率。

参考文献

Arora, S., Aggarwal, R., Sirimanna, P., Moran, A., Grantcharov, T., Kneebone, R., & Darzi, A. (2011). Mental practice enhances surgical technical skills. *Annals of Surgery, 253*(2), 265–270.

Blair, A., Hall, C., & Leyshon, G. (1993). Imagery effects on the performance of skilled and novice soccer players. *Journal of Sports Science, 11*(2), 95–101.

Chatham, R. E. (2007). Games for training. *Communications of the ACM, 50*(7), 36–43.

Crochet, P., Aggarwal, R., Dubb, S. S., Ziprin, P., Rajaretnam, N., Grantcharov, T., . . . Darzi, A. (2011). Deliberate practice on a virtual reality laparoscopic simulator enhances the quality of surgical technical skills. *Annals of Surgery, 253*(6), 1216–1222.

Duran-Nelson, A., Baum, K. D., Weber-Main, A. M., & Menk, J. (2011). Efficacy of peer-assisted learning across residencies for procedural training in dermatology. *Journal of Graduate Medical Education, 3*(3), 391–394.

Ericsson, K. A. (2004). Deliberate practice and the acquisition and maintenance of expert performance in medicine and related domains. *Academic Medicine, 79*(Suppl. 10), S70–S81.

Ericsson, K. A. (2007). An expert-performance perspective of research on medical expertise: The study of clinical performance. *Medical Education, 41*(12), 1124–1130.

Ericsson, K. A., & Charness, N. (1994). Expert performance: Its structure and acquisition. *American Psychologist, 49*(8), 725–747.

Ericsson, K. A., Charness, N., Feltovich, P. J., & Hoffmann, R. R. (2006). *The Cambridge handbook of expertise and expert performance.* Cambridge, UK: Cambridge University Press.

Ericsson, K. A., Nandagopal, K., & Roring, R.W. (2009). Toward a science of exceptional achievement: Attaining superior performance through deliberate practice. *Annals of the New York Academy of Sciences, 1172,* 199–217.

Evans, D. J. R., & Cuffe, T. (2009). Near-peer teaching in anatomy: An approach for deeper learning. *Anatomical Sciences Education, 2*(5), 227–233.

Giglioli, S., Boet, S., De Gaudio, A. R., Linden, M., Schaeffer, R., Bould, M. D., & Diemunsch, P. (2012). Self-directed deliberate practice with virtual fiberoptic intubation improves initial skills for anesthesia residents. *Minerva Anestesiol, 78*(4), 456–461.

第 3 章·模拟系统

Gladwell, M. (2008). *Outliers: The story of success.* New York, NY: ePenguin.

Gomez, E. D., McMahan, W., Hashimoto, D. A., Brzezinski, A., Bark, K., Dumon, K. R., . . . Kuchenbecker, K. J. (2013). *Vibrotactile haptic feedback improves performance during robotic surgical simulation: A randomized controlled trial.* Paper presented at the Clinical Congress of the American College of Surgeons, Washington, DC.

Halm, E. A., Lee, C., & Chassin, M. R. (2002). Is volume related to outcome in health care? A systematic review and methodologic critique of the literature. *Annals of Internal Medicine, 137*(6), 511–520.

Hashimoto, D. A., Gomez, E. D., Danzer, E., Edelson, P. K., Morris, J. B., Williams, N. N., & Dumon, K. R. (2012). Intraoperative resident education for robotic laparoscopic gastric banding surgery: A pilot study on the safety of stepwise education. *Journal of the American College of Surgeons, 214*(6), 990–996.

Korndorffer, J. R., Jr., Arora, S., Sevdalis, N., Paige, J., McClusky, D. A., 3rd, & Stefanidis, D. (2013). The American College of Surgeons/Association of Program Directors in Surgery National Skills Curriculum: Adoption rate, challenges and strategies for effective implementation into surgical residency programs. *Surgery, 154*(1), 13–20.

Lee, J. M., Fernandez, F., Staff, I., & Mah, J. W. (2012). Web-based teaching module improves success rates of postpyloric positioning of nasoenteric feeding tubes. *JPEN Journal of Parenteral and Enteral Nutrition, 36*(3), 323–329.

Means, B., Toyama, Y., Murphy, R., Bakia, M., & Jones, K. (2010). *Evaluation of evidence-based practices in online learning: A meta-analysis and review of online learning studies.* Washington, DC: U.S. Department of Education.

Mittal, M. K., Dumon, K. R., Edelson, P. K., Acero, N. M., Hashimoto, D., Danzer, E., . . . Williams, N. N. (2012). Successful implementation of the American College of Surgeons/Association of Program Directors in Surgery Surgical Skills Curriculum via a 4-week consecutive simulation rotation. *Simulation in Healthcare, 7*(3), 147–154.

Moulaert, V., Verwijnen, M. G., Rikers, R., & Scherpbier, A. J. (2004). The effects of deliberate practice in undergraduate medical education. *Medical Education, 38*(10), 1044–1052.

Norcini, J. J., Lipner, R. S., & Kimball, H. R. (2002). Certifying examination performance and patient outcomes following acute myocardial infarction. *Medical Education, 36*(9), 853–859.

Padua, M. R., Yeom, J. S., Lee, S. Y., Lee, S. M., Kim, H. J., Chang, B. S., . . . Riew, K. D. (2013). Fluoroscopically guided anterior atlantoaxial transarticular screws: A feasibility and trajectory study using CT-based simulation software. *Spine Journal, 13*(11), 1455–1463.

Page, R. (2008). Lessons from aviation simulation. In R. Riley (Ed.), *Manual of simulation in healthcare* (pp. 37–49). New York, NY: Oxford University Press.

Schaverien, M. V. (2010). Development of expertise in surgical training. *Journal of Surgical Education, 67*(1), 37–43.

Scott, D. J., & Dunnington, G. L. (2008). The new ACS/APDS skills curriculum: Moving the learning curve out of the operating room. *Journal of Gastrointestinal Surgery, 12*(2), 213–221.

Slattery, C., Syvertson, R., & Krill, S. (2009). The eight step training model: Improving disaster management leadership. *Journal of Homeland Security and Emergency Management, 6*(1), 1547–7355. doi:10.2202/1547-7355.1403

Tucker, B. (2012). The flipped classroom: Online instruction at home frees class time for learning. *Education Next, 12*(1), 82–83.

Weeks, D. L., & Anderson, L. P. (2000). The interaction of observational learning with overt practice: Effects on motor skill learning. *Acta Psychologica, 104*(2), 259–271.

第六节

混 合 模 拟

Dawn M. Schocken, MPH, PhD(c), CHSE-A; Wendy L. Gammon, MA, MEd

作者简介

　　DAWN M.SCHOCKEN 为佛罗里达州坦帕市南佛罗里达大学(USF)Morsani 医学院高级临床学习中心(CACL)主任,医学模拟教学的权威专家。在她的带领下,CACL 作为 USF 健康模拟联盟的创始成员,这个模拟中心经过鉴定完全合格,且获得了国家认可。她任职于多个国家委员会,并与一个跨专业团队专门从事混合模拟工作。

　　WENDY L. GAMMON 为马萨诸塞大学(UMASS)医学院医学助理教授,UMASS 标准化患者项目的主任。在她的带领下,该项目为教学、评估和培训提供标准化患者,促进了 UMASS 临床和科研的发展。同时她们还为几个新英格兰医疗培训项目提供标准化患者和学术咨询服务,并担任 MedEdPORTAL 杂志的审稿人。

摘要

　　本节探讨了混合模拟在教学和医疗教育及培训中的应用。混合模拟可以重现复杂的临床情境,医护人员可以安全地在这些情境中实施处置方案,这使其具备了重要的教育价值。模拟复杂场景如危重患者的处理,医护人员或实习医生可以在此类场景中得到提高、增强,熟练并掌握相关的操作技能,而不会对真实患者造成伤害。

　　混合模拟是选择和实现的过程。方案是根据已知的知识、经验、预期可能发生的状况以及根据不同层次医学生或专业人员之间任何已知的知识或表现,选择相关场景资源。本节对该方法及常见的一些问题进行阐述,有助于确定如何合理使用混合模拟。

案例

　　当我们为产科团队准备模拟训练场景时,可以显而易见地发现,单单使用高级模拟人是不足以模拟复杂产科临床情境的。为达到以下学习目标,需要更真实的模拟场景。学习目标包括胎儿窘迫的早期识别,紧急剖官产的术前准备,告知患者家属坏消息时如何处理其不良情绪。将高级模拟人与标准化患者结合,可以为分娩模型提供真实的面孔和声音,增加模拟人员扮演家属的角色,增加一个专项训练模拟器模拟胎儿的动作都可以提高学员学习的效果。

引言和背景

　　当在模拟场景中使用一种以上模拟器时,就被称为混合模拟(Issenberg 等,2004)。最常见的混合模拟是将模拟人(患者的角色)与一个或多个标准化患者(SP)组合在一起。这种结合通常会增强场景的真实性,可以让学员获得额外挑战并沉浸在学习中。在混合模拟中,标准化患者可以根据剧本扮演不同时期的患者、家庭成员或与患者相关联的任何人。根据培训目标,标准化患者可以扮演多种情绪，不仅可以测试学员的医疗技能，还可以观察其处理患者及其家属情绪和心理需求的能力。混合模拟还包括沉浸式或虚拟模拟与专项训练模拟器或其他简单模拟器的各种组合。

混合模拟几乎在高级模拟人出现的时候就开发出来了。增加一个哭喊的家属，一个大声尖叫的婴儿，或一个重症监护病房的噪音都会使模拟人在危机场景中变得更加真实。将标准化患者与模拟人结合可以让学员产生紧迫感，而这种紧迫感在模拟器中并不总是存在。随着模拟人变得越来越复杂，参与教学的人员在模拟场景的构建中也需要考虑得越来越多。（参见下一页的示例，混合模拟加强学员对医院中常见问题的处理，如患者病案号的管理，患者代码的管理）。

当学员阅读如何做某事相关资料的时候，他们可以设想如何应对。但当学员沉浸在包含声音、情感和行为的混合模拟场景中时，他们就可以在安全的环境下解决医疗危机并对整个场景事件进行处理。整合各种模式的模拟允许学员在现实场景中不断练习技能，直至掌握该技能，达到深入学习的目的。

例如，灾难模拟通常使用混合模拟的方法。社区希望确保他们的灾难应急小组处于备战状态。使用多个模拟器和标准化患者进行不同病情的分诊，可以让应急小组练习对多名伤员进行及时、高效的护理和治疗（Knee Bone，2003）。然后通过对该模拟结果进行分析，以提高团队处理灾难事件的能力，可以让团队树立对灾难处置能力的信心。

混合模拟场景可以在模拟室或真实医疗场所进行，学员或其组员可以练习操作技能，可以呈现出其熟练程度，也可以暴露出需要纠正的错误。从学习基本技能的初级阶段学习到最高级熟练程度的技能展示，混合模拟都可以实现（Noeller 等，2008）。它可以用于学习过程中的教学和评估阶段，并且经常与复盘和学员反思相结合。

方法

并不是每一个教学目标都要求用混合模拟来有效解决。与所有的教学方案一样，重要的是明确教学的目标。随后根据教学目标，细化罗列出教学细节。从而，可以逐步确定需要哪些教学细节需要模拟，并选择适当的模拟教学方法。列出并回答以下一系列问题将有助于确定混合模拟是否合适：

1. 这次模拟的目的是什么？
2. 这次学习的目标是什么？
3. 参与这次模拟教的学员水平怎么样？
4. 涉及哪些临床或专业技术？
5. 这次模拟在哪里进行？
6. 这次模拟是否可以用于教学、演示、评估或高风险测试？
7. 为实现学习目标需要什么程度的仿真度？
8. 需要什么功能和角色来达到既定的目标？
9. 有什么样的模拟人、嵌入式模拟人以及标准化患者可供使用？
10. 你如何评估是否达到预期教学目标？
11. 谁来做复盘？

一旦回答了这些问题，就可以确定哪种模拟方法将是最有效且高效的（具有生理反应的模拟人，专项训练模拟器，虚拟模拟，静态模拟人，标准化患者或混合模拟）。与其他模拟方法一样，混合模拟需要通过结合标准化患者或嵌入式模拟人（ESP）设置一个完整的模拟场景。此外，该场景需要各种模拟技术之间的完美结合。

一旦决定使用混合模拟，模拟团队需要进行完善的准备和排练，以确保模拟顺利进行。（参见第3章第二、三、四节，第8章第二节，关于如何使用模拟人、标准化患者、ESP 和复盘）。需要花时间审查排练模拟的每个细节，可以进行演员的微调、校时和转场。经过精心排练，确保场景可以有条不紊地顺畅进行，学员的行为和表现可以生动地在模拟场景得到展现。

混合模拟可以在现场（实际临床环境）或模拟教室（尽可能使场景真实）进行。与单一模拟方法的场景不同，为了达到有效的模拟效果，混合模拟需要更多的协调及更有经验的模拟教学团队。准备工作较单一模拟更为复杂，因为必须要保证实现各种方法的转换。模拟前准备，尽早让模拟人处于工作状态是至关重要的。导师可能需要一个可以表现疾病状态的高级模拟人，也可能需要招募嵌入式模拟人以增加真实感（例如急诊护士、采血护士、麻醉护士），有时候还可能需要招募标准化患者来扮演患者或其家庭成员。所有这些都需要模拟教学成员之间的相互协作配合。

混合模拟场景的评估可以在多个层次上进行。和使用单一方法的模拟一样，导师可以评估学员是否达到学习目标。学员们可以评估混合模拟是否有效还是太过复杂。标准化患者可以评估自己和学员之间以及 ESP 嵌入式模拟人和模拟协调员之间是否有效的沟通。导师可以通过观察混合模拟的过程来评估模拟教学对学员表现的有效性。可以引入独立的观察员来评估模拟在实现场景目标方面的效率和整体效果（Issenberg & Scalese，2008）。

实践中取得的成绩

模拟教学是传统医学教育的良好补充，可以增加患者的医疗安全，提高研究生教育水平，并可以评估执业医师的技能水平。在医疗工作的各个领域引入混合模拟教学，医护人员可以发展和改善个人和团队的临床专业能力。虽然该领域的研究需要在严谨性和质量方面进行改进，但是高端技术混合医学模拟已显示出有效的教育意义（Noeller et al.，2008）。

混合模拟给学员提供丰富的动态体验，具有实时的感觉和实时的病人交流，并且可以进行回顾、反馈和重复，直到熟练和掌握。随着医疗卫生保健系统变得越来越复杂，采用混合模拟以模拟复杂的患者疾病状态，可以提高医护人员的专业知识、技能和态度，从而达到以患者为中心的高质量的医疗管理。

专家角

模拟素材（电子病历/健康档案 EMR/HER）

Pamela B. Andreatta, EdD, MFA, MA

医学模拟教学学会主席（2015）

电子病历/健康档案（EMR/EHR）和模拟教学有三个重要的联系。首先，模拟教学可用于指导临床医生在临床实践中如何使用 EMR/EHR 系统。这不是一个简单的问题，特别是在医疗卫生保健环境中整合、更新和修改系统时更加复杂。EMR/EHR 平台作为医疗卫生保健系统专属性定制的工作平台，操作具有一定的复杂性，以及健康管理需要准确输入患者的信息，使得正确使用 EMR/EHR 平台对于患者的安全和医疗质量至关重要。因此，模拟很适用于指导大家学习 EMR/EHR 系统，因为它不仅起到了培训的目的，而且不会在训练期间对患者数据产生影响。与其他对患者安全会产生影响的操作一样，医务人员在模拟情境下掌握程度越高，就会越多地避免由于不熟悉而导致的错误。

第二，在减轻或补救风险方面，模拟为 EMR/EHR 数据用于创建或重新创建提供了潜在的培训场景。许多模拟项目是以不良事件或近似错误的事件为基础的，目的是针对导致这种不良后果的事件进行培训以免再次发生。虽然这种做法对医务人员有重要的学习价值，但它往往是一个被动的过程，而不是主动的过程。从 EMR/EHRs 病例库中收集的临床资料，可以用于建立一些主动式教学的类型，这有助于培养对常见和异常情况处理的临床思维能力。即使是单个临床表现（例如心肌梗死），病例信息越多变、越详细，学员越有机会开展学习复杂的诊断推理和临床管理技能。建立在真实患者数据之上的病例库将提供更真实的培训场景，因为它们基于实际数据，可以最好地模拟实际的临床环境。

第三，在实施临床操作或治疗之前，EMR/EHR 信息与模拟之间的潜在联系是把患者特异性的解剖学、生理学、病理学或损伤等相关数据结合到模拟教学的剧本中进行演练。例如 MRI 数据可在手术前对患者潜在困难气道进行建模，以帮助麻醉医师确定最安全的插管方法。同样，外科医生可以使用成像数据在操作前使用虚拟现实建模尝试并确立各种替代方案。生理模型可用于模拟药物和其他疗法的潜在反应，目的是提高功效，同时减少不利的相互作用。通过这种方式，EMR/EHR 信息可用于模拟真实患者，并允许临床人员以最符合患者需求的方式制订治疗方案，同时最大限度地减少风险。

与其他新兴技术一样，EMR/EHR 系统及其与临床实践的融合将随着时间的推移而不断变化。伴随 EMR/EHR 和医学模拟在各自领域的不断成熟，我们可以看到两者结合有很多协同作用的优势。促进两者发展有利于患者安全，也有利于临床医生的安全和医疗质量的提高，这些都将促进发展更完善的医疗卫生保健系统。

此时，彼地：如何继续改进或者保持我现有的成果？

混合模拟是需要反复练习才能达到预期目的。每次做混合模拟培训时，都将会有一组新的学员。为了让学员觉得混合模拟教学是有效和有趣的，需要模拟导师激发他们的学习激情，即使这是第 50 次运行这个场景。将学员从单纯的学习技能转向需要提高技能，熟练并最终掌握，需要仔细构思整个模拟过程。细化场景布置，增强嵌入式模拟人员（ESP）的情绪表现，增加更多的 ESP 来扮演专业性强的角色，努力增强模拟人的真实感，与同事分享优秀的剧本，都将使混合模拟从第一次开始逐渐得到完善。掌握最新的技术，学习如何使模拟看起来更真实，增加新的技能点，阅读模拟相关文献等都可以在模拟场景中引入新内容。

目前，许多可持续的模拟程序为模拟教学在科研、临床以及相关的医疗保健培训领域提供了很好的发展机会。将模拟产品组合到混合模拟教学中的策略是鼓励、培养和促进课程主任、课程导师和管理层之间的协作。理解混合模拟教学价值的人会很快成为早期使用者和引领者。然而，值得注意的是，即使支持这个观点，除了在经费和场地问题之外，开展混合模拟教学可能还存在其他挑战。例如，由于这种形式的模拟教学需要大量的时间和精力，可能缺乏教师的支持。

使核心教育工作者与模拟场景的开发紧密结合是确保这一教学模式成功与可持续发展的关键。通过相互合作的方式可以实现成功。吸引住利益相关者，与教师面谈，不仅要倾听并学习他们所教授的内容，还要学习他们如何教授这些内容，以及他们此次特定课程或培训总体和具体目标是什么，了解老师们希望学员在课程结束时吸收和带走的临床知识要点。

从小事做起。从教学大纲里的一个概念或技能训练点开始做模拟，并确定混合模拟可以加强和补充现有的学习经验。从一个目标过于庞大的混合模拟开始，会增加模拟混乱、费用甚至失败的风险。例如雄心勃勃的从一个多站点、高风险测试开始，所有的站点都混合了标准化患者、复杂的人体模型和任务训练器的模拟模式。这样就会有如此多的不可控因素，会增加学员在这种多级情境中的压力感，最好从单一的多模态模拟教学开始。这能使导师和学员在开始接触更具扩展性的混合场景之前，能够适应并熟悉模拟。

作为示例，静脉导管置入术现有的课程具有引入或回顾程序技能的内容。目前，课程内容先是以带有插图的 ppt 上理论课，接下来是一个简短的视频，展示临床医生在病人身上进行静脉导管置入术。然后将学员分配到实验室，在皮肤训练器上进行练习。使用混合模拟的好处，老师可以使用附带手臂皮肤功能训练器的标准化患者，可以确切地定位穿刺的位置。除了可以培训静脉导管置入术的技术操作外，这种混合模拟还将为教师提供一个机会，还可以发挥规范临床技能的作用。现在沟通能力被认为是临床技术操作能力的主要组成部分之一。使用这种方法，教师可以展示操作前如何与患者沟通，向患者宣教，言传身教展示医务人员对患者的人文关怀。

案例：急性心肌梗死与心脏停搏

地点：急诊科
主诉："胸部压榨感 1 小时，现在我觉得我要死了！"
情景阶段 1
患者信息：志愿者

你是一名 67 岁的男性，大约在 1 小时前开始有胸部压榨感。它变得越来越糟糕，你感到虚弱，气短，所以你告诉你妻子，她将你带到急诊室。现在的压榨感很严重，你感到恐怖，几乎就要死了一样，你很害怕。

其他患者信息：以下其他疾病信息仅在被问及时回答。

胸痛：压榨感就好像有人坐在你的胸前，位于胸部中间，手臂或下腭没有放射痛；疼痛都在你的胸部。你以前从来没有这样的痛苦。在疼痛视觉评分上，它是 0～10 分的 10 分。它从开始逐渐恶化，没有缓解。疼痛在你自己家中上楼梯时开始出现，然后你马上回到楼下坐在椅子上，但压榨感越来越强。

呼吸急促：伴随着疼痛，你的呼吸越来越急促，现在你躺在那里也感到呼吸急促。

大汗：随着疼痛加剧，你突然出了一身汗。

与心脏病相关的既往史：你从来不知道自己有心脏问题。

体育锻炼：你通常每天走20分钟左右；没有其他额外的锻炼。

既往病史：

1. 高血压病史10年，服用代文每日80mg，氢氯噻嗪每日12.5mg。

2. 2型糖尿病史5年，每天服用二甲双胍500mg，每日2次。血糖水平（指尖法）空腹6.67mmol/L（120mg/dl），餐后2小时7.78mmol/L（140mg/dl），你不记得你的糖化血红蛋白水平。

手术史：18岁时做过阑尾切除术。

系统回顾：除上述内容之外的所有内容均为阴性。

相关的社会关系：已婚，你有两个成年的孩子。

吸烟史：你在2年前戒烟了，但是在这之前的45年，吸烟每日半包。

饮酒史：每周晚餐喝约三杯葡萄酒。

性生活史：保密。

家族史：父亲于62岁因心脏病发作死亡。他患有糖尿病、高血压病，吸烟者。母亲在88岁时摔倒后死亡。

药物：代文每日80mg，持续5年。氢氯噻嗪（HCTZ）每天12.5mg，持续10年。二甲双胍500mg，每天2次，持续5年。

过敏药物：没有已知的过敏史。

体格检查：初始生命体征：脉搏130次/min；呼吸频率30次/min 血压85/40mmHg；体温36.8℃（98.2°F）。

模拟人设置：

- 生命体征如上所述。
- 监护仪将以130次/min的速度显示复杂的心动过速。
- 胸部：呼吸音清晰
- 心脏：S4奔马律
- 腹部：正常范围内
- 四肢：在正常范围内，除了无法感觉到足背，胫后或桡动脉搏动
- 发汗

情景阶段2

学生应该认识到，患者目前是宽QRS不稳定性心动过速伴有低血压，此时应启动同步电复律。如果学生这样做，患者将恢复窦性心律并能够说话维持1分钟，然后进入无脉性室性心动过速（V-tach），并需要立即除颤。如果学生第一时间没有识别，那么模拟人将在1分钟内直接进入无脉性室性心动过速。

一旦出现无脉性室性心动过速，应启动心肺复苏（CPR），学生必须进行CPR并寻求护士团队协助工作。

学生将进入流程。如下：CPR 2分钟，然后评估心律。评估时显示心室颤动（V-fib），需要电击，然后使用肾上腺素或加压素。随后是2分钟的CPR，患者仍然室颤，除颤，静脉内给予胺碘酮300mg。CPR 2分钟后，再次评估仍是室颤，除颤。这次除颤后，心电监护显示50次/min的无脉性电活动（PEA），在重新评估节律之前，学生应该进行2分钟的CPR。当评估节律时，提示50次/min的无脉性电活动（PEA）。这时候，学生不应该使用电击，应该给肾上腺素1毫克，再继续两分钟的CPR，后再进行一次心律评估，这时仍是PEA。CPR后给予阿托品1mg。

这时，如果学生还没有考虑分析原因，护士可以提示，通过询问"这个病人为什么是PEA"引导学生分析原因：学生应该列出PEA的原因（首先，可以立即逆转的原因，然后是那些不能立即逆转的）。

针对原因分析回答，剧本设置患者无低血糖，无体温过低，无高或低钾血症，无缺氧，无血容量不足，无重度酸中毒。无创伤，无心包压塞，无张力气胸，无毒血症，无肺血栓形成。

当PEA的原因被认为是大面积冠状动脉血栓时，模拟场景结束。

最终诊断：急性心肌梗死伴室性心动过速（VT），随后为心室颤动（V-fib），最终无脉性电活动（PEA）。

评估工具

为了达到这个案例的教学目的，将使用以下两种工具：

1. Precode：关键行为列表

2. Postcode：美国心脏协会Megacode测试3用于心动过速到VT/无脉性VT到PEA

PreCode 关键行为列表
- 胸痛的位置
- 疼痛的严重程度并量化为 1～10 分
- 有无放射痛
- 疼痛持续的时间
- 既往心脏病史
- 既往用药史
- 过敏史
- 疼痛开始时你在做什么
- 是否有呼吸急促的痛苦
- 心脏检查
- 检查双侧胸部
- 触摸脉搏
- 测量 BP
- 在开始 CPR 之前拍打并呼叫病人

Postcode：AHA Megacode 测试表 3 用于心动过速到 VF / 无脉性 VT 到 PEA（Field et al, 2010）
- 始终保证高质量的 CPR
- 分配团队成员角色
- 确保团队成员表现良好
- 如果需要开始吸氧，安置监视器，开放静脉通路
- 在正确位置放置监护仪导联线
- 识别不稳定的心动过速
- 识别心动过速引起的症状
- 立即执行同步电复律
- 识别 VF
- 在分析和电击之前清场
- 电击后立即恢复 CPR
- 合理的气道管理
- 适当的药物 - 评估 / 除颤 -CPR 周期
- 给予合适的药物和剂量
- 识别 PEA
- 分析 PEA/ 心搏停止（H 和 T）的潜在可逆原因
- 给予合适的药物和剂量
- 评估节律和脉搏后立即恢复 CPR
- 识别 ROSC
- 确保血压和 12 导联心电图工作正常，监测氧饱和度，气管插管后呼气末二氧化碳波形，并准备其他实验室检查
- 考虑低温疗法

总结

　　混合模拟可以做到如你所愿的复杂或者简单。你可以通过精心设计为学员创造一个良好的学习氛围，创造令人兴奋、有趣和具有挑战性的情境吸引学员。混合模拟也能确保个人和团队的练习，展示熟练程度，并以获得或完善学习目标开展培训。混合模拟允许个人和团队像在实际临床环境中工作一样。做得好的时候，混合模拟有助于"教学切入点"的引入，结合完善的练习，这种方法最终可以增加患者的安全性，并提高医疗服务的整体水平。

参考文献

Field, J. M., Hazinski, M. F., Sayre, M. R., Chameides, L., Schexnayder, S. M., Hemphill, R., Samson, R. A., … Vanden Hoek, T. L. (2010). Executive summary: 2010 American Heart Association guidelines for cardiopulmonary resuscitation and emergency cardiovascular care. *Circulation AHA, 122* (18 suppl. 3), S639.

Issenberg, S. B., McGaghie, W. C., Petrusa, E. R., Gordon, D. L., & Scalese, R. J. (2004). *Features and uses of high-fidelity medical simulations that lead to effective learning: A BEME systematic review* (BEME Guide No. 4). Dundee, Scotland: Association for Medical Education in Europe.

Issenberg, S. B., & Scalese, R. J. (2008). Simulation in health care education. *Perspectives in Biology and Medicine, 51*(1), 31–46.

Kneebone, R. (2003). Simulation in surgical training: Educational issues and practical implications. *Medical Education, 37*, 267–277.

Noeller, T. P., Smith, M. D., Holmes, L., Cappaert, M., Gross, A. J., Cole-Kelly, K., & Rosen, K. R. (2008). A theme-based hybrid simulation model to train and evaluate emergency medicine residents. *Academic Emergency Medicine, 15*(11), 1199–1206.

第七节

虚拟仿真模拟

作者简介

ERIC B. BAUMAN 曾在学术、公共安全和行业中担任过许多专门针对基于游戏的学习和模拟的职位。BAUMAN 博士是一名注册护士，消防服务部门的负责人和 Clinical Playground 有限公司的创始人。他还是威斯康星大学麦迪逊分校教育学院，课程、教学与游戏学习学会的一名研究员。BAUMAN 的研究兴趣集中在物理世界和虚拟世界之间的混合学习。

PENNY RALSTON-BERG 从 1997 年开始设计在线课程。她还担任过 K-12、社区学院、高等教育和非营利组织的技术培训师和设计顾问。PENNY 目前是宾夕法尼亚州立大学的远程教学设计师。她的主要研究兴趣是教育游戏和模拟及学生对学习质量的看法如何影响在线课程的设计。

摘要

本章向读者介绍了在虚拟或数字环境中进行模拟的概念，以及作为多媒体数字环境不可或缺的一部分，基于游戏的学习机制和活动的重要性。我们首先讨论基于游戏的学习类型中常见的当代术语和定义。本节还向读者介绍了在数字环境中学习的当代教育学。讨论了基于游戏的学习与学习动机之间的关系，从数字游戏和数字学习环境和相关技术整合到临床课程中的角度，适应的概念。最后，从多个角度对虚拟仿真和基于游戏的学习进行评价，其中包括学员的成就、教师的表现和课程评价。

案例：法医护理

作为法医护理课程的一部分，学生可以选择旁观尸体解剖，这可能包括或不包括性侵犯的检查。尸体解剖是一个重要的经历，法医护理的所有角色都与证据的收集来帮助结案联系在一起。对于学生来说，真实的尸体解剖是一个很难得的机会，因为这种情况与学生人数不符，或者在太平间没有足够的空间让四名以上学生同时旁观。居住地较远的学生没有机会看到尸体解剖，除非他们刚好足够接近所安排的观察地点。法医护理课程的教育者想要这样做：

- 为更多的学生提供一个进行尸体解剖和性侵犯检查的机会。
- 在尸检过程中，可以准确地描述验尸官／法医病理学家、法医摄影师以及护士的作用。
- 在验尸过程中，提供对证据如何被识别、收集和保存的详细观点，这对司法系统至关重要。
- 说明发现死亡原因及防止死亡的价值。

他们相信某些类型的游戏或模拟可以填补这些空白。他们的问题包括：

- 游戏元素或模拟更合适吗？
- 一个有效的游戏或模拟的要素是什么？

- 我们如何确保良好的课程适合度？
- 我们应该考虑哪些类型的评估？

（案例：Alicia Swaggerty，宾夕法尼亚州立大学校园）

引言

本节的目的是向读者介绍在数字虚拟环境中提供的虚拟仿真和基于游戏的学习或学习机会的概念。我们认为学习应该在游戏过程中进行（Botturi & Loh，2008）。即使在临床教育的背景下，术语"严肃的游戏"也是错误的，我们提出了基于游戏的学习。新的以游戏为基础的学习或功能性游戏的教育者会发现，在这篇文章中讨论的其他好的模拟经验的元素，很多都与好游戏或好游戏的内容相吻合（Bauman，2007）。

> 随着研究人员和教育工作者开始更深入研究电子游戏和游戏中发生的复杂的学习动态，教育界应该澄清游戏的意义，以便与其他学习领域和电子游戏行业进行清晰的对话。*Botturi and Loh*（2008，第2页）

创造空间里找到促进参与学习的机会（Bauman，2007），包括数字环境和电子游戏，可以很有趣。通过创造令人愉快的学习经历，对教育价值没有任何损失。"严肃的游戏"不应该被误解为缺乏乐趣。我们认为利用技术，包括游戏，可创造主动学习的经验增加学员的参与度（Gee，2003）。

本节将首先向读者介绍支持基于游戏学习的现代术语和理论。在本节这部分中，我们将提供示例，帮助将这些术语和理论定位于临床教育中。本节的下一部分将讨论游戏学习中学员动机的概念。

本节的后面部分将继续讨论根据一般课程和其他技术形式，特别是网络学习平台的"适合"的概念。我们还将讨论数字环境和基于游戏的学习作为混合或混合学习法的使用。

最后，我们将讨论学员、教师和课程评价，因为它涉及数字环境中的基于游戏的学习。虽然本节没有对学术评价进行深入的讨论，但它将向读者介绍游戏作为一种数据收集机制。

基于游戏的学习和数字环境的条款和定义

数字原住民与数字移民

Prensky（2001）最初开发和讨论了数字原住民

（*digital native*）和数字移民（*digital immigrant*）的术语。这些术语现在已经超过10年了，现在看起来比10年前更重要，说明这是一个重要挑战。所有传统的学员都是**数字原住民**。数字原住民是成长于数字技术中的人。读大学前，他们可能会花更多的时间玩电子游戏而不是在看书（Prensky，2003）。数字原住民利用直观的数字技术。"数字原住民能熟练使用数字环境语言。他们具有与生俱来的媒体素养意识"（Bauman，2012，第79-80页）。

数字移民通常代表那些在数字媒体潮之前出生的人。数字移民在打字机上写学期论文。他们参加大学考试，并把答案写在助教们提供的"蓝皮书"上。对于许多数字移民，在他们求学或进入学术劳动大军中时，在满是圆圈的多项选择题的答题卡上涂答案仍然是新奇的事物。数字移民记得无绳电话的发明。他们购买的第一部手机肯定不是智能手机。数字移民被迫适应日益普及的数字环境。十年前，仍然有可能抵制数字环境的包容性。在主流学术界或医疗保健领域不再如此。临床医生或学者没有一定程度的数字和信息素养就不可能有大的造诣。

数字移民有可能适应数字世界，但是当许多非母语人士到达新的国家时，他们面临同样的挑战。挑战超越了简单的语言障碍。包括与融入新的社会文化环境相关的挑战。移民由于以前的生活经验而受到偏见。他们携带着旧世界的文物，并用它们来形成关于现代和快速发展的数字世界交涉的成功与失败的意见。对于许多数字移民来说，实现本土水平的数字素养是无法达到的（Bauman，2012；Prensky，2001）。

由于人数众多，领导和教职员工面临的挑战尤为尖锐。即使领导层没有充分理解本土技术的重要性，他们也必须认识到数字技术在教育和临床过程中所起的重要作用。未能满足学员，在如何提供课程和如何支持学习方面的期望将推动最好和最聪明的学生到能够有效地议定、集成和利用数字技术的机构（Bauman，2010，2012）。

游戏学（Ludology）

"ludic"一词来源于拉丁语 ludis，意为游戏。**游**

戏学，一个相对较新的术语，是指一般的游戏研究。然而，这个术语在电子游戏中经常被非正式地使用。Frasca（2001）认为游戏学的目标是从正式的角度和作为更大的媒体生态学的一部分来理解游戏和电子游戏。将游戏学习定义为生态学机制，鼓励教师研究游戏技术如何在人类和学员体验中发挥作用。Broussard（2011）将荒谬的教学法定义为游戏教玩家玩游戏的方式。从这个角度来看，我们可以重写 Broussard 对于教学法的定义——研究游戏影响学员学习的方式。这是一个重要的问题，因为学员不能在未被他们希望加入的职业同化的情况下学习成为临床医生。这就是说，不学会如何打棒球，就不能成为棒球运动员。另外，即使阅读棒球规则手册也不可能学会打棒球——你必须实际练习才行。

游戏化

Deterding 等（2011）定义游戏化为游戏元素在非游戏环境中的应用。Deterding 等继续讨论娱乐（play）和游戏（games）的区别。Games 一般受到规则的约束，及任务成功或失败的奖励或结果的系统，而 play 一词往往是更自由的形式，代表更广泛更少规则的活动。游戏化的应用程序或课程旨在鼓励有针对性的行为并为完成可能不受欢迎或枯燥的任务提供激励。

试图定义游戏化，更不用说将其应用于学术医疗，仍然具有挑战性。许多教师和工作人员可能开始反感，需要将与医疗保健相关的基本行为从学生身上排除在外。临床医生经常从事无聊、平凡、不适甚至是不受欢迎的任务和行为。这些任务和行为对病人安全和最佳实践至关重要。我们的学生必须学习这些技能和行为，以便从预备，到新手，到专家。通过游戏化来从事具有挑战性的工作，我们可以强调可能会被忽略的重要内容。通过游戏化功课吸引学员的关键是提升学习的内在价值，而不是大多数课程工作的外在本质。在课程中，学员被赋予额外的动力去完成在课程中发现的任务，因为他们得到了一个分数。当成功完成一项任务意味着更深层次的意义，并验证和强化学生已经承诺的东西时，他们就有了内在的动力。

例如，奖励在早期临床经验中能快速有效地使护理学生掌握入门临床技能，通过增加相同患者量，实际上只是一种技能的练习，在这里，完成一个数学工作表的奖励是被分配另一个类似的数学工作计划表。掌握入门材料的奖励应该是提高水平、向更具挑战性的内容和相关任务前进。就护理学生而言，应该把他们分配给更有挑战性的病人，而不仅仅是更多的病人。

虚拟环境与基于游戏的环境

虚拟环境或世界除了提供环境以外，无任何内在目的。他们通常在美学上令人愉悦，并能准确地反映现有空间。然而，如果没有涵盖或嵌入的活动、游戏或模拟来达到虚拟场景的目的，学员就需要有一个实际存在的空间（Ralston-Berg & Lara，2012）。在教学方面，游戏提供了在**虚拟环境**中学习的机会。**基于游戏的环境**必须提供游戏设计的各个方面，包括叙述和完成特定任务和目标的奖励系统。基于游戏的学习使用虚拟环境来进行游戏，就像一个剧院用来上演一出戏（Bauman，2010，第 186 页）。换句话说，创建的数字环境代表一个可以进行游戏的虚拟场景集合。从临床角度来看，手术室（也称为手术示教室），仅代表手术发生的地方。虽然它以非常精确的方式提供对手术的支持，但手术室不是手术，无法独立完成手术。

创造的环境或空间

创造的空间是被设计、建造或编程的环境，以便准确地复制现实世界的存在空间，产生足够的真实性和逼真性，从而使不相信的现象得以中止。这个术语不是数字或基于游戏的空间所独有的。创建了基于人体模型的模拟实验室和标准化的患者诊所。这些空间要么是固定的，以人体模型为基础的模拟实验室类似精致的戏剧场景，或作为**创建的环境或空间**仅存在于虚拟现实或**基于游戏的环境**中（Bauman，2007，2010，2012；Bauman & Games，2011；Games &Bauman，2011）。

元游戏

元游戏是利用游戏外的资源和策略来促进游戏中的成功（Carter 等，2012）。在许多传统的教学和评估环境中，我们可能会考虑这种作弊行为。在基于游戏学习的背景下，元游戏往往得到回报。在游戏世界里，玩家可以根据游戏成就来通过游戏的多个关卡。游戏不知道也不关心玩家如何在游戏中达到标准。也就是说，玩家必须通过能力来证明自己的成就，而玩家是如何获得相关知识的，这是无关紧要的。游戏内的成功需要结合获得的知识和部署相关技能的能力来解决游戏中所面临的挑战。

临床实践是分配。我们知道医疗保健已经变得非常专业化。我们想要和期望学生学习的是如何做出明智的决定，从而驱动期望的结果。我们不希望学生或临床医生在遇到新的或不熟悉的临床挑战时，猜测该做什么。我们希望他们获得信息和资源，以安全有效的方式完成病人护理。在实际的临床实践中，临床医生实际上是一直在进行元游戏。咨询、实验室、文献综述和与实际护理相关的诊断方法与元游戏的概念是一致的，可以在基于游戏的学习环境中加以利用和加强。

迷你游戏

迷你游戏是游戏中的游戏。它们存在于电子游戏或虚拟环境中。迷你游戏可以向玩家提供重要信息，支持游戏内的过程，或者推动游戏体验。一般来说，他们为玩家提供即时信息，使他们适应环境，或者教会玩家特定的技能来适应环境。例如，在"侠盗飞车"游戏中，早期的任务主要是教玩家如何玩游戏。第一个任务是专注于世界里的空间定位，然后开始步行到虚拟世界的一个地点，而之后的任务可能会给玩家提供骑自行车、驾驶汽车甚至驾驶飞机。这些技能是为了与游戏环境进行互动，并让玩家参与到更有意义的游戏中去。

想象一个基于医院环境的游戏。玩这个游戏最初可能需要在医院的各个部门之间运送病人。这个任务与临床教育无关，相反，它有助于将玩家定位到虚拟环境，以支持未来游戏中更有意义的遭遇。之后，玩家可能会被要求使用医院里发现的各种设备。例如，一个玩家可能会被要求去获得一辆救护车以及使用除颤器。这一任务鼓励玩家与环境互动，理解如何使用除颤器及探索救护车里的内容。在这种类型的游戏中，真正的任务分配映射到课程目标，并可能要求玩家根据以往成功的游戏玩法，对不同类型的不同复杂程度的临床紧急情况作出反应。如果没有使用嵌入式的迷你游戏作为教程和培训工具，玩家将无法为更有意义的课程做好充分的准备。

设计体验

从教育的角度来看，设计的体验鼓励学员通过表现来学习。教师和教学设计师为有针对性的受众创造具有结构化活动的设计经验，促进可预测的互动，以促进预期的行动和结果。设计经验中包含的活动应支持代表临床专业的真实叙事，学习者会更希望加入其中。像迪士尼这样的主题公园之所以如此成功，是因为客人们不只是排队乘摩天轮，客人们有丰富的体验。你不只是简单地乘船的加勒比海盗；你就是一名海盗。在迪士尼公主的早餐中，孩子们不只是简单地吃带有迪士尼角色的老鼠形状的煎饼；他们通过表演体现了公主的性格和角色（Bauman，2010 年 185 页，2012 年）。

在实际的临床经验中，通过表现来评估学生。然而，实际临床环境中的学生不是护士或医生；他们被明确标识为学生。因此，他们在临床经验指导下从来没有真正成为执业医师。在基于游戏的环境中，学生成为临床医生。学生不仅要扮演他们未来职业的角色，还可以扮演其他学科的角色。通过这种方式，护理专业的学生可以扮演住院医师的角色，住院医师可以扮演病房护士的角色，医助可以扮演分诊护士的角色。虚拟和基于游戏的环境允许学员更好地理解他们未来的角色，以及他们将与之合作的许多其他类型的专业人士的角色。此外，通过设计经验构建临床学习活动，支持跨专业教育。为未来的临床医生提供在真实的环境中共同学习的机会，将促进有价值的技能，使护士、医生和其他有必要经验的人一起工作。跨专业的教育机会对重新设计有缺陷的临床过程至关重要，这对病人的安全和工作满意度构成了非常真实的威胁（Leape，2009；Leape 等，2012）。

文化能力设计的生态学

Bauman 与 Games（2011）着眼于视频游戏，发展了**具有文化能力的设计生态**。文化能力设计的生态学提供了一个框架，为教育目的设计新的电子游戏和虚拟环境，并在实践中评估现有的虚拟环境。Bauman 和 Games 为多或跨专业的实践环境和他们的文化背景提供了独特的视角。他们超越了传统文化能力的视角，认识到跨专业教育的重要性，不仅要考虑到这些职业的独特文化背景，还要考虑来从事这些职业的人的生活经历。文化能力设计的生态系统由四个要素组成：**活动**、**语境**、**故事**和**角色**。

活动

活动对于学员参与至关重要。在虚拟环境中无需做任何事情，学生几乎找不到与之相关的实用工具，缺乏活动的虚拟环境可能在美学上很有趣，但吸引参与者的能力却很有限。最有影响力和最有意义的活动是为了促进环境和心理的逼真度。他解释并促进了实践、文化和多样性的真实社会和行为方面。当活动源自于基于游戏环境的社区和个人的专家知识时，就可以获得更高的真实性（Bauman，2010；Bauman & Games，2011；Games & Bauman，2011）。

语境

　　语境是指学员能够与数字环境互动的方式。在基于游戏的环境中，设计良好的体验提供了流畅和可延展的语境。语境的定义是由玩家交互发生在其他人共同居住的环境以及环境本身（Bauman，2010；Bauman & Games，2011；Games & Bauman，2011）。例如，一个学生没有注意到"药物管理的权利"，后果可能发生在比赛后期。本例中的结果可能是编程的功能。然而，另一个共同居住在同一环境中的学生可能处于防止这种做法错误的位置，从而避免了潜在的警讯事件和后果。

叙事

　　叙事应该把玩家或学员的身份放在游戏环境，叙事是必须有目的且整合的，以便他们支持可以追溯到课程目标的课程。最终，基于游戏环境中叙事的作用是吸引学员，使得游戏提供的经验提供了在

实际临床表现中可以回忆的模式识别的重要线索。叙事应该被用来阐明重要的模式，这些模式以后可以被认识和回忆，从而在未来的学习机会和实际临床实践中理解现实世界的经验（Bauman，2010；Bruner，1991；Games & Bauman，2011；Gee，2003）。作者认为，在传统的基于人体模型的模拟过程中，叙事应该采用同样的方法。事实上，叙事可以在虚拟世界开始，并扩展到人体模型或标准化病人实验室。

角色

　　角色是学员在复杂游戏中扮演的身份。它代表了一个游戏内的独特身份。Gee（2003）将这个游戏内的身份称为投射身份。投射身份是玩家在游戏内的存在与玩家真实世界身份的综合。在创造的环境中，为了支持专业或临床教育，角色又向前迈进了一步。学员必须以个人的身份与他们在游戏中扮演的角色进行协商，以决定他们是谁——也许是一个医学生或呼吸治疗专家，这代表了他们在开始专业训练时希望加入的团体（Games & Bauman，2011；图3-7-1和图3-7-2）。

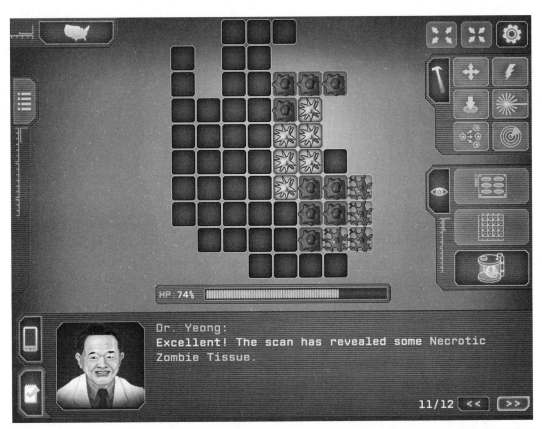

图3-7-1　这张截图来自威斯康星州探索、游戏学习网络和游戏＋学习＋协会研究所先驱X，截图说明了将胜任力进行艺术创作所建立的系统生态所包含的四个要素。玩家是一位科学家和防御部队先驱X的成员，致力于救治被感染的人类。游戏中的其他科学家，如杨博士，进行叙事和讲述故事。这个游戏设定在一个遍布僵尸的世界里，在那里实验室工作对拯救生命至关重要。玩家在这个环境中完成任务来拯救被感染的人类

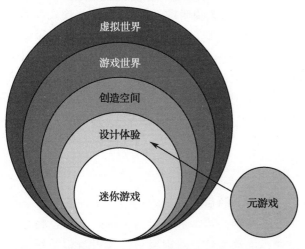

将胜任力进行艺术创作所建立的系统生态

图 3-7-2   该图展示在将胜任力进行艺术创作所建立的系统生态中，各种概念是如何相互关联的。（修改自 Bauman，E.B. 和 Games，I.A.[2011]。《沉浸式世界的当代理论：参与、文化和多样性的讨论》。A.Cheney 和 R.Sanders（编辑），《3D 沉浸式世界中的教学：教学模型和建构主义方法》，宾夕法尼亚州 Hershey：IGI Global and Games，I.，&Bauman，E.[2011]。虚拟世界：健康科学中文化敏感性教育的环境。International Journal of Web Based Communities，7（2），189-205. doi：10.1504/IJWBC.2011.039510）Eric B.Bauman&Penny Ralsont Berg 版权所有

基于游戏的学习动机

在功能性游戏或以游戏为基础的学习运动中，很多讨论都集中在学员的参与上。换句话说，游戏可以用来吸引学员，游戏对学员有多大的作用呢？Deterding（2011）认为"玩游戏是一个自动的、内在的激励活动的典型例子……"我们的意思是，通过有目的的玩游戏提供了一个目的而不是与游戏本身分开。当玩家在游戏中学习各种特定课程的内容时，掌握游戏就变成了掌握内容的同义词。

Denis 和 Jouvelot（2005）认为内在动机促使参与者或学员为了追求一项特定的活动而"行动自由"。内在动机要求学员天生满足。外在动机发生在外部因素，如奖励或结果。吸引人的游戏提供给玩家的不仅仅是徽章。吸引人的教育内容提供给学员的不仅仅是一个分数。吸引人的内容或经验是天生令人满意的。

内在动机为学员提供了一种自主性，包括有效的游戏设计和最佳的教育实践，如活动和创造力。在完成了基于任务的分等级的学习后，知识转移就成为了一种额外的激励。在一个利用外在激励因素的课程中，学生完成一项任务，不是为了掌握这一任务，而是要获得更多的课程。获取更多信息并最终进入该行业是基于遵从性，而不是深层含义，这表明了内容和语境的掌握。图 3-7-3 对内在动机和外在动机之间的差异进行了比较。

创建或整合游戏和模拟到课程中时，考虑内在动机是很重要的。

关键问题包括：

- 这些活动是否代表了学员当前使用或将来会使用的实践？
- 这个活动是否包含了学员根据相关情况做出决定的机会？
- 那些决定是否会有不同的结果？
- 学员能从游戏或模拟中获得即时反馈吗？

通过解决这些问题，学员将在游戏或模拟中体验到更多的内在动机。

为课程选择游戏和模拟

课程适合作为动机和目标的桥梁。"适合"指的是游戏能提高或支持课程和课程目标的程度。

内在	外在
来自掌握知识技能的精神奖励	实质的奖励
目标是明确的，有意义的，可安置的	目标分配
进步是直观的，明显的和即时的（实时或及时）	在当前活动之外确定或分配进度
支持或加强你已经致力于或未来希望从事的行为——代表玩家机构	如果你完成了这个任务，你就可以获得另一个任务——分等级的方向
自主的	**直接的**

| 主动学习 | 创造性学习 | 肤浅的学习 | 顺从的学习 |
| 深层含义 | | 结果驱动 | |

图 3-7-3   内在动机和外在动机的区别

指导设计师经常把这称为"对齐"。不应仅仅为了增加兴奋感或乐趣而引入游戏。游戏可以很有趣，也很吸引人，但是他们的首要任务应该是提供一个完整的、有意义的、有指导价值的活动，以促进学员的内在动机来达到学习目标。游戏中的特定任务或目标必须填补课程中的空白或挑战，以激励学员参与。如果没有这个桥，学员可能会把这个游戏看作"忙碌的工作"，或者是在课程其他部分的学习过程中分心的事情。

我们之前讨论过一种小型游戏，玩家被要求对不同类型的临床突发事件作出反应。这类游戏解决了让学员在实际的临床实践之前在一个安全的环境中进行决策的挑战。在这种情况下，教师不会选择任何角色扮演或决策游戏，而是直接与课程的目的和上下文相关的内容，这样一来，课程中的目标、内容、活动和评估都是一致的，或者是合适的。与课程相关的、有前后联系的游戏，以及学员认为有价值的游戏是吸引人的。学员积极地思考、决定和练习他们将来会参与的行为，而不是简单地玩和完成这些活动的步骤。当一个学习活动是相关的，与上下文有关的和有价值的，它就体现了内在的动机（图 3-7-4 和图 3-7-5）。

强生公司生产并发布了"快乐护士"游戏，作为其未来护理工作的一部分。快乐护士在全国护士周上首次亮相，并被誉为护士的减压工具。这个游戏最初是基于网络的，现在可以作为移动应用程序使用。快乐是一种传统的滚筒游戏。玩家可以自定义自己的头像并开始玩游戏。游戏是一场与时间赛跑的比赛，你的化身会跃过床、障碍物、事故车和静脉输液杆。虽然快乐护士提供了一定程度的娱乐，并且是一个良好支持手卫生的游戏，但它缺乏叙事性，也不适合护理过程中的最佳实践。这个游戏分散了练习者的注意力，但并没有强化好的练习。完成第一级只是让你进入第二级，但游戏不会变得更受欢迎。出于这个原因，尽管它支持护理实践的一个方面，即手卫生，但它在满足与护理最佳实践相关的全球目标方面却显得不太合适。将这样的游戏分配给学生可能会被视为一种不符合要求的填字游戏，而且所分配的任务只是外在的激励。学生会完成游戏，因为该游戏分配给了他们，但该游戏不会让参与学生们积极做出关于护理实践的决定。

确保良好课程适应的第一步是明确、有意义的目标和目的。然后分析现有的材料、活动和评估

任何差距，以了解在教学中存在的挑战。一个既定的目标没有被现有的课程充分地解决吗？课程的部分内容对学员提出了挑战吗？学生对课程的某些部分有特殊的困难吗？这些差距和挑战是利用基于游戏的学习来补充现有课程的机会。另一个需要考虑的方面是提升或增加对现有材料的兴趣。我们前面提到的游戏化为平凡的、不舒服的一种选择，或不受欢迎的材料和任务。在这种情况下使用游戏可以使这些材料更加吸引人，反过来也会为学生提供更多的学习动机。

考虑适合的因素：
- 明确有意义的目标和目的。
- 填补课程空白。
- 支持挑战性材料。
- 增强或增加现有材料的兴趣。
- 提高对不太理想的材料或任务的投入。

适合：与网络学习的融合

将基于游戏的学习整合到通过网络学习而不是面对面的课程。主要的区别是网络学习中老师不在场，以判断理解或参与辅导。为了适应不同区域的学员，基于游戏的学习应该是"独立的"，不需要监督或与其他参与者同步参与。游戏应该尽可能无缝地集成到现有的学习管理系统（LMS）中。换句话说，如果可以从现有的 LMS 中嵌入游戏或链接到游戏，那么学生们将会在课程与游戏之间进行更平稳的过渡。在使用第三方软件或应用程序时，这并不总是可行的，但是应该进行调查以确保系统之间的运作。任何费用、安装时间或第三方应用程序的其他要求，都必须预先提供给学员，最好在课程开始之前。必须提供适当的指示和方向，使学员适应这个系统，以及教学生如何玩，对于远程学生来说尤其重要。玩家在游戏中遇到困难时，也应该知道有哪些帮助系统或工作人员可以寻求帮助。老师们也可以考虑在游戏结束后进行一些简短的讨论。这与基于模拟教学的最佳实践是一致的，在这个过程中，玩家可以从游戏体验中吸取经验。

适应：基于游戏的学习是混合或混合的学习方法

同样考虑适应的因素和网络学习也适用于混合或混合的学习方法。在混合教学模式下，教师在现有课程、游戏和简短课程的协调方面有更大的灵

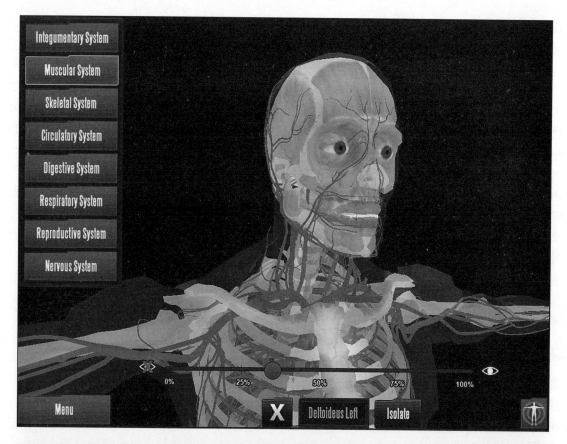

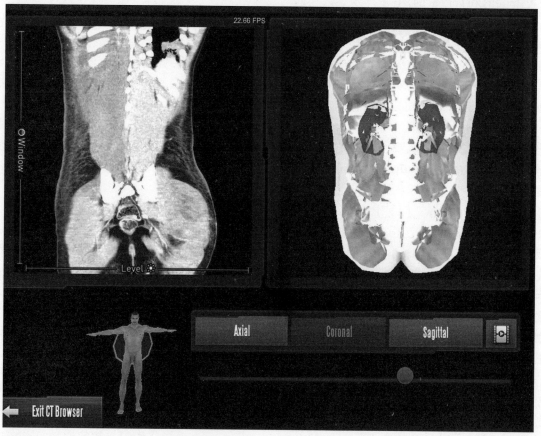

图 3-7-4 和 3-7-5　这些来自解剖学浏览器的截图，由威斯康星州探索、学习游戏网络和游戏＋学习＋社会学院提供，让学员参与完成特定解剖学的课程目标。这些活动还通过与临床实践关联和前后联系的学习活动与学生互动。通过这种方式，也可以看作是提供给玩家的内在激励

活性。例如，教师可以选择面对面或同步的会议时间来玩游戏，然后使用非同步技术（如论坛或博客）来让学员复盘并反思他们的体验。反过来也是可能的。教育工作者可以选择一种非同步的游戏体验，学生可以在任何时间任何地点玩游戏。然后，面对面或同步的时间可以用于小组反思、复盘和分享经验教训。

在混合学习场景中，学生可能会在一个基于游戏或虚拟现实的环境中开始学习，并过渡到一个像传统的固定的砖头模拟实验室那样的真人教育环境。学生们可以在一个基于游戏环境中出现的多伤亡紧急事件的现场开始筛选病人，然后开始接受这些同样的病人（现在由人体模型或标准化的病人）进入模拟实验室。通过这种方式，课程开始于数字环境，并过渡到现场面对面的环境。

资源和适应

适应的另一个方面是对资源的需求。时间、预算、可用的人员和可用技术的限制可以影响选择集成的游戏或模拟。例如，使用面对面的模拟需要人体模型、空间和技术人员。创建在线游戏和模拟用于网络学习需要一个多元化的专家团队，包括指导设计师、游戏设计者、平面设计师、媒体专家、程序员和内容专家。学习目标在确定课程的适合度方面是最重要的，但是在决策中也必须考虑到资源的可用性。

评价

融入课程的游戏必须映射到课程目标，并满足学生的学习需求。评价提供了确保目标得到满足和学员需求得到有效解决的方法。医疗保健在提供病人护理时力求遵循最佳实践，并应努力遵循最佳的教育实践。这意味着在课程改变的时候应该遵循一个合理的评估过程，包括引入新的技术，比如虚拟仿真和基于游戏的学习。对技术支持课程目标的评估，例如游戏和模拟，可以验证设计决策，或者提供对未来的课程内容和相关技术的修改的反馈。

数字游戏和环境非常擅长收集数据。评价一直是游戏的一个功能。数字游戏的性质和设计允许基于学员的表现进行复杂的数据收集。游戏引擎是数据驱动的。数字世界是计算机代码的产物。环境变化以及玩家如何与环境互动是在操纵和处理数据的基础上发生的。像时间状态和如果／那么命令这样的变量，由分支故事驱动玩家体验来支持。通过跟踪这些经验，评估者可以研究决策点，学员通过变量的经验路径，以及在重复经验的情况下，步骤或时间的变化，成功地解决了所提出的问题。

商业电子游戏对玩家的熟练程度和掌握程度进行了持续的评估。这种评估可以驱动玩家体验，并支持游戏情节。玩家未掌握游戏中的技巧——帮助他们达到预定的基准，不能提前通过游戏。即使是在大型多人在线游戏（MMOGs）中，玩家在很大程度上享有自主权，游戏世界奖励玩家的探索和发现，经常为不作为或无成果的游戏提供某种后果。这个过程作为连续的玩家评估的一个功能（Gaydos & Bauman，2012）。

学习总是发生在玩耍的过程中。课程可能是轶事和非正式的，或者可能是发生在复杂的创造空间的高度结构化的设计经验（Bauman，2007）。如果你不学习游戏规则和技巧，你就不可能成为一名优秀的曲棍球运动员。你可以是一名非常强壮的举重人员，但是如果不了解比赛的规则，你就不能成为一名成功的举重运动员。在任何类型的游戏或竞赛中，玩家都是根据表现来评估的。表现的评估是建立在对规则和期望值的掌握基础上的。这种类型的评估与临床实践是一致的。临床实践的表现是建立在实践团体的预期基础上的。直觉将预期转化为循证实践产生的规则或标准化操作实践。

成功的学员

学员的成绩也许是学术成功的标志。学员在任何给定的课程或临床环境中的成功仅代表学习成就的复杂矩阵中的一个变量。成就可以用不同的情境来衡量。研究生教育通常侧重于专业的发展和成功研究项目的发展。本科临床教育从根本上讲是为临床实践做好准备。在实践准备中，学员的成功评价超越了平均成绩（GPA）和班级排名。成功也通过许可、认证、居住权和工作安置等变量来衡量。

重要的是要理解评估的变量是如何回到课程的。有些学生会取得好成绩，但很难通过资格考试或获得合适的就业机会，他们还没有达到成功的试金石。为此，不应该将游戏作为社会教育趋势的一部分介绍给学员。相反，他们应该被用来解决课程空缺或与定义成就和学习成功的其他变量相关的挑战。例如，游戏被用作专业文化适应的一个机制，可以为学员向临床医生和工作人员的转变做好准备。如果一款游戏能让学员更好地为资格考试做准备，并可提高几个百分点的一次通过率，那么它的效用将被认为是重要的。至少游戏应该提供可衡量的、处于补充的机会，为学员带来内在价值。

教育者表现

游戏允许参与者通过与数字环境和其他玩家在游戏或教学空间中的互动来共同创造知识。在某些情况下，教育工作者将在学术游戏中扮演积极玩家角色的角色。教育工作者应该认识到，学员将根据游戏体验和支持将游戏融入课程的技术来评价他们。电子游戏不应该被整合到课程中来取代教师。教师负责促进传统学习空间和数字空间中的学习体验。教师必须了解他们为课程选择的游戏和支持性技术，以确保他们是相关的，拥有教学价值，并促进学习目的。教师还必须确保在学员使用之前，对游戏的功能和稳定性进行彻底测试；为学员的成功提供必要的指导、方向和背景信息；并使学员了解玩家可以获得的任何支持或帮助。

在基于游戏的学习环境下的课程和课程评估

那些乐于使用基于人体模型的技术的教育者明白开发新的模拟场景的重要性，并且实现现有的场景是一个需要不断改进的迭代过程。当将虚拟仿真和视频游戏集成到课程中时也是如此。课程和课程目标应该是第一位的。其他一切，包括如何以及在哪里集成虚拟仿真和电子游戏，都应该遵循。正如前面所讨论的，"适应"的概念非常重要。我们认为，虚拟仿真和基于游戏的学习是临床教育的有效组成部分，但应持续进行评估，以确保其对课程和课程目标具有协同效应。

此时，彼地

当教育工作者开始深入研究游戏和模拟时，他们通常会用有限的资源、预算和时间限制来做这些。在这种情况下，工作重点放在设计和实现上，而评估则降至较低的优先级。在项目完成后，最低

限度的评估往往会导致更肤浅的、总结性的评价。那些亲身经历过教育游戏和模拟的人在整个设计和开发过程中，看到了形成评估的价值，以及在学习过程结束时的总结评估。整个过程中的计划形成性评估收集了有价值的反馈和数据，从而形成了游戏或模拟的未来迭代。评估游戏或模拟的各个方面也很重要，包括适应、与目标的一致性和教育者的表现，而不是仅仅局限于学员的表现。这些都是正式评估计划的一部分。

总结

总之，我们支持并提倡将游戏和模拟整合到整个健康科学的临床和继续教育课程中。本章介绍并讨论了在临床教育背景下虚拟框架和基于游戏学习的各种术语和定义。我们讨论整合虚拟和基于游戏的学习策略，强调"良好适应"的重要性。此外，我们还强调，在从多个角度整合到临床课程时，需要对虚拟仿真和基于游戏学习的各个方面进行评估。

我们希望本章有助于现有的教育方式。利用技术，比如基于人体模型的模拟和基于游戏的学习，需要一种混合的方法来利用游戏技术解决课程内容和交付的不足和挑战。新技术的成功整合需要有组织的远见和团队方法来推广成功的学习经验。至少，与内容专家、教学设计师和负责教授课程的教师合作，将有助于确保游戏和模拟课程融入课程，从而促进学员的成功。

参考文献

Bauman, E. (2007). High fidelity simulation in healthcare (Doctoral dissertation). *University of Wisconsin–Madison. Retrieved from Dissertations & Theses @ CIC Institutions database.* (Publication No. AAT 3294196 ISBN: 9780549383109 ProQuest document ID: 1453230861.)

Bauman, E. (2010). Virtual reality and game-based clinical education. In K. B. Gaberson & M. H. Oermann (Eds.), *Clinical teaching strategies in nursing education (3rd ed.).* New York, NY: Springer.

Bauman, E. B. (2012). *Game-based teaching and simulation in nursing & healthcare.* New York, NY: Springer.

Bauman, E. B., & Games, I. A. (2011). Contemporary theory for immersive worlds: Addressing engagement, culture, and diversity. In A. Cheney & R. Sanders (Eds.), *Teaching and learning in 3D immersive worlds: Pedagogical models and constructivist approaches.* Hershey, PA: IGI Global.

Botturi, L., & Loh, C. S. (2008). Once upon a game: Rediscovering the roots of games in education. In C. T. Miller (Ed.), *Games: Purpose and Potential in Education* (pp. 1–22). New York, NY: Springer.

Broussard, J. E. (2011). *Playing class: A case study of ludic pedagogy (Doctoral dissertation).* Louisiana State University, Baton Rouge, LA.

Bruner, J. (1991, Autumn). The narrative construction of reality. *Critical Inquiry, 18,* 1–20.

Carter, M., Gibbs, M., & Harrop, M. (2012, May 29–June 1). Metagames, paragames and orthogames: A new vocabulary. *FDG'12,* Raleigh, NC.

Denis, G., & Jouvelot, P. (2005, June). Motivation-driven educational game design: Applying best practices to music education. In *Proceedings of the 2005 ACM SIGCHI international conference on advances in computer entertainment technology* (pp. 462-465). New York, NY: ACM.

Deterding, S. (2011, May). Situated motivational affordances of game elements: A conceptual model. In *Gamification: Using game design elements in non-game contexts*. CHI 2011 Workshop, Vancouver, BC.

Deterding, S., Dixon, D., Khalid, R., & Lennart, N. (2011, September 28–30). From game design elements to gamefulness: defining "gamification". In *Proceedings of the 15th International Academic MindTrek Conference: Envisioning Future Media Environments* (MindTrek '11) (pp. 9-15). New York, NY:ACM. DOI=10.1145/2181037.2181040 http://doi.acm.org/10.1145/2181037.2181040

Frasca, G. (2001). What is ludology? A provisory definition. Retrieved from http://www.ludology.org/2001/07/what-is-ludolog.html

Games, I., & Bauman, E. (2011). Virtual worlds: An environment for cultural sensitivity education in the health sciences. *International Journal of Web Based Communities, 7*(2), 189–205. doi:10.1504/IJWBC.2011.039510

Gaydos, M., & Bauman, E. B. (2012). Assessing and evaluating learning effectiveness: Games, sims and Starcraft 2. In E. Bauman (Ed.), *Games and simulation for nursing education*. New York, NY: Springer.

Gee, J. P. (2003). *What videogames have to teach us about learning and literacy*. New York, NY: Palgrave-McMillan.

Leape, L. L. (2009). Errors in medicine. *Clinica Chimica Acta, 404*(1), 2–5.

Leape, L. L., Shore, M. F., Deinstag, J. L., Mayer, R. J., Edgman-Levitan, S., Meyer, G. S., & Healy, G. B. (2012). Perspective: A culture of respect, Part 1: The nature and causes of disrespectful behavior by physicians. *Academic Medicine, 87*, 845–852.

Prensky, M. (2001). Digital natives, digital immigrants. *On the Horizon, 9*(5), 1–6.

Prensky, M. (2003). *Digital game based learning. Exploring the digital generation*. Washington, DC: Educational Technology, US Department of Education.

Ralston-Berg, P., & Lara, M. (2012). Fitting virtual reality and game-based learning into an existing curriculum. In E. Bauman (Ed.), *Games and simulation for nursing education*. New York, NY: Springer.

第 3 章 · 模拟系统

第八节

....

设备再利用

Shad Deering, MD; Taylor Sawyer, DO, Med

作者简介

SHAD DEERING 是一名产科医师,医学博士,目前就职于贝塞斯达的军事服务大学(USU),是 USU 模拟中心的执行主任,还是陆军中心模拟委员会主席,负责监督军事医学生教育的模拟培训,每年在他们基地的 10 家培训医院里培训超过 35 000 位医生。

TAYLOR SAWYER 是华盛顿 / 西雅图儿童医院的一名新生儿医师。他从辛辛那提大学(the University of Cincinnati)获得了硕士学位,论文是关于在复盘过程中使用视频回顾。他的研究兴趣包括在医学模拟中定义最优的分析方法,以及在新生儿复苏过程中使用模拟程序进行团队训练。

致谢:此处所表达的观点是作者的观点,并不能反映陆军、国防部或美国政府部门的官方政策或立场。Deering 博士发明了移动助产急救模拟器,美国陆军已经申请了该模拟器的专利,并获得了 Gaumard Scientific,FL 的授权。

摘要

你曾是否遇到过很难找到一个商业生产的模拟设备或专项训练器来满足你的需求?你是否觉得可以自己制造一种模拟设备,而成本只是制造商的一小部分?你有没有重新设计或改装过人体模型或专项训练器?在模拟团体中,许多人对这些问题的回答"是"。

模拟设备的再利用和改装是世界范围内模拟项目的常见做法。可以通过改装模拟系统来适应新的使用,或者用新的方式使用它。在这一节中,我们提供了实用的技巧和"如何"进行模拟设备的改造。此外,还提供了几个已发布的模拟设备改装和再利用的例子,以及在改装模拟设备之前需要考虑的问题。本节最后将讨论如何与模拟团队分享经验和 / 或与业界合作,以使改造的设备能够被其他人使用。下面的例子说明了医疗教育工作者和研究人员为了满足他们的需要而重新设计或改装模拟设备方法。

案例

NOELLE mannequin(Gaumard Scientific)是一个分娩模拟器,它配备了一个分娩马达,可以自动地将模拟胎儿娩出,从而提供逼真的分娩模拟。在 2006 年,Madigan 陆军医学中心安德森模拟中心的产科教育工作者研究了分娩你模拟技术的使用,提高了技术和团队合作能力,重新设计了 NOELLE,并使用该人体模型模拟器作为综合移动产科紧急模拟器(MOES)系统的一部分。人体模型的重新设计是为了提供一个综合的产科模拟和复盘,可以为所有的军事医学项目提供服务。

该团队首先添加了一个视频系统来记录模拟练习,并集成一个观众响应系统,以便进行标准化的复盘。此外,NOELLE 人体模型本身也被改良了,拆除原来的分娩马达，安装一个往复运动装置，使模型能够明显地震动来模拟子痫发作；当时，市场上还没有类似的分娩模型。MOES系统的开发是由军方和外部拨款资助的，总共建造了54个系统。

　　MOES的设备广泛分布在整个军队的产科团队训练中，目前在美国陆军、海军和空军（Deering等人，2009）的每一家医院都在使用。基于军队内部系统的成功，MOES的训练系统最近获得了Gaumard Scientific的专利，并获得了陆军医学司令部的许可，现在已经商业化。

引言、背景和意义

　　在医学仿真模拟的历史中，设备是由医学教育者或工匠手工制作的（Cooper & Taqueti，2004；Owen，2012）。直到最近几十年，医学教育工作者才依靠工业来大规模生产和供应医学模拟人体模型和专项训练器。在医学模拟商业化之前，有兴趣进行模拟训练的教育者需要独立开发和创建他们所需的仿真设备。这通常是由开发任务培训师从头开始，或以一种新的方式重新配置现有医疗设备或新设备完成的。早期模拟教学者的发明家精神以及爱捣鼓小玩意的"疯狂科学家"仍然存在于当今模拟教学者的队伍中。

　　在现代，改造模拟设备的原因很多，但通常包括对模拟器的需求，在市场上存在的往往缺乏精确度或缺乏有效性，或者是想要开发一个类似的模拟器，而不是从市场上购买设备。为此，更多的参与医学模拟的人不断寻求**改变**和/或**改装**设备以满足他们的特定需求。

　　在医学模拟的技术报告部分中，我们可以找到大量关于模拟设备创新和改装的例子。其中的一些包括：（1）Hellaby（2011）关于Laerdal SimMan改装的报告，该报告允许人体模型显示荨麻疹作为过敏反应的一部分。（2）Heiner（2010）的一份报告描述了一种皮肤脓肿识别和管理的模型，在模拟脓肿处填充了模拟脓，允许使用者切割、排脓并包扎伤口。（3）Perosky et al.（2011）的报告，描述了他们学习如何管理非洲农村地区的产后出血而建立的低成本的模拟器。（4）来自埃文斯顿西北部模拟技术和学术研究中心（CSTAR）的医学报告，其中包括一种创新设计的鼻出血模拟器，用羊气管做一个低成本的甲状软骨切开模拟器，以及把一种微型的音频/视觉记录系统附到了静脉穿刺针上（Pettineo，Vozenilek，Kharasch，Morris, et al.，2008；Pettineo，Vozenilek，Kharasch，Wand，2008；

Pettineo et al.，2009）。

　　这些只是众多关于模拟设备改装报告中的几个例子。当然，在过去的几十年里，有无数的未发表的改装和/或重新改造的模拟器。

　　尽管市场上有越来越多可用的人体模型和专项训练器，但商用的和教学训练需要的仍存在差距。此外，在新医疗项目、设备、技术和商业生产模拟设备的发展过程中总会有时间的滞后。因此，对模拟设备的改造和再利用总是需要的。通常情况下，医学模拟教育者依赖商业供应商来生产模拟设备和专项训练器，他们需要提供真实的培训，有时会忘记他们想要的模拟器其实可以以更低的成本创建，而且可能更逼真。

"怎么做……"

　　改造模拟设备最常见的是用某种方式改装使它有新的用途，或者作为新的道具使用它。改造和/或改装模拟设备的各种方法，只受到想象力的限制。总的来说，有4种基本方法来改造模拟设备。这包括设计一个模拟设备或专项训练器（创造），为现有设备添加新部件或功能（添加），从模拟器中删除部件或功能（删除），或将两个或多个模拟器组合在一起以改进功能（整合）。在本节中，我们将研究每一种方法，并探索其他调查人员对这些类型重新定位的例子。

创造

　　创造是改造设备最新颖的方法，包括开发一种全新的、独特的模拟设备。用于创建新模拟设备的组件可以从现有的模拟设备中拼凑出来，或者，如果需要，可以从常见的医疗、硬件或家居用品中提取。如果足够新颖和实用，这些新的模拟设备可以申请专利并向模拟团体推广。本章下一节将介绍与行业合作的更多信息。

一个很好的例子就是 Paul Lecat 博士的独立开发。2008 年，在一次标准化患者考试中，发现体格检查的缺陷之后，Lecat 博士开发了一个模拟器，即 Ventriloscope，来模拟真实病人的心脏杂音。为了做到这一点，他使用了听诊器并配备了数码接收器和发射器。在病人身上使用这个装置，Ventriloscope 可以将一个声音文件无线传送到听诊器的接收器上，让学员听诊一个人体模型时，可以听到一个真实的杂音。基于在标准化患者和模拟器上的成功应用，Ventriloscope 现在已商业化（Lecat's SimplySim, n.d.）。

添加

添加是改造设备最常用的方法。它通常是在现有的模拟设备或专项训练器的基础上，增加新的的功能或调节精确度。此外，根据开发人员的需求和预算，还可以使用其他模拟设备的部件或部分再生医疗设备、从硬件或工艺品店购买或现成的材料。此外，与其他类型的改装一样，通常要求开发人员部分地或完全地拆除他们的模拟设备，以暴露内部情况，并为升级提供空间。在某些情况下，必须移除一些现有的设备，以便在模拟设备中为增加功能腾出空间。

在文献中可以找到多个模拟设备再利用的例子。其中一个例子是 Sawyer 等人（2009 年）的工作，包括将一个脐带导管专项训练器添加到标准的 Laerdal SimBaby。这一改装是为了将模拟婴儿用作模拟新生儿，以便在新生儿复苏培训时放置一根紧急脐带导管（图 3-8-1A，B）。为了完成这项

工作，选出一个低技术含量的人体模型，安装一个引流端口，并集成到 SimBaby。这一改装被新生儿专家小组认为提供了一个真实的脐带导管模拟训练器。另外一个例子是 Pettineo 在创建鼻出血模拟器（Pettineo, Vozenilek, Kharasch, Morris, et al, 2008），为了建立这个模型，CSTAR 的研究小组通过增加静脉注射管和一袋正常生理盐水模拟血液来改造一个较旧的 CPR 训练器。该模型提供了真实的鼻出血模拟，可以模拟止血，以找到鼻垫的正确定位。

拆除

拆除是模拟设备再利用的另一种常见方式。它只是从模拟设备中移除一些部件或零件。拆除通常是为了简化现有的模拟设备而完成的，通过删除被模拟用户认为功能低或不重要的功能。拆除有时在添加之前。在这些情况下，拆除现有设备，为增加另一件设备腾出空间。一个拆除的例子是 Deering 等人（2009）在本节开头的例子中有描述。在这种情况下，开发人员从早期的 Gaumard NOELLE 模拟器中拆除了分娩模拟器发动机，因为他们认为这一机械装置在传送模拟婴儿时占据了太长时间，而用于模拟子痫发作机制被认为对训练更重要。在分娩模拟器的位置，研究者们使用了一种手动方法将婴儿模拟器放在人体模型中，或者用尼龙带包裹婴儿的身体。这被认为为学员感受分娩体验提供了一个重要的改进，包括在婴儿分娩过程中产生的现实阻力，以及在模拟过程中工作人员对分娩时间的控制。

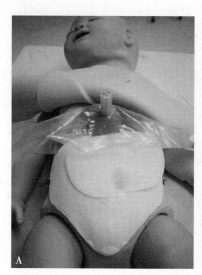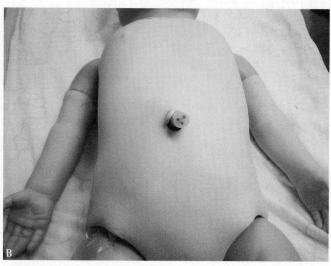

图 3-8-1   A. 改良 SimBaby（Laerdal Medical）内部视图，脐带插管任务训练器就位。B. 替换皮肤，露出脐部的人体模型。

整合

将两个或多个模拟设备的组件和 / 或功能整合在一起，是模拟创新者所使用的一种方法，我们称之为整合，通常指代"复合模拟"（参见参考资料）。整合是将两个不同的模拟器进行重整来分别完成不同的培训内容，例如模拟导师可能需要一个模拟器，整合两个不同的培训功能；或者是两个模拟器的特定部分很好，模拟导师把两个模拟器的优点整合到一个上。通过结合不同的模拟器的最佳功能，

教育者通常可以克服功能和精确的感知。一个由作者 s. Deering（未出版的作品，2012）完成的整合例子，包括腹腔镜和模拟盆腔器官的结合，以创建一个混合腹腔镜子宫切除术模拟器。

在腹腔镜的模拟中，有几种基本的模拟训练箱是基于腹腔镜手术（FLS）基本原理的。也有虚拟实景模拟器模拟特定程序步骤，主要是针对普通外科，胆囊切除术是最常见的。对于妇科和其他专业，有许多比较常见的外科技术，基础或虚拟实景模拟器要么不存在，要么没有逼真的触觉。另外，

专家角

模拟资源不充足国家的模拟

Mary D. Patterson, MD, MEd
President, Society for Simulation in Healthcare（2010）

帮助婴儿呼吸项目，关注新生儿复苏，表明模拟培训在资源匮乏之地区可以有效地改善围产期婴儿死亡率（Goudar et al., 2013；Msemo et al., 2013）。专注于培训助产士识别和治疗低活力的婴儿。当婴儿出生时，最有可能介入婴儿呼吸管理并具有专业知识的人：传统的助产士。

在考虑下一个在低资源环境下需要进行模拟的危重情景，我建议考虑一下创伤。创伤是全世界年轻人死亡的主要原因，每年造成 580 万人死亡（超过疟疾、结核病或艾滋病的总和）。就像新生儿窒息和产后大出血一样，它对低收入和中等收入国家的人群造成了不成比例的影响，其中 90% 的死亡发生在低收入和中等收入国家（de Ramirez et al., 2012）。与死亡率一样具有破坏力的是致残率：每年有 63 万人因创伤而带残生活（Sakran et al., 2012）。

在低资源环境下缺乏基础设施，需要我们在高收入国家具有的设备上开发有创造性的替代方案，以替代现有的创伤护理模式。例如，在马达加斯加，出租车司机在没有医院紧急医疗服务系统的情况下已经被训练成急救员（Geduld & Wallis, 2011）。

与帮助婴儿呼吸项目类似，非医疗服务人员很有可能在世界大部分地区提供最佳救治成功的机会（Sakran et al., 2012）。由于缺乏训练有素的医护人员，医生和护士在资源匮乏的地区需要进行模拟训练那些在身边发生的伤害场景。

在资源匮乏的地区，采用模拟提高创伤患者的护理和救治可能是一个比复苏低活力婴儿更困难的挑战。创伤可能是钝挫伤或穿透伤，包括烧伤，弹片和爆炸损伤。这些情况通常发生在自然和混乱的环境中。尽管如此，在特立尼达岛实施的高级创伤生命支持（ATLS）课程，使严重创伤患者的死亡率从 67% 下降到 34%（Ali et al., 1993, 1994）。在资源匮乏的地区，创伤的管理是一个棘手的问题，单一的方案不可能解决问题。相信模拟协会有能力开发出各种巧妙的解决方案来应对这场毁灭性的灾难。

参考文献

Ali, J., Adam, R., Butler, A. K., Chanq, H., Howard, M., Gonsalves, D., . . . Williams, J. I. (1993). Trauma outcome improves following the advanced trauma life support program in a developing country. *Journal of Trauma, Injury, Infection, and Critical Care, 34,* 890–898.

Ali, J., Adam, R., Stedman, M., Howard, M., & Williams, J. I. (1994). Advanced trauma life support program increases emergency room application of trauma resuscitative procedures. *Journal of Trauma, Injury, Infection, and Critical Care, 36,* 391–394.

Geduld, H., & Wallis, L. (2011). Taxi driver training in Madagascar: The first step in developing a functioning prehospital emergency care system. *Emergency Medicine Journal, 28*(9), 794–796.

Goudar, S. S., Somannavar, M. S., Clark, R., Lockyer, J. M., Revankar, A. P., Fidler, H. M., . . . Singhal, N. (2013). Stillbirth and newborn mortality in India after helping babies breathe training. *Pediatrics, 131*(2), e344–e352.

Msemo, G., Massawe, A., Mmbando, D., Rusibamayila, N., Manji, K., Kidanto, H. L., . . . Perlman, J. (2013). Newborn mortality and fresh stillbirth rates in Tanzania after helping babies breathe training. *Pediatrics, 131*(2), e353–e360.

de Ramirez, S. S., Hyder, A. A., Herbert, H. K., & Stevens, K. (2012). Unintentional injuries: magnitude, prevention, and control. *Annual Review of Public Health, 33,* 175–191.

Sakran, J. V., Greer, S. E., Werlin, E., & McCunn, M. (2012). Care of the injured worldwide: trauma still the neglected disease of modern society. *Scandinavian Journal of Trauma, Resuscitation and Emergency Medicine, 20,* 64.

大多数虚拟实景模拟器都不包括在腹部之外做的工作，例如，在阴道内通过宫颈口行子宫切除术，就像在腹腔镜子宫切除术中做的那样。由于缺乏商用设备，一些模拟创新者开始研究混合动力模型，将生理专项训练器与基本的模拟器结合起来。这些提供真实的触觉技术的优势，为外科医生提供使用他们的实际仪器的机会（尽管目前大多数的内部器官模型都不允许使用原型），只受限于消耗品的成本和物理模型的可用性。在我们的机构，我们启动了一个项目，将腹腔镜腹部"外壳"与真实的内脏器官结合起来，对住院医师进行腹腔镜子宫切除术的培训。在图3-8-2中可以看到设计和构建序列的照片（图3-8-2A-E）。最终的原型被用于训练，允许学习者使用实际的仪器并进行一系列的妇科腹腔镜手术。

此时，彼地：如何继续改进或者保持我现有的成果？

那些改装或改装了一款模拟设备的人发现它满足了他们的教育需求，或者是具有（或优于）商业化的产品，应该考虑在模拟社区论坛里与他人分享他们的经验。有很多地方可以做到这一点，而分享的机会一直在增加。这些包括在网上发布改装的描述（见本节末尾的网站列表），在全国或国际模拟会议上展示你的作品，在医学会议上使用你的模拟器进行研讨会，或者发布对材料和方法的描述。

鉴于医学模拟显著增长，专家对创新主题的认可，实际上用户可以创建出一个最好的模拟器。现在在许多全国性学术会议上都有展示模拟技术的摘要，每年的国际医学模拟会议（IMSH）是其中规

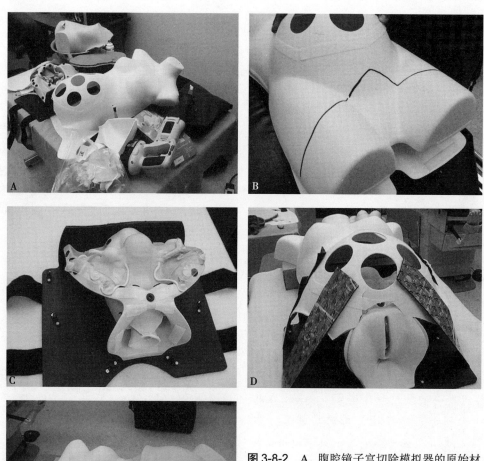

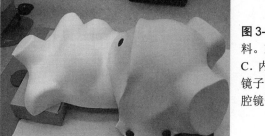

图 3-8-2　A. 腹腔镜子宫切除模拟器的原始材料。B. 改良腹腔镜贝壳（Delletech.com 网站）. C. 内部解剖—子宫手术的周围结构。D. 腹腔镜子宫切除术模拟器和模型组装。E. 最后，腹腔镜子宫切除术模拟器的外观。

模最大、最广为人知的，设有专门的技术创新摘要。然而，由于模拟器的改装可能在医学中的适用性有限，所以要考虑将改装内容最好放到你的专业学术会议的技术摘要上，无论是当地的还是全国范围内。当改装涉及住院医师培训和／或评估时，这一点尤其重要，因为这是目前的重点领域。新颖、便宜的模拟器的改装对项目主管来说非常有价值，他们试着满足研究生医学教育认证委员会（ACGME）对评估和能力评估的要求，尤其是那些具有里程碑式意义的要求。

现在许多专业也将模拟训练演示和课程整合到当地和全国的会议中。如果你有一个针对于特定需求的模拟器改装，这些会议可能是一个很好的机会，可以展示使用模拟器，也可以得到来自同行的反馈，从而使其变得更好。也有许多其他专业的模拟委员会，与你专业的国家组织合作也是一种方法，可以引起其他人的关注。发表也许是分享你的经验和迈向成功的最有效的方法。医学杂志的模拟技术部分是此类报告的主要发表版块。此外，个别专业期刊也开始发表关于新型模拟器的研制报告，特别是如果它们涉及住院医生教育和／或病人安全措施。在你的专业相关的期刊上发表文章，可能会让更多的供应商获得信息，并在实际工作中获益。为了加强对模拟器改造的报道，建议不仅包括对改装的描述，还包括关于使用它的经验报告、使用的反馈以及您使用的评估表单。这将让其他人更容易地利用你的工作结果而不必重新创建评估表，并可增加作品出版的可能性。

与工厂合作是使你再利用／改造的模拟器在更大范围可用的一种强大方法。然而，在与工厂合作进行模拟器再利用／改造时，应该考虑几个问题。

首先，与你的工作单位就知识产权的规章制度进行核查是很重要的。尤其你是在医院"正常工作时间"使用模拟程序开发一项新技术。虽然关于项目发明的规则一开始看起来是受到一些限制，但是很多机构，特别是学术中心，可能会愿意为这个项目提供支持。这一支持可能包括购买更多设备以改进初始设计，支持验证和实现，支持专利申请和／或许可协议。从一开始就知道这些规则是整个过程顺利进行的关键。

虽然医学模拟有许多模拟设备再利用的例子，但大多数都不是由公司采用和生产的，这可能是很多因素造成的。首先，如果模拟设备解决了一个非常具体的需求，但是潜在的市场很小，那么公司可能就不会对它感兴趣或者不会投入大量资金来开发和营销。第二，如果你所改造的模拟设备不贵且易于制作，那么就算工业化可能也不会使它变得更好，尽管不需要花费更大的成本，它也不会为制造商带来利润。

尽管存在这些障碍，但新的或是被改造的模拟设备在工业化生产的潜力是巨大的。请记住，医学模拟公司不断地向供应商寻求帮助，以确定市场上真正需要的是什么，而创新的解决方案，如本节所讨论的改造，可能是行业感兴趣的东西。你在模拟设备的使用和逼真度方面投入的临床知识越多，大家越感兴趣。

注意事项

在改造模拟设备之前，必须考虑几件事情。主要考虑的是个人进行改造的技术技巧。正如前面已经讨论过的，改造和再利用可能需要大量的拆卸、改装和在某些情况下重新装配模拟设备。没有一定程度的基本技术和机械技术，只是出于单纯改造的目的很容易导致故障和模拟设备的功能失常。不幸的是，对于如何执行特定的改装和／或再利用，没有用户手册。然而，大多数发表在医学杂志模拟版块的报告详细描述了作者改装的步骤，这些工作目的在于提供给用户指导并对其进行再利用。此外，过去的 10 年里，有很多在线资源和博客都在致力于协助模拟教育工作者、技术人员和管理者，其中很多都包含了关于模拟设备改造的有用信息。本节末尾提供了一份在线设备的再利用资源清单。其他还需要考虑的事项包括再利用的费用、执行重新设计的时间承诺，以及保修问题。

改造或再利用模拟设备的成本取决于几个因素。这些包括模拟设备本身的成本、任何额外材料的成本，以及与改造相关的维护和维护成本。在模拟设备的再利用或改造前，应考虑这些。

在模拟程序中，时间是宝贵的资源。为了达到特定的教育目标，可能花费相当多时间来重新设计或改造模拟设备。将一个模拟程序的人员时间花费在模拟设备改造上时，必须考虑到这个时间的回报。在这个计算中，一个重要的考虑因素是这个被改造的设备能有多少用途呢？如果时间比进行改造的时间要长，那么改造就是有好处的。如果需要花几个小时的时间来对模拟设备进行改装，而模拟设备每年只对少数几名学习者有用，那么就必须考虑改造的投资回报了。

还应该考虑模拟设备的保修期,因为在再利用或改造后保修期就失效了。由于一些模拟设备昂贵且维修费用也特别昂贵,所以维修服务合同通常是在设备采购时提供的。在模拟设备的用户手册中常包含的声明是这样的:"警告:未经制造商明确批准的更改或改装可能会使用户的保修无效。"在重新设计或改装现有服务合同的项目之前,应考虑服务合同或联系制造商进行确认,以确定计划的改装是否会影响保修。对于全身高科技的模拟设备来说,这特别重要,它可能要花费几千美元。开始的时候,可考虑使用已超出保修期期限,已损坏的,或正准备被取代的模拟设备。

总结

在本章中,我们回顾了模拟设备的再利用,提供了具体的例子和一个相对简单的建议来"如何"指导有兴趣从事这项工作的人。随着医学模拟训练需求和技术的不断扩大和进步,我们相信本节所讨论的创新类型将继续改进培训,推动专业发展。

参考文献

Cooper, J., & Taqueti, V. (2004). A brief history of the development of mannequin simulators for clinical education and training. *Quality & Safety in Health Care, 13*(Suppl. 1), i11–i18.

Deering, S., Rosen, M., Salas, E., & King, H. (2009). Building team and technical competency for obstetric emergencies: The mobile obstetric emergency simulator (MOES) system. *Simulation in Healthcare, 4,* 166–173.

Heiner, J. (2010). A new simulation model for skin abscess identification and management. *Simulation in Healthcare, 5*(4), 238–241.

Hellaby, M. (2011). Anaphylaxis simulation session: Seeing is believing. *Simulation in Healthcare, 6*(3), 180–183.

Lecat's SimplySim. (n.d.). Retrieved from http://www.simply-sim.com/faqs.php

Owen, H. (2012). Early use of simulation in medical education. *Simulation in Healthcare, 7,* 102–116.

Perosky, J., Richter, R., Rybak, O., Gans-Larty, F., Mensah, M., Danquah, A., . . . Andreatta, P. (2011). A low-cost simulator for learning to manage postpartum hemorrhage in rural Africa. *Simulation in Healthcare, 6*(1), 42–47.

Pettineo, C., Vozenilek, J., Kharasch, M., Morris, W., & Aitchison, P. (2008). Epistaxis simulator: An innovative design. *Simulation in Healthcare, 3*(4), 239–241.

Pettineo, C., Vozenilek, J., Kharasch, M., Wang, E., Aitchison, P., & Arreguin, A. (2008) Inconspicuous portable audio/visual recording: Transforming an IV pole into a mobile video capture stand. *Simulation in Healthcare, 3*(3), 180–182.

Pettineo, C., Vozenilek, J., Wang, E., Flaherty, J., Kharasch, M., & Aitchison, P. (2009). Simulated emergency department procedures with minimal monetary investment: Cricothyrotomy simulator. *Simulation in Healthcare, 4*(1), 60–64.

Sawyer, T., Hara, K., Thompson, M., Chan, D., & Berg, B. (2009). Modification of the Laerdal SimBaby to include an integrated umbilical cannulation task trainer. *Simulation in Healthcare, 4,* 174–178.

模拟设备再利用的在线资源

SSH: http://ssih.org
Behind the Sim Curtain: http://www.behindthesimcurtain.com
Healthy Simulation: http://www.healthysimulation.com
SimGHOSTS: http://www.simghosts.org
HealthySimAdmin: http://www.healthysimadmin.com
Simulation Innovation Resource Center: http://sirc.nln.org
California Simulation Alliance: https://californiasimulationalliance.org
Games & Simulation for Healthcare: http://healthcaregames.wisc.edu
Clinical Playground Blog: http://clinicalplayground.com
UNE Sim Log: http://blog.une.edu/simlab
One Stop Simulation: http://www.onestopsimulation.com

第九节

保修条款或自己修复？

Marcus Watson, BSc(Hon), Grad Dip CS, MS, PhD; Dylan Campher, Cert AT, Adv Dip Perf., Dip PM, Dip Buss. Management, Grad. Cert. Healthcare Simulation

作者简介

MARCUS WATSON 是昆士兰临床健康技能发展服务中心，澳大利亚最大的医学模拟教育和研究项目领导者。他具有 20 年的工作经验，研究领域包括：以计算机为基础的模拟，高端的沉浸式模拟，大量游戏，以及分散式学习；人为因素的应用研究；为国际模拟项目的发展提供咨询。其他的头衔包括：澳大利亚社会医学模拟学会的创始成员，也是前任主席；对 HWA NHET-Sim 项目的贡献者；澳大利亚模拟董事会董事。

DYLAN CAMPHER 是麻醉技师、灌注师。他在项目管理、项目设计、指导和模拟器开发方面很有经验，并已开发和实施了 40 个新的仿真设备，包括有关医疗模拟毕业认证的一些设备，也是 HWA NHET-Sim 项目的贡献者。共同编写了《医学危机管理：在压力下提高表现力》，他是澳大利亚社会医学模拟学会（ASSH）的执行成员，也是澳大利亚职业模拟发展委员会成员。

摘要

服务和操作模拟教学技术所需的技术技能，包括模拟器和视听教学设备，有可能显著地提升教学效果和影响模拟项目的成本。本节着重介绍了通过研究不同模型的支持技术需求以及基于模拟的项目交付的技术考量。这项工作检查了行业保证、外包技术支持以及模拟服务提供的室内技术项目。在现场模拟、模拟项目和技能开发服务的例子中，展示了在医疗保健中提供模拟所需的技能、技术、合同和后勤方面的考虑。内部维护和维修可潜在节省经费，这可能是很重要的。然而，理解技能、规模和冗余的需求对于维持模拟能力至关重要。

案例

第一个场景进行到 9 分钟时，麻醉监护仪发出报警，脉搏血氧计的音调下降，然后突然病人的胸廓起伏就没了。

首席教育家看着那个人体模特，问道："Dan，发生了什么事？"

Dan 回答："我不确定，有可能其中一个气压阀块坏掉了。"

在房间里，麻醉医生很疑惑地看了一眼手术医生，因为监护仪还在显示呼吸和呼气末二氧化碳，但胸廓却没有动。

首席教育家说道："Dan，我会让学员进讨论室，你们有 20 分钟的时间来修复它。"

几分钟后，Dan 把人体模特的皮肤脱了下来，里面看起来不太好。

- 这在你的模拟中心中会发生吗？
- 如果这在你的模拟中心发生，你有什么选择？
- 你的团队能解决出错的问题吗？

- 你有备份或多余的人体模型吗？
- 你能保证外部支援能在短时间内完成吗？
- 你是否想过你的模拟器怎么样来应对技术故障？
- 你是否有一个备用的器材，或维修零件，随时可用？

引言

随着复杂性模拟项目的增加，必须更加注意确保持续高质量结果所需的支持过程。为了保证正确的结果，模拟项目应该管理预防性维护，通过内部和外部供应商的技术修复。仿真项目预期技术会失败，计划冗余，在设施设备或替代解决方案中确保项目的可持续性。此外，了解技术的优势和劣势将确保采购满足项目模拟培训要求。这种分析应该扩展到理解操作和维护项目设备所需的技术培训。

保修和服务水平协议

在购买任何产品之前，重要的是要了解如何在整个生命周期内维护和修理设备。许多模拟中心购买模拟设备时都有售后保证和服务支持。但是直到在向制造商要求提供援助之前，很少有模拟中心充分分析这些协议对其交付能力的影响。正是在这一点上，他们意识到投资在保修和服务支持的重要性。如果教育工作者和**项目主管**不了解维护和维修的影响，那么要保证服务水平可能需要法律的支持，以避免交付之后的风险。

仿真设备制造商提供了保证和鼓励服务协议，因为使用他们的产品会获得一定的利益，然而，他们仍必须维持盈利的业务。许多制造商在产品的生命周期中没有有效的设备失效率和预期维护成本的模型。在一个快速发展的行业中，终端用户的技术技能对产品的可持续性产生了影响，这并不令人惊讶。保修和服务水平协议可能不包括所有的替换部件，也可能不保证修复和返回模拟器的时间。花时间对维护设备的成本进行建模，并确定保修和服务水平协议对交付的影响，对于有效的模拟项目来说是至关重要的。此外，对于许多仿真产品，任何设备的修改都将成为产品的质量保证，这限制了为培训需求量身定制设备的能力。

服务、中心和现场模拟项目

管理教育技术的策略将根据项目的规模和合作的机会有所不同。许多模拟项目是一种小规模的操作，只有有限数量的人员。原位项目通常是基于一个仿真器，而许多仿真中心只有一些模拟设备。有了合适的人，就有可能获得技术技能，即使不是全部，也可以进行模拟器的维护和修复。这种方法仍然存在很多风险。如果缺少他们，可能很难找到雇佣或替换的人。缺乏设备备用也会影响一个项目的过程和培训，因为不是每个问题都可以立即解决。

在外部和内部维护和修复之间找到平衡是很困难的，而且随着模拟项目的发展，这个平衡很可能会发生变化。昆士兰健康临床技能发展服务（CSDS）模型提出了在这一节为例，用编程方法来支持教育和技术方面的仿真（http://www.sdc.qld.edu.au/）。本章主要关注点在于技术方面；然而，实际上，教育和技术要素在 CSDS 模型中是相互依赖的。

CSDS 在 2004 年开始了它的工作，作为昆士兰健康技能发展中心，它拥有一个大型的、设备齐全的设施，在 2007 年仍在努力提供预期的培训量。在这些问题中，该中心承受了一项担保责任，它涵盖了自该中心建成以来采购的许多设备。在某些情况下，昂贵的保修服务涵盖了在服务的前 3 年里从未使用过的设备。此外，在不同级别的应用中，模拟器被分发到不同的级别，并且只提供有限的技术支持。即使有最高的保证，设备故障仍然会对培训产生影响，因为合同供应商需要发布通知来进行现场访问，或者将设备拿走长达 4 周的维修时间。

有许多促成因素，包括以机会主义而不是程序性的方式推动采购的资本融资模型，没有模拟技术对培训需求的建模，以及缺乏关于设备故障率和维护需求的信息。与当时的许多仿真中心一样，方法是：购买模拟器，并尝试为它们找到一个用途。然而，这一庞大的规模意味着，保证和维修设备的费用大幅增加。为了支持 CSDS 所需要的培训的多样性，并增加对模拟的访问，该服务需要摆脱对其模拟设备的外部支持，并投资于一个更加庞大和灵活的操作模型。

CSDS 每年在布里斯班的技能发展中心举办数百个项目，支持越来越多的技能中心和小型模拟中心（在 2013 年 6 月），并提供模拟器的设备贷款库。CSDS 开发许多中心和现场程序的经验结合了模拟器的管理，这使得 CSDS 可以开发一个服务模型来增加对模拟的访问，同时减少每次使用的成本。服务模型的技术组件基于四个关键主题。

1. 保养和维修。
2. 备用和分布。
3. 使用和培训。
4. 产品的采购和评价。

保养和维修

多种类型的技术增强了创建大型模拟项目的能力，但是它们也增加了程序有效交付的潜在风险。CSDS 管理着 1 800 多件仿真设备，包括部分任务训练器、固定和移动视听设备、虚拟教练机和 300 多个人体模型。舰队的大小因地点之间的**距离**而变得更加复杂；遥远的 Thursday 岛有 2 185 公里（1 358 英里）的距离。该设备使用数据库捕获位置、使用和维护计划进行管理。所有设备管理的核心是**检查、预防、维护（IPM）**计划。维护计划分为三个层次：①功能检查；②部件的替换；③完全替换所有部件（表 3-9-1）。

表 3-9-1		
IPM 维护计划层次划分		
IPM 要求		
IPM	**详细**	**频率**
1	功能测试	每年 4 次
2	更换部分零件	每年 2 次
3	更换所有零件	每年 1 次

IPM1 每年进行 4 次，包括一个彻底的检查程序，它确定了可能需要提前进行的维修问题，以自检可能昂贵的维修部件。这个循环也着重于更换和修复一些次要的部件和变形的装饰品，如胸部和手臂皮肤更换。第一个层次的 IPM 是由所有训练的模拟协调员和教育工作者作为一线操作员在所有地点进行的。在图 3-9-1 中可以看到一个 IPM1 的例子。

IPM2 每年进行两次，包括 IPM1 的所有元素，再加上模拟器中常见磨损部件的更换，包括完全更换气动膀胱和模拟器所需的任何软件升级。第二阶段的时间表需要一个更高级的维护人员，并由一个由经验丰富的**模拟教育家**领导的模拟协调小组在布里斯班的主要站点进行。IPM2 是计划的关键组成部分，并在所有模拟器中进行最具有预防性的修复。

IPM3 每年在布里斯班地区进行一次，由模拟教育工作者负责维护和修理。第 3 级 IPM 会导致模拟器完全更换，甚至包括外壳及所有组件的替换。完全解构模拟器的能力需要一个高度先进的知识库，不仅仅是技术组件，还包括它们如何与临

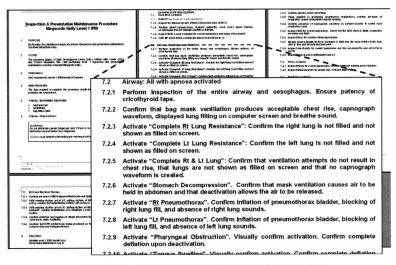

图 3-9-1　示例检查和预防性维护程序 IPM 1 级

床模拟环境中的应用相关联。在模拟教育交付过程中，对有技术知识和能力熟练从业者的要求，在这一水平的 IPM 中起了重要作用。

预防性维护和维修的频率是根据每一种模拟器的使用所收集的数据进行的，这些模拟器会随着模拟器的老化而改变。预防性维护是至关重要的，因为，首先，它通过在发生故障前检测设备故障来提高培训的质量，从而减少模拟器中断，其次，它降低了培训过程中产生维修问题的发生率。在 CSDS 数据完整收集的第一年里，通过 IPM 报告和成本分析，需要增加技术支持资源（图 3-9-2）。对模拟教育者的工作安排进行了调整，以确保分配给预防性维护适当的时间。

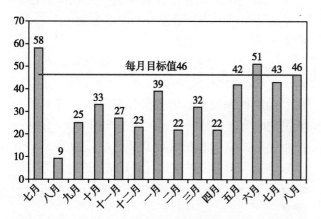

图 3-9-2 一份 CSDS-IPM 报告。数据用于调整模拟教育者的工作安排，以达到预防性维护计划的要求，并减少设备开销

维修的方式与维护类似，在本地站点只进行进行一些小的修复，但是主要的修复，比如更换主板，是在 CSDS 上进行。在模拟器的基础上，CSDS 模拟了每个项目的失败率和维修成本。这些成本用于通知未来的采购、贷款库成本和生命周期管理。大约 20% 的 CSDS 模拟是被回收的设备，这些设备被认为已经达到了产品的寿命，或者被服务提供商认为是不可用的。许多模拟器都是在医院弃用了很多年后被再次重新利用的。关于维修成本的数据也被用来告知采购备件的决策，例如，批量采购，或者在设备失效时按照需要维修最小数量或购买替换品。

备用和分布

对 CSDS 维护和维修计划的有效性至关重要的是备用模型及其分布。设备由 CSDS 管理，但分布在技能中心和 Pocket 模拟中心。每个模拟器都有备用，在大多数情况下，它是同一种类型的产品。在虚拟训练器的情况下，备用可以是另一种具有互补功能的虚拟训练器的等效任务。通过在舰队中管理设备并将它们移动到不同的地点、技能中心和 Pocket 模拟中心（由当地卫生服务管理和拥有）不仅可以访问几个不同的模拟器，还可以访问数百个不同的仿真器。在维护周期时间段内，使用备用模型不会妨碍培训时间，因为类似类型的模拟器会被运送到该站点，而不会有任何培训失败的可能。

对运输设备的建议

> 物流是一个高度竞争的行业。如果你与一家特定的航空公司做生意，你可以在航运上获得很大的折扣。准备好使用多家公司，因为不同的公司会为不同的目的地提供更好的服务。

因此，根据训练量技能项目可能会使用"模型 a"作为永久的名称。在他们的网站上，他们可能有几个不同的"模型 a"，他们可以在一年的时间里通过维护程序进行交流，而不是在网站上仅使用一个"模型 a"。同样的技能项目可能会在短期内借助许多其他模拟器，以提供更广泛的训练范围。

中央管理和分布式交付的优势包括：

- 当地的技能无法修复设备时，它很快就被取代了。
- 模拟器广泛的访问范围比任何单独的中心都要大。
- 常规的主要服务不会干扰培训，因为当模拟器使用时，会有另一个模拟器备用。
- 由于替换的模拟器不需要返回到相同的位置，因此成本会降低。
- 预防性维护所需的技术技能可以通过与技术专家、CSDS 模拟提供商在线交流，也可以在技能中心和 Pocket 模拟中心进行维护。
- 维护、修复和修改的创新很容易共享。
- 与外部保修费相比，维修成本大大降低，根据设备、维护和维修费用，在 CSDS 的经验中，可以减少 70%～95% 的维修费用。这些节省是基于 2013 年对 50 个随机 CSDS 模拟项目的分析得出的，该项目覆盖了部分培训导师、人体模型。
- 可以维护供应商不愿意或不能支持的外部设备。

中央管理和分布式交付的缺点包括：

- 需要对设备管理数据库和管理流程进行投资。
- 要求教育工作者放弃他们的模拟器的个人所有权。
- 需要技能中心、Pocket 模拟中心和 CSDS 之间的合同协议。
- 需要大规模的有效和可持续的发展。

CSDS 的备用模型不仅适用于设备，也适用于维护设备的技能。这就需要在确保被训练的人员数量和维修的机会之间保持平衡。在确定 CSDS 培训过的人员进行维修的人数时，该服务已经考虑了员工的名册、去留的权利以及人员流动的条款。

使用和培训

在国际上，在模拟中工作的人员参与设备维护的程度差异很大，一些教育工作者将所有技术支持都交给了服务提供商，而其他工作者则非常熟悉他们的模拟器。他们获取维护技能的方法可能会有所不同，有些是在供应商提供的培训课程学习、在另一个技能项目培训，甚至是自学。CSDS 有一种方法来确保技能中心和 Pocket 模拟中心有足够的技能支持设备。这是通过以下三个要素实现的：首先，要求至少两名当地工作人员进行技术模拟的短期课程；第二，通过电子学习和数据共享的在线支持；第三，定期与专家进行技术学习 CSDS 的工作人员（表 3-9-2）。随着时间的推移，一些在技能中心和 Pocket 模拟中心的模拟教育工作者已经开发出了超越预防性维护和维修的技能，可以在修改模拟器上做一些创新的工作。在一个实例中，一个位于 Cairns Pocket 的模拟教育工作者对一个完整的人体模型静脉手臂进行了修改，在手术过程中允许与人体模型相连接，并基于团队的场景来训练医护

人员进行透析护理（Hudson 等人，2012）。在另一个实例中，CSDS 布里斯班的工作人员修改了胫骨（腿）和肱骨（臂），以允许在完整的人体模型中进行骨插入技术。许多更有经验的用户都曾在模拟器的气动系统中进行过操作，以控制膀胱，让他们的手臂和腿在静态的人体模型中移动，甚至使用人体模型驱动软件的阀门来实现这个被寄予厚望的复杂功能。发展这种高级技能通常需要模拟教育工作者对模拟器的使用有多年工作经验，同时需要深入了解它们的运作和功能。

表 3-9-2	
模拟协调员培训最低要求包括完成以下的短期课程	
介绍模拟训练	仿真培训协调员
基于模拟教育的总体概况（1 天）	模拟交付技术方面（4 天）
目标教师，模拟协调员和教育工作者	目标模拟协调员和教育工作者
• 基于仿真的教育概述	• 设置、快速检查、IPM、使用、打包、解决部分任务培训员、全身人体模型和 AV 系统的问题
• 仿真环境和设备	
• 在模拟协调员的作用	• 风险识别和风险管理
• 教育原则和理论	• 印模
• 便利的技能和技巧	• 使用课程文档设置和运行模拟
• 介绍汇报	

模拟项目运行

在 CSDS 工作的模拟教育工作者和协调员接受了更多来自内部项目的培训（包括医疗模拟的研究生证书），以及更多来自模拟制造商的培训（图 3-9-3）。这些工作人员对每一种类型模拟器的优势和弱势都进行了详细了解，他们被证明可以有效地支持课程的设计和维护计划。使用合适的模拟器可以增强培训效果，同时减少设备的维修和维

第 3 章 · 模 拟 系 统

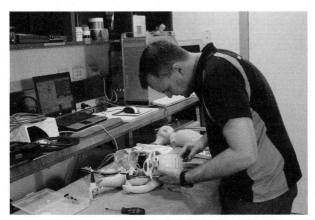 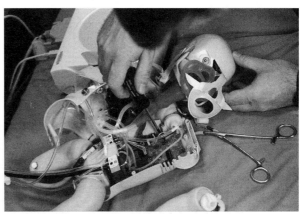

图 3-9-3 CSDS 的模拟教育工作者接受了所有 IPM 1、2 和 3 的训练，覆盖了由该服务管理的所有模拟器

护成本。例如，使用一个昂贵的高端人体模型模拟器，设计用于能提前生活支持训练的麻醉训练，将会增加维护成本，并且可能比为任务设计的基本人体模型更无效（见关于人体模型的第 3 章第二节）。对于许多仿真项目来说，要为优化维护效率所需的仿真器的范围进行辩解是很困难的，因为每个设备都不太可能得到足够的使用。然而，即使模拟项目没有足够的规模来优化设备的使用，设备使用的模型对于采购和维护培训的需求是很有价值的。

技能中心和 Pocket 模拟中心提供每月的设备使用报告。通过对设备使用数据的分析，对设备破损率进行了建模，计算了备用要求和维修费用。在几年的数据收集基础上，CSDS 拥有可靠的数据和成本数据。例如，一个普通的分娩训练师的平均维护和修理费用是每天花费 188 美元（皮肤撕裂，更换起来很昂贵），而普通的低端人体模特每天只需花费 5 美元。在某些情况下，CSDS 用另一种产品替换整个仿真系统的成本更低。在至少一种情况下，原产品的年度消耗成本超过了新产品更换年度消耗品的总成本。

产品的采购和评价

收购模拟器往往是比较昂贵的，而教育者们则倾向于使用最新的产品来获得所有的新功能。大多数模拟项目评估产品的能力是非常有限的。一般的评估方法是制造商的演示，雇佣那些在模拟中具有专业知识的顾问，询问已经购买过产品的人，或者在短期内试用过产品的少数人。这种方法非常有限，导致许多模拟器在世界各地长时间存储。采购前的需求和使用评估可以帮助项目达到成本效益的采购。在这个评估中可以指导项目的问题包括：

- 谁将使用该产品，如何使用？
- 产品与其他仿真器相比如何？
- 产品的使用频率是多少？
- 这个产品会被滥用吗？
- 是否有安全问题需要考虑？
- 模拟项目能负担得起消耗品吗？
- 这个模拟项目有维护这个产品的技术吗？
- 谁将对产品进行修理？
- 模拟项目能负担得起维修费用吗？
- 产品是否经常中断，这将对培训产生怎样的影响？
- 我们可以联系一个使用过这个产品的程序吗？

CSDS 的服务级别是对设备进行编程评估，以确定培训限制、安全问题和信息，从而为消耗品、维护和维修提供成本建模。所有的新产品都由一组模拟教育工作者、协调员、领导和临床学科专家组成的队伍来审查。通常在 2 周的时间内，该产品会由 10 名或更多的员工审查每台设备的保真度、灵活性和可持续性。尽管在进行如此详细的分析时，薪水是一项很大的花销，但购买正确产品的成本节省可能超过最初的投资。在购买模拟器和舰队的视听系统时尤其如此。组织可以进行"一对一"的测试，邀请多个供应商将他们的产品带到工作人员和教员进行试用，并提供输入设备，以帮助他们满足学习者的需求。另一种方法是"图书馆租借服务"，客户可以在一定条件下租借设备，在一定条件下进行试用和使用。

这一过程通常包括剥离和重建以识别产品安全问题、保真度以及可能维护的问题和成本。对于每一种产品来说，（例如，对于心肺复苏术中胸廓按压的力度、深度和感觉）都是由一个专业的团队来鉴定的，并进行性能要求评估。根据人体模型的复杂性，关键区域的数量可能非常重要。作为评估过程的一部分，这些产品还在模拟中用于识别技术问题、交付的潜在变化，以及寻找工作人员关于模拟器对现实影响的反馈。作为课程设计的一部分，CSDS 也参与了一系列的研究，以进行更深入的产品评估。

CSDS 评估过程的结果对采购、安全、课程设计都有重要意义。Queensland 健康是一个大机构，大约有 45 000 名一线员工，其中大多数人每年都需要基本的生命支持培训或高级生命支持培训。评估表明，部分任务训练员使用低成本的人体模型能够比昂贵的人体模型更好地完成任务，并且大大降低了维护成本。在另一项评估中，我们发现存在一个潜在的安全问题，促使制造商在全球范围内召回产品，以纠正这一问题。由于该产品在 CSDS 评估之前已经被许多中心使用了 1 年，因此随着模拟器变得更加复杂，这引起了对技术知识和安全要求的关注。第三项评估发现，最新的无线人体模型产品中，有三种产品不适合用于物理治疗培训的人体模型。这在一定程度上是因为内置的压缩机产生了不平衡和不正确的腿部重量。由于制造商停止生产类似的老款模型，因此 CSDS 通过购买一批零部件来修复，并希望将产品的生命周期延长至 12～15 年。

评估的结果也是对制造商的反馈。到目前为止，CSDS 已经确定了大多数产品的问题，并且在很多情况下，制造商需要在 CSDS 购买产品之前对一些设计上的缺陷进行纠正。考虑到 CSDS 进行的采购规模，以及对其他客户的有益流程，大多数情况下制造商会准备更新他们的产品。评估创造了双赢的局面，制造商提高了产品质量，而 CSDS 则获得了正确的产品。

此时，彼地：外部服务协议或者自己修复

在大多数模拟项目中，外部服务协议和自己修复，这两种选择是不同的。使用高水平的技术来进行内部工作有很多优势，包括质量、可靠性和节约大成本相关的改进。然而，获取并保持高水平的技术是一种具有风险的管理。CSDS 模型比外部服务协议管理的模拟器更有效。CSDS 模型需要大量的培训和模拟以及足够的员工以确保技术冗余。对设备数据库的投资，与其他技能中心的谈判，以及现场项目，都需要付出一定花销和时间。

还有其他途径来起效，工业性模型可以租借或租赁产品到模拟和现场项目，允许他们从一个地点迁移到一个地点。另一个模型是协作性的，通过契约安排，设备、维护和产品管理分布在多个模拟中心。另一种选择是建立一个联盟，模拟中心和现场模拟项目同意将他们的服务支持资金集中到一个有设备的管理所中央实体。

总结

无论模拟项目使用的是外部服务还是内部支持，维持仿真项目技术方面相关的成本和风险是很重要的。考虑到模拟项目和提供服务的可变性，这些成本和风险不同于项目，并且应该在每个项目中执行分析。在世界各地，由于缺乏设备采购和维护的计划，太多的模拟器在橱柜和仓库里落满了灰尘。在医疗保健模拟领域的未来应该包括规划方法，以增加模拟技术的可访问性、可及性和可持续性。

参考文献

Hogreve, J., & Gremler, D. D. (2009). Twenty years of service guarantee research: A synthesis. *Journal of Service Research, 11*, 322–343.

Hudson, D., Dunbar-Reid, K., & Sinclair, P. M. (2012, March–April). The incorporation of high fidelity simulation training into hemodialysis nursing education: Part 2—A pictorial guide to modifying a high fidelity simulator for use in simulating hemodialysis. *Nephrology Nursing Journal, 39*(2), 119–123.

第4章

经费

第一节

经 费 来 源

Jennifer A. Calzada, MA

作者简介

JENNIFER.A.CALZADA 是杜兰大学高级医学模拟教学和团队训练中心的主导人员。得益于其传播学学士学位与传媒学硕士学位，Calzada 女士在广告与市场营销行业工作达 20 年。2008 年，Calzada 女士加入杜兰大学医学院，利用她在销售、营销、传媒、培训和商务拓展的经验，创建新的模拟中心并以此发展了新的客户群。

内容摘要

医疗模拟项目不仅在起步阶段需要大量的资金，后期亦需要持续的资金支持，包括人员、设备维护、重点支出（例如，设备与架构的更新）。越来越多的机构寄望于他们的模拟项目能够自我盈利。这一节将总结一些对刚起步的和已建立的模拟教学项目均适用的多途径资金来源。

案例

作为模拟教学中心的管理人员，你负责一个中型模拟教学项目，其中不同类型的学习者使用不同类型的模拟形式。这个模拟教学项目已历时 8 年，以往占据活动运行预算 40% 的补助资金开始变得难以获得。如果必要，所在机构将继续支持模拟教学中心，但此类资金将是最低限度，且不会随时间再增加。因此，你正寻找一种额外的收益机会去填补逐渐减少的补助资金，同时有望扩大支持规模和升级设备。

引言和背景

医学模拟中心有两种不同的商业模型——第一种是为了训练组织内部成员这个单一目的而成立和运行的；第二种是完全或部分寻求外部资金的。本节将重点阐述第二种类型，但首先介绍了一些也适用于内部学习者的论点。

假如某个模拟项目仅仅适用于内部人员，那么其资金应该来源于所属机构本身。一些中心完全由机构行政部门资助，但是这种提供资金的来源在削减和变化上是比较主观的，即它可能并非一贯可靠的资金来源。另一种内部筹资的方式是根据各个部门和专业的使用需求来分配支出。例如，如

果外科住院医师项目的活动占了模拟中心活动的 20%，那么该项目将被分配 20% 的预算资金。机构允许的情况下，这种为模拟中心提供资金的方式相当于让接受教育和培训的部门来**支付**他们活动所需要的费用。此种方法可为预算削减提供更大的保障，因为使用该中心的部门更有可能为保障资金支持而战。

即使某个项目由内部筹资开始，仍需注意，模拟中心的启动和**年度维护费用**逐年递增，这迫使越来越多的模拟中心从外部寻求一部分资金来源。随着大规模模拟中心的数量增加，外部资金的获取难度随之加大。因此，确定尽可能多的收益机会变得至关重要。

模拟教学思想的诞生

医学模拟教学的应用正经历着一个急剧发展的阶段，但时常缺乏详尽周虑的初步计划。有时，模拟中心的出现仅仅是为了展示某个组织处于技术前沿，或增强吸纳学生、医师和员工的竞争力，抑或为了满足广大的捐赠者。

即使是出于上述原因才建立的中心，也可以利用本节所提出的策略，审查现有资源可能会发掘许多潜在的机会；对于还处于计划阶段的项目，则可调整计划和资源以此获取尽可能多的机会。

需要重点强调的是，确定某个模拟项目所能获得的机会应该遵循既定的任务和愿景。由此，项目的设置不仅要通过项目管理，而且要使监督人员接受。有了可接受的愿景和任务，模拟中心就能确定及安排所需要的空间、设备、人员、教员和教育者，以及长期预算。

所需的资金

开创并经营一个模拟教学中心到底要花费多少？最简单、最好的答案就是：实现理想的愿景和任务所要花费的一切。复杂一些的答案是：视情况而定。由于该行业固有的专利性和竞争性，几乎没有公开的模拟中心财务详情可供参考。但本节列出了一些已发表的例子。

本节为读者们提供的第一个例子来自于加拿大多伦多大学 Sunnybrook 健康科学中心的模拟教学中心。1994～1995 年的起步阶段大约花费了 665 000 加元（约合 619 300 美元），之后 1995～1996 年维持费用总额为 167 250 加元（约合 155 764 美元）（Kurrek & Devit, 1997）。与 2013 年的美元相比，基于通货膨胀指数，见表 4-1-1。

表 4-1-1
多伦多大学模拟中心支出
起步阶段支出
1996 年 665 000 加元（约 619 300 美元）
2013 年 916 642 加元（即 892 196 美元）
年度运营成本
1996 年 167 250 加元（约 155 764 美元）
2013 年 240 937 加元（即 224 391 美元）

第二个比较近期的例子，是加利福尼亚大学旧金山校区医学院的 Kanbar 模拟教学中心，面积

达 1 800 平方英尺（167.2 平方米）的设施为 UCSF 医学院提供服务。2007～2008 年的**启动资金**为 497 526 美元，每年的费用为 211 727 美元，预计将在 2012～2013 年增加到 424 408 美元（（University of California, San Francisco School of Medicine, 2008）。第三个例子是大型模拟中心，即 Tulane 高级医疗模拟和团队训练中心，面积达 14 000 平方英尺（1 300.6 平方米）。于 2009 年 1 月开业，拥有近 300 万美元的初步建设预算，目前每年的运营预算超过 70 万美元。

2011 年美国医学院校协会（AAMC）对医学模拟教育的资金作了进一步的调查。虽然这项调查仅调查现有的模拟中心，并未涉及起步资金，，但我们得以窥见模拟中心的年度运营成本，乃至基于医学院校和基于教学医院的研究中心的不同。调查发现，在 2009 财政年度，以医院为基础的教学中心，57% 的被调查者运营预算在 25 万美元以下，75% 的被调查者不超过 50 万美元。医学院校为基础的模拟中心预算金额更加分散，从不足 25 万美元到超过 100 万美元不等（图 4-1-1）（Passiment et al, 2011）。应该指出的是，这些结果有一定局限性，因为年度预算不一定与设施规模、工作人员水平或项目大小和范围有关。只有中心制定愿景和使命，明确相应的需求，包括设施、设备、人员和预算，教育机会才能被合理的安排（图 4-1-1）。

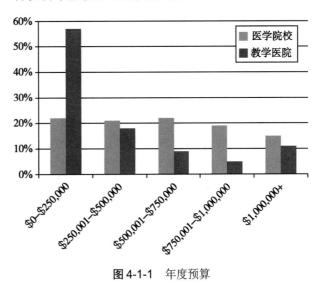

图 4-1-1　年度预算

机会是双向的：开源或节流

几乎任何模拟项目机构的领导都希望继续扩展，这通常会涉及各种来源的收入。除非有具体制

度上的原因,否则这种情况下,节省开支同样会影响到中心财政资源的可用性。增加收入通常是提高中心生存底线的首选方法。收入不仅产生利润,而且有可观的收入会产生微妙的积极公关效应。因为即使在商界,每个人都喜欢胜利者,并希望与一个经济上成功的中心联系在一起。

然而,出于内部预算及争取领导同意的目的,降低费用具有同等价值,因为它可以对生存底线产生同样的影响。特别是对于那些已有铺张浪费的项目,削减成本和以任务指导开支是必要的。注意事项:节省开支最有价值的办法是减少物品(或员工时间)成本,否则将成为实际费用。理想情况下,开支应该对中心的运作至关重要的,而不是可能被捐赠的可有可无的支出。如果达芬奇机器人本身在预算内,那么达芬奇机器人的捐赠可以节省一笔巨大的开支。在缺乏计划或预算的情况下,捐赠的这笔钱仍然是一笔巨大的收入,但不一定能帮助改善预算底线,因为没有相关的费用被取消。事实上,如果项目中有一项没有计划的捐赠,反而会增加开支,考虑到每年的维护、服务、使用费。

第三种应该考虑的机会在于,这些举措不能带来任何收入,也不会节省开支(甚至可能产生费用),但会产生**公共关系资本**。虽然很难量化,但显著加强公共关系的机会值得考虑,因为良好的媒体宣传将为未来的机会铺路。例如,杜兰大学高级医学模拟教学和团队训练中心创建了一个乡村急诊室培训项目,通过免费培训来测试课程的可行性。新奥尔良的媒体以及一份乡村报纸的相关报道促成其他单位愿意有偿来培训相同的课程。

有收入以前多加思虑

现在,中心已经确定了使命和任务,计划了预算、人员配备、设施和设备。除此之外,对于每个机会还需要以下一些考虑。

模拟模式

根据中心可用的**模拟模式**,可能存在某些机会。最常用的医疗模拟方法是:标准化病人、各种类型的人体模型(基础、中档、高端)、部分任务训练器、基于计算机或虚拟现实的模拟、嵌入式模拟人员、团队训练和基于游戏的模拟(参见本教科书中的其他章节)。

中心应该有一份可提供的医疗模拟方法的成

本和可用性的最新列表。例如,部分任务培训器有一个前期成本和很少的持续或每次使用成本,相比而言,标准化患者的每次使用成本均需纳入每个培训计划。当中心的教育者既精通各种形式的模拟训练方法,又对使用每种方法的成本了如指掌时,他们就能做出兼顾教育性和经济适用的情景设计课程。

人员编制

项目年度预算中最大的部分往往是人员配置成本,包括全职、兼职人员及教育工作者。这通常占据了项目运营预算的 2/3～3/4。准确地描述人员配置水平、可用性和能力是计划增多收入机会所必需的。

设备

某些机会将需要特定的设备和用品,如果一个中心没有现成的设备,那么应该预先计算购买该设备能否被预计的收入抵消。

资质认证,机构认证和个人证明

一些收入机会需要特定的**认证**、证书或证明。同设备一样,如果尚不具备,那么创建一个业务计划可以帮助确定这些证明能否被预计收入抵消。

资金机会(新中心)

什么类型的机会(无论是收入还是支出)是一个新成立的中心应该考虑的?

机构资金

许多中心的全部或大部分资金都来自所在机构。资金的多少及各部分经费的百分比往往由管理中心的上层领导决定。然而,管理中心的领导应在定夺和影响这些决定方面发挥积极作用。

案例

诸多模拟中心从学院申请到的资金比例从 0%(1999 年医疗模拟中心从哈佛分离而成为独立实体;医疗模拟中心,2013)到 100% 不等。研究机构在最低水平上的资金资助将中心置于重要的创收业务模式上,但这种资助是否增加一个中心在经济上的风险从而导致失败尚未得到证实。最近的一个例子是 Humboldt Bay 区域模拟中心,在据称以初级护士培训项目作为单一资金来源运营 3½ 年以后停办。

　　一个中心运营需要多少资金？最低限度上，包括每年的人员薪酬、基础物资的供应及设备维护成本。这可以维持一个中心的开放，但不会提供额外增长的机会，除非对中心的项目作特殊的改变。

如何得到资金

　　在一个模拟中心开始运营之前，机构领导将决定，投入多少或给予多少百分比的资金支持可以维护中心的运营。如果得不到完全的支持，最好的方法是调查类似的机构（确保领导层认为他们类似）的内部资金水平。持续提供这些信息给领导有时也会帮助中心维持或增加资金。

优点

　　安全的内部资金来源可以缓解一个项目主管的压力，避免了为获得外部收入而扮演各种推销的角色。它将缓解日常的财务压力，让中心专注于训练和教育，物尽而用。

缺点

　　很难说有内部资金的不足。通常需要注意的是，中心的项目应在机构中保有优先权，且在预算制定期间排在项目名单的首位。应该假定年复一年的没有内部或外部的资金来源，花时间定期进行内部关系公关可以帮助维持内部资金。项目的重点应该局限于机构的需要上。这在模拟中很困难，因为许多外部的合作和机会可能会呈现给领导。

部门／实践计划／风险管理

　　另一种形式的机构支持来自模拟中心的内部用户。在 2009 年的 AAMC 调查中显示，13% 以医学院校为基础的中心和 16% 以医院为基础的中心报告了这种类型的支持（*Passiment* 等，2011）。虽然这是另一种形式的内部融资，但有时它面临的挑战与行政直接提供资金不同。

　　第一个挑战将是决定该方案是否可以向其他内部部门收取费用。一般来说，这将是一项机构政策。理想的答案是可以收费，因为收费有助于体现服务价值。大多数情况下，这一决定将由机构领导提供给模拟项目主任。

如何得到资金

　　如果要求中心允许内部部门免费使用，跟踪"公平市场"的收费标准以及可能为此承担的任何实际费用。至少每年一次报告到机构领导，可能有助于政策的改变。通常情况下，领导并不知道所需费用。

优点

　　如果机构决定允许对内部部门收费，应优先考虑内部部门的模拟活动，项目主任的工作将会更加容易。然而，请记住，如果允许该项目向其他部门收费但是模拟不是内部部门优先，那么这个项目的领导本质上是想把他们的服务卖给内部部门。注意不要将项目定价超出范围，不然部门可能简单的选择不参与模拟。

缺点

　　对整个机构而言，模拟项目并没有带来技术上的收益，而只是各部门之间的资金转移而已。这取决于一个机构的会计制度，以及是否存在营利性的业务，但是会计制度一般不允许这样做。

实践计划

　　有**医师实践计划**的机构可以通过提供某些证书和辅导来获得支持。

案例

　　面向所有医生的中心静脉穿刺模拟项目可以帮助预防中心静脉相关血液感染（CLABSI）。一些模拟项目也可以为医师提供某些不良事件后的**辅导**。上述是两个符合医师实践计划并根据个体基础提供特定项目培训的例子。

如何得到资金

　　与实践计划的主管沟通并了解他们在证书和辅导方面的关注点和目标，同样也包括当地医院的领导和证书委员会。理解当地医院和团体实践的目标有助于明确某个项目的具体作用。

优点

　　技术操作培训和认证可以成为一个几乎自动化的过程，它可以详细计划，并且在需要的时候相对轻松地执行。

缺点

　　机构委员会对项目设置进行认证，保障证书课程设置正确。虽然这个过程可以是管理和监管雷区,但一旦正确设置,除非规则改变,一般不需要变化。必须特别小心,以确保每次培训能正确遵循程序。

　　一个项目可以得到医院**风险管理**部门的支持吗?一句话,是的!虽然制度有所不同,但有越来越多的例子说明风险管理部门为某些类型的训练提供了费用的减免。有风险管理部门的领导参与的会议正是提供这些特殊机会的好时机。

案例

　　美国医院集团(HCA)为了提升患者安全,为所有参加 Team-STEPPS 培训的员工和医生减免保险费(卫生保健研究和质量机构,2013)。

如何获得资金

　　与实践计划一样,项目领导层应该进行风险管理,以确定项目存在的问题,可以在哪些方面共享节约成本的方法,以及是否可以围绕这些机会开发商业计划。

优点

　　很多节约方法都非常新,以至机构甚至可能没有意识到他们的存在。在模拟中心培训后提供费用削减的证明,如果节省的费用超过培训费用,可以帮助获得医院类客户。

缺点

　　在模拟中心发现一些节省资金的机会可能需要大量的跑腿工作。囿于许多医院计划部门做预算的方式(各部门预算都是孤立的),单个部门可能没有足够的存款来说服他们在培训上花钱。这种情况下,想办法查看总存款可能是一种方法。

当地机构

　　本地及相关机构是开源和节流的另一个来源。其他医学院、护理学校、医院、联合健康学校、护理人员培训和医疗服务提供者、家庭保健提供者、长期护理设施以及所有其他医疗保健专业人员都需要一定程度的持续学习、培训或认证。

　　商业计划的第一步应该是了解谁在市场上,他们需要什么和自己有什么资源。这个计划也应该包括在市场上可以提供这些相同服务的模拟项目。在抓住一个商业机遇前了解潜在的竞争格局。

　　通过为这些医疗机构提供满足其需求的培训

课程,作为获得收入的一个来源。而建立合作关系后,他们也可以提供教育工作者或捐赠过期的用品或二手设备,从而节省项目的费用。

当地政府

　　正如联邦政府和州政府的拨款,当地政府有时也会有大量拨款。除了拨款,还应考虑与地方政府合作进行灾害培训或应急预案。

案例

　　一个模拟项目可以与当地的卫生部门合作,每年为医疗专业人士进行一次灾难演习。

如何得到资金

　　与当地卫生部门和快速反应团队会晤,寻找他们的**灾难和应急演习**的计划,以此确定模拟中心如何成为合作伙伴。

优点

　　虽然这个例子似乎是较低收入的机会,但对中心和机构来说,有非常高的人际关系价值。

缺点

　　这可能需要大量的计划,并有潜力政府官员介入的可能。

州政府

　　一份 AAMC 调查发现 11% 的医学院培训中心和 3% 的医院培训中心接受了州政府的资助(Passiment et al,2011)。

案例

　　州政府部门可以成为资金支持的主要来源。许多州立医院协会或卫生和医院部门,分别为护士培训、病人安全、紧急培训、灾难规划和其他与健康相关的培训机会提供资金。

如何得到资金

　　确定国家资助公告上可以利用的机器设备并订购它们。许多国家拨款实际上是联邦政府资助的,公告会发布在政府资金栏里。

优点

　　政府补助通常可以用来覆盖员工、设备、培训课程和其他的很多与项目直接相关的内容。

缺点

公告不经常有,完成申请的时间很短,竞争对手很多。如果没有合同授权的工作人员,很难在政府补助中胜出。

联邦政府

AAMC 的调查结果显示,有 3% 的医学院培训中心和 6% 的医院培训中心获得来自联邦的拨款(Passiment et al,2011)。

案例

正如当地和州政府,联邦部门一样可以成为资金资助的主要来源。

如何得到资金

机构内的项目需要有一个专门的部门来帮助项目负责得到政府资助。在美国,联邦政府补助金主要来自政府资金栏目公告。模拟中心的主要资金来源是 DHHS(卫生与人类服务部),DOD(国防部)和 AHRQ(卫生研究和质量管理局)。然而,其他机构也不应该被忽视,可搜索关键词,常用关键词包括模拟、医疗程序、卫生健康培训、病人安全和医疗实践。

优点

与国家拨款一样,联邦拨款也可以直接覆盖与项目相关的费用。

缺点

再者,跟国家拨款相比,联邦拨款的竞争更加激烈,申请时间要求更快。这个资金来源是其中最耗费资源的一个,无论是在申请还是在管理过程中。

企业资助 / 基金会

调查显示,其中 40% 的医学院和 25% 的医院培训中心除了机构本身外,企业赠款和基金会是 AAMC 最重要的资金来源(Passiment et al,2011)。

来自公司和私人的基金会的资金不同于政府补助金。这些来源往往每年会给予特定的资金,但资金往往高度集中在公司感兴趣的领域。兼营医学教育和设备培训业务的私营公司可以提供**设备**

补助金(见第 4 章第七节 获得赠款)。

如何获得资金

基金会名单可以在基金会中心 foundationcenter.org 找到。大学的发展部门熟悉大额基金。熟悉那些项目能力范围与资助方向交叉的基金会。同基金会一样,让自己熟悉医疗和模拟领域的公司,尤其是位于项目附近的公司。

优点

与政府补助金一样,这些资金可以有各种用途,而且每年数额可以相当可观。公司设备补助可以提供本来可能包含在项目费用预算中的设备和物资。

缺点

和政府的补助一样,基金会奖励的竞争越来越激烈。基金也趋向于给特定的兴趣领域或关注于某一点。随着越来越多的模拟项目的开放,公司资金也越来越难以保证。

慈善事业

个人捐款也是一个巨大的资金来源,26% 的医学院校和 16% 的医院项目都获得了资助(Passiment et al,2011)。无论是受限制(只能用于指定的目的)还是不受限制的,私人捐款在模拟项目的启动阶段或年度维护上都有很大的用处(参见 4 章六节资金筹措)。

案例

私人捐赠者可能希望有很多理由来捐款;他们当中可能有对支持模拟项目有兴趣的医学毕业生,也有乐于对医院的项目做出贡献的以前的病人。

如何得到资金

获得慈善捐赠需要花费大量的时间和精力,而且通常由开发部负责。与机构的发展管理部门沟通确保他们了解模拟项目的好处和需求是最好的方法。

优点

没有限制目的的钱当然是礼物,限制特殊用途的钱也是礼物。无论哪种方式,这都是额外的资金,根据金额的大小,可以构建提供持续的捐赠。

专家角

医疗保健模拟研究资助

Debra Nestel, BA, PhD, FAcad MEd CHSE-A
澳大利亚模拟局董事会

医疗模拟研究的活力并不能反映出这个领域的高度竞争和相对稀缺的资金。鉴于我们的工作大部分是"节省",而不是为机构创造收入(即促进患者安全,限制财政花费及与医疗保健出入相关的财务成本),在经济拮据的经济体中,拓展我们的使命可能尤其困难。此外,我们的许多研究工作对患者安全有间接的影响。在此简短的篇幅中,我回顾了获得医疗模拟研究经费的方法。假设你已有研究想法,所以我将直接转向提案和资金获取。然而,我必须承认医疗模拟活动和研究的广度 - 它包括医疗系统建模的模拟、精神运动技能的任务训练师、大规模的急救人员灾难模拟、基于团队的危机资源管理沉浸式模拟和基于患者的通信情景模拟(或标准化),还有更多。因此,每个模拟活动都有自己特定的资金背景。我只谈谈在这广阔的领域中获得研究经费的一般策略。

准备书面的赠款或资金提案,必须有明确的主题,即清楚的目标和研究问题 / 假设,阐明方法,概述潜在影响或战略收益,并展现竞争优势。务必明确该研究如何满足客户需求;阐明预算的合理性,根据时间点设立切合实际的目标和宣传策略。要了解听众,就请在提交前与投资人联系,表达兴趣、传达想法。这些沟通可以更好地理解出资者的意图。正如学术写作与编写教材不同,同样也是与其他已经取得成功并建立了良好记录的人共同撰写文章。间歇性地参加写作交流研讨会来更新你的方法可能是值得的。将你的简历保存为一份动态文档,并在每次提交资金提案时更新审核。这很可能是出资者需要的。在提交之前,尝试从同事或机构获得反馈(如果有的话),这会让你的项目非常完美。撰写补助金非常耗时,如果不成功,请准备好为新的出资人重新进行撰写。虽然这令人沮丧,但即使是 10% 的成功率也是值得庆祝的。

至于资金来源,看看所有与大学和研究所相关的传统研究机构。医疗模拟的资金可能是专用的联系方式。澳大利亚的医疗模拟社区已得到来自关注卫生人力规划和改革的政府机构的大量投资。有些情况下,政府机构有资金需要迅速投入,而你需要参与竞争——有一些零星草拟的想法可能会在短时间内迅速推出。确保你处于能接收这些信息的社交圈中。注册有资助机会的电子表单。

考虑一下专业协会和当地机构的其他小额资金。如果你能从课程中获得收入,考虑将你收入的一部分分配给研究。这些资金可能足以支持试行一个非常好的研究理念——足以测试可行性,提出一个完整的外部资金提案。你也可以寻找医疗保险和专业赔偿保险公司、模拟器制造商和以教育为导向的科技公司资助你的研究。如果你有一个特定的患者群体可能会从你的研究中受益,那么请与针对该群体的组织寻求机会(如糖尿病、心脏病、心理健康支持 / 研究基金会等)。考虑与工程师、教育家、信息技术专家、艺术家、工业设计师和其他参与模拟的人员联系,这可以帮助扩大采购资金的范围,或带来非常激动人心的合作关系。

与医疗模拟社区建立联系也很重要,成为社区成员,参加会议和其他活动,阅读新闻稿及专业网站,并浏览各种期刊。很有可能,你在会议上见到的人,新闻中读到的人,或期刊负责成员将是那些审查你的申请和你研究论文的人。他们也可能是你未来的合作者。想办法在本地、国家和国际工作中展示你的想法。

如果你成功地获得资金支助,请确保按计划交付。根据我的经验,项目很少能按计划完成(文档记录并证明任何更改的合理性),而且往往会以意想不到的结果结束。这也是可以接受的,往往比计划更令人兴奋。虽然研究计划是理想的,但有时你不得不做金钱的奴隶。在研究过程中建立良好的记录,你才有能力让人们购买你的想法。从有想法到扩展实施的整个过程,最终转化为临床教育和实践,是很令人兴奋的。甚至有时可以直接改善患者的预后。

缺点

保证慈善捐款到位是困难和耗时的,除了模拟项目以外,机构可能有更广泛的需求安排。

营利性实体

6% 的医学院校和 1% 的医院的项目都报告从营利性实体中得到了资金(*Passiment et al, 2011*),这是最重要的,通常是供应商来源。在一个模拟项目的启动过程中,这个资金来源将特别重要。有模拟器的厂家自己捐赠模拟器并不常见,可能捐赠的是相关设备。周密的计划在这种情况下会有所收获。

案例

在医院有明显的采购需求时提出捐赠请求比较理想。例如,如果附属医院正在采购 10 台新的高清腹腔镜吊塔,模拟项目的领导可以有 1 个周密的规划加到谈判的内容里面,要求部分吊塔为教学所用。

如何得到资金

与采购部门以及每个做出采购决定的特殊部门的成员保持密切的关系是关键。这当然一方面是与供应商接触提供项目捐赠,更重要的是在捆绑到大医院购买计划时接受捐赠。

优点

对模拟项目来说,捐赠设备的供应商通常是积极的。尽管项目确实应该考虑预算内是否可能需要额外的人员来运行设备以及维持任何所需的维修或用品。

缺点

不可否认的是,随着模拟项目的大量增加,培训任务也会增加。更多的供应商不是直接捐款,而是转向每年更新的"模型"协议。其结果依然值得高兴,因为总是用最新的模型,还意味着项目必须承担机构不拥有的每个设备的责任以及维修费用。

退休设备捐赠

大多数项目都是基于或附属于某个医院,或是医院的联合体,这就给了项目获得退休的设备的潜在机会,可能不是最新的型号,但不仅仅是仍可使用,而且还会让这个项目扩大应用领域。应该注意确保接受并使用退休(旧)设备对模拟项目的参与者产生好的学习体验。

案例

医院里几乎每一件设备都在某个时候更换,而且往往在真正无法使用之前就更换了。例如手术室的桌子、担架、病床、除颤仪、吸引器,还有成千上万的物品。这些项目中的许多将用于以模拟为目的的工作。这通常不是一种可以计划的节约开支的方式,但是随着时间的推移,它可以通过接受最终需要购买的物品来节省模拟项目的资金。

怎样获得资金

与医院的库存管理人员会面,确定退休设备目前的处置方式,以及是否可以将其捐赠给模拟项目,特别是如果该项目是非营利组织的一部分,这通常是一个简单的过程。与医院部门的管理员见面也可以使其了解这个项目的"愿望清单"。在取物品之前,一定要确定工作条件,以及它是否可以用于模拟,因为一些设备可能很大,很难移动。

优点

已退休的设备经常处于可接受的用于模拟工作的状态。

缺点

对免费设备没有太大的负面影响,除非设备使用过时的技术会使学习者感到困惑,设备工作状态不好或者中心缺乏存储空间。然后,必须做出慎重决定捐赠物品有多重要,或者修理该物品的成本效益如何。

过期耗材的捐赠

就像退休的设备一样,医院供应的物品会更频繁地失效。模拟项目利用许多相同的耗材,对附属医院进行同一品质的培训对一个项目是有益的。虽然项目可以重复使用某些类型的耗材进行大量的培训,某些供应物品需要不断补充。

案例

几乎每一个医院里的物品,从手套到生理盐水袋,从药品到成套的试剂盒,都有保质期。更换即将到期的物品对医院检查至关重要,而且条例也不允许过期物品用于病人,甚至是那些急需物资的慈善机构。建立恰当的联系可以将这些物资捐献给模拟项目。

如何得到资金

与医院库存管理人员沟通,在这种情况下,每个病房的护士(或任何需要的物资)都是关键的。病房里的护士通常是移除即将过期的物品的人。杜兰中心为这一过程提供便利,方法是提供带盖的大塑料桶并在桶的外面写上项目的电话号码。每个医院病房都有一个,当它满的时候可以按照说明来打电话。目前,这样的流程节省了90%的培训耗材。

优点

与设备一样,免费的物品在模拟项目中有积极的作用。

缺点

一旦病房启动这个流程,物资的供应会源源不断。建立一个空间和流程立即对收纳箱进行分类,处理不能使用的物资并将其余部分纳入现有库存。对于过期的药物应该特别小心。必须学习和考虑到有关规定(国家和机构)。药物应该有追踪的记录因为可能影响模拟设备或对模拟构成危险(例如,如果学习者放置一个药瓶在他或她的口袋里,并把它带到临床上)。所以在接受药物之前应该清空其内容物,因为真正的药物是危险的且违反了制药危险废物条例。瓶子应该标记为模拟专用。

电影业/商业工作

如果该中心是在一个有规律的拍摄或商业拍摄的地区,将会有地方巡防队和电影委员会负责该地区。有时,拍摄需要医院或医生的办公室环境,如果中心重新创建了这个"外观"(记住它不需要功能性),安排拍摄肯定比在实际的病人护理中心更容易。

案例

例子可以从一家广告公司拍摄一部关于一家医院的30秒商业广告到一部在医疗环境中拍摄的专题片。

如何得到资金

请咨询当地电影协会、电影委员会或广告联盟

以获得该中心(照片样品)的名单。然后静候佳音。

优点

拍摄活动通常需要很少的人员时间、计划或开发。通常情况下,电影拍摄是在中心不忙的时候进行的。但收取的费用却可能很高。

缺点

大项目的拍摄可能超时,可能改变拍摄时间表,而且重型的摄影设备、轨道和灯可能会破坏中心物品。损坏条款应该清楚地在合同中说明。摄制人员需要严格控制环境。"保持现场安静"将意味着其他培训可能无法在相邻的房间中进行。根据机构政策,这种拍摄方式可能不允许在中心进行,也可能由机构领导控制。

资金机会(有经验的中心)

单个或小组课程

据报道33% AAMC的医学院校和17%医院的模拟项目是通过开设课程来增加收入的。同时很多项目报道从课程这里获得了资金,但这并不意味着资金在年度预算中占很大一部分。

小组或个人课程往往是项目管理部门首先考虑实施的收入机会之一。对于外部的付费观众来说,简单地运行内部学习者创造的内容似乎是显而易见的。这种收入机会可能是资源密集型的,并且可能导致低(或更坏,负)的利润率。

案例

一个项目为他们的麻醉科住院医师设立并测试了一个为期半天的高级气道管理课程。该计划正在考虑提供这门课程给外部的医疗专业人士,并收取注册费。需要考虑的是市场开设课程的时间和费用,回答问题的时间和与机构讨论的细节,如何注册,如何接受付款,取消政策,保密协议,客户纠纷,而且最重要的是,市场是否会承担注册费用,该费用将覆盖包括耗材、设备磨损、师资成本,并允许项目有一定的利润。

如何得到资金

从已经为住院医师或高级学习者开设的课程开始。考虑哪些课程可以适应外部学习者是获得

可行课程的最短途径。首先考虑一下该地区的类似用户,例如,没有模拟项目的住院医师培训。

优点

可以很容易赢得提供已经以一定的成本为外部客户设立的培训。与提供继续医学教育(CME)和继续教育单元(CEU)的课程相比,提供相同的课程可缩短交付时间,减少文书工作和资源要求。出席率较低还是可维持一定的利润。

缺点

模拟对于许多临床的医疗保健专业人员来说仍然没有得到充分证实的作用,说服他们来付费培训是困难和耗时的。此外,对于个人或小团体来说,支付成本和教师时间所需的费用可能太高。没有 CME / CEU 的证书可能会减少出席率。

继续医学教育和继续教育单元课程

继续医学教育(CME)或继续教育单元(CEU)是常见的认证单位,用于满足医生、护士和其他医疗专业人员每年持续学习要求的课程。提供这些学分可以大大提高课程的吸引力,因为医生和护士每年都要达到一定学分数量。但是,对于没有部门来处理此类流程的机构而言,满足认可学分的指导原则需要大量的文书工作和昂贵的支出。

涉及模拟的 **CME 和 CEU 课程**可以成为创造收入的有利途径,因为拥有学分的课程可以对每个学习者收取更高的费用。但是,这要么需要一个经过认证的内部部门颁发 CME 和 CEU 证书,要么必须承担与外部合作的成本。没有认证的部门并不排除这个选择,因为许多医学协会将针对他们的专业课程颁发证书。后一种选择应该在第三方 CME / CEU 提供商之前考虑,因为这条最后路径可能相当昂贵。

例如,专门为外科医生开设的高级课程可能有资格与美国外科医师学院(ACS)共同资助一个 CME 联合赞助计划,该计划将被授权提供 CME 学分。他们的费用是 375 美元,每学分 200 美元,单个证书(或学习者)没有费用。这可能会导致发行 7.0 CME 的单日课程的学费为 1 775 美元(美国外科医师学院,2013 年教育部)。

由于申请流程相当复杂,第三方 CME 管理公司的申请费通常为数千美元,而不是数百美元。每位学习者收取 10～100 美元的学习费用和额外的管理费用。第三方公司每门课程的总费用可以很容易地达到 3 000～5 000 美元。

无论使用哪种 CME/CEU 证书颁发方式,都应该注意,计划这些课程需要大量的文书工作和交付时间。发证机构的会议可以提供所有要求的细节,但计划要提前 6 个月。

案例

如果有足够的交付时间和内容规划,几乎任何由模拟程序运行的课程都可以转化为 CME / CEU 课程。例如,计划用于住院医师的腹腔镜课程可以成为外科医生的 CME 腹腔镜课程。

如何获得

一个可行的 CME/CEU 产品的路径类似于规划个人或小组课程,增加了认证过程的步骤,会明显增加申请批准的时间。

优点

CME/ CEU 课程可以向学员收取更高的费用,并且销售得当可以达到很高的出勤率。受欢迎和盈利的课程很容易成为每年一度的研讨会。

缺点

这些课程需要准备很长时间,重要的文书工作和发行机构的费用必须考虑在预算计划中。

供应商课程

所有类型的医疗物资和设备供应商都希望有一个现实的空间来展示新产品,并培训医疗保健专业人员正确使用他们现有的产品。为他们的内部员工(特别是销售和营销)做示范,使他们能够在医疗场合中正确地展示和使用公司产品。其中一些培训课程直接在医院和临床环境中进行,但是越来越多的监管和隐私问题可能会使这一切变得困难和不可行。第二个选择是在酒店会议室举行这些会议,但是如此一来缺乏现实感。

模拟中心可以通过尽力营造病人照护环境来提供一个示范和培训场所,它不受任何患者隐私问题的影响,并且与实际医院相比可能冲突更少。

案例

一家超声波供应商正在发布一台新型号的床旁便携式超声波仪,并希望向考虑购买的当地医生演示该型号机器。所需要的就是一张病床和超声波任务训练器。

如何获得

考虑一下中心已经合作过的供应商。接下来考虑哪些供应商的产品可以在中心充分展示。几乎任何医疗供应商都将有定期或至少一次产品发布会上的示范，销售或培训需求。从你现在使用的供应商的销售代表开始。第二个出发点是任何在你的市场上有地区总部或办事处的供应商。

优点

供应商意识到直接在病人照护区域或空间不足的酒店会议室内的培训越来越困难，但这种类型的客户可以成为正常的收入来源。此外，如果供应商拥有模拟项目正在考虑购买的产品线，则可以提供培训空间来代替设备或提供捐赠。

缺点

虽然不是一个特别的缺点，但随着更多的模拟项目在一个地区开放，这个业务将存在更多的竞争。

产品演示／测试／专利／许可

虽然表面上看来，这个机会似乎与供应商的产品演示和培训类似，但必须考虑一些具体的差异。

案例

一个仍在发展中的供应商（或者甚至是一个发明家）由于无法进入医院，所以想要先在模拟中心测试一个潜在的新产品。

如何获得

一个基于大学的中心可能会有技术转化或发展部门在这个领域有资源。否则，寻找任何地区的企业孵化器，非营利企业家团体，生物医学工程部门或当地商学院。

优点

这很可能只需要很少或不需要工作人员的时间。请记得要求他们携带或支付所消耗的任何用品。如果发明者是该机构的内部人员，该中心很可能不会获得任何收入，但是如果该设备是有史以来从未生产过的，那么可能会从发展和测试中获得一

些人脉方面的收益。

这是一个不可能产生重大收入的途径；但更重要的是，这是一个与潜在发明者建立联系的机会。这一点非常重要，因为当中心人员有机会开发一种新产品如新任务培训器时，他们可以成为合作伙伴。

缺点

每个事例都可能是一次性交易，所以大费周章往往是不值得的。主要的考虑是产品测试本质上可能会对模拟设备造成重大损害。应在总体定价中考虑、制定并签署损害赔偿费或设备置换费。

医疗会议的模拟训练

位于城市地带的模拟中心在医学会议频繁举行的情况下，可以出租场地进行示范和手把手培训。供应商或会议协会本身都希望在会前或会后附加小型课程。

案例

在一个感染控制的会议期间，供应商可能希望对新产品线进行实际操作培训。通常情况下，这些都是在会议中心的会议室里完成，但是附近的模拟中心可以提供更真实的环境和更高效的培训，并让参会者对培训本身产生更多的兴趣。

如何获得

与当地的会议访客局和会议中心的工作人员会面。他们有从事会议工作的销售人员（常常提前几年便参与会议），安排他们参观模拟中心可以成为向会议组织者出售特定市场的另一种有价值的工具。第二条路径，但更耗时，是直接关注当地的会议公告和联系方式。这对于会前或会后的课程来说通常太晚了，但是这种方法可以列出供应商清单，以便于向他们提供逼真的演示或培训的选项。

优点

这些类型的培训一般会得到会议组织者或供应商的充分支持，而模拟中心只是提供空间和设备。供应商甚至可以引入额外的设备来补充已经存在的设备。

缺点

会议通常有很长的时间规划表，通常是几年，

而说服组织者让一个小组离开会议现场有时是困难的。应该有一个详细的计划表，因为有些参会者名声在外，注册了会议却不参加。设备和场地也可能会产生损害，需要就如何处理此类事件达成一致意见。

长期合作合同

除了由当地机构创造收入之外，这些相同的机构也可以成为合作伙伴，长期合作对两个机构都是有价值的。有经验的项目应该探索这些类型的合作方式，因为它们可以提供长期的收入，节约开支并成为潜在的研究合作伙伴。

案例

一个模拟项目可以与该地区的住院实习项目签订每年的实习医师训练营，作为在患者身上实际操作前的必须轮转的项目。住院医师培训项目可以使用这种培训来评估实习生他们喜欢的方式和熟练程度。

与当地合作伙伴的长期协议也可以成为节省开支的机会。例如，一个模拟项目可以与其他机构的教员订立合同，帮助教授课程（经过充分的教育培训），以换取学生的模拟时间。这个交易时间可以限定在项目通常不繁忙的几天或几次，从而节省了雇佣教员的费用并利用了未使用的时间。

对后一个节省费用的机会要谨慎一点：为机构提供"免费"培训时间可以使模拟培训贬值，使机构永远不愿意为服务付费。确保节省的费用不会影响潜在的收入客户。

如何获得

任何被认为是潜在客户的当地机构也应该被视为潜在的长期合作伙伴。

优点

如果收入是收费的，这是机构的外部和真正的收入。长期协议可以减少销售课程所需的时间。

缺点

一旦引入贸易协定和伙伴关系的概念，它往往可以被机构领导挖走，用于模拟项目之外的任务目标。这些机构层面的任务可能会挤走模拟项目的收入，但会给所在机构增加价值。

毕业后医学教育认证委员会（ACGME）住院医师培训

ACGME 的制度允许用模拟来进行一些操作培训以达到提高能力的要求。根据一个机构的患者情况，可能有某些项目对于住院医师来说更难以体验。

如何获得

对于有住院医师的机构，与 GME 领导会面可以确定哪些操作在当前的患者中不太经常看到。如果这些操作可以在项目中进行适当的模拟那么就可以创建持续的住院医师培训计划。

优点

即使没有收入，这种高级的操作训练可以轻易转换成外部学习者的培训项目。

缺点

如果住院医师项目是自己机构的模拟项目的一部分，就不可能获得收入。

新的团队或员工考试

新组建的医疗团队、团体实践、诊所，甚至医院在提供病人照护之前可从测试他们的员工和流程中受益。模拟项目处于一个可提供团队测试的独特位置。

案例

预计开设诊所前，团队可以通过中高端的模拟人体模型设计与临床操作密切相关的课程，进行模拟项目的培训。

如何获得

了解当地的医疗保健市场和开张计划是必要的。

优点

这种类型的服务价格可以很高，因为课程规划可能非常耗时。然而这种机会不可能经常出现，它取决于机构的大小，多少成员可以被测试。

缺点

另一方面是大型机构可能在很短的时间内需

要大量的团队人员进行测试。此外，需要为现场测试的问题做好准备。如果中心不准备或不愿意进行现场模拟，需要提前进行讨论。

相关的业务线

AHA 认证课程

医院的工作人员，护士和医生都需要一些美国心脏协会（AHA）认证续期一年两次的课程。越来越多的医疗保健单位要求员工提供额外的认证，但并非所有单位都能提供内部培训。

案例

对一个模拟项目而言 AHA 认证涉及三个层次。最低水平的资源、资质和成本，通过提供课程，一名工作人员作为一个或多个 AHA 学科的教育者获得认证。下一层次是当一个中心成为一个培训点时，有许多导师挂职于这个点（不一定是员工），并从这些导师的课程中获得一些收入，无论是在中心或其他地方。最大的保证资源、成本和证书使中心成为一个 AHA 区域培训中心。这意味着不仅是导师附属于中心，而且中心也要承担该地区其他培训点的监督任务。

这三个例子都有特定的资格认证要求，无论是培训点还是培训中心层面都有特定的责任保险要求。然而，所有这些都可能由模拟中心的员工和机构提供。

优点

在医院里，医疗专业人士需要 AHA 认证，且正在扩大到更多角色。AHA 认证每 2 年更新一次，许多医院不想提供内部认证。AHA 允许导师、培训点和培训中心设置他们自己的价格，而这个商业机会既可以有很大的数量又有很高的利润。最近加入的电脑测试使中心在安排认证和减少依赖导师方面具有更大的灵活性。

AHA 认证课程和培训点或中心的管理可以是劳动密集型的，并至少需要有一个 FTE 员工，这取决于项目的大小。这个培训的管理需要细节化，而监督是文书工作密集型的。但是，对其他医疗领域的人员来说，这没有什么不寻常，有经验的工作人员可能已习惯了这一点。

其他认证课程

在医疗领域，AHA 和国际复苏联合会（ILCOR）的认证是最普遍的，如果项目符合要求，还有其他几个针对模拟项目进行的认证。美国外科学院对各种亚专科要求有不同的证书 - 高级创伤生命支持（ATLS）、院前创伤生命支持（PHTLS）、腹腔镜手术基础（FLS）和即将出版的机器人手术基础（FRS）和内镜手术基础（FES）。美国麻醉医师协会要求维持麻醉学认证（MOCA）课程。

此外，还有许多其他的专业和学科的认证，随着提供高级培训班机会的日益增多，未来这种趋势将会不断增长。这些课程，如 AHA 认证，对地点、讲师和课程主管有具体要求。

案例

ATLS 和 PHTLS 课程可以覆盖到整个国家的护理人员、外科医生和急诊医师，而且每月都需要。与外科合作可以提供合格的导师，大多数模拟项目都能满足对设施和导师配置的要求。

如何获得

就像 AHA 一样，每个认证机构都有特定的要求来申请运行课程、资源和导师、设施和设备。

优点

ATLS 课程通常向每个学员收取 1 000 美元甚至的更高的费用，在较大的模拟中心几乎所有的设备和物资需求都能满足。美国麻醉学会 MOCA 课程收费范围为 1 500～2 000 美元，如果你有一个强大的麻醉学模拟项目，其课程能很好地满足要求。

缺点

这些课程是资源和劳动密集型的，还有一些是 2 天的课程。虽然每个课程的总收入很高，但是如果管理不当支出也很高。它们也受到其认证机构的特别监管，申请过程需要承担数千美元的费用而且可能需要几个月的前期工作。

关于新手

到目前为止，希望你已有了一系列模拟项目资金来源的想法。但你从哪儿开始呢？从与项目负责人的会面开始吧，就追求哪些收入机会以及哪一项优先考虑达成共识。这也是在中心保持项目最初使命的一个机会。这可能不是单纯追求增加收入，而是部分资金追求应该把这个使命放在首位，这样的机会可以认为是现有活动的补充，而不是干扰。

接下来的一个重要步骤就是与所在机构领导会面确保每个人都充分意识到任何具体的政策将影响到收入来源。最后，请记住预试验的威力。在课程进入市场以前，确保这是可能做到的最好课程。先免费提供给一个小团体，赢得宝贵的外部反馈，获得支持者和积极的反应，从而将课程出售给他人。

最后，请记住，这并不是销售课程、证书、学分或认证——这是增加患者安全和改善患者预后的机会。

此时，彼地：对经验丰富的模拟项目操作的建议

如果你已建立模拟项目，多年来一直在培训医学生、住院医师、护理学生或医院工作人员，那该怎么办？在这种情况下，当你对外部个人或机构开始提供培训时，你会有更大的优势。多年的经验可以转化成有意义和可衡量的数据，这可以转化为采纳你的项目的恰当的业务案例。

从项目最擅长之处着手。哪个是最好的课程或项目？看看为什么这是最好的课程。是否有数据支持在课程前后受训者的表现有所提高？增加患者安全？减少伤害或是错误？使学生新技能的获取更快或保留更久？这些数据为别人想要来到你的项目接受训练提供证据。

总结

过去十年中，模拟项目发展迅猛，但是有良好的人员和设施配备、以数据为驱动、以成长为愿景来管理的项目仍然是有优势的。这些项目中最好的一项需要大量资金来维持他们在这个不断增长的行业中的地位。这需要收入，就像个人投资组合一样，越多元化的收入来源，这个项目未来稳步增长的发展机会就越多。

参考文献

The Agency for Healthcare Research and Quality. (2013). *National Implementation of TeamSTEPPS Program Webinar 16: The impact of TeamSTEPPS implementation on medical liability.* Retrieved from http://teamstepps.ahrq.gov/webinars/webinar16.htm

American College of Surgeons, Division of Education. (2013). *American College of Surgeons CME Joint Sponsorship Program.* Retrieved from http://www.facs.org/education/jsp/index.html

The Center for Medical Simulation. (2013). *History of CMS.* Retrieved from http://www.harvardmedsim.org/about-history.php

Kurrek, M. M., & Devit, J. H. (1997). The cost for construction and operation of a simulation centre. *Canadian Journal of Anesthesia*, 44(11), 1191–1195.

Passiment, M., Sacks, H., & Huang, G. (2011, September). *Medical simulation in medical education: Results of an AAMC survey.* Washington, DC: Association of American Medical Colleges.

University of California, San Francisco School of Medicine. (2008, November). *Kanbar Simulation Center Mt. Zion Facility.* Retrieved from http://medschool.ucsf.edu/medicaleducation/KanbarReport2007.pdf

推荐阅读

Bank of Canada. (n.d.). *Inflation calculator* and *currency converter.* Retrieved from http://www.bankofcanada.ca

Rosen, K. R. (2008). The history of medical simulation. *Journal of Critical Care*, 23, 157–166. doi:10.1016/j.jcrc.2007.12.004

Society for Simulation in Healthcare. (n.d.). *Find a member.* Retrieved from http://www.ssih.org

Society in Europe for Simulation applied to Medicine. (n.d.). Retrieved from http://www.sesam.ws

第二节

构建模拟项目的经费预算

Stephanie A.TUTTLE, MS, MBA

作者简介

STEPHANIE A.TUTTLE 是费城高级教育创新机构的模拟中心行政主管。该中心位于费城儿童医院,自 2005 年起建立。Trustees 董事会曾提出过一项商业计划,但当执行此项目时,她发现了原始预算上存在一些缺口,并开始着手制作一项在第 1 年以及未来几年内可行的预算。

摘要

预算是对一段时间内收入支出的估计。建立一个预算对机构而言,不仅仅是一项财政计划,也是一项执行计划。本节将为建立原始及未来几年将进行的模拟计划的预算提供总则。考虑到每个机构的政策及项目不同,只有通则会被采用。假设此机构的需求评估已完成,且为了解该项目的预计人员配备及设备需求,已完成现状调查。接下来将要讨论运行及资本预算的关键方面。本节将会给出会计专业术语以及在每章中可能包括的条目的基本定义。不同项目的目标和设置差异较大,不同机构环境的预算将考虑在内,即以医院为基础以及以学校为基础。本节将会提供一张有公共类目的样品预算数据表。考虑到本节无法处理更复杂的会计报表及事物,在本节末将会列出一些有关预算方面基础知识的推荐文献。

案例

一名医院领导告知你,该医院创建了一个指导委员会来探究建立一个模拟实验室的可能性。该模拟实验室旨在加强临床工作人员的训练,从而加强患者安全。需求评估已经完成,他想请你帮忙制作他们正在起草的商业计划的预算,包括初始的和预计未来 5 年的。同时,他想招募你来管理这个项目,完善这项预算,并辅助正在进行的预算规划及预测。尽管你有几年临床护理教育的专业经验,但是你并不熟悉做预算的过程。你在想,去哪里找一个能带你入门,构建模拟项目预算的人呢?

引言和背景

大部分模拟项目位于更大的机构(如医院、学校、军队等)中,这些机构中会有财政会计部门监督着机构的预算,并为预算发展和管理提供一些指导。因此,一旦了解基本概念后,为模拟项目做预算总体来说并不是一项复杂的工程。

一份预算按惯例会包括一段特殊时间,比较代表性的比如一个**财政**年度。这里定义的财政年度在不同机构不同,且通常不完全相匹配。举个例子,日历的一年或者一学年。财政计划将包括两种类型的预算:营业和资本。营业预算专注于每天的营业收入和支出。资本预算包含更高级的开支条目,这些条目有持久的作用及价值,比如模拟设备。它们同时也包括设施建设及更新。在接下来的部分中，将会讨论这两种类型的预算以及它们的组成，以及未来计划的打算。不论一个机构如何管理全部的预算编制过程，用数据表或更复杂精细的财政规划软件，做预算的基本内容是相同的。

营业预算

表 4-2-1 提供了一个营业预算的例子，表中罗列了不同的行式项目。这里有上百个潜在类目来跟踪收入及支出。但是对于部门预算，更多组织将类别限制在 15～20 个。项目也许有很多个资助来源，调研预算和资助经费有时候是从营业预算中分开管理的，它们需要遵守经费来源的限制。

收入 / 收益

很多项目完全由它们的组织资助，在这种案例中，实际收入或者收益即使产生了，也非常罕见。对于另外一些项目而言，就会有一定的期许，希望中心能产生收入或收益来抵消支出，甚至为组织带来利润（见第 4 章第一节）。收入和收益指的是资金呈正流入企业。收入包括通过提供服务或售卖由企业制造的商品而挣得的金钱。收益总体是指资产的增长或者债务的减轻。资产，举例而言，是对企业有价值的物品，比如一栋建筑或者财产。债务是一种导致资金外流的义务或者欠款。

如果这个项目完全由一个机构资助，收入或收益的预算将不被包含在营业预算中，那么它将仅由支出条目以及潜在的支出周转组成。在这个案例中，紧跟着与母公司的年度预算研讨，这个项目被指望进行预算管理而不是预期收入管理。如果期待这个项目通过课程、特殊活动或者待定的捐款和资助金资助一部分来增加收入，那么这些预测将会作为收入出现在营业预算的最顶部。

指定的研究奖项，特殊目的的资助和捐款会在中心的营业预算中单独列出，并且会有各自的个体预算来保障每个来源的资金单独核算。如果不同部门（单位或学院）支持这个项目，这些来源的预期支持将会列在营业预算的顶部，从而保证预算平衡。

表 4-2-1	
已列出行项目的营业预算举例	
模拟中心	**2013 财政年预算**
营业总收入	
其他营运总收入	
总收入	
支出	
薪水工资	
700100000 S&W 医生	238 000
700300000 S&W 护士	38 308
700400000 S&W 辅助专家	54 080
700500000 S&W 文书及秘书人员	44 782
700600000 S&W 其他人员	511 076
701000000 S&W 加班费	
薪水工资	**886 246**
其他 / 劳动外支出	
702250000 S&W UNIV P/R	62 178
总薪水其他 / 劳动外支出	**62 178**
总 S&W 劳动支出	**948 424**
物料用品支出	
750000000 药物	400
755000000　Iv 组件耗材	200
756000000 医疗及实验室耗材	65 000
771000000 次要设备	30 000
820000000 一般性耗材	500
822000000 办公室耗材	6000
823000000 表格	
总物料用品支出	**102 100**
购买服务及其他支出	
809000000 维修及维护	6000
809100000 维护服务合同	100 000
828000000 复印及打印	700
833000000 交通及会议	6 000
851000000 购买服务	12 000
851004500 购买 Serv-Courier Servcs	
863000000 专用功能	
873000000　Misc 支出	
总购买服务及其他支出	**124 700**
附加福利	
716500000　额外大学补贴	14 052
总附加福利	**14 052**
总折旧	
总和——支出	**1 189 276**

支出

薪水工资

　　薪水和工资覆盖了所有被营业预算资助的员工，并且经常是一份预算的最大组成部分。薪水和工资通常是指付给雇员，作为他们提供服务的补偿。通常来说，"工资"是一个建立在以工作时间为每小时、每天或者每周基础上的特定报酬。比如"付史密斯先生每小时12美元"。薪水一般以年为单位，比如"付琼斯小姐1年24960美元"。

　　工资也许是按每周付，或者2周付一次，以此类推。也有可能一个或更多的工作人员可以得到另一来源的资助，例如研究补助金或所属部门，如兼职医疗主任。这个案例中，只有被模拟项目资助的薪水才应出现在薪水工资一栏中。支出条目中会包含很多机构指定的员工类别，比如医生、护士、辅助专家、职员等。附属于一所大学的项目可以将大学在职医生从医院的领薪医师名单中除去。经营预算一般包括每个类别的薪金总额，而不是个别员工作为行式项目。

效益

　　如果机构将附加福利的开支作为每个部门营业预算的一部分，那么将增加一个相应的行式项目。通常效益不包括在部门预算内，但是包括在另外一些像人力资源这样的行政管理预算中。但是，如果该机构隶属于一所大学，尽管医院员工的福利可能不被列入名单，但可能会有一项单独的大学福利项目。

　　附加福利通常以一个员工种类的全部薪水的百分比来计算。已经发现，因员工部门以及他们与机构的从属关系不同，机构会给予不同的附加福利率。再次强调，只有和员工薪水相关的附加福利才会出现在营业预算中。

物料用品

　　一个模拟项目的耗材预算和个人预算十分相似。当某人想购买一个新的或者使用过的手机时，他们通常需要考虑这对他们个人支出会有什么其他的经济影响。这次购物会增加还是减低他们的营运支出，以及哪方面的增长或减低。可能的话，他们已经买了一辆节油型的汽车，这将减小在汽油方面的开支。或者他们有一辆用了5年的车，而这辆车是新的，因此他们需要付更多的车险。当一个项目计划着下一年或者未来几年内的预算时，他们需要考虑此种改变带来的影响。比如购买额外设备，可能需要更多空间或者员工，或在训练课程上的增加，这都会体现在营业预算上，然后做出相应的调整。举例来说，购买一种新的人体模型可能需要每年增加一笔维修费用或预算的费用，用于未预期的修理或甚至修复正常的磨损和毁坏。新设备也许有像皮肤这样的替代模块，这些开支也要加到预算中。一门新课程的开设也许会增加像针头或者静脉内置管的消耗，或是需要购入一些原本没有的特殊设备。

　　在耗材类目中，支出通常细分为支出子类目，从而在一个更细的阶层上更好地计划、追踪以及捕获实际支出。允许的子类别可能因机构而异，但通常包括医疗和实验室用品、小型设备、办公用品和一般物资。医疗和实验室用品通常包括消耗品。如果这个项目从属于医院，中心供应部门也许能提供医疗设备如抢救车、治疗盘、枕头、静脉注射用物、隔离衣、面具、手套、医疗气体等。对另外项目来说，他们也许没有这种中心供应部门，因此，需要向外来供应商购买这些物品。这种情况下，你也需要对相关类别例如药物或静脉注射用品进行预算。

　　次要设备类别主要指不是非常重要的设备。每个机构会有单件物品的耗资数额，其中一个支出数额会被认为是分界线。它也许是5000美元。耗资低于这个水平的设备被认为是次要设备。它可能包括功能训练器、专用车辆、担架等。办事和一般化耗材类别包括像复印纸、模拟药品的标签、电池之类的物品的预计支出。

购买服务

　　购买服务之下的常见类别包括维修维护，设备维护合同，复印打印，交通会议和其他需购服务。如果一个中心决定购买服务维护协议，它可能会成为薪水和工资之后第二大的项目预算。对于未被协议和担保条款涵盖的设备，应当每年为日后持续的维修和维护做好预算。复印打印类应包括中心内照片影印或利用复印中心设备打印课程资料，手册等的支出。在规划旅行和会议预算时，请参考有关可报销和国际旅行的机构政策。其他需购买的服务可能包括顾问、标准化病人等。

多样化支出子类目

其他支出子类目也许在一项正在进行的项目中未被使用到，但是也应当考虑进去，包括市场营销、演讲或视听设备、电脑硬件软件、出货及运费、餐会或者租借设备等。这些都不是应该考虑的唯一类别，而且，根据其目标、学习者和设置的不同，中心很可能有一些额外的类别。其他营业预算所需要考虑到的将会在预算计划章节讨论。

资本预算

资本预算包括考虑到一些更高成本的物品。这些物品在长期的使用过程中会体现持续的作用和价值，或空间规划、设备更新或建设，包括建筑材料。每个机构会有各自的规定什么是资本投入的指南。也许是一件超过 5 000 美元的物品，或者是更高额或更低额数量的美元，这些美元能在一定年数内发挥有效的作用。例如医疗设备麻醉机、高仿真人体模型、除颤仪等。

如果资本预算是为创建物理仿真实验室而建的，除了开设课程所需的设备之外，预算还应包括建筑师设计费用，用于新空间和与翻修、建筑和建筑材料有关的费用。

每个机构都有一个资本预算周期。它可能与运营预算计划周期相一致，也可能在几个月前开始。资本支出的折旧将在本章后面讨论。

预算编制

营业预算

在开始模拟项目之前，作为制定新项目的商业计划的一部分，应当完成一份需求评估。通过回顾需求评估和商业计划，能明确人员配备水平，设备、空间和相关设施的开销。这些规划可以帮助生成最初 1 年的营业预算。商业计划通常长达 5 年，第 2~5 年将根据计划中的概述延伸。

表 4-2-2 是一个 5 年预算的例子中。也许在项目开始运行的时候对有限的职员进行 1 年的预算。在接下来几年内，当项目建设更完善时，机构开始意识到模拟的价值并且想将模拟引入训练课堂的要求增多了。商业计划中的预算会概述人员、设备、消耗等方面的预计增长，这些增长基于项目的预计增长上。

在第 1 年或接下来几年内，回顾和规划对于项目调整是极有必要的，在营业预算与规划好的资本支出中都需要调整。当生成任何种类的预算时，机构的实践行为也许会是 12 个月内的"直线型"支出（平均分配），或是一笔可变的流动支出，或是几个月甚至几个季度的资本采购，这将根据季度改变而调整。例如，增加的培训费用（潜在的收入）与在初夏开始工作的新住院医生和主治医生相关。这些月份的额外支出将被认为是让新员工增进医疗技术和获得自信方面相关的支出。

一旦产生了预算，监管每月或每季度支出就非常重要，不仅仅确保了费用的精确性，也能对剩下的支出做出适当的调整，以确保不会超出预算。一份财政会计部门常提供的报表是月财务报表。这通常是一份电子数据表，展示了已通过的 12 个财政月的项目预算以及每个月的实际支出。数据表中也会有一栏是年初至今的预算和开支。实际开支包括**应计费用**（那些已经产生，但还没有计入账单的开支）。后者更为重要，因为它代表了更精确的预算情况。

每个机构财政计划的日程都不同，但有几个共同过程，基于历史的预算规划和零基预算。

基于历史的预算规划

在这种预算规划过程中，组织会确定一个时间"合上书本"。这是一个依据未支付的累计支出并且移除任何延期项目来结束一个会计期的过程。对于营业预算规划来说，会计期也许是第二季度末或者是第 7 个月末。这 6~7 个月用于评估即将到来的财政年度的预算规划。通常来说，机构会为即将到来的财政年度提供一份预算草案，这份草案基于已选会计期的实际支出加上目前财政年度剩余时间的预计支出。根据目前还未发生，但在现财政年度为平衡预算而即将发生的预计支出，必须相应做出一些调整。这也到了重新审视接下来 1 年的战略规划，并且调整人员及营业支出的时间了，这些将基于和中心工作人员的协商，协商内容包括预期的设备更换、培训的增加从而导致耗材需求的增加、新的需要规划的次要设备、预计会议的交通方式等。这些信息的汇总能帮助建立预算草案，并通过机构审批流程。

零基预算规划

另一种不同的预算规划流程的方法叫做零基

表4-2-2

预估5年预算举例

	第1年	第2年	第3年	第4年	第5年	总计
统计						
全职员工FTEs	1.5	3	3	3	3.5	3.5
授予课程	65	100	140	200	260	765
预估登记者	800	1 200	1 600	2 000	2 500	8 100
收入						
集资	$75 000	$25 000	$25 000	$50 000	$75 000	$250 000
课程登记	$0	$0	$0	$0	$25 000	$25 000
总收入	$75 000	$25 000	$25 000	$50 000	$100 000	$275 000
支出						
劳动性						
薪水	$200 000	$279 200	$290 368	$301 983	$336 562	$1 408 113
收益	$56 000	$78 176	$81 303	$84 555	$94 237	$394 272
非劳动性						
购买服务	$20 000	$0	$0	$0	$15 000	$35 000
耗材	$33 000	$24 000	$32 000	$40 000	$50 000	$179 000
服务维护	$0	$15 000	$15 000	$20 000	$25 000	$75 000
其他	$20 000	$5 000	$5 000	$5 000	$10 000	$45 000
总营业支出	$329 000	$401 376	$423 671	$451 538	$530 799	$2 136 384
总营业所需支持	($254 000)	($376 376)	($398 671)	($401 538)	($430 799)	($1 861 384)
资金	$108 000	$40 000	$25 000	$0	$0	$173 000
总所需资源	($362 000)	($416 376)	($423 671)	($401 538)	($430 799)	($2 034 384)

预算。在这种预算过程中，机构会提供给部门一份目标预算。数额可能来源于前面叙述的内容，但在这种情况下，可能会上下波动。波动取决于财政环境和限制，以及机构对部门的期望或者全部机构的收入及支出情况。有了这项技术，单项产品从0开始，管理者必须建立预算，为每个新增数额提供解释。这项措施可以审查先前的和预计的支出，并且提供了在具体区域削减开支的机会，而不是在所有类别上无限制地增加开支。一个平衡的预算可以达到机构想要的目标。

如何鉴别这些差异，及如何提供依据给上层领导，将后续的篇幅中讨论。

资本支出

资本支出是指购买成本高于一定数额的物品或设备，其使用寿命通常为几年（通常为3～5年）。这类费用还包括与翻修或新建筑施工、建筑成本和建筑材料有关的设计费用。对于持续的资本支出，机构通常会每年提供一笔拨款供中心主管自行视情况使用，或者他们也许会要求递交一份优先考虑的个体物品需求单。对于后者，需求单可以递交给采购部门进行供应商招标，或要求供应商进行报价并且递交一份此物品估算的预算金额。在这个案例中，已指定供应商和实际设备部分。当递交了个体物品需求后，不遗忘任何可能涉及的培训、物流和安装费用十分重要。通常来说，为了资本规划目的，一个项目通常会要求在第二季度完成采购步骤。每个机构的政策不同，但如果资本需求中的供应商或设备发生改变，通常需要获得高级管理部门的许可。另外，如果一个财政年度中未使用完的资助资金，可能会有机会将其移入接下来的财政年度中。

此时，彼地：如何继续改进或者保持我现有的成果？

预算编制过程的基本发展和理解相对比较容易。当项目成长扩增，以及需要规划的时候，又或者需要为额外资源向上级领导解释的时候，技术和经验方能体现出来。在接下来的部分，将会讨论到一些困难以及为更精确的预算所采取的措施。

避免财政年度混乱

有经验的管理者很擅长理清复杂的时间术语，比如财政年度、学年以及每年。但是，这也许对其他员工来说，要理清这些术语非常困难。举个例子，当和医疗总监讨论下一财政年的潜在采购，也许会推荐在 2015 年采购一件设备。在这里有没有阐明财政年度或者日历十分重要。这也许在准备 5 年计划时看起来十分混乱。这也许会对谈论到月历、年历或者日后转换至财政年度有帮助。对于不常用财政年度为单位的人，想要在讨论中做出转变会比较困难。

谨慎对待应计费用

在大部分案例中，只有当物品或者服务费用支付后，支出才会写入账本中。应计费用指的是支付前就被记入账本中的项目。当记录这些未支付的支出能使目前预算情形更加精确时，会用到这种方法。举例来说，不论用什么方法的预算规划，预算蓝图最好尽可能地精确。通常财政部门不列应计支出，但需要历史记录快照来辅助预算规划时，他们经常要求提供一些支出数据，这些支出一般是预测但是目前还未体现在月支出报表上的。

监管不同的收入来源

用很多不同类的资助可用于创造或者持续支持一个模拟项目。如果一个项目完全由一个机构资助，那么它通常就没有其他收入来源。如果这个项目是学术组织的一部分，它也许会受到不同部门的资助，这些部门每年会捐助一定数额的资金，保证项目运行。这种情形下，在预算顶端列出这些实体项，可以追溯资金来源并且保证一段时间内能监管资助和支出平衡。将这些联合资助作为预算生

成目标也可以达到这个目的。

另一种情况下，也许部分资金由外来资源提供的，比如基金会支持、私人捐赠、合作基金、科研奖励等。如果这些资金不加以限制，也就是没有限制这些资源怎么使用，他们也许会和预算规划中的机构资助混为一谈。如果限制这些资金使用，每个来源就都需要建立一份单独的账户和预算，这些预算均需要单独跟踪。记住机构的间接成本率，和行政及人事相关的成本，要计算在提供的总资金中，并且只有剩余的资金才能被用于预算。

持续支出和费用

当计划下一年的预算或调整 5 年预算时，考虑到今年的采购及改变将会对接下来的财政年度产生什么影响非常重要。如果今年用资本基金购买了一个人体模特，它可能会附带 1 年的保修。在接下来几年中，在合适的时间续签设备的保修所需要的开支总是容易忘记。同样的现象会发生在一些特定的软件上。这些软件购买过一次使用许可，但后续还需要月费或年费。当购买了一项设备，保修的费用会明显上升。尽管很多供应商在购买数量增加时，会提供一定的优惠，保修费用仍经常成为项目预算中紧跟人事开支之后的第二大支出。

支出周转

费用的恢复发生在购买价格或与事件有关的费用的一部分被收回，并作为预算费用中的周转项目。这也可发生在当另一个机构租用了一件设备，并每月支付一些设备租用费给原机构时。另一个例子，比如说你为另外机构主讲一些课程。你也许会要求每个机构为他们均分的课程支出开清单发票而不是收取上课费。这些支付的费用也会被加入至支出周转的条目中。

向高级管理部门解释预算差异

本章之前已经讨论过找出差异并解释它们原因的重要性。根据差异大小的不同，也许有需要向高级管理部门进行解释。这要求对月预算报表进行严谨的监管。不论你的财政部门有多仔细，错误总是会发生。识别这些错误会更容易，例如记错支出账目或者重复记账，当它们一旦发生要尽快纠正这些错误。拖延也许会降低辨别出收入或支出的真正项目的概率。

一旦排除了这种错误的可能性，就应当分析子

账目中的差异，问题的根源就能找到了。也许一个安全事故能导致一项新课程的产生，这项新课程会有很多目标人群并需要额外的员工或者消耗器材。也许会因为病人的高敏感度等原因不允许学习者进行完全自由的教育活动，从而导致培训计划的改变或者一些计划的取消。如果没有意识到这种情况，月培训记录和与教育者讨论会帮助识别出这类差异的原因。很多机构按上课时数记录培训（学习者的上课持续时间，见第 5 章第二节的"指标"）。回顾数据也许会提示支出的上下波动以及当培训数量波动时的小时工支出变化。这项从员工的解释中得到补充的数据，通常在向管理部门解释差异时非常有用。

劳动生产率指标

许多机构现在通过衡量劳动生产率来寻找优化工作流程，并为领导提供商业知情决策的方法。生产劳动率是在合适的服务单元中的工作时间比率。工作时间是指实际会支付相应工资给中心员工的那部分时间，包括拿长期薪水或者按小时付酬劳的员工，通常是 1 个月。在医院或者学术中心，指定的模拟项目服务单元也许是病人探望天数或者住院天数，是一些在整个机构通用的概念。这个是一个不直接由项目控制的单元，并且人员编制和流程变动所造成的影响可能是不可估量的。在这种情况下，生成自己的指标也许对整个项目比较有利。

会有机会追踪到教育者花在不同大型类别上的时间，比如设备的安装拆卸、课程发展、教学、带薪休假、行政工作和个性化教育。如果教育者是拿薪水的员工，这也有助于记录实际工作时间。通过对比日积月累的每个类别的教育时间百分比，能帮助分辨出是否需要另外雇佣技师来辅助课程建设，或者是否需要减轻行政人员的一些行政工作，为关注发展和教学腾出时间。发展中出乎意料的增长也许需要仔细观察来发现潜在的提高效率的方法。相对于预算时间而言，追踪实际工作时间能帮助发现课程容量的趋势以及是否需要新增额外教育人员。

这类数据收集可能会包括预测针对特殊课程需要的各种人力资源，然后将它们和实际花在这些课程上的时间进行比较。不同课程间存在显著差异，先前计划中没有预料到的额外加入的课程则使问题更加复杂化。

一旦收集了数据，就能通过不同的方式分析数据来观察教育者把时间花在哪里，他们是否超负荷工作。这也使将所耗时间和每月接触时间联系起来成为可能。但如果中心进行的是分布式培训，那有可能他们没有当面出现在许多培训课程中，尽管他们在课程开展和早期课程引导中参与了很大一部分工作。

折旧

资本性支出经过一段时间后通常会有折旧，这部分折旧费用也许会在机构预算或整个部门的营业预算中以一个支出条目出现。折旧费的计算因机构不同而不同，可能计算要经过 3～5 年。财务或会计事务所将能够提供在某一特定机构内用于列入部门预算的比率。

总结

因为很多模拟项目存在于一个更大的机构内的，预算管理和规划是一个艰难的任务。机构的财务会计部门会解答一些疑问并在规划生成第一年预算的过程中给予一些支持，它们会帮助创建规划每年的预算。不论机构的财政部门多仔细，回顾提供的月支出报告非常重要。这可以帮助确定没有错误开支并且开支都正确地记录下来了。随着经验的积累，管理者在辨识每月支出差异的影响因素时将愈加自如。如果有需要的话，向上级管理部门解释证明这些差异。一些指标，如劳动生产率，也能为判断当项目扩展时是否需要增加员工提供数据支持。预算管理也许不是很复杂，但细致的回顾和管理的确需要时间。

精选阅读

Lesser, A., & Lesser, G. (2011). *Basic accounting simplified: A primer for beginning and struggling accounting students.* Indianapolis, IN: GSL Galactic.

Piper, M. (2013). *Accounting made simple: Accounting explained in 100 pages or less.* Lexington, KY: Simple Subjects.

第三节

创建收费结构

Aisha Jamal, CPA, Kelly D. Wallin, MS, RN; Jennifer L. Arnold, MD, MSc, FAAP

作者简介

AISHA JAMAL，德克萨斯儿童医院战略规划和业务发展部的高级项目经理。作为一名注册会计师，她具有会计专业背景和 6 年以上医疗融资经验，她组织进行复杂的财务和统计分析，并为诸多战略举措建立财务模型。她利用这一经验为德克萨斯儿童医院的模拟中心创建和增强了一个稳固的收费结构。

KELLY D. WALLIN，德克萨斯儿童医院模拟中心的运营主任。在这个岗位上，她负责项目的财务管理以及日常运作、模拟项目开发和中心的战略规划。自从 2009 年该中心开放以来，外部实体增加了对模拟中心服务的要求，她与医院的财务专家合作，开发出一种强大灵活的收费模型。

JENNIFER L. ARNOLD，德克萨斯儿童医院模拟项目的主任医师。她是贝勒医学院和德克萨斯儿童医院的儿科、新生儿科助理教授。在德克萨斯儿童医院，除模拟项目方向外，她也是新生儿复苏模拟教学和综合研究员培训的项目主任，并且参与促进临床系统模拟测试的发展，并通过模拟来确定在医院环境中对患者安全的潜在威胁。

摘要

通过一个五阶段的过程，模拟项目可以建立一个与项目的任务和财务需求相一致的财务合理的收费结构。项目必须遵循用于评估项目中关键要素例如业务活动、组织目标和金融哲学的路径，并做出可以推动收费模型发展的关键决定。财务指标、比率（如每小时工作成本）和其他方法（用于计算成本、增加利润或折扣从而达到最终定价）可建于工作表和电子列表中。本章将概述为模拟服务构建收费结构时的必要成分和用于建立符合项目需求的定价模型的配方。

案例

模拟中心 ABC 是一个以医院为基础的模拟项目，始于 2009 年，主要设施占地 8 600 平方英尺（798.9 平方米），配有专门人员和设备，其所有经费预算都由医院提供。院领导坚信投资高科技模拟项目对医院支持病人护理、教育、研究和安全方面的卓越使命至关重要。因此，运营预算是作为一个支出中心而不是收入中心建立的，医院没有期望项目通过收取服务费自给自足。虽然模拟项目的目的是开发一个收费结构，为未来外部学习计划提供方案，最初的战略计划侧重于满足医院及其内部工作人员和医生的模拟需求。

模拟中心 ABC 一开放，领导人便开始接收外来人员（例如个人、医院、学校、社区团体）的请求，他们愿意付费使用或送员工参加模拟项目活动。在开放后的最初几年里，由于存在许多内部事项需要处理，预算完全支持业务，因此收费结构仍未开发。该计划的领导人决定,除非形势改变或请求具有不可抗性,否则他们将推迟任何事宜。

开放 1 年后,这些有说服力的因素都呈现出来了:

(1)当地和国民经济陷入衰退,导致医院预算缩减。

(2)该医院被要求为该市的 5 000 个急诊医疗服务提供者提供模拟培训。

在新的形势下,模拟中心 ABC 领导人决定,支持和继续发展他们的新计划,他们将需要优先发展一些出路用于补偿模拟项目运行成本。尽管他们已经朝着这个目标取得了一些进展,在按服务收费的基础上,仍然没有真正的定价模型或结构来处理金融交易。此外,该项目的工作人员和领导的专业背景是在临床和技术领域,而不是金融领域,因此限制了他们建立一个有效收费结构的内部资源,他们将从何开始?

为了取得进展,他们与来自该组织的金融、法律和合规部门的专家进行接触,以协助建立定价模型、金融交易流程和法律协议。在这个过程中有很多问题需要解答和决定,包括:

1．该项目能够增加多少外来学习者?

2．如何以直接和间接费用的方式计算模拟活动的成本?

3．一旦成本计算出来,如何做出关于市场价值、加价和折扣以及最终定价的决策?

4．当模拟项目没有设立为收入中心时,如何处理收入?

5．是否应该向内部用户收取费用以弥补预算支出?

事实证明,在开发财务合理的收费结构模拟项目时,需要考虑许多财务、法律、伦理和哲学方面的问题。模拟中心 ABC 的进程分阶段进行,因为该中心为其首个项目制订了定价方案,然后改进了流程和模型。如今,因为环境不可避免地会改变,模拟中心 ABC 的团队知道他们需要继续监控和完善他们的模型,但是他们期待着继续这一过程。

引言、背景与意义

即使是财务状况良好的模拟项目也会遇到财务问题,这可能需要通过产生收入来维持运营。为了产生收入,一个模拟项目需要有一个收费结构,以便快速、方便地识别哪些资源和潜在的收入流可以被利用。围绕资金或财政可行性的顾虑不要成为围绕收费结构产生的主要动机。作为服务于卓越学术中心的模拟项目,希望在学术团体中保持一定水平,并且因其优秀的服务得到酬谢。应该考虑到竞争的组织正在做什么,以确保不会低估服务,尤其是如果你的项目提供了优质的服务或培训。

在目前的文献中,几乎没有发现为构建收费结构模拟项目提供的具体指导。Kyle 和 Murray(2007)和 Levine 等人(2013)讨论了总体商业模式的概念基础,但没有提供实用的指导方针、项目和价格服务的工具。然而,模拟者如果足智多谋的话,就不会有什么问题了,他们通过电子邮件和列表服务对网络进行审查,可以发现一些常见的问题,这些问题与项目如何定价服务以及如何确定费用有关。即使人们可以通过调查和网络收集各种模拟项目的定价,但仍有许多因素与个人组织、地区和市场有关,这些因素会影响最终的定价决策。

本节概述了如何为模拟项目制订收费结构。它基于技术金融组件,提供了一个循序渐进的过程,包括为制订策略提供个性化选项(如计算操作成本比,设备利用率)。并提出了几种战略选择,强调了每种方法的相应优点和挑战。

计划概述

模拟项目的收费结构是一种定价计划,它显示了不同课程、研讨会和其他活动的美元收费。它是帮助潜在客户检查所提供的服务和课程的重要工具。开发模拟项目收费结构分为五个关键阶段(图 4-3-1)。每个阶段和内部步骤对整个过程至关重要,并最终为收费结构模板建立一个框架,该模板可以定制,以确定所有类型的活动和课程。收费

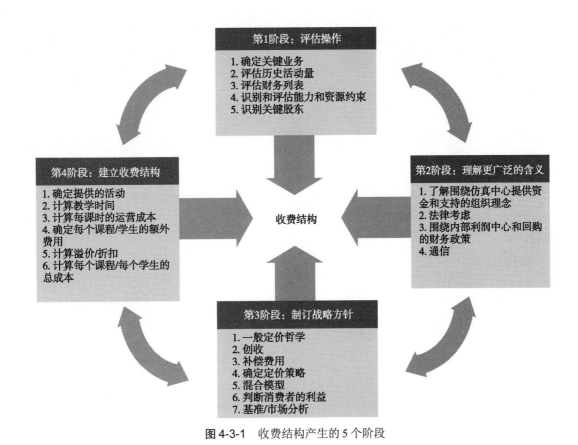

图 4-3-1 收费结构产生的 5 个阶段

结构产生的五个关键阶段是：

1. 评估模拟项目操作
2. 了解影响之广泛
3. 制定战略方针
4. 形成财务模式和收费结构
5. 最终分析与决策

第一阶段：模拟项目操作的评估

　　评估模拟项目的操作是创建收费结构的第一步。对业务和财务数据必须有一个很好的了解，以便建立一个精确而全面的基准评估，这对建立收费结构至关重要。项目应考虑采用一致的方法，如果尚不可用，则适当地追踪必要的数据。评估模拟中心操作的五个关键任务包括确定关键操作、评估历史活动容量、评估财务报表、评估能力和资源约束，以及确定关键的受众。这些都是构建成功的收费结构模板的基石。

任务 1：确定关键操作

　　首先确定课程和服务（例如：活动）。考虑该方案是否有意出租空间，是否将模拟人员和装备作为租赁的一部分，以及模拟人员是否提供培训或咨询服务。确保生成一个完整的列表，显示所有现有的和计划的，可供内部和外部客户使用的模拟活动。在我们的案例示例中，对于模拟中心 ABC 来说，将"可收费"活动与那些"不收费"的活动分开卓有成效。可收费的活动可以提供给外部的客户以收取费用，非收费活动不收取费用；这些可以通过医院的年度拨款资助模拟项目的内部活动，或者他们可能会提供一个社区公益活动。如文章后文所述，为政府报告的目的确定社区利益活动是很有帮助的。模拟中心 ABC 的活动示例列表包含在图 4-3-2 中。

任务 2：历史活动量评估

　　历史活动的数量会随着一个项目的不同而不同，这取决于模拟项目的运行情况。如果一个项目还处于初始阶段，可能就没有什么历史活动需要回顾了，需要开发出预测项目，以确定该项目基于容量、设备和人员的能力能够提供什么。一个新的模拟项目将希望确保从项目的初始阶段捕获关键指标，以便操作和活动的增长可以随着时间的推移被追踪。案例展示了一个已经运行了几年的模拟中心。评估模拟中心 ABC 的历史活动容量，也将决定设备利用率，这显示了该设施的潜在服务的使用范围。现有的项目可能已经有方法来跟踪花费在

活动名称（收费）	学习者（每课程/活动）	小时（每课程/活动）	频率（每年）	年小时数
消防部门课程（外部用户）	12	8	12	96
高保真新生儿复苏计划	24	16	12	192
儿科高级生命支持课程（外部用户）	8	4	2	8
场馆参观	24	1	1	1
			每年活动时间总计	297

活动名称（收费）	学习者（每课程/活动）	小时（每课程/活动）	频率（每年）	年小时数
儿科先进生命支持（内部用户）	8	4	12	48
急性护理模拟代码	24	8	24	192
重症监护高级程序技能培训	16	2	48	96
现场车间	24	1	6	6
			每年活动时间总计	342

图 4-3-2　样表为模拟中心 ABC 活动列表

活动和课程上的时间。请参阅图 4-3-2 的第 2、3、4 和 5 列，其中包括获取每个活动学习者的数量、每个活动的指导时间和年度活动频率。基于与其他模拟项目的网络连接，一个模拟项目课程和教学时间的国家基准是 70%，剩下的 30% 用于项目开发和文档文书工作。通过在模拟中心进行的所有活动记录的时间清单，可以评估项目与国家标准的吻合程度。

任务 3：评估财务列表

评估财务报表，特别是业务报表，将有助于管理人员了解项目财务结构的一般性质。操作声明的目的是展示项目如何使用资源来提供各种项目和服务。这一分析将决定模拟项目是否是一个仅支出的部门，或是否有实际或潜在的收入来抵消业务费用；收入与支出的比例可以计算出来。如果一个项目的利润是中性的，就会产生足够的收入来抵消费用，而不会产生任何收入或盈余。回顾尽可能多的历史财务数据，可以从收入和支出的角度来评估趋势和增长模式。一个新的项目可以审查月度财务状况而不是年度财务状况作为一个起点。在此为模拟中心 ABC 的一个操作示例表（图 4-3-3）。

项目还可以利用财务报表开始计算初步财务指标和比率。例如，福利占工资的百分比可以确定，如果有多个年度财务报表可用，则可以确定一个百分点的增长：

- 同比增长百分比＝（今年费用项目金额 − 上年费用项目额）/ 上年费用项目额
- 福利占收入的百分比＝福利费用 / 工资费用

任务 4：识别和评估能力和资源约束

识别能力和资源约束将有助于确定执行操作的速度和进度。模拟项目可能有不同的主约束，或者限制因素，这取决于可用的资源（如房间、设备、教育工作者、技术人员）。模拟中心 ABC 有 8 个模拟室，但是只有 3 个教育工作者，所以主要的限制是教育工作者；现有的教育工作者数量限制了可以提供的课程数量。这对于课程时间的计算是很重要的（见第 4 阶段，练习 1）。

任务 5：识别关键股东

在模拟项目中识别关键的股东，并且随着费用结构的确定而不断地重新评估是至关重要的。对于一个基于医院的模拟项目，关键的股东可能包括：

1. 临床科室——临床科室为一个基于医院的项目提供核心的学习人员组并且也可能是模拟教育工作者的主要来源（根据项目的结构）。
2. 财政部——项目应该考虑接受的付款方式。如果考虑到信用卡或电汇付款，与财政部团队合作将确保适当的设备和程序到位，以便实施。
3. 信息服务——如果需要的话，项目应该增加信息服务，为在线营销、广告和支付门户制订策略。

模拟中心ABC

数据仅供说明之用

营业收入

营业收入	0
模拟中心总收入	**0**

营业支出费用

工资	4 500 000
奖金	148 000
专业费用	50 000
供应	35 000
服务购买	25 000
公共事业及维护	35 000
一般及行政开支	25 000
折旧及摊销	150 000
模拟中心总运营费用	**918 500**

营业利润/（亏损）=营业收入−营业费用	（918 500美元）

图 4-3-3　操作示例表

4. 财务 / 会计——项目应该考虑如何接受支付，以及如何处理收据。模拟项目工作人员或者机构财务 / 会计团队通常会执行这些功能。尽早与财务 / 会计团队合作，确保支付流程的合理设置，并有助于确定收入和收入流程的分类。收入必须分类并分配给一个账户。在许多情况下，模拟收入属于"其他营业收入"范畴。如果把模拟收入放在一个年复一年的业务成本中心，适当地进行预算，以确保财政年度内资金充足。与财务和会计团队密切合作将有助于回答有关赠款、慈善收入、资金流以及必要时的内部支付等问题。

通过识别关键的利益相关者，并在过程的早期与这些团队保持联系，模拟项目将处于下一个阶段，理解更广泛的含义。回顾更大的图景将会引发更多的问题，并有助于确定其他关键的利益相关者，比如法律、合规和政府关系。

第2阶段：理解更广泛的含义

与利益相关方合作将提出许多可能没有得到解决的问题。要想取得进展，就需要了解有关资助和支持模拟项目的组织学。重要的是要确定较大的组织是否认为模拟项目是一个支持成本中心的任务，或者是否有模拟项目产生收入的期望。了解本组织对内部利润中心和收费中心的看法，也将为内部客户提供服务（例如临床部门）提供政策。

在案例中，模拟中心 ABC 是一个医院主导的模拟项目，被视为一个成本中心，完全由组织资助。然而，产生的任何外部客户收入都是为了抵消业务费用，并允许业务扩张，包括额外的人员和设备。本组织的财务政策非常明确：组织内部没有内部利润中心或处理费用，因为它们对业务利润率没有实际影响。组织内的所有部门都集中在一个任务上，内部利润中心只是增加了行政项目和文书工作的复杂性。决定向外部客户收取费用，只有在考虑到市场能承受的情况下，才能抵消成本。这成为选择定价策略的关键因素。

对于在一个较大的组织内的大多数模拟项目，财务和行政领导将作出这些决定。通过这个过程，额外的组织办公室可能被认为是潜在的利益相关者。模拟中心 ABC 认定法律与合规部门额外的关键利益相关者，与法律和合规团队合作是至关重要的，因为需要分析宣传定价信息的可行性。例如，在定价方面存在一些问题，特别是与被视为与 ABC 中心的母公司有合同或政治伙伴关系的组织有关的定价。《史塔克法案》规定,如果医生(或直系亲属)与该实体有财务关系,就禁止为医疗保险和医疗补助患者提供指定的医疗服务(DHS),从而限制某些医生的推荐。模拟中心 ABC 的母公司是一个三级医疗中心,因此任何向组织提供折扣的组织都可以被视为是对转诊的激励,而不是遵从严格的法律(见 http://starklaw.org/)。

理解对费用结构创造的更广泛影响是模拟中心 ABC 的一个重要阶段。只有通过与关键的金融和行政领导合作,模拟中心 ABC 才能回答关键问题,并真正理解他们的组织将从定价的角度获得什么。

第3阶段:制订战略方针

在这一阶段,我们将确围绕定价的方法和要领展开。这些应该指导定价策略以达到所概述的目标。下面列出一些可用的定价策略供参考。

- “损失领袖定价”指的是当产品或服务以低价格(或低于成本)出售时,以刺激其他潜在的业务。这有助于获得知名度、社区信誉,或者有助于扩大或潜在地获取额外的市场份额。
- “以市场为导向的定价”是指以目标市场为基础进行分析和研究的定价。例如,评估其他的模拟项目每小时或每一门课程收费,然后在上面或下面设置一个价格,以达到所期望的目标。
- “渗透定价”包括最初的低价设定计划,以获得客户,然后在获得市场份额后提高价格。

一旦选择了定价策略,就有无数的选择来计算一个课程或活动价格。一种方法可以很简单,只要对任何活动收取固定费用,不管资源利用率如何。另外,一种非常详细和劳动密集的过程,可以确定课程或服务的各个要素,以确定整体费用。对于我们的案例示例,模拟中心 ABC 决定每小时计算一次操作的总成本,然后根据不同课程添加不同成本,再根据不同客户附加额外成本。这种方法介于每小时的单位运营成本和具体课程成本的详细分项之间。它利用了统一收费结构的简单性,同时兼顾了可能改变交付价格的关键因素。

评估客户的兴趣对于设定价格很重要,因为一开始可能最好先从高需求的关键课程开始,然后随着对额外课程的需求增加而加入到价格菜单中。与同伴建立联系可能有助于更好地了解那些课程最有可能被填满,以及在定价菜单中应该包含多少

课程。在某种程度上,模拟项目将面对容量或资源约束,因此,产生一个定价结构是很重要的,在这个结构中,可能的需求不会超过供应。

基准测试和市场分析将有助于确定所考虑的价格是否合理。一个由模拟中心 ABC 所面临的斗争是定价数据的可用性。大多数模拟项目没有公开收费结构和定价信息。模拟中心 ABC 通过网络和讨论组与其他中心来约定以确定可比定价。然而,很明显的这种做法可能被视为共谋固定了另一个法律和合规问题的价格。一个更安全的选择可能是研究公开可用的数据,并充分利用这些信息,同时注意它可能是不完整的或不完善的。

第4阶段:建立收费结构

建立收费结构所必需的所有工具和数据都已就位。这一阶段的主要任务包括计算工作时间,计算每小时的运营成本,计算每门课程和每个学生的成本,并决定是否会将其应用到定价结构上。创建收费结构的 Excel 文件模板可以在此网址 http://www.ssih.org/News/Defining-Excellence 找到。

练习1:计算工作时间

每年的工作时间可以通过考虑每年提供课程的工作日的数量来计算。图 4-3-4 中给出了模拟中心 ABC 的示例计算。在模拟项目中,一个被广泛接受的基准是预留 70% 的可用时间用于模拟课程,30% 的可用时间用于规划、课前和课后活动、专业开发和性能改进活动。对于模拟中心 ABC 来说,这意味着每年有 1 428 个课程时间可以提供课程(每年 2 040 个)。交付课程的总时间应乘以第 1 阶段第 4 项所确定的主要资源限制或限制因素。对于模拟中心 ABC,主要的约束因素是教育者。因为模拟中心有三个教育者,其中两个只花一半时间讲授课程,1428 小时乘以 2,结果是 2 856 个小时的课程交付(图 4-3-5)。

练习2:计算每小时和每课时的运营成本

从第 1 阶段的任务 3 中的评估财务报表开始。财务报表的每行项目(包括总运营费用)应除以总中心小时(见图 4-3-5),以确定每个中心小时的运营成本(图 4-3-6)。同样,财务报表的每行(包括总运营费用)应除以总课程时间(见图 4-3-5),以确定每个课程小时的运营成本。

	10月	11月	12月	1月	2月	3月	4月	5月	6月	7月	8月	9月	每年总计
每月的营业日1	23	21	22	23	20	21	22	22	21	23	21	22	261
假期2	0	1	1	1	0	0	0	1	0	1	0	1	6
每月的工作日3	23	20	21	22	20	21	22	21	21	22	21	21	256
每月工作小时数4	184	160	168	176	160	168	176	168	168	176	168	168	2 040

关键：
1. 星期一–星期五工作日数
2. 所在组织每月的假期数
3. 每月营业日数量减去假期数量
4. 总的工作日数乘8小时/天

图 4-3-4　工时计算。Excel模板可以在 *http://www.ssih.org/News/Defining-Excellence* 网上找到

	A	B	C	D	E	F
1	资源[1]	努力[2]	每年中心小时[3]	总共小时数[4]	交付基准[5]	总共课程小时数[6]
2	导师1	1	2 040	2 040	70%	1 428
3	导师2	0.5	2 040	1 020	70%	714
4	导师3	0.5	2 040	1 020	70%	714
5						
6				4 080（7）		2 856（7）

关键：
1. 约束资源，在第1阶段，任务4中确定
2. 专用于交付过程的约束资源百分比。对于教育工作者来说，这是努力的百分比。这可能不适用于其他约束资源（例如，房间）
3. 每年中心可用的小时数（见图4-3-4）
4. 总中心小时（努力百分比×年度中心工时）
5. 交付基准指的是在交付课程上花费的时间。基准测试使用的是70%
6. 模拟中心ABC提供课程的总小时数
7. 虽然没有在本例中显示，但假期、个人时间或其他时间应该从总中心和总课时中扣除

图 4-3-5　确定每个老师的总课时，Excel模板可以在网址 http://www.ssih.org/News/Defining-Excellence 找到

数据仅供说明之用			
	年度费用	每中心小时运营成本[1]	每课时成本
薪水	4 500 000	110	157
奖金	148 500	36	52
专业费用	50 000	12	18
供应	35 000	9	12
服务购买	25 000	6	9
公共事业及维护	35 000	9	12
一般及行政开支	25 000	6	9
折旧及摊销	150 000	37	52
总运营费用	918 500	225	321

关键：
1. 以此为例，中心小时为4 080（见图4-3-5，第6行）
2. 以此为例，中心小时为2 856（见图4-3-5，第6行）

图 4-3-6　每中心小时和每课程小时的成本计算例子 Excel模板。可以在网站 http://www.ssih.org/News/Defining-Excellence 找到

快速评估支出/时间的方法

Christine S. Park, MD 和 Paul J. Pribaz, MS

对于一个既定的模拟项目,一个确定提供服务(一个盈亏平衡的价格)的近似基线成本的快速方法是采用前一年的运营预算,并除以运行总时间,再除以离散模拟空间的数量。例如,一个双湾模拟项目可能有 60 万美元的年度预算,该预算除以 2 000 小时的年运营和两个房间,等于 150 美元/小时。请注意,这个数字应该只用于内部考虑,因为它不包括计算价格的几个允许的成本组成部分,最重要的是折旧费用。

一个项目可能会考虑对"会员"价格进行收费,可能是基于员工人数或潜在用户,以便在特定的基础上使用服务。然而,由于多种原因,这种模式存在问题。首先,它不符合联邦法价格条例,作为支付的价格缺乏相应的活动。其次,如果没有谨慎的行政策略,无论是因为主动预留空间或更好的沟通策略,一些用户将获得比其他人更多的好处。

这个练习将为定价提供一个上下阈值。对于模拟中心 ABC,最好不要向任何客户收取低于每小时 225 美元的费用,因为这是每小时运行模拟中心的最低成本;每小时收费低于 225 美元会造成损失。这不是每个学生或每个活动的价格,而是每小时的价格。如果选择了统一收费的定价策略,那么该金额就可以被使用,因此,模拟项目所提供的任何活动都将收取最低每小时 225 美元的费用。然而,如果模拟中心 ABC 公司利用每中心小时 321 美元的更高门槛,开发和交付的总成本将得到补偿。任何超过每小时 321 美元的收费不仅可以确保所有的费用都可以收回,而且还能盈利。一旦设置了上限和较低的阈值,请选择每小时的价格,它反映了最充分满足模拟收费结构目标的基线。为了覆盖成本,使用较低的阈值;开始产生利润时,使用上层阈值。这是可以为每门课程建立价格的平台。

练习 3:计算每门课程和每个学生的费用

在 1 阶段中产生的数据,任务 1(见图 4-3-1),计算每一个成本。下面的例子将计算模拟中心高保真新生儿复苏课程每人每课的成本。为确保总费用得到考虑,本课程所需的额外用品包括在内。

新生儿复苏过程的实例计算概述如下。

步骤 1:运行模拟中心每小时 321 美元(按小时定价的上限),确定每小时的总成本。

步骤 2:每小时费用乘以课程的小时数:321 美元每小时 ×16 小时 = 5 136 美元每 16 小时课程。

步骤 3:确定任何需要包括在内的独特课程内容,如膳食、停车、顾问、嵌入式模拟人

许可费和用品等。每 16 小时 500 美元。

步骤 4:计算每小时总成本的和独特的课程要素总和:5 136 美元 + 500 美元 = 每 16 小时 5 636 美元。

步骤 5:将在步骤 4 中得到的结果除以给定课程的学生数:5 636 美元每 16 个小时课程 ÷24 = 234 美元每学生每课程。

练习 4:计算涨价或折扣

一旦每个课程和每个学生都产生了一个整体的成本价格,就可以评估每一个潜在的加成率,这样所有的课程收入都可以最大化。除了涨价,也要评估潜在的折扣课程。对合作伙伴组织的折扣可能是有益的,但应以明确的法律来评估,并与高级领导一起考虑整体定价。模拟中心决定,为了避免潜在的法律违规或妥协的最佳方法是对建立关系的组织只提供边际折扣(10% 或更少)。由于模拟中心 ABC 的目标是产生最大的潜在收入,所以大多数课程的定价会附加利润。然而,利润必须在合理的范围内,因此利润的百分比根据每个课程的学习者的数量和课程所提供的频率而变化。我们评估了类似的模拟项目,以确保我们的价格不会超过市场或行业标准。

第 5 阶段:最终分析和决策

在确定了基准的课程率、折扣和利润后,在最终确定学费结构之前,应该考虑以下几点:

- 合资企业的盈利能力。
- 基于价格的外部客户的兴趣程度。

- 整体成本效益分析。
- "社区利益"与"收费服务"的价值。
- 拨款的影响。

一旦确定了每门课程的定价，就应该确定这对你的项目是否有利可图。如果没有消费需求，对课程没有兴趣，或者没有能力引进外部学习者，产生收入的可能性就很低。如果产生的收入是不重要的，但是在组织内的模拟项目或其他团队的工作的相应级别过高，那么组织就可能不再具有经济上的可行性。进行成本效益分析可能有利于确定模拟项目的总体战略。项目可能会决定，产生一些利润比没有利润要好，或者其损失与媒体宣传的增加相抵。这不是一门精确的科学，最终的决策应该由模拟项目和组织领导在前一段工作的基础上完成。

方法的优缺点

在研究案例模拟中心 ABC 中的"混合"方法有积极和消极的一面。这种方法是计算价格的一种简单方法，因为它利用每小时的费用（按小时定价的上限），并添加额外的定价组件。潜在的负面影响是，由于每小时的整体运营成本包含所有财务报表项目，所以存在"双重贬值"的水平，但是增加了针对具体课程的要素。由于模拟中心 ABC 的理念是为了最大限度地增加课程收入，所以这不一定是问题。由于扩张和可能没有出现在历史财务报表中的项目的需求，这一课程价格上涨是合理的。随着模拟中心 ABC 的推进和新课程的开发，他们可以很容易地根据更多的当前数据计算出新的价格。

此时，彼地：如何继续改进或者保持我现有的成果？

在收费结构的发展之后将会有一个调整阶段，因为合理的发展价格不一定能像预期的那样吸引客户。价格可能需要根据客户的反应而调整。项目应该注意其他替代方案，并考虑调查机会成本，特别是当活动接近能力时，确保模拟项目正在利用最好的选择。机会成本被定义为最佳替代选择的价值。这并不总是货币价值。例如，如果一个模拟项目是受限的，并且必须在两个课程之间做出选择，那么这些选择可能会带来潜在的成本、收入甚至关系的影响。

如果一个课程的利润微不足道，计费和行政文书工作的复杂性变得难以容忍，那应该评估其他的选择。例如，赠款资金可能比外部客户活动产生更多的收入或风险。产生模拟项目利润和价值的另一种选择是将活动作为社区利益的一部分。项目可与社区福利团队合作，以确定模拟项目活动是否符合作为社区福利的适当标准。社区福利业务包括与指定工作人员和社区卫生需要和（或）评估有关的费用，以及与社区利益战略和行动有关的其他费用。组织必须遵循一个三步骤的过程和一系列的问题，以确定一个项目或活动是否应该作为一个社区利益进行申报。更多信息可详见 http://www.chausa.org/ communitybenefit/what-counts。

总结

开发一个模拟项目收费结构似乎是一项艰巨的任务！制定收费结构没有一个正确的方法，这取决于组织的使命和目标。没有一种正确的方法来开发收费结构，它可能因组织的使命和目标而异。应该谨慎确定与关键利益相关者的资金和伙伴关系。评估运营成本和确定定价策略的过程有利于理解编程能力、资源约束和增长机会。收费结构建立之后，若未保持竞争力，必须被重新评估，再继续朝着方案目标努力。

参考文献

Geissel, T. S. (1990). *Oh, the places you'll go!* New York, NY: Random House.

Kyle, R. R., & Murray, W. B. (Eds.). (2007). *Clinical simulation: Operations, engineering, and management.* San Diego, CA: Academic Press.

Levine, A. I., DeMaria, S., Schwartz, A. D., & Sim, A. J. (Eds.). (2013). *The comprehensive textbook of healthcare simulation.* New York, NY: Springer.

第四节

如何撰写一个完整的商业计划

M. Scott Williams, PhD, MBA; Danyel L. Helgeson, MS, RN

作者简介

M. SCOTT WILLIAMS，俄克拉荷马州塔尔萨市塔尔萨技术中心的学生服务和授课副主任。他拥有俄克拉何马州立大学职业研究博士学位，东北州立大学工商管理硕士学位，以及东北州立大学管理学学士学位（BBA）。他之前的工作经验包括：商业顾问、管理讲师、校园行政主管、人力资源主管、人力开发总监、学术事务主任。

DANYEL L. HELGESON 最近在 Riverland 社区学院担任联合健康和首席护理主任的临时助理主任，在那里，她在模拟、联合健康和护理教育方面居于当地和全州的领导地位。她在明尼苏达州的威诺纳州立大学获得 MS 和 BSN 学位。DANYEL 目前就读于耶鲁大学，她在那里攻读了领导力、管理和政策方面的护理实践博士学位。

摘要

世界各地的模拟项目通常都是由一个员工和一个人体模型的小型企业，发展成有多个网站、多个人体模型和员工的中等或大型企业。不幸的是，许多模拟项目并没有应用至关重要的商业最佳实践方式——业务计划的开发、实现和评估。本节将概述商业计划的两种常见形式：启动计划和运营计划，提出商业规划的意义、如何制订计划以及如何评价，并将提供商业计划的模板。此外，也将涉及到计划改进、可持续性、最佳实践和挑战等。

案例

模拟中心已经运作 6 年了。他们正在经历影响其高技术模拟器功能的许多问题，视听设备故障，以及由于过时的系统而导致的计算机崩溃。最近与非工作设备有关的停机时间导致模拟培训项目的一个主要合同被终止，面向医学院的 20% 的服务被迫取消。财务评估总体表明，必须寻求额外的资金来更新中心的技术和设备。如果没有新的资金来源，主要管理人员很可能无法利用核心产品——模拟中心的高科技模拟器和任务培训师。出资方已经指出，模拟项目必须拟定一份商业计划。模拟中心是用格兰特基金建立的，而且在开始时并未制订商业计划。

模拟中心的领导人认为，撰写一个商业计划是确保该机构的未来的必要条件。作为模拟中心的经理，从来没有写过商业计划。从哪里开始呢？

引言和背景

医疗模拟文献中有大量模拟中心的建筑图、视听布局图以及安装一个中心所需的模拟器清单，但我们需要的是一个模拟项目的业务规划信息（Kyle & Murray，2007）。随着模拟项目（及其所在中心）的迅速崛起，以及在 21 世纪头 10 年中相当丰富的资金，管理人员和教育工作者能够在没有商业计划的情况下建立中心来获得启动资金。自经济衰退以来，对这些项目的资助在许多领域减少了，拨款的可用性和便利性已经下降，对资金的竞争增加了，但模拟项目仍然需要资金来维持和发展。一个现实的商业计划开始变得如此有价值和有必要。

此外，医疗保健模拟计划获得**医疗模拟协会**认可的机会增强了对计划组织和管理注意方法的需求。医疗保健模拟计划认证委员会认可的两个核心标准：组织和管理，列出了模拟项目的具体需求，即"提供足够的资源（财力、人力和物力）来支持程序任务的组织框架"，并且"有一个旨在完成程序任务的计划"并且确定了"你的计划的未来目标以及如何实现这些目标（例如，商业计划 / 战略计划 / 实施计划）"（2013 年卫生保健学会）。

本节将概述商业计划的两种常见形式、计划的重要性、如何写计划，以及在上述过程中包括哪些考虑因素。本节将提供商业计划的模板，此外，计划改进、可持续性、最佳实践和挑战亦将得到说明。

计划概述

商业计划是一份书面文件，它提供了对业务的深入概述，在本例是一个医疗模拟项目，其商业计划通常以两种常见形式出现，每种形式都是为了完成商业或组织的特定目的。这些包括通常被用做销售文件的启动商业计划，以及通常被作为开发维护工具的运营商业计划。值得注意的是，这两种类型的计划并不是互排的。例如，一个启动计划可以发展成为一个运营商业计划并被保留。

虽然商业计划与具体内容有不同，但在计划中涉及的具体章节中可以观察到一个普遍的主题，包括产品和服务计划、营销计划、管理计划、运营计划和财务计划等。产品和服务计划确定并描述产品和 / 或服务。营销计划概述目标市场，描述目标市场的独特特征，以及产品或服务将如何呈现给市场的策略。管理计划总结了在交付产品和服务计划所述的产品或服务时，如何针对营销计划来主导和管理业务。运营计划需要明确在实际操作过程中策略管理的追求目标。财务计划是商业计划其他部分的核心支撑。它包含在各种情况下的预计会计报表。这通常被视为损益表、现金流量表和资产负债表。如果该计划是一个创业计划，那么这个备考声明就会对前三年做出预测，第 1 年有月度总

计，而其余两年则按季度进行说明。这通常包括最好的情况、最坏的情况，以及最有可能的情况。如果计划是一个可操作的商业计划，那么通常会使用最可能出现的一套会计报表。

意义

无论计划类型如何，为模拟项目准备详尽的商业计划将为计划的启动提供巨大的好处，并作为今后的操作和管理的一部分。一个高质量的启动计划将增加资金的可能性，从而获得场地、设备和人力资本。一个运营计划提供了一个在程序中资金的流向和方式，程序的长处和短处，以及程序当前和未来的机会和威胁的清晰图像。

主题

在商业世界中，如果要成功，企业将创造、维护、评估和修改商业计划，这是一个基本的期望。在进行业务规划时，要注意，可用的计划文本往往集中于个人、小型企业，而不是大型机构或模拟项目。虽然这些文本提供了商务计划的准确概述，并且是优秀的资源，也有益于与其他项目经理（特别是认证项目）建立联系。但撰写计划是一个耗时的过程，项目经理可能会考虑聘请顾问来协助规划进程。商业计划通常被认为是一份内部的、机密的文件，所以要意识到其他人可能无法分享他们的计划（Covello & Hazelgren, 2006a, 2006b; McKeever, 2005）。

计划组件和注意事项

本节将介绍商务计划的组成部分，并提出问题供考虑。请注意，这些组件和注意事项不是特定于任何一种类型的计划。随着时间的推移，应该增加更多的信息，特别是当启动计划演变为一个操作计划或变更的时候。下面的部分应该作为一个指南，所有的元素不一定与你的模拟项目的类型有关。计划的制订应该采取一个策略，以满足模拟项目的独特需求。下面几节讨论的所有领域都在本节的附录中进行了说明。

执行概述

商业计划的执行总结是对整个计划的单一或

专家角

与董事会互动

Bonnie Driggers, MS, MPA, RN
董事会, 模拟医疗保健协会

制定和实施你的模拟项目的商业计划可能需要所在组织董事会或董事会的批准。了解如何最好地与董事会互动,了解他们的角色是至关重要的。首先,了解董事会成员——他们是谁,他们的激情是什么,他们给董事会带来了哪些具体的能力,以及他们如何通过其他团队来支持或阻止你的议程。谁是金融奇才?谁有临床能力?谁知道安全文献?谁知道医疗保健中的模拟是什么?这是一个很好的信息,因为你得到了一个预期或意想不到与董事会成员或董事会进行互动的机会。

但要注意的是:以联系个别董事会成员时了解贵组织的规则和文化。董事会成员通常有时间限制,所以充分利用时间。要尊重他们的时间,报告要简洁,突出要点(15 秒的电梯演讲或使用执行摘要),同时提供更多的细节。在董事会中找到领军人物,以随时了解计划的审批动态。

与董事会互动时,请记住,董事会的角色是由其任务驱动的,其责任远大于某个具体项目。将你的项目与更大的组织项目(例如,安全、精益或质量)联系起来可能表现出相互依存性,并可以被董事会看好。此外,要了解董事会的委员结构,以及你如何与一个委员联系。一种策略是自愿加入你的工作人员或模拟咨询小组,为委员会提供服务,这将为你的项目提供最大的可视性。

当为项目寻求财务许可时,正在进行的资金或为扩张提供资金的时候,要准备好数据来支持请求。为了创建程序合法性需要了解针对不同受众的程序的价值。价值可以通过收集和分享的数据来定义。数据可能采取多种形式,可以是应用、推荐、研究报告潜在的投资回报,也可以是文献报道中最著名的实践、监管机构、法律和道德团体的授权,活动和项目特定结果的年度报告。(Barsuk et al., 2009; Cohen et al., 2010; Draycott et al., 2006; Patterson et al., 2013; Siassakos et al., 2009; Wheeler et al., 2013; Young-Xu et al., 2013)。

董事会有一项受托职责,包括对公司财务的良好管理,这样他们就会寻求投资回报(ROI)。责任和责任制会随着资金的出现而出现。董事会将询问提供的资金有什么影响,这就需要准备好数据来回答这些问题。他们还想知道不资助项目的后果是什么,所以准备好回答你的商业计划中的问题或者提出你的建议。

一定要有一个让董事会知道的策略。你可以考虑邀请董事会参观模拟设施。邀请董事会参加模拟中心之旅,特别是当有社区或政治接触时,邀董事会参与是有益的。如果你的组织有"带孩子上班"或其他一些以家庭为导向的活动,请董事会访问并参与。

最重要的是,董事会不喜欢惊喜,所以预测他们对信息的需求。他们也喜欢选择,因为他们经常被提出竞争的优先级和要求。分阶段的建议通常很吸引人,所以在可能的时候应该考虑。

综上所述,有一个坚实的、预期的商业计划,并保持董事会的密切联系。商业计划是一种获取资金的工具,使董事会在一段时间内保持现状,并支持可持续性。它们还可以作为短期和长期规划的指导,并为项目负责。创建并维护与董事会成员和董事会的关系对于获得项目资金和长期项目可持续性非常重要。

参考文献

Barsuk, J. H., Cohen, E. R., Feinglass, J., McGaghie, W. C., & Wayne, D. B. (2009). Use of simulation-based education to reduce catheter-related bloodstream infections. *Archives of Internal Medicine, 169*(15), 1420–1423.

Cohen, E. R., Feinglass, J., Barsuk, J. H., Barnard, C., O'Donnell, A., McGaghie, W. C., & Wayne, D. B. (2010). Cost savings from reduced catheter-related bloodstream infection after simulation-based education for residents in a medical intensive care unit. *Simulation in Healthcare, 5*(2), 98–102. doi:110.1097/SIH.1090b1013e3181bc8304

Draycott, T., Sibanda, T., Owen, L., Akande, V., Winter, C., Reading, S., & Whitelaw, A. (2006). Does training in obstetric emergencies improve neonatal outcome? *British Journal of Obstetrics and Gynaecology, 113*(2), 177–182.

Patterson, M. D., Geis, G. L., Falcone, R. A., LeMaster, T., & Wears, R. L. (2013). In situ simulation: Detection of safety threats and teamwork training in a high risk emergency department. *BMJ Quality & Safety, 22*(6), 468–477.

Siassakos, D., Crofts, J. F., Winter, C., Weiner, C. P., & Draycott, T. J. (2009). The active components of effective training in obstetric emergencies. *British Journal of Obstetrics and Gynaecology, 116*(8), 1028–1032.

Wheeler, D. S., Geis, G., Mack, E. H., LeMaster, T., & Patterson, M. D. (2013). High-reliability emergency response teams in the hospital: improving quality and safety using in situ simulation training. *BMJ Quality & Safety, 22*(6), 507–514.

Young-Xu, Y., Fore, A. M., Metcalf, A., Payne, K., Neily, J., & Sculli, G. L. (2013). Using crew resource management and a "read-and-do checklist" to reduce failure-to-rescue events on a step-down unit. *The American Journal of Nursing, 113*(9), 51–57.

双重升华，通常是最后一部分。初次读者应该能够自己阅读总结，并知道计划是什么。总结应该是独立的，不应提及计划的其他部分。记住，大多数读者永远不会得到比你的执行摘要更深入的东西，所以执行摘要非常有意义！总结包括执行摘要（介绍执行的总结性介绍性段落）、公司概述的简要总结，然后是产品描述、市场营销和销售、运营和管理以及财务计划部分的总结。

公司概述（医疗模拟项目概述）

公司概述指简短地（一两页）描述你已经建立或想要建立的公司（或项目）。它是如何组织的？它（或将会是）独资、合伙或公司？如果是一个项目，它是一个独立的项目，还是位于一个更大的部门或组织内？你对公司或项目有什么抱负？它会一直是一个小公司，还是你想把它发展成一个国际巨头？ 在阅读这部分内容时，读者应该对你所在的位置和你所在的公司的定位有一个很好的了解。请注意，公司（或项目）概述是对计划的介绍。

概述部分包括介绍、使命、历史和现状、市场、产品和目标。介绍应该包括介绍公司或项目、当前名称和地点的介绍性段落。使命宣言是对公司或项目目标的一段简短的（一段）鼓舞人心的陈述。一定要让你的使命宣言简洁而丰富，让你的读者感到兴奋。在历史和当前状态下，概述你的公司或项目的历史和现状。如果这是一个启动计划，你可能不需要包括这个小节。对于市场和产品，在一到两段中，回答以下问题：我们需要解决哪些市场需求？谁是我们的目标客户？我们将出售什么产品和服务？我们目前的销售和现有产品（如果有的话）是什么？我们的业务范围是什么？ 在目标小节中，将你的公司或项目的目标写在一个段落里：我们要去哪里？ 我们的组织目标是什么（保持小规模，扩大规模，等等）？

行业和市场分析

与计划中的其他部分类似，你首先需要对"行业和市场分析"部分进行介绍。在总体介绍之后，你将进行行业分析。在这一小节中，总结你将要参与的行业。大部分针对本小节所做的研究可能都在图书馆或互联网上，将来会出自医疗模拟文献、教育和政府统计以及医疗和模拟组织。关于一个行业的其他重要信息来源是行业销售的供应商、设备制造商和认证机构。完成后，你的分析将

提供一个行业规模和范围的大局观。我们如何定义我们的行业？行业是如何细分的？如何定义分段？什么是目前的趋势和重要的发展？谁是最大和最重要的球员？行业经历了什么问题？哪些国家和国际事件正在影响着我们的行业？增长预测是什么？

你计划中的行业和市场分析部分将决定你的投资前景。如果找不到顾客，一个好主意是毫无意义的。如果没有人购买你的产品，仔细起草和合理的财务预测也会变得无关紧要。在行业和市场分析部分，你必须先说服自己，然后再让读者相信，你的产品确实有一个热切的市场。这部分可能分为四个部分：行业分析、市场分析、客户分析和竞争对手分析。

市场分析包括简介、市场和市场趋势。在你的市场分析部分，你需要解释你将要参与的市场。这里不是详细介绍你的想法和概念的地方，而是仔细地分析描述你将参与的大环境。一定要确定市场上目前没有提供的空白，而且你有能力填补；确定自身在新兴医疗模拟市场的位置。

在市场分析小节中加入一段介绍性的段落。在解决市场问题时，市场有多大？ 目前哪些行业、公司或教育机构在地区和全国都为这个市场提供服务？ 市场趋势应该解决市场走向，它是在增长、停滞不前，还是下降？

在市场分析之后是客户分析。谁是这个市场的顾客？市场如何细分？是什么促使客户决定你的模拟项目对他们来说是正确的？ 你为本款所做的研究将与客户和潜在客户进行。你必须做足够的客户研究来说服潜在的投资者（和你自己），这样客户才会向你的模拟项目蜂拥而来。客户研究可以包括简单地与潜在客户交谈，以获得对你的产品想法的反应，进行焦点小组，进行散步或邮寄调查，模拟演示你的概念和征求客户反馈等。要有创造性地找到方法，让得来不易的客户了解你的产品或服务。

本部分内容包括一个简介。在此之后，需要确定直接和间接客户。谁是你的直接客户（为你的产品或服务付款的客户）？仔细定义这些客户的属性和特征。对于个人消费者，酌情确定年龄、性别、社会经济地位、兴趣、工作、需求和／或其他属性。对于商业客户，酌情确定行业、类型、规模、位置和／或其他属性。

如果有间接客户（你的产品或服务的最终消

费者），谁是你的间接客户？仔细定义这些客户的属性和特征。对于个人消费者，酌情确定年龄、性别、社会经济地位、兴趣、工作、需求和 / 或其他属性。对于商业客户，酌情确定行业、类型、规模、位置和 / 或其他属性。

最后，在竞争对手分析部分我们将讨论竞争。在这一部分中确定你的直接和间接的竞争对手，将你的业务与这些竞争者进行比较和对比。你如何区分你的客户和你的竞争对手？为什么客户会选择你呢？你的竞争对手又将如何快速有效地做出响应？

在直接竞争对手后再做一次介绍是必要的。确定你的直接竞争对手（向你的潜在客户销售类似的产品或服务的竞争对手），仔细定义这些竞争对手及其产品 / 服务的属性和特征。针对直接竞争对手，确定其规模、位置、目标市场等重要特征，为他们的产品或服务确定价格、质量、特征、分配和其他重要的属性。

确定你的间接竞争对手，如果有的话（销售可以替代你的产品或服务的相关产品或服务的竞争对手）。仔细定义这些竞争对手及其产品 / 服务的属性和特征。对于这些间接竞争对手，要确定它们的规模、位置、目标市场和其他重要特征。为他们的产品和服务确定价格、质量、特征、分配和其他重要的属性。

营销策略

营销策略的第一部分是你展示你如何适应你刚刚描述的市场结构。在模拟市场中，未满足的需求是什么，你将如何填补它们？你如何将你的产品或服务与你的竞争对手区分开来？你会给市场带来哪些独特的特性、好处或能力？你的目标市场是什么？谁想使用你的模拟项目？你的客户是谁？他们为什么要买你的产品或服务？你们产品的独特卖点是什么？你们将如何定价？你将使用什么分销渠道？你将如何与你的内部和外部客户沟通（促销和广告）？你会采用什么"销售"策略（你自己的销售人员、生产代表、电话咨询等）？简而言之，考虑到之前的市场、客户和竞争对手的分析，你在目标市场上的策略是什么？

在营销战略介绍部分，展示你的营销策略，然后继续解释你的策略，定义你的目标市场。描述你的产品 / 服务如何满足你的目标客户未满足的需求或解决问题。你瞄准哪个市场部分？你的目标客户有哪些特征？目标市场有多大？你会捕捉到什么样的市场份额？谁是你的客户？终端用户？分销商吗？抑或零售商？（模拟项目需要考虑一些有趣的概念。）你的产品可以满足你的目标市场什么需求？你为这些客户解决了什么问题？你有什么证据表明潜在客户想要你的产品？对于这些客户你将如何定位你的产品或服务？你有什么证据表明你的目标市场想要或需要你的产品或服务？

描述你的产品或服务是如何设计和定制以满足你的目标客户的需求，以及它在你的目标市场如何竞争。什么特定的产品 / 服务设计特点能满足客户的需求？你的产品与目标市场有什么不同？它和你的竞争对手有什么不同？你的产品 / 服务有什么优点和缺点？为什么在你的目标市场上的客户购买（使用）你的产品而不是竞争对手的？你如何将自己与竞争对手区分开来？为什么客户会选择你呢？你的竞争对手又将对你的业务作何反应？

解释你的定价策略，以及为什么它在你的市场上对你的目标客户有效。你的定价策略是什么？为什么？你的定价策略与你的竞争对手相比如何？你有什么证据表明你的目标市场会接受你的价格？

描述你的分销策略，并解释为什么它对你的市场是最好的。你将如何分配你的产品或服务？你将使用什么分销渠道？为什么？你将如何访问这些通道？解释你的广告和促销策略。重要的是，你要告诉你的目标市场你的产品或服务的可用性，并且你继续向市场传达你的优点。你将如何宣传和推广你的产品或服务？你将如何与你的客户沟通，是广告、公共关系、个人销售、印刷材料？还是其他促销手段？为什么这个策略能有效地达到你的目标客户？

根据你的业务，销售可能是你成功的一个重要组成部分。即使是一个由学术部门资助的模拟项目，也需要向学习者、项目主管、部门主席和管理员"推销"它。记住，"在销售完成之前，什么都不会发生"。对于大多数制造商、出版商、软件公司和许多服务提供商来说，有效的销售策略至关重要。最后，模拟项目是服务提供者。不要忽视制订有效的销售策略的重要性！你的产品或服务将如何销售，是个人销售、电视或网络广告、展会展位还是直接邮件？谁来做销售，是一个内部销售团队、制造商的代表还是电话推销员？你将如何招聘、培训和补偿你的销售人员？你将如何支持你的销售工作（例如，内部员工，服务运营等）？

操作和管理

操作部分概述了如何运行业务并为客户提供价值。操作被定义为将产品和服务交付给市场的过程（学习者!），并可包括制造、运输、物流、旅行、印刷、咨询、售后服务等。在所有可能的情况下，大约 80% 的费用将用于运营，80% 的员工将在运营中工作，80% 的时间会花在操作问题和机遇上。确保仔细将设计与营销计划联系起来。例如，如果高品质将成为在市场上的比较优势之一，那么设计业务将提供高质量，而不是低成本。请记住，可能不得不与运营进行权衡。在同一时间内，不可能有最低的成本、最高的质量、最佳的准时性能和最灵活的行业。通常，质量越高意味着成本越高，成本越低意味着品种越少，灵活性越低。要小心如何做出这些折中，以便这样你就能按照你的营销计划将产品交付市场。

与其他部分一样，有必要对操作部分进行介绍。这是一个描述假想的客户将如何与你的生意互动的好机会，简单又引人入胜。这对服务业务尤其有效，即医疗保健模拟计划。在本段落中，描述如何操作来实现你的营销策略，以及为目标市场中的客户增加价值。你将如何在成本、质量、及时性和灵活性方面赢得市场？ 你会强调哪些维度，哪些是可以暂时不重视的？

描述贵公司是如何组织的。你将如何组织？你的组织结构图是什么样子的？贵公司的股权结构是什么？你会有董事会吗？谁来做这件事？他们将扮演什么角色？

描述项目的建立者和负责人。谁是主要负责人（包括附录中的简历）？他的职务和职责是什么？他们有什么独特技能？这些技能酬劳几何？你对管理团队是否还有其他计划？何时开始？谁将是课程内容专家，课程开发者，或模拟活动技师？

财务管理

财务部分的总结应该是蛋糕上的糖霜。你已经概述了一个伟大的商业概念，展示了市场上真正的需求，展示了你如何执行你的想法，证明你的团队是正确的，现在你将展示每个人将会赚多少钱。如果你还没有通过你的概念的力量说服你的读者，那么他们不会相信你的财务。

话虽如此，重要的是你要有强大的、结构良好的财务。如果你不能证明你的伟大理念是赚钱（或者至少是收支平衡），而且对改善医疗保健至关重

要，你的读者很快就会失去兴趣。为了构建你的财务状况，我们强烈建议你从开发和运营计划开始，制订开发和运营活动的行程表或时间表。从这些发展活动中，你可以创建至少 3 年的现金流预测、损益表和备考资产负债表。作为一个经验法则，你的财务预测应该延伸到业务达到稳定运营的阶段。你的财务报表的第 1 年应该是按月的，因为在任何一家初创公司的早期阶段，资金流都是至关重要的。第 2 和第 3 年的财务报表应该是季度的。如果可能的话，包括最好的情况、预期的情况和最糟糕的财务状况。这让你和你的读者能够探索你的风险的潜在风险和下行风险。确保你的财务预测与你计划的其他部分是一致的。

财务管理部门应该对你的财务项目进行讨论和描述——把实际的财务报表放在附录里。然后描述你要完成计划所需的投资时间和金额，通过展示利润、资产和投资回报率（ROI）来证明这种投资是有利的。当读者完成这个部分的时候，他们应该急于资助或维持你的模拟项目。

与往常一样，对财务部分进行简要介绍是必要的。在处理最初的股权和资本时，要说明需要多少启动成本，以及什么级别的股权将对业务有利。对于财务预测部分，总结你的财务预测。在附录中包含详细的报表，包括损益表、现金流量表和资产负债表。一般来说，包括在未来 3 年的陈述。第 1 年应该包括每月的预测，第 2 和第 3 年应该包括季度预测。你可能还希望包括其他财务文件，如估值计算、最佳情况、预期情况和最坏情况。

盈亏平衡点（BEP）仅仅是销售等于可变成本加上固定成本。如果一个公司没有固定的成本，那么 BEP 就不需要了，因为如果你以成本或更高的价格来定价产品/服务，那么销售额将会自动覆盖可变成本。但是，由于固定成本和可变成本，公司必须经历特定数量的经济损失。因此，涵盖所有成本的销售点是 BEP，其中销售额 = 可变成本 + 固定成本。这个工具还显示了贵公司对价格的反应，例如，如果你降低了价格，那么利润率将缩小，导致 BEP 急剧向上移动。盈亏平衡点部分应提供美元数字和数量的关键信息。在附录中提供了给定假设的概述和插图。图 4-4-1 显示了 BEP 的图形化说明。

如适用，你的管理机构或主管机构的财务状况如何？是否有赠款或捐赠基金？这可以为计划提供稳定性。包括一个资产负债表（在附录），并处理任何负面因素，例如高负债、缺乏资产等。

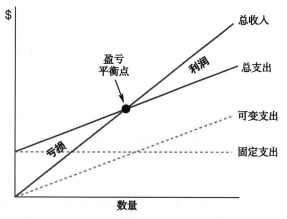

图 4-4-1　盈亏平衡分析

你的计划所固有的财务风险是什么？你打算如何减少这些风险？你如何避免金融陷阱？最坏的情况是什么，你会如何回应？

参考文献

包括在本节的商业计划中用到的信息来源。参考文献应该尽可能地更新。

附录

附录应该收集所有支撑你商业计划主题的文档。与整个计划一样，它应该是完整且简洁的，包括必需的文件（例如财务预测）、有用的文件（例如市场研究的结果），以及有助于证明销售的文件（例如，即将使用你的模拟项目的潜在"顾客"的邮件）。除非确实有助于支持你的计划，否则不要包含大量外围信息，如剪报或数据表格。处理大量和／或冗长的信息（如大型市场调查研究）的一种方法是对其进行总结，并在计划中指出可以根据要求提供完整的文档。

模板

完整的商业计划模板见附录。

此时，彼地：如何继续改进或者保持我现有的成果？

改善和可持续发展

商业计划，如果作为管理工具，可以为组织提供的产品或服务提供一个有洞察力的视角。这既适用于总体战略，也适用于操作管理。持续的开发和审查该计划在改进和维持模拟项目方面被证明是有效的。

管理模拟计划必须认识到商业计划是一个"活的"需要不断修改和利用的文件。计划的责任取决于模拟项目的组织结构。重要的是，要以正式的方式确定责任（如在工作描述中）和结果，以确保计划不断地得到开发、审查和利用。有必要确定操作策略和过程，这样所有的利益相关者都熟悉如何使用该计划是，如何请求反馈，以及变化是如何发生的。

最佳实践和挑战

商业计划中有许多要素。虽然这些可能会有很大的不同，但是取决于行业、标准之间的通用性很容易确定。首先，作者应简明、有效地进行计划的建设和研究。了解受众（例如，赠款委员会、外部资金来源或内部人员和管理）对于确保预期的消息和分析得到预期的效果至关重要。其次，重要的是要注意计划的每个部分是如何组合在一起来完成整个模型的。总体规划薄弱，可能是导致风险不可行的一个原因。例如，如果作者有信心在市场力量和财务预测方面可以很容易地实现 BEP，但在运营交付过程中存在错误，那么就可以决定解决缺陷或决定不采取上述措施。

总结

模拟课程中的商业计划是奠定成功基础的关键组成部分。商业计划不一定是用来寻求风险资本的工具。相反，它是一种管理机制，可以有效地分析启动、增长和可持续性战略。从整体角度来看，组织领导必须了解行业和市场的特点，制订一个营销策略，使组织能够充分利用上述特点，了解如何统一运营和管理，同时要牢牢把握这些突发事件的财务影响。

在线参考资料

Covello, J., & Hazelgren, B. (2006a). BEP analysis. Retrieved from http://technewsrprt.com/2012/11/27/break-even-point-an-in-depth-analysis-in-business-studies/

Covello, J., & Hazelgren, B. (2006b). *The complete book of business plans: Simple steps to writing powerful business plans* (2nd ed.). Naperville, IL: Sourcebooks.

Society for Simulation in Healthcare. (2013). *Accreditation standards of the council for accreditation of healthcare simulation programs.* Wheaton, IL: Author

Kyle, R., & Murray, W. B. (Eds.). (2007). *Clinical simulation: Operations, engineering and management.* Burlington, MA: Elsevier.

McKeever, M. (2005). *How to write a business plan* (7th ed.). Berkeley, CA: Delta Printing Solutions.

在线资源

Babson College: http://define.babson.edu/

Kauffman Foundation: http://www.kauffman.org/Section.aspx?id= Entrepreneurship

The U.S. Small Business Administration: http://www.sba.gov/category/ navigation-structure/starting-managing-business/starting-business/ how-write-business-plan

建议阅读

Bygrave, W., & Zacharakis, A. (Eds.). (2009). *The portable MBA in entrepreneurship* (4th ed.). Hoboken, NJ: Wiley.

第 4 章 · 经 费

附录

商 业 计 划

公司名

商标

本商业计划仅用于信息目的，以协助对该项目进行尽职调查。这里所包含的信息被认为是可靠的，但管理团队对这些信息不作任何陈述或保证。这一计划的财政预测是基于广泛的研究和假定合理的假设，但它们当然没有保证。该计划的内容是保密的，未经书面同意，不得转载。

执行总结

（引言）

产品描述

市场营销和销售

运营和管理

财务总结

公司概述

（引言）

使命宣言

历史和现状

市场和产品

目标

行业及市场分析

（引言）

行业分析

市场分析

　（引言）

　市场

　市场趋势

客户分析

　（引言）

　直接的客户

　间接客户

竞争对手分析

　（介绍）

　直接竞争对手

　间接竞争对手

营销策略

（引言）

目标市场策略

产品 / 服务策略

定价策略
分销渠道策略
广告和促销策略
销售策略

运营和管理

（引言）
操作策略
公司组织
管理团队

财务管理

（引言）
最初的股本和资本
财务预测
保本点分析
资产负债表
风险和假设

参考文献

附录

附录表

产品／服务支持描述（如图表、图片等）
支持市场营销和销售计划
支持运营和管理计划
简历的管理团队
财务报表
- 损益表（3年）
- 资产负债表（3年）
- 现金流量表（3年）
- 比率分析（3年）
- 其他支持财务报表
- 盈亏平衡点分析图

第五节

如何建立领导力与机构认同

Katie Walker, RN, MBA; Ian Curran, BSc, AKC, MBBS, FRCA, PgDig MedEd(distinction)

作者简介

KATIE WALKER 是纽约健康与医院合作组织模拟教学项目的负责人，曾任澳大利亚全国模拟教学项目经理，直属于澳大利亚主要政府机构，健康劳工部。她作为共同主办方举办了 2010 美国亚利桑那菲尼克斯国际医学模拟教学大会，以及 2011 年 5 月香港首届亚太医学模拟教学大会。

IAN CURRAN 是英国国家健康服务（NHS）健康教育的高级临床顾问。他的职责包括国家政策和战略发展，尤其是在优质教学、人文关怀、创新和改革方面。他作为伦敦优质教学院的院长，领导了多次获奖的模拟教学和技术强化培训计划（STeLI）。这一旗舰员工发展计划在 2009 年获得了久负盛名的《健康服务期刊》（HSJ）奖，并获得了 2011 年的 BMJ 卓越健康教育奖。

摘要

从健康管理、综合管理和商业文献中提取的概念对于有兴趣为模拟教学创建"认同"的人是有用的。理论和工具，如 NHS 领导力框架、PESTLE 分析（Tshabalala & Rankhumise，2011）、力场分析（Paquin & Koplyay，2007）、波特五力分析与价值医疗（Ormanidhi & Stringa，2008）、摩尔的战略三角（O'Hare，2006）、颠覆性创新（Christensen et al，2009）和传播性承诺（Shapiro，2003）为其提供了有价值的、可供领导者利用的大量有效信息，同时也可以了解市场和影响计划创立、发展、交付的相关因素。

借鉴文献资料和双边经验，本节将通过有效的体制和系统的领导，探讨可持续的大规模变革的挑战。利用选定的案例研究，探讨广泛的战略和业务领导问题。通过提供个人见解和作者认为有用的工具和概念，本书着眼于为当前和未来的领导力发展提供一个实用的框架；将从两方面分析领导力和促使认同感，首先是了解影响机构领导力的因素，其次是关于在组织中建立认同感。

案例

基本的商业计划书已经完成，意在由一所新建的模拟教学中心提供潜在的培训课程。美国政府一直致力于该中心的发展，目标是为全美 6 万名临床医生提供模拟教学。该中心的愿景来自一位睿智而德高望重的医生撰写的一个引人注目的案例，说如果采用这种新的培训技术，即模拟教学，病人的安全将会得到改善。国家卫生部长希望支持这个愿景的原因是，病人的安全是其重要的政治问题。媒体报道了很多显而易见的临床错误，模拟教学培训也许是解决这个顽疾的灵丹妙药，解决他的燃眉之苦，以此证明政府一向致力于患者安全照护。

引言与背景

人类行为的多样性和有效性是无限的。许多领导者都认为通过优化行为以确保组织职责所在是一件非常有挑战的事情。领导者的一个重要能力在于了解他们在创造适当的氛围和环境，使他们的团队或组织能够取得成功。这并非一个简单而单向的操作，而是必须去培养和逐渐磨合的过程，建立在经验、务实和适应的基础之上。每一种**领导**的情况或环境都是独一无二的，因此，必须逐个对不同的领导理念的相对优缺点进行评估。事实上，灵活性和适应性是成功领导者的关键特征。由于在大多数实践环境中有许多力量和因素在起作用，所以领导者必须尽可能地总览"球场"全局，或者也许是"战场"。

为了追求模拟教学项目的良好运营，需要考虑以下两个主要领域的挑战：内部或组织内的领域，外部或更广泛的社会政治领域。成功的机构领导要求领导者采取外向的目光，或考虑他们所面临的外部领导挑战。这通常包括但不限于考虑高层的影响和谈判，战略和政治规划以及见解。在这个面向外部的领域取得成功的关键是深入了解你正在寻求影响的人的需求，探索他们的需求，以及你的项目将如何解决他们的困难或问题。良好的机构领导者可以在更广泛的运营和战略背景下看待他们的组织或计划；了解可以实现或交付什么，以及如何通过他人的眼睛看到，这些是优秀领导者的关键技能。

领导者不能孤立地工作，他们需要支持者和组织领军者来推进集体议程或使命。培养模拟教学的佼佼者是一门艺术和科学，需要付出耐心、肯定和耐力来确定和培养合适的倡导者和领军者。**领军者**可以直接或间接参与核心业务，可以是医疗专业人员、专科从业人员或者医学专家的代表。你将需要不同的支持者来完成不同的任务，所以需要广泛招募。

一旦确定了潜在的支持者，就必须确保他们理解计划的愿景，能够支持计划中的工作时间表，并继续致力于该项计划。这些承诺对于项目的成功和可持续性是至关重要的。为了更高效地发展，Peshawaria（2012）提到在组织内寻求和利用能源的重要性。发展内部领导力的关键之一是阐明了这一愿景和使命，组织和发展并建立有效的团队。

创造组织内领导力共赢，或如何影响组织内领导力

英国国家卫生系统领导框架（NHS，UK，nd）描述了有效领导所需的七个要素：展示个人素质、与他人合作、管理服务、改进服务、设定方向、创造愿景，并制订战略。在前面介绍的案例研究中，愿景和战略已经形成；然而，只有与其他人（即利益相关者）合作，该方案才能够掌握满足所服务医院需求的解决方案。一个最先进的模拟教学项目正在筹划中，该中心将提供所有课程。但利益相关者碍于参与模拟教学的医生短缺而畏首畏尾，因此，让医生参加模拟教学的唯一途径就是如何将模拟计划交付给他们，从而形成"在路上"的模拟计划（见第 2 章第三节）。该计划已经发展到为全美的医院提供服务。这不是最初计划的方向，如果不是直接与利害关系人打交道，那么就错过了一个很好的机会。适应性强且能够考虑他人的需求或挑战，意味着解决方案更加面向客户，更受重视（图 4-5-1）。

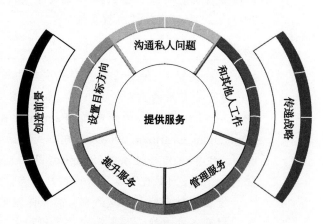

图 4-5-1　NHS 领导力框架

有效的领导能力包括开放性、好奇心、倾听、质疑、批判性思维、理解力、实用主义、适应性、明智的判断力、以项目成果为导向、设定目标、实现既定目标、善于研究和报告，以及用有价值的指标来展示项目价值。**力场分析**是库尔特•勒温（Kurt Lewin）在 1951 年提出的一个原则，它提供了一个观察影响场景的因素（变量），最初是社会场景的框架（Paquin & Koplyay，2007）。它看起来是朝向一个目标（帮助力量）或者阻止朝向一个目标移动（阻碍力量）的力量。引导一个新的项目，以此确定驱动和约束力量是什么、目前和期望的状态是什么以及它们之间是否存在差异，是有意义的。力场分析是检验计划和实施变革计划变量的有用工具，毫无

疑问可用于项目计划和团队建设，特别是在试图克服变革阻力时。

Lewin 认为，在任何情况下都有驱使力和约束力量影响任何可能发生的变化。在国家计划的制定过程中，变革的驱动力是增加临床安置能力、提供职业教育、为农村和偏远地区的学生创造学习环境。那些阻碍因素是多年来一直用讲座和教学方法教授同一课程的卫生专业学校，导致没有看到必须的改变。开发和提供跨职业学习体验的困难之处在于课程认证和时间安排，以及认可模拟训练是培养医疗专业学生高效和有效的方法。分析这些变量和监控是推出一个成功项目的关键（图4-5-2）。

力场分析

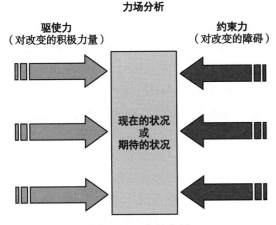

图4-5-2　力场分析

了解并研究驱使力和约束力

医疗行业的领导者必须认识到行业中存在的内部和外部力量，将可持续发展的医疗创新定位于医疗领域。1979 年，迈克•波特（Michael Porter）开发了一个行业分析和业务战略发展框架。它被称为**波特的五力**，它决定了竞争对手的强度，从而决定了一个市场在整体行业盈利能力上的吸引力。波特随后将注意力转向医疗系统，开发了一个价值导向的医疗系统模型。他表示，医疗体系的改革必须关注改善患者健康状况，并提高患者的医疗效率。他提出，目前的医疗服务并不符合患者的要求，这意味着医疗机构需要围绕患者的个人需求和医疗状况更好地提供医疗服务；医疗保健组织应该通过有效的多学科团队提供医疗照护，并且密切关注患者预后以及照护成本。

模拟教学可以作为检查临床过程和操作实施的有效方法。通过模拟教学，演练最佳实践过程，从而实现高效和有价值的医疗服务。对于模拟教学的领导者来说，关键的战略洞察力是他们必须始终明白他们提供的计划或干预的价值。成功的领导者首先试图了解他们活动的价值和目标，一旦这些目标明确，就可以开发运作流程来提供有效的计划。理解成本、价值和效率之间的差异是区别领导者是否优秀的因素之一。

专家角

如何创造领军者

Paul E. Phrampus, MD, FACEP

医疗模拟协会前主席（2013）

有几种不同类型的项目领军者——那些主张项目的人、资助项目的人，以及领导工作并鼓励其他人也这样做的人。在模拟教学中，领军者是所有成功的模拟教学项目的重要组成部分。这些人通常负责制定和实施教育计划。此外，他们运用创造力、勇气不停努力地工作，帮助模拟教学项目获得外界的声誉和支持，同时在他们所服务的利益相关者的范围内，他们的重要性和相关性也得到了提高。

模拟教学项目中领导职能的一个重要组成部分是设法识别，吸引和培养这些类型的领军者的成长。模拟计划的结构性质差异很大，但是领军者增长的一些共同原则却无法被认识到。以下领域对创造领导者至关重要：内在和外在动力，及减少系统内的阻碍。

内在动机

内在动机存在于潜在的支持者之中，表现为支持模拟教学项目的愿望。对于一些人来说，这包括从事教学、研究或其他与医疗模拟教学相关的活动的愿望。领导者可以通过将模拟项目保持在高水平的可预见前景中来利用这种内在动机，从而使潜在的领军者意识到模拟项目的作用和成功性。模拟教学计划的领导者应该积极地发现潜在的领军者，并在确定后邀请这些潜在的领军者参与模拟教学赛事。这往往会激发思想和想法，鼓励潜在的领军者更多地参与模拟教学计划。促进内在动力的另一种方式是促进积极的指导方案，潜在的领军者可以由有经验的模拟教学人员进行指导，最终成为后来者的导师。

外部动力

外部激励因素的管理是模拟教学计划领导的重要工作。有效的管理外在因素确保了模拟教学领军者的持续和长期参与。激励因素是鼓励他们成长为领军者的外在因素。这些因素可能包括晋升或加薪，但不一定要与直接的财务动机联系起来。授予头衔也可以作为一个激励因素；然而，无论是否存在直接的财务补偿，这个职位都必须是领导者给予足够的关注和期待的。不应该低估新闻报道或其他直接交流形式的公众认可，因为它可以提高领军者的努力的知名度。应该警惕忙碌的项目，尤其是当大家都理所当然地觉得领军者在其中的参与肯定所有人都知道的时候，这种认可可能就更容易被忽略。

模拟教学项目负责人还应确保他们通知领军者报告的利益相关方。例如，如果一个临床部门的领军者已经或正在创造实质性的贡献，重要的是要通知有关部门的主席该领军者实实在在正在做的贡献。通常情况下，领导者可以意识到他们的团队正在参与模拟教学工作，但基本上总是会忽略一个个体为此所付出努力的程度、复杂性和奉献精神。这种意识可能导致下游的补偿、保护时间和其他形式的认可的增加，从而帮助领军者继续在他们参与的模拟工作中成长。

减少系统内阻碍

减少参与模拟项目的阻碍是与创建模拟教学领军者相关的领导力的第三大焦点。应该注意可以识别的行政负担、标准过程和其他项目，以便使模拟分组的生产能力与前面所述的内在和外在激励因素刺激的结果相一致。

首先，模拟教学计划的工作人员应该认识到那些可以为成功做出贡献的努力的领军者。许多项目将最终客户视为学习者。随着时间的推移，我们已经确定了我们的教学最终消费者是担任"繁重"工作的课程主任和协调员，创建和执行新的模拟教学项目。他们是我们的模拟领军者。当资源分配给这些模拟教学领军者时，参与者将体验到可能产生最佳结果的项目。

从思想的头脑风暴，到课程或项目随着时间的执行，仔细分析这些实际工作至关重要。认识到管理任务的共同领域，可以自动化或通过精心开发的模板引导的操作任务可以极大地帮助模拟教学领军者。通常情况下，模拟教学领军者的内在动机是通过为计划的参与者进行教育和获得成功，而不是通过管理任务来创造成功。

虽然每一个成功的模拟教学工作都要依靠教师和教员的强有力的参与，但是从管理的角度来看，诸如调度、数据收集、提醒系统、评估过程和质量改进计划等许多幕后任务是重复的任务，亦是至关重要的。寻找方法来协助模拟领军者，最大限度地减少他们在执行这些管理任务中的努力，可以帮助降低模拟教学领军者在项目中投入大量精力和投资的能力。这样的例子可能包括发送提醒电子邮件给参与者，报告与教师评估过程密切相关的能力，报告整合学生数据、评估学生能力，以及评判模拟教学项目效率的能力。优秀的领导有助于降低领军者的行政负担，通过最大限度地减少花费在这些任务上的时间，模拟教学组将有更多的时间专注于教学和（或）评估模拟教学项目参与者的新的和创新的方法。

总而言之，模拟教学项目的领导者应参与模拟教学领军者的积极识别和开发。这将最大限度地提高高质量模拟教学活动的可能性，并有助于创造该计划的发展潜力。三个基本的重点领域包括：

（1）吸引那些本质上激发潜在的领军者。

（2）借鉴其他已有模拟项目的组织领导人，培养和帮助建立模拟项目的预期前景和任务关键性。

（3）提供有助于减少模拟教学领军者实现目标的行政阻碍的解决方案。

我有一个支持者：现在我应该如何保持它？

首先，想想你的项目正在提供的价值

现在私人组织和政府都明确知晓确保资助和交付的项目为其客户提供价值的必要性。这样做的一个方法是让领导层的政治合法性达到最高水平，还有从积极参与计划的"地面"工作人员，不断促进流程的实施，明确价值主张。这种方法是一个名为"摩尔三角"的理论模型（Moore，1995）。哈佛商学院的学者 Michael Moore 在 20 世纪 90 年代初开发了这个模型（图4-5-3）。

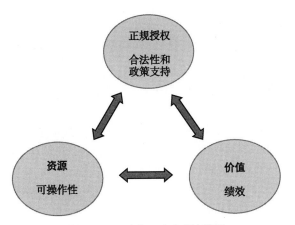

图 4-5-3 "摩尔三角"理论模型

使用这种模式来支撑其战略方向和运作的国家模拟教学计划现在已经进入第三年，并且已经发展壮大。三角形的每个原则或点都应被考虑和培养。从实际意义上讲，这是已发生的事情。三角形的顶点凸显了建立政治支持和合法性的重要性。大多数资助计划将会忍受在创业或执政环境中建立支持的挑战。实现和保持政治合法性可以释放巨大的支持和资源。国家计划的资金已经付诸实施，正如最高层的卫生部长曾经深信的那样，他看到了这个愿景，然后用一种实际的方法（花费数百万美元来发展模拟教学）来支持这项工作。拥有这种合法性和责任心，使得利益相关者真正思考如何在其背景下最有效地使用模拟教学。

右顶点是指价值和性能管理。有一个特别具有挑战性的问题：临床资源的短缺，直接导致卫生行政系统和政府的捉襟见肘，迫切需要增加医疗资源接诊能力。对于临床专业的学生来说，医院已经被学生统治了，没有剩余的临床相关培训的能力。模拟被认为是这个"邪恶"问题的一个实用、可行和理想的解决方案。这个想法是建立新的或建立在现有的模拟教学项目上，以创建模拟的临床环境，让学生将模拟教学作为另一个临床场景来练习他们的知识和技能，以便在完成学位时为工作做好准备。

三角形的左顶点是关于培育资源和建立组织能力和接受能力。制定一个确保每个项目资金的良好管理和问责制的过程是至关重要的，这包括明确的合同、绩效管理框架和明确的绩效指标。这就要求在可能的情况下，确定项目明确的结果，以反映项目的目标；有不断的报告机制，以便明确资助的项目如何在里程碑上取得进展，并且达到了所要求的结果。

要维持支持，你需要考虑摩尔的战略三角。你的计划是否具有来自你的资助者，同行和所有利益相关者的政治合法性？你是否通过监控其绩效来创造价值？你是否继续培养自己的行动来维持这个计划？

培养领军者：如何在组织机构中创造支持者和同盟

> 企业家[领军者]只是那些理解明碍和机遇共存，并且能够将两方均化为己用的人。
>
> —*Niccolo Machiavelli*

创造机构认同需要领导者以令人难忘和有效的方式表达自己的观点。在组织中找到领军者依赖于具有沟通技巧的领导者以"妙语惊人"的方式传播他们的想法。为了成功，一个人的想法需要引起他人注意。具体来说，理解你所提供的信息以及他人如何看待也是很重要的。成功的沟通者往往能够从其他关键利益相关者的角度看到问题，其中最重要的是委员。（"委员"是为了表示某人有正式的权力去做某事，在这种情况下，这可能是潜在的资助者，或者与项目相关的在政治高层运作的其他人。）

Heath 和 Heath（2007）认为，成功的或值得纪念的想法共享相同的主题或属性。他们开发了"SUCCESSs"的缩写，其中包括以下概念，以获得认同或制造"妙语惊人"。

S 简单——用简短的原则来传递讯息。

U 意想不到——使用惊喜来取得最佳效果和参与度。

C 具体——使用细节，包括关键数据、细节和描述，来吸引信息的接收者，但要有选择性；很多有用的数据就是在冗杂的各种讯息里丢失的。

C 可靠的——使用的例子也必须是可靠的和可信的。

E 情感的——如果人们可以在故事中添加一些"用心努力"的细节，那么主题和信息就更加让人难忘。

S 故事——叙述的力量不容忽视；精心设计的连贯性故事，特别是如果煽情，是有效的让人记忆深刻的方式。成功的故事也更能让人记住。

（以上每段的每个首字母组成了 SUCCES 工具）

什么是你的项目的 SUCCESSs 故事？（见示例）

除了 SUCCESSs 工具外，另一个有用的分析大环境的方法是 PESTLE 分析(Tshabalala & Rankhumise, 2011)。这种方法包括六个关键领域的理解，有效的领导者可以用来创建认同。

　　P 政治——了解在场的静态和动态的政治力量。

　　E 经济——理解当前的经济环境。这是增长和投资的时代，还是现行的紧缩时代？

　　S 社会——理解的公众期望，游说团体，主动激励措施(即安全需求，要求，未满足愿望，媒体压力等)的积极和消极影响。

　　T 技术——理解在你的机会、限制和不足，尤其是成本和任何的维持费用。

　　L 法律——理解你管辖区内的任何强制性或法定要素。这些元素可以是阻滞剂和促成剂。

　　E 环境——理解该倡议的生态或可持续方面。

此时，彼地

　　成功的模拟教学领导者必须继续向前看；了解你的目标或对你所服务的医疗系统的价值至关重要。目前医疗行业面临的挑战是什么？什么是新兴技术？什么是创新方式？你可能提供哪些教育解决方案或机会来应对这些挑战？

　　成功的模拟教学领导者了解颠覆性的创新方式。模拟教学和沉浸式培训是对传统教学方法和

案例

　　在伦敦，模拟教学和技术强化培训计划(STeLI)，一项大规模的模拟教学项目开始开发和实施。首字母缩写词 STeLI 代表模拟教学和技术强化培训计划。STeLI 最初是一个小规模的项目，规模几十万英镑；它开始的规模很小，准时交付，预算，建立组织能力和能够交付的声誉。STeLI 的核心是为患者安全及其他方面在医疗保健方面的培训提供了一个令人向往的愿景。利用医疗保健和其他行业的故事，注重安全和护理质量，STeLI 获得了更多的政治支持和合法性，它提供了全系统的患者安全培训解决方案。教育方法恰好是以模拟教学为基础的，但是这不是委员们所关注的焦点信息。对于安全教育提供了一种创新的吸引眼球的解决方案，这吸引了当地医院和政治层面的参与。该方案发展为泛伦敦劳动力发展计划，并在伦敦的每个设有急诊单元的医院和心理单元的医院都有影响。它成功运行了 6 年，交付了超过 50 万次的培训活动，600 个项目，超过 3 000 个学术成果，获得超过 3 500 万英镑的资金。STeLI 项目获得了多项国内和国际奖项，获得了 BMJ 卓越医疗保健教育奖和全国 HSJ 患者安全奖。这个获得多项殊荣的地区计划有几个工作流程，包括教育能力和质量、课程整合、教师发展、设施开发以及具体课程和培训计划发展等计划。此外，该计划成功的关键主题是个人、团队、部门和组织的有效参与。

　　项目负责人和团队能够主导这一举措主要是通过利益相关方的参与，这通过年度会议、展示和分期活动以及大师班进行。另外还制定了政策发展会议和研讨会。

　　STeLI 的关键成功因素之一多年来变得更加清晰，在于建立了实践社区和学习网络，在于投入时间建立关系，投资于人，真正理解缔结关键关系对于建立可持续的支持和认同是至关重要的。

　　STeLI 的另一个重要方面是正规教育委托和本地教育提供者的结构化合同的重要性。所有提供者的绩效管理都是必须的，这涉及明确的沟通和合同期望，通过具体的目标、合同和目标形式化，以确保每个人清楚地了解项目的使命、愿景和价值观。

　　制定了一个强有力的治理框架，增加了计划团队的信赖、责任心和责任感。课程方提供领导力发展课程，通过指导、培训、提供咨询来支持领导者。当你是如 STeLI 这样新项目的负责人，再多沟通都不过分。沟通战略包括专门的网站、博客圈、学习环境和社交网络。这显然有助于信息的分散，并为利益相关方提供了多个论坛，以便共享资源的沟通和获取。

　　所有这些元素用来创建一个分布式的实践社区，在本地组织中以当地的责任感来工作，实现共同的原则和目标。通过支持当地所有权和采用更便利的方法，STeLI 在实现认同方面非常成功，而不是更多的指令或命令和控制的方法，后者达到了最小化。它提供了非常成功的分布式领导模型。

　　用 SUCCESSs 缩写表达一个坚定的想法！保持 SIMPLE 简单，使用 UNEXPECTED 意想不到的方法(模拟很合适)，用细节，包括数据使之 CONCRETE 具体，通过可信的案例确保 CREDIBILITY 可信度，通过愉快的参与者反馈表达 EMOTION 情感，不要忽视叙述的力量—讲故事 STORIES。

小组教学的根本性创新。模拟教学这些更为成熟的教育方法的价值在于其体验性和影响力、行为焦点以及针对个别学习者或团队的需求定制学习机会的能力。沉浸式的模拟教学培训比真正的新手实习医生接触真正的病人更安全，尤其是在学科技能方面。模拟教学提供了一个独特而宝贵的机会，可以将专业学习曲线中险峻而危险的部分从患者和服务中移除。

破坏性创新是创造新范式、机会或市场的创新（Christensen 等，2009）。根据定义，破坏性创新必须为既定的做事方式带来或增加价值。颠覆性的创新最终会破坏现有的市场（几年或几十年），往往取代了早期的技巧或技术。这个术语用于商业和技术文献中描述改进产品或服务的创新方式，市场并不期望这种方式，通常首先是在新市场为不同的消费者设计，然后通过降低现有市场来达到目标。

持续创新不同于破坏性创新，因为它不创造新的市场或价值网络，而只是通过提高效率发展现有的创新市场和有价值的网络，来提供更好的价值。这意味着行业内的公司将相互竞争，持续改善。持续的创新可能会继续发展，或者可能是转型的。

有效的变革举措有时不能达到预期收益的一个关键原因是，领导者没有参与实践或员工社区成员的工作，也没有接受和理解他们的观点。这种现象导致希望实施主动权的人感到受挫和没有被关注，并认为领导者不会得到对他们的任务作非常有价值的投入。通常与这种不理想的结果相关联的是集体主义或制定速度的领导行为，他们要求，指导或指令团队，但并不能解释为什么要这么做。社会学和商业文献中正在出现的证据表明，建立共同的目标、共同的所有权和共同的愿景在建立有意义的承诺方面是非常有力的（Shapiro，2003）。这个事情是用于描述如何通过有意义的参与来激励参与者、员工或利益相关者成为激情澎湃的变革倡导者，而不是阻碍者。这种更加便利和有利的领导风格正在被提倡为 21 世纪的领导风格。

总结

领导力、理解促使机构认同的重要性、寻求支持者、培养倡导者是新模拟教学中心和模拟教学项目成功建立和可持续发展的关键。当将创新性开发或工具（如模拟教学）特别引入对此保持可能怀疑态度的资助者或委员时，其成本效益和效率的证据尚未被清楚地证明时，传递认同感显得尤为重要。

有许多领导力框架、原则和模型可以帮助那些正在开始这些具有挑战性的领导力旅程的人。如果他们解决本节讨论的许多问题，经验丰富的模拟教学支持者可以取得更大的成功，并实现可持续性。所有领导人都必须了解并认识到他们所面临的独特挑战。

本节已经确定了几个有助于指导领导力发展的模型，分享了领导经验，并鼓励读者勇于探索自己的领导力挑战和能力。虽然有时令人望而生畏，但最终将不负所托，收获满满。

参考文献

Christensen, C., Grossman, J. H., & Hwang, J. (2009). *The innovator's prescription: A disruptive solution for health care.* New York, NY: Mc-Graw Hill.

Heath, C., & Heath, D. (2007). *Made to stick.* New York, NY: Random House.

Moore, M. (1995) Creating Public Value: Strategic management in government, Cambridge, MA, Harvard.

NHS, UK. (n.d.). *Leadership framework.* Retrieved from http://www.leadershipacademy.nhs.uk/discover/leadership-framework

O'Hare, M. (2006). Environmental agencies' funding sources should follow their diverse business models. *The Policy Studies Journal, 34*(4), 511–532.

Ormanidhi, O., & Stringa, O. (2008). Porter's model of generic competitive strategies. *Business Economics, 43*(3), 55.

Paquin, J.-P., & Koplyay, T. (2007). Force field analysis and strategic management: A dynamic approach. *Engineering Management Journal, 19*(1), 28.

Peshawaria, R. (2012). Energizing the organization: From Hesselbein and Company. *Leader to Leader, 2012*(63), 19–25.

Shapiro, A. (2003). *Creating contagious commitment: Applying the tipping point to organizational change.* Hillsborough, NC: Strategy Perspective.

Tshabalala, D. B., & Rankhumise, E. M. (2011). What impact do economic issues have on the sustainability of small, medium and micro entrepreneurs? *Journal of Management Policy and Practice, 12*(1), 108–114.

第 4 章 · 经 · 费

筹款：用于医学模拟培训的研究和教育活动中的一种额外资金来源

Guillaume Alinier, PhD, MPhys, PgCert, SFHEA, CPhys, MInstP, MIPEM; Jean Claude Granry, MD

作者简介

GUILLAUME ALINIER, 其模拟医疗职业生涯最早始于 2000 年英国赫特大学 (University of Hertfordshire)，2011 年起，他为该大学全职教授，并在多个方面引领了模拟教学的发展。由他设计、筹资和运行的校内大型多功能模拟中心每年能为 10 000 名学生、专业人士和外来访问者提供服务。Guillaume 在国际学术交流上非常活跃，致力于模拟教学中心的发展。他最近加入的位于 Qatar 的 Hamad 医学急救服务中心正在迅速发展，已成为世界级院前护理服务中心。

JEAN-CLAUDE GRANRY, 法国 Angers 大学医院的教授，法国模拟协会（法国健康模拟协会，缩写为 SoFraSimS）创始人，法国高等卫生局（HAS）的模拟教学专家。他提出了"模拟教学在卫生健康服务中的应用艺术"和"模拟教学体现良好医疗实践"这两个国家报告，在 2009 年，他获得了两项荣誉奖章："国家荣誉骑士勋章"和"学术荣誉骑士勋章"。

摘要

"模拟"作为一种能促进患者得到更好安全照护的教学手段，理所当然是值得被慷慨捐赠和资助的；然而，现实中却是在模拟教学上投入的资金还远远不够。募款是一项专业活动，需要一支专业高效的技术团队、大量的时间投资、一个既可靠又有影响力的联系人、网络支持和坚持不懈的毅力。本节介绍了筹款的基本原理，以及从投资模拟教育的双方（捐助方和受捐方）角度来探讨。本节将提供关于如何组织一个具有完整程序的筹款活动，以及如何说服潜在的捐助者支持模拟教学计划的相关信息。最后，本节还将为新人募款以及已经获得私人或公司捐赠的模拟教学计划（无论是财务、设备形式还是专业技术支持）提供额外的信息和提示。

案例

你最近被任命为医院新的模拟中心主任，你感到十分兴奋。虽然你已经意识到你需要多种资金渠道来建立可持续性模拟教学计划，但作为医疗保健专业人员背景的你并没有准备好相关的知识和技能去筹集资金，这些资金不仅需要保障模拟教学项目的启动，而且还应该在财政方面是合理的。你联系首席财务官并与他（她）一起开始进行经费预算，但你注意到其他模拟教育中心，正在向外部的捐助者筹集资金。通过研究发现，成功的项目都有意向性地开发专业知识和基础设施去招募和留住致力于医疗模拟教学的资助者。在知悉模拟教学中心的生存力取决于多元化的收入渠道后，你决定要成为一个技能精通的筹款者。

引言和背景

模拟教学通常被认为是昂贵的教学方法，因为它很耗费时间和人力资源，但是如果不向学习者提供模拟教学这种类型的方式，可能会存在患者的不适当治疗，而显著增加医疗成本。这一点在政府中越来越得到承认，因而几个国家已推出国家模拟教学培训计划或发布了关于卫生保健专业人员的模拟教学培训指南（Alinier 和 Platt，2014）。建立开展基本的模拟教学培训项目以及持续的支持需要大量的金融投资（Fritz 等，2008）。模拟教学培训并不总是需要使用非常昂贵，非常先进和专业的技术，但是用于促进模拟教学培训的员工和持续提供的费用是必不可少的。除了这些直接成本之外，购买设备、技术解决方案和课程开发都可能需要额外的资金。如果模拟教学培训项目是由一个合格的、训练有素的专业人士来主持，那么在适应更高端的产品之前，项目便可以通过适度的资源而完成大量的工作。无论你有多大的雄心壮志，即使是使用大多数标准化病人，模拟人和任务培训师的基本模拟教学培训项目也需要组织和运营预算。这些外在局限性（Meguerdichian 等，2012）通常就是模拟培训项目中最主要的财务负担，并且限制了在医疗卫生领域广泛采用模拟教育。

募款通常指一种通过收集大量资金来开展新项目或计划的，扩大现有项目或重建现有项目或方案的手段。本节所述内容与想要积极筹款的筹款人密切相关。募款可以定义为：为特定事业或项目收集财政捐款的有意义的努力（The Free Dictionary，2013）。它是由官方慈善机构和其他实体共同发起的一项活动，通常是为了造福于社区、某一特定事业、一群需要帮助的群体，而金钱和其他形式的捐赠是非常有益的。筹款活动是多次进行的一项活动，用以支持临床模拟教学培训设施的开发和购买昂贵的培训设备（Alinier，2007，2008；Henderson 和 Hassmiller，2007；Meek，2008）。许多模拟教学计划很依赖于慈善捐赠、基金会、拨款、私人医疗事故保险公司和商业来源的机构获得的收入和补贴（Huang 等，2007；Pratt 等，2005）。本章仅涉及筹款的核心方面，其中，提高人们对特定项目支持需求的意识可能吸引企业或者私人的其他形式的支持，如行业赞助和慈善捐赠。虽然拨款与筹款活动有着相同的目标，但是这个过程因国而异，因此在本节中将不再赘述。拨款申请在第4章第七节中详述。

重要性

现在，政府的学术机构得到的拨款在世界各地都有所减少，学术机构为了维持其运作水平，只能被迫依靠其他额外收入。除了增加对学生的收费外，学术机构的收入也往往依靠基金、捐赠、土地开发、房地产投资、研究合同、商业计划、版权和专利（Orkodashvili，2007）。学术机构在这些领域的实力很大程度上取决于他们现有的资源、组合投资的活动、机构通过对新盈利合同的征税，以及在某些方面获得的声誉。

除了建立模拟教学计划的初始花费，由于课程的花费以及相对较高的人员参与者比率，模拟教育需要高水平的财政承担。所以，一些模拟教育的提案或方案可能部分或者完全依赖某种形式的筹资或外来的财政支持（Huang 等，2007）。然而，模拟教学方案的启动很大程度上依赖于私人或公司的捐赠，因此，我们需要一个以筹款活动为形式的案例。

主题

多种形式的筹款

各种途径均能吸引外来资助，这种资助可以表现为不同的形式，如不同的来源的赞助和**慈善**。赞助可以是对工作、事件或个人的物质支持（以贷款或捐赠的形式），以开展普遍利益的活动，并可能从中获得直接利益。这可以是以赞助者免费提供昂贵技术或专家为形式，或者以直接给予财政资助用来聘请人员、购买资源或网络链接为形式。赞助也可以作为财务资助来提供特定项目的经费或特定员工的工资，也可以协调捐赠或长期借款以购买设备或其他形式物质资源。赞助的选择形式通常既可以满足公司或工厂赞助商的营销目的，也可以直接或间接地使赞助机构（即研发工作）受益。提供赞助可能并不是为了引起公众的注意，这是一种慈善捐赠或公益慈善捐赠的形式，有时也被称为利他主义（altruism）（Zhang 等，2010）。虽然大多数国家没有强行在经济和法律责任上实行这种捐赠，但这种捐赠类型却往往比较常见，并且具有战略意义，同时也被视为是良好企业公民身份的标志（Zhang 等，2010）。

慈善捐赠（philanthropy）可能起源于筹款活动，

是一种对想法、事件、行动或对重要项目理解的捐赠形式，它的目的是为了创造更好的人类社会。慈善通常会牺牲一些既得的利润，这是与赞助最大的区别。慈善行为包括向慈善机构或非营利组织捐赠款项、物品，提供人道主义活动的志愿服务时间，或通过各种活动对研究进行捐赠。提高医疗专业学生和专业人员的培训经验和临床能力显然有益于人道主义的实现，因此这是一项值得被青睐的慈善事业。值得考虑的是，医疗保健和教育数据被报道是得到基金会资金最多的领域（Srivastava 和 Oh，2010）。慈善也可以采用其他形式的筹款活动，如一些特别活动（教育性或娱乐性的）。对于学术或医疗机构来说，组织和主持会议可以创造更多收入（Pratt 等，2005），并提高机构的地位。

为什么个人会参与赞助或者慈善？

　　捐助者和赞助者会因为多种原因参与赞助或慈善事业。例如，他们可能与社会责任、可见性、广告、形象增强、营销策略、员工留任、建立企业关系、促进团队合作、间接支持、获得个人或集体认可（内部和外部目标），退税或减免税款有关。这些潜在的原因中有几个属于利润最大化（Brammer 和 Millington，2005），也是战略的一部分（Zhang 等，2010）。如果是纯粹的慈善行为，捐助者可以告知接收捐助的机构，他们不希望以任何可见形式的、收到筹款活动对于他们所做贡献的致谢，他们通常被称为"匿名捐赠者"。受益人获得的利益可用于建设新的模拟教育设备，更新现有的模拟教学设施，开展项目，获得提供新服务的能力，获得额外的资源以更好地满足现有计划的需要，获得支持当前或未来项目的帮助，获得外部专业知识，并增强协作机会。

探索成功筹资背后的策略和收益

　　公司和个人通常不会轻易地舍弃其来之不易的资本，除非他们真正重视集团寻求支持的原因，对该集团管理捐款和项目有信心，并相信集团能成功实现最终目标。筹资还可以另一种方式使他们受益，对于公司而言，可能觉得这是应履行的社会责任，对于个人而言，可能觉得这是一种做慈善事业的义务。

　　潜在的捐助者（Pattillo 等，2010）可能会优先考虑已经有业绩记录的成功项目或模拟教学培训计划。获得专业机构或受社会认证的资格认证（例

如被医疗卫生模拟教育认证协会认可为认证模拟程序）是一种外部肯定，它可证明模拟教学培训项目已达到最高级别的行业标准（SSH，2012）。

　　对当地财税体系有一个清晰的认识是非常有帮助的，因为在一些特殊情况下，它可能需要被证明退税或退税形式相应的政府资助对于捐赠者和／或被捐助者是有益的（Kaye，2008；Pharoah，2011；Zhang，2010）。这些是可以影响潜在捐赠者决定的有力论据，因为它可以被视为捐助者支持筹款活动的额外收益。

　　作出一个能够与捐助者发生共鸣的案例，比如捐助者对筹款活动的回应，是很关键的。能够在社区传播的模拟教学的案例是符合伦理道德也被证明是有益的，它可通过提高患者的护理质量而改善患者的预后（Barsuk 等，2009；Draycott 等，2008），也能提供发现教学薄弱点的机会（Cleary 等，2010）。

　　成功筹款的另一个关键因素是清楚该联系哪些公司，哪些公司可能对筹款活动作出回应。据报道，做消费者主导型产业的较大公司比其他公司更有可能进行捐赠（Brammer 和 Millington，2005）。依靠非政府外部支持的机构通常有专门提供外部资金的个人或整个部门（Daly，2013）。除了富裕的潜在捐助者和名誉领袖，校友也是不断增长的募款目标人群（Gallo，2012）。校友对大学的忠诚似乎是大学获得多少资助的决定性因素（Orkodashvili，2007）。通过活动、新闻手册和其他方式的交流手段，已经成为大学与校友或其他潜在捐助者建立和保持密切关系的重要策略，以实现大学的多元化收入（Gallo，2012）。这种活动的成熟度已经成为行业中具有实际筹资目标的专业组成（Daly，2013；Proper，2009）。这些活动往往被所谓的校友会、对外关系或通讯部门所承担。这样一个部门的核心职责可能是主持，至少是支持筹款活动。虽然有一种累积优势的实际效果，即富有和有声望的机构通常比其他机构吸引更多的捐助者（Orkodashvili，2007），但是申请款项的效率和既定关系可能是校友和捐赠者捐赠款项的决定性因素（Belfield 和 Beney，2000；Gallo，2012；Weerts 和 Ronca，2009）。募款人随着时间的推移继续发展关系，并根据具体情况和年度预算分配情况，了解何时最适合联系公司或个人。

　　当涉及筹款时，筹款者还应该考虑从基金会、个人、公司中期望得到什么资助。作为筹款人，最

重要的是要准确地知道什么是最需要的（金钱、专业知识、设备或上述中的一些），并且能够找到适当的潜在捐赠者。然后重要的问题就是如何最好地正式接触目标赞助者或捐助者，如何撰写赞助或筹款手册，以及可以设立什么奖励措施。潜在的捐助者如果收到进行筹款机构高层人员的邀请，将更有可能对筹款活动作出回应。

有时候协商模拟教学设备的长期贷款这类实体捐赠（财务和／或设备）更好，这种方法已经成功实施（Alinier，2007），在双方互惠互利的条件下，确保资产（最好是长期货币和低维护费用，如床）属于该计划。上述这些捐赠项目被算入机构财产，而从财务或机构收入的角度来看，贷款项目可能永远不会被计算在内。除了设备过时需及时更新之外，设备的维护可能也是非常昂贵。在长期贷款的情况下，制造商仍然有责任维护设备。一种获益方式是通过提供这种设备，在学习者们完成课程后，可能最终将会购买这些设备，并且该设备在该医疗机构也会具有购买权威。另一个获益的方式是，在一段时间内（如 2～3 年）协调赞助或捐赠合同。从预算的角度来看，这可以确保一段时间内的持续性经济支持，而不是获得捐助者提供的大额一次性付款。

潜在捐助者的利益

潜在的捐助者总是有兴趣知道他们的财务支持是如何被使用的。一方面，当设备由赞助商或捐赠者提供时，很容易就知道设备如何被利用，由谁利用。另一方面，金钱可能被用于任何事情，而捐赠者通常需要某种形式的保证和认可，才能使捐赠者对捐赠感到舒适。当捐助者被告知他们的资金被用来购买一件特定的设备时，他们可能会想要在某个地方能见到一个实际的鸣谢板，作为对捐赠的记录形式。证明捐助者提供的资金被用于特定用途，并以正式的方式记录这些资金的用处是十分重要的，以此可确保资金没有不适当用途的潜在可能。

主要捐助者，无论是私人的、公司的或基金会，可能对支持设立一个新设施或扩大现有的计划，以及为以他们名字命名的项目提供捐赠（endowment）有兴趣。某些研究项目也可能对潜在的捐赠者有吸引力，但如果企业赞助者自告奋勇参与捐助，则必须考虑是否存在任何可能的利益冲突。

捐赠者可获得的益处及赞助机会

不同类型的赞助机会可以提供给不同的潜在捐助者和合作伙伴：

1. 主要合作伙伴　在这一级别的支持将是巨大的，可能促进专属关系的建立。合作伙伴通常在活动中提供联盟，并提供参与决策的邀请（例如董事会成员，工作会议与会者）。主要赞助商可能在设施、活动或员工职位方面有一个命名机会。
2. 项目伙伴及赞助者　提供的支持是由项目的本质决定的，而获益只与认定的项目有关。
3. 服务合作伙伴或实物支持者　包括了保险、必要材料、住宿和各种各样的补给。获益通常基于合伙的价值。

可以提供给捐赠者的利益如下：

1. 可见性利益
   - 标识或宣传材料上的赞助标识，包括海报、传单、邀请函、门票、网站、目录、节目、报纸或其他出版物。
   - 包括广告的标识（网页、电视或电台）。
   - 与媒体活动、新闻发布会发言邀请、新闻稿和新闻发布材料建立联系。
   - 出现地点（例如指示牌、横幅）、命名权、使用权，甚至独家经销权。这可能会吸引作为学习者的潜在消费者，进而对他们的产品或设备培养出使用习惯（营销机会）。
   - 出现在开幕式：发言、标牌、礼品，被人们所认识。
2. 公共关系
   - 提供导游，为赞助者提供接待室。
   - 开幕式或其他正式活动邀请。
   - 当前或未来项目的协作。
   - 在赞助团队和捐助组织之间加强的团队精神。
3. 内在交流
   - 公司通讯中的文章和图片。
   - 获得赞助的设施和资源，员工免费入场的权利。
   - 一些员工可参与实施项目。
4. 外在交流
   - 赞助商被授权可在其交通设施和宣传册上，使用赞助项目的标识。

模拟教育在筹款中的作用

除了用于医疗保健人员的教育外，模拟教学也可以用于其他商业或行政用途，如评选、招聘和培训。因此，模拟教学可帮助筹款。例如，可以创建情景来模拟捐助者和工作人员之间的沟通经历，从而为与潜在捐赠者会晤的工作人员提供"三思而后行"机会(Alinier 和 Platt，2014)。

模拟教学的另一个潜在的重要作用就是获得捐助者的支持，证明额外的资金资助有助于模拟教学学习经验的积累。即使资源有限，现实的模拟教学经历(例如通过使用标准化患者)也将有助于有兴趣的外行人了解整个项目的最终目标。

如何做……

开始筹款活动

这个过程的第一步是确保所有直接的利益相关者能得到咨询权，以确定筹款活动的确切范围。这包括确定目标相关的具体细节，以及寻求资金项目的范围。这样适用于征求一般支持的资金或者开发新计划、研究项目或设施。分项列表可以包括在一段时间内(即项目完成日期)的资本要素(非经常性项目)或操作要素。一方面，资本要素可以包括购买新的昂贵设施所需开销、新设施需要的建筑，或者改造现有设备。另一方面，运营成本可用于更换一次性物品、支付项目工作人员的薪金、维持合同、运行成本，如果合适的话，可仅举出几例用于宣传项目成果的资金。在这个阶段之前，需要开始与机构筹款人讨论，正式开展吸引潜力捐赠者的筹款活动。

吸引捐助者或赞助商

一种方法是组织可以吸引潜在捐赠者或赞助者的活动，并向他们展示你想要实现的目标，以及已经收到的捐款和已经取得的成果。这包括你在外部捐赠获得的成就，可能对你想要募捐资金的对象来说是完全不同的领域。使他们意识到，他们的捐赠可能直接或间接使他们从其他捐赠者中获益，这也是一种强有力的方法，可向捐赠者证明，对你的项目进行外界资助是一种积极的行为。筹款机构可以向捐赠者们展示某一个项目、房间、设施或建筑物，并告知捐赠者这是一种以主要捐赠者命名的认可标志，它能显示在列有所有捐助者名字的清单，得到一个突出的位置，或在设备的鸣谢板上提出对捐赠设备的个人或公司慷慨捐赠的感谢。

公共事件也为潜在的捐赠者提供了与机构领导层会面并开始发展关系的巨大机会。如果捐助者看到一个项目得到了机构高层管理人员的直接支持，他们会认识到该项目是非常重要的，他们也更有可能力所能及地进行捐助。

撰写筹款文件

编写的筹款文件或手册应能够提供足够的信息，以便个人能够了解项目的内容，目前的情况以及开展此项目的重要性。筹款文件应该长度适中，并使用每个人可以理解的措辞。撰写筹款文件的团队应该注意，一些大公司每个月可能会收到多达 100 个这样的赞助邀请，并且都想要确保他们的积极态度。一份清晰、简洁和语言组织良好的文件更有可能被完整阅读，从而增加项目得到赞助的机会。通常情况下，手册应该都有一封附信，并应当是为收件人度身定制的，信应尽可能清晰简明，并鼓舞人心。在接受和审查了所提供的信息后，潜在的捐助者可能会期待与项目负责人会面，来沟通他们将如何支持该项目。

结构化筹款文件

手册的封面应包括该项目的标题，同时包括一个说明性的副标题。慈善机构或组织用其全名和标识来表示。筹款文件同时也是一个适合提供项目负责人或机构筹款人具体联系方式的地方。如果筹款活动正在组织中，也可以突出广告日期和确切的位置。

筹款文件可以分为几个部分：

1. 筹款组织的项目负责人的介绍；如果合适的话，介绍做担保的赞助者(需经授权)；介绍能为项目及其团队的质量和可靠性带来可信度的其他信息(例如，经验、以前的成果)。
2. 项目介绍：包括背景和目标、项目描述、实用信息(例如位置、日期、期限)。包括已确定的未来发展前景。
3. 公共活动。
4. 预算以大纲格式呈现
   - 收入：已经获得的赠款、实物支持，筹款组织自己的收入和寻求的赞助。
   - 费用：与项目相关的工资、固定成本和其他费用。
5. 合作机会和筹资目标：这是企业或商业伙伴最感兴趣的一部分。它必须描述得非常清楚，有创新性，并且尽可能吸引人。

目标、利益、愿望、福利、财政资源、方法和官方赞助的功能因公司而异。因此，应当适当地向尽可能多的公司提出建议，并进行开放讨论。向潜在行业伙伴提出利益是重点，应明确指出这些是否可作出协商让步。与单一合作伙伴达成长期协议是理想的结果，尽管可能由于该公司的附加条件，这不总是符合实际的。例如，如果该品牌完全不在当地市场投放，那么只使用特定品牌的医疗设备可能并不是个好主意，因为模拟教学的学习者可能不熟悉设备，并且这可能会潜移默化地分散他们对于模拟教学研究的核心学习目标的注意力。这就是共同赞助，或者临时赞助以及实物服务的价值所在，这项举措能允许该项目与各种周边医院和医疗机构公司达成联盟。

预期的筹款目标高度决定于最终被吸引来支持该项目的赞助商。例如，通过设备捐赠或贷款获得的支持可以抵消特定的筹集资金。募捐金额可以与提供的福利挂钩。例如，1 000 000 美元的财政捐款可以与设施的命名相关联。

除上述外，项目负责人与捐款者一旦开始对话，就可以提供额外的材料。这些可能包括产品手册、新闻稿、简历、程序、宣传资料、照片和平面图。

确保模拟教学计划的可持续发展

许多策略已被制订用来确保可持续性、支持新计划或建立模拟教学项目（Alinier，2008；Pattillo 等人，2010）。正因如此，模拟教学计划通过参与资助研究，或凭借其他机构的员工提供的持续专业发展来开发某种形式的商业活动的投资组合，或者甚至短期租借场地作为电影布景这些方式都是不常见的。显然其他的技巧，如金融、管理、计划制订、营销、评估和领导的重要性，远远超过了筹款其本身领域。

此时，彼地：与现有主要捐助者保持关系吗？

机构筹款人通常非常擅长与捐助者建立新关系，但也需要得到从募集中获利的团队的支持。这包括维持筹集资金，并且通过资助项目的成功案例使捐助者能更加了解筹款活动。这可能包括项目收到的来源项目外部的认可（即 SSH 的认证），赞助的研究项目中出现的直接来源的关键出版物，或收到的正面媒体关注。组织公开活动，展示在筹款活动完成一段时间后，筹款项目取得的成果也可能有助于筹款项目。

根据捐助者的类型（基金会、私人或公司），可使用各种途径来维持并巩固现有关系。行业合作伙伴可能有兴趣短时间内接触模拟培训设施，并要求该设施设备作为其员工或客户的培训场地，或者拍摄有关新设备的短片，而私人捐赠者可能会希望能以个人名义参观场地，了解他们参与的筹款项目购买的模拟培训设备。

长此以往，其他新的活动将被当作未来筹款活动的目标。了解您的目标捐赠者及其个人兴趣将有利于你向他们呈现上述益处。

总结

要成功筹集资金，需要特定领域的知识和技能。运作一个成功的筹款活动，需要认真规划，要有一个令人信服的能给出明确的信息、设定期望和目标的案例。募款需要针对潜在正确的捐赠者，其中可能包括对潜在的回报感兴趣的公司或个人。

建立的机构应有专门负责管理筹款活动和与主要捐助者保持良好关系的工作人员。这可能是一个非常耗时的活动，成功与否取决于机构与潜在捐赠者建立的关系以及捐助者对该项目负责人的信任度。除非得到大量捐赠资金，慈善捐款和通过筹款获得的资金通常不可作为稳定的收入方式，这将保证模拟教学项目的可持续性。如果完全依赖这种方式作为长期工作的收入，会迫使员工承受项目相关的压力，感到工作的不安定感。而为了创造更稳定的收入来源，寻求与主要合作伙伴至少 2～3 年一次的赞助是最佳的。

参考文献

Alinier, G. (2007). Enhancing trainees' learning experience through the opening of an advanced multiprofessional simulation training facility at the University of Hertfordshire. *British Journal of Anaesthetic and Recovery Nursing*, 8(2), 22–27.

Alinier, G. (2008). Prosperous simulation under an institution's threadbare financial blanket. In R. R. Kyle & W. B. Murray (Eds.), *Clinical simulation: Operations, engineering, and management* (1st ed., pp. 491–493). San Diego, CA: Academic Press.

Alinier, G., & Platt, A. (2014). International overview of high-level simulation education initiatives in relation to critical care. *Nursing in Critical Care*, 19(1):42–49.

Barsuk, J. H., Cohen, E. R., Feinglass, J., McGaghie, W. C., & Wayne, D. B. (2009). Use of simulation-based education to reduce catheter-related bloodstream infections. *Archives of Internal Medicine*, 169(15), 1420–1424.

Belfield, C. R., & Beney, A. P. (2000). What determines alumni generosity? Evidence for the UK. *Education Economics*, 8(1), 65–80.

Brammer, S., & Millington, A. (2005). Profit maximisation vs. agency: An analysis of charitable giving by UK firms. *Cambridge Journal of Economics*, 29(4), 517–534.

Cleary, B. L., Hassmiller, S. B., Reinhard, S. C., Richardson, E. M., Veenema, T. G., & Werner, S. (2010). Uniting states, sharing strategies: Forging partnerships to expand nursing education capacity. *The American Journal of Nursing, 110*(1), 43–50.

Daly, S. (2013). Philanthropy, the new professionals and higher education: The advent of directors of development and alumni relations. *Journal of Higher Education Policy and Management, 35,* 23–33.

Draycott, T. J., Crofts, J. F., Ash, J. P., Wilson, L. V., Yard, E., Sibanda, T., & Whitelaw, A. (2008). Improving neonatal outcome through practical shoulder dystocia training. *Obstetrics and Gynecology, 112*(1), 14–20.

Fritz, P. Z., Gray, T., & Flanagan, B. (2008). Review of mannequin-based high-fidelity simulation in emergency medicine. *Emergency Medicine Australasia, 20*(1), 1–9.

Gallo, M. (2012). Beyond philanthropy: Recognising the value of alumni to benefit higher education institutions. *Tertiary Education and Management, 18*(1), 41–55.

Henderson, T. M., & Hassmiller, S. B. (2007). Hospitals and philanthropy as partners in funding nursing education. *Nursing Economic$, 25*(2), 95–100, 109, 155.

Huang, G. C., Gordon, J. A., & Schwartzstein, R. M. (2007). Millennium conference 2005 on medical simulation: A summary report. *Simulation in Healthcare, 2*(2), 88–95. doi:10.1097/SIH.1090b1013e318053e318066.

Kaye, T. (2008). The gentle art of corporate seduction: Tax incentives in the United States and the European Union. *Kansas Law Review, 57,* 93–156.

Meek, T. (2008). Anaesthetic simulators: Making the most of your purchase. *Current Anaesthesia & Critical Care, 19,* 354–360.

Meguerdichian, D. A., Heiner, J. D., & Younggren, B. N. (2012). Emergency medicine simulation: A resident's perspective. *Annals of Emergency Medicine, 60*(1), 121.

Orkodashvili, M. (2007). Higher education funding issues: US/UK comparison (Munich Personal RePEc Archive, Paper 16417). Retrieved from http://mpra.ub.uni-muenchen.de/id/eprint/16417

Pattillo, R. E., Hewett, B., McCarthy, M. D., & Molinari, D. (2010). Capacity building for simulation sustainability. *Clinical Simulation in Nursing, 6*(5), e185–e191.

Pharoah, C. (2011). Private giving and philanthropy—their place in the Big Society. *People, Place and Policy Online, 5*(2), 65–75.

Pratt, N., Vo, K., Ganiats, T. G., & Weinger, M. B (2005). The San Diego Center for Patient Safety: Creating a research, education, and community consortium. In K. Henriksen, J. B. Battles, E. S. Marks, & D. I. Lewin (Eds.), *Advances in patient safety: From research to implementation* (Vol. 4: Programs, tools, and products). Rockville, MD: Agency for Healthcare Research and Quality.

Proper, E. (2009). Bringing educational fundraising back to Great Britain: A comparison with the United States. *Journal of Higher Education Policy and Management, 31*(2), 149–159.

Society for Simulation in Healthcare. (2012). *SSH Accreditation of Healthcare Simulation Programs.* Retrieved from Society for Simulation in Healthcare website: http://ssih.org/accreditation-of-healthcare-simulation-programs

Srivastava, P., & Oh, S.-A. (2010). Private foundations, philanthropy, and partnership in education and development: Mapping the terrain. *International Journal of Educational Development, 30*(5), 460–471.

The Free Dictionary. (2013). Definition of fund raising. Retrieved from http://www.thefreedictionary.com/Fund+raising

Weerts, D. J., & Ronca, J. M. (2009). Using classification trees to predict alumni giving for higher education. *Education Economics, 17*(1), 95–122.

Zhang, R., Zhu, J., Yue, H., & Zhu, C. (2010). Corporate philanthropic giving, advertising intensity, and industry competition level. *Journal of Business Ethics, 94*(1), 39–52.

第七节

拨款申请书的撰写

Sandrijn M. van Schaik, MD, PhD

作者简介

SANDRIJN M. VAN SCHAIK，设计及测试模拟系统，并开展专注于跨专业团队合作和沟通的研究项目。她拥有丰富的拨款申请书撰写经验，并已成功地为她的各种项目争取了各种不同的资助。这其中包括她本国机构的小型机构奖学金，也有大量的外部资助，包括 Josiah Macy Jr. 基金会奖学金奖（Josiah Macy Jr. Foundation Faculty Scholarship Award），以及国家医学考试委员会的 Stemmler 资助（Stemmler funding from the National Board for Medical Examiners）。

致谢：衷心感谢 UCSF Kanbar Center Simulation and Scholarship group 的评论。

摘要

医疗保健资金的压力来自方方面面，找到替代资金来源是模拟系统生存的关键。这一节为大家阐述的是赠款如何资助模拟教学，从哪儿寻求资金以及如何书写出一份具有竞争力的申请。一份令人信服的拨款申请书需要着重于资助机构优先考虑的事项，行文应当条理清晰，且阐述问题简明扼要，方法可靠，预算合理。在此将说明一些常见的误区。

案例

假设你是一位经验丰富的模拟教学者，以基于模拟教育的创新理念而闻名。一位学术医疗中心的模拟项目的管理者今晨同你会面，并告知他想让你在撰写拨款申请书中承担重职以支持他的模拟工作。你非常乐意并且激动地接受了这次任务，但是对于申请什么样的拨款以及如何写一份令人信服的申请书感到疑惑。更为复杂的问题是，你并不确定要问什么，谁可以帮助你开始这项工作，从哪可以获得更多的信息？

引言和背景

拨款资金可以成为促进模拟项目的有效途径。提供资金的大多数组织都对创新方法或研究感兴趣，旨在改善教育或医疗预后。因此，申请拨款可成为一种资助新项目或有重要影响的类似项目的方法。拨款资金通常是短期（少于 3 年），往往是不可继续的，因此，如果拨款被用作发展新项目，仍需进一步确保基金拨款停止后项目的可持续性发展。不管拨款资金来源如何，拨款方希望提案能涉及已存在的需求和代差，以及最为重要的，能清晰地陈述问题。

拨款申请书撰写成功的关键在于确保陈述的问题与提供拨款的组织优先考虑的问题相吻合，并且拟定的计划需要提供一个明确且可变通的方式解决问题。在本节中，将讨论收入来源、筹款和获得其他赠款以外资金的途径。

拨款申请书资助来源

在申请资金时有多种组织需要考虑。一些拨款申请书在申请要求（RFA）中明确提到模拟教学。一个特别针对模拟的例子是发布于美国国立卫生研究院（NIH）联合美国医疗保健研究与质量局（AHRQ），被称作"通过模拟研究提高患者的安全性"（AHRQ，2013）的RFA。更常见的是，模拟仿真被称作一种可达到某种预期结果的几种可能且可接受的战略之一。例如，MedEvac国际基金会（MedEvac Foundation International）支持教育项目发展，其中包含了人类模拟仿真，有益于重症监护社区转运（MedEvac Foundation International，2013），再如美国儿科学会（American Academy of Pediatrics）支持新生儿复苏领域的进一步研究，其中包括研究仿真模拟是否是一种有效教学以及评估复苏必要技能的方法（http://www2.aap.org/nrp/science_RGP-YIA.html.）。即使仿真模拟没有在RFA中提出，但拟议的项目解决了资助机构的问题和需求，申请书仍可能获得有利的审批。从这角度而言，需要注意模拟仿真仍是一种相对新的战略，并且授权组织可能在发表RFA的时候没有考虑将模拟仿真作为一种可能的方法。浏览先前成功申请者的申请书（通常是简短的概要或至少在拨款组织的网站上可查到标题）或者在提出申请之前联系组织，将会很有帮助。

为了找到资助的潜在来源，广泛地思考项目正在处理的问题是明智的。受益于项目的利益相关者可以帮助确认潜在的资助机构。例如，护理学会可能有资助机制去支持加强护理教育的项目，着重于儿童研究的机构可能资助提高儿童健康的项目，以及以社区为基础的组织可能有资金支持大众教育和卫生保健。许多组织都有教师发展的奖学金，可以提供（有时候是实质性的）工资支持。有几个搜索引擎可帮助识别资金机会，包括全球引擎Cos Pivot（http://pivot.cos.com/），基金会中心（The Foundation Center）（http:// foundationcenter.org/），SPIN资助机会数据库（SPIN Funding Opportunities Database）（http:// infoedglobal.com/solutions/grants-contracts/spin-funding-opportunity/）和ResearchResearch（http:// www.researchresearch.com/）。上述搜索引擎和数据库中的一些需要机构订阅。开始寻找补助金的好地方是某个个人机构的开发办公室。这类办公室经常有大量关于地方、国家和国际资助机会的信息。

如何开始撰写

撰写拨款申请书首先是确定拨款申请需阐述的问题，最好以一种与资助机构的优先事项产生共鸣的方式。编写针对多个资助机构感兴趣的问题的拨款申请书并没有什么意义，经验丰富的撰写者经常可以帮助你从不同的角度看待同一问题，使其适合各种融资机会。

因此，第一步是与一个或多个曾经成功地竞争过补助金的人进行头脑风暴。这个人不一定要具有写模拟项目申请书的经验；一般来说，为教育或质量改进项目写拨款申请书的人将具有足够的专业知识来提供宝贵的意见。在大学附属机构，院长办公室经常能提供哪些同事已经获得拨款的信息。如果有医疗教育或基金办公室，这些办公室的人可以作为信息和支持的来源。或者，成功的拨款申请书作者可以通过专业网络、资助机构运营的网站、同行评审出版物中列出的资金来源等方式查找（图4-7-1）。

书写一份拨款申请书：步骤一

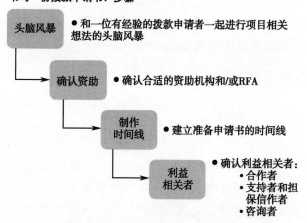

图 4-7-1　书写一份拨款申请书：步骤一

写出一个令人信服且连贯的故事

拨款申请需经过竞争性的审查；提交的提案与资助奖金之间的比例有所不同，可能低至十分之一。因此，讲一个令人信服和连贯的故事尤为关键，这样的申请书方能说服评审人员拟议项目具有重要意义。与资助机构的优先事项相一致的明确的问题陈述是至关重要的，但如果提案写作欠佳，问题陈述则会模糊混乱。大多数组织制订了明确的指导方针来说明申请的必要组成部分，应仔细遵守这些准则。通常情况下，提案至少包含以下内容：

①简介和背景部分、具体理由；②具体目标或目的；③方法；④预期结果和影响；⑤预算和预算理由。

介绍和背景或理由

该部分应描述问题或研究课题，并清楚地指明，为什么鉴于资助机构优先考虑的问题和 RFA，该问题或课题是重要的。

它应该包括对文献最新的、相关的和简明的回顾，并突出表明拟议的项目将要填补的差距。根据项目的范围和资金组织的优先次序，这可能是普遍存在的差距（例如，"不知道模拟团队需要多长时间重复培训一次以保持团队合作的最佳状态"），或在局部或某一领域存在的差距（例如，"尽管在文献中有证据表明，中心静脉置管的模拟教学减少了中心导管感染，但在我们的机构中目前还没有这种培训"）。一个大的国际供资组织可能有兴趣支持解决前一种差距的研究，而后者可能得到当地或地区机构的支持。

教育研究项目的提案应该提及研究的概念框架，这是研究问题的**理论背景**（Beckman & Cook，2007）。背景／理由部分的最后一句应该清楚地概述拟议项目的差距和总体目标："本申请中提出的项目旨在通过（或研究）Y 来解决差距 X"。

具体目标或目的

该项目的总体目标应该分为具体目标或目的；这些都是项目可测量的结果。如果提案是制定一个新的模拟程序，那么哪些结果将被用来评估程序的影响？这些结果应该是与创新有关和直接相关的；Kirkpatrick 评估模型底层的变化（例如，学习者的满意度）往往不如 Kirkpatrick 层次结构顶部的变化（例如，患者健康状况的改变，Beckman & Cook，2007）更有说明力。例如，基于模拟的新生儿复苏训练涉及的评估数据可来自：参与者、随后的模拟复苏技能考核，临床新生儿复苏技能考核，或新生儿复苏预后变化。

类似地，研究的具体目标将研究问题分解成被测试的具体、可衡量的方式。例如，研究问题"模拟训练中的高压会干扰学习吗？"可以分为具体的目标，详细描述谁将被研究，压力如何被测量和调节，以及什么样的参数用于评估学习。

方法

RFA 可能对方法部分中包含的内容有具体说明。通常，本节包括有关主题和设置、流程及统计分析。如果项目包括创新和／或干预，则应详细描述。如果使用预先存在的仪器，应包括有关参考文献的可用、有效性信息的简要说明；如果为项目目的开发新的仪器，应该有一个有效性测试计划（Downing，2003）。

研究方法部分应从研究设计开始：观察性或间接性、定量还是定性研究？建议与教育研究专家进行协商，以确认该方法是否合适，是否将为研究问题提供答案，并且已被明确描述。对于定量研究，应包括样本量的合理性，如果可能，基于检验效能计算，最好包括抽样策略的描述。咨询统计人员有助于明确适当的统计方案，并确保考虑到潜在的混淆因素。

预期成果与影响

本节应描述项目的可能结果，包括潜在问题以及如何解决这些问题。应该说明项目的结果将如何呈现；研究结果会在会议上提交和／或提交出版？如果项目涉及开发新的课程或评估工具，那么这些工具如何分配给其他潜在用户？该部分还应讨论项目的预期影响。回到原来的问题或研究课题，一旦这个项目解决了问题，会发生什么？根据项目的范围和供资机构的优先事项，这一点应对在地方、国家、全球或领域的影响加以描述。最后，在完成申请书拨款后，应该有一个可持续发展的计划，该计划应该与预算挂钩，并说明赠款周期结束后如何资助不同的发展项目（除非不再需要）。

预算和预算理由

仔细检查哪些是资助款项范围内的预算；在不同的资助机构之间，甚至在同一组织提供的不同补助金之间，这可能会有很大差异。确保预算是切实和准确的；所有预算项目将用于执行拟议的项目，并在适当和可能的情况下引证。如果允许，鉴于工作的范围，人事费应该是合理的。一些供资机构只允许将所谓的直接费用纳入预算，而另一些则允许间接费用（由赠款接收机构承担的行政费用和其他管理费用）；这些上限为 10%。虽然创建预算没有任何意义，但过高的预算会降低申请书的可信度。许多机构在提交截止日期前几天至几周内，需要由合同和授权部门对申请书进行审查，因此请务必查阅这方面的机构准则（图 4-7-2）。

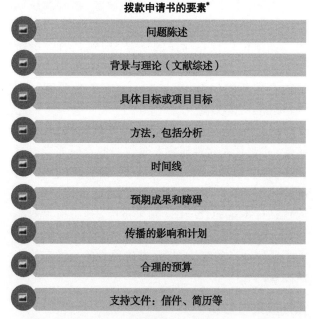

拨款申请书的要素*

問題陈述

背景与理论（文献综述）

具体目标或项目目标

方法，包括分析

时间线

预期成果和障碍

传播的影响和计划

合理的预算

支持文件：信件、简历等

*本列表并非包罗万象，赠款编写者应严格遵循RFA中的指南，使用资助机构概述的术语和章节结构。

图4-7-2 拨款申请书的要素

指南，附属细则和其他详细信息

在陈述问题后，撰写成功的拨款申请书第二个最重要的方面是密切关注资助机构制定的指导原则。仔细阅读并遵守指南，如有不明确之处，联系资助机构解答。记住，写高品质的拨款申请书需要时间；创建申请书进程的时间表，并预备足够的时间来收集依赖于其他单位的部分，例如报价和担保信（如果需要的话）。确保信件作者有关于该项目的明确信息，以及为什么需要他们的支持；有时候，可以起草一封信来确保它具有基本要素。对于具有涉及人体研究的项目，应遵循临床研究规范，许多资助机构希望项目已完成审核。

常见的陷阱

上述讨论了拨款申请书撰写中最常见的严重缺陷：陈述与资助组织无关的问题，以及写作水平糟糕的提案。在陈述问题时，重要的是要明确项目的范围，既不应太广泛也不能过于狭隘，而且考虑到分配的时间和提供的资金，项目范围应切合实际。为项目创建时间线并将其包含在提案中是种有效的作法。如果拨款申请书不能提供需要的资源，应该明确如何获得这些资源，并寻求有关人士的支持信。例如，如果模拟项目中的提案需要的

新设备目前尚不可用，但是拨款申请书不允许设备购买，则应清楚如何获取该设备。如果这个项目涉及某个学校的需要大量时间的课程，那么学校院长的一封支持信就可以了。简而言之，审查人员希望看到一个项目是真正可行的，具体的目标或目的真正可以被实现。同样，评审人员也希望看到负责该项目的小组，主要调查员（PI）和其他项目人员有按计划完成的资质和经验。这并不意味着初级、没有经验的授权申请书作者无法获得资金，但这意味着来自经验丰富的人的指导证明将助申请书一臂之力。

如前所述，即使有一个合理的问题陈述和令人信服的可行的想法，如果写作欠佳，拨款申请书也可能会失败。一般来说，拨款申请书审查人员欣赏简明扼要的撰写风格，没有术语和复杂的缩写。想想看，如果审查专家的信息是公开的，他们是谁：即他们的背景和业领域是什么？避免发表诸如"我们是第一个介绍这种新方法"或"既往没有相关问题的研究"，因为你如果忽视了一些事情，将有冒犯审查专家的风险。采用更好的语言，例如，"我们知道，我们的方法是新颖的"或"关于这个问题的数据很少"。同样，申请书中呈现的内容应该是精确且最新的，当准备提案的时候，与经验丰富的研究人员、统计人员以及类似人士进行磋商。如果RFA中有什么不清楚的地方，请联系资助机构的项目官员。验证总是比假设更好，不正确或不完整的申请可能会刺激审查者。

此时，彼地：如何继续改进或者保持我现有的成果？

最有经验的拨款申请书作家将承认申请书撰写是一项技能，需要实践才能更精通。与任何技能一样，有意的进行练习的原则是：反思和反馈对于改进至关重要（Ericsson 等，1993）。拒绝令人不快，但评论者通常提供意见，仔细阅读这些评论将非常有帮助，因此如果提案被拒绝，请确保查看评论是否有特别的意见。与以前的申请人联系，请求查看他们的提案以及他们是否有任何具体的提示也是有帮助的。让其他人阅读申请书，包括那些相对的局外人，他们可以确认语言是否清晰连贯。许多组织在年度会议上提供写作研讨会，并且可以在 MedEdPORTAL（2012）上找到关于撰写有效的医学教育研究补助金建议的研讨会。在此附上有

用的参考文献，Bordage 和 Dawson（2003）关于教育研究设计和申请书撰写，以及在 Medical Teacher（Blanco & Lee，2012）发表的 12 项拨款申请书撰写的写作技巧。

　　因为申请书撰写是一种可以获得的技能，由小及大往往是明智的做法。许多机构都有内部资助机制，虽然可能没有大笔资金提供，但申请书撰写的经验将物超所值。此外，在你的简历中提到以前的资助项目将为未来的申请打下基础。虽然并非闻所未闻的，但除非有具有丰富经验的高级调查员支持之外，初级拨款申请书作者不可能获得诸如国家卫生研究所 R 系列（National Institue of Health R-series）补助金等大型竞争性资助。资金总额越高，资金机构越希望能看到初步数据、以前的出版物和其他能证明这笔钱将会被妥善使用的证据。因此，明智的做法是咨询具有成功经验的申请人，不仅为了项目，还要注意作为相关支持和可行性的证据放在申请书里。要有资格获得大额拨款，项目通常必须有相当大的影响；因此，视野广阔或具有普适性的提案，包括多机构应用，通常是可取的。

总结

　　拨款资金可以提供资源来支持模拟工作，特别是新的项目开发和研究工作。考虑到拨款申请过程的竞争性和撰写申请所需的努力，建议提前计划和花时间准备一个引人注目的提案。确定适当的资源，包括可靠的（有经验的）人员网络，以支持申请和项目实施过程，将大大增加项目获得资助并随后成功执行的机会。

参考文献

Agency for Healthcare Research and Quality. (2013). *Funding announcements.* Retrieved from http://www.ahrq.gov/funding/research/announcements/index.html

Beckman, T. J., & Cook, D. A. (2007). Developing scholarly projects in education: A primer for medical teachers. *Medical Teacher, 29*, 210–218.

Blanco, M. A., & Lee, M. Y. (2012). Twelve tips for writing educational research grant proposals. *Medical Teacher, 34*, 450–453.

Bordage, G., & Dawson, B. (2003). Experimental study design and grant writing in eight steps and 28 questions. *Medical Education, 37*, 376–385.

Downing, S. M. (2003). Validity: On the meaningful interpretation of assessment data. *Medical Education, 37*, 830–837.

Ericsson, K. A., Krampe, R. T., & Tesch-Römer, C. (1993). The role of deliberate practice in the acquisition of expert performance. *Psychological Review, 100*, 363.

MedEdPORTAL. (2012). *RIME grantsmanship: How to write promising grant proposals.* Retrieved from https://www.mededportal.org/publication/9069

MedEvac Foundation International. (2013). *Education grants.* Retrieved from http://www.medevacfoundation.org/

第八节

与供应商合作

David M. LaCombe, BSM, CPLP, and Graham Whiteside, BSc (Hons) Nur Sci, DipHE MHN, RMN, RGN

作者简介

DAVID M.LACOMBE，工商管理学学士，2006 年加入 Laerdal，从事紧急医疗服务工作 20 年。他对病人安全与医疗模拟的热情开始于在迈阿密医学院工作时。作为 Laerdal 顾客的经历促使他加入了 Laerdal。如今，他在建立切合顾客需求的急救护理组合中起着战略性的作用。

GRAHAM WHITESIDE，在英国作为全科和精神科护士工作 14 年，在英国和北美的医疗器械和模拟仿真公司工作 13 年。他着迷于积极和消极的学习经历、团队训练、仿真训练环境、IT 和新兴技术在医疗模拟教学上的应用。他坚信模拟教学在提高临床交流、团队合作和改善患者治疗预后方面的潜力。

利益声明：David LaCombe 是 Laerdal 美洲区域的急救护理组合主管。Graham Whiteside 是美国佐治亚州萨凡纳一个专项训练器和模拟仿真设计、制造和分配的公司 Limbs & Things, Inc. 的首席运营官。

致谢：

David LaCombe：我由衷地感谢我的妻子 Kathryn 和儿子 William，你们是我生命的中心。你们的爱和每天的教育，让我变成了更好的人。感谢我的导师们，包括特意的和意外的，一路走来给我的教育。最后，我要感谢 Michael S. Gordon 教授对我理解教与学的深远影响，Michael，我永远欠你的。

Graham Whiteside：我十分自豪地感谢我的妻子 Helen 和我的孩子们 Ellie 和 Charlie 给我的爱、支持和对我工作的容忍。你们使我所有花费的时间都是值得的。另外，我要感谢 Margot、Nic、Tim、Nick、Debbie、Christer 和 Limbs & Things 公司的团队，以及我的同事和朋友在我的模拟事业上给我的支持和鼓励。我还要感谢从临床到商业运作中，与我共享他们的专业知识的临床医生、教育工作者和模拟训练的专家们，使我对模拟仿真产生兴趣，并渴望间接地改善病人照护。

摘要

在模拟中心的工作中，与供应商合作是个非常重要的环节。对于新手和经验丰富的经理来说，广泛的、增长的、模拟的行业以及过多的产品选择和服务可能会让他们不知所措。

本节旨在帮助读者获取供应商隐性知识的价值，使读者能将供应商的专业技术合并到中心运营中。此外，也致力于帮助有经验的中心管理者，与供应商共享给他们的模拟专业知识，提高模拟课程的科学性与艺术性。

案例

Andrea Brown 是高校附属医学教育中心新任命的管理者，她在护理、管理、教师等工作的丰富经验使她在其他申请者中脱颖而出。她精通理论学习和教学策略，她教过护理学和医学学生，在推进模拟教学方面有一定的经验。但是，有一个挑战她还没准备好：她必须领导模拟中心的采购，实现医疗模拟仿真技术。健康计划的院长指示Andrea主持跨功能的技术委员会来选择供应商和设备。但是她的权力有限，因为她不能管理委员会成员，而且院长对设备有最终决定权。

基于教师的经验，Andrea知道委员会应该首先确定用户的需求。然而，委员会成员坚信他们已经知晓了使用者的需求，并希望参观其他模拟中心以观摩"最佳实践"。这是摩擦的第一个迹象。Andrea陪委员会成员参观，并继续主张应该与使用者讨论哪些需求待满足。徒劳无功，委员们并未意识到他们要解决的问题，而在讨论教育手段与实践。

在参观了其中一项之后，委员会的一位成员安排了与供应商的会议来参观模拟仿真技术，这让委员会感到不安。会议邀请是他们组织与该行业对话的第一个迹象。Andrea非常担心委员会还没做好与供应商对话的准备。她相信委员会成员都是在"象牙塔"里做事，事情进展太迅速了。尽管她向委员会表达了她的担心，但有几位成员认为，与供应商对话并没有什么坏处，会议将于下周举行。

两件事情的发生，使Andrea的担心浮出水面：首先，供应商提出了很多委员会无法回答的问题。有时委员会还给了与供应商相互矛盾的信息。第二，项目基金会的主席向学校校长表示了他的担忧，并表示如果没有首先审查详细计划，基金会将不会资助任何项目。校长和院长向基金会保证，将修订项目计划，并将加强对技术委员会的领导。

引言、背景和意义

开展和扩展一个医疗模拟项目，即使对有经验的负责人来说，也会感到不知所措。如果没有一个完善的计划，经验也可能像落入异国他乡一样，语言不同，文化混乱，而人们都不耐烦地等着你挣扎着打开借来的地图。

本节包含了一些原则和实践，如果应用，将简化你的技术采用过程。作者提供了使用技术来支持学习需要的独特视角。因为他们都在技术公司工作，所以能描述行业如何与供应商合作。

就像旅行一样，在向未知出发之前，最好先做好准备。没有计划的航行只会增加迷路的风险。本节所载的建议有两部分主题：技术规划和如何选择供应商、服务、产品和解决方案。

第一个主题的核心包括了提高对用户需求理解，创造利益相关者的价值主张的准则。一旦这些核心准则被运用，经理可以定义使用模型，制订技术计划，并开始预算流程。

第二个主题是关于吸引供应商的。它始于对供应商类型包括功能的描述，如何、何时联系他们。接着，一个为组织选择正确解决方案的框架就

呈现了。许多优秀的文本描述了在当地水平下，研究、计划和实施模拟项目的理想方法（Doyle et al.，2008；Jeffries，2007；Lewandowski，2008）。本节增加了一些知识，帮助读者广泛地了解供应商的结构和能力，从而从供应商处得到最好的。

供应商生产各种各样的教育产品，包括教学材料、任务训练器、增强和虚拟仿真训练器、计算机模拟仿真、全身人体模型、课件、汇报和学习管理系统。供应商也带来了独特的基于多年经验和对多个模拟仿真项目接触的独特观点。例如，供应商提供的用来汇报的自动可视工具通常与更大容量的项目计划有关，甚至在更深层次上超过建筑师或顾问的规划数量（Doyle，Carovano，&Anton，2008）。

供应商能利用现有客户的实践，加上商业敏锐眼光和多样化产品组合，创造了全行业默认的模拟仿真知识。

购买者和为他们提供解决方案的供应商之间形成了公认的相互依赖，就像自然界中的共生关系一样，必须寻找到平衡来确保双方都能在互动中获益。作者相信，本节能帮助购买者创造与供应商打交道的最佳环境，为了两方能继续获益，我们呼吁

每一方都认真倾听，寻求理解需求，在使大家在获益的方案基础上继续合作。

主题：如何……

主题 1：技术规划

计划，美国陆军将军 Dwight Eisenhower 在 1957 年说"计划什么都不是，而计划也是一切"。Eisenhower 的智慧与模拟项目管理高度相关。一项战略计划或技术计划从未真正完成。修正的发生是因为实际情况经常变化。然而，有正在进行的计划是无价的。计划迫使人们去评估他们的位置并与他们想要的位置进行比较。当前的状态与未来状态之间的差距或距离，就是需要管理的任务。

令人尊敬的领导和作者 Steven Covey 在 2004 年这样描述一个习惯——以终为始。这是个关于想象力的习惯，是一种肉眼不可见的想象能力。回到这个案例，Andrea Browne 的任务是开展一个新的身临其境的学习项目。难道你不认为 Andrea 最初描述这个项目的愿景的时候，必须得展示她的想象力吗？当项目正常进行后，想象力被替换成迭代计划、时间表和预算。

一个关于计划者效率和效果的词：不要梦想太久，也不要催促计划的进程。具有清晰计划而不能指导别人行动的空想家是没有价值的；浪费时间在创造完美计划的人也是如此。有效率的计划者懂得计划的价值，同时拥有行动的紧迫感来将计划付诸行动。

想象一下，如果 Andrea 无法和供应商解释计划的愿景会怎么样？技术提供者有多大可能了解所需的解决方案？能在供应商加入之前了解这些风险，凸显出开启计划的关键需求。计划不需要完成，但是画布上应该有一些细节，特别是任务和期望的结果，这两者都是基于用户的需求。

经验丰富的教育设计者、企业家和领导者有共同的理解：他们知道成功的解决方案来自未满足的用户需求。在计划模拟方案时，将用户置于首位。要知道什么使他们痛苦，什么使他们夜不能寐。

为你所有组织，选择正确解决方案的框架

如图 4-8-1 所示，选择问题的解决方案需要在很多互补因素之间找一个平衡。解决方案能在组织发挥影响中产生价值。该框架支持基于价值的设计和购买决策。

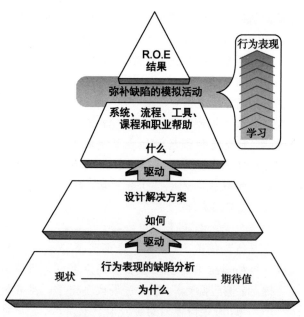

图 4-8-1　从为什么到结果框架

注意不要过快地对用户需求下结论。需求陈述或用户需求声明必须基于现实。计划者需要在关注"如何"和"什么"之前，首先关注"为什么"。人们（高管们和其他决策制定者）不关注你所做的，而关注你为什么做（Sinek，2009）

这个框架的基础是关于"为什么"。使用传统的差距分析方法，研究并衡量了问题。样本问题可能包括"为什么病人在中心静脉置管时发生感染？"和"为什么新毕业生会犯医疗错误？"

基线的测量建立了当前的状态，而预期状态反映了利益相关者的预期，通过这些测量，价值命题就诞生了。

客户会过于频繁地与供应商对话，例如，"我们需要建一个 4 000 平方英尺（371.6 平方米）的模拟项目。""好的，你能告诉我为什么吗？"供应商问。客户回答："当然了，我们想用来模拟教学。"从这一点看，不按暂停键只能得到很少的结果。计划者和供应商同样需要了解为什么这个机构在投资模拟项目。

提示：抵住诱惑，发现所有的操作缺陷都是因为知识的缺乏。警惕利益相关者用声明展开一个为什么的讨论，比如"我们需要一个培训计划……"，确保在假设之前考虑操作和文化因素，所有的操作缺陷都是知识缺乏造成的。当员工有知识和技能，但是有限制他们运用到工作中的操作障碍，训练也不会有效。

框架的"如何"部分描述了组织设计、开发和

实施训练的过程。组织有良好定义的教学设计过程通常始于问"为什么",且将规范且反复的回答问题。当纪律和过程缺乏时,组织通常很难创造及时和有效的项目。

提示:完美的解决方案是足够好的解决方案的敌人。最好是退出一个可靠的草案,衡量解决方案的影响,并根据需求调整,而不是等待一份可能永远无法实现的完美方案。

这门学科以"如何"的形式表现出来,并以"什么"形式输出。课程、工作辅助、模拟情节是用服务和产品来实现结果的例子。所有的训练项目的目标应该是行为的改变。因此,人们应该非常小心地选择支持所需结果的技术。

提示:供应商代表可以在他们理解你的"为什么"之后,提出关于"什么"的建议。

利用价值主张来建立盟友

利益相关者是一个或者一群对项目或者企业有兴趣的人。启动或发展一项模拟项目需要有影响力的利益相关者,且目标与你们的努力一致。让盟友认同取决于你传达清楚价值主张的能力——一种清晰表达你的"客户"能从你的产品、服务或想法中获得好处的简单声明(MindTools, n.d)。

建立模拟项目不是一个目标,这是一个活动,但不是一项让不得不为他付钱的人兴奋的活动。能激励付款人、解决未满足的需求的有效目标应是可衡量的,并能为组织带来价值。尝试这个目标为例:"ABC 医院寻求建立模拟项目来缩短护士毕业生的实践过程,同时提高新团队成员的胜任力。"是否更好?你认为这个目标是否能让你兴奋?你打赌它会。实践和能力是可测量的。知道这些目标,能使行动的计划者和供应商在同一条路上。

识别利益相关者能轻易地开始,但之后就需要一些想象。最明显的利益相关者是那些有已知产品消耗需求的人,相信我们,你们正在创造一种产品。

潜在的利益相关者

- 需要训练来满足、获取和维持能力的临床医生
- 拥有有限学习机会的学习者
- 需要练习来维持不经常使用的技能的团队
- 寻求继续教育的医疗服务提供者

- 以社区为基础的组织
- 病人
- 风险经理
- 患者安全倡导者
- 寻求补充训练的学术课程
- 医疗器械公司
- 医生和保险团队

上述利益相关者有不同的需求——临床医生、学生和整个社区都可能受益于你的项目。如果能为他们实现价值,每个人都可以支持你的计划。当价值明显时,消费者将会付费。

建立价值的练习

步骤 1:了解你的顾客——在这个案例中,让我们想象最初的顾客为医院手术室的护士长。护士长有一些新员工,她担心新员工可能陷入适应快节奏手术环境的困扰,她希望在短时间内建立一支强大的团队。

步骤 2:了解你的产品——了解客户的需要,你可以利用经验和模拟项目的资源来解决为满足的需求。你的解决方案可能包括基于循证医学的、标准化的手术模拟,可以在模拟实验室或实际操作中进行。团队可以一起训练,来建立凝聚力。

步骤 3:了解你的竞争对手——你的竞争对手要求非现场培训,包括讲课和一些来自多个组织的角色扮演。注意:在识别潜在竞争对手时,要广泛思考。有时,竞争对手为同一个组织工作。他们可能会竞争资金和其他资源。考虑将内部竞争者改变为合作者,这可能是一个提高效率的机会。

步骤 4:提炼你的价值——完成前三步,定义问题,形成解决方案,分析竞争格局。现在,是提出价值主张的时候了。这是个价值主张的例子:模拟项目可以在实际操作中进行团队建设模拟训练。安排一个类似案例的模拟,能提高团队效率,为你的部门将成本和混乱降到最小化。

现在,为每一个确定的利益相关者重复这个练习。这个活动的主旨应该是对你的顾客是谁、他们需要什么、你能怎么帮他们有一个清晰的认识。利用这些信息,你能继续发展商业、市场和沟通计划。与利益相关者、合作伙伴和供应商共享声明,重复这些声明来构建一个共享的心理模型,从而表明你存在的价值。

提示:提炼基于价值的声明,才是难忘和有效的。

案例研究：反射

> Andrea 的技术委员会未能建立一个明确的价值主张对项目有何影响？你会怎么做？

在利益相关者接受了一个愿景之后，他们很快会想了解模拟项目的度量指标或可测量结局的具体细节。作为一个新的项目，这个指标可能在最初会受到重点关注，然后在盛大开业后，会需要一套新的指标。

结局测量

正如 George Harrison 的一首很流行的歌《任何路》里写的："如果你不知道你要去哪里，任何路都可以带你到那里。"投资者想要知道你为了接近目标所走的具体的"路"。

价值主张是一个承诺——他告诉其他人，特别是购买者，他们投资的是什么。很少有购买者会在不了解承诺将如何交付的情况下投资。建立现实的里程碑和可衡量的目标，可以提高成功的可能性。

建立可衡量的教学活动的目标非常有意义，但是哪些措施需要与技术供应商沟通呢？将组织目标分成两大类：准备启动项目和运营项目。

当意识到项目的目标后，技术提供者可称为宝贵的资源。因为他们参与了每天的技术项目，他们可以用之前的经验帮助你。与技术提供者共享短期的和长期的目标，有助于知晓并把重点放在项目最关键的地方。

准备目标

- **设备交付**——设备需要在什么时候交付？有其他交付地点吗？订单应该被完整装运，还是组件准备好就可以装运？
- **组件安装**——一些技术解决方案可能包括来自不同供应商的组件。在这种情况下，很重要的一点是要清楚你对安装每个部分的期望。
- **组件集成**——协调系统的集成需要预先计划和持续进行的项目管理。确定你的组织是否具有能够领导或至少协助进行技术集成任务的计划和执行的内部专家。拥有多个或复杂系统的大型项目可能需要第三方系统集成商的服务。向各个供应商询问集成公司的建议，这些公司始终满足客户的期望。

- **初始用户培训**——成功操作该技术的学习和实战要求是什么？在职培训的决策可以决定或破坏实施过程。充分考虑用户的类型和他们的具体需求，供应商的通用类型可能不适合所有用户，因此可能需要一个定制的解决方案。此外，当技术不经常使用，或者期望营业额或项目发展时，应该考虑进行培训。
- **启动演练**——了解技术解决方案的操作基础，与演示如何利用技术实现学习目标是不同的。在跟客户使用技术之前，计划团队演练。当你排练的时候，邀请技术提供商的代表来现场。在某些情况下，这可能需要一笔费用，以确保技术专家或教育家在场。即使完全沉浸在开展模拟项目的计划中，负责人也需要关注长远效果的评价方法。与技术提供商共享这些方法，将单一的设备组件转化为情境框架，将该项目运作为一个成功的学习型企业。

操作目标

- **成功的主要指标**——金融世界将领先指标作为一个可衡量的因素，在经济开始跟随趋势或者模式之前发生变化。教育事业可以使用注册和满意度作为客户对提供服务的价值的早期标志。领先指标不能与最终的学习和性能结果的指标相混淆；然而，它们有助于指出"船是否朝正确的方向前进"。

  提示：考虑演示者的演示能力，用模拟器作为成功的领先指标，来登录和控制编程场景。
- **学习效果的测量**——你不能管理你无法测量的东西。Donald Kirkpatrick 发明了一种广泛采用的测量训练模型。Kirkpatrick 模型（Kirkpatrick & Kirkpatrick, 2006）包括 4 个层次，通过赞助商的期望回报，逐步测量参与者对一个项目的反应。解决方案提供商有一种既得利益，来了解他们的客户是如何预见成功的——Kirkpatrick 模型是一种交流培训有效性的方法。
  - 层次 1——在什么程度上，学习者对培训有积极的反应？
  - 层次 2——在参加培训的基础上，参与者在多大程度上获得了预期的知识、技能、态度、信心和承诺？
  - 层次 3——在接受培训的时候，参与者在多大程度上应用了他们在培训中所学到的知识？

- **层次4**——在培训和后续强化的结果中，目标结果发生了什么程度的改变？

提示：模拟项目可以建立每个级别的基准，并根据基准测试实际项目。建立基准的做法有助于与问题解决者讨论课程工具的和如何实施全面的解决方案，而不是零碎的方法。

良好的结果度量描述了一个终点。他们的限制是他们不能说明工作是如何完成的。使用学习成果作为目标，经理接下来应该计划一个使用模型，它展示了有多少可改动的部分对最终产品有贡献。

创建使用模型

描述客户如何使用和支付模拟程序，迫使计划者考虑几个逻辑维度的问题。维度是学习者、课程、设施、员工和财务。当计划一个新的设施时，使用模型是有帮助的，因为它将显示用来支持愿景需要的技术。它还对现有设施有利，因为它有助于说明关键的逻辑参数。

- 学习者——每天、每个课程、每学期、每年有多少潜在的学习者？一群人使用该设施的使用间隔是多少？
- 课程——决定需要什么技能和模拟来支持学习需要。技术应该支持课程。因此，只有在了解了学习和性能需求之后，才可以进行技术计划和供应商讨论。
- 设施——支持教与学的房间类型和功能是什么？每个房间的容量是多少？
- 员工——将员工分为几个简单的功能，包括教学人员、技术人员和管理人员。确定员工的总小时工资率。
- 财务——决定与班级和课程相关的直接成本。另外，考虑一下收入来源，包括以下内容：
  - 经常性收入——这是最具价值的收入形式。使用类似于定金的协议，模拟项目有可靠的收入来支付诸如工资、课程成本、保证和供应等费用。经常性收入的最常见来源是一个内部部门，它同意为正在进行的培训提供资金，部分或全部同意资助这个项目。尽量避免"成本中心"的绰号，因为它没有恰当地描述企业的价值。
  - 交易型收入——即现收现付模式非常适合那些寻求个人课程或计划的个人。这种形式的收入对项目来说更加困难，特别是在一个没有历史数据的项目的初始阶段。
  - 交换条件——以物易物是一种可以接受的支付方式，特别是双方都互相理解双方资源的价值。根据需要，考虑提供服务，以换取空间、设备、专业知识和认可。一定要交流交换的价值，因为没有一项上面提到的例子是免费的。
  - 项目收入——这类收入描述的项目是由消耗资源的项目执行的，具有价值，并且需要一个明确的交付。举办研讨会、制作视频、为第三方设计课程是项目收入的例子。

即使是最保守的使用模式也会带来成本，负责人必须了解成本并创建预算来支持计划的活动。通常，销售代表会询问有关资金的问题。当一个代表问你是否得到启动资金时，请不要生气，他们需要这些信息来预测交易达成的可能性。预测支撑了关于制造、运输和服务交付的决策。与供应商开诚布公地讨论你的目标和预算是很有帮助的。你提供的信息有助于他们提出最合适的解决方案。

支持使用模型的预算

有两种常见的计算管理费用的方法：自上而下和自下而上法。

- 使用自上而下的模型，财政或管理部门提供了大量的资金来支付模拟活动。使用这个预算金额，模拟仿真经理需要考虑在哪里应用这些资金的先后顺序。然后，他或她向利益相关者介绍如何使用预算资源完成任务。当新程序开始时，这个模型通常被使用，而它们的值和收入流并没有很好地建立起来。
- 自下而上的模型，建立在假定模拟程序将在预算期间执行特定的计划的假设之上。因此，预算反映了执行这些倡议的总成本。这种模式存在于固定的程序中，在这些程序中，循环的收入流是有担保的。
- 预算经常被描述为运营和资本。操作预算通常设置为日历或财政周期。工资、租金、水电费和差旅费是运营预算中常见的项目。一个资本预算是用来购买耐用物的，它将持续数年，成本超过 1 000 美元。新模拟器和医院病床是资本预算资金的例子（表4-8-1）。

表4-8-1
购买模拟资源的 10 个考虑因素
1. **需求驱动技术购买**。获得技术能支持学习和性能需求。确保这项技术容易使用，不要让个人的特性让你太兴奋。
2. **考虑大局**。一个完全载入的模拟器可能包含过多的特性，这些特性不会比一个装备充分的模拟器在实质上更能驱动学习结果。使用储蓄投资补充资源，如任务培训师、数据管理、标准化课程和教员开发。
3. **了解所有权的总成本**。担保、课件、安装和消耗品都有助于解决方案的总成本。在比较多个供应商的解决方案时，一定要货比三家。
4. **考虑整体价值主张**。购买模拟器是长期投资。理解解决方案如何为你的客户带来价值非常重要。询问供应商如何通过服务、课件和其他支持提供额外的价值。
5. **避免特性陷阱**。在需要和想要之间有一条很好的界线。特性增加了价值，也增加了成本和复杂性。现实主义人文特征是医疗模拟市场经常讨论的话题。考虑一个特性是如何影响教育效能的。避免对模拟器的发型或颜色做出情绪化的决定。
6. **计算耗材和一次性用品**。塑形和有意识的技能练习消耗了物资。在使用模型的基础上进行替换的预算。
7. **机械的东西需要保养和修理**。反复的操作和侵入性的程序会对病人造成伤害。确保投入时间预算来维持你的投资。模拟器需要像汽车和飞机那样的预防性和计划外的服务。
8. **制造复合的简单成本**。随着时间的推移，解决方案的实施，集成多个独立组件的需求变得越来越明显。在某些时候，这个程序将会引发使苹果和橘子在同一环境中共处的成本。
9. **实现需要支持**。很少有解决方案能在没有经过深思熟虑的情况下产生实质性的影响，并持续地支持用户的使用。在完全采用到达关键临界点之前，考虑训练的预算、练习的时间和预演。
10. **成为一个好管家**。模拟项目通常是用别人的钱构建的。基金会和纳税人欣赏创造价值的投资。停留在集装箱或货架上的模拟器不会帮助拯救生命，这使得购买者对未来的要求很不放心。买需要的东西，用你有的东西来创造不同。

这一节的第一个主题重点放在理解用户需求上。在与供应商联系之前，购买者和用户应该努力了解技术如何支持学习和性能目标。这个目标并不一定要了解技术的每一个细微之处，也不一定要了解模拟是如何支持一个学习理论的。相反，有了重点和优先次序的客户可以帮助供应商提供相关的选项。

那么，什么时候是联系供应商的正确时间？

没有一个单一的答案适用于所有情况。然而，当可以的时候，你会知道你已经准备好了，至少在表面上准备好了，按表 4-8-2 中对这些问题进行对话。

表4-8-2
供应商在初次会议中可能会问的问题
1. 告诉我们你们的目标——你们想尝试修复……提高……减少……？告知我现状和执行了方案之后的呈现。
2. 描述机构对模拟感兴趣的原因——检查所有的申请。 ● 提高个人能力 ● 减少病人伤害风险 ● 提高临床合作 ● 评估及提高系统和流程 ● 临床训练位置的局限性 ● 达到调整的必要条件——解释 ● 其他——解释
3. 谁是模拟项目的客户？他们的需求是什么？
4. 谁是利益相关者？他们的期望是什么？
5. 模拟如何融入到组织战略和目标中？
6. 描述组织文化——是否做好采用模拟的准备？
7. 技术要求是什么？
8. 项目范围是什么？时间表？
9. 项目是否受资助？
10. 购买决定如何做？由谁做？组织会征求竞争报价吗？还是唯一供应商？
11. 资本支出的预算是多少？
12. 运营资金预算用于一次性和消耗品供应吗？

主题 2：如何选择供应商、服务、解决方案和产品？

关于供应商

Doyle 等人（2008 年）将仿真厂商标识为医疗模拟教育行业，并如此描述：为医疗模拟购买者提供技术、服务和教育解决方案的贸易公司。

在本节中，作者选择了"供应商"这个术语来简化广泛的商业公司的沟通，包括解决方案提供商、分销商和其他公司。

供应商提供反映市场需求的产品与服务。需求根据用户故事、临床教育文献、指导方针和标准确定。供应商也可以使用教学系统设计和人为因素方法，创建支持学习和改进性能的解决方案。

供应商的组织结构可能有非盈利性的、盈利性的、私营的，也有上市公司。由于供应商处在高度竞争的市场，竞争对手之间协作帮助共同的客户获得利益非常普遍。供应商通过补助和研讨会支持医疗教育行业；一些与其他行业领导人合作开发以对病人结局产生重大影响为目标的全面解决方案。

支持医疗教育的公司类型包括以下几类：

- **制造商**——直接或通过经销商向市场生产和销售产品。他们管理自己的产品、保修，甚至可能提供定制产品开发服务。制造商可能会生产一个单一产品或产品组合形式的解决方案包。

- **制造商 / 分销商**——如上所述的公司还会选择销售其他厂商的产品来填补产品的空白，满足用户需求。与供应商之间经常会有优惠关系，使他们能够支持所有产品和保修问题，他们通常可以提供独特的产品组合作为一个单一的供应商。

- **分销商**——公司销售由他人制造的产品，并通过他们的专业知识和（或）营销能力为产品传播增值。可能对医疗模拟行业有很好的了解和基础的理解，或对模拟有肤浅的兴趣，但在教育或医疗行业有广泛影响。产品和保修问题通常被提交给制造商。

- **转售商**——大多是非专科教育或医疗保健供应商，他们提供产品作为采购服务。他们通常可以运行多种产品，这些产品可能在相关的市场上，也可能不存在。产品和保修问题几乎都是交给制造商。

- **顾问**——个人或团队在医疗、教育和模拟行业中拥有广泛的相关专业知识，他们可能会参与到组织层面的问题中，并就未来的组织设计、结构和实践提出建议。

- **合并者 / 解决方案提供者**——这些公司通过利用各种各样的承包商、专家和产品制造商的资源，为组织需求提供解决方案。他们可能被认为提供了一个高价值的提议，因为他们可以协助采购和执行服务。

- **技术转让 / 种子公司**——是由一个学术机构发展的公司，其目的是将一种内部开发的产品商业化，并将其带到市场上，以获得更大的利润和商业利润。

什么时候接触供应商?

供应商在技术的选择、获取和实现中扮演着关键的角色。知道什么时候联系一个供应商，以及如何进行接触，这是历史上的经验教训。本节提供了各种关键节点与供应商有效互动的技巧。

- **收集**供应商网站和印刷文献的信息可以提供关于产品、配件、服务和价格的详细说明。在某些情况下，用户故事、感言和白皮书可能是可用的——这些资源提供了关于实现和结果的更多细节。

提示：

- 订阅用户组和论坛——这些在线社区可以通过共享知识和信息提供巨大的价值。你的机构的电子邮件交换可能允许你创建自动将邮件从供应商组织到特定文件夹的规则。这有助于在不增加电子邮件收件箱的情况下管理信息。

- 要求供应商代表解释成交量或多年的定价。这些数据通常不在网站上。

- **咨询**——供应商可提供有关教育方法、技术整合、教员发展和设施设计的专业咨询。这些服务的复杂程度和成本可能是不同的。考虑到现有客户的数量，即使是没有专业咨询服务的供应商也可以共享有关该机构在技术实施方面的经验。

提示：

- 审查顾问资格，并要求客户推荐。
- 审查咨询协议。确定术语、方法、交付物、成本和价值。
- 确定供应商是否建议外包咨询服务。

- **展示**——交易、产品展示和供应商客户中心是用户体验产品和解决方案的实际体验的例子。演示对于介绍产品很有用；具体的特征和能力可以在行动中观察到。然而，如果评估是在现场进行的，并且在正常操作的范围内，评估产品可能需要更长的时间。

提示：

- 基于当前和潜在用户需求确定客观评价标准。
- 在解决方案的评估中包含实际用户。
- 访问采用类似解决方案的其他用户，询问解决方案的优点和局限性的中立评价。

- **引用**——否认"引用"是价格的同义词的诱惑。报价中包含的信息类型可能在供应商之间有很大差异。简单的报价可能包含价格和保修信息，而其他的可能包括关于解决方案集成的详细信息以及性能保证。定价是整个价值主张的一个组成部分。由于来自多个供应商的报价，价值评估取决于采购部门——这是该机构潜在的风险时间。只在价格上选择一个解决方案，你可能会体验到集成、可用性和质量问题。

提示：

- 要求供应商显示解决方案所有权的**总成本**。保修、附件和消耗品增加了成本。
- 通过操作镜头来评估每个物品的价值。预付可能会导致标价过高，而且可能会诱使从采购表中**购买**。一定要评估每个决定的潜在后果。
- 向供应商询问购买方案，包括租赁、批量折扣、软件服务的多年折扣，以及其他有助于简化收购的金融服务。
- 要现实地要求捐款和不寻常的大折扣。为了使这些请求被考虑，供应商的价值主张必须与客户所要求的价值相一致。

● **订单处理**——很多制造商都是在时间或精益生产过程中引入的，这些过程创造了订单执行的固有的交货时间，这很少被隐瞒，并且通常被代表们预先讨论。在计划采购时应考虑公司的课程和项目管理。例如，确保采购部门明确地知晓供应商交货时间、净付款条件和预定的 - 投入使用的日期，这样供应商就有一种紧迫感。延迟的 PO 处理在产品排序中造成重大延迟并不罕见。反过来，这将帮助供应商提供原材料、计划制造、安装和团队资源以满足你的需求。

提示：

- 在采购过程中确定潜在的瓶颈将简化订购过程，并大大减少供应链问题。

● **订单履行**——部分以技术为基础的产品需要制造商提供正式的安装和培训，而另一些产品则可以从盒子里取出，并在使用（DFU）说明被彻底阅读和理解的情况下使用。明智的做法是确保采购团队了解产品需要的日期和制造商的安装时间，以减少交付滞后。

● **产品或服务问题**——当产品故障或损坏时，或当用户对功能有疑问时，供应商可以提供从 DFU、在线论坛和现场代表等技术支持等级。有些支持服务可能是免费的，而另一些则需要预订。

提示：

- 将 DFU 打印在可访问的位置。将电子副本上载到共享的基于 web 的工作区。从供应商的网站获取电子支持文件。
- 鼓励用户在调用供应商的技术支持线之前检查 DFU。
- 将产品的序列号和机构的账号记录在一个显眼的位置，供应商代表可以在技术支持调用开始时询问这些信息。
- 向供应商的技术支持代表投诉。此输入有助于驱动持续改进活动。

产品选择指南

明确需要和需求

确定必须拥有的、可选的、不需要的特性。随着购买产品的成本的增加，功能驱动成本对项目的价值必须是相称的。保持专注于项目目标将有助于减少对功能的兴奋。

使用客观标准评估解决方案

基于需求的评估方法应该能够适应来自多个供应商的解决方案的比较和对比。潜在的措施如下：

● **可用性**——用户需要具备哪些技能来操作解决方案？如何训练用户来操作解决方案的？有哪些培训和性能支持辅助存在（工作辅助、指导视频、检查表等）？

● **可及性**——是否需要许可证？如果是，每个许可证的成本是多少？

● **持久性**——在解决方案需要预防性维护之前，可以执行多少程序？

● **可移动性**——解决方案是否需要移动？准备移动解决方案需要多长时间？有多少人需要移动解决方案？

● **质量**——解决方案的质量如何？

● **可服务性**——哪些部分可以被用户替换或维修？执行服务组件需要特殊培训吗？供应商如何执行预防性维护，以及维护频率是多久？

● **总成本**——需要什么消耗品，以及它的成本是多少？保修的成本和价值是多少？

● **与现有系统的互通性**——解决方案会以一种与其他系统兼容的格式输出数据吗？有特殊的功率要求吗？

考虑供应商的业绩记录

供应商有什么在与你类似机构实施这个解决方案的经历？

此时，彼地：如何继续改进或者保持我现有的成果？

有很多教育工作者和模拟仿真技术人员，他们都有创新和设计产品的经验，或者是想要影响模拟器和供应商的模拟设计。所有的供应商都欢迎这样的对话，并且经常有很多的好想法。

产品创新和设计是一个反复的迭代过程，在这个过程中，往往要重复提议和评审的过程，目的是为了达到预期的目标或结果。这个过程的每一次重复都被称为迭代，一个迭代的结果被用作下一次迭代的开始。这需要所有相关人时间和资源的保证，可能会花费比预期长很多的时间，即使是现代的、快速的成型过程。

更多的最终用户和供应商讨论的主要领域通常围绕以下三个：

- 创意生成
- 产品提案审查或 beta 测试
- 正式技术转让协议

这些被简要地审查，并被设计为最终用户服务。你可能会发现，定期对你当前的程序进行评审，并将使用的产品信息反馈给供应商，供应商们一般都欢迎对产品和服务的结构化、客观和实际的反馈。

想法的产生

供应商明白，意见领袖和模拟实践的专家是用来了解他们的专业需求和不断发展的最佳实践问题的最好定位。与此同时，在项目进展时，供应商也会接触到多个站点和反馈的信息，并经常对这些信息进行回顾，从而识别出以前未确定的需求。在与供应商讨论你的想法时，他们会希望理解你的想法中的为什么？如何？什么？（Sinek，2009）然后以涵盖项目的材料和资源需求的商业考虑进行发展，用分散的方法，推广新产品。

上面描述的迭代过程将帮助双方确定产品演化（或改革）的路线图，以满足临床／教育环境的长期需求。通过提供想法中的"为什么"，可以帮助供应商识别新方法的"如何做"和"是什么"。

产品建议评审或 Beta 测试

供应商经常在产品进展的两个阶段寻求反馈：

①审查"功能需求文档""项目需求说明""工作文档的范围"；②原型的 beta 测试。对这个过程的承诺绝不能被最终用户所低估，因此你应该确保你所参与的过程的目标在你自己的组织内被清楚地理解。

一般来说，组织和供应商协作对产品理念的需求应该得到以下考虑：

- 承诺——涉及的从业者数量和类型以及他们参与的时间。
- 交付日期——产品开发是一个长期的项目管理过程，它将有许多软件和硬件的检查点。确保你的组织能够在这些需求中工作，并按时交付报告。
- 本地 VS 全球的吸引力——供应商通常会关注产品的全球吸引力，但会对你的本地临床政策、实践、指导方针以及你的教育和模拟过程对产品开发的影响非常感兴趣。同样重要的是，要考虑到你对该提议的反馈的全球性／可概括性，同时认识到产品需要吸引到最广泛的市场区域，因此可能缺乏你想要的一些设施。

技术转让

供应商认识到技术转让部门在许多教育和医疗组织中所扮演新兴的角色，要尊重他们在开发和保护发明过程中的作用。如前所述，供应商希望就你提出任何想法的"为什么？""如何？是什么？"做出明智的决定。但是，在技术转移框架中推广产品时，供应商还期望你解决以下的数据收集需求：

- 关于你的想法／产品地址的大小的临床资料。
- 确定一个支持解决这个问题的课程（如果有的话）。
- 找出任何与你想要提出的想法有关的文献，以及你从论文中得出的结论。
- 解决这个问题的驱动者，包括不断发展的项目和资金机会。
- 该程序实践的频率以及在多学科团队中谁使用。
- 在专业使用者中，有多少当地的和全球的训练者需要接受培训？
- 你认为生产最终产品的实际成本是多少？
- 你认为最终产品的实际价格是多少？
- 你认为最终产品的实际销量是多少？

从简洁的文档中综合这些考虑，将使你能够最有效地与你所接近的供应商进行交流。记住，即使手头有这些细节，从创意到产品发布的时间最好是在几年内，而不是几周。

总结

供应商是一个不可否认的关于他们的产品和服务的知识来源，包括他们如何有效地在全球使用。这种"部落知识"对任何一个模拟项目团队都有好处，有助于避免重复别人的错误。

本节旨在为读者提供两个主题的建议：①技术规划；②如何选择供应商、服务、产品和解决方案。与这些主题相关的过程看着似乎令人生畏，尤其是对于一个新经理来说（但对于一个经验丰富的经理来说也是如此）。项目经理很容易被供应商销售团队的积极性质所压倒。

如果中心经理和他们的团队对用户的需求有明确的了解，并且能够针对这些需求提供一个积极的、结果可衡量的、简单可辨认的方案，那么技术规划是最好的管理方法。如果能够将用户的需求梳理成为一组目标明确的准备和操作目标，支持清晰的模拟中心"使用"和"预算"模型，将更容易与供应商进行直接和诚实的沟通。这可以消除大量的挫折，并确保项目得到优秀的客户服务。

你可能希望考虑回归预期，作为一种关注你的团队的方法，而不是传统的投资回报，因为后者过于专注于财务利益，而这可能与模拟或培训结果不太容易联系起来。

选择供应商、服务、产品和解决方案是一个复杂的过程。读者应该做好准备，以确保他们不仅了解培训计划的目标、所需的产品和服务，而且还能理解正在考虑的供应商的性质。考虑将客户和供应商作为计划的合作伙伴，更好地了解他们的结构、能力和局限，因为这将帮助在结构化的采购/程序中实现适当的预期，从而对项目产生信心。

在你的计划和运营过程中定期与你的供应商保持直接和诚实的态度。无论你是站在一个新的项目上，就像 Andrea 一样，还是管理一个已有的项目，你的供应商都应该被视为长期合作伙伴，但不要指望他们会为当地的预算赤字提供担保。在整个模拟项目和整年预算中，成本管理将是用户最大的挑战之一。仔细考虑任何产品或服务的"总拥有成本"，将使投资效益最大化，并确保投资获得最大的收益。

参考文献

Covey, S. R. (2004). The 7 habits of highly effective people. New York, NY: Simon and Schuster.

Doyle, T., Carovano, R. G., & Anton, J. (2008). Successful simulation center operations: An industry perspective. In R. R. Kyle & W. B. Murray (Eds.), *Clinical simulation: operations, engineering and management* (pp. 479–488). Boston, MA: Elsevier.

Eisenhower, D. D. (1957, November 14). *Remarks at the national defense executive reserve conference* (Online by G. Peters & J. T. Woolley, the American Presidency Project). Retrieved from http://www.presidency.ucsb.edu/ws/?pid=10951.

Jeffries, P. R. (2007). *Simulation in nursing education: From conceptualization to evaluation*. New York, NY: NLN.

Jeffries, P. R., & Battin, J. (2012). *Developing successful health care education simulation centers: The consortium model*. New York, NY: Springer.

Kirkpatrick, D. L., & Kirkpatrick, J. D. (2006). *Evaluating training programs: The four levels* (3rd ed.). San Francisco, CA: Berrett-Koehler.

Lewandowski, W. E. (2008). Success with clinical simulation = assessment + planning + implementation. In R. R. Kyle & W. B. Murray (Eds.), *Clinical simulation: operations, engineering and management* (pp. 471–478). Boston, MA: Elsevier.

Mendes, D. (2008). *George Harrison—Any road* [Video file]. Retrieved from http://www.youtube.com/watch?v=mePp1l299EE

Mind Tools. (n.d.). *Creating a value proposition* [Web log comment]. Retrieved from http://www.mindtools.com/CommSkll/ValueProposition.htm

Sinek, S. (2009). *Start with why: How great leaders inspire everyone to take action*. New York, NY: Penguin.

第5章

管　理

第一节

业务需求和资产评估

Sandra J. Feaster, RN, MS, MBA; Jennifer A. Calzada, MA

作者简介

SANDRA J. FESTER，斯坦福大学医学院仿真和模拟教学的助理教授。在过去的 8 年里，她在斯坦福大学开设并管理了两个重要的模拟中心：139.4 平方米（1 500 平方英尺）的古德曼手术模拟中心（ACS 1 级认证中心）和 2 601.2 平方米（28 000 平方英尺）的古德曼仿真教学中心。她主攻医疗行业模拟仿真技术，并任教于美国外科教育学院。

JENNIFER A. CALZADA，杜兰医学中心的行政主任，主要从事高级医疗现场模拟以及医学院的团队培训。曾经从事广告宣传和市场营销工作 20 年，2008 年辞去工作成为杜兰医学院模拟中心的日常业务总监。她在营销、通信、培训和业务发展方面的独特视角和工作经验使其成功打造出一个全新的现场模拟中心。

摘要

本节讨论如何使用调查方法，分析和明确业务需求及资产评估，调查内容包括询问谁（who）、什么（what）、在何地（where）、何时（when）、为什么（why）以及如何（how）。当计划一个新的项目甚至一个既定的项目，通过回答这些问题，将有助于拓展听众人群或向听众展示教育目标和财务状况，并有助于决定什么样的资产能够获得并持续。我们将会通过案例讨论，包括设备采购，与各部门合作收购，以及对现有计划项目的扩展，形成一个基于专业需求或地理机会的高收益 CME 计划。本节的目的是通过从不同角度分析机遇和风险，给读者一些思考以便深入了解业务需求。

案例

2010 年 8 月，斯坦福医学院创建了一个全新的医学教育部门，包括了专攻知识学习的李嘉诚中心（LKSC），以及一个面积达 2 601.2 平方米（28 000 平方英尺）的古德曼仿真模拟学习中心（ILC）。ILC 设计的练习活动主要针对（但不限于）本科医学教育、医学生（UGME）、研究生医学教育或住院医师教育（GME）和继续医学教育（CME）。ILC 的设计目的是为了提供多个仿真模拟活动，包括人体模型、嵌入式模拟人（ESP）和局部任务训练器。目前该项目还处于规划阶段，人体模型为基础的模拟教学小部分用于本科医学教育或医学生教育，偶尔用于研究生或住院医师培训（尤其是麻醉科和急诊科），很少用于继续医学教育（辅导员课程外）。考虑到这一点，确定未来的业务需求和资产评估对整个计划团队来说是非常有压力的，这就需要该团队能够清晰地把握对模拟仿真教学的未来远景。（Gaba，2004）。

20 世纪早中期，与各部门领导、教师和工作人员开会讨论模拟教学是具有很大挑战的。许多教师只掌握教医学生临床技能训练与考核除颤仪的使用，仅有少数可以想象如何将以模拟人为基础的模拟教学应用于课程中替代或重新调整当前的教育活动。

以住院医师为教学对象的老师不了解标准化病人（SP）项目的有益性以及如何使用嵌入式人体模型（ESP）协助教学过程。但是现在，每年收到好几次要求使用标准化病人的 SPS 进行各种各样住院医师教学活动的通告，比如给患者传递坏消息，获得知情同意等，而且越来越多的基于人体模型的模拟仿真教学正在被整合到医学生课程中。

我们没有水晶球，预测未来是很困难的。考虑业务需求和完成资源评估有助于我们将重心放在学习者的教学需求上来。如何在你的项目中获得类似效果？我们有一个口头禅出自 Zig Ziglar 的一句话，即"如果不知道你不能做什么，就不能知道你能做什么"（引自 Zig Ziglar，无日期）。

引言和背景

你了解你的机构、客户、学员群体、竞争对手、资源、独特品质、资产和仿真模拟产业吗？这些都是应该了解的。仿真模拟教学项目的成功和可持续发展都依赖于对业务需求的彻底评估和对有形和无形资产的深刻理解（Galati & Williams，2013，chap. 46；Seropian et al.，2013，chap. 45）。

无论你是正在启动一个像 Horley（2008）所描述的新的仿真中心，还是扩大你的中心，又或者正在进行现场模拟教学活动，都应该进行资产评估和审查。通常仿真中心是新建或由其他场地改造，在此时甚至之前，模拟设备是在没有明确业务发展规划的情况下就被购买或被捐赠的。医院在计划购置设备时往往非常谨慎，这或许有助于模拟仿真设备更好地分配到教学业务中（David & Jahnke，2005）。

过一两年后，模拟仿真器可能最终会被遗忘在设备储藏室的最里面，可能是因为它们在整个教学过程中不被需要，或者工作人员没有被培训过如何使用或维修这些模拟设备，又或者个别模拟器不招人喜欢。在模拟器需要经常或广泛维护，而在战略规划或业务预算中并没有提及该项支出的情况下尤其如此。因此任何新的或扩展的项目都必须包含持续支持的计划。俗话说"谁在乎谁付费"（栏 5-1-1）。

不要让购买设备像"买辆车"

这是一个关于购买模拟器的类比。想想一个工作往返需要交通工具的人。假定这个人有一笔固定的交通预算，但把所有钱都花费在买"一辆车"上，他没有为加油、换油和维修做预算，更别说停车费。这种决策最终会导致他放弃开车，而选择坐公共汽车。把所有钱都花费在买最新模拟仿真设备（即使非常痴迷于它）而没有预留维修和运营的费用，会使你只是在 PPT 上进行教学或该模拟设备在教学计划中只能作为一个"艺术品"展览。因此，在购买设备之前一定要进行仔细的战略性思考。

在《爱丽丝梦游仙境》一书中，爱丽丝走到岔路口，问柴郡猫（Cheshire Cat），"可不可以告诉我该往哪走？"猫回答道"这要取决于你想去哪了"。她说："我不在乎"。"那选哪条路也就不重要了"，柴郡猫回答道（Carroll，无日期）。

栏 5-1-1

案例学习：集团采购

在斯坦福的模拟仿真教学中心，有两个重要的模拟器是与其他部门一起购买的。第一个是 Harvey，是由 ILC 和内科合购的心肺病人模拟器；另一个是由 ILC 和外科、麻醉科共同购买的 CAE Medical VIMEDIX TEE/TTE 和 FAST 超声模拟器。合购是让各个临床科室参与的一项战略决策。当做出这样的决定时，你需要决定是否没有参与合购的科室可以使用该设备。由谁负责保修和维修也应事先确定。这些都需要三思后达成一个购买协议。服务级别协议（SLA）的制定既可以确保每个人充分理解该协议内容，也可以生成公文以便日后使用。

了解风险

开展一个项目时不要投机,提前为模拟教学活动在以后的发展和增长做一个预案。这个计划可能有内在的风险,不管是已知的还是未知的,但至少你可以开始为这些风险做好准备。这有助于开展一个基线的框架规划,在项目开展和实施中进行调整(Merton,2013)。任何计划都是有风险的,但在进行任何商业冒险之前,探索潜在的问题是明智的。提前知道总比事后知道要好。以下为主要的风险,但不仅限于这几点:

1. **财务风险**——在选择空间、设备和人员时,财务风险是非常重要的。在项目实施过程中能够持续维持财务偿付能力更为重要。关于空间的考虑包括实际的场地、任何建筑成本、改造费用以及设备的使用费用(维修、公用设施等)。设备也有类似的风险要考虑(如何以及谁将使用该设备,如何修理,谁来支付授权等)。关于人员的考虑范围更加广泛,包括选择合适的人做合适的工作,人员成本,以及对人员的长远规划(例如增长计划,临床阶段或其他保留策略)。

2. **机会风险**——你需要确定是专注于服务一个学习群体(例如住院医师、护士或医学生),而放弃与厂家的合作还是选择另一个更具资金吸引力的群体(如外来学习者、认证课程等)。还是尽可能抓住所有潜在的机会。提前考虑这些风险有助于其可以长期服务于你的中心。

3. **政治风险**——政治风险往往是最困难和最容易忽视的风险,例如某些教员、管理员、新院长和捐赠者等。有些教职工可能很专业,可吸引召集大量学员。而有些教员相反,通过与旁人交谈,对其他教员、行政人员或其他人,以及你的项目产生负面影响。与被拥戴的、德高望重的人进行政治联盟是明智的。政治变化无常,了解你的敌人和盟友可能是非常重要的。

启动需求分析

无论是开拓新的业务还是扩展原有业务,你都需要提出一些问题,以帮助指导思考,并提供开发一个可行的框架。一个掌握模拟教学机制的教育家和管理家应该知道6Ws。6Ws通常被认为像新闻调查,但将其用于此也有助于形成项目框架并锻炼探索业务需求的思维(Suzuki,2005)。通过以下6个Ws,在开发或细化项目时思路就更加清晰明了了。

1. Who
2. What
3. When
4. Where
5. Why
6. How

	当你问"你的谁"时需要考虑:
Who	学习者
	客户
	利益相关者
	竞争者

识别你的客户、学习者、利益相关者、竞争者等有助于引导你的思维,了解他们今天是谁,但也要清楚他们将来可能是谁。"Who"是决定购买什么设备,如何分配空间以及需要什么专业员工的主要因素。了解"Who"对知道谁将使用空间是至关重要的,是收益和支出的重要驱动力。因此你需要问自己以下几个问题:

- Who 决定你需要什么设备,以及如何与学习者们匹配?
- Who 决定了所需设备的高保真度和精密度。你是培训第一次接触该技能的新手还是想培训提高技能和交际技巧的专业人员?
- Who 决定了所需设备的数量、学员容量、教学或练习时长?如果超声培训是非常重要的,那需要多少台超声机、什么型号?你需要增添实时成像的超声机还是兼容超声系统的任务训练器?

  此外,了解谁是你的培训对象以及如何支配资产也是你制定规划的关键所在。

- Who 决定你必须雇佣的员工。你需要技术人员运行高科技模拟器和复杂的音频/视频(AV)系统,还是只需要维护和安装练习器?

接下来我们将对几类 Who,及其对空间、方案和/或可持续发展的潜在影响进行讨论。

学员

学员即为参与模拟仿真活动或教程的学习者。他们可以是初学者(护士、医生或卫生保健者)、住院医师、执业医师(护士、医生、治疗师等)或者是相关行业合作伙伴[销售代表或市场营销人员想了解该设备在手术室、急诊护理和/或 ICU 中如何使用和设置]。掌握和开展一个学习群组的模型有助于开展和制定长期定价策略、工作流程以及对空间和资产的需求。当然也要关注长期策略,想象一下5 年或 10 年后这些活动会是什么样子。很难想象10 年后的样子,或许空间场地依然不变,但教学可能会完全不一样。

客户

客户是要求使用模拟仿真教程的人(科室和学院、CME/CEU 和厂家)。这些客户有的为该教程付费,有的不需要付费。这主要取决于教程的财务模式。例如,捐赠的基金可能被用来建造基础设施,其他资产则提供年度运营预算支出。与厂家合作的模拟仿真教程或许有其他的财务模式,例如为使用该教程付费,并用于培训他们的职工或客户。在其他模式,某些科室会为住院医师培训付费作为 GME 基金的一部分。一些网站也会为学生支出实验室费用(经常见于护理院校)。在所有模式里,付费使用该教程很有可能带动资产需求。为特定的付费客户或学员创建或优化你的方案,是驱动你业务的一种方式。如果你正在创建一个没有确切客户或学员的方案,你的业务可能会被导向完全不同的方向。此外,一直关注现在和未来的投资者对方案的可持续性至关重要(对可能产生收益的客户的详细评估详见第 4 章第一节)。

另一个可以产生收益的客户是 CME 或 CEU。这些活动所产生的收益,可以为场地应用、员工和设备消耗的成本付费。这些活动产生的收益比教学活动更高,因此 CME/CEU 是我们想要培养和进一步发展的关键客户。然而,必须注意这些活动所需的资产要求,因为他们可能会有一些特殊的需求.

利益相关者

利益相关者是与模拟教学中心有特定利益关系的人。这种利益关系可能是财务的或者教学方面的(例如院长、教师、捐助者)。院长可能是一个重要的筹款人,利益相关者和方案支持者。另外,

还有命名捐赠者(在概念上和财务上)赞助该方案。许多中心最初依靠慈善基金创建和引进设备。然而,一旦基金筹备活动完成,持续运营所需的资金需求不能忽视。当项目经理开始经常听到"投资回报"的要求时,产生收益的能力,或至少收支平衡,就变成了下一个最大的挑战。

作为利益相关者的师资也非常关键。他们通常是引导模拟教程方向的推崇者。此外他们也是最棒的啦啦队。优秀的教员有助于筹集资金,开发新课程,吸引更多的学员。通常,早期的教员会跳槽到其他中心开展新的活动或重建已经"厌烦"的课程。这种点对点的热情不能被低估或忽视。

利益相关者也会在以下三个方面产生潜在风险:财务、机会和政治。每个方面都需要认真思考。有各种工具可以帮助你识别和映射你的利益相关者。该链接(http://www.stakeholdermap.com/)只是可用于帮助确定利益相关方可能产生的影响的众多资源之一。形成一个利益相关者网络地图是非常有帮助的,也是一个在接下来几年内服务于你和其他人的不可多得的参考工具。

竞争者

在方案开始实施前,尽可能考虑到方案内外可能发生的所有情况以及影响是非常重要的。这包括可能存在或出现的潜在竞争环境。例如你有一个方案是给麻醉科住院医师提供 GME 的系列活动,而一个在手术室附近拥有手术模拟单元的新医院也正在建立。这会被看作互补还是竞争?对你的活动方案、设备和用品有何影响?是不是会有设备闲置的可能?这些都是你需要思考的问题。这些情况可能发生在医院内部和或大学系统内部部门,以及地理位置相近地区的竞争方案中。如果失去一类学习群组,你是否有其他规划?

越来越多的仿真模拟教程正在寻找机会提高盈利,例如开展一些专业认证培训,像高级心脏生命支持(ACL),高级创伤生命支持(ATLS),和维护认证(MOC)类似的培训。这些认证培训项目可以作为一个模拟中心的附加业务单元,以产生收益,帮助抵消培训内部学习者的费用。其他国家也有各式各样的不同模式(栏 5-1-2)。

栏5-1-2

扩展业务持续提供认证课程

杜兰高级医学模拟培训中心决定申请美国麻醉医师协会（ASA）认可。以下讨论基于6Ws模型突出强调杜兰中心的需求分析和最终商业决策。

成为ASA认证中心的这一案例依据ASA第4部分MOCA对所有临床麻醉医生的要求。这意味着对高级麻醉培训班的持续需要。因为MOCA中心必须是被认可的，这也意味着未来项目之间的竞争可能会保持在最低限度。

WHO

需要完成MOCA课程的麻醉医师包括初学者和客户。ASA MOCA课程需要注册费，而且，美国东南地区缺乏类似授权中心，因此杜兰中心很容易形成竞争格局。杜兰中心是本地仅有的一个授权中心，当地认证的麻醉医师帮助决定该市场是否可以承受另一个授权中心。

WHAT

ASA MOCA教程有遵循指定的课程计划和优质的评价指标。杜兰中心也对内部人员进行培训，因此没必要再创建不同的课程。

WHEN

ASA MOCA教程有一整天的课时，有时候在周末开课，即杜兰中心的非工作日。这主要出于对仿真模拟教学弹性工作制的考虑。

WHERE

ASA MOCA教程需要高科技的仿真模特、音频/视频（AV）记录和远程观看监控设备，并留下记录事后汇报。杜兰中心已经设置这一级别课程和资源需求，因此，在中心内部进行该类教学是很容易的。

WHY

在决定成为ASA授权的中心之前，还有一些因素需要考虑。首先就是这类教程是能够产生收益的。因为该类课程需要的资源设备类似于杜兰中心现有的麻醉住院医师培训课程，ASA教程获得的收益可以抵消该培训课程的花费。第二，杜兰中心自己的麻醉医师（和来自另外两个机构的麻醉医师）均有获得MOCA的要求，将该中心通过授权，可以让本中心麻醉医师在自己中心就可以获得认证。最后，ASA MOCA符合杜兰中心的业务需求，提供医疗工作者的国家级培训和认证。

HOW

因为杜兰中心已经为两个机构提供麻醉住院医师的培训，所以额外资源需求很少。前期资金要求低，除了需要运营耗费外，该费用在ASA MOCA课程启动后可以通过教程收益抵消。高保真模拟设备还需要再配备一台，以防止发生设备临时故障。

仿真模拟教学项目承诺和指导

上述开展MOCA教程的案例分析就是杜兰中心在已有的培训项目中增添新课程的很直接的一个例子，该例子很好地阐述了对项目扩展所需要思考的所有问题。应该考虑的问题包括：是否有一致的学员和/或客户需求？谁是这类学员的竞争对手？扩展项目包括什么？与现有的培训项目有什么不同？在时间、地点或其他方面，当前项目是否适合进一步扩展？为什么要扩展？最后需要思考的还有，如何继续维持或扩大资助资金？这些都是在你提交该项目时所必须思考的问题，提供远景和未来规划的方向。回答下面几个问题或许对你有所帮助。

	你的模拟教学中心提供什么教学？
WHAT	教育
	培训
	认证
	评估

你正在将模拟仿真教学技术应用于教育、培训、认证和/或评价吗？你们培训群体是医学生、住院医师、护士或专职医疗专业人员？你是医学院、护理学院、医院的一部分还是独立的培训中心？有没有跨专业教育活动？

了解用户基础或者"WHO"将有助于确定提供什么教程。如果你正在教医学生，花100 000美元购买虚拟现实手术模拟器，这么昂贵的模拟人可能会给你带来很多感兴趣的学生或参观者。但是这个设备真的是你想去购买和维护的吗？哪些学员会使用它，他们是中心想要的学员吗？什么东西值得买？决定如何支配你的部分财产应该集中在你打算给哪些学员提供什么课程上。同样，学员群组也决定了所需仿真模拟系统的保真度。2 年级的医学生真的需要使用昂贵的超声模型（可能需要昂贵的皮肤替代品）和穿刺包学习中心静脉置管技术？而没有模拟教学整个过程（从隔离衣、无菌手套，使用超声机，到置管），这真的是该项目的教学目的吗？有没有明确的教学目的？如果没有，全体教职工需要进一步深入讨论并适当调整教学课程。对每个项目做预算有助于职员决定是否赞助该项目，该项目是否符合教学目的，以及是否值得该项支出？

项目的实施经常面临巨大挑战，尤其当捐赠者想购买一个昂贵的或复杂的模拟器，因为这类模拟器更吸引他们。通常这类设备在金钱和员工工作时间上都会花费很多，也可能并不适合你的学员。因此一定要考虑对它的保修维护，学员培训，以及如何使用，谁使用等问题。理解投资者想要这类模拟器的原因，并了解赞助这项模拟器的计划是关键。不能仅仅因为某人（出资者）对它感兴趣，而购买你不想也负担不起的设备。设备的购置应该依据学员群体、教学目的、业务预算和必要的资助为基础。有时候你不得不说"NO"，但是政治风险又可能很高。所以必须对这些风险进行评估和权衡。试着找个机会去改变想要购买昂贵模拟器的资助者或有同样想法的教员。在决定是否购买之前一定要深思熟虑，因为已经有很多模拟器放在储藏室搁置不用，你也不想让它成为其中一员。

了解你在管理员、主任、科室和全体教职工中可能得到的支持是你组建基本构架能力的关键。你是否拥有你想要的，或者你能否找到你想要的资源？你可以拥有像施莱辛格等（2012）在文章《新计划？不要分析—实施》中所提到的创业精神。这个办法建议你采取小而快的步骤，启动你的计划。你周围环境、人群和资源，都是由你和你的团队使其成为现实。但一定要意识到你的风险所在。

没有执行力的愿景只是幻影

托马斯·爱迪生

你的资产是什么（有形资产和无形资产）？

确定你的有形资产和无形资产是布置你中心各种教学活动和定位"你给谁提供什么教程"的关键。

有形资产是指可以看得到的，有物理性状的物品等。这些可以是模拟器、AV 设备和系统、医疗设备和用品，甚至是建筑物或物理空间。可能因为你是唯一一个拥有特定模拟器或资产的中心而得名，这将有助于你吸引、开拓特定的教学群体。或者你可能是一个专注于某一特定技能或专长如外科、麻醉、超声等的中心。

无形资产是指商誉、版权和知识产权，如知识、专有技术、专利等。这些不容小觑。无形资产是与其他中心的主要区别处，并为你的项目或活动提供竞争优势。享有国家声誉或机构荣誉的教职工也是无形资产。斯坦福因为副院长 David Gaba 而得名。Gaba 教授的几门课程影响力大且深受好评，为学校创收。斯坦福的名字和其他著名的大学、教学中心都有自己的认证标准。受医疗模拟协会的委托，美国外科医生协会、美国麻醉医师协会和其他都为模拟教学提供认证。基于拥有商誉和可提供认证的优势，无形资产和有形资产一样重要。提示：在网站上列出你的认证项目和相关材料。和其他人一起分享你的成功和努力。脚踏实地，放眼全球。

WHEN	**什么时候提供练习和教学机会？**
	24/7 使用权。什么是你丢失或损害设备的极限？24/7 使用权的服务目的是什么？
	周末
	晚上

这通常是一个有趣的会话，引起激烈的讨论。学生应该有 24/7 通道吗？如果有的话，目的是什么？外科住院医师想在值班时锻炼他们的腹腔镜手术技能？医学生想进入模拟教学中心练习什么？研究表明练习这些技术是没有帮助的，甚至是危险的。因为 Gladwell（2008）在他的书里阐述并提供了大量例子，操练是让你熟练掌握技能的方式。学生们希望有 10 000 小时的练习时间。但是你必须想清楚什么类型的练习需要 24/7 通道，以及提供该通道的后果是什么。

日常用品和设备的丢失

如果练习室 24 小时开放的话，你必须为设备或日常物资的消失做好准备。录像监视或许可以防止这些丢失，但是经常开放（甚至是限制开放）确实会导致资产消失或者损坏，这些都必须在做预算时就考虑到。你需要知道更换资产设备的极限是多少？有没有预算？你们对损坏的政策是什么？

	在哪里提供教学？
WHERE	独立的教学中心 在医院或医疗机构内部的模拟教学中心 翻新的地方 现场

你是在建立一个新的模拟教学中心还是扩展或改造当前的教学中心这是一个很重要的问题。如果你的教学中心在医院里，学员是否可以立即进入练习（例如手术准备），你是否有能力在现场进行快速训练（例如医务人员或护理学生的床边查房来填补学习空白）？购买设备和用品也是一个重要的问题。如果你的模拟中心在医院机构，需要考虑的关键的一点是：你会使用临床上已经过期的物资或设备吗？有什么保障措施可以防止该类事件的发生？现场可以为紧急事件重新布置吗？这些只是你需要考虑问题的一小部分。

如果你的学员群体是急救医学学习者，那么急救室所需要的设备是什么？你能获得与临床上应用的同样设备，以便加强培训效果提高病人安全？你开展的练习需要真正的气体，或者说在场景方面你需要得到代理商（如 OSHPD）的支持？你有没有计划开拓另一学员群组如外科或麻醉，如果扩展的话，是否需要新的不同的设备，地理空间合适吗？

你的空间在 5 年内是否可以翻新容纳新的活动或领域？这是非常重要的问题，因为你的空间越灵活，你就可以更好地布置之前没有考虑过的新的教学课程。试想一下，一个开放的空间可以是急诊观察室、抢救室、手术室等。购买可以立即使用的设备是明智的。如果空间可以灵活地进行重新配置，你可以依据不同的用户翻新，并购买合适的设备。如果该空间只能用于某个领域，你就更局限于你所能提供的东西，所以空间的灵活性等于可持续性。

如果设计和建造阶段还没有开始或者该中心仍在设计初期阶段，你需要清楚该中心的预期使用规划，包括学员群组、教学目的、房间使用（动物、尸体），以及任何认证或监管要求的空间（更衣室、

洗手间、空气处理系统、气体净化等）。你还需要考虑房间人群控制以及人员、设备和用品的进出。另一个财务考虑是确定谁负责设备维护（如灯光、设备清洁等）。如果这些由中心负责，一定要把它添加到财务预算，这样你就可以得到相应补偿。创建一个仿真模拟教学中心还需要考虑其他方面，上述只是你在评估业务需求和资产配置方面的比较重要的几点。

	为什么你要做这些事情？
WHY	学员评估 培训和认证 产生收益 为医院教学 团队培训

画出路线图有助于确定你为什么要做你所做的事情。还记得爱丽丝梦游仙境吗？如果你要制定战略性决策和长期规划，你需要了解你要去哪里和为什么去那里。

如果你的目标是收益，你需要开展认证培训，扩大团队活动，增加市场营销，以及积极召集学员。对你的有形资产进行清晰的评估是非常重要的。你需要为你的学员考核进行视频采集和归档吗？如果你考核医学生，有没有视屏归档的政策？有没有归档成本？为什么要归档？有没有你需要了解的法规或认证流程？

想想你的 AV 系统，它是如何融入你的资产的？将来你将如何更新你的 AV 系统？你需要昂贵而复杂的系统，还是简单的就可以？你需要什么模拟人？你希望它的保真度和使用寿命是多少？哪些模拟器或项目能为你现在或将来的活动增加价值？如果你的重点是外科手术培训，而你的教学目的仅仅是熟练技能，你真的需要一个昂贵的人体模型吗？如果你提供团队培训，那所需的模拟人、设备和空间的保真度是什么？它应该尽可能接近真实的环境，这样团队就可以专注于团队合作，而不用去研究如何去使用新的除颤仪（这将在另一个章节教学）。

仿真模拟教学之间的竞争越来越激烈了。因此了解为什么做这些事情是非常重要的。你是决定中心导向的组织中的一员吗？致力于教学生还是获得收益，或者两者兼之？制作路线图时应该以诚实和清晰的方式提出这些问题，并且时刻关注未来的发展，因为这是不断改变的。

此时，彼地：如何继续改进或者保持我现有的成果？

HOW	你如何维持或承担你的资产？
	了解你的基金来源
	了解你的财务状况
	庆祝你的成功

　　不管你的资金是来自课程收益、科室、院长办公室、医院、慈善事业或其他来源，你都需要考虑资金的可持续性。你必须了解你的操作、设备和人员能力。追踪生产能力和盈利能力是你能够成功管理模拟中心的重要指标。

　　有许多不同的指标可以用来衡量模拟教学中心的成功和可持续性。这里仅有小部分，但会给你思路，尤其要记住你的资金来源。追踪模拟教学的产出可能包括以下几点：

- 每月空间使用百分比
- 每月空间使用的总时长
- 月度和年度课程数量
- 每月和每年特定学员的人数
- 每月主要模拟器使用时间百分比（或总工时）。

仿真模拟教程的盈利能力追踪包括以下几点：

- 每个教程的收入和利润
- 基于预算和成本，每个教程的收入和利润（例如所有的麻醉学 MOCA 教程）
- 每个模拟室、模拟器或模拟教程的收入和利润总额（选择最适合你中心的一个指标）

这些和其他的度量标准在其他各个章节得到更详细的阐述，但你需要追踪你的指标，最大程度使用它们的优势助你成功。

总结

　　通过使用 WHO，WHAT，WHEN，WHERE，WHY 和 HOW 的调查技巧，你可以提出一些重要的问题帮助你确定业务方向和资产需求。在一些模拟教程中存在一些不好的趋势，就是拿剩下的、旧的或过时的用品，试图获利。这些物资有的是模拟教程的主要生命线，但是知道保留什么和舍弃什么同样重要。纳入关键的利益相关者和为你的学员和物资需求制定丰富的路线图有助于资产汇总。业务需求和资产评估将使你更容易与厂家、医院或其他集团进行沟通谈判，以获得你教学项目中相关活动所需要的设备和用品。

参考文献

Carroll, L. (n.d.). *Which road do I take.* Retrieved from http://www.goodreads.com/author/quotes/8164.Lewis_Carroll

David, Y., & Jahnke, E. (2005). Medical technology management: From planning to application. *Conference Proceedings IEEE Engineering in Medicine and Biology Society, 1*, 186–189.

Gaba, D. M. (2004). The future vision of healthcare in simulation. *Quality and Safety in Health Care, 13*(Suppl. 1), i2–i10.

Galati, M., & Williams, R. (2013). Business planning considerations for a healthcare simulation center. In A. I. Levin, S. DeMaria, A. D. Schwartz, & A. J. Sim (Eds.), *The comprehensive textbook of healthcare simulation* (pp. 625–640). New York, NY: Springer.

Gladwell, M. (2008). *Outliers.* New York, NY: Little, Brown and Company. Chapter 2.

Horley, R. (2008). Simulation and skill centre design. In R. H. Riley (Ed.), *Manual of simulation in healthcare* (pp. 3–24). New York, NY: Oxford University Press.

Merton, R. C. (2013). Innovation risk. *Harvard Business Review, 91*(4), 48–56.

Schlesinger, L. A., Kiefer, C. F., & Brown, P. B. (2012). New project? Don't analyze—Act. *Harvard Business Review, 90*(3), 154–158.

Seropian, M., Driggers, B., & Gavilanes, J. (2013). Center development and practical considerations. In A. I. Levin, S. DeMaria, A. D. Schwartz, & A. J. Sim (Eds.), *The comprehensive textbook of healthcare simulation* (pp. 611–624). New York, NY: Springer.

Suzuki, C. (2005). A template for questioning: a learning exercise used for workplace training in listening. *Listening Professional, 4*(1), 3.

Zig Ziglar quote. (n.d.). What you could do if you didn't know you couldn't. Retrieved from Creators.com: http://www.creators.com/lifestylefeatures/inspiration/classic-zig-ziglar/what-you-could-do-if-you-didn-t-know-you-couldn-t.html

第二节

规章制度和流程

Thomas A. Dongili, AT, Ilya Shekhter, MS, MBA, CHSE; Jesika S. Gavilanes, MA

作者简介

THOMAS A. DONGILLI，匹兹堡大学和匹兹堡医学中心 Peter M. Winter 模拟教育研究所（WISER）执行总监，2014 年国际医疗模拟会议（IMSH 2014）联合主席，负责 WISER 运行的各项事务。他主持起草了模拟中心第一份 SSIH 规章制度和流程手册，并编写了模拟中心设计和管理一章。

LIYA SHEKHTER，迈阿密 - 杰克逊大学纪念医院（UM-JMH）患者安全中心大学医疗模拟项目负责人，负责培训全体教职员调试、维护和使用患者模拟器、相关信息和视听系统、课程开发和模拟技术应用等。他和不同科室的医护人员合作，根据他们的学习需要制作模拟课程，并开展了数千次模拟培训课。

JESIKA S. GAVILANES，俄勒冈州健康与科学大学模拟与临床学习中心的全州模拟项目执行经理。她制订了模拟与临床技能培训的相关规章制度和流程，包括日常安排、使用数据报告、设备维护和空间利用等。Jesika 参与全国模拟设备供应、运营和使用的管理。她是国际医学模拟教育协会（SSH）的成员。

致谢：管理学硕士 Daniel Battista，美国工程教育协会 Jordan Halasz，医学博士 Juan-Manuel Fraga-Sastrias，文学硕士 MEmergMgt，注册护士和公共管理硕士 DHIthSc 和 Jeanette Wong，注册护士和教育学博士 Valerie M. Howard。

摘要

模拟程序的数量和复杂程度在过去的 10 年中呈指数增长。这些程序和设备的合理使用以及有效管理变得越来越重要。本节重点介绍大多数模拟项目所通用的标准化规章制度的识别与实施。模拟中心环境给管理和操作设备人员提出挑战。模拟管理者在运行模拟程序时考虑众多变数和行业领导者实施最佳实践是非常重要的。本节将介绍行政事项、预算编制、教育培训、场外使用（off site use）、课程开发、录像和利益冲突等议题相关的规章制度和流程。制定规章制度和流程手册是一个艰难的过程。本节将明确其初始步骤，帮助流程手册编写。

案例

今天，你和模拟中心的工作人员共同梳理接下来的工作，当提到导师 Jones 将于周四来工作时，怨声载道。你问他们原因，他们说她是一个很难共事的人，会增加包括学生在内的每个人的压力。你回忆起对这位导师的评价确实不好。考虑一下如何解决这个问题。你可以给她更多的训练，慢慢解决这种情况，或者将她剔除出模拟中心。作为上任不久的管理者，你想延续之前领导的做法来处理这件事情，让大家都心服口服。所以，你决定去查模拟中心规章制度和流程手册，看看是否有针对类似情况的管理者行为指南。当你打开手册，你会发现什么呢？

引言和背景

　　无论哪个行业、哪个领域，拥有规范的规章制度和流程，其带来的好处不容忽视。然而，一些模拟项目管理者并不认为规范的规章制度和流程有助于其管理，反而更倾向于弹性管理。

　　一个模拟中心制定规章制度和流程是要从多方面考虑的。当你运行一个相对小的空间或者一个 2 787m²（30 000 平方英尺）的模拟中心时，好的规章制度和流程可以维持规范和保证连贯性。且可提供行为指南参考，保证设施的流畅运行，有助于学员和模拟团队成员协调一致。

　　源自匹兹堡大学 WISER 中心的一份规章制度和流程手册的样本可见于附录中。为了支持模拟项目的规章制度和流程的制定，SSH 召集了全世界模拟项目的管理者从全球的视角提炼出模拟项目规章制度和流程的核心要素。于是，SSH 模拟中心规章制度和流程手册的模板就产生了（http://ssih.org/membership1/ts-toolbox）。模拟中心管理者也许可以从中找到有效的行为指南。

怎么做……

在你开始之前

　　因为大多模拟中心归属于上级机构，需要部分或全部遵循上级机构的规章制度。如果你的模拟中心是以一个机构水平存在，那么你就可以为中心制定规章制度和流程。

　　制定手册之前，你需要考虑以下几点：

1. 提前获得一些上级机构的规章制度信息，这样可以使你的规章制度与上级机构一致。
2. 当你制定手册时，与人力资源部和法务部交流最新进展，以确定是否有缺陷或者一些建议。
3. 保证你制定的规章制度可以被实施或者可以被提交到上级机构。

规章制度和流程分类

　　规章制度清晰阐明了管理一个机构运行的规则。**流程**描述了整体操作过程，还包括了应执行的规章制度。当新的事项产生时，流程也会随时间更新。

　　以下信息可以指导你制定模拟中心规章制度和流程。对于每一部分，会有一个主题列表及对每个主题的解释。每个主题的细节会帮助你理解其用途和目的。

一般信息

- **使命陈述**：模拟中心的任务陈述应与上级机构一致，例如大学或医院。陈述应简洁，表明模拟中心的目的。任务描述常包括目的描述、服务的人群、活动或服务类型。
- **愿景陈述**：可以与上级机构描述相同。前景描述是未来 5 年或 10 年的大目标。

（任务描述和前景描述补充信息见第 5 章第三节，编写和实施一个战略计划）

- **管理 - 组织构架图**：明确受益人群，制定模拟中心的特定报告，勾画各级报告，评估和决议制定的权利水平。
- **决策制定流程**：定义如何决定购买器材，项目优先级，解决日程冲突，其他分歧和不确定因素。本节与组织构架图一起进行阐述。
- **事先免责声明**：该规章制度阐明外部代表，该代表可能是模拟相关课程的客座教育家，或者由大学或医院主办或赞助的活动。该规章制度保证活动材料与项目价值是一致的，而且模拟项目能够被很好地展现。初始目的是为了保护模拟项目的荣誉，尊重基于模拟开展学习的哲学。
- **事件或课程所需的致谢**：该规章制度阐明当向外来受众展示项目时，需冠以模拟项目名称。规章制度需要清晰地说明时间、方式、由何人来授权这些事件；如果教职工不出现，则必须由模拟流程指导者进行说明。该规章制度的目的是保证任何时候有质量地开展模拟项目。
- **模拟设备"品牌"使用规章制度**：规章制度说明模拟教学流程如何在文件中承认声明，以建立一致性，例如，你拥有一个特殊的名字且希望出现在公开文件中。当模拟项目需要公开声明时，该规章制度当有指导建议。
- **操作时间**：模拟中心的正常运营时间，应清晰地说明。在设置模拟项目会议时，需考虑开始及结束时间。规章制度需阐明对内和对外的时间，以及当两者发生冲突时优先的机制。
- **模拟项目术语**：模拟教学使用术语列表。例如，一次会议可以包括一系列情景与总结汇报，或者单一情景后总结汇报。这是使模拟教学清晰简洁和连贯一致的方法。请参考书文前术语词汇表。

管理信息

- **辅助人员和关联树**：关联树有助于紧急情况下的项目关闭，有助于工作人员、教育者和参与者联系。
- **人事规章制度**：该制度通常由管理层群体制定；然而，根据业务需求，该机构人事规章制度可能会比上级机构更严格或更宽松。例如，虽然通常情况下，超时是不允许的，但可以考虑加收费用并加时课程。同样，该方案还需特别指明其是否有休假、准假、补助、公差等规章制度与上级机构的差别。
- **员工分类和工作范围描述**：本部分介绍模拟教学中各角色及功能。模拟项目团队的规模可能因预定的资金、空间、优先权益的不同而有所不同。
- **组织构架图**：需要显示项目内汇报结构，最好应包括该项目如何与更大的组织结构相匹配。

课程指导员／教育者

- **教育者培训**：模拟教学应建立标准。特别是模拟教学项目的开发和交付的标准。标准的核心是教育者的培训，包括两部分：课程内容和模拟教学技术。
  - **课程内容：**

    课程制作者应负责制定和确认课程内容，并确定授课的导师。他（她）还应负责培训这些导师的课程内容。课程制作方法可见 http://www.edpsy-cinteractive.org/topics/cognition/cogsys.html.
  - **模拟教学技术**

    模拟教学可应用多种技术。大多数课程制作者并不精于该技术。模拟教学工作人员需与课程制作者和导师一起，教他们如何在课程中使用这些设备，或者让一些工作人员参与其模拟教学课程。更多信息参见第3章第二节，人体模型：术语、选择和使用。
- **行为准则**：教育者、学习者、工作人员应该遵守该准则。课程教育者有权利从某个课程和项目中剔除任何参与者。模拟教学工作人员在与管理层协商后，也可剔除影响操

作的任何一个人（如教育者、学习者）。你应当解释并记录剔除那个人的过程，并且处理投诉事件。参与者应进行课程专业准备，以及参与课程讨论和完成作业。

- **课程开发制度**：课程制作应有标准的模板。这过程没有例外，它保证了课程的标准化和质量。
- **评估制度**：所有课程都应有评估环节。多数模拟项目需要评估部分，由参与者评价课程、基础设施和工作人员等。这个特定的组成部分致力于提高模拟课程的内容、质量和有效性。在课程最后部分，每一位教育者都应该接受评估。这个规章制度应指明由谁来审查评估结果，谁有权限来审阅它。
- **课程注册**：这部分说明参与者和教育者应如何注册课程或其他活动。更具体地说，这部分应说明注册所需要的信息（如课程名称、课程日期／时间、部门、职称等）。
- **设备使用**：这部分制度应包括设备使用期间哪些是许可的、哪些是不许可的。例如不在中心的人体模型上用笔做记号。当您离开的时候，请确保关闭所有投影仪。
- **教育出差**：如果教育者代表模拟中心出差，应当制定明确规章制度，清晰的条款如赞助、设备运输、协助教学者的主要联系人。

安排课程和教师

- **批准流程**：所有初步的课程或活动应由模拟中心的执行或行政领导核准。批准流程通常有三部分组成。
  1. 该课程是否符合该项目的培训目的。
  2. 该课程的财务问题是什么？或是该课程有没有资助？
  3. 该课程可以用模拟教学或模拟教学组件有效完成吗？
- **过程**：课程一旦制定完成，就可以进行课程安排。本部分应说明申请课程的过程，并包括教室、设备和人员要求的信息收集表格。
- **通知**：一旦课程获得批准，教育者会接到通知。此部分应安排某人负责通知参与者。这应该在本部分明确标明。
- **优先使用权**：许多模拟程序遵循"先到先得"的原则。其他的以资金来源为重。无论哪种原则，都应当在此解释原因。你也可以考

虑纳入一个声明，说明该课程可以由项目方慎重考虑后取消。

- **取消规章制度：** 取消课程时应考虑以下三个问题。
  1. 模拟程序通知
  2. 教学者通知
  3. 参与者通知

由某人联系哪个小组应明确表明。示例：课程取消。教学者要求通知该计划。按流程邮件或电话联系参与者。该规章制度应规定取消的时间范围和在什么情况下用户可以因取消课程而退费。

- **记录预定事件（即日期和信息）：** 模拟程序应有关于维持准确记录该中心课程、课程时间、参与人数等的规章制度。
- **调度冲突的仲裁者：** 该规章制度需说明当两个或多个课程调度冲突时，应如何仲裁，谁有最终发言权。本部分还应说明模拟中心应如何处理来自教学者或学习者的投诉。
- **恶劣天气：** 大多数模拟中心附属医疗中心、医院、学院或大学，在遇到恶劣天气或关闭时，要遵守他们的部门规章制度。在本部分，你应当解释模拟中心员工、教学者和参与者的安排。

出差

- **请求出差：** 出差需要时间和资源。该规章制度应说明该项目提供出差的意愿和概述出差需求。该规章制度应包括安排和请求出差，联系特殊目的地的相关人员。在提出出差请求时，请考虑旁观者和他们的个人学习需求。
- **出差要求：** 本规章制度应涵盖每次出差的细节。考虑包括出差时间范围、长度、每次出差最小和最大人数、摄影，并根据出差者的需要收取费用。
- **出差取消：** 该规章制度应说明在出差日期的特定时间段内取消出差。在确定时间范围时，考虑个别中心的资源和需求。

设备

- **设备借用：** 规章制度说明谁可以借用设备，可借用设备类型，借用设备的个人（部门）的责任，归还规章制度及需要的任何条款、费用。此外，应创建一个表格，包括完整的流程（姓名、联系方式、取货日期、归还日期、借出物品的任何特殊说明等）和跟踪系统，以跟踪丢失物品。

- **标准程序设备：** 描述模拟教学中用到的基本设备，如何拿到设备，如何使用设备，如何归还设备。在某些情况下，设备使用前需要定位。如果是这种情况，你可能需要一个签名表格，记录用户已经接受培训并了解设备的使用情况。
- **采购规章制度和流程：** 这部分提供请求设备的说明。可能需要一个表格，包括需求陈述和理由，及谁将从采购中收益。该规章制度应说明需求如何优先化，及购买新设备的决策过程。
- **维护和保养设备：** 一个整体规章制度，确定负责维护和保养设备的人，维护的频率，包括任何保修工作。每个不同的设备应该有特定的维护和保养说明，例如，什么类型的化学品能用或不能用，及如何拆卸和重新组装。这可能只是设备随附的使用说明，但它必须可供用户使用。本部分还描述记录每次使用和清洁，及按比例（例如从 1 到 5）评估任何劣化或损坏过程。一旦一个物体被评定为某个等级，将会产生一个采购订单，以更换损坏的物体。
- **毁损和修理（内在和外在）：** 规章制度需要说明向执行经理报告破损设备的责任流程。在此过程中，应有描述设备如何损坏和损坏情况的表格。如果设备定期有损坏，此信息有助于识别模式。修理规章制度明确由谁负责修理，例如：保修、维护协议、个人责任。
- **现场与设备使用：** 根据程序，有两套专用设备：一套备用，一套现场使用。无论哪种方式，需要一份设备清单、耗材和定期维护检查。

物资

- **采购：** 本部分应说明谁负责确认所有课程、会议设备及可用性。人员可以直接与医院供应仓库进行采购。一旦需要通过外部供应商采购，可提前一个月订购。当制定国际项目规章制度时，应考虑进口和海关延迟。更多购买模拟设备和耗材的信息请参见第 3

章第二节人体模特：术语、选择和使用和第3章第八节，设备再利用。

- **组织**：物品供应由模拟项目运营团队组织，标识明确和明白物品摆放位置。使用颜色、字母和数字标识地图和详细的描述是很重要的。学科可根据课程（程序）组织其物品供应。清单：以设施和基础设施支持形式，整理并记录物品供应日常清单。可以选择通过技能实验室或模拟课程建立数据库或excel电子表格。

- **预算来源**：参与者费用可以用来抵消耗材费用。当设备首次启用时，跟踪成本以便更好地持续了解其需求和期望。深入讨论预算编制参见第4章第二节。

- **使用和重复使用**：在模拟课程和技能训练中，有许多设施可以重复使用。应该有一个标准，描述哪个设施可以再利用，哪个需丢弃。例如，可以重复利用静脉冲洗器，然而，针头要被丢进利器盒内。

注意：与当地医院和诊所合作很重要，以获得供病人使用的已过期、但仍可供训练使用的耗材。有时，与有盈余的合作伙伴沟通会节省大笔成本开支，有助于持续发展。

情境

- **情境建设**：项目应建立一个标准情境模版，用于课程主管开发模拟教学案例，描述和记录病情、相关病史、主诉、适当的学生互动等。一旦完成，这个情景模版可用于模拟课程人员以计划和准备课程。强烈建议模拟课程人员至少在课程开始前1个月收到完成的情境模版。课程作者应至少在课程1周前收到并确认流程方案。有关情景开发更多的详细信息参见章节XX，Kyle和Murray（2008，第57-59页）和Jeffries（2007）。

- **情境结构**：情境模版的结构必须涵盖患者所有方面信息，包括生理指标、设备、供应物品、必要的病例信息，最佳的分组方案。一些建议包括但不限于：
  - 案例标题
  - 目标和目的、汇报点
  - 病人主诉
  - 病人信息（姓名、年龄、性别、体重、高度）

- 病例介绍（案例开始之前给参与者的信息）
- 生命体征
- 既往病史
- 用药
- 过敏史
- 活动（参与者采取的行动）
- 事件结果（血压降低，心率升高等）
- 工作人员需要
- 工作人员角色和环境
- 设备（道具）需要

- **著作权**：本规章制度概述作者贡献，应根据其在一个情境中课程开发和执行中的参与程度。

- **所有权**：该规章制度明确由外部作者开发的情境是否可以被用于模拟课程作为模拟案例的一部分。一般来说，该项目应采用上级结构的知识产权规章制度。

- **视听材料存储**：该规章制度说明保存场景的视听材料录制的时间长度。应考虑如下准则：这些记录是否用于将来的课程汇报中，或保存以供将来回顾和研究。所有视听材料记录应由规章制度标准化。建议该项目向法律顾问征求关于这一问题的意见。另外，该规章制度要考虑录音的机密性。如果希望使用录制材料来查看未参与人员，应获得参与者的书面允许。虽然大多录像记录无论有无允许都是合法的，但是不同国家管理录像记录的法律是不同的。项目人需要熟悉该管辖区的法律。

- **情境使用**：应有规章制度说明，情境作者和课程主管有责任确保病例符合目前可接受的护理和医院规章制度。建议列出编制情境中使用的资源。

- **保证临床质量**：应有规章制度说明情境应持续更新，以保证其紧跟当前临床治疗标准。当标准改变，情境应做相应修订。

- **复盘**：复盘是模拟教学中的重要组成。推荐项目人员开发一套规章制度和流程以供参与者反映其情境中的体会，接受有关其表现的建设性反馈。如果可行的话，视听材料和重播应作为简述的一部分。某些情况下，最好的教学者不一定做出最好的复盘。因此，该规章制度应明确参与复盘的教学者是否需要就复盘结构和艺术参与课程学习。

操作

- **启动和关闭程序：**本部分规章制度应包括获取设施，解除任何安全警报，打开和关闭每个模拟模型、音频和视频记录和演示设备。该规章制度应规定哪些人有资格开放中心，哪些人有责任关闭一切。此外，它应该说明谁在模拟教学活动之后负责清扫。对使用者而言，需负责程序和设备是可用的。

- **信息安全：**本部分应包括与模拟教学有关的印刷和数字信息应存储在哪里，哪些人有权访问。具体包括保存模拟教学情境、登陆和出勤记录、视频记录、设备手册、维护日志和采购文档。

- **模拟器材维护：**应为每一台模拟器材制定单独的维护制度。它应包括每天、每周、每月、每年的任务，以保持模拟器运行。另外，每个规章制度应附加一个维护检查表模板。该规章制度还应该明确负责执行每项维护任务的工作人员。

- **课程用品：**物品应由模拟项目人员组织供应，该人员需将物品标识清楚并了解物品的存放位置。使用颜色、字母和数字标识地图和详细的描述是很重要的。学科可根据课程 / 程序组织其物品供应。理想情况下，每一课程都应该有一个储存该课程需要用品和道具的储藏箱。应该制定一个规章制度，以便在特定物品耗尽时通知负责补充用品的人员。

- **课程准备：**对于每门课程，应制定一套课前清单，明确需要完成的任务和时间。例如：
  - 课程前 1 个月
    - 安排课程，发送邀请
  - 课程前 1 周
    - 确认参与者、教育工作者和工作人员
  - 课程前 1～2 天
    - 准备文书
    - 检查用品
    - 提醒参与者
  - 课程当天
    - 设定模拟器材
    - 设定 AV 设备和软件

  该规章制度说明每项任务的负责人，无论是模拟教学还是客户部门。

- **课程周转：**类似于课程准备，本部分应包括课后清单，明确课程结束后应立即完成的任务（例如，关机、清扫、文书归档）和稍后需要完成的工作（例如接下来的调查，CME/CE 证书）。

- **课后访问：**该规章制度说明在哪种情况下，在正常营业之外可以访问模拟程序。以下问题需要解决：课后允许哪些活动？课后模拟活动需要谁批准？谁可以指导课后模拟活动？希望课后活动与日常活动有何不同？日志中需要记录哪些信息？

视频录制和照片发布

- **保密性：**模拟教学和临床学习的每一位参与者都必须签一份特定流程的保密、录像和照片发布的形式。该规章制度应说明保密的重要性，参与者就器材期望有哪些细节，详细说明视频和照片的使用方法。应在一段时间内获得并维护一下信息（如果它是学生课程，那么他们的姓名和分组信息应当在毕业之前收集和维护）。期望需要明确界定。

- **表格：**表格应包括以下主题所需要的规章制度信息。这些应该在参与者参与第一次模拟活动之前提供。在某些情况下，这些表格可能会被汇编成一个，并在事件发生之后进行访问（一个例子就是医院的模拟代码）。
  - 保密性（详见下文）
  - 录像 / 照片发行（详见下文）
  - 视频回顾规章制度（详见下文）

- **知情同意：**应该有一个规章制度，确保每个参与者都审阅了同意书，并适时签署。

- **视频记录规章制度：**应该有一个规章制度，确保每一位参与者知道为不同模拟课程制定的记录规章制度。参与者应该被通知并适时签字。

- **视频分发规章制度：**应有一个规章制度明确规定视频是否分发和分发时间。该规章制度还应该说明视频分发给谁。

- **视频保留和删除：**应有一个规章制度明确规定视频是否保存、销毁和删除及其时间。这可能会因参与者的级别而异。例如，学员的视频将被保存（根据学校或学院规章制度）

直到其毕业和参与后 1 年，但是临床医生的视频将被立即删除，除非另有通知。参与者必须经明确沟通并理解该流程。

课程观察

- **课程参与者观看模拟教学规章制度**：该规章制度应说明参与者该如何及在何处查看他们同伴的模拟课程。特别是强调保密规章制度的重要性，该规章制度保护参与者免除他人对其表现的评价和意见。参与者应该保证在模拟教学之外不讨论其他参与者在模拟情境中的表现。保密承诺的另一个理由是保证参与者不想其他参与者泄露情境信息。

- **非参与者的观看规章制度**：本节应说明为了保护学习者、教育者和工作人员，应遵循哪些规定。谁有权批准非参与者观看？是项目指导员还是课程教学者，或者两者？参观应提前多久申请？在哪种情况下参观者允许拍照或摄像？观察者是否被允许进入控制室？是否被允许进入报告室？观察者是否允许与模拟教学员工和参与者互动？

- **必要的免责声明和事前说明**：须告知参观者要保密。正如学生需要保密，教育者和模拟教学员工也应保密不在课堂外泄露学生的表现信息。

- **必要的活动或课程鸣谢**：本节应包括任何的赞助信息或解释模拟课程用于教学而非测试工具（如果合适）。此外，流程应该说明进行模拟课程没必要转化为临床能力。

财务

- **使用费（内部和外部使用）**：设定内部和外部使用的价格结构很重要。这为项目提供额外收入。内部人员较少使用，因为他们为设备提供初始设置或是流程的主要使用者。外部人员可以根据市场比例收费，它取决于模拟课程的地理位置。

- **必要的报告（类型和频率）和对象**：每个模拟课程通常需要提供一些报告，或对模拟课程的管理机构或对模拟课程所在的部门、医院。该报告可以是简单的，比如模拟课程用时多少天，每组使用哪些设备，课程内容以及设备损坏的信息。确保从一开始，准确详细的记录财务问题和设备使用情况。

- **年度报告预算要求**：预算是模拟教学计划的最基础文件之一。每项计划都有不同的要求，他们必须提供，此处应有信息——从人员配置到直接或间接的预算，再到确定的或潜在的下一年的收入。

- **必要的财务年终文件**：本部分应提供年终报告文件清单。例如，年终采购、年度收入和任何在向股东回报中需要的财务文件。

- **采购流程**：更多关于采购流程的信息见上文"设备与耗材"中采购问题。

- **报销流程**：费用的报销通常依从主管模拟教学项目机构的规章制度。

- **财务会计**：该部分要以项目管理机构指导。

- **利益冲突**：本部分涉及可能影响课程完整性的利益冲突的具体处理规则。

- **购买设备**：购买设备是运营中的主要消费。在本部分，列出了要求购买设备的步骤和采购设备涉及的实际过程。采购有关的其他信息，参见第 4 章第八节，与供应商合作。

- **采购审批流程**：部分采购需要行政级别审批，部分采购要求更高级别的审批。任何采购流程都应该包括并详细说明审批步骤以及采购被拒绝时可以做什么。

- **工资单**：在本节中，应指明关键的工资单联系人及支付员工的过程。

课程

- **课程审批流程**：每门课程应由相关人员审批，并通过审批流程进行。大多课程需满足以下标准：可用的资金（支付发展资金或模拟中心课程运行资金），有意义（医学上），符合模拟教学的目的，可以在模拟教学中实现或现场执行，你可以购买物品或设备运行课程。

- **资金和课程财务**：所有课程都要资金开发和运行。模拟项目应制作开发表供行政人员使用，并与潜在客户共享此信息。该表格应包括物品供应、开发时间、实际时间及诸如复印、装订、餐饮和其他附带费用的行政管理考虑问题。

- **课程的强制性内容**：在本部分，应描述课程的关键要素及每个要素的预期内容。下面的例子示例一套课程的核心要素。一旦确定课程需要的要素，就应该进一步详细解释。

- 课程说明
- 课程目标
- 课前材料
- 当天课程内容
- 课后作业
- 评估

- **持续医学教育**：在项目目的的基础上，应该描述课程获得 CME/CE 的规章制度。还应该建立流程以获得信用，并与 CME 部门建立联系。

补习

- **一般补习规章制度**：如果进行模拟课程补习，参与者应该在参与开始就了解。项目还应该有解释补习训练的规章制度。
- **教学者规章制度**：如果进行模拟课程补习，教学者应了解，并参与。理想情况下，模拟专家应与教学者一起决定模拟课程是否是补习的最佳方式。
- **参与者规章制度**：如果进行模拟课程补习，参与者应收到消息，并可以在第一次模拟课程中及后续任何时间内了解该规章制度。
- **文件**：应创建一个表格，用于记录和跟踪补习原因和补习的时间和细节。
- **道德准则**：如果在特定情况下进行模拟课程补习，应有规章制度明确规定它是否会影响参与者当前或未来的就业。

客户关系规章制度

- **解决冲突**：应有规章制度说明如何处理和解决冲突，谁有最终裁决权。本部分还应说明如何处理教学者或学习者的投诉。
- **项目营销**：本部分应说明以下内容：
  - 谁可以开始招揽客户？接触内部客户（机构内部）和外来客户（机构以外）的区别？
  - 如何提升该项目服务？
- **使用项目名称的规章制度**：规章制度应说明项目的正式名称和其在所有通信和出版物中的首字母缩略词。列出不适合使用的名称和首字母缩略词是有帮助的。如果项目有单词标记、标志、印章或彩色图章，本节也应该说明。
- **网络使用**：本部分应说明如下内容：
  - 项目网站上有什么信息？由谁决定？

- 谁负责更新网站内容？
- 谁负责回复网站请求？

- **信息传播**：本部分应说明项目服务的信息如何传播（如印刷材料、网页、邮箱），及如果信息要广泛传播，需要谁的审批？
- **官方媒体规章制度**：通常情况下，模拟项目要与其上级机构的公共关系部门合作。因此，应有规章制度解决如下问题：
  - 媒体申请的流程是什么？
  - 谁有授权与媒体发言？
  - 媒体人可以观看哪些活动？

出差

- **出差**：更多信息参见上文"课程指导员和教学者分类"。明确说明出差流程是设施整体成功和网络持续运行的关键。本部分还应说明出差审批程序。
- **会议**：本部分应说明在何种情况下，员工能参加会议，描述审批流程，列出会前和会后的要求。有必要说明一名员工每年可以参加多少会议，多少人可以同时离开模拟中心。
- **报销规章制度**：报销规章制度通常与该项目所在的大学或医疗系统相同。
- **承保费用**：通常涵盖的费用包括饮食（通常每日津贴的最高数额已限定）、机票、酒店、租车 / 出租车 / 运输，里程，停车及购买会议可能需要的物品（如复印件、摘要海报）。
- **冲突时优先安排**：当一个人将要参加会议，有一件事与之冲突，董事决定冲突事件是否比会议优先。

研究规章制度

- **机构审查委员会（IRB）规章制度**：研究员在其组织内应遵守 IRB 规章制度。所有预期的文书和时间表要按照流程。更多信息，参见第 9 章第二节，仿真研究考虑。
- **与机构不同时的一般准则**：学习者、参与者必须知情同意参与研究。有必须遵守的机构准则
- **安全性**：研究者在拷贝检查清单和收集其他研究数据时，应遵循安全准则。研究中使用的任何视频将按照制度协议锁定和保密。
- **财务影响**：资本调查员（PI）需要与模拟团队

的员工合作,以便更好地了解进行模拟研究的资源。为完成研究目的,合理分配人员、设施和设备资源很重要。

- **出版规章制度**:参与模拟研究的个人在完成该项目资金项 1 年内,应以团队发表其结果。将参与完成模拟研究的团队成员的名字列入出版物很重要。
- **作者规则**:应准确写明参与模拟研究的作者。关于第一作者的讨论和协议由既定研究项目的 PI 或项目经理推动。
- **数据收集责任**:数据收集的责任由 PI 决定。最终,应由 PI 确保数据收集准确并按照流程。更多信息见第 10 章。

安全防范

- **紧急情况**
  - 医疗紧急情况:一项规章制度需要确定紧急情况下的联系人,例如,120 或 110,以及事件稳定后所需的文件。
  - 非医疗紧急情况:说明如何处理非医疗的紧急情况。例如,教师 / 员工是否能够处理这些事件?需要报告什么?
  - AED 位置:说明和画出模拟中心内 AED 的位置。
- **辨识徽章**:说明学习者、教学者、参观者、员工和其他人在模拟中心佩戴辨识徽章的规章制度。在某些情况,只有佩戴徽章才可以进入模拟课程。

此时,彼地:如何继续改进或者保持我现有的成果?

正如你看到的,当制定规章制度和流程时,有太多的事需要考虑。这是非常耗时的,有挑战性的,有时又是混乱的。以下步骤将有助于制定有效的规章制度和程序手册:

- 从上级机构的已有规章制度着手。
- 考虑使用社会手册模板为指南(http://ssih. org/membership1/ts-toolbox)。
- 考虑制定内部和外部手册两个版本。内部手册供项目员工使用,而外部手册则适用其他所有人。

规章制度随时间而改变。建议每年重新评估规章制度,以保证其符合当前需要。经过 1 年,除了修改现有的规章制度,还制定新的规章制度和流程。因此,版本更新很重要。建议在每一年制定的规章制度添加版本或日期说明,以及谁完成该制定或修改。

大多数规章制度手册往往冗长而难理解。因此,考虑将手册分为几个部分,并将每个规章制度整理分类。使其更易导航、修订和控制。记住,如果手册可以储存电子版,则可能不需要实体手册。这将有助于实现"绿色",将使增订和修改更容易。确定一名关键人物对规章制度和流程开发进行全面监督是有益的。

总结

总而言之,无论项目运行规模如何,规章制度和流程都至关重要。见于模拟环境给管理和操作模拟项目和设备的人提供挑战,开始制定规章制度和流程手册可能是一个复杂的过程。在模拟教学中,识别和实施标准化的规章制度和流程可以有效推进项目,提高稳定性和一致性。具有正式的规章制度和流程的优势不可低估。建立这样的基础有助于其成长和扩张。

参考文献

Hertel, J. P., & Millis, B. J. (2002). Debriefing an education simulation. In *Using simulations to promote learning in higher education* (pp. 59–72). Sterling, VA: Stylus.

Jeffries, P. R. (2007). *Simulation in nursing education: From conceptualization to evaluation.* Washington, DC: National League for Nursing.

Kyle, R. R., & Murray, W. B. (2008). *Clinical simulation: Operations, engineering, and management.* Amsterdam, The Netherlands: Academic Press.

第三节

制订与执行战略规划

Gail Johnson, MS, RN, CCRN, CPHQ, CHSE; Jeanette L. Augustson, MA

作者简介

GAIL L. JOHNSON，HealthPartners 临床模拟中心主管，该中心已得到医疗模拟学会（SSH）认证。在该中心里，她提供现场模拟、远程模拟等方面领导人培训教程。她供职于学术机构与医疗保障体系，工作方向有教育、质量管理、风险管理、法规事务等。**JOHNSON** 小姐是 SSH 认证体系的评审人，也是制证理事会和认证委员会成员。**JOHNSON** 小姐已获得注册医疗模拟教育家（CHSE）颁发的全国性证书。

JEANETTE L. AUGUSTSON，HealthPartners 教育和研究学院教育管理部门的高级主管，为健康职业教育项目提供支持性运营监管，包括战略规划、财政、市场营销与交流、信息系统与技术、新项目发展、统筹管理、机构持续性发展与前进规划等。她供职于政府部门与非营利机构，善于发展规划、发展预算、组织开发、行政管理等。

摘要

战略规划不仅针对于大型组织机构，对于模拟教学同样适用。针对预期使命与远景，可制订成文的、系统的计划，形成利于模拟教学发展的纲要。然而，目前少有良好的战略规划去指导模拟教学的发展。本节将概述模拟教学项目的战略规划与指南，为当前存在的项目计划增添针对性目标、策略、目的、方法等，以逐步勾勒出模拟教学项目的特异性计划的轮廓。

案例

Xanadu 模拟教学中心是一个占地 929 平方米的中心，主要设施位于 Xanadu 大学医疗中心，后者为一家学术型医疗机构。在这家中心开放 2 年前，这家医院只有一间技能实验室和两个中等配置的模拟器。这个区域主要用于护理培训、初级生命支持与高级生命支持的培训。在进行大量资金募集后，以及在 Xanadu 大学及其附属医疗中心的财政支持下，这家模拟中心开始运行。财政支持承担 36 个月的运营费用。在最初运行的 6 个月期间，所有经费的 75% 被用于设备配置。根据计划购买了成人、儿童、婴幼儿人体模型，以及其他根据医院与学校的需求进行购买，后者包括中心静脉留置训练器、外科手术训练器、全身超声评估训练器、各种其他程序性使命训练器。自从培训中心运行后，当中的一些器材仅被使用了 1～2 次。中心设施拥有 1 个办公间、2 个储藏室、3 个教室、1 个操作训练室、6 个模拟培训室。该培训中心配备有相当于 3.6 个全职工作人员及数个兼职人员。

自中心开放以来，已有超过 3 500 人参与了模拟教学项目。大多数为护理人员，主要在每年技能考核期间利用该中心的空间。一些急诊住院医师与内科住院医师利用操作训练室进行侵入性操作练习。中心暂未对医学院与大学护理专业的人员开放。每月将有 4～5 个模拟教学项目对外开放。数据显示参与者喜欢这些模拟教学课程，并相信他们参加培训后将变得更加自信与能干。

模拟教学项目已运行将近 24 个月了。如果你作为某个项目的负责人，将被要求定期向上级领导进行最新情况的汇报。汇报期间，如果发现模拟教学项目的关注度不够，以及未能在组织战略目标与预期下进行发展，这样可能会造成资金投入与人员配置减少的风险。你被赋予职责来作出决定，制订与实施一个战略规划，那么你将从哪里开始呢？

引言和背景

> "你能告诉我走哪一条路吗？"
> "那取决于你想去哪里。"Cat 说。
> "我不在意去哪里。"Alice 说。
> "那就无所谓你走哪一条路了。"Cat 说。
> "只要我能有所收获。"Alice 补充地解释道。
> "如果你走得足够久，你终将有所收获。"Cat 说。
>
> ——选自 *Carroll, 1865, chap. VI, Alice in Wonderland*

就如 Alice 的旅程一样，只要付出足够努力，模拟训练项目将发展良好。但如果没有一个远景，那就难以确定一个目标。如果没有一个战略规划，模拟教学项目的优先顺序安排、项目开发、财政稳定性、人员配置等方面就会受到影响，这些是确保足够的、恰当的模拟教学项目顺利开发的关键。一个战略规划将帮助项目组或组织机构决定抓住哪些机遇，放弃哪些选择（Bower & Gilbert, 2007, p. 74）。

大多数医疗体系与学术机构都有战略规划。它们普遍由一个组织机构制订，而不是一个营业部门。如果一个模拟教学项目被一个大型组织机构开发，那就很可能已经制订了一个适合全局发展的战略规划。当组织机构为项目成功开发提供统筹方向时，可能会影响到部分工作的有利实施。

在 2013 年，关于模拟教学的医疗保健认证标准中，为了成功地得到认证，建议模拟教学项目必须拥有完成预期任务的计划，这个计划可以是战略的、商业的或是运营的（SSH Council for Accreditation of Healthcare Simulation Programs, 2013, p. 3）。

本节将概述模拟教学项目的战略规划与指南，为当前存在的项目计划增添特异性**目标、策略、目的、方法**等，将逐步勾勒出模拟教学项目特异性计划的轮廓。

战略规划

什么是战略规划？

战略规划是指在接下来的时间里，组织机构计划完成的目标使命，与如何利用组织机构及其资源来实现这些目标（Barry, 2007, p. 99）。战略规划是一个系统的、可执行的方案，该方案已经过深思熟虑、是被反复论证可行的。战略规划将为组织机构提供实现目标的蓝图，它包括各种内外因素的评估、丰富多样的选择等。战略规划通常包括如下几部分：

- 项目所发挥的作用属于主体组织规定的范畴。
- 符合模拟教学项目的发展目的与远景
- 参与培训的人员类型有哪些，内部人员、外部人员、学生、专业人员等，所属学科、职业等
- 所提供的培训项目或服务的类别
- 需要提供哪些培训资源，如人员、专家、社会关系、场所、模拟人、培训导师、其他设备、资产等
- 整合上述这些资源、社会关系以实现主体组织及模拟教学项目的预期目标的最佳方案（Barry, 2007）。

战略规划不同于运营方案或商业计划。战略规划将提供数年发展的大目标与方向。一般来说，战略规划将制订 5～10 年的发展目标。在当今快速发展的社会环境中，这个周期可能太长了，一个 2～3 年的战略规划可能比较合适（Joyce & Martinez, 2007）。另一方面，运营方案或商业计划每年制订一次，将展示组织机构如何朝向战略规划的目标一步步前进。题目缺少项目完成过程中的细节描述。

围绕组织机构的预期目标与远景，一个有效的战略规划将赋予模拟教学项目富有意义的发展目标、策略、目的、成功实现的措施等。这些要素将

在战略规划中进行详细描述，以及提供相关模拟教学项目的成功案例。

为什么制订战略规划？

制订计划与设定目标，将积极地影响组织项目实施的效果。制订战略规划的项目实施时，大多会优于没有战略规划的项目。一个清晰的计划与被评估过的实施策略，将增加项目实施过程中的可追究性，并有助于完成预期目标（Barry，2007）。此外，制订战略规划的过程及规划本身对于模拟教学项目都是有巨大价值的。在制订战略规划的过程中，项目负责人、利益相关人员、培训工作人员将讨论制订相关设想与期望。其中，有关于项目的优势、不足、机遇与风险等方面的讨论，将使利益相关人员认识到模拟教学项目的当前意义，以及该类项目未来发展的潜在需求与机遇等。通过讨论达成共识，既有助于大家认识到模拟教学项目的目标与远景的重要性，又有利于获得促进战略规划形成的各方支持。

一份完整的战略规划将为模拟教学项目的实施提供重要方案。它将包括如下计划与决定：

- 资金与资源开发
- 人员需求
- 基础设施建设
- 合作与合伙人
- 职业发展需求
- 模拟教学的作用及优先需求

战略规划制订的过程，不仅使实验技术人员与员工知道所面临的挑战，而且对他们所投入与认可的战略规划保持高度的认识水平（Gantt，2010，第308页）。通常，在开展模拟教学培训过程中，容易日复一日地关注有关流程、发展等方面的细节问题，而忽视关键问题。在制订战略规划后，有助于朝着预期设定的方向，促进最终目标的实现。

战略规划亦能用于减少潜在问题的出现，或是解决实际出现的问题。它可以通过策划、协商等方式解决一些涵盖多方面的交叉性问题（Barry，2007，loc. 163）。例如，医疗卫生赔偿与医疗教育资助方面的经费变化，可能导致主办机构的经费支持减少，而在社区开展模拟人培训教育项目的增多可能增加竞争力、减少外部来源的资金，以及提高其他方面的要求与风险。在这种情况下，模拟教学项目能够利用战略规划作出各种选择，比如通过新的方法增加收入、调整优先顺序、探索新方法减少花费、形成模拟教学财团、影响政策制定者的看法等（Barry，2007）。

战略规划的组成

一个战略规划包括使命的陈述、项目实施的目的、项目开展的地点、项目愿景或预期实现的目标、战略目标、策略、目的、战术、实施方案等，以及成功实施的标准（图 5-3-1）。

使命与愿景

没有海豚的指引，即便再聪明的鱼也无处可去。
　　　　　　　　——摘自 Carroll 1865，第 10 章

模拟教学项目的战略规划，首先需要制订适合项目的使命与愿景，即使主办单位已有发展使命与愿景，模拟教学项目也应制订适合自身发展的使命与愿景。最终决定使用主体组织或项目本身制订的使命与愿景，项目开发的目的与方向是相当重要的。一个项目目标的制订，应概括项目当前的目的，以及模拟项目开发的理由。项目目标的陈述内容，举例如下：

- 通过模拟教学项目的实施，最大化医务人员自身、团队和组织的能力，以提高医疗保健水平与患者安全（HealthPartners Clinical Simulation，2012）.
- 通过模拟教学项目，提高医疗质量、医疗安全及医疗教育水平（Center for Medical Simulation，2009）。
- 促进医疗质量教育与实习培训方面的医疗福利，为医疗专业人员提供各个医学领域的研究平台（Medical Education & Research Institute，2012）。

战略规划的要素

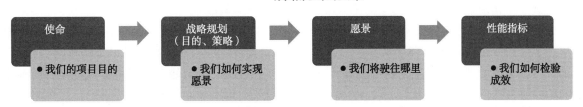

图 5-3-1　战略规划的要素

- 通过模拟教学培训，加快护理人员的技能发展水平（Fictitious Xanadu Simulation Center）。

项目**愿景**将总结一个模拟教学项目预期达到的效果。如果我们闭上眼睛，想象一下模拟教学的效果，你希望在2年或5年内看到模拟教学对体验者、患者、医疗保健系统产生什么影响呢？愿景陈述并不是"我们做什么"，而是"X年后我们将成为什么"（Person，2013，Loc.683）。例如：

- 基于模拟教学与研究，成为一个重要的合伙人与领导者（HealthPartners Clinical Simulation，2012）。
- MERI将成为世界各地医疗教育与培训机构的引领者（Medical Education & Research Institute，2012）。
- 为医学生与医务人员提供安全有效的区域性模拟教学项目（Fictitious Xanadu Simulation Center）。

虽然这些陈述简洁明了，但它们的重要性不能被低估。项目使命指明重要方向，项目愿景阐明预期目标。战略规划就是将两者有机地结合起来。除外项目使命与愿景的陈述，战略规划还特异性地包括了长期目标、策略、目的及战术等方面的描述，以及监测与检验成效的方法。

目标、策略、目的与战术

一个战略规划特异性地包括4个关键要素：目标、策略、目的、战术，以及成效检验方法。这些要素提供如何实现项目愿景的蓝图或方向。战略规划可能包括其他因素或使用不同的术语，但是这个框架简洁地阐述了制订战略规划所必要的重要信息。

目标

项目目标应反映模拟教学朝向预期愿景努力的优先顺序。项目目标应对关键区域进行富有意义的描述，让利益相关人员相信组织机构能够推进它的使命，实现它的愿景。这个优先顺序可能会受质疑，通常会有利益相关人员对许多主题提出看法。战略规划常常缺乏重点，就源于组织机构需要努力阐述许多问题，而且需要按照最重要主体的优先顺序开展（Zuckerman，2006，第5页）。

项目目标常常反映那些关于项目优势、不足、机遇与威胁等方面的主题。例如，如果一个模拟教学项目虽能使体验者高度满意但无法确保对患者

救治的益处时，后者将成为该项目需优先考虑的问题。如果存在员工流失的问题，团队稳定性可能成为重要议题。财政支持或受限，体验者增加或减少，内部或外部环境的改变，以及许多其他因素均可能影响目标的制订。

制作目标框架图对于反映模拟教学项目及其主体组织的关键纬度是有帮助的。在这过程中容易只关注某一个方面，比如体验者或学习者，而忽视其他重要方面如内部流程、财政视角等。平衡计分卡模型（Kaplan & Norton，1996）是一种概括4种商业前景或纬度的框架图，包括内部商业流程、顾客、学习与成长、财政。利用这些关键纬度，确保项目实施时不仅仅只关注某一个方面而忽视其他方面。例如，一个项目只是关注体验者获得特殊的学习经验，并没考虑其他纬度方面的影响，就可能无法充分展现该项目的潜能，以致不能维持商业运作。在一家医疗保健机构，如果关注患者体验、患者预后、职工数量及财政等多方面，可能较好地反映该机构的商业运作情况。在模拟教学项目中，如下目标框架可能是有用的：

1. 模拟教学项目对病人安全性、考试评分及NCLEX通过率的**影响**。
2. 模拟教学项目体验者的**经验**体会。
3. **内部流程**与团队能力建设。
4. **财政**与管理。

有了这些观点，一个项目可能概括出一个或多个特殊目标。

1. **影响**：最大化Xanadu大学护理学院毕业生的就业前准备。
2. **体验**：让用户认识到模拟教学是提供给社区、主体组织、顾客及学习者的重要资源。
3. **内部流程**：最大化员工工作效率，并制订一个科学流程。
4. **财政**：寻求新的盈利方式，支撑项目的可持续发展。

战略规划会针对每个纬度制订1～2个目标，或对于没有框架的项目制订5～7个的整体目标，以利于后续高效的运作。

策略与战术

策略是支撑目标实现的方法，概括了模拟教学项目实现过程中的各种行动。策略将回答"如何实现这个目标"的问题。策略将提供大体的实施途径或方法，但不会对各种行动提供细节性描述。针对一个目标，将会有一个或多个策略阐述对目标实现

影响最大的主要行动。策略描述的是做什么，而战术是如何做好这些事情、谁做、什么时候完成等。

目标体验：让利益相关人员、客户及学习者认识到模拟教学是提供给他们的重要资源。

- **策略 1：**对于模拟教学的效果，加强与领导者、体验者之间的交流。
  - **战术 1：**每年 12 月 31 日，模拟教学团队可以制订交流形式与场所的清单，比如电子版、纸质版或现场报告。
  - **战术 2：**每年 11 月 15 日，项目负责人针对模拟教学效果的关键点进行演讲。
- **策略 2：**参与一些利于组织团队建设的项目，获得更多提升模拟教学项目的机遇。
  - **战术 1：**项目经理搜集并制订一张关注医疗安全与质量提升的会议清单。
  - **战术 2：**项目负责人在参与这些会议期间，与关键利益相关人员进行密切沟通。

由于策略实施有 2～3 年的周期，通常被分解成小的策略或目的。每个目标是策略的一部分，可能有助于将策略分解成数个关键点。好的目的是非常有效的，具有特殊性、可衡量性、可获取性、相关性、时间可规划性等。

- **策略 3：**从体验者与顾客那里搜集反馈意见，并进行响应，以持续提升课程设置的质量。
  - **目的 1：**在第 2 季度结束之前，建立一个自动的评估流程，以避免人工数据的录入。
    - **战术 1：**在第 1 季度结束前，模拟教学项目组为体验者提供能扫描的评定表与在线调查表。
    - **战术 2：**在第 2 季度开始前，模拟教学项目组将选出最符合项目需求的意见。
    - **战术 3：**在第 4 季度结束前，项目负责人将与采购部门、信息技术部门协商，获取并安装软件系统程序。
  - **目的 2：**每年 7 月份，更新与改进最受关注的满意度问题，并加入到所有课程评估中。
    - **战术 1：**每年 1 月份，行政助理将制订适合大多数课程的电子化评估模块。

所有目标、策略、目的、战术等资料，可能被记录下来，或放在某个表格里。

目标体验：让利益相关人员、顾客及学习者认识到模拟教学是提供给他们的重要资源（表 5-3-1）。表 5-3-1 展示了所有策略、目的、战术等如何整合到一个表格里。

效果衡量

通过战略规划，如何知道正在完成预期目标呢？对战术或目的进行完成情况的追踪是一个方法。效果衡量就是用于评估预期目标的完成进度。效果衡量需要描述你想达到的预期目标，以及模拟教学项目如何达到特定目标。针对每个目标，至少制订一个成功衡量的标准，以用于监测预期目标的进展情况（Olsen，2012）。

效果衡量可以是针对结局、质量、效率或特定的目标。

目标体验：让顾客、学习者认识到模拟教学是提供给他们的重要资源。

- **效果衡量 1：**参与者满意度持续保持在 85% 以上。
- **效果衡量 2：**模拟教学活动的积极性在第 1 年增长 10%，第 2 年增长 15%，第 3 年增长 25%。

效果衡量标准 1 着重于质量评估，而效果衡量标准 2 更多地强调结局评估。

具体使用什么衡量标准，是难以决定的。Olsen（2012）推荐选择最明显且最容易的方法。随着计划的改进，衡量标准会被调整与重新定义，以确保是有意义的。每月、每季度或每半年一次地获取这些效果衡量的评估数据，将信息报告给利益相关人员，有利于改进计划，并促使你以最有意义的、可行的方式朝着预期的愿景前行。

表 5-3-1

策略与战术

策略 3：从体验者与顾客那里搜集反馈意见，并进行响应，以持续提升课程设置的质量		
目的 1：建立一个自动的评估流程，以避免人工数据的录入	填写人	日期
战术 1：为体验者提供能扫描的评定表与在线调查表	模拟教学组	第 1 季度

执行

在战略规划得到董事会、执行董事或其他授权个体的许可后，接着进入实施阶段。这通常包括发展策略、制订适合的行动方案、分配使命、时间安排等。有时，其细节在项目目标与策略制订时被确定下来；有时，在项目目标制订过程中及贯穿于整个项目实施过程中。部分实施内容也包括来年一些需购买或财政的需求计划。在计划实施后，可能出现一些组织变化或内部及外部因素影响。一个模拟教学项目可能需要根据新鉴定的影响因素，来修订战术、策略，甚至目标。

下一部分，将提供两种不同的制订模拟教学项目战略规划的途径。一种途径，是将模拟教学特异性策略、目的、战术等整合进入某个主体组织或部门的现存战略规划中，比如医疗保健体系、员工发展部门、护理学院、医学院等。另一种更高级的途径，就是制订包括使命与愿景陈述在内的特别针对模拟教学项目的战略规划。

如何培养初学者

如果你是初次制订战略规划，最直接的方法就是利用所在机构或部门的战略规划作为一个底本。你的主办机构很可能已形成一个使命、愿景与数个目标的框架（框 5-3-1）。利用这个方法，模拟教学

项目需要围绕 4 个目标选出关键策略，以助项目愿景的实现。某些模拟教学方面的特异性策略将发挥项目自身价值。在制订项目特异性使命、愿景与计划时，如果并不复杂或耗时，应该完成如下相似的步骤：组织机构名称、分析当前形势、设定方向、完善与批准计划、实施计划等（图 5-3-2）。

第1步：有组织机构

虽然投入的时间不多，但还是能从项目开发目的与流程的讨论中获益。这个讨论可以是董事会成员参加，或是执行董事一个人。这是一个很好的机会，去问询他们所能看到的该模拟教学项目的优势、不足，他们对项目未来的愿景，以及决定如何将他们的期望包含在项目计划中，并确定还需要增加哪些人员。

为了获得尽量多的建议，需要一个团队或委员会来制订战略规划。制订过程中，体验者应包括项目负责人、工作人员、教育人员、参与培训的人员

框 5-3-1

2010 年 HealthPartners 研究机构的医疗教育使命、愿景与目标

使命
最大化医务人员及医疗体系的服务能力，以提高医疗保健卫生水平，提供优秀的护理效果

愿景
成为患者与社区医疗保健水平持续提升的重要机构成员

目标
1. 提高患者护理水平与社区医疗保健能力（医疗纬度）。
2. 支持形成民众持续学习、参与及表现的文化氛围（工作纬度）。
3. 成为改进临床医疗效果的重要资源（体验纬度）。
4. 成功定位 IME（管理纬度）。

战略规划步骤

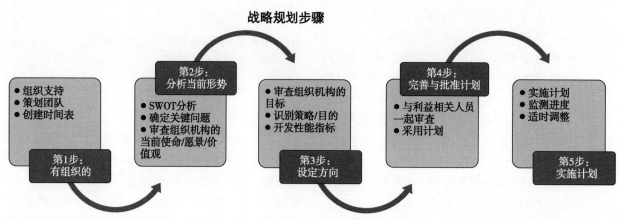

图 5-3-2　战略规划步骤（摘自 Barry, B. [2007]. Strategic planning workbook for nonprofit organization. St. Paul, MN: Fieldstone Alliance. [Original work published 1997]. 规划步骤）

或学习者,以及其他熟悉模拟教学项目的人员。

第2步:分析当前形势

这一步需要对模拟教学项目进行严格审查,包括它的过去与当前状态。关于执行状态的问卷表在框5-3-2中。

所需分析的内容包括所有对项目有正面、负面影响的内容,以及影响目标实现的方面。可进行SWOT分析完成这项工作,即对项目的优势、不足、机遇与威胁等方面进行分析。优势与不足可反映项目的内部问题;机遇与威胁可反映项目的外部问题(图5-3-3)。

这份分析报告有助于阐述战略规划中的重要主题。Barry(2007)建议这些主题的数量控制4～8个。

第3步:设定方向

在策划团队的帮助下,对步骤2中识别的重要主题进行检验。通过查阅项目战略规划文件,了解你项目的优势、需求及重要主题。有员工、设备、流程相关的问题需要陈述吗?识别项目特异性策略相关的组织目标。拿HealthPartners的案例而言,如果我们着重于提高患者医疗能力与社区医疗保障,通过整合一些模拟教学相关的能力培训项目,我们可以减少一些医疗过程中的并发症。由于战略规划跨度好几年,我们可以每年设定特定目的。例如,第1年的第二季度结束前,为急诊住院医师提供超声引导下的中心静脉穿刺置管能力培训项目,第四季度结束前为内科住院医师提供相同培训项目;第2年的第四季度时,为相关住院医师、助理医师、护士、内科医生提供胸管留置能力的培训项目。我们的检验方法可能是中心静脉穿刺置管与胸管留置相关并发症出现的数量。

战术可能在这个步骤中体现,或是在项目实施过程中。战术是完成一个目的或策略的细节性活动环节。由于比较详细,有些人觉得较容易制订战术。执行高管与董事会成员很少花时间去关注具体的实施细节。

确保战略规划中设定的目标与你的工作内容一致,是十分重要的。这个一致性,有助于你获得现在与将来的领导支持、经费资助等。除外围绕组织目标制订模拟教学特异性策略,基于模拟教学

框 5-3-2

执行状态问卷

我们达到了哪些目标?	哪些项目 / 内容 / 课程是成功的?
我们学习了哪些课程?	哪些未能完成?为什么?
我们克服了哪些挑战?	我们还需要面对哪些阻碍?为什么?
我们获得了哪些新顾客?	我们的顾客、体验者对我们评价如何?

	正面内容	负面内容
内部影响	**优势** 能做好哪些? 拥有哪些资源? 包括但不局限于如下方面: ● 人员/模拟教学工作人员与教育者 ● 课程/所计划授课的内容 ● 设备、技术与空间 ● 财政 ● 体验者/顾客 ● 组织支持	**不足** 存在哪些问题? 包括但不局限于如下方面: ● 为了改进功能配置,有需要购买的设备吗? ● 有需要定期维护与记录的事情吗? ● 有员工、设备、空间及财政等方面的问题吗? ● 有获得项目的组织支持吗?
外部影响	**机遇** ● 有哪些机遇对我们是开放的? ● 主体组织有哪些新的机会安排吗? ● 哪些发展趋势是我们能利用的? ● 我们如何将优势转变为发展机遇?	**威胁** ● 有哪些威胁会伤害到我们? ● 谁是我们的竞争对手?他们在做什么? ● 我们的哪些不足之处使我们处于受威胁的境遇?

图 5-3-3　SWOT 分析

的学习对战略规划中的组织策略或目的有帮助吗？计划设定的部分内容，就是需要识别对当前的、新的策略与目的有帮助的一些改进或变化。务必要着重于重要主题，而不能浪费时间在一些与目标不符的事情上。

第4步：完善与批准计划

有必要邀请主要负责人、利益相关人员、项目组成员审查项目计划，确保他们的有益建议已被采纳，以及实施策略与检验标准是合适的。考虑到需要为计划实施投入资源，需要确定初步讨论的时间。在进行数个版本的计划修改后，提交给董事会、执行董事、院系主任及进行预算、财政及流程执行的相关人员进行审核。

第5步：实施计划

如果初始计划中未制订战术、时间表、相关管事人员，那么计划实施阶段需要详细地写入。战术也有可能在初始计划中已被识别，但在实施阶段才详细地展示出来。在计划实施过程中，战术有可能被修改、删除或增加。为了确保主要方向，模拟教学项目负责人与项目组成员应定期进行计划审查。进展情况可以每月检查一次，至少一季度一次。基本情况与相关结果报告给最擅长该方面的人员。参照一些模拟教学项目的成效评判标准，进行成效检验可能是有价值的。

在你进行计划审查时，可能发现它过于宽泛而不能真正地符合你的需求。如果这样的话，你需要制作一个更加特异性的计划。这将在下一节里进行描述。

此时，彼地：开发一个特异性的战略规划

在前述部分中，我们概括地陈述了一种新型的模拟教学项目战略规划制订的基本步骤。本部分中，我们特异性地针对模拟教学项目，提供一些制订更宏大计划的一些方法。制订这样的计划，要在与主体机构的使命、愿景、战略规划保持一致的同时，最大化该项模拟教学项目的价值。

第1步：有组织机构

当开始制订你的战略规划流程时，首先确保已获得组织支持及拥有重要的体验者。然后，大体了解战略规划对于模拟教学项目的价值，以及实现目标的大体流程：哪些体验者、如何运用计划、应与哪些战略规划保持一致等。参照 Zuckerman（2006）的建议如下：

有些战略规划在实施早期偏离了项目课程设置的目标，或是因准备不充分而在后期失去了动力。在开始战略规划前，建议在最小目的的层面，描述即将使用的计划流程，制作一张计划表，描述项目负责人的作用与职责，识别项目服务商等。然后，在工作正式开展之前，将这些信息与项目实施人员进行明确、清晰的沟通（2006，第6页）。

建立一个小的项目团队是有益的，可以包括1个项目负责人、2~3个项目组成员。他们进行项目计划的制订与审核，制作文件、作图，为下一步做好准备。这个团队将促进项目的发展。当然，这个团队需要考虑他们自身的经验与能力，能否推动战略规划的进一步进行。你应该选择一个独立的服务商，确保这个人参与到项目组中来，并促使会议结果与项目组的目标是一致的。

一个代表利益相关人员较大的战略规划团队，可以在战略规划制作中发挥重要作用。这个团队将为模拟教学项目提供有价值的信息，他们发现机遇，以及任何需要关注的事情。更重要的是，当你与他们一起制订目标与策略时，可以获得支持。聪明的项目经理人从一开始就让体验者加入进来，从而获得一些战略规划方面的建议与意见（Zuckerman，2006，第7页）。当组建这个较大的团队时，建议考虑具有如下条件的成员：

- 来自主体组织机构的项目负责人
- 赞助者或潜在的投资商
- 顾客群
- 盟友与合作者
- 模拟教学团队成员

在建立组织时需注意的最后一点：知晓完成战略规划流程所需花费的时间。6~9个月是常见的，尤其在利益相关人员较多的复杂情况下。制作一个工作计划表，包括工作内容、时间表、阶段性成果等。

第2步：分析当前形势

在前述部分中，我们概述了 SWOT 分析的过程。通过拓展你的分析到一个完整的**环境扫描**，可使 SWOT 分析得到加强。环境扫描是一种检测项目当前状态的方法，以及陈述与项目相关的来自内

部与外部的各种机遇。通过扫描，可以清晰地找出有害的与有益的方面，以及影响决策过程的内部与外部形势（Gantt，2010，第310页）。

内部扫描应关注你项目的当前重点、绩效、运营等信息。内部扫描应包括如下方面：

- **顾客**：哪些属于当前顾客？对于不同的客户类型，工作量如何分配？在3年或5年内，谁将成为客户？
- **结果评价**：有哪些检验标准？在过去的时间里，哪些结果需要记录？
- **工作人员**：组织结构怎样？团队成员发挥哪些作用？
- **财产**：收益有哪些？每年的花费有哪些？项目的财政是稳定、且可持续的吗？
- **当前计划**：今年与下一年的优先项目与关键计划有哪些？

外部扫描应发现项目自身以外的影响项目发展的方面。应探索如下方面：

- 仿真技术发展方面；
- 在主体组织、社区或其他医疗保健体系里使用的模拟教学；
- 在学习者需求与期望方面的变化；
- 在医疗保健专业人士训练要求方面的变化；
- 资金方面的考虑；
- 监管机构的要求。

当准备为战略规划团队提供环境扫描任务时，需要从利益相关人员那里获取各个**重点内容**的支持，并总结成各个主题。可能针对模拟教学相关的人员，与战略规划团队成员、社区人员或主体组织机构负责人等进行一对一交流。

在这个环节中，有必要纳入模拟教学工作人员与教员。因为这些人具有很好的实战经验，且通常与学员进行交流，以致他们可以为你项目的战略规划的方向提供一些很有意义的建议。他们在项目实施中是有帮助的，尤其他们有意向时将会较好地投入到这项工作中。

可以围绕如下问题开展一次集思广益的讨论会：

- 我们的项目目前面临最紧急的问题是什么？
- 你能想象我们的项目3年内将是什么样子？
- 怎样的合作伙伴对于实现愿景是重要的？
- 引导我们团队前进的价值观是什么？

价值观问题是团队成员进行的一个不同类型的交流话题，但非常有助于团队成员与你一起思考职业的未来前景。价值观是模拟教学团队成员彼

此之间、与客户之间如何沟通的核心理念或指导原则。开展以尊重、正直、优秀、合作等为主题的价值观的头脑风暴，有助于明晰什么对团队是最重要的，并辅助指导战略规划工作进行。

总结源自重要利益相关人员与雇员的信息，将之报告给战略规划团队，有助于该团队对未来方向做出富有成效的交流。

对于项目组分析当前形式与准备战略规划工作的最后一步，就是制作计划设想的草案。计划设想是关键陈述内容，战略规划团队将会依次同意讨论方案。在环境扫描、雇员与利益相关人员提出关键问题的基础上，计划设想针对项目当前的状态与指向做一个简单的总结。计划设想的例子可能是：

- 模拟教学项目在本院患者安全措施的实施环节中发挥重要作用。
- 模拟教学项目需要多样化收益，以确保其可持续性发展。
- 模拟教学项目在学生技能发展与能力提升中的作用日益增大。

这些设想将为项目团队的讨论提供依据，辅助他们识别目标与策略的关键点。

第3步：设定方向

当你和团队成员开始制订一份战略规划时，需要牢记一些原则。首先，如果得到利益相关人员的高度参与与赞同，项目实施的过程将是很有效的。如果没有积极的参与，或是没有完整的建议，战略规划将在一个比较差的基础上实施。其次，战略规划的实施过程是反复多次的。它不可能一次确定下来，很可能需要多次会议、暂停、电话或电子邮件沟通，以致长达几个月时间。这个过程将针对计划的每一个因素，需要参与人员连续地进行讨论、制作草案、审查、细节调整等事宜。有时会觉得沉闷而乏力，但通过大家的高度参与与赞同促进最终的成功。会议的数量与结构将取决于项目团队的动力。

项目组可能通过如下大体的步骤去制订一个战略规划会议的计划：

1. 确定使命与愿景陈述内容。如上所述，源于这些简单而有效的陈述对于组织机构是相当重要的，因而获得足够的参与与赞同是基本需求。本节之前所提及的定义与例子，有助于战略规划团队发起这种会谈。对于达成一个富有意义的使命与愿景，可能需要多次讨论。

2. 制订一份价值陈述材料。Olsen（2012，LOC

项目太多！SCRUMBAN：管理大量项目的解决方案

Janice C. Palaganas, PhD, RN, NP

Principal Faculty, Center for Medical Simulation

对于许多模拟教学项目而言，快速增长是令人担忧的。之所以这样，是因为快速增长成为许多成功项目后续失败的重要原因之一（Carroll & Mui, 2009；Hess, 2010；Peters & Waterman, 2006）。医疗模拟教学项目可以运用多种形式，符合多种需求，当失去它的重心时就有被搁置的风险，尤其在当前时间、关注及资源竞争激烈的情况下。

在我是一家模拟教学中心的首席运营官的5年期间，每年都能遇到很多这种项目。这些项目要么是我们团队开发或采纳的，要么是项目负责人强制要求或鼓励的。这导致部门内工作越来越多。通过尝试许多小的成功试验方法后，比如周会、项目软件、在线的团队项目平台、制作清单等，我继续寻找处理如此多项目的好方法。

有一天，我回想起自己上计算机工程课程的那段时光，以及记起我的团队曾经用一个简单的方法成功地处理了一个大的项目。计算机工程师将这种方法称之为"Scrum"或"Scrum Board"。你可以发现许多关于这个主题的有用网站。在我尝试的方法中，Scrum Board 看起来是最符合项目团队需求的解决问题的好方法，比如有些团队成员忘记登录在线平台、清单里的有些项目存在疑惑、不是每个人都有软件、周会太短等。只要我想起 Scrum Board，我就认识到我们需要调整方法以适合我们的工作需求。在我之前的医院管理经验里，我已经学习了精益方法学的原则与实践方法，它是一种强大且有效地建立并持续改进机构的方法。采用这个方法学，我们试图去整合基于精益与日期的框架图，来管理模拟教学中心的需求与目标。我们所接受的最终方法称为"Sim Scrumban"。将精益方法学与 Scrum Board 结合到一起，就是 Scrumban。Scrumban 是计算机工程师使用的术语，整合了 Scrum 和 Kanban。Scrum 是用于灵活地制作产品的工程术语。Kanban 是一种精益原则，即产品的及时生产。

Sim Scrumban 方法是有效的（图1）。它让我们保持专注，识别阻碍，促进项目发展，精神饱满

地完成工作量，让每个人都被及时通知到，以及拒绝那些与我们不相关的或难以承受的项目。

对于 Sim Scrumban，我们使用如下方面：

1. 大白板
2. 白板或艺术性磁带
3. 小号或中号的便利贴
4. 便利贴标签
5. 铅笔、钢笔和播放器
6. 中缝纸
7. 磁铁

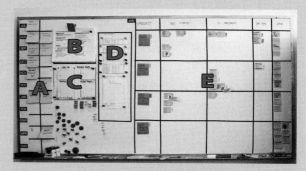

图1 Sim Scrumban：（A）项目角；（B）A3；（C）燃尽图；（D）任务列表；（E）记事板

在 Sim Scrumban 中发挥的作用如下：

1. Scrum 负责人——首席运营官/项目主管
2. Scrum 组长——项目经理
3. Scrum 团队——项目团队

Sim Scrumban 的关键要素在图1中显示，接下来进行简短的描述。

项目角

项目角区域（图1A）按照项目的实施先后逐月排序。例如，项目团队根据自身的资源及日常工作能力，确定在某个时间内完成4个项目是可行的。因而，我们在 Parking Lot 区域每月都安排2个最大的项目，以保证某个时间段内4个项目的进展都能最大化。

A3

在项目实施之前，项目需要进行论证，并制订一个计划，被放在 A3 区域（图1B）。A3 报告模式是源自制造业的一种精益技术，是对每个项目

精练到一页纸的描述。A3 报告包括如下信息：背景、当前状态（需求评定）、目标、项目分析、预期成果、计划总结与期限、项目评估等。A3 报告提供一种一致的格式，以概述项目的各个细节，保证每个人都知晓。

燃尽图

每个项目都需要分解成各个小的任务。每个任务被写上标签，并贴在燃尽图里（图 1C），可以用线条显示预期进度。该图允许使用视觉化的图形表示项目进度，即随着时间的推移、多少个任务已经被完成。

任务列表

在项目计划执行期间，项目团队讨论同意哪些任务需要完成，以及完成的顺序。任务列表（图 1D）允许形象地表示所必须完成的任务顺序。这样有助于团队成员知道一个任务开始之前需要完成什么（对于任务列表，使用微软办公软件制作，然后打印出来）。

记事板

记事板（图 1E）展示项目完成的进展情况，以及每个任务的状态、负责人及相关困难等。为了监测项目进度及帮助减少困难，Scrum 负责人将会细心观察记事板上的任务状态。这些任务状态亦有助于 Scrum 组长监测项目的运行情况，以及 Scrum 团队成员努力解决困难。这些任务状态亦有助于合理利用人力资源，确保恰当地分配工作任务，均衡每个人的工作量。每个 Scrum 团队成员应该有数个任务标签贴在记事板上，并标注可能花费的完成时间，以避免某个成员出现超负荷工作的情况。在我们项目组，Scrum 团队成员需在每周员工会议上进行汇报。每个项目汇报限制在 10 分钟内。报告内容包括每个 Scrum 团队成员努力在做的事情，主要阐述三个点：

1. 我做了什么；
2. 我将做什么；
3. 我遇到了哪些困难？我需要什么帮助？

随着时间的推移，Sim Scrumban 成为进步与自豪的体现者。对这种方法的接受，孕育了一种更加积极的文化。目前，项目优先级、重要性、流程、进度等等很容易被理解，不再需要长而无效的会议。

参考文献

Carroll, P. B., & Mui, C. (2009). *Billion dollar lessons: What you can learn from the most inexcusable business failures of the last 25 years.* New York, NY: Penguin Group.

Hess, E. D. (2010). *Smart growth: Building an enduring business by managing the risks of growth.* New York, NY: Columbia Business School.

Peters, T. J., & Waterman, R. H. (2006). *In search of excellence.* New York, NY: First Collins Business Essentials.

2816）说，当价值与信仰变得根深蒂固，而且被项目经理人与员工广泛执行时，它将成为公司的一种文化，促进公司发展策略的形成。分享模拟教学团队集思广益制作的价值理念，确保项目团队致力于模拟教学项目的内容。

3. 确认计划设想。询问项目团队，提出的设想与我们当前状态及逾期方向的认识是否一致？如有必要，需要花时间进行调整。

4. 根据已讨论的项目设想，决定接下来 2～3 年的目标。可考虑使用平衡分数卡类型的框架去组织目标，或是确保你考虑到项目有关的所有重要方面。确保目标在多年之后仍然是广泛适用的。对于每个目标，列举出有助于促进目标的策略与目的。项目组可以带头制作策略的草案，然后由规划团队进行审核。借鉴此节之前提及的例子可能是有用的。如何知道是否达到了目标，对于每一个目标成功的检验标准或性能指标是什么？

第 4 步：完善与批准计划

完成战略规划的第一份草案后，Olsen（2012，LOC 6596）建议将规划放置 1 周，然后进行审核，做出如下决定：

- 该规划能将使命与愿景结合到一起了吗？所有目标与策略是与愿景相一致并支持你的使命吗？

- 该规划有实现的可能吗？人们常常在较短的时间内规划较多的事情，以致难以完成。需要考虑适当延长预期的时间。

- 该规划已制作完整了吗？要确保该规划的所有要素能支撑彼此。

- 该规划兼顾平衡性了吗？在各个纬度之间、财政之间、顾客体验及内部流程等之间，是否达到了平衡？

- 该规划已确定完成了吗？识别任何漏洞或不受支持的潜在行动。

- 文件内容已足够清晰了吗？它在 9 个月内能切实发挥作用吗？需要考虑模拟教学项目组以外的某人进行审查，以确保材料的清晰性与一致性。

第 5 步：实施计划

战略规划的完成似乎是完成了一件主要的事情，但更富有压力的是计划的实施。一旦战略规划完成，需要基于策略与目的为来年准备年度计划。就如 Novice 章节陈述的，针对每个策略或目的的个性化战术，如果确定专门的负责人与规定的完成日期，将利于策略的进展与项目计划实施情况的追踪。在年度计划中，需要监测如何及何时完成战术，以及找出定期进行更新的负责人与关注报告的观众人群。进行效能检验的数据收集，并为利益相关人员制作一份报告，重点标注计划中这些指标与活动的情况。

尽管战略规划是令人满意的，然而许多医疗保健组织在实施过程中仍然面临失败的结局。Zuckerman 概括了 5 个成功的关键要素：

1. 沟通制订计划的优先顺序。
2. 进行任务分配，并实行追责制。
3. 计划实施过程中，确保每个人负责自身擅长的事情。
4. 确保计划进入到组织中，以至于计划对于每个人都是真实且有意义的。
5. 建立并使用一个结构式的进展监测系统（Zuckerman，2006，第 7 页）。

如果战略规划定期进行审核，并与当前形势相适应，这份规划将是非常积极有效的。即便制作良好的战略规划，在实施过程中也有可能需要修改。当目的完成了，或是新的策略出现了，更新计划是有必要且有益的。

此外，为模拟教学项目制订的策略，有可能适用于较大的组织机构的战略规划。为了支持项目主体组织加强愿景实现的投入力度，必须确保工作内容与战略规划内的目标是一致的。这个一致性是非常重要的，有利于现在与将来获得领导的支持、财政支持、组织机构的整体重视等。每天结束时，应与团队一起庆祝工作。

总结

"为什么，有时早餐前我会相信多达 6 个不可能的事情"。

（Carroll，1871，第 5 章）

制作一份战略规划，可能看起来似乎是一件崇高的、不可能的工作。在组织构架完成与关键的项目合作伙伴建立后，模拟教学项目将会朝向预期的方向发展，并驱动目标朝向愿景前进。但这个过程是不够的。为了更加积极有效，战略规划需要进行审核、监测及更新，它将是一个动态调整的文件，而不是一份放在文件柜的一成不变的资料。不过有些东西将成为模拟教学项目成功运行的基础。

参考文献

Barry, B. (2007). *Strategic planning workbook for nonprofit organizations.* St. Paul, MN: Fieldstone Alliance. (Original work published 1997)

Bower, J., & Gilbert, C. (2007). How managers' everyday decisions create—or destroy—your company's strategy. *Harvard Business Review, 85*(2), 72–79.

Carroll, L. (1865). *Alice's adventures in wonderland* [Bookbyte digital edition for IBook]. Retrieved from BookbyteDigtal.com

Carroll, L. (1871). *Through the looking glass.* Retrieved from http://www.amazon.com/

Center for Medical Simulation. (2009). Retrieved from http://www.harvardmedsim.org/

Gantt, L. (2010). Strategic planning for skills and simulation labs in colleges of nursing. *Nursing Economics, 28*(5), 308–313.

HealthPartners Clinical Simulation. (2012). *Mission & purpose.* Retrieved from HealthPartners Clinical Simulation website: http://www.hpclinsim.com/mission–vision.html

Joyce, E., & Martinez, P. (2007). Planning and marketing for a healthy organization. In R. Patronis Jones (Ed.), *Nursing leadership and management* (pp. 223–238). Philadelphia, PA: F. A. Davis.

Kaplan, R., & Norton, D. (1996). *The balanced scorecard* [Kindle iPad version]. Retrieved from http://www.amazon.com/

Medical Education & Research Institute. (2012). *MERI overview.* Retrieved from Medical Education & Research Institute website: http://www.meri.org/about-meri/meri-overview/

Olsen, E. (2012). *Strategic planning kit for dummies.* Hoboken, NJ: John Wiley & Sons.

Person, R. (2013). *Balanced scorecards & operational dashboards with Microsoft Excel* [Kindle iPad version]. Retrieved from http://www.amazon.com/

SSH Council for Accreditation of Healthcare Simulation Programs. (2013). *Accreditation standards and measurement criteria.* Retrieved from Society for Simulation in Healthcare website: http://ssih.org/uploads/static_pages/PDFs/Accred/2013_

Zuckerman, A. (2006). Advancing the state of the art in healthcare strategic planning. *Frontiers of Health Services Management, 23*(2), 3–15.

第四节

制定系统的项目评估计划

Gail Johnson, MS, RN, CCRN, CPHQ, CHSE

作者简介

GAIL L. JOHNSON，HealthPartners 临床模拟中心主任，该中心已得到医疗模拟协会（SSH）认证。她是 SSH 认证组织的评估员以及评审委员会和认证委员会的委员。Johnson 女士是国家认证的医疗质量专家以及医疗模拟教师。她拥有护理学学士学位、教学和演示技术硕士学位，同时获得护理学博士学位，主攻模拟教学仿真度。

摘要

许多组织都在进行项目评估，但通常局限于参与者的满意度。当扩大到更为系统的评估时，应包括项目的过程和结果、配合项目的战略计划、为项目提供丰富而有价值的信息。本节内容概述了开发一个评估计划时的一些注意事项和选项。

案例

Xanadu 模拟中心位于当地一家教学医院，并拥有 929 平方米（1 万平方英尺）的面积，其领导团队最近制订了一个战略计划。除了仿真中心具体的目标和战略，他们还创建了其他策略，并根据战略目标以及主办机构的需求调整中心活动。

主办机构目标

Xanadu 医疗中心的体验目标：为病人和家庭创建个体化的和负担得起的护理。Xanadu 医学中心使用病人满意度调查数据来衡量成功性。出院后调查的一个问题："我收到的药物及其不良反应的教育"低于预期，这成为组织关注的焦点。

Xanadu 模拟中心

模拟中心设置以下策略作为校准计划：包括药物教育在接下来的 6 个月至少 75% 的模拟场景中将作为一个关键的行动。为了评估这种策略，模拟团队设置了以下措施：

- 药物教育场景的比例（药物教育场景的数量／场景的数量）。
- 参与者提供的药物教育比例（在模拟中提供的药物教育的次数／在模拟中提供的药物教育的机会的数量×100）。
- 机构中的病人关于药物教育的调查数据。

创建一个展示板用以监控比例和速度，数据将被模拟工作人员和教师共享。在每月的模拟团队会议中，对中心评估计划的不同方面进行回顾。这些数据将作为讨论的内容之一；员工也对选择的指标感到满意。最初，在模拟中并未包括药物教育。然而，6 个月内医疗保健专业人士和学生开始把它和患者或家庭成员所在场景作为讨论的一部分。在 6～12 个月时，一份包含了这些数据以及项目确立的其他测量指标的报告提供给了模拟中心管理机构以及医院领导团队，显示在这些确定的区域都有了明显的改善。你认为他们如何回应？

引言和背景

根据意图而不是结果对政策以及方案进行评判是最大的错误。

Friedman, 1975

定义评估就像盲人摸象。有个印度寓言,让几个盲人分别描述大象。一个人摸到了大象的侧面觉得它像一堵墙,另一个摸到大象腿的盲人觉得它像一棵树,第三个人摸到大象尾巴觉得它像一条绳。单看他们都是对的,但是他们各自的描述无法描述整个大象。同样的,对不同的人,评估的含义也不同。对于其中一部分人,评估是检测一阶段课程结束后学习者掌握了多少;对于另一部分人,评估仅仅是对模拟训练参加者的一个问卷调查;还有一部分人把评估作为一种检测项目质量的方法或者与策略规划有关。就像大象,每个人描述的都是评估的一方面。一个系统评估应该包括上述这些内容,甚至更多。

在文献里可以找到许多不同的关于评估的定义。其中有一个经常被引用的 Michael Scriven 提出的评估方法,它是先驱和领导者评估理论:"评估决定了优点、价值,或事物的价值"(Scriven, 2010,第 1 页)。Preskill and Jones(2009,第 7 页)提供"评估都是关于问和回答问题,重要项目、流程、产品、政策和计划。最全面的定义之一是 Russ-Eft and Preskill(2001,第 17 页):

> 评估可以被看作学习的催化剂及机会:学习哪些有用?哪些没用?学习认识自己和组织以及学习如何在提高自己该做的事情。同样,它可以让我们对客户的方案、流程、产品和系统可以有新的进一步的理解。并且,评估可以为我们提供决策和采取行动的信心,最终帮助员工和组织实现他们的目标。

这些定义有某些共同点。评估是一个有目的、有计划的系统过程。它是一个寻求扩展知识的过程,因此,可以对项目、流程、部门或组织做出明智的决定。通过评估,我们可以更深入地了解我们所做的事情和行动如何影响模拟计划、主办机构和更大的医疗和学术团体。

评估计划

为什么要制作评估体系?

评估一个组织的模拟计划可以让领导、员工和利益相关者确定一个项目的成功,并确定潜在的改进领域。创建评估计划为实现目标提供了重点和方向,并提供了报告结果的机制。评估是质量管理的一个组成部分,是质量改进的过程。对质量改进计划进行评估的过程也是满足医疗模拟协会(SSH)认证标准中的模拟协会的要求。符合标准程序必须有一个"政策质量改进流程和系统的质量改进计划 / 性能改善的过程,并不局限于学习者的评估结果和课程评估的课程参与者"(SSH 医疗鉴定委员会,仿真程序,2013)。评估计划可以包括战略计划的措施以及反映日常进程和活动的业务措施(Addison, 2009; Jeffries & Battin, 2012; Rummler & Brache, 2013)。一个系统的评估计划包括两个方面。

评估模型

文献中讨论了许多评估模型(Parry, 2000; Russ-Eft & Preskill, 2001; Worthen, Sanders, & Fitzpatrick, 1997)。形成性和总结性评估是学员评估的重点,并在另一节中讨论(见第 7 章第三节)。文献中提出了利用系统视角进行全球评估的三种不同模型。第一个,由 Kirkpatrick 提出,专注于学习者 / 参与者。第二种,由 Phillips 提出,侧重于投资回报,第三个是 Rummler 提出,更关注模拟项目的过程、工作、结构和结果。

Kirkpatrick's 四层次评估模型

1959 年,唐纳德·柯克帕特里克提出可以从反应、学习、行为和结果四个不同的层面对参与者和教育项目进行评估(Parry, 2000; Russ-Eft & Preskill, 2001; 图 5-4-1)。第一层,反应,观察参与者对活动的反应。他们喜欢它吗?主持人有效吗?房间舒服吗?内容相关吗?许多仿真项目已经要求参与者完成一个项目后来评估获得这类数据。一级评估数据易于获取和分析。数据收集和分析在升级到更高级别时变得更加复杂和昂贵。

第 2 级考察的是参与者所学到的知识,或者他们对该主题的了解是否由于模拟活动或教育项目而改变。学习可以通过前测或后测,直接观察和自我评估来评估。但参与者的知识增长,并不保证他们会运用所学的知识。

第 3 级阐述了参与者行为的变化,以及他们是否在实践中实施和应用在模拟活动中所学到的知识。

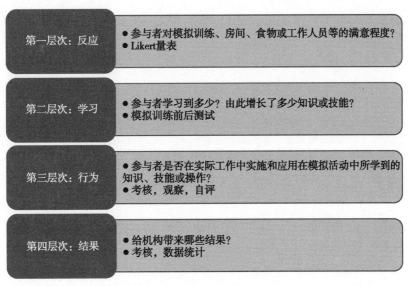

图 5-4-1　参与者和教育项目可在四个层次进行评估：反应、学习、行为和结果

级别 4 表示对组织的影响，降低感染率，增加参与人数，提高考试成绩。第 3 级和第 4 级数据可能非常庞大，但需要更多的资源，而且更难完成。正因为如此，在决定这些级别的评估时，重要的是要有策略。

例如，在虚构的 Xanadu 大学护理学院，护理学生完成了两轮内科 - 外科的轮转学习：一次在大三刚开始的时候，另一次在大四的时候。第二次轮转的临床导师需要注意重要知识、技能退化问题，以及学生的评估（评价导师是否准备充分），因此需要从他们的第一次临床经验中"重新学习"。Xanadu 模拟中心与护士学院合作，在第二次医学外科临床实践之前实施了一个 8 小时的模拟日。利用 Kirkpatrick 的四级评估过程来制定评估策略。

- 第 1 级：学生完成了一项基于 liker 评分表的模拟体验和辅导员效能评估。
- 第 2 级：学生完成了一个前模拟或后模拟测试，旨在评估模拟的主题和目标。
- 第 3 级：临床教育工作者在他们的临床轮转过程中观察学生，以确保他们在模拟体验中应用了学习的内容。护士指导人员完成了一项关于他们对学生观察的简短调查。
- 第 4 级：由于开发和执行这一评估级别所需的人力资源和财务资源，执行领导可以决定不完成对这个项目的第 4 级评估。

自从柯克帕特里克 50 多年前提出模型开始，许多其他的模型已经发展起来。由于越来越多的教育项目需要向组织的财务展示价值，杰克·菲利普斯修改了 Kirkpatrick 的模型，以增加一个额外的水平，投资回报（ROI）（Phillips & Phillips，2008a）。

Phillips 投资回报

Phillips 为柯克帕特里克的模型增加第五级，强调了主办机构实施教育活动回报的重要性（Phillips & Phillips，2008a）。随着医疗和教育经费的减少，许多组织需要减少支出，从而导致部门之间在经济领域存在更大的竞争。模拟方案可能会被问到是否可以让主办机构获得相应的回报，以确保实施或者维持模拟活动。这个层次的评估回答了"模拟项目效益超过项目成本吗？"例如，去年 Xanadu 模拟中心被要求为所有中心静脉的实施者设计并实施一个中心静脉操作流程。使用了 Plan-Do-Check-Act（PDCA）方法。内容的制订伴随着在一个单位一段时间内执行能力项目的过程（计划）。接下来，该项目由一家医院（实施）向医生和中层提供者推广。在数据分析的基础上评估（检查）程序和执行过程，决定将其推广到整个五家医院联合系统（处理）。模拟中心的主任与其他部门的领导一起工作以获取和量化数据。实施过程的成本测量在实施前后获得（表 5-4-1）。

报告的数据将包括由于干预而节省的成本加上组织的 ROI。在 Phillips 过程中，我们尝试为所有数据分配一个货币值。然而，有时这样做不到，在这种情况下，数据可以被列为无形的收益。在中心静脉示例中，减少穿刺次数（穿刺针）可能影响病

表 5-4-1

实施前后获得的工序成本措施

实际操作		模拟经验	
成本		成本	
• 用于每个工序的套件 / 导线数目？ • 完成任务所需时长 • 穿刺针数目？ • 需要其他处理或增加住院时间的并发症 • 感染率	• 每个所用套件的成本 • 完成任务所需工资 × 分钟 • 与处置或感染相关的住院时间、用药或操作增加所需的费用	• 中心静脉训练机和替换插入件 • 中心静脉穿刺套件和用品 • 教师时间（发展和促进） • 参与者时间	• 训练机和刀片的成本 • 单个盒件成本 × 所用套件数 • 教师工资 × 时间 • 参与者工资 × 时间

根据这些信息和模拟费用，投资所获得的回报是用以下公式计算的：

投资回报（ROI）公式

$$ROI(\%) = \frac{NET\ 项目收益[（实施前工序成本 - 实施后工序成本）- 项目成本]}{项目成本（模拟费用）} \times 100$$

人的满意度。病人满意度的提高可能是无形的收益。因为这个评估级别需要花费大量的时间和资源，它通常是为指定的项目或活动服务。为 ROI 评估的活动可能是昂贵的、显而易见的、为大众提供的、与商业目标和策略相关的，或是领导感兴趣的（Phillips & Phillips，2008b，第 8 页）。

组织和流程

许多模拟项目都收集参与者的评价，一些模拟项目可能有一个评估主持人有效性的过程。评估参与者的经验和模拟活动的有效性是很重要的，但它只是评估过程中的一部分，不能以偏概全。在全面的系统评价中，对模拟项目的多个方面进行观察

和评审、分析、报告，并在必要时加以改进。一个项目是"一个包括个人、工作、流程、功能和管理"的复杂系统"（Rummler，2004，第 16 页）。它也可能是更大的卫生系统或学术机构的一部分。

为了获得一个完整的画面，评估模拟项目的结果、过程和结构或功能是很重要的（Lloyd，2008；Rummler，2004；Russ-EFT & Preskill，2001）。一种方法是通过输入输出来评估系统的各个方面，Rummler 创造了业绩结构（AOP）来说明模拟项目的不同方面和它们是如何一起工作的（图 5-4-2）。

作为一个复杂的系统，很多事情能够影响模拟项目的功能、过程和效果。如图 5-4-2 所示，模拟项目在黑色加粗的方框内。投入包括资金、人员配

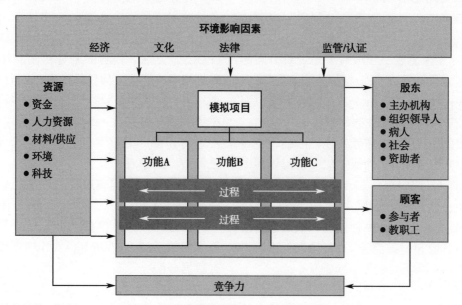

图 5-4-2 绩效的结构（摘自 Rummler G［2004］，严重的性能咨询公司［第 22 页］，Silver Spring, MD：国际绩效改进协会）

备、模拟设备类型和其他可用技术。它也可能受到模拟项目以外的环境因素影响。例如，立法和经济方面的改变可能影响医学教育经费。反过来，这又可能通过资金和潜在参与者影响模拟项目。也有可能需要评估投入，找出改进的机会，或利用优势。模拟项目有两种类型的输出效益：基于模拟的活动，创建/促进①让客户（参与者和导师）满意的产品或服务和②利益相关者的增值感。例如，可通过改善病人的安全、减少错误和增加参与者来实现。如果参与者的需求没有得到满足，而且参与者在模拟体验中找不到价值，那么利益相关者就会受到影响，因为这两者是密切相关的。在该模型中，模拟项目有四个层次：组织层次、功能层次、过程层次和工作、执行层次。组织层次包括战略规划和模拟项目与其客户和股东（包括母公司）之间的关系。模拟项目也有特定的功能。XanaduXanadu模拟中心提出项目程序不同则功能也不同。例如，一项功能为促进护理学生的模拟；另一个是为医学生和住院医生提供操作实践和能力评估；第三个功能以护理为导向；第四个功能是以护理人员发展为中心；还有一个功能是它的移动、现场模拟项目。在这些功能中，有具体的工作职责、学员类型、导师和设备。然而，所有功能都有相同的过程。过程可能包括参与者注册、模拟人员的定位、进货、模特维护和数据录入。程序可以选择评估所有功能的共同方面（过程层次），或某一特定课程的各个方面，包括促进课程的教师（功能和工作层次）。当一个模拟项目被评估为一个多层次的系统时，可以知晓对产生积极或消极影响的过程。

虽然它们在方法上各不相同，但这些模型提供了不同层次的评估实例，并包含了影响组织的视角。

制订评估计划

制订一个说明评价过程和策略的书面计划有利于模拟（Jeffries & Battin, 2012; Ranson, Soshi, Nash, & Ransom, 2008）。制订一个成功的评估和改进计划是一个系统的过程，它涉及模拟的各个领域。书面计划应该包括一系列的内容或步骤（Lloyd, 2008）。

形成测量理念

第一步是创建一个目的和评价理念。考虑以下问题可能有帮助：为什么收集和分析数据？目标是什么？是因为有人告诉你这是组织任务还是因为你想知道你的程序如何运行并考虑改进的方法，或者两者兼而有之？你会为定期召开董事会会议收集数据，还是部分分析你的日常流程，或者两者皆有？是否有一些信息用于指导和改进模拟项目，有些是与董事会或行政领导层分享的报告、报表或记分卡的一部分？

问责制（结构、角色/责任）

谁将负责编写、更新和批准评估计划？

时间表

建立评价计划的时间表。这个时间表包括书面计划的有效期以及数据收集和报告的频率。可以在不同的时间间隔报告不同的数据。战略计划的数据可以每个季度进行收集和报告，而评估程序效率的数据则尽可能频繁地收集和报告。

确定要测量的类别

第二步是确定要测量的类别或维度。确定类别有助于确保评价是全面的，而不仅仅是集中在某一个领域，如参与者的反馈或考试成绩。模拟项目可能根据在前面章节中描述过的功能、过程和组织成果来确定测量类别（Lloyd, 2008; Rummler, 2004; Russ-Eft & Preskill, 2001）。另一种确定类别的方法是使用综合记分卡策略（Person, 2013; Kaplan, 1996）。

综合记分卡

Kaplan和Norton（1996）创造了"综合记分卡"一词来描述监控和报告策略。综合记分卡的四个类别包括客户、学习和成长、财务和内部业务流程方面。表5-4-2是Xanadu模拟中心所用的综合记分卡实例。

Xanadu模拟中心正在考虑实施一个综合评价策略。他们决定使用综合记分卡类别作为框架。因为收集所有模拟活动的数据是非常困难的，所以他们决定从小开始，并且使用PDCA循环（见第1章第五节）。工作人员选择了一门课程进行评估。根据Likert量表评价数据，参与者对此的排名很高（5/5），评论是积极的。可以理解的是，模拟团队非常兴奋。然而，在审查财务和人口统计数据之后，模拟工作人员认识到，由于实施所需资源，这门课程的费用非常高。由于过程很复杂，需要多个工作人员来协调，同时需要许多物质支持。虽然课程很受欢迎，但注册人数仍然很少。这门课程的参与度比其他所有模拟课程都要低，在过去的 2 年里，参与人数有限。为了可持续性，需要改进。

表 5-4-2	
综合记分卡实例	
类别	**测量**
顾客	参与者满意度（Kirkpatrick 1 级）
顾客	参加人数（学习者）
顾客	学习行为（Kirkpatrick 2 级和 / 或 3）
学习与成长（Sim 团队重点）	教师效能
学习与成长（Sim 团队重点）	CHSE 百分比
学习与成长（Sim 团队重点）	员工工作效率（工作时间 / 总可用时间）
财务	每个模拟活动的成本（供应和员工时间）
财务	收入增长 / 混合
财务	通过重复使用工具箱 / 用品来降低成本、节省开支
内部业务流程	跨专业课程的比例
内部业务流程	注册过程的有效性
内部业务流程	设备（模特，AV 系统）故障

如果只有一个类别，例如评价顾客满意度，程序可能不知道财务或过程问题。因此，继续提供课程会导致潜在的财务预算问题，或为少数参与者使用大量资源。相似地，一个程序也可能只专注于财务数据，忽略参与者的满意度和对实践 / 病人护理的影响。模拟教程也是一种商业模式，同时必须注意课程实施成本。然而，只注重成本而牺牲课程质量是有害的，需要考虑参与满意度，与项目的效率。

战略计划

最后，如果战略计划制定完成，就确定了相关要素。在 Xanadu 健康系统，有四个要素：人、经验、管理和患者健康。模拟中心把这些要素纳入他们的战略。这些分类与平衡计分卡中的分类非常相似。模拟项目可以选择使用母公司的战略计划、模拟项目的战略计划、综合记分卡类别或组合。Xanadu 模拟中心包括来自母公司的战略计划层面综合记分卡的类别。关于如何制定一个成功的战略计划的其他信息可以在第 5 章第三节中找到。

选择具体的措施

一旦确定了类别，下一步就是决定具体的措施。选择什么措施十分重要，会影响模拟项目或提供可能影响结果的关键过程信息（Parry，2000；Ranson et al.，2008）。通常可以为每个类别确定 1～3 项措施。Xanadu 模拟中心其中一个类别是"管理"，但这是一个概念，太模糊，无法直接测量。相反，程序决定了它想要衡量的管理方面。为了做到这一点，劳埃德（2008）建议程序问以下几个问题：我们的管理是什么？要测量吗？我们可以追踪哪些具体措施？我们将选择什么具体指标？在这种情况下，程序选择测量从外部程序收到的收入比例。一些测量方法在综合计分例子中提供（表 5-4-2）。

优先级网络

一个项目可能有很多方面想要评估、监测，或者发现问题进行改进提高。因为评估和改进项目确实需要额外的资源，所以程序可能需要限制他们能够关注的事情，并决定首先做什么。确定首先做什么的一种方法是使用优先级网格。这是一个工具，许多医疗机构用于病人护理 - 相关绩效改进（PI）的过程，同时也在模拟环境中使用。该小组确定潜在可评估的内容以及绩效改进的项目。然后，根据标准对每个潜在的改进项目进行分析和打分。一个标准网络的例子是如图 5-4-3 所示。标准可以调整，以一个项目中重要的事项为依据。

例如，作为其评估计划的一部分，Xanadu 模拟中心将每年实施两个 PI 活动。对于第一个项目，工作人员需要在他们的调度过程以及如何管理他们的视频之间做出决定。他们决定利用性能改进优先级网格来帮助他们决定哪一个先完成。每个工作人员或评价团队成员完成一个网格，为按照每个标准打一个分数。最后的总得分为团队成员的平均分。得分最高的项目优先。为了达到平衡，很重要的一点是尽可能多的获取团队成员的打分. 确保每个人能够意识到所有的问题，一些对潜在项目了解的成员，应该在评分之前展现给大家，并进行相关问题的讨论。

容易实现的目标

数据收集和分析在时间和金钱上可以是资源

评估的问题＿＿＿＿＿＿＿＿＿＿＿＿＿＿＿＿＿＿＿＿＿＿＿＿＿＿＿

日期＿＿＿＿＿＿＿＿＿＿＿＿＿＿＿＿＿＿＿＿＿

标准	3分	2分	1分	0分	得分
战略计划	强相关	中度相关	少量相关	无关	
调整的可塑性	需要	无	无	不需要	
患者预后	患者预后改善十分重要	对于预后有一些改善	对于预后有少许改善	无改善	
对目标的重要性	非常重要	重要	比较重要	完全不重要	
问题倾向性	高风险的问题	中度风险的问题	低风险的问题	没有风险	
高容量	影响100%进程和参与者	影响50%~75%进程和参与者	影响25%~50%进程和参与者	完全不影响	
生存率	减少>10%工作时间（效率提高>10%）	减少<10%的工作时间（效率提高<10%）	没有影响	增加工作时间或降低效率	
财务支出	无支出	一次<5%实施成本	一次为5%~10%实施成本	持续的实施成本	
财政储蓄	至少10%的财政储蓄	5%~9%财政储蓄	<5%财政储蓄	无财政储蓄	
学员的需求和期望	在评估和投诉中指出的问题	可能对满意度有非常积极的影响	对满意度有中度的影响	对满意度影响很小或无影响	
总体得分					

图 5-4-3 优先级网络的改善（经许可使用，HealthPartners 临床模拟）

密集型的。然而，可能有些是容易测量和改进的，只占用很少的资源收集和分析。参与者评价可以被看作一个，特别是如果已经有一个机制来分配、收集和分析数据。收集 Kirkpatrick's Level 1 评估（参与者的满意度数据）在每一个模拟教程后可为项目提供有价值的数据。模拟项目可能需要制定一个目标，85% 的评估者平均至少 4 分（分值为 1 到 5 分）。如果一个模拟教学项目参与者的评价是低于 4 分的，那么可能还需要进行标注，并进一步的分析。

组织措施

将模拟教学与上级组织的关键活动联系起来总是有益的。这会加强模拟项目的价值，并可能影响资金决策。做到这一点的一种方法是将组织计划作为一项具体措施。

法规和认可要求

为了符合监管机构模拟标准，Xanadu 医学中心领导层要求模拟教学实现模拟教学代码和快速团队响应流程。模拟项目工作人员在这些模拟事件中，收集关于工作人员表现的数据。随着时间的推移，从事件识别、纠正行动，到质量改进。因为对组织的重要性，这是包括作为模拟教学的评估计划的一部分。正如组织计划，当一个模拟项目收集的数据显示监管或认证的要求是如何满足的，这对于主办机构是非常有价值的。

制定各项措施的操作性定义

定义测量指标或性能指标能提供准确性和一致性。这样，无论是谁收集的数据，都将是一致的。一个可操作的定义是"定量描述需要测量什么，并且有具体步骤，以保证一致性"（Lloyd，2008，92 页）。将这些指标放在表格里，而不是以描述的形式展示是非常有帮助的。除了定义外，还应确定目标或目的。一些目标可能由上级组织确定，通过参照文献数据，或简单地回顾之前的数据，确定预期目标。并非所有的数据都需要量化。

模型项目可能希望得到来自参与者以及股东的描述声明，这些描述声明记录了项目的有效性以及对于关键组织计划相关的活动，如病人的安全（表 5-4-3）。

表 5-4-3

Xanadu 模拟中心质量指标

评估内容	编号	定义	期望的方向	目标
管理	1	收入：从外部参与者得到收入 / 群体的总收入所占百分比	↑	35%
经验	2	参与者的满意度（%）：课程参与者评估课程或者活动的比例至少 8/10	↑	90%
经验	3	模拟教学参与者的效果（%）：反馈的 DASH 评分 ≥6 的百分比	↑	80%
经验	4	评价反馈：在线评估完成的百分比	↑	80%
健康	5	到第一次休克时间：从现场模拟到休克传达的时间 <2 分钟	↑	90%
健康	6	影响：叙述模拟教程经验如何影响患者护理 / 系统改进	不适用	不适用
商务过程	7	人工数据录入：每月花在手动输入评价时间数据和参与者数据	↓	4

创建数据收集计划并收集数据

在识别和定义指标之后，下一步是确定数据收集计划，然后收集数据。数据采集计划应纳入整体的书面评价计划。以表格的形式呈现收集计划，便于组织和评审。收集计划包括测量什么、数据来源、怎样收集、谁能获取到数据。

数据收集可以来自多个方面，包括调查表、课程记录（例如，课程评价，学员表现评估清单）、数据库、现况调查、个人访谈和分组座谈。应该在评估问题的基础上确定收集的方法。有时，一个以上的收集方法可能是有益的。参与评价的形式可以提供关于他们如何评估模拟教程的初步信息。随后可以对参与者进行一个小的随机样本的访谈，关于如何将模拟教程中的内容应用在临床环境中，这样可以提供更详细的信息（表 5-4-4）。

分析数据

收集的数据需要进一步分析，才能有意义。最初收集的数据只是一堆毫无意义的数字，数据分析和审查的目的是将数据转换成有意义的信息，从而提高教程的性能。Jordan 等（2001）在这个阶段推荐一些初步的问题（图 5-4-4）：

- 实际表现与目标或标准相比如何？
- 有显著差异吗？ 如果是的话，纠正措施是必要的吗？
- 是否需要新的目标或措施？
- 现有条件需要如何变化？

数据分析和呈现往往是基于总体，这对于放映趋势变化是重要的，但是对于 PI 一些重要的特殊问题，则可能被遗漏。因此联合审查和报告趋势以及特殊情况下的细节数据是有帮助的。

分析工具

分析工具可以分为两类（Jordan et al., 2001）：分析测量数据的工具和用于识别根本原因和设计改进的工具。这些在第 1 章第五节已经讲过（表 5-4-5）。

有很多计算机程序可以协助数据分析和报告。微软 Excel 是一种常见的软件，常应用于个人和商业计算机。除了基本的功能（例如，平均值，总和，计数，标准差），还可以自由地添加分析工具模块，提供额外的命令，包括直方图等统计分析、回归分析、方差分析、t 检验，相关性和协方差（Person, 2013）。

表 5-4-4

Xanadu 模拟中心数据收集计划

指标类型	质量指标	数据源	收集方法	采集者
管理	收入	Lawson 报告	每季度	主管
经验	参与者的满意度	课程或活动评价	至少完成活动 90% 的参与者完成评估（100% 或者 CNE/CME 活动）	教育者
经验	促进效果	DASH 工具	参与者每年两次	主管
经验	评估反馈	学习管理系统（数据库）	每月	主管
健康	至第一次休克的时间	模拟代码数据库	每季度	教育者

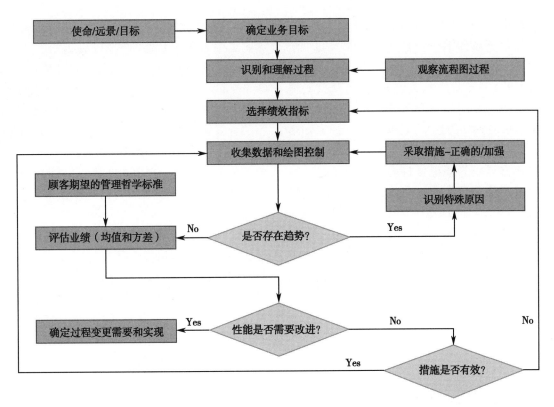

图 5-4-4　收集分析数据（摘自 Jordan，G.，Prevette，S.，& Woodward，S. [2001]. Analyzing, reviewing, and reporting performance data. In Training Resources & Data Exchange Performance-Based Management Special Interest Group [Eds.], *The performance-based management handbook* [Vol. 5，pp. 1-76]. OakRidge，TN: Oak Ridge Institute for Science and Education.）

表 5-4-5	
两类分析工具	
资料的测量分析	**查明根本原因和改进设计**
● 运行图	● 亲和图
● 统计分析	● 头脑风暴
● 控制图 / 统计过程控制	● 因果关系或鱼骨图
● 矩阵，列联表	● 故障模式和影响分析
● 流程图	● 柱状图
● 决策树、历史年表	● 柏列特图分析
● 散点图的变量间的关系	● 串连图板
	● 差距分析

摘自 Jordan，G.，Prevette，S.，& Woodward，S. (2001). Analyzing, reviewing, and reporting performance data. In Training Resources & Data Exchange Performance-Based Management Special Interest Group (Eds.), *The performance-based management handbook* (Vol. 5, pp. 1-76). Oakridge, TN: Oak Ridge Institute for Science and Education.

数据报告

最后，需要将分析的数据传达给团队和管理者。用叙述的形式或用表格、图表以及组合的形式来完成。表格和图表是传达复杂信息的最简单方法（Russ-Eft & Preskill，2001）。项目可以选择使用根据所报告的数据和听众选择各种形式组合的报告形式。提交给管理委员会的信息可能比模拟团队共享的报告要精简一些。管理委员会可能更喜欢一页的"大图片"的执行摘要概览，重点放在战略计划和结果上。然而，模拟小组和其他参与更多日常工作的人员可能受益于详细的报告。报表和记分卡报告工具是跟踪进度和记录过去表现的报告工具。虽然在实践中经常交替使用，但两者有不同的含义和目的（Pugh，2008）。

报表

根据 Pugh（2008，第 218 页）表述，报表是对关键过程进行绩效报告的工具，能够使组织成功，而不是成功本身。一个组织的报表与汽车仪表板或飞机驾驶舱提供的信息类似。二者都向驾驶员或飞行员提供重要信息，说明他们是否有能力达到预期的结果（例如：到达特殊的目的地）。驾驶员可以监视汽车仪表板上的仪表以监测数据（燃料水平，每英里的速度，轮胎压力）。在旅途中的某个时刻，这些仪表盘提供的信息可以影响到结局（是否可以到达目的地）。

第 5 章・管・理

报表的数据是以各种各样的方式呈现。通常，它们包括易于理解的图表和表格。报表上的一个项目实例如下。红色、黄色和绿色，在美国这些代码很容易理解，甚至没有相关的说明，这些代码提供了细节说明，也就是，绿色等于小于120秒的休克。虽然不知道确切的数字，但是看到表的人知道重症监护病房在第三季度表现良好。使用这种类型的可视化方式也为模拟项目提供机会与其他组织同行探究其他单位为何没有进展或达到预期目标。表现不佳可能是知识缺陷问题，这是最初的假设。在这个特定的例子中图表无法确定的是：有人指出精神卫生部门的医务人员没有现成的抢救车或除颤仪，跑到其他病区借除颤仪耽误了时间。有除颤仪的护理单元能更快地进行处理。由模拟教程收集和报告的信息为上级组织提供了影响患者护理和安全的关键信息（表5-4-6）。

记分卡

记分卡，另一方面，能够提供在过去的表现或结果的信息。Pugh（2008）将记分卡与成绩单相比较。报告卡在工作完成后发布，并提供有关完成工作的信息。通常，在完成工作和报告结果之间存在时间空白。具体的变化可以改变未来的成绩（结果），但在报告卡上不需要具体的变更（过程）。

虽然记分卡和报表之间存在差异，但在实际应用中，他们可能并不是严格区分的。因此，组织可以在同一报告文件中包括过程和结果措施。关键是如何模拟教程"使用度量和测量组来调整排列优先级并达到组织预期的结果（Pugh，2008，第219页；图5-4-5）。

在虚拟的 Xanadu 模拟中心记分卡示例，这些措施分为五类：管理、人、经验、健康和业务流程。这些类别需要与上级组织 Xanadu 医学中心的四个维度对齐，模拟中心还想监控他们的内部业务实践（Kaplan & Norton，1996）。所以这作为第五个维度被包含进去。目标是组织以一种对项目及其利益相关者有意义的信息。虽然综合计分卡（Kaplan & Norton，1996；Pugh，2008）的方法有助于确保提供关键信息。但是个体模拟项目应根据他们的项目以及主办机构决定采取的措施以及需要报告的组织数据。

信息经常以不同的频率间隔收集和报告。数据类型或接收信息的个体决定频率。参与者的数量或模拟教程的时间可能是年度报告，但是模拟教程参与者，或收入或费用可能需要频繁的监测。同样，模拟团队或兼职导师可能需要比咨询或管理委员会更频繁地审查指标和报告。模拟项目与领导者共享评估数据是至关重要的。这有一种双向共享信息的过程。这使得项目能够获得关于目前计划的反馈，从而可以与领导者一起制定新的工作。

对于新手要如何实施

如果你开始一个评估计划，从小的开始！要是想评估所有东西，这是无法想象的。

选择什么来衡量

如果已经制订了一个战略计划，就选择两个关键策略和制订每个策略的度量。如果一个战略计划尚未开发，那也没有关系。在你的模拟程序中选择两个区域或类别。按照综合计分卡之前描述的提供范畴的想法，可以考虑财务、客户、学习或内部流程。

表5-4-6						
Xanadu 模拟中心报表项目						
项目	**目标**		**部门**	**Q1**	**Q2**	**Q3**
健康（原位模型的编码数据）	到第一次休克的时间≤120秒		麻醉复苏室			
			外科1			
			外科2			
			ICU			
			L&D			
			儿科			
			心理卫生科			

有作者虚构的数据。

■.≤120秒；■.<180秒还需要改进；■.≥180秒

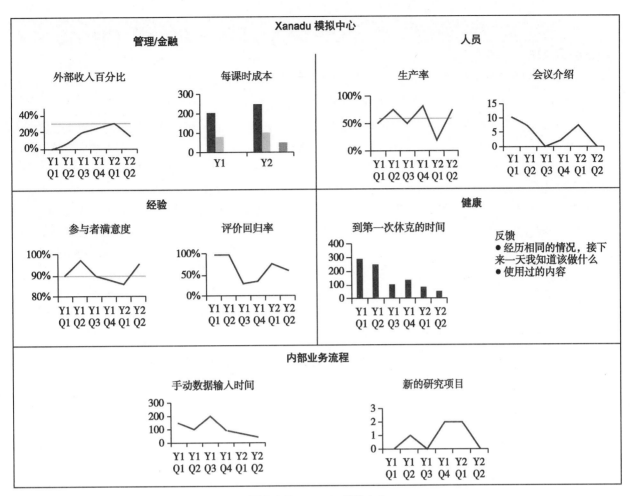

图 5-4-5　Xanadu 模拟中心

选择具体的测量方法

确定具体的测量方法是困难的。非常容易被卷入到试图寻找最完美的测量，但结果 9～12 个月及以后，仍然什么都找不到。不要担心找不到完美的测量，只需要找到某一些测量。你可能希望开始的时候能够轻松获得数据。度量和测量经常被修改。当你扩大你的评估方案，同时更熟悉数据收集和报告时，你可以调整你的测量。一定要有可操作的定义，为每项措测量定数据收集计划。

分析数据并报告

回顾数据并与他人分享信息。使用表格、图表、陈述等创建有效的报告。确定如何经常将试验结果与模拟团队、教学者、股东和组织领导共享。

书面的评估计划

写下来！即使是一个小计划也会受益于正式的书面评估计划。这包括建立的评价标准、负责收集、分析和传播结果的个人。把措施、定义、收集计划写下来有助提供一致性，使模拟团队和组织领导审查计划并进行及时必要的更新。当你已经创建了两个测量并开始收集数据，确定如何添加额外的测量，直到所有的重要的策略均已被测量到。最后，确定制定审查评估方案的流程 - 度量是否合适，是否相关，同时必要时进行修改。

此时，彼地：为你的模拟课程制订一个改进计划

如果你已经制订了评估计划，下一步是寻找通过正式的 PI 流程或者建立一个 PI 计划对模拟项目进行改进提高。

与目标、蓝图和战略规划挂钩

与战略计划一样，PI 计划应该与使命和愿景挂钩。它也应该被整合到模拟教学的战略计划，PI 优先被视为其他组织优先级一样重要。这确保了为

思考篇

项目评估计划

Sabrina Koh, RN, MHS(Edu), PGDip(CC), CHSE
助理主管,新加坡 Jurong Health 模拟中心。

许多在教育部门工作的人都知道项目评估的重要性。评估不仅应该从学习者进行,而且要从项目导师、项目人员和机构领导进行。当具有适度的结构化和管理时,评估可以作为发起行动或寻求支持的理由:

- 程序改进:人力、设备、后勤事务
- 回顾内容交付
- 回顾课程
- 技术援助
- 审计和/或认证

为了确保我们评估收集的相应信息,一个由程序管理员、医院医务代表和模拟项目负责人组成的工作组,合作发展全面有效的方案评估工具。在可能的情况下,所有评估项目都按照当地的训练标准或制度标准方案进行。

从学习者进行评估

评估我们学习者的声音;他们通常反映了提供服务的确切情况。我们在 Kirkpatrick 评估模型的基础上开发了学习者评估工具,并在四个层面衡量项目有效性:①反应;②学习;③行为;④结果。小心地权衡项目相关信息的需求和学习者可能花费的漫长评估的负担。

评估工具应该根据需要具体化。在我们初始评估收集的 8 个月后,我们发现一些项目没有得到有用的数据。我们重新细化精确了评估工具,鼓励更多开放式的答案,同时添加了最后一个问题"还有其他建议吗?"通过多次的后续评估,我们发现学习者倾向于跳过那些开放式的问题。我们认为这是由于学习者感到完成开放式提问太匆忙或模拟课程后太过疲惫导致。为了减少评价带来的疲惫感,我们为这些开放式问题添加了普遍被接受的答案,让学习者具有选择常见答案的权利,同时保留提供开放式问题的能力。

从项目人员进行评估

操作和后勤支持是模拟设计成功的基础。我们意识到员工反馈的重要性,按照季度收集模拟项目人员(如项目管理员、技术员等)的评估反馈信息。这些评估提供程序支持、技术挑战,以及未来编程的需求。模拟项目人员的评估信息常常用于准确地对项目操作的多个方面进行评估,包括基础设施的支持、资金预测和员工需求。我们还发现在我们的程序中实施人员的行为会显著增加人员斗志。

从项目教师进行评估

评估数据同样会从模拟项目教师中收集,用以决定他们是否接受必要的支持以促进课程的交付。教师评估收集有关模拟硬件、模拟人员支持和模拟课程内容等信息。在模拟课程结束时立即收集教师评估信息,通过一群模拟项目人员来收集即兴的反馈和要点以便后期改进。此外,为了得到更具体的数据,一个正式的书面评估文件也按照季度发放。

从机构领导进行评估

这是一个试图从模拟项目机构领导角度衡量影响的评估方案。理想情况下,所有模拟训练都会导致可衡量的临床结局。虽然这是难以衡量的,但了解领导对模拟项目影响的认知仍然是有用的,这可能对指导项目战略有一定帮助。此外,部门领导的反馈信息能够指导模拟项目建立学习"线路图",鼓励跨部门协作。

计划和改进分配资源。

建立权威、角色和责任

在 PI 计划流程的开始,定义了责任和权威。谁负责制定和实施计划?是否有 PI 委员会或工作组?向谁报告董事会、咨询委员会、主席、主任?这些个人是否需要授权或批准计划? 即使审批不是必要的,它对于获得支持和购买是重要的。许多大型组织都有一个组织良好的 PI 委员会和正式计划。模拟教学的团队和较大的委员会之间的关系是什么?

期限

PI 计划通常包含 1~2 年的时间框架。在 PI 程序周期的开始,确定你将完成的一批项目。实事求是地考虑现有的人员、时间和资源。每年计划一两项倡议是合理的。

项目

这为模拟教学的各个方面是否有机会改善提供了契机。以下信息告诉你可以从哪里开始。

- 程序流程：确定你的模拟程序策略或使之成功最关键的流程。
  - 课程注册
  - 评价
  - 剧情发展
  - 药物储存，检索，管理
  - 接通作用
  - 设备维护中心
  - 员工的职业发展
- 程序资源 / 输入
  - 如何获得资源。
  - 工作流程：正确的人在正确的位置？
  - 环境是否充足？需要进行环境升级吗？
  - 技术是否足够？
  - 有资金问题吗？
- 战略计划或其他措施的数据
- 参与者和教师反馈
- 最少的精力就能轻易实现的目标。

你可能会找到比时间和资源更多的机会。如果很难选择一个项目，考虑让员工或 PI 团队使用亲和图或优化网格来投票可能会有帮助。一旦发现了改进的机会，使用 PDCA 模型第 1 章第五节阐述了计划和实施的变化。

测量和监控的有效性

监测非常重要，如果可能的话，测量改进计划的有效性。收集数据放入图表中，或者可以在描述性报告中监测和记录效果。不管方法如何，记录都是重要的。随着个体改善提高效果的记录，可以考虑在年终完成一个简短的评估总结。这一评价总结当年程序的 PI 举措的重点，包括 PDCA 循环、成果总结和下一步计划。是否有风险回到原状？如果是这样，你能继续改进吗？

总结

评估模拟项目是为了确保方案朝着预期的方向进行和为了监测战略计划中的目标是否达到。应该选择对计划的成功最关键的事情进行评估。评价不是一次性的，它应该是一个系统的过程，包含了项目的多个维度，并且是持续性的，并且编织到模拟程序如何进行业务的结构中。

参考文献

Addison, R. H. (2009). Performance Architecture: The Art and Science of Improving Organizations. San Francisco: Pfeiffer.

Friedman, M. (Guest). (1975). *Living within our means* [Transcribed television interview]. In Heffner, R. (Host), *The Open Mind*. Video February 12, 2013, posted to Richard Heffner's Open Mind website: http://www.thirteen.org/openmind/public-affairs/living-within-our-means/494/

Jeffries, P. & Battin, J. (2012). Evaluating the Strategic Plan. In *Developing Successful Health Care Education Simulation Centers* (pp. 71–84). New York: Springer Publishing Company.

Jordan, G., Prevette, S., & Woodward, S. (2001). Analyzing, reviewing, and reporting performance data. In Training Resources & Data Exchange Performance-Based Management Special Interest Group (Eds.), *The performance-based management handbook* (Vol. 5, pp. 1–76). OakRidge, TN: Oak Ridge Institute for Science and Education.

Kaplan, R., & Norton, D. (1996). *The balanced scorecard* [Kindle IPad version]. Available from Amazon.com.

Lloyd, R. (2008). Milestones in the quality measurement journey. In E. Ransom, M. Joshi, D. Nash, & S. Ransom (Eds.), *The healthcare quality book* (2nd ed., pp. 87–108). Chicago, IL: Health Administration Press.

Parry, S. (2000). *Evaluating the impact of training*. Alexandria, VA: American Society for Training & Development (ASTD).

Person, R. (2013). *Balanced Scorecards & Operational Dashboards with Microsoft Excel*. [kindle IPad version]. Available from Amazon.com.

Phillips, P. P., & Phillips, J. J. (2008a). *ROI fundamentals: Why and when to measure return on investment*. San Francisco, CA: Pfeiffer.

Phillips, P. P., & Phillips, J. J. (2008b). *ROI in action casebook*. San Francisco, CA: Pfeiffer.

Preskill, H., & Jones, N. (2009). A practical guide for engaging stakeholders in developing evaluation questions. In *FSG Social Impact Advisors* (Robert Wood Johnson Foundation Evaluation Series, pp. 3–46). Princeton, NJ: Robert Wood Johnson Foundation.

Pugh, M. (2008). Dashboards and scorecards: Tools for creating alignment. In E. J. Ranson (Ed.), *The healthcare quality book* (2nd ed., pp. 217–242). Chicago, IL: Health Administration Press.

Ranson, E., Soshi, M., Nash, D., & Ransom, S. (2008). *The Healthcare Quality Book* (2nd ed.). Chicago: Health Administration Press.

Rummler, G. (2004). *Serious performance consulting*. Silver Spring, MD: International Society for Performance Improvement.

Rummler, G. & Brache, A. (2013). Improving Performance: How to Manage the White Space on the Organization Chart. San Francisco: Jossey-Bass.

Russ-Eft, D., & Preskill, H. (2001). *Evaluation in organizations*. New York, NY: Perseus Books Group.

Saxe, J. G. (1878). *The blind men and the elephant* [Poetry of America: Selections from One Hundred American Poets From 1776 to 1876] (W. J. Linton, Ed.). Retrieved from Google Books website: http://books.google.com/books?vid=LCCN28016886&id=hdrGIl0rnhgC&pg=PR5&dq=Poetry+of+America++Saxe%22#v=onepage&q=Poetry%20of%20America%20%20Saxe%22&f=false

Scriven, M. (2010). Rethinking education methodology. *Journal of Multidisciplinary Evaluation, 6*(13), i–ii.

SSH Council for Accreditation of Healthcare Simulation Programs. (2013). *Accreditation standards and measurement criteria* [Brochure]. Retrieved from Society for Simulation in Healthcare website: http://ssih.org/uploads/static_pages/PDFs/Accred/2013_AccreditationStandards.pdf

Worthen, B., Sanders, J., & Fitzpatrick, J. (1997). Evaluation's basic purpose, uses, and conceptual distinctions. In *Program Evaluation: Alternative Approaches and Practical Guidelines* (pp. 3–24). White Plains, NY: Longman Publishers.

理 · 管 · 章 5 第

第五节

···

标准化病人的管理程序

Nancy Heine, RN, CANP, MSEd; Diane Ferguson, BSN, RN

作者简介

NANCY HEINE，罗马琳达大学医学院 Tom 与 Vi Zapara 临床技能教育中心主任（Tom and Vi Zapara Clinical Skills Education Center）。在 2011 年，该中心获得了医疗模拟教学学会的认证，并且每年提供超过 15 000 次学习/标准病人面试。Heine 参加了案例的制作、研究，以及标准病人的培训，包括 1995～1996 年为国家医学考试委员会临床技能考试试点项目培训标准病人。她已经在标准病人方面发表了一些文章。

DIANE FERGUSON 是 Howard E. Butt（HEB）HEB，圣安东尼奥的德克萨斯大学卫生科学中心临床技能中心主任。在这里她发展和实施了标准病人方案。她在建立标准病人方案以及制定客观结构化临床考试方面很有经验。她已经做过很多次关于标准病人方法学的演讲以及工作坊。Ferguson，在美国标准化病人导师协会工作 5 年。

摘要

使用标准化病人模拟临床境况已经发展成为了被广泛研究以及使用的教育与评估方法。使用这种方法可以有效地要求那些能够建立合理的组织构架以及制定合理政策的教育工作者评估方案的需求、管理资源，建立以及维护标准病人案例库，以及为各种各样的教育培训活动招募和培训标准化病人。很多经验丰富以及技术精湛的人员虽然没有接受过正规化的管理以及标准病人培训，往往处于管理模拟以及标准化病人方案的位置。对于对标准化病人方案管理比较生疏的模拟教学工作者，以及正在管理一项有趣的模拟方案，目前想要整合标准化病人的模拟教学工作者，以及想要加强关于管理一项标准化病人方案知识的模拟教学工作者，都需要了解如何有效地整合模拟中人的独特性以及方案或者研究中心的教育培训需求。除了标准化病人方案的一些特殊要求，本节将会提供一些教育以及管理的推荐意见、参考文献以及其他资源。

案例

你是一所学术医学中心模拟项目组的管理者。你负责策划一所医学院校、一所护理院校以及一项护理培训方案。此外，你还需要为基于医院的住院医师培训方案提供支持。中心已经与相应方案的主任取得了联系，他们要求在模拟情景中整合标准化病人。他们最近参加了一项质量改进计划，知晓了正规标准化病人方案以及跨学科教育培养的优势。他们对与你合作建立方案，使用标准化病人进行教育培训以及评估很感兴趣。虽然在你的模拟教学中曾使用过嵌入式模拟人（embedded simulated persons（ESPs）），以及一些来自社区的志愿者，但是你尚未使用或者培训过专业的标准化病人。从哪里着手？你可利用哪些策略确保方案的有效性？

引言和背景

标准化病人方案管理者应该是研究所中将临床技能教育培训视为一个连续过程的人员：跨班级，跨学科，有时常常是跨行业的。这是独一无二的位置，对于能够识别和利用这一资源的管理者以及教育工作者来说，这就是不可多得的资产。除了承担运行一项复杂方案相关的典型管理责任外，准备充分的标准病人方案管理者还能够指导培训导师实现他们培训以及评估临床技能的愿景，尤其是仅凭人体模特难以培训的、却对于照护病人却又是必需的临床技能。

重要性

全球范围，标准病人方法在卫生保健领域的重要性越来越得到重视。随着标准病人使用的增加，迫切需要人员对这些标准病人方案以有效、高效、循证的方法进行管理。

将标准病人纳入目前的课程中，管理者需要熟练掌握标准病人方法学，并且能够协助培训导师开展以及实施标准病人活动。标准病人管理者的职责包括确保与目前培训目标一致的前提下，促进标准病人活动的开展。此外，他们的工作还包括经营与管理领域，例如管理财务，创建方案，多层次活动安排，人力资源（标准病人以及标准病人培训导师）安排以及在一些案例中，还需要参与策略规划。

尽管标准病人培训导师在用于培训以及监测标准病人的方法学方面具有丰富的经验，同时非常合适进一步担当方案管理者，但是他们可能对于管理运营的职责还是不熟悉的，还需要在工作中接受相关领域的在职培训。另一方面，对于对其他模拟方法学有着深刻理解以及丰富的管理运营经验的人员必须对标准病人方法的特殊性进行熟悉。

标准病人往往用于医学院或者护理学院培训以及评估临床技能的项目。目前，标准病人的角色已经得到扩展，包括标准化家庭成员、应试者、学生、医疗消费者、医务人员以及体格检查培训员。

标准病人项目的管理者面临着逐渐增加的工作强度，因为他们需要为各种各样的角色以及场景提供标准病人，同时要求他们能够在不同的专业以及不同层次的培训之间运用教育培训理论。标准病人项目管理者的资质要求以及对其的期望是随着变化不断扩大的。

标准病人项目管理者需要理解以及解决的医学内容实例将在以下篇幅进行讨论。

病人安全

客观结构化临床考试被用于评估与病人安全相关的技能。标准病人被广泛地应用于 OSCE，在特定的场景下评估临床技能，此时新住院医师被期望能够在最少的监督下发挥作用，例如获得知情同意书，交接，识别与处理疼痛，跨文化的挑战，以及在病情恶化或者危重病人的情况下能够合理地识别判断以及应对（Mollo 等，2012；Wagner & Lypson，2009）。

连续性监测医疗护理的质量以及医务人员的能力，并进行连续性培训，对于维护患者安全是至关重要的。为此，标准病情已经引入了实际或者模拟工作场所，用于记录重要患者安全医疗活动的实施。例如，在 OSCE 中使用标准病人，培训为标准捐献者，用于评估采集捐献前的健康疾病史，并对其进行记录以及解释（Battles 等，2004）．

标准病人已经用于衡量实际临床医生实践中的医疗治疗质量。在没有提前告知的情况下，临床医生会接诊经过培训的标准病人，完成用于评估医疗治疗质量，以及提供可以带来良好预后的医疗护理措施的核查表（Peabody 等，2000）。

跨专业以及团队合作对于病人的安全是至关重要的。一些人体模型常常用于提供急诊、危重症以及手术室的场景，这些场景均需要有效的团队交流。标准病人、模拟家庭成员以及模拟医务人员的加入，为影响患者安全的团队能力的实践和评估提供了进一步的挑战与机遇。

为了支持所有与患者安全相关的措施，标准病人项目以及其管理者必须跟进本领域快速变化的文献以及相应项目内支持最佳临床实践的循证证据。

大规模伤亡、生物以及化学危害暴露模拟

标准病人常用于大规模伤亡以及危害暴露的培训场景。标准病人可以通过表达痛苦悲伤、意识改变以及急性严重疼痛，为学习者提供情绪的挑战。提供这项服务的标准病人项目的管理者必须擅长交流以及项目管理，从而可以有效地与其他机构进行合作。标准病人项目的管理者往往需要确保项目已经准备充分，以应对与之相关的财政、人员、组织以及公共关系。

儿童以及青少年标准病人

　　儿童以及青少年已经用于作为标准病人，而且经过培训后准确扮演自己本身以及配合标准父母（Lane等，1999；Woodward& Gliva-McConvey，1995）。青少年已经被培训扮演冒险行为的青少年，目前没有证据提示扮演此角色对青少年造成不良影响。招募以及筛选青少年的指南包括筛选对角色不厌恶的青少年，需要父母在场的情况下告知角色以及讨论角色，同时在招募以及安排标准病人过程可以使用学校资源（Blake等，2006）。

　　使用儿童以及青少年的标准病人，要求标准病人方案管理者具备一些特有的知识以及技能应对这些表演者以及其监护人。同时还有一些特殊的与未成年人相关的规范要求需要解决。

标准"考生"以及"学员"

　　标准病人接受培训成为标准考生。这样，标准病人也能用来测试不同的标准病人在进行高风险评估考试人员时是否具有同质性。在医学院校入学过程中，标准化申请已经用于培训面试官。另外，标准病人培训作为标准学员，已经用于培训和评估导师以及住院医生，同时可将信息反馈给学员（Pangaro等，1997）。

　　使用标准病人充当这些角色的项目需要确保具备明确的政策以及流程用于指导整个过程。标准病人方案的管理者最有可能成为负责制定这些条款的人员。除了知晓方法学，管理者还需要意识到关于高阶测试以及人力资源（HR）规范的最新文献，从而进行对导师成员的评估。

模拟病人导师

　　有经验的标准病人，如果在体格检查、面试，以及交流技能方面具有丰富的经验，可以当做初学学员的导师。在体格检查教学方面常用到标准病人的还包括妇科教学协会（GTAs）以及男性泌尿系统教学协会（MUTAs），负责教授敏感性检查，指导以及反馈给学员。标准病人还会被教授基本的超声检查，充当病人导师，教授学生超声技术（Oakes等，2012）。

植入式模拟人（Confederates）

　　标准病人正在逐渐用于扩大基于模特的模拟场景，例如模拟病人、家庭成员以及医务工作者。

　　当开展以及实施上述这些模拟或者其他的标准病人方法学的创新应用时，很重要的一点就是标准病人项目管理者应该谨记支持测试设计、实施，以及分析的证据，从而达到理想的结果。识别以及利用经验丰富的当地资源，可以使得新项目的开展更加简单有效。

如何做

定义你的组织结构

　　组织结构是对职权、信息以及组织机构的权利和义务典型的层次安排。组织结构决定了角色、权利以及责任是如何分配、控制以及协调，以及信息在不同的管理层次是如何流动的（Business Dictionary，2013）。

　　一个透明的组织结构对于标准病人项目是必需的。确立模拟项目在进入模拟的人物方面时，往往需要一些改变，包括组织结构、政策以及流程的改变。确立一个定义明确的组织结构可以为标准病人、研究中心以及潜在客户显示一个专业的、可以依靠的项目。

　　标准病人项目的组织机构往往取决于相关的研究中心以及资助方。基于大学、医院以及政府的项目可能都有不同的需求，从而影响标准病人项目的管理运营。一些标准病人项目是基于模特模拟项目的一部分，而医学是独立的。对于标准病人项目管理者来说，理解组织架构以及在整个框架中项目所处的位置是至关重要的。理解目前以及潜在项目股东的期望是必要的，从而决定是否建立新的项目或者扩展已有的项目。

　　当开始一项新的项目或者扩展已有项目时，构建一个咨询委员会或者执行委员会可能是有帮助的。了解模拟以及具备组织构架知识的人对于标准病人项目管理者来说是有价值的。有益之处包括协助在潜在客户中树立品牌，说明组织构架层次以及文化，制定任务申明以及项目目标，建立并审核同意费用表，向感兴趣的团体介绍项目，以及总体上认同管理者及项目。

　　虽然组织构架在不同的标准病人项目中存在很大的不同，但是有一些常见角色包括：

- 临床医生
- 项目管理者／主任
- 标准病人培训导师

专家角

标准化病人在医疗行业教学中的应用：真实病人的替代者？
Debra Nestel, BA, PhD, FAcadMEd,
澳大利亚模拟 CHSE-A 委员会主任

在标准病人方法学中一个非常令人兴奋的元素就是在卫生专业教育项目中提高了病人观点的地位。尤其是标准病人在支持以病人为中心开展中起到的作用，被几位学者（Gerteis et al., 1993; Stewart et al., 2003）巧妙地表达为将病人的需求放在医疗护理过程的中心——包括他们的想法、担忧、感受、就诊的原因以及信息的需求，都应该得到临床医生的关注、认可以及重视，同时应该鼓励病人尽可能参与到所有的临床决策当中。这一简短的评论阐明了标准病人作为真实病人的代替者，同时在以病人为中心教学中的角色，避免出现临床医生而不是病人（或者他们的代理——标准病人）成为以病人为中心教学中的角色（Bleakley & Bligh, 2008）。

标准病人方法提供了一种途径，通过这种途径真实病人以及模拟病人可以在一定程度上联系起来，从而确保病人的观点得到最佳的判断。但是目前的标准病人方法往往将真实病人与实践，例如场景或者案例开发、培训角色扮演以及反馈分离开来（Nestel & Bentley, 2011; Nestel & Kneebone, 2010）。尽管这里的焦点是场景开发，但是这也是为了促进临床真实患者的反应对于标准病人培养的方法学。

场景往往是由标准病人导师或者临床医生开发的，往往是他们虚构的病案号，或者是他们对某个病人疾病经历的说明或者一组真实病人疾病经历的综合。因此，尽管有时候是来源于真实病人，场景是标准病人导师以及临床医生诊疗病人经历的解读。真实病人导师和临床医生，由于成为他们专业的一员，不再像病人那样体验医疗卫生。也就是说经过医疗卫生服务行业的洗礼，很难通过病人的眼睛来体验医疗卫生。临床医生为病人的个人编号证实了其所经历的医疗服务的不同镜头（Jones, 2005; Klitzman, 2007; O'Brien, 2008）。这并不是标准病人导师或者临床医生要手段，而是他们自身专业化过程的结果。

如果没有真实病人的参与，很多基于标准病人的工作就会是"导师先入为主的反映，而不是病人的真实反映"（Nestel & Kneebone, 2010）。Snow（新闻报道），一位资深的病人观察模拟导师

的工作，指出"病人的意见想法经常会被临床医生所过滤掉"。她非常强调真实病人，尤其那些慢性病患者，应该邀请他们参与到模拟教学中，他们是非常合适用于教导以病人为中心的。

这里有几个例子举例说明了真实病人如何帮助开发场景。包括邀请志愿者标准病人回想自己最近的一次家庭医生的就诊，然后据此来设计一个标准病人场景模板（Nestel, Tierney, et al., 2008）。当然，首先需要标准病人同意参加分享这些信息，同时场景的范围也会受到志愿者自身经验的限制。另外一种途径就是对有意根据自己经验制作标准病人场景的真实病人进行访问。抓住每一位病人自己的想法、担忧、信息需求以及期望的语言描述，直接解决病人为中心的问题（Nestel & Bentley, 2011; Nestel, Cecchini, et al., 2008; Nestel & Kneebone, 2010）。当然，对于所有的场景，这并不是都可行（有些真实病人可能不愿意或者不适合参与），但是这对于所有的场景均是有帮助的，同时在一定程度上可以确保标准病人更加接近真实病人，而不是标准病人导师或者临床医师的代理。扩展真实病人参与，以培训标准病人进行角色扮演以及反馈，还需要进一步发展，从而确保提供标准病人项目所声称的以病人为中心的理念。

参考文献

Bleakley, A., & Bligh, J. (2008). Students learning from patients: Let's get real in medical education. *Advances in Health Sciences Education, 13*(1), 89–107.
Gerteis, M., Edgman-Levitan, S., Daley, J., & Delbanco, T. (1993). *Through the patient's eyes:* Understanding and promoting patient-centered care. San Francisco, CA: Picker Institute.
Jones, P. (2005). *Doctors as patients.* Oxford, UK: Radcliffe.
Klitzman, R. (2007). *When doctors become patients.* New York, NY: Oxford University Press.
Nestel, D., & Bentley, L. (2011). The role of patients in surgical education. In H. Fry & R. Kneebone (Eds.), *Surgical education: Theorising an emerging domain.* London: Springer.
Nestel, D., Cecchini, M., Calandrini, M., Chang, L., Dutta, R., Tierney, T., . . . Kneebone, R. (2008). Real patient involvement in role development: evaluating patient focused resources for clinical procedural skills. *Medical Teacher, 30,* 795–801.
Nestel, D., & Kneebone, R. (2010). Authentic patient perspectives in simulations for procedural and surgical skills. *Academic Medicine, 85*(5), 889–893.
Nestel, D., Tierney, T., & Kubacki, A. (2008). Creating authentic roles for simulated patients. *Medical Education, 42*(11), 1122.
O'Brien, C. (2008). *Never say die.* Sydney, Australia: HarperCollins.
Snow, R. (2014). Real patient participation in simulations. In D. Nestel & M. Bearman (Eds.), *Simulated patient methodology: Theory, evidence and practice.* Oxford, UK: Wiley Blackwell.
Stewart, M., Belle-Brown, J. B., Weston, W. W., McWhinney, I. R., McWilliam, C. L., & Freeman, T. R. (2003). *Patient-centered medicine: Transforming the clinical method.* Oxford, UK: Radcliffe Medical Press.

- 行政支持人员
- 教学专家 / 研究员
- 心理学家 / 统计学家
- 技术专家

并不是所有的职位均需要全职人员,在一些小的项目中,一些职位是可以重叠的。很多成功的项目只有管理者、标准病人培训导师以及行政支持人员。但是如果研究以及项目的质量对于模拟项目以及研究中心来说是至关重要的,那么这个项目还是需要其他方面专家参与。项目的目标决定了哪些角色是需要全职人员担任,哪些角色可以由兼职或者合同人员完成。下面简要描述各个角色。

临床医生

一位具有临床培训经验,并能胜任标准病人项目任务的人。他们的责任包括撰写标准病人案例、培训标准病人以及标准病人导师关于一些特殊角色的医疗方面的知识,例如体格检查的手法,同时与课程教授合作制定与学员水平符合的课程表,以及准备并参与补习活动。这一职位往往由主要集中于使用标准病人或者 OSCE 开发协会的一位成员担任。可能根据项目的规模,还需要一位或者更多来自各个学科的成员充当兼职医生。

管理者或主任

该成员需要具有监管的经验,尤其是需要理解模拟以及卫生教学的人员。职责包括所有相关的事务,例如监管标准病人导师以及辅助人员,安排项目活动(见附件 A—项目需求表),处理要求在课程或者其他教学活动中整合标准病人的要求,管理财务,以及总体的项目管理。该成员往往服务于课程委员会或者其他为研究中心评估以及制定课程的委员会。这通常是一个全职的职位(见附件 B—案例管理者工作描述)。

标准化病人导师

该职位如果具备标准病人项目工作经验是非常理想的条件,但这并不是必需的,因为还有一些导师培训的项目(见附件 C—标准病人导师培训项目)。职责包括招募、雇佣、培训以及监督标准病人。标准病人的质量保证以及表现评估均需要包括在该职位成员的述职中。一个大的项目可能需要一位以上全职的标准病人培训导师(见附件 D—案例标准病人培训导师职责描述)。

辅助人员

该成员协助项目其他成员进行管理和运营。职责可能包括为培训以及活动安排标准病人,协助数据录入,总体活动的设置以及分解,学员以及导师的奖赏,以及安排会议。这绝对不仅仅是单纯的秘书职位,根据项目的大小,可以是全职的也可以是兼职的。

教育专家或研究员

该成员主要协助课程安排以及调整保持项目活动与研究中心的目标一致。如果项目期望向教学会议提交研究,那么如果该成员具有教育教学研究的经验是非常有帮助的。这一职位常常是兼职或者合同工。

心理学家或统计学家

该成员可以为制定标准病人相关活动以及研究评分标准提供咨询以及数据的解释。其他的职责还包括验证评估工具(例如核查表以及评估量表),以及为项目以及课程开展调查。该职位应该是兼职或者合同工。

技术助理

该成员应该是能够根据项目需求,提供技术支持。职责可能要求能够使用学习信息系统以及为其开发内容,更新以及维护计算机,以及与研究信息系统人员交流对接。如果标准病人项目包含在一个模拟项目当中或者学员以及活动的数量很大,则需要一位全职人员担当此责。

制定费用表

为一个模拟项目制定一个价目表需要很多的思考以及准备。关于开发中心以及模特使用的费用在其他章节会有相关的信息。将标准病人加入到模拟项目或者模拟中心,就需要对已有的费用表做一些调整,尤其需要覆盖标准病人的工资以及标准病人导师的时间。

项目的耗资取决于很多因素,包括非盈利或盈利状态、广泛使用还是单个团体使用、置换费用以及预算补充等。很容易低估准备标准病人以及标准病人活动所需要投入的时间以及努力,因此可以寻求帮助以制定一个初始的费用清单。咨询委员会以及其他标准病人导师可以在这一方面有所帮助（见 ASPE SP 清单，具体可参见：http:// mailm an13.u.washington.edu/mailman/listinfo/sp-trainer）。可以从专业的协会以及成员那里在线获取费用模板（见附件 E—案例费用清单）。

在制定费用清单时需要包括以下项目：

- 标准病人每小时的工资以及其他任何的收入（在这个计算中，需要包括备用的标准病人）。培训时间以及工作时间均计入清单。将这两项分开计算是个不错的想法。
- 标准病人导师用于招募、安排以及培训标准病人的时间。
- 技术的使用以及技术人员的执行时间。
- 辅助人员设置以及分解时间。
- 为 OSCEs 或者其他大型获得的代理支持。
- 管理者的时间（咨询，准备报告，修改案例）。
- 咨询费用：咨询心理专家、教学专家或研究员的费用。
- 设备使用的费用。
- 供给置换的费用。
- 材料费用（文件副本，道具，场地，DVDs，零食）。
- 差旅费（很大程度上依赖于项目本身）。

列出参加每个项目的人员以及他们的每小时工资后，接下来开始决定活动的费用。请所有的工作人员记录自己在每个项目中完成每一项工作所花费的时间。最好，让每位成员记录 1 年，这样每一项活动均可以公平评估时间、精力以及费用。

当接洽潜在的客户时，一个合理的以及易理解的费用清单是非常不错的工具。从客户的角度，它可以很好地说明规划以及工作的总量。最终的费用清单应该是容易维护的，而且应该是直接代表了项目的工作。监测项目的耗费、成本以及费用对于财务预算以及报告均是非常重要的，这项工作通常由标准病人项目管理者负责。

制定政策以及程序手册

一个经过深思熟虑的政策以及程序手册有助于标准病人项目与总体项目以及研究中心的政策保持一致。这个手册的制定以及维护通常是标准病人项目管理者的责任。常规模拟项目政策以及程序手册的样本在线可以获取。本文的核心主要是针对标准病人以及标准病人项目的政策。

对于新的或者已经存在的项目，整合人体模拟将会使之更加复杂。通常，研究中心的政策是足以

覆盖安全相关问题的，但是标准病人和研究中心一样，需要格外防止伤害以及注意防护。标准病人项目手册还应该包括任何事情的程序，从雇佣标准病人到安排标准病人活动。

对于标准病人项目，政策应该覆盖以下领域：

- 保密性——特别提到关于案例，其他标准病人以及学员的保密性。关于知情同意应该表述清楚。
- 管理——特别提到项目的安排、工作人员相关事务，标准病人的责任，标准病人的使用（谁可以，什么时间，以及费用），预算的过程，包括费用预估、案例的管理以及维护。
- 人力资源政策——特别提到支付，守时，职业品行以及表现评估。
- 案例/场景开发——特别提到由谁负责案例/场景的开发包括批准过程、模板及时间表。
- 标准病人特有条款——特别提到视频记录，取消，疾病，非节目，无意发现病理变化，医疗咨询/诊疗的期望（项目并不负责这项内容），事件报告，以及学员所关心事件的报告过程。
- 学员特有条款——特别提到视频记录，荣誉规则，报告想法，职业装，以及任何行为预期。
- 管理——特别提到案例模板，活动安排，准备考试房间，订购耗材，以及设置以及分解活动（谁来做以及如何做）

雇佣一个标准病人

标准病人的工作很难向潜在的招募人员进行解释。大多数项目通过不同的途径使用标准病人，从教授体格检查的技能到评估困难沟通的能力。这个角色要求标准病人扮演病人，和其自身的个性特征存在很大差别。这种适应能力不仅仅限于对剧本的记忆和角色的扮演，还要灵活，，如果要成为项目真正有价值的成员，是需要终身学习的。

研究中心可能会制定标准病人如何雇佣，但是标准病人项目管理者可以与 HR 合作制定更加有效的申请过程。考虑到对这个职位的特殊期望，管理者可以协商一个理想的过程，不同的项目选择不同的角色，而不是让申请者首先进行繁重的制度化程序。很多次标准病人角色可能需要特定的性别、年龄以及种族等。因此对于 HR，理解项目需求是非

常重要的,有助于招募过程(表5-5-1)。

雇佣儿童标准病人、社区病人以及其他特殊群体的病人是具有局限性的。作为妇科/生殖器/直肠检查的教学非正式人员以及社区体格检查通常使用固定的病人。最好与 HR 部门合作,确保不涉及法律相关问题以及遵循合适的流程。

招募以及筛选标准化病人

确定招募政策及程序后,**招募**就可以开始了。标准病人在项目中的使用方式,决定了为招募标准病人做宣传的方式。当设置开放一个新的项目时,需要注意的是招募的最终目标。如果活动需要特殊的年龄、性别等的标准病人,则需要针对这些群体进行一些专属的招募措施。一旦项目确立之后,需要具备一种开放的申请途径(网页),从而使得项目能够拥有一个数据库,可以持续将符合条件的人员筛选出进行面试。

因为多数项目需要能够熟练操作计算机的标准病人,所以拥有一个基于网页的申请程序,在一定程度上保证了申请者具备一定的计算机使用基础。从研究机构获得申请程序,同时项目网站应该是可以通过多渠道登陆的(直接登录网站,通过FACEBOOK 或者其他社交媒体)。根据标准病人项目的地理位置,可以将招募的广告放在电影院或者其他地方,通过学校校园招募年轻人可能也是个不错的选择。对于老年人,在老年中心、教堂以及退休社区放置广告,对于招募那些对标准病人感兴趣的老年人是个很好的途径。目前,最成功的招募方法就是通过已经参加过运营良好的项目中标准病人的口耳相传。一旦标准病人知晓如何做相关的工作,他们便成为了很好的招募者,因为他们能够判断谁合适,或者谁不适合这份工作。

筛选合适的申请者,往往在申请时就已经开始。一个简短明了的表述,指出这份工作的特殊性(角色扮演,视频录制,穿着病号服,"随叫随到"的工作性质)可以帮助申请者在进一步选择之前,判断自己选择这份工作是否是正确的。灵活多样对于标准病人而言是很重要的,但是可能有申请者平时很少展现这种能力,那么就没有必要再雇佣他们了。此外,除了申请时常用的一些问题,还需要询问关于身体习性(体型)、疾病史,以及体格检查时可能明显暴露或者阻碍其担当某个特定角色的瘢痕。确保增加相应的条款,说明项目为什么需要这些信息。如果申请者不愿意暴露这些信息,那么他们可能是不适合这份工作的。

制作一个写作的模板,供申请者写下他们为什么对标准病人这份工作感兴趣。一个标准病人必须具备足够的读写能力,能够为不同类型的学员提供口头以及书写的反馈。一些申请者的交流问题,可能是不明显的,直到接受面试,才会显得明显。

除了筛选申请者,一些项目会让申请者组成一个组,然后观察他们之间以及与项目工作人员之间的互动(Cleland et al.,2009)。在面试过程中,你需

表 5-5-1

标准病人状态分类

类型	优势	劣势
雇员	对于标准化病人: ● 在研究所/学员具有股份 ● 可能可以获得员工福利 ● 税收从薪水中扣除 ● 对研究所以及项目存在安全感以及责任感 对于项目: ● 明确表达期望 ● 计时,统一支付	对于标准化病人以及项目: ● 在雇佣过程中需要更多的文书工作
合约人	对于标准化病人: ● 现金或者支票(收据)支付 对于项目: ● 特殊标准化病人——GTA,经签订了培训合同的 MUTA	对于项目: ● 为了避免雇佣状态相关的一些法律问题,可能需要通过法律部门制定合同 ● 降低了对于教学内容的控制→降低了规范化
志愿者	对于标准化病人: ● 对于志愿服务感到满意 ● 对于项目必要的,无费用	● 对于在项目中无股份以及不想履行项目标准的人员很难达到标准化 ● 对进度进程作出较少的承诺

要讨论申请者对于医疗工作者的感觉。对医疗工作者无论是消极还是积极的感觉,对于学员以及项目均是不利的。由于标准病人被要求与具有不同个性、不同技能的各种各样的人员进行互动,他们应该尽可能平等地展现自己的能力,并对其进行客观的评价。

招募和筛选一些特殊的标准病人,例如GTAs以及MUTAs就需要一份特殊的招募以及筛选程序,因为这些检查是有创性以应对高级教学的要求。标准病人教学者协会(ASPE)GTA/MUTA特殊兴趣小组(SIG)是个不错的资源,提供了实际的标准以及招募、雇佣、培训以及GTAs以及MUTAs业绩评估的指南。

开发与维护一个标准病人案例库

开发以及撰写一个案例的过程会在其他章节(见第3章第四节)进行讨论。本节的重点是标准病人项目管理者在**案例图书馆**(案例库)、案例使用、案例模板以及案例撰写中的责任。项目的开展以及标准病人案例的收集,可通过内部任务的分配,结合外部的资源(例如标准病人导师讨论组,ASPE,网络,Med-EdPORTAL)。组织整理这些案例,保证这些案例对于项目用户以及运营管理者来讲均是触手可及的。当开展新的标准病人活动时,项目管理者就使用这些案例图书馆将潜在案例展示给课程导师。这些案例可以整合到课程清单中,或者作为案例模板有助于案例作者进行撰写。所有的案例需要进行调整从而符合学员的级别以及类型、目标评估的能力和表演的背景。在OSCEs中用于评估考生的工具,反映了专业上所需的专业能力,同时由于考生会寻求应对考试挑战的方法,从而使这些行为以及技能得到了加强。这些行为均是具有相应背景的,在一种情景下,一组学员所期望的行为,可能并不是另一种情景下其他学员所期望的(Hodges,2003)。标准病人项目管理者必须注重开发新的案例,或者将已经开发的案例用于不同活动时,需要将背景以及申请者的情况考虑在内。

标准病人案例一旦获得或者完成,可以根据学员的组别以及登记信息,还有评估目标以及能力、主诉、最终诊断以及其他特征进行组织分类。为了筛选,需要注意一些基础情况例如性别、种族以及年龄,有助于为案例匹配标准病人。项目使用者要求足够多的案例具备特有的主诉以及沟通挑战,确

保这些案例可以根据这些属性进行分类。很多项目会使用软件帮助组织案例。在这种情况下,案例的命名规范变得尤为重要(随着案例列表的增长,其重要性更加明显)。没有命名的标准,一些项目使用患者姓名作为案例的名字,而另外一些项目使用课程编号、年份或者主诉对案例进行追踪。咨询其他标准病人项目,制定命名规范是非常有用的,而且对于无命名规范或者已有命名规范无效时,推荐这样做。

通常由标准病人项目管理者维护案例库,以及决定案例的分享是否合理(获得作者的同意)。管理者还可以协助导师调整案例,以满足特定项目或学员的需求。

项目应该具备一个案例模板,在这个模板中包含了一个标准病人案例所需要的所有的信息分类。模板可以从从事模拟工作的同事或者协会获得。当导师想要撰写自己的案例时,则可以提供模板,以使其知晓合理的标准病人展示案例所需要的全部信息。在整个过程中,项目管理者需要同导师一同审查模板以及案例(Ker et al.,2005;见附件G—案例模板)。

构建考试蓝图

在开展基于标准病人评估的初期,准备一个**考试蓝图**或者**矩阵**是有用的。一个考试蓝图能够可视化地展示某活动所选案例情景所覆盖的内容。它还可以指出哪些领域比例过多,哪些领域比例过少。蓝图可以简单也可以复杂,主要根据所开展评估的必要性,以满足课程、研究所或者代理机构的目标。蓝图通过展示临床技能是如何通过目前的课程进行教授和测试的,因此是满足许可、认证以及鉴定要求的一种很好的方式(见附件H——案例蓝图)。

培训、监测以及给标准病人反馈

培训

培训标准病人的目标是达到能够真实反映病人的情况、行为以及情绪的特征,同时确保对体格检查手法的合理反应。此外,标准病人还要被培训完成考生表现的核查表以及评估量表,通过书面或者口头的形式反馈给学员或者导师,或者两者均反馈。培训的重点是标准病人能够完成以下内容:

- 可以逐字逐句给出开场白。
- 知晓案例的事实。
- 连续一贯地展现合理的行为以及肢体语言。
- 合理地回应考生的线索。
- 准确地完成核查表以及评估量表。
- 提供合理的书面或者口头的反馈。
- 沉浸在角色。

一个标准的剧本应该可以保证多个标准病人经过培训后扮演其中的案例角色，能重复地为多个学员提供同样的挑战。**开场白**通常是由标准病人逐字逐句地说的，剩余的信息需要学员通过自己的问题而获得。会有一些特定的线索给标准病人，提示给予信息或者询问剧本中设置的问题。

对于高阶考试，多次培训对确保扮演以及核查表完成的准确度是必要的。经验丰富的标准病人与新标准病人相比，只需要较少的培训，但后者需要在情绪的表现，对体格检查手法的反映，核查表的完成度以及给予反馈方面需要更多的培训。如果多个标准病人扮演同一个案例，他们应该集中培训，提高标准病人培训导师的效率以及确保标准病人扮演的一致性。一个典型的高阶考试的**培训方案**应该是 4 节课，每节课根据所培训标准病人的经验多寡以及数量控制在 2～4 小时。

第一节　通常包括以下活动：

- 综述案例材料。
- 观看有经验的标准病人扮演角色，强调扮演以及应对问题。
- 展示模拟体格检查的发现。
- 介绍核查表以及指导核查表的完成。
- 了解课程安排进度，常规政策以及作为标准病人的期望。

第二节　通常包括以下活动：

- 根据剧本进行角色扮演，同时标准病人导师或者临床医生给予反馈。
- 培训对体格检查手法的反应。
- 练习核查表以及评估量表的完成。
- 重点放在在扮演和核查表完成的正确性上保持一致。
- 介绍计算机的操作以及核查表的完成。

在第二节结束的时候，标准病人导师可以从案例中解雇一个标准病人，如果他们认为这个标准病人没有足够的能力扮演好。

第三节　通常包括以下活动：

- 视频角色扮演以及根据扮演标准审核所有标准病人。
- 标准病人完成核查表以及评估量表。审核完成核查表的准确性。
- 对于反映存在分歧的地方进行讨论。如果表演和 / 或核查表准确性较差，可以考虑进一步的培训课程或者如果问题没有办法接受，可以重新招募其他的标准病人。

第四节　通常包括以下活动：

- 每一个标准病人均需要从头到尾根据案例彩排一次，包括核查表的完成。让标准病人同时经历“优秀”以及“差等”考生，确保他们能够区分核查表的条目是有益的。希望一个接近案例学员的临床医生或者学员可以配合标准病人进行练习。
- 讨论组织工作、进度以及紧急联络资料（Barrows，2000；Furman，2008；May，2008；Russell 等，2011；Wallace，2006）。

培训标准病人为学员提供书面或者口头的反馈可以整合在每一节课的个体培训中，但是很多标准病人导师倾向于将所有的同一个案例的标准病人集合起来进行统一反馈培训。关于反馈的培训课程包括描述反馈原则的书面材料，观摩有效反馈的视频剪辑，以及练习书面或者口头反馈。标准病人的反馈应该从剧本中病人的角度出发，基于病人的信仰、担忧以及情绪，同时需要与学员互动。反馈应该是基于行为的，通常是这种形式“当你做……，我感觉……”提供给标准病人一个包含各种“感觉”的列表对于标准病人组织反馈用语是有帮助的（Doyle 等，无日期；May 等，2006）。

使用详细描述了怎样完成核查表以及评估量表的**“核查表指南”**可以提供不同**评估者之间的可靠性**。视频可以用于展示所期望的问题出现的次序、准标准病人的情绪表现以及对各种体格检查手法的反应。

使用基于计算机的标准病人培训项目也许可以减少多个标准病人培训所需的时间以及费用，同时提供一个更加标准化的培训方案。参加过基于计算机协助培训的标准病人，均提示可以提高扮演的准确性以及核查表完成的准确性（Erichetti & Boulet，2006）。

监测

导师应该监测标准病人表演的真实性，给学员反馈的质量以及核查表完成的准确性。在高阶考试中，监测标准病人的表现，同时每四个表演给予一次反馈，可以提高标准病人核查表的准确性（Wallace et al.，1999）。结构化的评估形式，例如 MaSP（马斯特里赫特模拟评估），可以促进标准病人表演以及反馈质量的评估标准化（Wind et al.，2004）。

对于进行了较长时间的模拟事件，需要进行**再培训**，从而校准标准病人的表演。可以进行独立培训，也可以将标准病人召回，组成一个组同时进行审查表演以及培训标准。比较标准病人的评分可以发现一些不同，可能因为标准病人主动提供给考生信息，对核查表条款误解或者记录有误，或者偏离了原始剧本。

角色扮演对标准病人的影响：复盘

在基于人体模特的模拟中，如果人体模特存在磨损或者撕裂则需要修复或者替换。在基于标准病人的模拟中，如果反复的模拟，可能也会出现一些常见但是轻微的不良影响。如果模拟需要情绪表演或者耗费体力的，则这种不良影响更加容易发生。这些影响往往是短期的。努力减少这种不良影响也是标准病人导师的重要职责。

扮演**富含情绪的角色**往往会导致短期的消极心理影响。当角色太接近或者太远离标准病人的个人经历，他们扮演的难度可能会更大。在筛选标准病人时，分配角色之前，充分了解其健康状况，有助于避免不必要的额外精神负担。另外一些角色可能需要**耗费体力的模拟**或者考试，例如检眼镜的考试，反复深部腹部检查，模拟反跳痛，以及胸部与生殖器、直肠的检查。限制考试的次数以及安排好休息，均是标准病人管理者减轻标准病人紧张以及不舒适的方法。

对于标准病人的疲劳，标准病人**表演的次数以及休息间期**的时间是一个重要的考虑因素。根据标准病人的角色，年龄以及身体健康状况，每日最佳的表演次数是不同的。一个通用的指南是每日7～8次，最多不要超过12次。休息时刻，标准病人可走出角色，放松以及与其他病人交谈，享受一些点心可以使得工作没有那么沉闷。长期反复扮演一个角色，就会出现疲劳以及厌倦，可能需要为此标准病人更换场景。

提供反馈给学员，需要更高水平地集中精力，同时也增加了标准病人的压力。标准病人可能担心学员会认为他们具有所扮演病人的相应特征。

因此他们可能更希望有机会可以走出角色，然后给学员反馈。走出角色还有助于标准病人此次模拟病人的境遇，同时将互动的压力抛之脑后。

通常，标准病人很想知晓他们的表现是否优秀。项目管理者以及导师应该监测标准病人并频繁给予反馈。这将会大大提高标准病人的自信以及满足感。

在模拟中表演，有证据提示会影响**标准病人对于自己健康状况的看法**。这可能会有助于他们更加了解自己的症状或者相反，导致他们对自己的症状更加担忧。还有，标准病人会变得更加关注他们临床医生的临床技能，同时对自己健康状态的评估会变得更加自信。有报道称这有时会导致一些不满意的标准病人更换医生。

尽管模拟对标准病人造成的影响往往是轻中度、暂时的，但是对于项目管理者以及导师来说，理解可能影响标准病人情绪以及心理健康的因素是很重要的，同时应该采取措施预防这些因素。导师应该在每日的表演结束时，与标准病人进行简短的会面。标准病人很高兴有这么一个机会可以阐述他们对此对话的反应，解释他们对某考生给出差评的原因，以及根据他们的经验对培训教材提出更改的建议。此外，容许标准病人"去角色"也是很重要的，尤其是在扮演了富含情绪的角色之后（Boerjan 等，2008；Bokken 等，2004，2006；Spencer & Dales，2006；Wallace 等，2002）。

保密

由于各种原因，保密对于 OSCEs 以及人体模拟来说是很重要的。因为标准病人在扮演角色的时候，可能需要脱去衣服，非常谨慎地保护标准病人的隐私以及相关的视频是很重要的。现场监测标准病人的表现，仅仅局限于一些需要的个体，尤其是敏感性考试。视频回顾政策规定学员以及导师可以回顾视频，但是不要在公共场合或者下载至可以公共访问的计算机。同样，学员的表现应该受到保护，不能让未授权的人员观看，学员的表现以及反馈也应该保密。

标准病人政策以及流程手册应该规定标准病人在反馈结束后，不应该再讨论学员的表现。标准病人对学员表现的任何想法应该只能与合适的标准病人导师进行讨论。因为标准病人可以接触到案例以及考试的材料，而这些材料都是应该保密的，所以让标准病人签署一个同意书宣誓他们将会保护这些案例材料是明智的。所有的学员应该签署一个同意书，指出他们会保密考试相关的信息。尤其是 OSCEs 运营时间很长时，这尤为重要。

标准病人项目政策以及流程手册应该阐明视频如何保存、获取以及删除。获取报告以及视频的密码应该足够可靠，保证其安全性（Barrett & Hodgson，2011）。

处理问题

因为标准病人活动是需要人参与的，所以总会有出现问题的可能。虽然问题是不可避免的，但是制定应对无法预见的问题或者境况的政策是很重要的。这个政策应该包括报告问题的过程以及问题解决的过程。问题可以从自然灾害，停电以及安全隐患到抱怨性骚扰，怀疑有人使用公物或者几个问题夹杂在一起。标准病人需要知晓当和学员、导师，工作人员或者其他标准病人之间产生问题时，应该向谁咨询。学员需要一个明确的权限用于解决其遇到的问题。导师以及工作人员需要知晓标准病人项目的操作程序，包括知晓当他们对标准病人的表现存在疑虑时需要通知谁。

考试结束后回顾

经常会出现这样的情况，标准病人项目管理者（或者主任）对于考生在 OSCE 中的表现低于期望感到惊讶。对于这种案例，需要对考试、案例以及条目统计进行一次仔细回顾。试后回顾可能在以下方面发现问题：

1. 案例设计——案例的预期顺序可能没有被阐述清楚，可能没有与学员的水平相匹配，或者在提供的时间内很难完成。
2. 核查表——条目可能模棱两可或者可以有不同的解释（例如"获得目前疾病足够的病史"）或者核查表篇幅过长或者过于复杂，从而无法准确完成。
3. 标准病人的表现——标准病人的培训、扮演或者核查表的准确性可能低于所需要的水平
4. 课程——课程中可能存在需要解决的缺陷。

充分的教育实践支持使得标准病人管理者参与确保最终通过或失败的合理性，以及补救标准的合理性，将结果及时提供给考生以及项目主任，获取从导师、考生以及标准病人为质量提供的反馈，同时在考试结果以及反馈的基础上提出修订以及改进意见。

此时，彼地：如何继续改进或者保持我现有的成果？

使用科技管理你的项目

一个**基于网页的管理系统**是最佳的有效运营标准病人项目的工具。有几个商业化的选择可以将案例库、进度、视频记录、保存以及提取、报告产生以及标准病人追踪进行整合。建议比较每个产品的特点，结合考虑项目的需求以及预算，同时在购买之前要求进行试用。与产品用户进行交流，可以获得产品的优势和缺点的相关信息。

例如 Survey Monkey 以及 Doodle 项目都是免费的，可以用来调查标准病人什么时间可用，以及在用户中调查进行项目质量审查。如果你的标准病人项目具备一个**网站**可供潜在标准病人以及用户使用，则可以交互式开展，例如标准病人申请界面、案例申请界面以及案例开发界面。

持续实施质量提高——显示你所做的确实起到了成效

定期审查任务申明以及标准病人项目的目标，用以指导质量提高。执行结果分析，评估反馈，并将你的成绩展示给相应的股东。邀请心理测量专家以及教学专家分析标准病人核查表的准确性，评估者之间的可靠性（包括标准病人以及导师），分析核查表的条目，以及审查考试结果。

及时提供给股东用于解释数据的、易读的报告，从而为课程、考试蓝图、案例、核查表或者评估量表上进行调整作出推荐奠定了基础。定期调查导师、学员以及标准病人可以将项目的优势与劣势凸显出来，并为质量改进提供一个反馈环。

网络

标准病人导师以及项目管理者可以通过加入模拟协会（见附件 I—标准病人管理者资源），参与专业会议以及与其他协会、具有相似兴趣的专家合作形成网络人际关系，从而从中获益。成功的联盟以及合作可以提供的好处包括贡献案例、资源以及经验，从而节省时间以及促进创新。

寻求鉴定与认证

医疗模拟协会（SSH）为标准病人项目、模拟项目或者联合项目提供**鉴定**。认证框架对于寻求

标准病人项目认证以及建立或者改善组织构架以及流程的新手或者经验丰富的管理者来说，均是一个不错的指南。指南可以从你的项目中发现需要注意和努力的地方。取得资格认证之后可以获得财务效益，例如市场营销或者资金申请的优势。协会还为模拟教学工作者提供了一个**认证**项目，这个过程可以鉴别出在模拟教学中取得的卓越成就（http://ssih.org/certification）。

ASPE 提供了基础知识教育的核心课程项目，这对于标准病人方法学领域的教学工作者来说是必要的（http://aspeducators. org/cor-curriculum.php）。这个项目开展的模式是通过 ASPE 每年的会议以及网络研讨会。此外，ASPE 还提供了一个学术认证项目，通过其成员在学术上的努力，促进了标准病人方法学以及相关研究的进展（http://aspeducators. org/scholarscertificate-program.php）。

总结

医疗模拟的领域在快速扩展。随着需求的快速增长，需要一位合格的管理者能够确保模拟项目合理地开展和维护，无论采用什么样的方法。每一个类型的模拟项目都有自己的重点，都需要多样性的技能，但是存在共同的原则可以指导成功的项目管理者。对于标准病人项目，一个有积极性的标准病人或者模拟教学工作者可以通过利用各种可用资源加强自己的技能，从而逐渐成长为管理者。这样做就可以确保标准病人项目管理者能够满足研究机构、导师、学员以及标准病人的需求，最终改善和提高病人的医疗服务质量。

参考文献

Barrett, J., & Hodgson, J. (2011). Hospital simulated patient programme: A guide. *The Clinical Teacher, 8*(4), 217–221.

Barrows, H. (2000). *Training standardized patients to have physical findings.* Chicago, IL: Southern Illinois University.

Battles, J., Wilkinson, S., & Lee, S. (2004). Using standardised patients in an objective structured clinical examination as a patient safety tool. *Quality and Safety in Health Care, 13*(Suppl. 1), i46–i50.

Blake, K., Gusella, J., Greaven, S., & Wakefield, S. (2006). The risks and benefits of being a young female adolescent standardised patient. *Medical Education, 40*(1), 26–35.

Boerjan, M., Boone, F., Anthierens, S., van Weel-Baumgarten, E., & Deveugele, M. (2008). The impact of repeated simulation on health and healthcare perceptions of simulated patients. *Patient Education and Counseling, 73*(1), 22–27.

Bokken, L., van Dalen, J., & Rethans, J. (2004). Performance-related stress symptoms in simulated patients. *Medical Education, 38*(10), 1089–1094.

Bokken, L., van Dalen, J., & Rethans, J. (2006). The impact of simulation on people who act as simulated patients: a focus group study. *Medical Education, 40*, 781–786.

Business Dictionary. (2013). *Organizational structure.* Retrieved from http://www.businessdictionary.com/definition/organizational-structure.html#ixzz2OqfGFKQP

Cleland, J. A., Keiko, A., & Rethans, J. (2009). The use of simulated patients in medical education: AMEE Guide No 42. *Medical Teacher, 40*(8), 477–486.

Doyle, L., Murray, J., & Simons, D. (n.d.). *Focusing feedback on interpersonal skills: A workshop for standardized patients.* Charlottesville, VI: University of Virginia School of Medicine.

Erichetti, A., & Boulet, J. (2006). Comparing traditional and computer-based training methods for standardized patients. *Academic Medicine, 81*(10 Suppl.), S91–S94.

Furman, G. (2008). The role of standardized patient and trainer training in quality assurance for a high-stakes clinical skills examination. *The Kaohsiung Journal of Medical Sciences, 24*(12), 651–655.

Hodges, B. (2003). Validity and the OSCE. *Medical Teacher, 25*(3), 250–254.

Ker, J., Dowie, A., Dowell, J., Dewar, G., Dent, J., Ramsay, J., & Jackson, C. (2005). Twelve tips for developing and maintaining a simulated patient bank. *Medical Teacher, 27*(1), 4–9.

Lane, J., Ziv, A., & Boulet, J. (1999). A pediatric clinical skills assessment using children as standardized patients. *Archives of Pediatric and Adolescent Medicine, 153*(6), 637–644.

May, W. (2008). Training standardized patients for a high-stakes clinical performance examination in the California consortium for the assessment of clinical competence. *Kaohsiung Journal of Medical Sciences, 24*(12), 640–645.

May, W., Fisher, D., & Souder, D. (2006). *WinDix training manual for standardized patient trainers: How to give effective feedback.* Retrieved from MedEdPORTAL.

Mollo, E., Reinke, C., Nelson, C., Holena, D., Kann, B., Williams, N., . . . Kelz, R. (2012). The simulated ward: Ideal for training clinical clerks in an era of patient safety. *Journal of Surgical Research, 177*(1), e1–e6.

Oakes, J., Hamburger, M., Kruger, C., & Power, J. (2012). *Ultrasound training of standardized patients for first year introduction to clinical medicine curriculum. 11th Annual Association of Standardized Patient Educators Conference,* San Diego, CA.

Pangaro, L., Worth-Dickstein, H., Macmillan, M., Klass, D., & Shatzer, J. (1997). Performance of "standardized examinees" in a standardized-patient examination of clinical skills. *Academic Medicine, 72*(11), 1008–1011.

Peabody, J., Luck, J., & Peabody, P. (2000). Comparison of vignettes, standardized patients, and chart abstraction: a prospective validation study of 3 methods for measuring quality. *Journal of the American Medical Association, 283*(13), 1715–1722.

Russell, D., Simpson, R., & Rendel, S. (2011). Standardisation of role players for the clinical skills assessment of the MRCGP, 22. *Education for Primary Care, 22*(3), 166–170.

Spencer, J., & Dales, J. (2006). Meeting the needs of simulated patients and caring for the person behind them? *Medical Education, 40*(1), 3–5.

Wagner, D., & Lypson, M. (2009). Centralized assessment in graduate medical education: Cents and sensibilities. *Journal of Graduate Medical Education, 1*(1), 21–27.

Wallace, J., Rao, R., & Haslam, H. (2002). Simulated patients and objective structured clinical examinations: review of their use in medical education. *Advances in Psychiatric Treatment, 8*, 342–350.

Wallace, P. (2006). *Coaching standardized patients for use in the assessment of clinical competence.* New York, NY: Springer.

Wallace, P., Heine, N., Garman, K., Bartos, R., & Richards, A. (1999). Effect of varying amounts of feedback on standardized patient checklist accuracy in clinical practice examinations. *Teaching and Learning in Medicine, 11*, 148–152.

Wind, I. A., van Dalen, J., Muijtjens, A. M., & Rethans, J. (2004). Assessing simulated patients in an educational setting: the MasP (Maastricht Assessment of Simulated Patients). *Medical Education, 38*(1), 39–44.

Woodward, C., & Gliva-McConvey, G. (1995). Children as standardized patients: Initial assessment of effects. *Teaching and Learning in Medicine, 7*(3), 188–191.

附录 A

临床技能中心使用申请表

非常感谢您使用临床技能中心。请尽可能详细和完整地填写下列表格。工作人员会在 48 小时（2 个工作日）内回复您的要求并安排您与中心主任会面。

本技能临床中心有如下设备：

- 20 个临床检查室，带有台式电脑，用于 SP 检查清单。
- 考场外面还有 20 台笔记本电脑。
- 80 多名训练有素的标准化患者。
- 各种任务训练器，用于操作练习。
- 全身模特模拟器（SimMan）。
- 单向镜观察，由评估者进行实时观察。
- 数字音频 / 视频采集。

您希望使用什么模拟模式？

SPs □人体模型□任务训练器□ ＜可用培训师名单＞

课程名称 / 号码

学员组

学员级

联系人：

名称

电子邮件

电话

活动类型：

□测试□教学□其他（请描述活动）

活动的首选日期（请提供时间段）*: 输入日期。

首选活动时间（CSC 开放时间为 8-5, M-F）*: 输入时间

学习者数量

可用于活动的小时数

如果使用 SP：

每名学员的 SP 次数

其他评论或信息：点击此处输入文字。

---

*: 日程安排的考虑是基于学习者群体（医学生活动优先）和 CSC 日历上可用的时间。

附录B

SP 培训师教育计划

ASPE 核心课程计划"为教育者提供关于标准化患者方法学领域必不可少的核心基础知识的教育"。该计划的模块在 ASPE 年度会议和在线讲座（http://aspeducators.org/core-curriculum.php）。

ASPE 学者证书计划，以"促进标准化患者方法的推广，并通过 ASPE 成员的学术研究进行重新审视"（http://www.aspeducators.org/scholars-certificate-program.php）。

标准化患者教育证书课程。伊利诺大学芝加哥医学教育学院

（http://chicago.medicine.uic.edu/grahamcpc/professional_development/certificate_program_in_teaching_and_testing_with_s/）。

纽约骨科医学院医学／卫生保健模拟计划硕士（http://www.nyit.edu/medicine/academics/icc/）。

南伊利诺伊大学—"培训和使用标准化教学与评估患者"研讨会

（http://www.aspeducators.org/educator-opportunities.php）。

附录C

SP 培训师 / 教师工作简介

生效日期：	
职称	**标准化患者教育工作者**
工作编号	
FLSA 类别	例外
工作目的	通过组织和实施 SP 教学和评估活动，为标准化患者计划提供行政和技术专业知识，用于健康科学中心学生课程。开发 SP 和学生团体的培训和教育材料。监控和记录 SP 表演。每季度向 SP 提供有关工作绩效的反馈意见
学历和经验要求（包括培训，注册和执照）	本科教育，通讯、人力资源或相关领域的学士学位，具有 3 年从业经验。应该有相应的教育和经验相结合。将考虑扩大专业水平的经验来代替教育要求
知识，技能和能力	（1）至少 3 年医疗领域，医学教育和 / 或 SP 领域的经验 （2）了解和理解 SP 在医学教学中的运用 （3）具有招募，培训，监督和监督 SP 或兼职员工的能力 （4）优秀的电脑应用、书面和口头沟通能力是必需的 （5）具有团队合作和工作能力 （6）保存记录技巧 （7）能够收集和分析统计数据并生成报告 （8）制订培训目标的能力 （9）能够解释和评估培训和发展需求，并制定适当和创造性的反馈 （10）愿意和有能力前往选定的学术会议 / 普通会议，偶尔灵活的工作时间
监督	落在临床技能中心主任的监督之下。将由高级人员直接监督 SP 导师
工作职能	
序号	**描述**
1.	培训学生的教学和评估 （a）制定 SP 病例描述的培训材料，包括清单指南 （b）举办培训课程 （c）协助员工对政策和程序的理解、定位
2.	监控 SP 性能的准确性和反馈的适当性
3.	根据需要招募，筛选和访问潜在的 SP
4.	协调和监督涉及医学生、实习生、居民、医生和其他卫生专业人员使用 SP 的教学评估活动
5.	与高级 SP 教育家和中心主任合作，规划、开发和实施学生练习
6.	参加研究和学术活动
7.	协助中心协调员维护 SP 数据库
8.	在快节奏的环境中，严格关注细节、组织能力和在严格期限内工作的能力
9.	执行分配的其他工作

这份工作说明不表明或暗示这些职位是由雇员担任此职位的唯一职责。任职人员还需履行部门有效运作所必需的其他职责。任何被视为同等资格代替规定的最低要求，需要事先获得人力资源部门的批准。

附录 D

临床技能中心项目申请表和收费表

说明：

　　本工作表旨在帮助您了解和估计开发临床技能训练的费用和时间。首先，请填写第一部分和第二部分，并返回黛安·弗格森。如果你之前从来没有做过标准化患者计划，您可能需要提前联系黛安·弗格森（567-3148），约定一个时间审查本表格的第三部分。

第一部分：联系信息

联系人姓名		所属部门		部门编号	
E-mail		项目编号		账号	
电话号码		授权签名			
			电子邮箱		

第二部分：活动细节

A 部分：说明

学生组	□医疗	□护理	□PA	□牙科	□GME	□CME	□其他
参加人数		年级组／水平					
练习名称							
练习说明（即教学与测试）							

B 部分：仅适用于标准化患者活动			C 部分：完成模拟活动		
日期			□ SimMan	日期／时间	
次数			□ Harvey	日期／时间	
病例数量					
病例耗时	（单位分钟）				

第三部分：项目成本估算

A 部分：CSC 使用费

房间／中心设置和清理费 *	考室	×	$15.00	×	天	=	$0.00
设置和使用 DAVS（数字音频／视频系统和开销分页）			$15.00	×	小时	=	$0.00
设置和使用，TSC（临床技能培训和评估软件）			$20.00	×	小时	=	$0.00
DAVS 控制人员（练习期间）			$15.00	×	小时	=	$0.00
CD 创作（劳动／材料）			$5.00	×	CDs	=	$0.00
DVD 创作（劳工／材料）			$15.00	×	DVDs	=	$0.00
视频共享文件夹 -60 天订阅（一次性收费）			$10.00		（1=y, 0=n）		$0.00
Proctor（如果您提供，不收费，否则将为您提供）			$30.00	×	小时	=	$0.00
报告生成／数据分析（由 CSC 主任确定的时间）			$30.00	×	小时	=	$0.00

续表

B 部分：标准化患者											$0.00
SP 培训			SP 人数	×	$17.00	×		小时		=	$0.00
SP 性能：		SP 人数	×	$17.00	×		小时	×	天	=	$0.00
评估员（额外的 SP 只能得分）			SP 人数	×	$17.00	×		小时		=	$0.00
材料费					$5.00	×	SP 人数			=	$0.00
C 部分：GU 实验室											$0.00
			FRTA	×	$50.00	×	检查例数			=	$0.00
			FRTA	×	$50.00	×	检查例数			=	$0.00
GU 房费用		考室		×	$5.00	×	天			=	$0.00
D 部分：SP 培训师											$0.00
案例开发（我们的模板，我们写）					$50.00	×	小时			=	$0.00
案例修改（你写，我们修改）					$50.00	×	小时			=	$0.00
（对于您在我们的模板基础上编写的案例，您可以进行微调免费使用 / 或从我们的病例库中免费选择使用）											$0.00
招聘和安排					$30.00	×	小时			=	$0.00
SP 培训 - 培训师培训 SP 的作用					$30.00	×	小时			=	$0.00
（如果课程导师帮助培训，可能会收取较少的费用）											$0.00
E 部分：模拟器使用											$0.00
特殊操作和部分更换费用由 CSC 主任确定										=	$0.00
F 部分：杂项											$0.00
学生小吃					$2.00	×	学生			=	$0.00
请求常规 / 额外用品将根据具体情况确定										=	$0.00
总计										=	$0.00

* 费用适用于所有活动

附录 E

标准化患者计划示例政策和程序目录

1. 介绍
2. 中心概况
    2.1 中心和程序历史
    2.2 任务说明
    2.3 愿景声明
    2.4 录像保密、分发、毁坏
3. 管理
    3.1 医院院长和本科医学教育厅
    3.2 财政、资金来源
4. 组织结构
    4.1 组织图
    4.2 联系方式
    4.3 咨询委员会
    4.4 决策过程
    4.5 工作说明
    4.6 员工招聘
5. 总则中心政策和程序
    5.1 视频 / 照片的发行和展示
    5.2 使用费 / 账单
        ● 医学院
        ● 其他 HSC 实体
        ● 社区组织
    5.3 计划；员工工作流程，物流
    5.4 财务（报告，预算等）
    5.5 恶劣天气
    5.6 网站维护
    5.7 应急管理
    5.8 FERPA
    5.9 机构政策注意事项
6. 中心计划政策和程序
    6.1 进程（与导演进行确认）
    6.2 使用优先级 / 最终仲裁者的调度
    6.3 设施使用（设施可以做什么）
    6.4 教师 / 课程协调员的职责 / 期望

6.5 出差
6.6 事件取消
6.7 在 CSC 日历上输入事件
7. 中心设备和用品
    7.1 贷款政策和程序
    7.2 收购（如何申请，批准请求等）
    7.3 维护 / 清洁
    7.4 破损 / 维修
    7.5 库存
    7.6 用法
8. 员工政策和程序
    8.1 活动 / 活动簿
    8.2 薪酬
    8.3 计时
    8.4 加班，病假 / 休假时间
    8.5 会议出勤 / 旅行
    8.6 信息服务联络
    8.7 访问控制主管
    8.8 网站
    8.9 联系树
    8.10 市场
    8.11 共享驱动器信息
    8.12 电话使用和计费
9. 标准化患者计划标准化患者
    9.1 工作描述 / 福利 / 工作人员
    9.2 招聘
    9.3 保密
    9.4 意外发现 / 医疗检查 / 报告表
    9.5 招聘（包括新 SP 会议；背景检查；所有人力资源表格程序 CSC & HR）
    9.6 训练
    9.7 支付率和计时
    9.8 同意书
    9.9 停车场

第 2 章	组织信息	生效日期	2012 年 6 月
第二节	使命声明	修订	
		职责	CSC 员工

职责

声明

临床技能中心提供最先进的模拟方法，以支持 UTHSCSA 开展培养仁心仁术的医疗专业人员。

- 招聘和培训合格人士作为标准化患者。

支持声明

- 与教师和学生协调活动和计划，以获得或实现教育目标。
- 保持员工对模拟方法持续趋势的认识。
- 提高临床技能中心的活动和计划的价值。
- 寻求潜在的用户和新的增长机会。
- 利用机械和计算机模拟单元有利于完成教育目标。

组织结构图

声明	临床技能中心得到以下工作人员的支持： • 临床技能中心主任 • 标准化病人导师（2） • CSC 协调员 • 秘书
图表	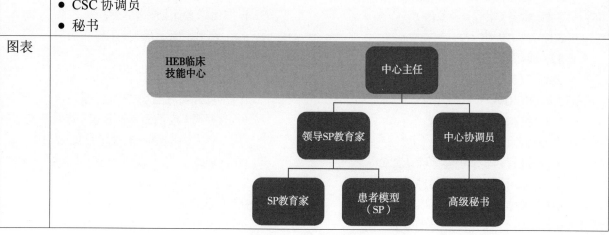

第四章	组织结构	生效日期	
第二节	联系方式	修订	
		职责	CSC 员工

联系信息

联系

Clinical Skills Center
7703 Floyd Curl Drive MSC 7788
San Antonio，TX 78229
Main：210-567-3101

Diane Ferguson
Director
210-567-3147
fergusond@uthscsa.edu

Nicole Manley
Center Coordinator
210-567-3148
manleyn@uthscsa.edu

Audrey Ortega
Lead SP Educator
210-567-3104
ortegaa3@uthscsa.edu

Kent Coker
SP Educator
210-567-3149
cokerk@uthscsa.edu

Frances Rizo
Senior Secretary
210-567-3101
rizof@uthscsa.edu

第四章	组织架构	生效日期	
第五节	职位描述	修订	
	主任	职责	CSC 员工

圣安东尼奥市德克萨斯大学健康科学中心

职位描述

行政和专业

临床技能中心主任

FLSA：EXEMPT 工作代码：0746

总结

该职位是临床技能中心日常运营官员，并将管理大量复杂的行政和财政决策。职责包括制定和实施标准化临床学习评估计划，以及开发和协调多媒体教育学习中心，其中包括计算机学习计划，模拟人体模型和其他自主学习和小组学习的辅助工具。该职位将与教职工和社区组织进行沟通，以便在各个指定的委员会和小组会议上回复 UTHSCSA。其他职责包括协调模拟中心与教师的指导和意见，以制定、实施和管理学习者教学和研究项目以及模拟中心教师发展，管理与行政和财务运作有关的活动，编制和提交所需的行政和财政报告，制定有关在模拟中心进行学术活动方案的建议，准备和提交赠款和其他外部资金申请，以及对指派工作人员的监督和指导。该职位也将负责区域学术健康计划的发展和监督。

职责

执行以下职责的组合：

- 监督临床技能中心政策和程序的规划、协调、发展和管理。
- 管理所有人员活动，包括招聘和终止合同以及对员工评估计划的监督。
- 创建和运营计划的所有方面，包括员工、设备和设施。

- 监督模拟中心的营销和公关。
- 与教师合作开发临床情景和合适的评估工具。
- 与教师合作，向学员及其老师介绍 SP 相关事件、评估和要求。
- 根据标准化病人和临床能力，制定和协调教师发展规划。
- 与教师合作，进行和出版教育研究。
- 管理财政活动，包括预算准备、财务报告、购买清单、账户管理和会计系统设计。
- 与外部组织准备合同和协议，并协助准备准备金。
- 代表大学内部和外部机构。
- 准备年度和定期报告。
- 监督该部门的设备清单，包括空间利用和办公设备。

监督指导医学生和评估标准化患者计划的管理和实施。

监督收集有价值、可靠的支持临床教学、评估和课程设计教学和学习过程的数据。

寻求医疗教育创新举措的机会。

培训和监督标准化患者，并协调书记主任和其他教师，保证模拟案例的合理实施。

分配的其他职责

学历 / 经验

硕士或博士学位教育或健康相关学科，硕士要求具有 5 年以上相关专业工作经验，博士学位需要 2 年以上相关经验，或相关领域学士学位则需要 7 年相关的工作经验。

知识、技能和能力

有过与医学教师合作开发制订方案和评估工具的经验；良好的书面和口头沟通能力；医学面试知识，体格检查技能和询问病史的能力；有过使用模拟器培训或相关用途的经验；在案例开发、评估和修订过程中有与教师合作的能力。

有必要阅读专业期刊、财务报告和法律文件。能够撰写报告、商务信函和流程手册。能够有效地提供信息，回应上级、客户和公众群体的问题。将技术概念和想法传达给管理层的能力。能够应用适度复杂的数学方程式用于应用程序。能够定义问题，收集数据，建立事实并得出有效的结论。能够提供广泛的

技术指导，并处理抽象和具体的变量。熟悉医学术语和 / 或法律，熟悉使用电子表格和数据库软件的能力，以及医疗保健、系统、医院人力资源和赠款管理知识。

相关工作经验

医师助理培训，护士，表演 / 指导经验或教学方面的相关工作经验；管理项目的经验，具有卓越的写作和沟通能力。其他则能够灵活工作的时间来管理晚间和周末的工作坊、课程、考试和其他会议；基本的电脑操作技能，熟悉音频 / 视频设备将会有所帮助。

监督

受谁监管
工作是在学术事务副院长的指导下进行的。
监管什么
对中心员工进行直接和间接的监督管理。负责现任编制业务预算。另外，负责直接的招聘和终止合同，调度和分配工作，衡量绩效，以及确定薪酬。

设备

个人电脑等标准办公设备。

工作环境

工作在办公环境中进行。

上述陈述旨在描述分配给该分类的人员的一般性质和工作水平。它们并不是该类人员所需的所有责任、义务和技能的详尽清单。管理层保留随时添加或更改职位职责的权利。

重点

任何达到等级资格规定的最低要求，需要人力资源部助理副总裁事先批准。

根据圣安东尼奥州得克萨斯大学健康科学中心的政策（HOP-4.4.1），所有健康科学中心职位的候选人必须在工作前接受犯罪背景调查，然后才能做出决定是否开始工作。

信息资源，包括数据、信息、技术和软件，是大学资源，必须按照 1TAC 201.13（b）信息安全标准，遵守所有适用的法律和政策进行保护和使用。

第四章	组织架构	生效日期	2010 年 7 月
第五节	作业说明	修订	2010 年 7 月 21 日
政策 4-5-1	临床技能中心协调员	职责	CSC 员工

职位描述 9261：管理分析师＞信息技术＞信息技术操作＞操作

部门里技术和系统的实施和评估，规划和研究，财务分析和特殊项目方面提供分析支持。责任包括协助进行综合书面分析，实施策略和系统改进。通过组织分析和成本效益分析，对部门职能和程序进行定性和定量分析。通道系统分析，包括财务和可行性研究。撰写全面、复杂的提案或计划，包括成本和实施领域。进行计划和文件评估和解释。提出并建议运行备选方案，以实现提高工作单位运行有效性的多个部门的统一性和一致性。与其他部门人员和外部团体合作进行分析规划。

工商管理、信息系统或相关领域的学士学位，具有 3 年会计、财务分析或相关领域的经验。在 FLSA 下，在这个职位的在职者是豁免的。

医学院 UT 健康科学中心 ™ 圣安东尼奥 我们生活更美好	德克萨斯大学 健康科学中心在圣安东尼奥 院长办公室 职位描述

职称	培训专家（软标题：标准化患者教育工作者）
工作编号	8110
FLSA 类别	豁免
工作目的	通过组织和实施 SP 教学和评估活动，为 SP 计划提供行政和技术专业知识，用于健康科学中心的学生课程。发展 SP 和学生团体的培训和教育材料。监控和记录 SP 特效。每季度向 SP 提供有关工作绩效的反馈意见
所需的教育和经验，包括培训，注册和执照	教育、行政、人力资源、公共管理或相关领域的学士学位，具有 3 年的任职经验。具有相当的教育和经验。将考虑广泛的专业水平的经验代替教育要求
知识，技能和能力	（1）至少 4 年的医学教育和 / 或 SP 培训经验 （2）了解和理解标准化患者在医学教学中的应用 （3）具有招募、培训、监督和监督标准化患者的能力 （4）优秀的电脑操作技能和口头沟通能力是必需的 （5）具有团队合作和工作能力

工作职能	
序号	描述
1.	训练课程的教学和评估会议： （a）制定 SP 案例描述的培训材料，包括清单指南 （b）举办培训课程 （c）协助制定政策和程序的方向
2.	监控 SP 性能的准确性和反馈的适当性
3.	根据需要招募、筛选和访问潜在的 SP
4.	协助 SP 计划的行政和技术职责： （a）协助管理助理维护 SP 数据库 （b）协助 SP 会议的所有技术和后勤要求
5.	与中心主任合作规划，开发和实施学生练习
6.	参加研究和学术活动
7.	执行分配的其他职责

第 5 章 · 管理篇

这份工作说明绝对不会表明或暗示这些职位是由雇员担任此职位的唯一职责。任职人员需要履行部门有效运作所必需的其他职责。任何被视为同等资格代替规定的最低要求,需要事先获得人力资源部门的批准。

该职位可能包含对安全的敏感性,因此受德克萨斯州教育法典 §51.215 规定的约束

第四章	组织架构	生效日期	
第五节	作业说明	修订	
政策 4-5-4	高级秘书	职责	CSC 员工
医学院 UT 健康科学中心 圣安东尼奥		得克萨斯大学健康大学 圣安东尼奥科学中心 院长办公室 职位描述	

生效日期 05/21/09	
职称	资深秘书(临床技能中心)
作业编号	9041
FLSA 类别	非豁免
工作目的	这是一个总体职位,主要负责秘书职务,例如打字中等困难的文件,备案,输入数据,出差安排,请求安排工作人员会议,接待访问者,维护日历,接听电话和分发邮件,可以为非监督人员或秘书工作
所需的教育和经验,包括培训、注册和执照	高中文凭或 GED 加上 1 年的秘书或打字和文书经验。秘书职业培训可以代替 1 年的秘书或打字和文书经验
知识、技能和能力	了解个人计算机和软件,包括文字处理和电子表格应用程序。使用计算器和其他标准办公设备的知识。计算机技能,如文件编制、重新格式化、编辑、校对、存储、检索和打印。知识正确的语法,拼写和标点符号。医学和 / 或研究术语的基本知识。能够口头和书面沟通。人际关系技巧包括标准办公礼仪的知识。工作时间表的灵活性:有时候早上需要早一点,晚上五点半后,还有周末
监督	**接受监督:** 工作是在一般监督下进行的。在主管制定的政策或程序限制内,自主收益。所期望的结果被明确定义,完成后的工作将在准确性、质量和完整性方面进行审查。新的或陌生的情况被转交给主管 **监管事物:** 无

工作职能	
序号	**描述**
1.	分类,校对和编辑文件,如手稿、报告、信件、表格、研究文章和其他类型的文件和特殊项目
2.	组合常规信函,如表格信、确认书和笔记
3.	维护办公文件系统
4.	回答所有来电:协助呼叫者,呼叫到适当的工作人员和 / 或准确的电话信息。
5.	排序和分发收到的邮件
6.	向员工、SP 和学生印刷、复印、整理、装订和分发材料

7.	进行出差安排和预订
8.	吸引所有来访者：教师、员工、学生和外部供应商
9.	维护会面日程和安排会面
10.	订单，库存和维护办公室、医疗用品或设备
11.	通过分发时间表和电子邮件、电话 SP 工作安排提醒，协助 SP 教育工作者协调 SP 计划活动
12.	协助 CSC 工作人员准备、设置和分解 CSC 活动，包括分配的材料、设备、监督和其他职责
13.	为 CSC 日历上的学生安排练习时间
14.	为部门准备服务申请表和餐饮要求
15.	洗衣服务，包括每周收集，分拣，运送和收拾床单
16.	协助协调员和 SP 教育工作者维护和更新 CSC 活动的绑定和材料
17.	协助总监、协调员和 SP 教育工作者维护和更新 SP 和学生资料
18.	协助主任、协调员和 SP 教育工作者进行特别项目
19.	CSC 网站维护和更新
20.	执行分配的其他任务

　　这份工作说明绝对不会表明或暗示这些职位是由雇员担任此职位的唯一职责。任职人员需要履行部门有效运作所必需的其他职责。任何被视为同等资格代替规定的最低要求，需要事先获得人力资源部门的批准

该职位可能包含对安全性敏感的职位，因此，受德克萨斯州教育法规 51.215 的规定的约束

前台要做的事情
- 午餐时间 11：00 至中午 1：00 将根据前台支持的业务需求调整午餐时间。
- 午餐时间为 1 小时或者 30 分钟的午餐时间加上 2 个 15 分钟的休息。
- 如果未经批准，则每周不会工作 40 小时以上。
- 工作时间表是上午 8：00 至下午 5：00，如有需要，黛安·弗格森将会在上述时间之前收到提前通知。工作时间表的所有调整必须事先通过黛安·弗格森（Diane Ferguson）的要求和批准。在未经事先批准（UTHSCSA 政策）的前 6 个月，无法休假。可以使用个人休假时间，但需要事先批准。
- 在午饭时间，在桌子上放上"吃午饭"的标志，不能在前台桌子上吃午饭。

第四章	行政和组织	生效：	2010 年 7 月
第六节	员工招聘	修订：	2010 年 7 月 21 日
政策	**员工招聘**	职责：	CSC 员工

致	A 医生		D 医生
	B 医生		E 医生
	C 医生		
来自	Michael Black		
日期	2008 年 10 月 29 日		
项目	招聘非学院新的和 / 或替换职位的批准程序		

在此日期生效之后,直到另行通知,已经建立了聘用非教师和 / 或替换职位的新程序。所有非教师职位,无论资金来源如何,必须在制定岗位招聘和招聘策略之前进行预审。

我们国家面临的挑战性经济时代和事件要求我们这样的机构重新评估成本,收入,减少开支,并评估如何更好地完成工作,同时提高组织的效率。

每个健康科学中心的负责人都要负责资源管理。为了支持这些活动,Deans 已同意建立一个程序,要求批准雇用非教师和 / 或替换职位,而不考虑计划的资金来源。副总统在 2007 年 11 月发起了这项政策。如下是工作流程:

1. 当招聘新职位和 / 或替换职位时,招聘主管人力资源部(HRR)联系人力资源顾问。探索各种策略来确定最具成本效益的解决方案。如果该解决方案是招聘新职位或更换职位,招聘主管将完成招聘审批申请(附件)。该表格可以在线查询,在线填写并打印(http://www.uthscsa.edu/hr/pdfs/req_app_recruit.pdf)。

2. 完成后,请求转交给院长和 / 或其指定人员,他们必须是高级领导,以供批准 / 不批准。

3. 如果获得批准,请求将转交给 OHR。联系招聘当局并发布工作。

4. 如果不批准,请求将被退回给雇用当局,届时鼓励他们重新联系人力资源顾问以探索其他补救措施。

在以下情况下应遵循此程序:

- Neet 招聘新的和 / 或替换职位
- 职位重新分类,导致薪金增加

请注意:此过程不适用于:

- 教师招聘
- 在本备忘录之前张贴的当前职位空缺

该程序不是用来代替或替代其他内部学校、研究、临床、业务部门流程。如果您对此更改程序有任何疑问,请随时联系我或 Mary Maher。

第四章	临床技能中心:SP	生效日期:	2010 年 7 月
第一节	薪酬	修订	2010 年 7 月 21 日
政策	**薪酬**	职责	CSC 员工

患者支付率

声明

临床技能中心以下职位的薪酬政策:

- GU 患者
- 标准化患者
- 新聘标准化患者

支付率

- GU 女患者
  - 乳房和骨盆检查
    - 每位学生 $ 50
    - 每名受管人员每天需支付 50 美元
  - 只有乳房检查(没有盆腔检查)
    - 每位学生 $ 25
    - 没有支付受孕乳房检查
- GU 男患者
  - 每名学生 40 美元
  - 每名受监督者每人需支付 40 美元
- 标准化患者(SP)
  - 培训:每小时 15 美元
  - 表现:每小时 15 美元
- 新聘标准化患者

- 培训：每小时 15 美元，在 30 天内，他们的第一次表演完成后，培训时间不会支付给新的雇用人员。
- 表现：每小时 15 美元

第四章	临床技能中心：SP	生效	2010 年 7 月
第二节	计时 / 时间表	修订	2010 年 7 月 21 日
政策 4-2-1	**计时 / 时间表**	职责	Nicole Manley

时 / 时间表

声明	临床技能中心计时政策： 医疗院长办公室负责管理医疗院长办公室行政职能的免职职位： ● 临床技能中心主任 ● CSC 协调员 ● SP 教育工作者 ● 高级秘书 没有职位的职位转入： ● 每周时间表到总监 ● 每周时间表到医院院长办公室 ● 每月一次到医院院长办公室
在会话时间表日志中登录或注销	每小时职位(标准化患者)将被要求并负责按照以下准则进入或退出： ● 登录或退出 SP 导师准备的活动登录表。 ● 必须使用计划开始时间以及进入之后的初始化登录，并尽快登录。如果 SP 在预定时间之前到达，则可能会完成日志但不能写入到达时间，但只能写入时间表开始时间。 　● 示例：如果计划开始时间为 12：30pm，SP 到达休息室是上午 11：45，但必须在日志上写下午 12：30。 ● 当 SP 到达时，模拟活动已经开始，需要写实际到达时间。 　● 示例：如果计划开始时间为 12：30pm，SP 于 12 时 35 分抵达，那么需要在日志上写下下午 12 点 35 分。 ● 必须用实际的退出时间和输入旁边的签名来退出。 ● 按照以下准则报告计时： ● 时间将以 15 分钟的增量报告。 ● 分钟将向下取整至最接近 15 分钟的增量。 　● ：<7 向下舍去，>8 向上舍入 　● ：00-：07 =：00 　● ：08-17 =：15 　● ：18-：37 =：30 　● ：38-：47 =：45 　● ：48-1：00 = 1：00 ● 举例： 　● SP 登录时间为 12：32，将被舍去到下午 12：30。SP 登录时间为 12：38 将被舍入到下午 12：45。 　● SP 于下午 1：37 退出。将四舍五入至下午 1：30，SP 在下午 1：38 退出将四舍五入到下午 1：45
每小时工资单报告和管理	每小时员工工资将按如下处理： ● SP 导师，秘书将准备登录日志表。 ● SP 导师将根据需要进行任何更正，包括对日志修正的说明。 　● 示例：SP 写入错误的时间或不注销。 ● SP 导师将向高级秘书提供所有日志，以完成计算。 ● 高级秘书在 CSC 工资单(位于 CSC 共享驱动器)上输入小时数，并使用工资计算器确定要支付的小时数。计算器根据上述程序计算上下舍入。 ● 高级秘书随后将通过工资期限向 CSC 协调员提供报告。 ● CSC 协调员将对报告进行审核，并输入 UTHSCSA 计时系统的时间。 ● 报告和所有登录日志将保存在报表中，并由高级秘书保存以供参考。

第 5 章 · 管　理

附录 F

标准化病人病例模板

H-E-B 临床技能中心

UT 生命科学中心 ™

圣安东尼奥

标准化病人病例

学习者小组

学习者级别:

课程数量:

病例名称:

作者
2014-06-07

参照一般指南

首先必须明确学习的目标和最终需要达到的能力。

如果病例不是以问题/症状为导向的,请删除"症状"一栏并使用描述内容这部分。

你可以删除任何不需要用到的内容部分。

标准化病例的描述需要尽可能涵盖更多的临床信息。

如果对教学目的有帮助,请使用任何相关的有帮助的文章或者链接。

标准化病人病例

学习者和学习级别	格式化或总结性
接触标准化病人的时间	核查表, PEQ 和反馈的时间

主诉 / 现存的问题	
目前诊断（如果适用）	
作者	
设置病例的目的（应该尽量明确且易于测量）	（应该包含需要评估的技能，例如沟通技巧，病史采集等）
患者姓名	
患者一般信息	
谁来评价这次交流	仅标准化病人（标准化病人进行角色扮演，之后对受试者做出评价） 标准化病人和培训导师 仅仅培训导师 标准化病人观察员（实时记录并评分）
是否会得到标准化病人的口头反馈？	

标准化病人招募条件参考

年龄（范围）
性别
种族 / 宗教
身高 / 体重 / 体型 / 一般状况（避免选择条件太特殊的，如太矮或太高、太胖或太瘦、体型很健美等）：
一些标准化患者是否会因其真实的医疗状况而不符合招募条件（比如既往行阑尾切除术？）
其他重要信息

标准化病人的脚本

主诉 / 现存的问题	
患者名字 / 一般情况	
患者就诊地点	（e.g. 门诊，急诊或住院患者）
患者类型	（e.g. 新患者，随访患者或急诊）
开场白（标准化病人或志愿者）	

现病史

主诉	
起病时间	
症状部位	
持续时间	
严重程度	
特点 / 有无远处放射	
发作频率	
缓解因素	
加重因素	
伴随症状	（可以在下列表格 X 中详细描述记录）

伴随症状 X	
起病时间	
症状部位	
持续时间	
严重程度	
特点 / 有无远处放射	
发作频率	
缓解因素	
加重因素	
伴随症状	

伴随症状 X	
起病时间	
症状部位	
持续时间	
严重程度	
特点 / 有无远处放射	
发作频率	
缓解因素	
加重因素	
伴随症状	

标准化病人角色的描述

病例目的	（e.g. DBN，评估教学或指导的效果）
问题	（为什么选这个标准化病人来这里）
标准化病人应扮演的角色和预期效果	（描述病例，标准化病人应该做什么，如何表演，该问什么问题，该回答什么内容）

其他重要信息

用药史 / 手术史	
目前有无使用药物 （是否处方药，使用原因和时间）	
家族史	父母： 兄弟姐妹：

平时保健和预防情况

过敏史	
体检状况： 男性 >50 岁 女性 <45 岁；>45 岁	
运动状况	
睡眠状况	
饮食	
体重变化状况	
烟 / 酒 / 成瘾药物	
冶游史	

社会 / 职业状况

职业	职业环境暴露情况?
婚姻状况	
子女	
应激源 / 抑郁情况	
种族 / 宗教信仰	
安全问题	

体格检查

标准化病人的整体形象:	(e.g. 家居服 / 职业装,打扮得体 / 脏乱)
标准化病人的肢体语言 / 情绪:	
体格检查情况:学生完成查体并准确获得相关体征	标准化病人必须能够模拟真实的临床表现,比如疼痛,要明确告知标准化病人如何准确的表达体格检查的结果

标准化病人的道具(任何能增加真实性的道具,例如药瓶,伤痕等)	
特殊装备或其他道具	例如男性前列腺模型或 X 线片

标准化病人或者观察者核查表:

如果你需要一个范例,请事先告知我们。我们有一套关于沟通技巧和体格检查的核查表,我们推荐你们能够使用,因为标准化患者们已经事先根据这些核查表进行了培训。

情景

学习者须知	
主诉:	
背景:	
生命体征:	血压　心率　呼吸　体温
备注:	
学生任务	15 分钟采集病史和查体 10 分钟的记录和回答问题

第 5 章 · 管 理

附录 G

样本蓝图

OSCE 模型：MS3 IM 实习医生技巧评估						
达到能力 病例	病例 1	病例 2	病例 3	病例 4	病例 5	
信息采集，询问 1 （他们应该做什么）	HPI 和实验室检查报告解读	CV 检查				
记录 2 （他们应该怎么记录）	评估和下一步计划	Dx 病情检查				
沟通技巧 3 （他们应该怎么交流）	认同患者的恐惧情绪	能识别出紧急的临床情境				
专业素养 4 （他们该如何去模拟演示）	例如尊重患者的决定	在危急环境中保持镇定				

1. 信息采集技巧可以帮助你高效的收集到更多细节化的信息，对下一步如何查体更好的做出判断。

2. 记录技巧需要向同行总结病史和查体的关键、有效信息并指导下一步计划。

3. 沟通技巧需要有效的和患者、家庭成员和其他同行交换信息。

4. 专业素养主要是表现出职业道德、责任以及敏感性。

转载于：Bingham, M. H. A., Quinn, D. C., Richardson, M.G. et al. Using a healthy matrix to assess patient care in terms of aims for improvement and core competencies. Journal on Quality and Patient Safety. 2005，31（2），98-105.

附录 H

标准化病人管理参考资料网址

美国医学院校协会：www.aamc.org.

组织信息资源（GIR）：学术医学模拟行业集团

欧洲医学教育协会：Http://amee.org.

标准化病人教育工作者协会：www.aspeducators.org.

医学教育研究协会（欧洲）（ASME）：www.asme.org.uk

最佳证据医疗卫生职业教育：www.bemecollaboration.org

加州模拟联盟（CSA）：www.californiasimilationalliance.org

国际医学教育和研究发展基金会：www.faimer.org

国际护士协会临床模拟和学习：Http://inacls.org.

MedEdCentral：www.amee.org/index.asp？pg=29

MedEdPORTAL：www.mededportal.org

欧洲社会模拟应用医学（SESAM）：www.sesam-web.org

社会医疗保健模拟：Http://ssih.org.

模拟工作室：http://www.meetup.com/The-SP-Studio/member/18563871/

学习或复习商务、医疗、科学，寻找免费的大规模网络公开课（MOOCs）如：www.coursera.org 和 www.udacity.org

第六节

......

模拟联盟、网络与合作

Juli C. Maxworthy, DNP, MSN, MBA, RN, CNL, CPHQ, CPPS, CHSE; KT Waxman, DNP, MBA, RN, CNL, CENP

作者简介

JULI C. MAXWORTHY 曾任圣名大学模拟中心主任,现任旧金山大学模拟教学委员会主席。Maxworthy 博士是注册护士,具有较强的临床护理背景,在护理管理、业务、质量和患者安全方面有较深的造诣。她目前是医疗模拟协会(SSH)认证委员会的副主席,自 2010 年以来一直担任模拟计划审查员。她最近担任的临床角色是质量 / 患者安全与风险副总裁。

KT WAXMAN 是旧金山大学护理与健康专业医学领导能力与创新部助理教授和主席,医疗保健模拟教学计划的主管,加利福尼亚模拟教学联盟主任,加利福尼亚护理和医疗保健研究所主管。KT 曾担任 2013 年国际医疗模拟国际会议(IMSH)的联合主席,并且是 SSH 的监督、出版和领导委员会成员。

摘要

世界各地的模拟项目是相似但又独一无二的。他们都有一个共同的目标,即以教育医务人员的方式达到最终改善患者预后的效果。这些项目的实施和维护可能是非常昂贵的。但以协作的方式与他人合作可以简化流程、使资源的利用率达到最大化,也可以帮助教师们避免做重复的无用功。全球范围内的合作为团队创造了一个分享资源、充分发挥个人研究优势,以及在更广阔的环境中应用和试验各种理论与想法的机会。在本节中,将介绍基于区域、州、国家乃至国际层面的联盟、网络与合作的多种模式,并提供了一些可以为一个成功联盟的建设与发展构建框架的工具。

案例

劳拉是当地模拟项目的新任主管,刚刚搬到了舒弗维尔,对当地的情况还不熟悉。而你作为这个社区有经验的领导者,你知道她可以有一些好的想法使模拟项目达到最优化的发展。当然她可以应用之前从业经历中学到的经验,但你知道这种方法并不总能获得良好的效果。

你作为对使用模拟教学来教导医务人员的支持者,对劳拉的成功有浓厚的兴趣。你对当地的模拟社团有着非常深刻的了解,并决定给她打电话提供帮助。在打电话之前,你停下来思考,构思着一份你将向劳拉推荐的行动清单,而清单中的第一个项目就是加入区域的模拟网络。那么你将会给她什么理由这样做?

引言和背景

无论教育的侧重点如何,我们需要做的都是将团体团结在一起实现共同目标从而提高社区教育规划的整体素质。而作为有意愿朝这个方向发展的社区,有必要做出一些改变。通过各种正式或非正式的机制进行联合将促进成长与积极的变化。个人和团体之间互动的形式可以从简单的沟通到形成正式的组织架构。

一个团体通常是围绕共同的目标或需要联合起来，往往对他们所服务的地区大有裨益。在模拟社团中，共同目标包括提高基于模拟的教育质量、创造模拟项目实施的有效方法，或者学习最大化利用有限的资源。一个团体可能会对共享设备、空间、场景、教师及工作人员感兴趣。在模拟项目中，合作的可能性是无止境的。

在描述两个或多个组织之间协同工作的不同形式时，有几个术语是经常被提到的。在模拟相关的文献中，常用术语包括联盟（alliance），联合（consortium），结合（coalition），网络（network）和协作（collaborative）。这些术语之间其实都存在着语言学上微妙的差异，但常常被忽略。例如：

联盟（*alliance*）通常用于描述不同组织之间有目的性的关系。通常是针对特定的任务或问题，以比较正式的方式建立的，通常被作为制定或影响政策的手段。

结合（*coalition*）是组织之间联盟的另一种形式，各个组织可能有不同的任务与目标，但是它们通过联合来获得各自独立无法获得的利益。

协作（*collaborative*）更强调组织之间的信息交流，通过改变各自的行为内容来实现共同利益、分享资源、扩大团体的能力。

联合（*consortium*）与结合（*coalition*）具有相同的目标，即获得各自独立无法获得的利益，但通常情况下，这些组织有共同的使命。

网络（*network*）通常是互相之间联合不那么紧密的关系，允许互相之间建立联系并自愿分享各自想法及潜在的资源。

为了方便在本章节中进行归纳，我们将使用联盟、网络和合作这几个词汇。无论是这几个术语中的哪种合作关系，当模拟的利益相关者协同工作时，组织和个人都能够共享知识、财政、教育资源，及如何培养大批学生和专业人员的想法，当然，也可以为模拟教学导师们提供训练（Jeffries & Battin，2012）。通过将不同的学术与服务机构与其他利益相关者联合起来，可以巩固资源，实现高效的合作关系。合作关系也可以从组织内部建立，将跨专业的不同团体联合在一起，创建模拟场景，共同制定学习目标与总的模拟策略。这是实现各个组织入股好的开端，是最终获得成功的保障。

将领导者们聚集在一起共同制定战略、发展合作关系以及调配资源是在一个特定地区扩充资产的关键（Eder-Van Hook，2004）。协同努力的概念在模拟项目初次建立时就存在有协同努力的存在。然而，大范围的把这种协调努力更正式化提出是最近才出现的现象。

重要性

在这个快速医疗变革的时代，个人和团体通过共同的努力，为服务对象提供更优质的服务是至关重要的。由于医疗模拟教学是一个需要特定内容和专业知识的新兴行业，目前不能过度强调与志趣相投的人建立联系的重要性。现在已经存在多种多样的模型和工具，可以帮助我们建立组织之间高效的协作关系。医疗研究和质量管理机构（The Agency for Healthcare Research and Quality，AHRQ 2013）已经开发出一套用于提高社团合作质量的工具，可以帮助我们建立潜在的模拟联盟。应用这些工具的前提是明确一个联盟处于特定的存在阶段。这些阶段包括萌芽、发展、建立、延伸和重启。图 5-6-1 描述了联盟的生命周期。

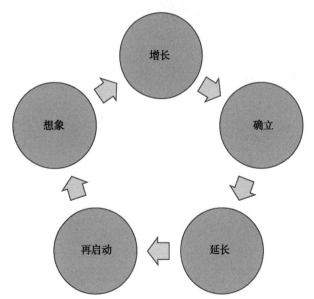

图 5-6-1　该图显示了不同的阶段，包括远景、成长、建立、扩展和重新启动。（来源于 Agency for Healthcare Research and Quality.［2013］. Sustainability for community quality collaboratives. An overview of the art & science of building staying power. 检索自 http://www.ahrq.gov/legacy/qual/value/suscqcollab1.htm#managing）

世界各地的模拟项目能快速发展，很大程度上归功于他们一直在努力的寻求协作，不同的模拟教学团体之间共同努力实现相同的目标。而那些不能与其他社团很好的沟通交流、共享资源的模拟项目，最终大多付出了很多不必要的代价。

为了满足社团的需求，无论一个小组的架构如何，都应完成需求评估（表5-6-1展示了一个需求评估调查的范例）。当利益相关方确定后，一个成功的模拟小组应当向利益相关方提交初步需求评估调查的结果，以便利益相关方决定是否加入。这些调查提供有关该社团可获得的资源、人力、设备和需求等方面的必要信息。通过整合利用这些资源，通过模拟联盟、网络和合作能够提供额外的教育课程来满足社团的发展需求。

表 5-6-1
一个地区或州范围内的需求评估样题

1. 你所在的机构有模拟计划吗？
2. 你是来自学校还是医院或其他？
3. 你使用什么类型的模拟系统？
   a. Laerdal（挪度）
   b. CAE/Meti
   c. Gaumard
   d. 标准化病人
   e. 其他
4. 你从哪里获得你的模拟场景？
   a. 自己编写
   b. 从供应商处购买
   c. 从出版社购买
   d. NLN
   e. CSA
   f. 其他
5. 你有专用的空间用于模拟实验室吗？
6. 如果有，它有多大面积？
7. 你是否有专门的教师进行模拟教学？
8. 你的教师是否接受过模拟培训？
9. 如果是的话，他们在哪里接受的培训？
10. 如果是，有多少 FTE？
11. 你有兴趣与你所在地区的其他从事模拟教学的人合作吗？
12. 你有兴趣与志趣相投的人每月一次固定的聚会吗？
13. 你愿意在你的地方举办会议吗？
14. 你认为区域合作的前三大需求是什么？
   a. 调查研究
   b. 空间共享
   c. 设备共享
   d. 场景开发
   e. 最佳实践的识别与共享
   f. 政策与程序的发展
   g. 其他

许多模拟项目正在整合成一个系统共同工作，从而，作为跨专业团队的一部分，来自不同专业学科的学习者都能够从中获得经验。这些跨专业的学习经验，使得来自不同医疗领域的人们可以认识到其他专业在改善患者结局中具有的力量与贡献。

共同合作的另外一个好处是，这些有组织的团体可以收集很多方面的信息，比如模拟站点和教师的目录、每个站点可提供的设备类型以及场景等。

区域联盟、网络与合作的范例

在世界各地，已经建立了很多模拟联盟，网络和合作，以帮助那些刚涉及这个领域的人与经验丰富的人协同工作，从而为学习者提供最佳的学习经历。下列例子展示了一个成功的联盟、网络和合作是怎样创建与发展的。

美国加利福尼亚

湾区模拟合作

湾区模拟合作（BASC）于2006年建立，并涵盖了美国加利福尼亚州旧金山湾区周边的县。该项目由 Gordon 和 Betty Moore 基金会（GBMF）提供启动资金，由加州护理与保健研究所（CINHC）进行管理。该组织在三个特定目标的指导下工作（Waxman & Telles，2009）。

1. 为湾区35所护理学院和65所医院开展教师培训项目；
2. 制定循证场景模板，并将场景写在一起在社团内共享；
3. 进行模拟研究。

这次学校和医院的成功合作是美国第一个正式的城市模拟团体，它的模式为加州、美国乃至全球其他模拟合作的创建提供了很好的示范。

加利福尼亚模拟联盟

借鉴 BASC 的成功经验，加利福尼亚模拟联盟（CSA）于2008年创建，作为虚拟联盟，为加利福尼亚州所有的医疗模拟用户服务。CSA 同样受CINHC 的领导，其宗旨是"通过加强和促进模拟教学的发展，促成护理及其他医疗专业人员教育方式的转型"（CSA，n.d.）。该联盟的总体架构包括治理结构、为国家服务的核心委员会，以及确保当地社团可以与七个区域合作之间形成网络及合作共享关系的交互结构。

这七个区域合作分别是乡村北区模拟合作（RNASC）；首都圈模拟合作（CASC）；BASC；中央谷模拟合作（CVSC）；由 Kaiser Permanente 社区福利计划资助的南加利福尼亚模拟合作（SCSC），其基本复制了 BASC 的工作；部分由就业发展部通过加利福尼亚州资助的圣迭戈模拟合作（SDSC）。

CSA 正努力成为加利福尼亚州护理和医疗教育中模拟教学中最有凝聚力的声音。它通过跨组织的研究、向利益相关者传递关于模拟教学的信息、创建一种通用的语言来促进模拟项目发展等方式来实现这一目标。

此外，联盟也能提供一个练习评定的资源以及经验分享的会议，内容可能涉及教学团队发展的领导力或者是新兴的模拟教学团队中成员的合作力。CSA 的订阅者获得的权益还包括共享设备 / 供应商定价协议的资源以及经过验证与测试的模拟情景库。

将模拟教学整合到服务于多学科团队和转化学习的学术与服务课程中，对于模拟项目的成功至关重要。CSA 通过工作坊的形式为我们展示了进行课程整合最成功的实践模式，并向医院提供咨询，将模拟整合到患者安全项目中，以满足患者最迫切的安全需求。

CSA 自 2008 年创建以来，最初的资助投资被充分用于扩大可获得的资源，不断建立和提供关键项目，为整个加利福尼亚学术和服务的模拟用户奠定基础，在这方面 CSA 已经取得了重大的进展。CSA 使用 Benner 从新手到专家的模型构建了教师培养计划。迄今为止，该计划已经培训了 16 名 CSA 教师，每年平均在全州各个地区提供 12 堂课程。已有超过 2 000 多名教师、临床教育工作者通过参与一个或多个这种教师发展课程得到了训练。

CSA 还准备了特定的模拟教程作为培训站点，为新加入的模拟教师提供个性化的训练和指导，迄今为止已经有 16 个人完成了站点的培训。该教程的课程内容可以从俄勒冈州的 SimHealth 客服人员处获得，每个培训站点都采用这个课程。在加利福尼亚北部确定了两个培训站点：斯坦福大学卓越儿科和围产期教育中心（CAPE），以及萨穆埃尔梅里特大学——一所综合性的医学院校。在加利福尼亚南部也确定了两个站点：托伦斯玛丽医学中心的普罗维登斯小公司和罗马琳达的罗马琳达大学——一所在医学界很杰出的医护院校。

CSA 目前已经开发了超过 75 个循证的模拟场景，每个 CSA 用户都可以使用。这些场景包括常规医疗 / 手术、儿科、妇产科、重症监护、快速反应、LGBTQ、家庭护理和领导力。每两个月 CSA 都会为自己名单内的 3 000 多名用户发一份时事快报。2011 年还创办了一个网站（https://.californiasimulationalliance.org），网站最初的 3 年由教育管理解决方案（EMS）运营，该网站为七个合作伙伴都分别设立了特有的分区。该网站由 EMS 主办，作为对 CSA 的一种实物捐助，该网站还包括模拟课程日历，并提供危机资源模拟的链接。

CSA 初步工作的成果已经成为以后重点发展的框架模式。在现有的模拟教程网络的基础上，利用有针对性的资源来实施新的教育计划和项目，将促进模拟教学在服务和学术方面的进步。在下一个发展阶段，CSA 通过为需求区域的协调与扩展提供引导来充分利用之前的拨款资金项目与资源，已经确定了具体的目标与活动作为新资金的优先资助对象（Waxman 等，2011）。

美国俄勒冈州

俄勒冈州模拟联盟

俄勒冈州模拟联盟（OSA）成立于 2002 年，是美国首个有组织的联盟 / 合作之一，是一个独立的组织，具有正式的法律、政策和程序。它是一个独特的公私合营、多部门、多学科、非营利的组织（501c3 公司）。OSA 始于州长办公室的倡议，旨在改善医疗保健服务，并通过医疗模拟技术增加医疗保健人员的人数。OSA 的使命是"通过模拟技术和实践来帮助医疗保健工作者变得更加自信、有竞争力，并富有爱心，从而确保所有俄勒冈州人能够得到最优质的服务"（俄勒冈州模拟联盟，2013 年）。该组织的愿景是"OSA 成为一个高效的覆盖全州的模拟技术资源、信息和培训系统的网络"（俄勒冈模拟联盟，2013 年）。OSA 的工作已经成为许多其他教程的典范。

美国印第安纳州

东南印第安纳州联盟

东南印第安纳模拟联盟成立于 2008 年，作为"2015 年经济机遇"区域拨款计划的一部分（Jeffries & Battin，2012）。该地区由印第安纳州主要乡村

地区的 10 个县组成,该模拟联盟的三个主要目标如下:

1. 开发在教育系统中使用模拟教学的基础设施。
2. 提高本地区护理毕业生的从业能力。
3. 协调地区医疗网络的发展。

美国田纳西州

田纳西州模拟联盟

田纳西州模拟联盟(TNSA)于 2009 年成立。是由护理基金资助的罗伯特、伍德、约翰逊合伙人们一起合作的结果,其起初致力于能力的提高。TNSA 与田纳西护理中心合作,于 2007 年进行了一次需求评估,向田纳西州的所有护理学校发送了一份调查问卷(Hallmark,2013),该调查询问了模拟设备的类型、具有模拟专业知识的教师人数、对于将模拟整合到课程中的担忧以及对建立模拟联盟的兴趣,还与主要的利益相关者举行了会议,结果表明大家对于建立模拟联盟都存在浓厚的兴趣。在供应商及其他人的支持下,第一次 TNSA 会议在 2009 年举行,参会者包含了跨专业的团队。

美国夏威夷

夏威夷州模拟合作

夏威夷州模拟协会于 2010 年成立,其中包括学术、实践和行业伙伴。在开展合作之前,向该州的学校和医院分发了一项调查,以确定模拟合作的首要任务。调查确定的首要任务如下:

1. 共享最佳的实践;
2. 模拟促进者的发展;
3. 课程开发;
4. 研究。

这个合作的结构包括指导委员会、核心运营团队和三个委员会(Wong,2013)。

美国佛罗里达

佛罗里达州医疗模拟联盟

2012 年 2 月,佛罗里达州基金会蓝十字与蓝盾组织(BCBSF)赠予佛罗里达州护理中心(FCN)一笔拨款,以建立佛罗里达医疗模拟联盟(FHSA)。FHSA 建立的基础是 PIN 奖金,其为 FCN 出于检查

佛罗里达州护理教育模拟课程计划设立的奖金的。

该联盟正在努力促成在全国各地的学术机构、医疗机构和代理中使用各种形式的模拟,以推进医疗教育和促进患者安全。区域和全州的活动和合作包含了各个层次的医疗保健教育以及模拟和培训行业。联盟致力于包括本科和研究生医学教育、护理和联合健康教育、以及医院和其他医疗机构的专业人员发展。

由于佛罗里达州的地理特点和人口分布,以及使用模拟的地区众多,联盟正在建立八个区域合作的模式。模拟合作的成员将成为 FHSA 利益相关者理事会的核心。各地区的代表组成了利益相关者理事会指导委员会。该委员会就发展有用的服务和活动为 FHSA 的工作人员提供建议和指导。除了八个区域合作,FHSA 正在开发特殊兴趣小组以及全州的服务和项目(FHSA,2013)。

澳大利亚维多利亚

维多利亚模拟联盟

维多利亚模拟联盟(VSA)成立于 2010 年 8 月,以应对在国家快速发展的医疗模拟领域教育工作者的需求。VSA 是以成功的 BASC 和 CSA 为模型如法炮制通过 CINHC 而建立的,其工作与 CSA 合作紧密(VSA,2013)。VSA 提供了一个"实践社区",它汇集并支持那些在本科、研究生和在职的卫生专业教育中参与实施基于模拟教育和学习的教育工作者。它的使命是"为基于模拟的健康专业教育研究创造一个促进共治、协作、互联网和共享的环境"(VSA,2013)。

联盟的目的是通过提供沟通和互联网的平台,减少区域内和偏远地区教育者之间的相互孤立。联盟的会员是多学科的,广泛分布在大学、职业教育培训以及医疗保健从业者之间。联盟还通过下述方式,来支持区域和整个维多利亚州的卫生职业教育中模拟项目的实施与持续发展:

- 创造一个凝聚力的声音和一种共同的语言
- 促进持续的专业发展和教育
- 信息传播
- 最佳实践的识别
- 情景开发与分享
- 促进合作和伙伴关系
- 促进跨组织间研究
- 标准和策略设置

专家角

研究网络

Adam Cheng, MD, FRCPC, FAAP, and Marc Auerbach, MD, MSc, FAAP
基于模拟的儿科创新、研究和教育国际网络联合主席

医疗模拟领域在过去几十年中,作为一种教育手段(Cheng et al, 2013; Donoghue et al, 2009; Geis et al, 2011)和研究环境的改善(Hunt et al, 2009; Weinger, 2010)得到了迅猛的发展。最近的文章阐述了模拟研究所做出的重要贡献(McGaghie et al, 2010)以及推动模拟研究发展的研究类型(Cook, 2010)。虽然基于模拟的研究(SBR)数量正不断增多,但研究的质量却参差不齐(Cook et al, 2011; McGaghie et al, 2012)。最近一项对基于模拟的教育研究进行的系统回顾表明,22.5%的研究采用随机对照设计,15.1%是多中心研究,只有5.3%的患者报告了患者和/或医疗结局(Cook et al, 2011)。那么可以做些什么来提高国际上SBR的质量呢?

在医疗研究领域,研究网络的建立通过创造可以直接影响患者护理和结局的高质量研究来推进临床护理的发展。这些国家或国际网络的建立好处很多,比如:(a)从多个中心招募成员的能力,从而增加可用的项目库;(b)同时列入多个中心可以提高调查结果的普适性;(c)网络成员可以提供丰富的专业知识和经验以供借鉴;(d)新手和有经验的调查人员的融合,催生了师徒合作制的研究模式,促进了"下一代"研究人员的发展;(e)协调基于共同研究议程的不同研究活动的能力;(f)提高研究项目募集拨款资金的能力(Cheng et al, 2011)。在模拟社区中,基于模拟的儿科创新、研究和教育国际网络(INSPIRE)已经成功成为了一个富有成效的可从事各种单中心和多中心SBR试验的国际研究合作项目。

INSPIRE目前是世界上最大的SBR网络,由来自全球25个国家的100多个学术机构和500个成员组成。该网络的使命是通过SBR研究解决有关复苏、专业技能、行为技能、任务报告、患者安全和模拟教育等方面的问题,更好地为急性病患儿提供医疗服务。为了实现这一目标,网络进行了一系列活动达成共识,并建立了共同的研究议程。这些活动促进了七个主要研究课题的发展,每个都具有特定的研究目的:(a)任务报告;(b)团队协作和沟通;(c)程序和精神运动技能;(d)技术;(e)急诊护理和复苏;(f)人为因素;(g)患者安全。目前,该网络共有35个以上的项目全面覆盖了这七个主题研究。为了支持这些项目的发展,网络提供了专用的资源和结构化的研究流程,从而有助于确保想法转化为成果,正在进行的项目最终可以完成并发布。网络所提供的资源包括:(a)在线项目提交流程以及反馈意见(www.inspiresim.com);(b)每半年一次在国际模拟会议上与项目工作组和专家磋商进行网络会议;(c)给予写作支持和审查;(d)研究网络与匹配进程,特定内容的专家鉴定;(e)创办协调研究与沟通的网站;(f)手稿审查,确保出版。通过网络和协作,INSPIRE为新手和经验丰富的模拟研究人员提供了一个聚在一起分享想法的机会,并通过高质量、有效的SBR研究共同推动该领域的发展。INSPIRE成员的共同努力可以帮助研究人员充分利用有效协作的优势,并共同克服SBR所带来的难点。将这种合作扩展到其他专业和/或职业上将为SBR在国际水平的可持续发展奠定坚实的基础。

参考文献

Cheng, A., Hunt, E., Donoghue, A., Nelson, K., LeFlore, J., Anderson, J., . . . Nadkarni, V. (for the EXPRESS Pediatric Simulation Collaborative). (2011). EXPRESS—Examining Pediatric Resuscitation Education using Simulation and Scripting: The birth of an international pediatric simulation research collaborative—From concept to reality. *Simulation in Healthcare*, 6(1), 34–41.

Cheng, A., Hunt, E. A., Donoghue, A., Nelson-McMillan, K., Nishisaki, A., Leflore, J., . . . Nadkarni, V. M. (2013). Examining pediatric resuscitation education using simulation and scripting (EXPRESS): A multi-center, randomized-controlled trial. *JAMA Pediatrics*, 167(6), 528–536.

Cook, D. A. (2010). One drop at a time: Research to advance the science of simulation. *Simulation in Healthcare*, 5(1), 1–4.

Cook, D. A., Hatala, R., Brydges, R., Zendejas, B., Szostek, J. H., Wang, A. T., . . . Hamstra, S. J. (2011). Technology-enhanced simulation for health professions education: A systematic review and meta-analysis. *JAMA: the Journal of the American Medical Association*, 3306, 978–988.

Donoghue, A. J., Durbin, D. R., Nadel, F. M., Stryjewski, G. R., Kost, S. I., & Nadkarni, V. M. (2009). Effect of high-fidelity simulation on Pediatric Advanced Life Support training in pediatric house staff: a randomized trial. *Pediatric Emergency Care*, 25(3), 139–144.

Geis, G. L., Pio, B., Pendergrass, T. L., Moyer, M. R., & Patterson, M. D. (2011). Simulation to assess the safety of new healthcare teams and new facilities. *Simulation in Healthcare*, 6(3), 125–133.

Hunt, E. A., Vera, K., Diener-West, M., Nelson, K. L., Shaffner, D. H., & Pronovost, P. J. (2009). Delays and errors in cardiopulmonary resuscitation and defibrillation by pediatric residents during simulated cardiopulmonary arrests. *Resuscitation*, 80(7), 819–825.

McGaghie, W. C., Issenberg, S. B., Cohen, E. R., Barsuk, J. H., & Wayne, D. B. (2012). Translational educational research: A necessity for effective health-care improvement. *Chest*, 142(5), 1097–1103.

McGaghie, W. C., Issenberg, S. B., Petrusa, E. R., & Scalese, R. J. (2010). A critical review of simulation-based medical education research: 2003–2009. *Medical Education*, 44(1), 50–63.

Weinger, M. B. (2010). The pharmacology of simulation: A conceptual framework to inform progress in simulation research. *Simulation in Healthcare*, 5(1), 8–15.

理 · 管 · 章 第5章

- 发现机会和游说资金
- 与国际接轨，加强交流

这个多学科的覆盖全州的实践社团连接和支持着来自不同教育部门以及公共和私人医疗保健行业的教育工作者。VSA 积极参与制定本州的模拟战略方向。虽然两个联盟都有各自独特的方面（CSA 和 VSA），但很多目标是二者共同追求的，从确定合作关系开始，两个联盟都致力于创建一个能够正式连接和支持其活动的平台（English，2013）。

全球化联盟

跨太平洋联盟

虽然构建国际实践社区的理念在 20 年前看起来可能很不可思议，但是现在随着技术、通信和交通方面的进步，让个人和组织跨距离进行联合变得更加容易。国际合作通过利用来自不同国家和教育背景教师的集体才智，可以帮助卫生职业教育跟得上模拟技术的变革。Hovancsek 等人把国际联盟的好处描述为"另一副眼镜"（2009），因为国际化的合作为他们的国家护理联盟（NLN）项目提供了宝贵的见解以及丰富的针对教师发展的网络资源。

在全球范围内的合作为研究团队提供了分享资源、充分发挥个人研究优势以及在更广阔的环境中应用和测试理论与想法的机会。2012 年，跨太平洋联盟正式由 VSA 和 CSA 共同创立。联盟的目的是充分发挥每个组织的优势，并为未来的资源共享与协作搭建平台。该联盟使 CSA 和 VSA 研究委员会的联合成为了可能，并为识别和协调国际的研究项目和游说资金建立了平台。

协同工作将有助于确保模拟教学的可持续性，通过资源和专业知识的共享来削减模拟训练带来的高昂费用。通过联盟，CSA 和 VSA 可以直接获得各自联盟内的教育资源，包括大量经过验证的场景。通过类似这样包容式的运作，该联盟将来将与更多的州立乃至国家联盟进行联合。

这两个组织都描述了类似的举措：

- 建立有效和可持续的沟通过程；
- 为模拟教育和培训提供资源、规定条款；
- 情景开发，验证和共享，研究与开发。

通过共同的努力必将加速由最新的理念到更多的全球合作伙伴之间的转变，这将远远比各组织独立运作时实施的更快。

我们如何开始？

在了解了以上成功的联盟后，许多人可能会问，我们如何才能创立或者加入一个合作关系，那么互联网就是最简单的起点，我们只需要同时搜索我们所在的地理区域以及术语"模拟联盟"或"协作"。如果可以搜到想要的结果，那么请联系该组织或个人，详细了解联盟的细节以及如何参与进去。如果没有通过互联网找到任何东西，下一步就是询问当地的其他模拟项目来确定既有资源。在联系了所在地区的几个模拟项目后，如果依然没有好的结果，那么也许需要考虑创办一个模拟联盟。

如果您有兴趣寻找在模拟领域工作的其他人，那么最好的方法之一就是与其他有志于扩展该领域的人共同参加基于模拟的会议和网络，这些会议通常都会开设专题讨论如何成功建立联盟 / 合作。另一种方式则是参加专业的模拟社团，您将会惊讶的发现，在离您如此近的地方其实有大量的团体可以供您发展联盟 / 协作。

正如在之前的例子中所提到的，想要成功创办一个联盟，资金是至关重要的，其实有很多潜在的公有和私有的资金是可以为我们所用的。确定是否可以获得资金在项目开发阶段的早期非常重要，因为这将直接影响到未来的工作可以发展到什么程度。许多投资者都希望在他们所提供的资金用完后，项目仍能有一个持续发展的计划。因此，把寻找潜在的投资者纳入我们可持续发展的计划至关重要。

与任何其他团体一样，确保联盟中成员的参与度非常重要。如果成员的参与度无法保证，那么联盟的工作将停滞不前，久而久之个体将从项目中逐渐脱离。确保定期举行例会将有助于推动团队的工作议程，领导的换届也是促进持续发展的手段，频繁举行能让与会者感兴趣的专题会议也是保证成员参与度的方法。

一个团队可以使用 AHRQ 在其生命周期模型中设计出的活动和问题来保持成员的参与度（表 5-6-2）。与任何其他项目一样，工作的文化背景也是需要考虑的。在处理具有多个议程的多个站点时，使用一致的模型进行分析将对团队的发展更加有利。

表 5-6-2

AHRQ 生命周期阶段及其共同活动清单，关键问题和理想结果

阶段	共同的项目	关键问题	预期的结果
愿景	确定目标 评估市场力量 招幕领导 确保初始资金	我们试图达到什么目的？ 谁会给我们提供帮助？	明确了目标 积极性与参与度 初始资金
发展	证明价值 招募会员 制定战略计划 利用和扩大资金	我们如何达到目标？ 什么才是我们的利益相关方所期盼的？	早期"胜利"-创造可识别的价值 成长路线图 坚定的成员
建立	制度化价值 实施计划 保留成员 构建基础设施	我们是否步入正轨实现价值？ 我们如何才能信守承诺维持成功？	领导者的认可与可靠的资源 可持续的商业计划 可靠的资金
扩大	实现既定价值 评估结果；标杆管理 调整计划与组织结构	什么有效什么无效？ 市场如何转移？	持续证明价值和认可 新观点 新的或更新的资金
有时，组织受到意外事件和情况的挑战，被迫发生重大的重组和变化，这可能是计划之外的，超出了典型的生命周期。			
重启	对重大的转移与负面项目 做出回应	哪里出现了差错？ 我们如何调整后再继续？	更新的愿景 切实的行动计划 保留关键的领导，成员和资金

社交媒体

利用社交媒体是团队接触、形成、交流、保持互动的有效途径。不同的模拟联盟，网络和合作可以通过 Facebook 或 Linkediin 网页招募新成员、与现有成员进行沟通、公布活动信息或特别项目。

此时，彼地：如何继续改进或者保持我现有的成果？

维持你的联盟

联盟或合作建立了之后，就需要制定一个可持续性发展计划，这需要在进程的早期就与主要的利益相关方进行讨论，比如需要讨论联盟应该成为非营利性（501c3）还是营利性组织。此外，还需要决定联盟将安置在何处，是在学校、医院、劳务中心？还是虚拟的？是否需要创立一个网站？联盟将如何进行市场推广？

联盟建立了之后，资金也是一个重要的需要考虑的方面。以下是一些获取资金以维持联盟持续发展的方法：

- 收取订阅或会员费；
- 举办会议；
- 创建需要提供的课程并收取费用；
- 来自行业伙伴、基金会及私人的捐赠：
  - 与供应商的合作非常重要，主要集中在合作伙伴关系和战略；
  - 注意不要只与一个特定的供应商进行合作；
  - 可以从感兴趣的人处获得私人捐赠，医院的基金会往往是潜在的可利用的资源；
- 政府拨款：
  - 拨款资金可用于规划赠款、项目开发、教师培训和研究，但您很可能找不到可持续发展的拨款来源，因为拨款资金都是有针对性的，一些只资助设备，一些资助人员，许多拨款旨在促进项目发展从而得到能提高患者安全性的关键成果。

无论资金来源情况如何，为你的联盟建立一份商业规划都是必须的。通常，初始的拨款或捐赠资金，可以作为特定的一段时间内的财政预算，但超出这一时间点的进一步预算对于联盟长远的成功才尤为重要。通常应制定 3 年预算，以确定至少需要多少收入才能保证收支平衡。如果您没有这方面的才能，那么最好与这一领域的专家合作，帮助您创建一个可行的、可持续的商业规划。有关预算、创建商业规划和如何获得拨款资金的信息，请参见第 4 章第二节、第四节和第七节。

STEM 和 SIM

Tom Lemaster, RN, MSN, MEd, Paramedic
SSH 理事

高中的科学、技术、工程和数学（STEM）正在成为有能力的学生在进入高等教育之前青睐的课程，从而建立强大的数学与科学基础。除了正式的教育课程之外，STEM 课程的精神和意图已经被许多行业所采用，它们未来的发展将依靠这些各个方向受过良好教育的劳动力，包括使用和维护未来先进的技术工具、推动新产品的工程与设计。最近，许多专业组织加入了国家 STEM 的计划，通过提供专业会议和展览，向中学生展示他们感兴趣的科学技术的应用，从而吸引、激励和帮助初中和高中生为技术和科学事业做准备。

学生对健康和医疗职业的兴趣往往来源于他们在生物科学方面的学习、电视医学课程中描述的景象和／或家庭的鼓励。而模拟教学的诞生，使医疗保健和培训变得更有活力，并给学生们提供了亲身参与病患护理的机会。在监督下，初中和高中生可以亲身体验医疗程序而且不冒任何风险，就像在学校里上课一样。随着医疗模拟教学的进步，医疗程序的实施与教学就像是使用模拟飞行器学习飞行一样简单安全。作为主张和推动医疗健康训练中模拟教学的先驱，医疗模拟协会（SSH）在年度国际会议上为年轻学生们赞助提供了两次与 STEM 相关的机遇，第一次在奥兰多，第二次在旧金山。

学生们的机遇是从展厅的交互时间开始的，他们可以参观了解与会的众多厂商。模拟技术本身更是使学生们见识到了与开发新的模拟能力相关的各种建模和模拟研究、开发、工程和运行职业。

通过与教育者的组对活动，学生们也有机会讨论健康保健行业及其他医疗相关领域的问题。

在行业专家的监督下，学生们也具有了身临其境的实践体验。

在 STEM 课程中，学生划分为小组，为他们提供了参与模拟场景的机会，而这些场景是由与模拟行业供应商相关的教育工作者所引导的。与所有的模拟体验一样，学生们也机会进行总结汇报。

除了与模拟专家的互动外，在 2014 年 IMSH 会议期间，STEM 的学生们还观看了 2013 年国家微型医学大赛的展示，该比赛是由美国陆军远程医疗和高级技术研究中心（TATRC）、卡内基梅隆娱乐技术中心和 Parallax Inc 主办和赞助的。

参赛者被要求使用微控制器和传感器系统来创建可用于医疗保健行业、医疗模拟训练和战场的医疗应用和产品，比赛由来自美国军队、卡内基梅隆大学以及其他更好的科学社团代表进行评判。赛后进行了大规模的总结汇报会议来总结经验，许多模拟教学的专家出席了会议。

参加这项 STEM 活动的学生都觉得这次经历有很大的激励与启发作用。在战略上，社会有意协助确保模拟教学在医学教育中占据更加显著的地位，并努力避免医疗保健消费者对医学教育转型的担忧，包括显著增加的对模拟教学的依赖。学生们与他们的父母能够通过模拟教学系统参与到身临其境的体验中，这对于公众对模拟教学的依赖充满异议之前谨慎的将医疗健康消费者引导到模拟教学的环境中是大有裨益的，就像航空飞行模拟器刚取代真实飞行的时候曾遭遇公众的强烈抵制，这同样也是现阶段医疗卫生模拟教学所面临的风险，医疗模拟产品的制造厂商也正是感兴趣于这一潜在的收益，才给 STEM 的教育项目投资。

总结

如果参与者有共同的愿景，想要达成共同的目标，那么建立联盟、网络与合作在区域、州、国家乃至全球层面都是非常重要的，这些合作的团队不应该局限于一个学科，尽管许多团队都是从单一的学科发展起来的，使所有学科都能参与进来才反映出模拟教学作为一种跨专业教学形式的真谛。

任何新事物的开始都是令人望而生畏的，但是请记得，已经有许多前辈为我们开辟了道路，有许多同道愿意为我们提供帮助，很多时候我们需要做的其实仅仅是发一封邮件向曾经做过类似工作的前辈请教。

　　联盟、网络和合作与其他任何关系一样：需要经常的维护才能确保持续的发展。模拟教学的最终目标是改善患者的预后。通过合作，模拟教学团队可以实现他们单独工作时不可能实现的目标，使那些有朝一日可能会照顾我们的医护工作者变得更加有备无患。

参考文献

Agency for Healthcare Research and Quality. (2013). *Sustainability for community quality collaboratives. An overview of the art & science of building staying power.* Retrieved from http://www.ahrq.gov/legacy/qual/value/suscqcollab1.htm#managing

California Simulation Alliance. (n.d.). Retrieved from www.california-simulationalliance.org

Eder-Van Hook, J. (2004). *Building a national agenda for simulation-based medical education.* Washington, DC: Advanced Initiatives in Medical Simulation.

English, L. (2013). *Creating a statewide simulation network: hear from the experts.* Paper presented at the International Meeting on Simulation in Healthcare, Orlando, FL.

Florida Healthcare Simulation Alliance. (2013). *What is the FHSA?* Retrieved from http://www.floridahealthsimalliance.org/About/WhatistheFHSA.aspx

Hovancsek, M., Jeffries, P. R., Escudero, E., Foulds, B. J., Husebo, E., Iwamoto, Y., . . . Wang, A. (2009). Creating simulation communities of practice: An international perspective. *Nursing Education Perspectives, 30*(2), 121–125.

Jeffries, P., & Battin, J. (2012). *Developing successful health care education simulation centers: the consortium model.* New York, NY: Springer.

Oregon Simulation Alliance. (2013). *About the OSA.* Retrieved from http://oregonsimulation.com/about/

Victoria Simulation Alliance. (2013). *About the VSA.* Retrieved from http://www.vicsim.org/index.php?option=com_content&view=article&id=1&Itemid=2

Waxman, K., Nichols, A., O'Leary-Kelley, C., & Miller, M. (2011). The evolution of a statewide network: the Bay Area Simulation Collaborative. *Simulation in Health Care, 6*(6), 345–351.

Waxman, K., & Telles, C. (2009). The use of Benner's framework in high-fidelity simulation faculty development: The Bay Area Simulation Collaborative Model. *Clinical Simulation in Nursing, 5*(6), e231–e235.

第6章

环 境 设 计

第一节

如何建立一个模拟中心：关键的设计策略和注意事项

Michael A. Seropian, MD, FRCPC; Guillaume Alinier, PhD, MPhys, PgCert, SFHEA, CPhys, MInstP, MIPEM; Ismaël Hssain, MD, MSc(MEd); Bonnie J. Driggers, RN, MS, MPA, Brian C. Brost, MD; Thomas A. Dongilli, AT; Michael C. Lauber, FAIA

作者简介

MICHAEL A. SEROPIAN, 俄勒冈健康与科学大学的麻醉学教授兼儿科学教授。他在模拟教学发展与培训方面有着 19 年的经验，发展、设计了许多模拟设备，并在开发多个模拟合作和投资方面发挥了作用。他是麻醉模拟服务中心的主任，也是医疗模拟学会的前任主席，发表了大量的文章，并培训了数百名不同职业的人如何运用基于模拟的方法。

GUILLAUME ALINIER, 英国哈特菲尔德赫特福德大学健康及社会工作学院的医疗保健教育模拟学教授和全国教学研究员，卡塔多哈的 Hamed 医疗救护服务公司模拟培训和研究经理，英国纽卡斯尔诺森比亚大学健康与生命科学学院的访问学者。他就职于数个 SSH 和 INACSL 委员会，享有盛誉，并在全球范围内免费对模拟设计提供建议。

ISMAËL HSSAIN, 法国 Mulhouse 综合医院急诊医生，当地急诊医疗服务教育和移动模拟中心的教导主任。Hssain 博士是美国国家紧急医疗技术人员协会（NAEMT）高级医疗生命支持（AMLS）课程在法国地区的医疗总监，对于一些国际会议中为急诊医生开设的模拟指导课程，他发挥了重要作用。

BONNIE DRIGGERS, 俄勒冈健康与科学大学（OHSU）的荣誉教授。她曾经在 OHSU 护理学院担任临床教学系统与项目主任以及 OHSU 模拟与临床教学中心主任；目前，在模拟教育、项目开发、实施和设备设计等领域提供咨询。她任职于医疗模拟协会（Society for Simulation in Healthcare, SSH）的几个委员会，包括 SSH 理事会和执行委员会。

BRIAN C. BROST, 梅奥诊所的母胎医学教授，是多学科模拟中心的运营总监，他对模拟的热爱始于一系列任务训练器的开发，这些仪器被用于羊膜穿刺术、子宫内输血和支架植入术、绒毛膜取样、宫颈环扎术、双胎输血激光治疗、剖官产和包皮切割术。他最自豪的成就是为梅奥的妇产科和家庭医学实习生制定了为期 2 周的临床前培训以及现在的国际培训项目。

THOMAS A. DONGILLI, 匹兹堡大学和匹兹堡医学中心（UPMC）Peter M. Winter 模拟、教育和研究机构（WISER）的运营总监，在设备设计和实施方面有着丰富的经验。他撰写过教材中的一些章节，主要是关于模拟中心的设计与管理；并共同主持了 2014 年模拟医学国际会议（IMSH 2014），对引领创建模拟中心第一版 SSH 政策和程序手册做出了贡献。

MICHAEL C. LAUBER, 哈佛大学的建筑学硕士学位和康奈尔大学文学学士，一家位于马萨诸塞州剑桥的建筑设计公司 Ellenzweig 的董事长。他有着 35 年的设计经验，设计了包括医学、护理、药学和健康相关行业等的教育设备。这些工作包含 18 个模拟中心的编程和设计，密歇根州立大学、布朗大学和西储大学的设施。

摘要

医学模拟设施的开发是复杂、多方面的。任务对设计（形式）有要求，以期良好地服务于模拟教育、研究和评估需求（功能）。形式必须满足于功能。没有"万能"的解决方案。这个审慎的过程需要多个步骤和各方参与，将建成一个完成项目使命的设施。这些步骤涉及规划和高级技术专家。纳入有经验的团队将十分有助于降低所开发的设施不能满足期望和需求的风险。深刻理解项目使命、课程需求、学习者和教师技能以及预算限制，是开发一个结构良好设施的基本要素。重要的是要领会到设施不仅仅是墙壁，还包括决定人员流动方向和房间的走廊、毗邻关系以求营造教育隔离，服务于模拟活动本身的房间类型，以及操作方面能为模拟活动前、模拟活动中、模拟活动后提供支持。设备选择和视听设计在功能上起着同等重要的作用。然而对大型设施而言，这个过程尤其重要，将提高设施更好地满足功能需求。

案例

在一幢为机构新建的大楼里，你获得了其中的一片空间。大楼建筑面积为 18 580m²（20 万平方英尺），模拟中心占地不能超过 1 858m²（2 万平方英尺）。为了满足机构各专业的需求，秉着最好的设计原则开发模拟设施。那么，应该如何规划和设计这个新的空间？ 谁将参与设计？初步计划需要有多详细？哪些设计要素将影响模拟项目实现其使命和愿景？

引言

虽然设施必须能够满足项目目的和目标，但是让项目获得认可的明确特征是它本身的工作，而不是其物理结构。

自 21 世纪初，世界各地积极开展医学模拟中心和现场模拟培训的数量迅速增加（Weinstock 等，2005）。一些政府倡议大力促进和支持医学背景下的模拟，以确保合格的临床医生和促进病人安全（Alinier & Platt，2013）。医学模拟学会（SSH）术语认证表将模拟中心定义为"具有专门的基础设施和人员进行模拟课程的实体"。一个中心可以支持多个模拟项目（SSH，2012）。学会提出一个项目要获得认证必须"……提供合适的场所，用于一些模拟活动，比如教育、技术储备和复盘以及将模拟和实际患者护理材料进行适当的分离"（SSH，2012）。根据学习者的群体性和训练重点，设备、技术和布局可能相差很大。在许多情况下，专用模拟设施不是运行模拟项目的必要条件。

设计一个临床模拟中心并不是一件简单的事，

因为没有"万能"的解决方案，并且所需的设施属性和特征随着时间而演变。基于设施的模拟中进行训练的目标有时不同于现场模拟的目标（参见第 2 章第二节）。本节主要关注基于设施的模拟。设计和建立一个模拟中心以满足某一机构或组织的培训需求是一项艰巨的任务。万事开头难。本章节提供了一些在设计模拟中心方面有用的信息，包括如何最大限度地满足机构需求，并具备灵活性以适应未来的教育需要。

并非所有空间的大小都是相等的。成功实施基于模拟的教育、培训、评估和研究需要精心设计空间。医学教育设施设计正朝着支持较小群体工作的领域发展，在高度灵活的空间中进行主动和交互式学习。在坚持建筑风格和教育理念与理论的前提下，空间应兼顾效率与效能。模拟项目利用这个空间来满足纲领性和制度性的需求，因此必须加以制定，让教育活动能够可靠地进行。形式必须满足于功能。最终，空间应该让学习者沉浸在身临其境的体验中。环境（人和房间）和设备有助于学习者的参与。不幸的是，模拟设施设计往往优先考虑利益相关者追求的目标。

目前，很少有专门针对模拟设施设计评审的书面资料。现有的中心通常只有一些最佳实践要素。从这个意义上说，访问或学习其他中心对于理解什么是成功的模拟中心和如何做出改变很重要。理解它们的背景同样重要。试图通过设施实现什么，这是否适用于项目目标？如果已经达到一些预期目标，还需要什么才能真正让这个中心提供最佳的学习体验。

设计过程可以涉及许多掌握各种技能的人。利益相关者（学习者、教育工作者、管理人员，等等）、模拟教学团队成员、建筑师、工程师和信息技术（IT）工程师们只是一小部分涉及的群体。团队中拥有经验和技能的人在设计模拟设施时会非常有用，应尽可能发挥作用。这个小组的所有成员都应该有一个共同的目标：把模拟中心的愿景转化为可用的物理形式的空间。

鉴于模拟的迅速发展以及其他的模式转变，像跨专业教育与实践，在一些重要问题上，大多数模拟程序没有全部答案，这是因为设计过程在不断进展。使用现有信息，告知功能需求很重要。高标准且全面的预测将减少中心设计存在功能缺陷的风险。有许多新兴的缓解策略，如灵活的空间设计可以演变成多种结构，以满足未来的需求。访问其他已建立的中心，与关键人员建立联系，将有助于深入了解哪些是有用的、哪些不是。没有一个中心能够代表最佳实践，相互学习很重要。参与的个体必须区分开什么是吸引眼球的，什么是功能上的优势。规模宏大令人"惊叹"的中心在功能上也可能是有缺陷的。

本节将介绍适用于任何设施的各种重要概念，不论大小和形状，并简洁地列出模拟设施设计中的各种重要的主题。

- 在模拟中心，典型的房间是什么样的？
- 你希望谁参与模拟设施的设计？
- 模拟设施的设计和开发的标准过程是什么？
- 哪些设备与模拟设施的目的有关？
- 在模拟设施的设计和开发中，有哪些快捷的技巧和窍门？

形式符合功能——重要的初始步骤

形式和功能之间的关系归根结底不仅仅是墙壁、窗户和门的位置，而且并不总是直观和显而易见的。模拟中心设计者应寻求临床、剧场和教育环境的理想交叉点。

当考虑如何设计模拟设施时，有两种常见的初始方法：使其像医院或像另一个模拟中心——两者都有显著优势和许多缺点，这里将对二者进行探讨。在第一种方法中，一个新的模拟中心看起来像一个目前的诊所、单位或医院的空间。毕竟，你难道不希望训练空间成为实际临床环境的精确复制品吗？诊所和医院被设计为最大限度地促进护患交流和人员流动，这些地方很少考虑到最大限度地提高教育培训所需的环境原则。模拟中心可以有完全不同类型的临床情境和模拟事件，都在彼此附近进行。评估模拟中心工作人员、学习者和参与者、教师／指导者之间如何交流，这对于减少注意力分散和促进培训／互动最优化是很关键的。因为学习者和教师的时间是宝贵的资源。

或者，可以从其他成功的模拟项目中复制和重建平面规划。这种方法似乎能快速建立一个设施，但会忽略一些重要的步骤，可能无法满足特定机构的需求。你可能建立了一个完美的空间，但完全不适合你所在机构的教育、培训和评估需要。当你在比较和对比两个中心的设计时，你至少必须考虑以下因素：

- 使命、愿景、目标和宗旨。
- 学习者的类型和数量。
- 模拟教员／教育工作者的经验。
- 人事和财政资源。

确定功能需求

成功的项目提供了一些对于设计充满活力的医学模拟中心的关键因素。在模拟中心规划和设计的早期阶段，制定明确的使命和愿景是必要的，但这往往是延迟的甚至被忽视的部分。使命和愿景应该用于指导设施的功能需求。

使命声明应该清楚地描述你做什么，你为谁服务以及为什么，你打算怎样做。愿景声明明确了模拟中心对组织或机构内部和外部成员的作用。清晰的使命声明为战略规划的下一步奠定了基础。愿景为你的项目规划设定了一个方向，清楚地描述了"作为模拟单元我们想达成什么目标"，或者"随着模拟中心的发展，我们希望它成什么样"。愿景应该为模拟中心的工作人员提供明确的方向，但并没有说明如何实现这一目标。（有关如何正确制定使命和愿景的更多信息，参见第5章第三节）。

为中心制定一个明确的使命和愿景需要进行需求评估（如何进行需求评估，参见第5章第一节），包括调查谁是机构的利益相关者及其基于模拟的需求，来引导成功的设施设计。用最简单的术语说，利益相关者是一个人、部门、机构或组织，可能对你的项目产生潜在的兴趣。利益相关者包括你所建议的模拟中心内部和外部的人员或实体，他们可以通过成功地执行和完成你的模拟设施及其课程产品而获得（或失去）某些东西，并可能促进、改变、甚至阻止它的完成（见第4章第一节）。重要的是确定所有关键的利益相关者，通过清楚地了解他们的期望，确定他们的需求来优化你的教育、培训、研究领域。

教育利益相关者这一子集将决定新模拟中心的课程需求，这是模拟空间设计的另一个重要部分。教育利益相关者可以包括机构主管、模拟中心工作人员和学习者、参与者。利益相关者对基于模拟的期望和所需课程将有助于确定房间布置、数量和类型。课程需求也将直接影响设施使用者的流动和满足他们所需的基础设施。如果设施是供学生和从业者混合使用，设施流动问题将更加复杂。一套成熟的初始课程应确定学习者数量、学习目标、教育策略和评价需要。这些都直接影响设计。虽然我们描述了理解和纳入课程需求的必要性，但在早期模拟阶段，通常没有一套明确的课程体系。这无疑增加了设计过程相关的风险。

国家或国际监管机构可能规定医学模拟中心设计和设备的某些方面。例如，在2012年，法国高级卫生管理局发布了一份国家报告，包含了模拟项目的指南，其中有一个分层系统（三级）来对模拟中心进行分类。该系统考虑了模拟和复盘室的数量，和其他的因素比如员工、学习人数与相关活动（Haute Autorité de Santé，2012）。当着手设计中心时，了解该中心所在地区的管理规定是很重要的。如果没有考虑到监管机构，那么中心可能会延迟开放或无法得以开放。模拟中心所设位置（如医院、诊所或独立式的）将决定所需要协调的管理机构类别。

虽然已经提到的许多方面将有助于确定容量和功能需求，这些将驱动如何设计和装备模拟中心。可用预算也必须考虑。使命、愿景和利益相关者的需要都必须考虑到预算限制的实际情况。预算要么取决于设计（不推荐），要么预先设定（推荐）。内在目标应该是实际规划和设计与功能需求和预算相匹配。预算和需求之间的不平衡只会导致失败。

形式符合功能——房间和空间

根据大小和用途，模拟设施可能有许多不同的房间和空间。在本节中，我们将讨论应该考虑到的关键房间。休息室、更衣室、接待区等这类空间和房间不包括在这一节。这些一般的房间可能十分占空间，并且常常被缩减以获得更多的功能教育空间。需求评估和活动流研究的结果可以指导这些空间的设置。虽然对于大多数模拟设施，房间都是常见的；不仅房间的类型，而且房间毗邻关系，学习者场地中的流动，特定类型房间比例，以及通过全面的空间项目验证来反映项目所述的需要，对于营造有效学习环境都有利。

成功的模拟设施必须包括所需的控制设施、专用的供给和支持空间，以适当地反映项目需求的大小，以及与其他房间的关系。额外的基础设施以支持模拟和技能培训是很有必要的，如药物室、污物间及专用服务器空间。本节提到的一个例子，计划一个1858m²（20000平方英尺）的跨专业具有多用途和灵活的空间，可以用来进行技能培训、讲座、小组工作。如果您的空间小于或大于此，则规划和设计考虑的理念与此类似。

高仿真的临床模拟室不需要根据功能（如重症监护或阵痛和分娩）进行标记，因为每个房间都可以通过灵活使用适当的设备和足够的存储来实现这一功能。相反，他们可能会被标记为或小或大的模拟室。较大的模拟室可以容纳模拟设备和人员（例如手术室、镇痛室和分娩室）和多个病人场景，而较小的房间可以容纳简单的医疗手术装置。

重要的是，要从一开始就注意到，并不是所有遵循最知名实践的模拟设施都具有以下信息所提到的所有房间（表6-1-1）。他们很可能提供这些功能，这些房间可能是单独的房间或与其他房间相结合，以适应空间和目的。一旦了解了在设施中需要发生什么情况以及学习者数量，就要在空间规划阶段确定实际的房间数量。

表6-1-1

样本房间类型和大小

房间类型	大小 m²（平方英尺）
复盘室	32.3（350）
临床模拟控制室	18.6（200）
临床室	
常规（如内外科单元）	25.5（275）
大（如手术室）	46.4（500）
仓库	10%～20% 的净可分配的 m²/平方英尺
AV/IT 房	27.9（300）
办公室	
一人	11.2（120）
两人	16.8（180）
四人	22.2（250）
药房	9.3（100）
多功能房间	46.5～139.4（500～1 500）
支持/供应/准备房	37.2～92.9（400～1 000）
标准病人（SP）病房	11.2～13.9（120～150）
标准病人控制室	9.3（100）
教师监控室	取决于 SP 室的数量
标准病人准备室	27.9～92.9（300～1 000）
临床技能实验室	167.2（1800）

临床模拟室类型

房间可以根据特定的用途配置，也可以灵活地设计成各种各样的临床房间，包括特殊的情况，即接诊双病人的解决方案。这些包括但不限于 ICU 病房、手术室、待产室和产房、急诊室、门诊部、内外科病房等。在模拟时，房间内的设备将决定房间的结构。这些房间通常配备有摄像头、天花板扬声器、麦克风和本地输入，以记录内容，这些内容将存储在中央服务器中，可用于重播或同步传输到会议室或汇报室。在每个床的位置以及其他适当的区域，数据、电话、电力、端墙、气体（氧气、空气）、真空、水池和诊疗仪通常都是可及的，以便灵活调整。每个床的位置也可容纳病人监护仪。这些房间通常还包括一台检索信息和模拟病人数据的计算机。虽然模拟室与临床房间相似，但它们往往不是精确的复制，因为学习者/参与者所需要的与提供护理所需要的并非总是相同的。必须记住一点，临床模拟室的主要目的是提供教育，而不是提供临床护理（图 6-1-1）

临床模拟控制室

临床模拟控制室主要有助于主动模拟剧本的成功实施。教员和模拟技术人员能够通过控制室特征来控制和指导模拟。这包括但不限于基于人体模型、混合和标准化病人（SP）为基础的模拟。控制室允许通过视听（AV）技术间接观察场景，也可以通过单向液晶显示屏直接显示。模拟器、摄像机、麦克风和捕捉能力的控制是这个房间的主要特点。教育工作者和模拟操作员或技术人员将有能力直接在人体模型和学习者之间进行实时的语音交互。控制室是与学习者建立虚拟契约的关键所在（Dieckmann 等，2007）。控制室的大小，取决于临床模拟室的数量以及其他因素。为确保充分流动的人员/教员，最重要的是要考虑谁需要在房间里，放些什么设备，需要多少尺寸以确保足够的人员或教员流动。控制模拟室的控制室可能需要从 5.6～18.6 m²（60～200 平方英尺）不等的面积。如果单一的控制室用于管理多个模拟室时，那么这个数值将会更大。

一个要考虑的重要比例是模拟室和控制室之

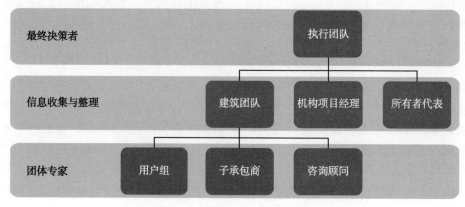

图6-1-1　简化的项目组织结构示例

比，这取决于模拟控制理念和物理空间限制。比例在 1∶1～1∶12，甚至更大。1∶1 的比例似乎是理想的，由于模拟活动的空间分离，这一比例可能更多的出于操作性、教育性和人员配备考量。对于稍大的模拟中心这将会成为挑战。相反，共享空间还有其他的问题，如热量、噪声级别和流量控制。

复盘室

复盘是基于模拟学习的一个重要组成部分。复盘室的设计鼓励积极的小组学习，可能用于模拟场景的实时播放以及复盘过程中存档材料的回放。因此，与模拟中心的所有房间一样，设计时要考虑到灵活性（Bradley & Postlethwaite，2003）。通常，复盘室被设置成一个小的会议室，有模块化的桌子和舒适的椅子，模拟结束后可以来这里进行讨论。通常复盘室的空间大小是有差异的，一个 32.5m²（350 平方英尺）的房间足够容纳 10～15 人。复盘室空间不足的情况并不少见，也因此造成教育者和学习者有计划性限制。房间最好靠近临床模拟室，以减少学习者从临床模拟室过渡到复盘室造成的中断。此外，复盘室里应该放置一个白板或智能板。

复盘室与模拟房间的比例是一个重要的考虑因素，取决于组织的复盘理念、空间是否被用于多种用途和实际可用空间。1∶1 是理想的比例，以保障所有复盘在远离临床模拟区进行，课程也有这样的要求。许多设施没有这么奢华，可能会选择较低的比例。这当然会影响同时执行某些模拟类型的能力。

多功能教室

多功能教室可以灵活配置，适合各种教学类型和学习方法。举几个例子，如基于课堂的学习（剧院式座椅），案头学习，基于小组的学习，基于团队的学习，基于站点的学习。

多功能室也要配置周边服务（气体、数据和电源）、带轮担架或检查桌，和中心桌及围坐的椅子。窗帘可以用来分隔每个床的位置。

这些房间可以用来训练认知、行为和技术技能。当每次活动不需要相同的设置时，当使用率不够高而不能保证某个特定用途时，应该考虑多功能房室。多功能室允许更灵活地调度和共享空间。例如，一个中等大小的多功能室可用于：第 1 天设置为剧院式座椅，供 50 名学习者进行讲座式学习；第 2 天，设置为 8 张桌子，供 6～8 人的进行小组学习；第 3 天用于基于站点的学习，学员在多技能站点轮转。多功能房间大小可能不同，可包括移动分区的选择以进一步增加灵活性。

标准化病人环境

标准化病人模拟包括使用受过训练的人来扮演病人和家庭成员，以便学生学习。SP 的环境本身就是一个微系统。没有单一的最佳设计解决方案，因为人们要采用将操作与教育分开的各种设置进行实验（如前台与后台）。这种环境经常用于高风险评估，因此必须进行相应的设计。理想情况下，SP 学习环境可以包括以下的一些或全部：

- SP 病室
- SP 控制室
- SP 的准备、等待、改变和会议空间
- 教师 / 教育监测和观察室
- 储藏室 / 准备室
- 药物室
- 复盘 / 多用途室
- 厨房面积
- 污物间

（注意：并非所有这些领域都将在本节中描述；大多数已在别的章节描述。）

标准化病人诊间

以 SP 为基础的房间通常被设计为复制带有检查桌的门诊检查室，为医护人员、病人及病人家属提供座椅。房间可以通过多种方式进行配置，以满足模拟程序的需要。一般大小为 9～32.5m²（100～350 平方英尺）。房间可以配置为使用电子病历和数字资源。这些房间通常配备有摄像头、吸顶音箱、麦克风和本地输入，本地输入用于采集信息，储存于中央服务器并可通过 AV 或学习管理系统进行重播、评估和（或）直播到会议室或复盘室。

SP 控制室

SP 控制室的主要用途是为教员和（或）模拟技术操作员协调、记录和辅助 SP 面试和学习者流动。该房间为教育者或技术人员提供 AV 控制设备和（或）学习管理系统。空间应足够大，用于放置设备、座椅、计数器或存储物品，以及显示器。

SP 准备室

SP 环境可能包括 SP 准备区域，为 SP 面试做准备和培训。此外,该区域包括可转变为更换模拟服装的空间,以及用于等待、培训、教师和(或)模拟剧本操作者模拟前讨论的空间。空间通常配置有小储物柜、浴室和组合式桌子,还有会议和用茶点所需的椅子。在某些特定区域,可能需要严格区分性别。

办公室,办公室支持,视听服务器室和机械空间

办公室

教师、技术人员和支持人员的办公室最好在他们的活动区域附近。有些人可能会对这一点进行辩论,并建议办公室设在中心位置。这是一个理念问题,没有完全正确的观点。一些办公空间设立在他们活动区域附近,这是很有用的。办公空间的大小取决于空间中的人数。除了长期居住在那里的员工,还必须考虑办公住宿(例如,一个工作隔间房),为个人提供更休闲或茶歇使用的设施。这个空间可以被隔间或为临时人员提供各种柜台式结构。设置额外的空间用于办公,如复印、打印和其他管理支持功能。

视听资料室

服务器室是必要的,以支持广泛的模拟,AV,视频会议,学习管理,和模拟特定的设备/系统。这个房间容纳了收集大量数据的电子设备和服务器(AV和数据)。服务器房间大小不同,取决于中心的大小和复杂度/AV系统复杂性。这些房间有特殊的暖通空调(暖气、通风、空调)要求,以确保适当的散热、动力输送和易于进入维修。需要特别注意的是,这个服务器房间可以容纳与一般服务器房间大不相同的设备。很多这类房间不适用标准规格。重要的是,向适当的管理机构登记备案,以确保符合他们的规定。

机械、电气和管道

所有建筑物都有空间被分配用于机械部件和功能。举几个来说,这包括管道、电梯和电网。工程和建筑团队应确保机械、电气和管道(MEP)(液体和气体)满足设施的功能需求和适用标准。在错误的位置安置电梯会产生各种各样的人流量问题。此外,应考虑电梯尺寸,以确保医疗和模拟设备可以轻松运输。

有能力供应医用气体、压缩空气、真空对于模拟教学越来越必要。如果没有可用管道将氧气和空气输送到房间,可能需要空间来放置氧气罐和压缩机以提供医用氧气和空气。压缩机和真空装置对噪声隔离、管道装置和电力有特殊要求。一些性价比高的选择包括端墙,它们配有自己的压缩机,对现实情况有利。

供应/准备/储藏室

供应/准备和储藏室为设施提供支持功能,即关于消耗品、模拟设备、医疗设备、办公设备及基于模拟的所需物品的存储和准备。这些区域在大小和位置上都是可变的,对设施的有效运作至关重要(Passiment等,2011)。根据设施的大小,可能需要一个或多个房间。重要的是确保房间与设施的应用区域相对较近。由于房间起着储存、准备和供应的作用,因此非常有必要考虑配备水槽和其他需要的公用设施(例如,洗衣机/烘干机)。存储方案成本和效率是多样的。没有单一的"最佳"方案。重要的是描述出房间将要放置的物品的位置,并安排设计师进行设计,以确保方方面面都合适。例如,床和担架,与输液架或一盒静脉用液体相比,它们有明显不同的放置位置。固定存储方法(例如,固定货架)与移动方法(例如,移动线架)是重要的考虑因素,因为它们各有优缺点。

在文献中,对于模拟设施所需存储空间的绝对大小没有明确的证据。最需要考虑的是,大多数人抱怨他们没有足够的空间。常见基准为可分配面积的10%~25%,作为指导。为储存的设备和供应品进行规划和布置,可以得到更精确的数字。对存储需求的估计不足是用户抱怨多的因素之一,即使不是最多的。

如前所述,与设计团队一起进行布局将确认您的存储需求。需要记住的要点是,除了离散的房间,存储空间可以创造性地被并入各种场所,如走廊和模拟室。这样不仅可以减轻储藏室的负担,而且有助于操作和靠近物品。充电设备电源的储存方法是另一个创新的例子,可以节省时间和空间。当决定在一个特定的培训室设置储藏室,有一件事总是值得考虑,以防另一个地方需要该设备时,这个特定的训练室正在上课,是否可以从"另一面墙"拿到或放置设施在这个共同的储藏室。在设计这些解决方案时,声学隔离也是一个重要的考虑因素,因为墙壁、门和窗户等不同的结构具有不同的声学特性。

药物室

药物室存储和分发特定的药物和用品，以支持临床模拟室和 SP 病房的模拟场景。从这个空间，学员获取他们的场景药物，并允许视频录制药物的检索和准备过程。计算机化的药物 / 供应分配系统可包括在这些房间中。请注意，使用真正的或"虚拟"药物需要注意安全和法规要求。

专业模拟技能实验室

根据项目的特定需要，可以在模拟设施中包含各种专门的模拟实验室。他们的主要意图是提供一个场所，以便有目的地训练特定的技能和项目，同时也拥有灵活性（可能的话）。我们将描述一些在模拟设施中典型的例子。请注意，许多职业，包括护理、医学相关和医学都使用某种形式的技能实验室。

- 床边技能实验室，常见于护理和一些医学相关专业，大小不同，这取决于房间的床位数。一个 12 张床的房间可能需要 2 000 平方英尺（185.8m²），以容纳床和一个中心台和桌子区域。这些房间通常四周是内外科病床，中间是桌子及围坐的椅子。房间中间的桌椅除了可活动外，还可进行小组学习、讲座和技能演示。这些房间可以配备摄像头、天花板扬声器、麦克风和本地输入，以录制内容并存储在中央服务器中。此外，房间将有适当大小的显示器和（或）智能板技术，回放或播放来自远程或本地源的内容。每个床位位置还应配备病人监护仪和带显示器的计算机。
- 项目训练环境可以包括带有桌椅和更复杂的虚拟现实设备的房间。该实验室的主要目的是让学员在各种媒体上练习技术、认知和程序化的技能。可能采用生物组织或合成材料。在生物组织的情况下，该实验室将需要满足额外的要求，包括适当的地板、制冷机组、水槽，以及生化处理。房间在家具方面的灵活性与多功能房间所描述的相似。VR 外科手术和程序训练器以及"盒子"训练器都有自己的规格，可能需要壁挂式显示器，而不是简单地放在一个通用单元里。
- 尸体和动物外科实验室有特殊的要求，不单是一个房间，而是一系列房间来管理和接待学习者，尸体和（或）动物。屠宰室，准备区、冷藏室和生物处理区只是满足要求所需要的一部分房间。一些国家，动物实验室必须遵循严格的程序。这些空间的细节超出了本章的范围，但如果您有创建此类实验室的需求，这可能需要与特定专家合作，以确保符合规定。

家庭环境和其他专业区域

一个家居环境可以有很多设计类型。一些中心建造了带楼梯的迷你公寓，来模拟急救员奔赴困难环境的细微差别。设置基本区域，包括一个小厨房、座位区，或许还有一张床，在功能上他们都有类似目的——创建家庭环境，这样家庭保健专业人员和急救人员可以模拟在非临床环境的场景，如家庭。

除了家庭环境外，药房（医院和社区）模拟室正在出现。这些空间旨在复制实际场景中经常遇到的流程和项目。医院药房面积可能包括人造无菌区以及药物配置单元，社区药房包括处方柜台、药物、货架，以及用于个体咨询或免疫和评估的"咨询"室。

医学相关专业在使用模拟方面有相当丰富的经验。放射实验室、牙科模拟实验室和现场急救员环境就是例子。这些环境与其他的环境具有相同的特性，即空间可以灵活地代表各种环境（例如，灾难环境），或者由于设备的物理空间（例如，牙科程序模拟）而被固定。根据设施的用途、实际服务的学员人群、使用的模拟模式和人员配置模型，模拟中心的房间可能在数量和类型上有很大的不同（Nel，2010）。

（即时照护）现场模拟

现场模拟可以定义为"在真实环境中而不是模拟环境中进行的基于模拟的测试或教育干预"（SSH，2012）。它依赖于教育技术和模拟技术来补充工作环境的本地资源（MØller et al.，2012）。

许多与临床合作伙伴有联系的模拟项目有能力将设备从模拟设施带到实际的临床区域，用于就地或即时模拟。根据计划的模拟类型，现场模拟可以利用临床环境本身的设备和资源。这简化了携带物资的需求，并提高了空间的环境保真度，因为它是真实的情境（Hssain，Alinier，Souaiby 2013）。模拟小组只需要携带模拟和 AV 设备来支持现场模拟。然而，在许多情况下，模拟设备可能必须存放在医院环境里。在过度拥挤的临床环境中,这可能是个问题。任何存储方案都必须考虑安全性。为了满足某些国家的监管要求,该小组还可能需要将他们自己的用品明确标示为"不供人使用"。使用实际临床环境进行培训,隐含的问题是:培训用品和设备可能与实际的病人护理设备 / 用品混淆。这是一个必须消除的安全隐患(见表 6-1-1)。

形式符合功能—项目团队和阶段

建中心之前,规划和设计过程通常包括几个步骤,涉及机构团队成员与建筑小组 / 顾问团队相互协调工作。项目愿景概述了设施总体目标和使命以及项目预算,应该得到充分的发展和完善。下面是描述项目团队和阶段关键元素的简要回顾。

项目团队

模拟中心项目通常涉及相当多样的参与者,反映了利用模拟中心的不同用户组,有时候,需要咨询顾问解决项目所有的技术设计问题(表 6-1-2)。在多数情况下,模拟和模拟设施设计中的经验越多,项目的风险就越低。模拟设施设计的项目团队因所涉及的空间的大小和性质而有所不同。在现场模拟的情况下,如果没有必要做具体的设计,那么项目团队可能只需要关注那些计划使用该空间的人。虽然现场空间是硬件配置,但有必要考虑设备和其他需求,如 AV 和 IT,以满足模拟的目标。

当涉及翻修或新造建筑时,将需要更多具有特定技能的人。空间不仅要满足机构的需要,还要满足法规和规范要求。如果一个机构有幸拥有模拟技能的个人,那么这些人应该被视为有价值的资源。作为模拟主题专家的个人,其关键特性超出了对模拟的简单理解。主题专家必须理解保真度、设备使用、空间和流量考虑以及操作的核心概念。在缺乏此类专家的情况下,咨询师往往可以在确保提出正确问题和解决项目关键要素方面发挥有价值的作用(表 6-1-2,见图 6-1-1)。

项目阶段

阶段 I——空间规划

这个初始阶段建立了模拟设施的基本组成部分——空间。这一阶段的结果将是一系列空间与相关区域的列表(有文字的叙述),以及描绘理想布局关系的规划图。创建项目文档指导建筑师后续阶段的布局工作。

这一阶段重要的是在整个中心建立 AV 和 IT 系统的需求,因为这些需求构成项目计划的关键部分。

规划阶段也可能包括制定一个概念性的布局,然后进行相关的费用估算,以确保所有的空间计划和实际模拟设施的大小符合预算参数。

在业主方面通常涉及指导委员会和一整套用户,以确保所有项目要求都有文件记录。

如果正在咨询顾问,这一阶段将包括模拟中心顾问、建筑师、建筑工程师和 AV / IT 顾问。

这一阶段的活动包括业主小组和建筑团队之间的密切会谈,以制定空间规划和技术要求。这个过程通常涉及至少两类会议:第一类讨论基本要求,第二类是建筑团队向各小组呈现空间规划草案。

阶段 II——方案设计

在空间规划和预算批准后,执行小组可以进入项目的设计阶段,在空间规划文件的基础上建立中心的详细布局。

在方案设计阶段,建立了模拟设施的总体布局。这通常包括,让规划团队开发几个布局选项,并与业主团队一起审查这些选项。在几次会议之后,确定最终的布局,这些规划是后续工作的基础。

这一阶段还将涉及建筑外部设计概念的开发(如果是独立的设施),以及初步工程系统设计的开发,包括暖通空调、电气、管道、结构以及 IT / AV。关于可持续设计的初步讨论也在这一阶段开始,为项目制订可持续目标,并在随后阶段随访。

在本阶段结束时,通常将方案设计文件提交给成本估算员,以制定成本估算。如果估算超出预算,整个项目团队将共同制定一项降低成本的战略,即减少项目规模,降低特定项目系统的成本,或两者结合。这一阶段的参与者通常包括业主方、行政决策组和用户委员会,为进展中的方案设计文档提供反馈。

在建筑方面,整个项目团队将参与并将提供系统描述,用于成本估算。建筑团队将请示指导委员会,以期正式批准方案设计文件和成本估算,确保在进入下一个设计阶段之前在范围和项目概念方面达成一致意见。

表 6-1-2	
建议的设计团队和成员	
团体 / 个人	**部分功能描述**
建筑师	提供建筑咨询、专业知识和设计。建筑师与各项目组一起工作，引导项目从概念规划和设计到建设和最终完成。他们利用其特定的设计知识将利益相关者的愿景转化为实际形式，同时整合先进技术设施所需的各种技术细节。
业主代表	这可能是一个人或一群人，他们通常代表该设施的财务利益相关者。这个代表可以是行政人员或其指定人。然而，业主聘请一家公司作为其代表，以确保业主的利益得到保证，而项目的预算和预计时间保持不变。
机构模拟主题领导人	如果该机构有幸拥有模拟能力或专业知识的人员，那么这些个人就可以在应用（模拟）和达成模拟需求的过程中发挥关键作用。他们是模拟中的主题专家（SME）。他们应该确保设施的愿景被设计团队适当地转化为功能和形式。
模拟设计顾问	如果机构内没有模拟专家，那么模拟设计顾问可以直接影响项目的规划阶段，模拟设计顾问可以代理模拟专家的角色。他们常从更广泛的背景中带来丰富的信息。他们应该确保设施的愿景被设计团队适当地转化为功能和形式。
项目经理	这个人负责时间和预算的管理。项目经理与大多数团队相互联系，有时他们可能需要权衡预算、时间和利益相关者的需求。项目经理可以是机构内的员工，也可以是选择一个公司作为顾问以提供项目管理服务。请注意，可能有几个项目经理——建筑项目经理、机构设施项目经理等等。他们都应该确保设施的愿景被设计团队适当地转化为功能和形式。
IT 和 AV 设计师或顾问	这可能是内部或外部资源，确保 AV 和 IT 系统到位，以满足设备和最终用户的需要。他们应该确保从 AV / IT 的角度，设施的愿景被设计团队适当地转化为功能和形式。
建造承包商	一旦得到了设计和许可证，承包商就可以建造设施。让施工承包商尽早参与是非常重要的，以确保他们与模拟设施相关的一些独特的地方保持一致。与传统建筑中常见的做法有些细微的改变（例如，电气和管道）。
教育者—用户组	该小组代表的个体将通报该设施的课程、政策和数量要求相关的过程。这些人，可能是也可能不是模拟教育者，但已经完整地使用过空间一次。他们在规划和设计过程中的投入和参与对项目的成功至关重要。
设施管理	根据机构的不同，设施管理的代表经常参与以确保项目顺利进行并符合机构要求。他们本质上是业主代表，但重点关注过程、项目管理和建设。这些人可能会取代或称赞本表前面提到的项目经理。
行政决策组	在中型到大型项目中，通常会形成一个执行决策小组来处理财务和重要的设计问题。最终就是这个群体，做出最后决定。一个结构良好的团队将某些决定委派给信任的利益相关者。
设备规划师	这些人可能来自该机构或外部聘用。他们擅长指定和采购项目所需的设备。在这种情况下，这将包括模拟和医疗设备。规范应与本表中的各组一起开发。
工程师	工程师是团队的重要组成部分。他们负责基本设计元素，包括但不限于管道、燃气服务、暖通空调、电气、照明和声学。
机构项目核心小组	这个群体通常由包括模拟专家（如果有）、教员 / 教育者、IT 和管理人员组成。这一小组的关键功能是作为承包商和供应商之间的联络点，以便随着过程的推进而进行沟通。这个小组有责任与其他相关团体沟通，以确保关键的决定是明智的和有代表性的。这个群体通常没有任何财政权力。
销售商	一旦设备招标和选择过程已经完成，模拟设备制造商就可以参与设计过程。他们的参与确保他们的方案、产品和系统的适当整合，这对项目的成功至关重要。

注意：这些描述旨在提供个人角色的基本情况。实际的工作描述要复杂得多，并且会因地点和项目而异。最相关的问题是要理解所涉及的团队必须精心设计和同步。

"利益相关者"一词没有列入表中，因为它代表了许多方面，在不同的机构和组织结构中可能有不同的含义。例如，利益相关者可以参考实际参与者、教员和财务决策者。

Adapted from Seropian, M., & Lavey, R.(2010). Design considerations for healthcare simulation programs. Society for Simulation in Healthcare, 5(6), 338-345.

阶段 Ⅲ——设计开发

这一阶段涉及对方案设计阶段建立的设计的"开发和细化"。在更大的范围内绘制楼层图,并且添加更多细节。开发室内空间的三维视图,让设计团队进一步设计墙壁、天花板和地板处理,让业主小组了解模拟中心的实际外观。房间数据表和立面图是这个阶段的关键元素。

这一阶段将为中心所涉及的所有系统建立更详细的设计方法,从建筑平面图、墙壁和天花板处理、照明设计、主要设备的位置、建筑工程系统(例如动力和通风)到 IT 和 AV 系统。业主行政决策小组将继续监督项目的不断推进。用户组将继续为各类设计问题提供详细的反馈。

在建筑方面,这一阶段将再次涉及整个团队,并可能涉及咨询软件集成系统供应商和模拟设备制造商。根据所选择的软件包,供应商可以开发详细的 AV 和 IT 需求和系统设计。

在本阶段结束时,将完整的设计开发文件提交给成本估算者进行定价。同样,如果成本估算和预算之间有任何差异,整个团队将一起制订解决方案。与方案设计类似,建筑团队将请示业主正式批准提交的文件和估价。

阶段 Ⅳ——施工文件

这最后的设计阶段包含对项目各方面全面的、详细的文件记录;施工承包商将使用这些文件。这通常是三个设计阶段中最长的一个阶段,因为它需要足够的时间详细地记录所有项目的需求。

业主团队将定期审查进展中的项目的细节,通常涉及较小的用户组。这种审查通常涉及非常详细的问题的讨论,如壁挂式设备的准确位置,存储货架的设计,等等。

在本阶段结束时,业主可以对最终施工文件进行彻底、正式的审查,并提供一份非常详细的意见清单,供建筑小组讨论和采取行动。然而,这种审查的大部分可能放在方案设计和设计开发阶段的最后。

在这个阶段,业主团队将参加到设施运行的其他方面,如选择(最终采购)不由总承包商提供的物品,包括可移动的家具,零散的设备如检查桌和医院病床、专业设备、人体模型、模拟软件。重要的是,这一进程与施工完成的时间表同步进行,以便项目的所有方面都同时准备好。

阶段 Ⅴ——施工

项目的施工承包商(建造者)通常会通过招标或谈判来选择;在后一种情况下,施工人员可能会更早参与项目,有时在方案设计阶段,甚至更早。建造者的早期参与可以为成本、进度和施工能力提供有价值的参考。

在施工过程中,业主小组通常被简化为设施的一两个工作人员和一个或两个用户代表。当设施的工作人员对建设问题作出反应及授权付款时,要求用户代表处理任何建设项目中出现的一连串具体问题。

整个建筑团队将继续参与,通常一个公司由一个人在现场作为代表,但至于施工过程中问题的监督和回应,则应包括整个规划团队。

这一阶段的一个特别重要的参与者是 AV / IT 设计师,他将监控 AV 和 IT 基础设施的安装,并最终监控 AV 和 IT 系统组件本身。一些主要供应商的代表也将积极参与。例如,这将包括模拟软件公司或其他模拟设备制造商 / 供应商的代表。如果 AV 系统是通过软件供应商提供的,那么这个供应商也将是这一阶段的关键人物。在施工过程中,这些项目参与者之间的协调对于获得成功的结果是必要的。

阶段 Ⅵ——施工后及调试

总体施工完成后,工作并没有完成。在入住前,所有的设施系统都需要进行测试,以确保它们都能正常运行,并能顺利地工作。这包括暖通空调和电气系统、IT,当然还有所有的 AV 设备和软件集成组件,这些都是中心日常运营的核心。这项任务需要保证足够的时间,因为调试过程的完成可能需要几个星期到几个月的时间。

形式符合功能——时间表、应交付的产品和沟通

时间表和应交付的产品

不管项目的规模大小和复杂性,时间表和可交付物都是重要的。时间线是指完成某一特定任务所需的时间。任务的结果是可衡量的成果。每个任务本身可能有一系列的子任务和子成果。这进一步复杂化,因为不同的任务实际上可能相互依

赖。也就是说，一个任务必须在下一个开始之前完成，然而也有一些任务没有依赖关系，可以并列执行。

如果没有负责的团体或个人（所有者）和问责制，时间线和应交付的产品没有什么价值。正确地记录一份准确的、可交付的和预期的事件可以节省项目时间、金钱和风险。一种容易记住这个概念的方法是将使用首字母缩略词，TOADD。

- 时间线（**T**imeline）
- 所有者（**O**wner）
- 问责制（**A**ccountability）
- 应交付的产品（与之相关的重要事件）（**D**eliverables）
- 文档（**D**ocumentation）

运用 TOADD 原则不仅改善了组织也增进了沟通。虽然医疗保健中的沟通很复杂，但它在建筑和设计方面也同样复杂，具有重大的安全隐患。一个有效的沟通策略应该从一开始就建立清晰的沟通路线。严格遵守这些原则必须得到重视和公认。沟通协议不应该是纯线性的，但应该包含提供交叉检查和回环的策略，以减少错误和遗漏的风险。使用接收者可以理解的语言进行交流是很重要的。

从表 6-1-2 描述的每个组中指定一个负责人进行沟通是一个常见的策略。应根据专家、组织、可靠性和小组内的角色选择此人。沟通不熟练的个体进行的漏斗式沟通可能会导致负面的结果。书面交流应该清晰、简明，而不是淹没在一长串文字中。虽然这似乎是常识，但往往没有得到遵循。

根据团队成员的复杂性和经验，协议驱动的表单可以用于沟通。例如，表单（可调整）可能包括（图 6-1-2）：

- 日期
- 请求者的姓名和角色
- 请求（名称或实体）
- 目的
- 要求改变的内容
- 现状
- 改变的理由
- 财务影响
- 预期答复日期

时间单位

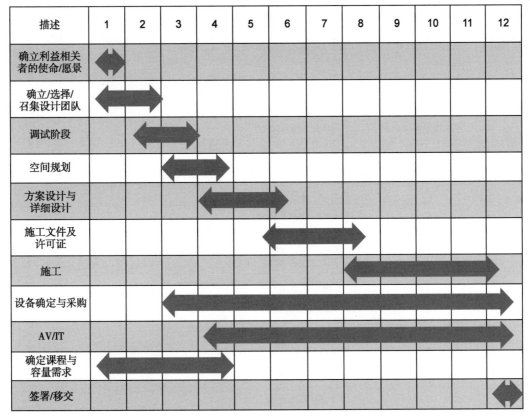

图 6-1-2　样本时间表

形式符合功能——设备的考量

如前所述,模拟设施可以有多种功能,包括教育、研究和评估。设备包括医疗、模拟、技术(包括AV 和计算机)、一般家具和消耗品。教育者主要考虑他们需要讲授的课程,而那些操作者将考虑操作设备所需要的东西(图 6-1-3、图 6-1-4)。为模拟中心确定设备的过程可能非常耗时。如果做得不对,也会影响培训项目的教育目标。在利益相关者关于课程开发相关的需求、课程的操作,以及购买的设备之间有一个很好的平衡,以配合和协助达成这些目标。无论是购买设备还是接受捐赠,都应该考

虑你计划提供的课程,以及这些设备将如何有助于实现所要达到的目标。许多中心陷入这样的陷阱,被迫先购买设备,建立中心,然后再看看他们应该考虑什么课程。这种方法可能会导致不适当的采购或更糟的情况,如购买错误和无用的设备。

作为最初的利益相关者分析的一部分,您将要了解如何教课程和需要什么环境。环境的识别对于设备采购是重要的。举个例子,如果你计划在手术室进行麻醉,你可能需要购买麻醉机、手术室桌子、静脉杆,以及其他特定用于手术室环境的设备和用品。理解课程目标也有助于确定设备需求。在做出这些决定的时候,你应该问自己,"我需要这

授课与团体学习	授课
	观看录制的演示视频(从前面提到的复盘软件和硬件)
	用模拟器教学
	观察模拟
	记录教育会话
模拟练习	操作模拟器和病人监护仪
	教学内容
	使用视频复盘
	表演录像
评估	倾听并查看模拟室的实况
	作为教育者或患者的声音与模拟室交流
	记录模拟会话

图 6-1-3 教育者眼中的课程

课堂或复盘室	安装有PowerPoint的计算机
	播放相关的输入源以显示课程内容
	麦克风和扬声器
	内部或局域网连接
模拟室	模拟器、医疗及相关设备
	播放相关的输入源以显示课程内容
	用于播放或电子病历的计算机
	照相机、麦克风和记录能力供回顾和思考
	内部或局域网连接
模拟室	照相机、麦克风和记录能力供回顾和思考
	模拟器、医疗及相关设备
	运行模拟器的计算机
	内部或局域网连接

图 6-1-4 操作者眼中的课程

件设备来帮助我达到我的课程目标吗？还是这只增加了房间设置的气氛？"这将需要你把设备要求细化到"必须"、"喜欢"、"很好"。

基本布置，抛光和地板

无论大小和复杂程度，模拟设施都需要基本的布置，如桌子、椅子和柜台。周全的布置选择和抛光将影响灵活性和功能。模块化与固定家具是一个很好的例子。其他注意事项如下：

- 白板或智能板技术布局。
- 应该有足够的空间来放置工作区，或者电脑和其他需求静置的设备。
- 其他基本的布置，如水槽、毛巾分发器、肥皂/手凝胶分液器和存储系统都是重要的考虑因素。
- 耐用、耐潮湿、抗重压的地板。一些设施将需要升降地板提高额外的适用性（例如，运行电缆）；然而，这是非常昂贵的。
- 该中心会邀请学员、教员和其他工作人员。表面材料应考虑耐用和实用。
- 窗帘不仅美观，而且实用，有助于教育员和学员达成他们的目标。

医疗设备和模拟设备

在设计过程的早期，您将需要确定所需的医疗设备，满足项目功能需求。除了要满足模拟项目的教育、评估或研究需求外，医疗和模拟设备也涉及设计过程。需要考虑的设计元素包括以下内容：

- 设备和用品的大小（尺寸）和空间分配和存储需要
- 支持设备的电气、管道和结构要求
- 设备的 IT 要求

各项设施必须支持模拟中心的设备。门必须足够大，以适应不同尺寸的设备，走廊的设计应满足设备的转弯半径，电气系统必须支持所有的设备而不是某一个。而且，通风必须考虑挥发性气体或浓缩氧气。这个注意事项清单很长很详细。然而，关键是建筑师、工程师和其他供应商必须了解使用什么设备以及如何使用。

模拟设备中的医疗设备会因中心而异。表6-1-3 提供了模拟设施可能需要获得的一些医疗设备的列表。在某些情况下，医疗设备的需求将是非常具体的（例如，一个特定的静脉注射泵），某些情况是更普通的（例如，任何内外科病床）。设备可以

根据预算和需要在不同阶段购买。在培训、购买力和捐赠方面，将设备与附属的健康中心或其他临床环境相匹配，会有优势。

表 6-1-3	
医疗设备举例	
病床	除颤仪
输液杆	输液泵
检查灯	轮椅
床头桌	担架
麻醉机	支架
呼吸机	端墙（Headwalls）
抢救车	患者电梯

一般来说，在购买模拟设备时，首先要了解你的利益相关者，了解他们的课程，然后购买模拟设备。模拟设备，如医疗设备的情况，应该推进明确的教育/研究策略，用于培训和（或）评估。有许多类型的模拟设备可以考虑，包括以下：

- 不同性别、年龄和技术特点水平的病人模型/模特
- 任务和程序训练器
- 虚拟现实任务和程序训练器
- 解剖模型
- 基于计算机/屏幕的模拟器

对这些类别的详细描述超出了本章的范围；然而，设备采购策略在设计过程的早期阶段是很重要的。

技术设备（视听和信息技术）

IT 和 AV 设备正在成为许多模拟设施的重要组成部分。应该考虑到模拟设施如何运作、课程将如何讲授、存在什么评估需求，以及技术如何助你一臂之力。没有合适的技术会影响你的课程流动、学习目标和评估能力。

模拟设施的 IT 需求不仅仅是访问 Internet 或内部网系统。可能要求系统要支持 AV 播放、回放和录音需求，以及低压系统或模拟系统本身的 IT 需求。选择合适的摄像机和麦克风进行广播、处理/编辑、录制或回放，变得越来越复杂。表 6-1-4 描述了一些关键的因素。摄像机和麦克风应该能够为学员和教员提供高质量的视听体验。然而，音频和视频的质量取决于扬声器和显示屏的质量。常见的问题是显示屏尺寸太小或使用便宜的投影仪使得图像质量差和分辨率低。

表 6-1-4	
音频 / 视频关注点	
捕捉所需内容的摄像机和麦克风布置	广播、监视、回放和记录能力
照相机类型（固定的 VS 可移动的）	用于内容和传呼需求的扬声器
摄像机安装——天花板，墙壁，或在轨道上	麦克风——固定的、定向的或便携式的
麦克风与通风系统的关系	系统易用性
系统可靠性	内部 / 外部模拟数据传输

许多商业上可用的 AV 系统利用软件包来管理和显示 AV 内容。这些软件包是混合学习和 AV 管理系统，易用性和可靠性大大提高，这些应该成为采购中心考虑的关键因素。在市场上也有一些独立的模拟和 SP 中心日历管理、设施管理和学习管理系统，这些系统可以帮助使用者完成日常操作、课程或案例创建和数据管理任务。在价格范围、技术要求和特点上，本软件与硬件会有波动（见表 6-1-4）。

数字和模拟系统有利有弊。数字系统具有更高质量的潜力。然而，情况并非总是如此。把数字化等同于质量是不正确的。数字系统可能更灵活和可升级。预算、质量和未来需求将最终决定哪一个系统最适用。不同的系统会对电缆、电源和散热（通风）产生影响。兼容性也应该是你在购买 AV / IT 时应该考虑的因素之一。您应该确保 AV 和 IT 设备与您正在购买或已经拥有的模拟设备是否兼容。您还需要确保 AV / IT 设备与本机构的 IT 系统兼容。由于带宽和防火墙问题，有些设备无法在某些网络上工作。

AV 系统和服务器可以是本地的（如控制室），也可以放在隔开的位置；根据系统的复杂性和设施的大小，两种方式都可以应用。无论哪种方式，必须为这些系统分配足够的空间。设计团队、AV 供应商和 IT 部门需要帮助确定它所需的空间和位置。此外，所分配的空间可能有特定的通风和冷却要求，以确保设备不过热，并保持在制造商的使用规格之内。

形式符合功能——针对模拟的其他特定考量

正如前言所述，模拟设施是临床、剧院和教育环境的奇特联姻。因此，还有一些额外的重要特性需要考虑，这可能对建筑师和 MEP 承包商来说是陌生的。

设备系统

设计小组将概述和确定房间、电源和电缆，以支持诸如 HVAC、电话、数据和管道等基本建筑功能。虽然规格的选择似乎很明显，但与此相关可能有特定规范和机构需求。

布线

可以为布线、电源和其他模拟相关设备提供多种方案。当综合考虑成本、灵活性和声学，活动地板、地板通道或在墙壁内的方案都各有优缺点。项目团队应考虑每一个选项，并进行成本效益分析，以最佳的价格达到空间相关的功能需求。

声学

模拟中心内的声音很容易干扰训练或测试。无论是来自外面的噪音，来自其他模拟室的噪音，还是走廊里有人说话，都会影响学习环境。房间的大小、形状、家具、门和地板都会影响声音的传播。墙壁应该用隔音材料建造。在可能的情况下，墙壁应该是从地板到天花板。许多房间都建有吊顶 / 天花板和墙板，只延伸到瓷砖的边缘。这可以创造完美的天花板内部空间，供不想要的声音传输。某些房间可能比其他房间产生更多的噪音，因此每个房间类型必须单独考虑。如果预算允许，声学工程师可以解决许多与无用声音传输有关的问题。

许多中心使用移动分区或隔墙系统来增加房间的灵活性。因为分隔系统是有差异的，要考虑它们的声学属性。在购买前应指定分隔系统的降噪级别。一旦指定了分隔系统，设计团队必须考虑硬件支持和放置系统的结构要求。

共享空间提供许多好处。但隔绝声音不是其中之一。无论是一个大型的技能实验室还是一个共享的控制室，传递不相关活动的声音都是有破坏性，并会造成问题。使用墙壁、布置和技术（如耳机）是可行的降噪方案。重要的是，确保设计团队理解如何使用房间，并能够识别与空间有关的潜在声学问题。

除了与声学有关的物理设计问题外，AV 设备的放置和位置也很重要。放置麦克风旁边的通风口将导致噪音产生气流，干扰音频质量。类似地，通风口应该大小合适，以符合低噪音水平规范。

气体

临床模拟空间通常需要气体和真空系统来支持中心的模拟和其他活动。这些气体可包括氧气、空气、二氧化氮和二氧化碳。重要的是，确定如何使用这些气体，出于多种设计的影响。

- 如果将气体用于人类（例如，使用面罩向 SP 提供氧气），那么在许多司法管辖区将适用特定的规范要求。医用气体及管道的成本远大于非医疗级。
- 在密闭空间中使用纯氧会大大增加周围的氧浓度，从而造成爆炸／火灾危险。在这种情况下，需要设计通风，以确保周围的氧气浓度仍低于特定的水平。
- 用压缩空气代替氧气是一种合理的解决方案。然而，这个方案必须考虑到需要使用纯氧的设备（例如，现代呼吸机）。如果更先进的系统检测到小于 100% 氧，则会报警，需要撤销和改动以禁用此功能。气体管道（盖板）也需要贴上"非临床使用或非人体使用"，以避免安全差错发生。
- 氧气、空气和真空可能来自本地或是从相邻

的设施（如卫生系统）引入。在前一种情况下，设计时必须考虑到放置压缩机、真空装置和气瓶。

- 合适和安放良好的气体调节器、截止阀及系统应该在适当的地方，这是出于安全和监管要求（图 6-1-5）。在控制室有额外的截止阀／系统，也使操作者容易模拟严重的气体故障（图 6-1-6）。

供暖、通风和空调

暖通空调系统（HVAC）不仅为建筑使用者提供舒适的环境，而且确保设备符合制造商的规格。房间的温度影响了很多东西的功能。房间里的人数以及产热设备的存在将促使房间温度升高。如果可能的话，每个房间都应该有独立的环境温度控制系统。HVAC 系统相关的通风口和其他机械物件的放置，应不妨碍核心设施功能。新的暖通空调技术对暖通空调设计和声音问题产生了积极影响。像"冷却梁"这样的技术，梁将被某个中央单元水冷却或加热，从而急剧减少声音的产生。与其他工程方面的考虑一样，建议您与工程团队碰面，讨论最佳的方法和设备，以满足模拟中心的运作需求。

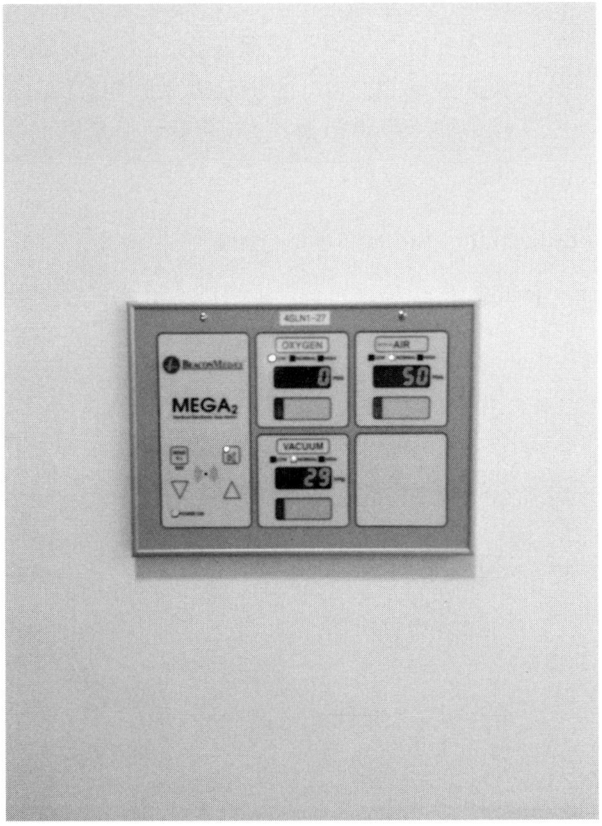

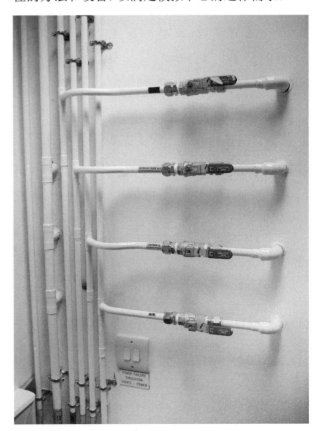

图 6-1-5　走廊上带关闭阀的气体报警器面板（照片：赫特福德郡大学赫特福德郡重症监护和急诊模拟中心）

图 6-1-6　控制室、气体关闭阀和模拟室电源和照明主开关（照片：赫特福德郡大学赫特福德郡重症监护和急诊模拟中心）

电气和照明

除了任何建筑物的"正常"电力考虑外,教育空间有特定的需求和要求。确定设备可能的最终位置将有助于设计/施工团队安装电源插座、电灯和开关。

电源

有足够的电源来运行和维护设备是很重要的事情。与设备相关的电力需求清单让工程师可以确定最佳的电力输送系统。电气工程师不是简单地确定插座的位置,而是确定特定区域内可用的电源数量。插座应该靠近预期需要的区域,可置于天花板、墙壁、地板,给照明灯、设备和其他重要的基础设施供电。许多中心要求临床室通过提供正常和应急电源插座来模拟真实环境。尽管这种系统的电力设计与医院不一样,但必须以模拟一级、二级和总电力故障的方式来设计它,期间它仍对关键设备(如人体模型或照相机)供电。这些需求可被特定的位置控制,如控制室(图 6-1-6)。类似的考虑也适用于停电时的照明。特定的规范要求可能阻碍模拟全面电力故障。

灯光

照明的质量、位置、类型和温度是很重要的考量。这不仅适用于灯本身,而且还适用于有窗户的房间使用适当的窗罩。房间内灯光的温度和质量将影响摄影捕捉质量以及显示质量。适当的位置、电灯开关和调光的使用都很重要。某些房间需要照明带提供最佳的观影,观看显示器上的内容。其他房间可能有特殊的特征,预防光从一个房间传到另一个房间。确切地说,使用"单向玻璃"的房间需要解决多余的光线传导到正在被观察房间的可能性。当房间的照明足以克服玻璃的"单向"属性时,这就会发生。记住,光源可能不仅是传统的灯,也可能源自计算机显示器、室外光线或任何会发光的设备。恰当使用遮光窗罩和其他策略解决这个现实问题是很重要的。

小贴士、技巧和常见误区

设备和资源

- 如果你的中心是一个医学中心的一部分或者是医院的一部分,与维修部门谈谈。你可能会惊讶于他们拥有的设备和翻新设备的愿意。那里可能有病床、轮椅、担架,可能不再适合真正的病人,但可以被修复,并供模拟中心使用。

- 跟你的设施规划者谈谈。这些团体将有关于建造和装修的详细知识。你或许可以从正在重新装修的单位获得设备,如端墙和检查灯。

- 当你正在寻找剩余的医疗和办公设备时,快速访问机构的仓库可能是非常有帮助的。与仓库里的某个人建立一个沟通计划也是有利的。你可以创建一个"愿望清单",与他们分享,当有可用的东西时让他们与你联系。

- 决定模拟中心是否有必要拥有真实的医疗设备或供给(通过医院购买目前使用中的模型),还是道具就足够了。

- 建立与采购部门之间的联系。让模拟中心的一员加入到医院供应采购团队。对于教育用途,他们通常可以非常低的价格获得新设备,甚至来自捐赠。举个例子,如果医院正在采购 25 台新除颤仪,也许他们也会为模拟中心购买,或在采购协议中要求供应商提供一台供教学使用。当批量购买时成本更便宜。因为你有授课需要时,往往要使用最新版本的设备。你应该联系采购部门,帮助他们了解你想做什么,看看他们是否可以提供一些帮助。

设计技巧

- 早期访问模拟项目,了解模拟设施设计的不同方法,关注流动性、灵活性、邻接、运作效率、模拟室与控制室的比率以及模拟室与复盘室的比率。询问他们是否可以设计出什么不同的场地。设计是否能满足当前和未来的需要。如果不能,原因是什么?注意走廊里有没有设备,并询问为什么放在那里。

- 考虑创建不同的学习区域。创建高效的学习环境需要协商功能需求,同时了解如何能最好地促进人员流动、不同的学习方法、教育形式、公共和私人的空间,这比较容易忽视但仍然是必要的。灵活的设计能最大化使用率和未来规划的需求。精心策划的邻接关系决定了人员流动模式,这优化了学习和效率。这些目标可以通过创建三个不同的学习区域来实现,用于高保真临床模拟、SP 为基础的模拟、技术和流程的培训。

- 明确控制室与模拟室、模拟室与复盘室的比率标准。偏离标准比例,影响的不仅仅是一个单间,而且还有邻接关系和人员流动。
- 考虑为每个模拟区域设立一个存储目标,即 10%~25% 的建筑面积,从而创建灵活性。
- 考虑这样一个"模拟公寓"的概念,学习是"隔开"的,避免干扰,可以通过模拟室、控制室、耗材、药物和复盘空间相对毗邻来实现。这保证教学隔开和运行效率。
- 移动隔断墙创建了大小灵活的空间,特别是对于多功能室。它们价格不菲,并需要特定的支撑结构。
- 选择具有灵活性的布置:桌子可以轻松折叠和移动,椅子可以堆叠进移动单元。
- 确保你设计的房间大小与学员数量匹配。
- 避免过于专业的术语标记房间,除非仅用于这一目的。房间标记为 ICU,可以赋予它自己的生命,也使空间失去灵活性。此外,给房间下定义会鼓励购买对模拟中心意义不大的设备。
- 这是你的空间;针对利益相关者的需求来设计它。
- 在建造之前,仿制房间,以确保它们将满足您的需求,并评估设备进出房间的流向。
- 清晰而无干扰的模拟空间入口,对于学员和教员通常是一个很好的开端。
- 如果你认为有足够的存储空间,这很可能是错的;列出需要存储的设备并排列出来。

项目团队和过程技巧

- 项目领导者——从所有者角度看,在项目整个过程中指定一个人作为项目关键人,这是极其有用的。有时也称为"项目领导者",这个人可以帮助持续关注项目的最初使命和目标,为所有业主的清算提供服务,这样为团队提供明确的方向。这可能是项目经理或可能只是拥护者,作为项目团队的资源。
- 项目管理——尽管这前面提到过的,这里再次提到。一个成功的模拟中心项目涉及大量的技术系统和设计和安装的人,需要全面和谨慎协调。有大量的机会发生沟通错误,所以保证这种协调。

- 除非熟悉文档的用途,否则不要解读,如建筑平面图或立面图。
- 强制那些与你沟通的人在技术列表或图纸上解释并记录概念相关的功能。卖方应陈列设备,并记录设备将为用户提供什么功能,而不是仅仅列出 20 件 AV 设备。
- 避免回避沟通的冲动。
- 如果你发现沟通不是有效的,你得让别人知道你的担忧并记录下来。
- 经常组织召开相关小组之间的协调会议,以确保步调一致。
- 信任,但核对和验证。当很多人 / 小组参与进来,错误和假设将不可避免。
- 坚持你的时间表和可交付产品。不这样做会给其他人带来问题,并设下了允许延迟的先例。
- 不要羞于说有些事情你不理解,特别是技术材料 / 科目。
- 试行——不要低估试行(测试)各种技术系统所需的时间;当承包商完成任务时,模拟设施并没有那么容易准备就绪。
- 考虑将房间设置成小型、中型和大型"场地",以满足多种学员群体类型,除非你在很长的一段时间有特定的房间布局需求。
- 你的设施设计要考虑模拟中心员工的舒适性和需求。休息室、更衣室和自助餐厅对于工作在一个固定的建筑里的人是很重要的。通常因为教育或操作空间而牺牲它们。

常见误区

- 没有足够的存储空间……没有足够的存储空间……没有足够的存储空间!
- 无法通过门或转角移动大型设备——使某些门足够宽以容纳你计划使用的设备。
- 没有明确的使命和愿景,未得到重要利益相关者的支持,没有明确的管理或商业计划。没有明确的使命或愿景,就很难推销新项目达成合作和入股,并难以发展业务和管理计划,也很难获得初始和持续的资金来源,以及随后的教师和学员培训,这对模拟中心项目的开始和最终必须是可持续性的。
- 没有足够的教师培训项目。
- 没有明确的流动性来分离标准化病人参与者和模拟中心员工。

专家角

拉丁美洲应用模拟的挑战

Augusto Scalabrini-Neto, MD, PhD 巴西医学模拟协会主席

拉丁美洲是一个大洲，从墨西哥绵延到智利和阿根廷，约有 21 个不同的国家。尽管有共同的语言（大多数国家说西班牙语）和伊比利亚（Iberic）遗迹，每一个国家都有自己独特的文化和经济特点。一些国家文化和经济高度发展，而另一些则仍在发展之中。甚至在一个国家内部，文化和经济也有很多地区差异。这使概念的泛化和分析非常困难。

我们也必须考虑，即使是最富有的拉丁美洲国家，也没有一个人均国内生产总值接近美国和欧洲。花在教育上的钱，特别是医学教育，不能与发达国家相提并论。

拉丁美洲正式的教育系统是传统的欧洲模式。许多大学课程设在正式讲座和大会议室，老师和学生之间的距离很大。此外，很多本科医学院校的重点是住院医师入学考试。学校评判学生表现，最好的依据是被录取到住院医师项目的学生人数。因此，重点不是能力或技能，而是通过相对独立的期末测试。

一些拉美国家开始实施多学科教育（IPE），但这一概念对拉丁美洲来说仍然是新的。迄今为止，教育已经专业具体化，学生从来不在一起训练。改变这些范式是一个重大的挑战。首先，从经济的角度来看，运行一个模拟中心可能是非常具有挑战性的。模拟设备的费用可能很高，许多机构没有足够的预算来购买这些设备。因此，发展低成本的模拟方法是至关重要的。必须找到新的替代方法使得模拟教育在经济上是可行的。

传统的拉丁美洲老师不容易适应活跃的教学模式。抛头露脸对他们来说是一个问题，在"我总是这样教，它一直有效"的言论下产生了抵制。因此，实施新的教学方法，如模拟教育，可能非常困难，培训教师变成另一个挑战。幸运的是，年轻的教师更容易接受新技术。因此，培训工作落在了他们身上。哥伦比亚是拉丁美洲国家中第一个采用基于模拟的教育。由于区域的原因，模拟教育最先在那里开始。在哥伦比亚，临床模拟协会是传统强大的模拟群体，于 2011 年召开首次会议。模拟在这个群体中广泛使用。

巴西是第二个国家，2010 年巴西医疗模拟协会（ABRASSIM）成立。这个组织目前拥有超过 300 名成员。模拟教育盛行于全国各地，模拟中心的数量迅速增加。智利和墨西哥也有类似的经验，在 2011 年建立智利临床模拟和患者安全学会（SOCHISIM）和墨西哥临床模拟学会（AMESIC）。这些国家都有教师发展项目，并有国家级和国际课程，科研也发展迅速。

其他国家，如阿根廷、玻利维亚、哥斯达黎加、洪都拉斯、厄瓜多尔、秘鲁、巴拿马，正着手建立他们的协会，反映了这些国家对模拟教育的兴趣越来越浓厚。大多数拉丁美洲模拟中心与大学有关联，但医院也开始发展模拟中心。因为这个关系，大多数中心致力于本科课程，尤其是医学。技能培训中心是最常见的模式，但正在呈现越来越多的高技术模拟。

这是如今拉丁美洲模拟教育挑战的概况。很多工作已经完成，技术变得越来越重要。然而，还有许多工作要做，尤其是在发展中国家努力实现他们的计划和创建低成本模拟中心的解决方案。

感谢 Dr. Juan Manuel Fraga 提供的建议和数据。

- 声学录制和隔离的质量差。
- 没有未来发展和扩大计划。
- 没有检查与机构导向相匹配的设备需求。
- 复盘空间不足以致在模拟房间复盘。
- 缺乏沟通导致错误和遗漏。
- 访问其他模拟中心，看看它们的空间是如何运作的，并假定你看到的是最佳实践。

在模拟设施就绪前，目前我能着手做些什么？ 启用前，对于模拟项目我可以开发哪些因素？

核心概念是模拟项目需要利用空间来实现其目标。为项目准备开幕日是很重要的。对此过程，SSH 认证指南是参考资源（SSH，2012）。我们的目

标应该是第 1 天尽可能处于高性能状态。虽然可能不全适用，但应考虑以下因素：

- 如果还没有使命和愿景，那就写一个。
- 建立模拟项目管理和组织架构。
- 让行政领导早期参与模拟项目。
- 在现有要求和预期要求的基础上雇佣人员。如果还没有雇佣主任（或相似的），那么优先考虑雇佣主任。
- 制订业务计划和预算。
- 为新设备建立调试计划。
- 制订度量标准和流程来评估项目内容。
- 为核心领域制定政策、程序和指南，如机密性、调度和设备使用等。
- 识别和发展你的教员和员工。
- 为机构和社区准备关于模拟中心的资料。

此时，彼地：现存的中心能为未来站点的发展做贡献吗？

建筑之前的布局设计阶段，调整变化，比在日后改造或重新配置你的空间更容易。访问美国和（或）世界各地不同的模拟中心所花的时间是很有价值的。我们每个人都应该共享（作为不成文的义务）协助他人探索，优化其学习空间和预算。

当使用新模拟中心，设施设计中的任何缺陷将迅速变得显眼。一些易于修复，另一些可能需要相当大的改造。咨询其他中心，看看他们是否有类似的问题，以及他们可行的解决方案。当发现局限性或更重要的解决方案，与模拟群体里的其他人分享。随着时间的推移，在一定程度上改造已经不可避免时，设计良好的中心需要扩张，让他们变得更加成功。计划和项目设计早期，要预期今后的发展。然而，不管我们给教育分配什么样的空间，通过利益相关者的帮助来策划一个未来愿景，这是未来发展的必然——扩张紧随其后。

成功的医院或诊所的环境几乎很少长时间保持静态不变。这同样适用于模拟或教育空间。在调整当前的空间以适应新技术方面，新方法或新技术有时会带来困难。通过网络社区、出版物或会议分享经验和创新，这会让我们这个小而积极发展的群体十分感激。彼此口头分享固然重要，但影响力没有发表文章高。通过书面形式传播你的工作，来支持我们的教育和模拟期刊。

总结

模拟设施可以如房间一样简单或如临床环境一样复杂。了解你的使命、愿景和为谁服务能引导整个过程。了解在模拟设施中常用房间类型将帮助您定义所需的空间。适用的比喻是，剧场——舞台前台是什么样子（模拟房间或教室）和后台需要做什么来支持前台成功的表演（例如控制室）？ 建筑团队与用户 / 所有者团队合作达成一致，设计灵活的设施，使得形式满足功能需求。哪怕是在最简单的设施，过程也很复杂。试图超标准设计中心花费不菲，且并不总是能为目标受众带来最佳功能结果。向他人学习和获取宝贵经验。享受你的新中心！

参考文献

Alinier, G., & Platt, A. (2013). International overview of high-level simulation education initiatives in relation to critical care. *Nursing in Critical Care, 19*(1), 42–49.

Bradley, P., & Postlethwaite, K. (2003). Setting up a clinical skills learning facility. *Medical Education, 37*(1), 6–13.

Dieckmann, P., Gaba, D., & Rall, M. (2007). Deepening the theoretical foundations of patient simulation as social practice. *Simulation in Healthcare, 2*(3), 183–193.

Haute Autorité De Santé. (2012). *Guide de bonnes pratiques en matière de simulation en santé.* Retrieved from http://www.has-sante.fr/portail/jcms/c_1355008/guide-bonnes-pratiques-simulation-sante-guide

Hssain I., Alinier, G., Souaiby, N. (2013). In-situ simulation: a different approach to patient safety through immersive training. *Mediterr J Emerg Med, 15,*17–28.

Møller, T. P., Østergaard, D., & Lippert, A. (2012). Facts and fiction—Training in centres or in situ. *Trends in Anaesthesia and Critical Care, 2*(4), 174–179.

Nel, P.W. (2010). The use of an advanced simulation training facility to enhance clinical psychology trainees' learning experiences. *Psychol Learn Teach, 9*(2), 65–72.

Passiment, M., Sacks, H., & Huang, G. C. (2011). *Medical simulation in medical education: results of an AAMC survey* (pp. 1–44). Washington, DC: Association of American Medical Colleges.

Seropian, M., & Lavey, R. (2010). Design considerations for Healthcare Simulation Facilities. *Simulation in Healthcare, 5*(6), 338–345.

Society for Simulation in Healthcare. (2012). *Society for simulation in healthcare's accreditation of healthcare simulation programs.* Retrieved from Society for Simulation in Healthcare website: http://ssih.org/accreditation-of-healthcare-simulation-programs

Weinstock, P. H., Kappus, L. J., Kleinman, M. E., Grenier, B., Hickey, P., & Burns, J. P. (2005). Toward a new paradigm in hospital-based pediatric education: The development of an onsite simulator program. *Pediatric Critical Care Medicine, 6*(6), 635–641.

第二节

空间：潜在的地点以期进行全面的模拟教学

Guillaume Alinier, PhD, MPhys, PgCert, SFHEA, CPhys, MInstP, MIPEM; Fernando Bello, PhD, Ashwin A. Kalbag, MBBS, DA, MD, FFARCSI, FRCA; Roger L. Kneebone, PhD, FRCS, FRCGP

作者简介

GUILLAUME ALINIER，2000 年在英国赫特福德大学开始参与评估、模拟教育和员工发展，设计和运行一家大型多专业模拟中心，每年为超过 10 000 名的学生、专业人士和访问学者提供知识开发和合作。他还参加了跨专业模拟项目、发展工作坊，帮助发展国际化模拟中心，定期发表期刊和图书章节。目前，ALINIER 教授是卡塔尔哈马德（Hamad）医疗公司救护车服务科研和模拟项目带头人。

FERNANDO BELLO，英国帝国理工学院外科和癌症学系外科图像和计算处理专业的讲师。他的主要研究领域在于虚拟医疗环境、建模和模拟，包括开发特定病人模拟、许多手术流程的在线学习应用以及探索模拟和情境的结合。他在技术、医疗和教育等期刊发表了大量文章。

ASHWIN A. KALBAG，伦敦查理十字会医院（帝国理工学院国家医疗服务系统的一部分）麻醉和疼痛管理顾问，对培训和教育有浓厚的兴趣，并被英国皇家麻醉学院任命为大学导师。帝国麻醉学院的机要见习顾问。Kalbag 博士对医学模拟有着浓厚的兴趣，并在赫特福德大学（英国）临床模拟中心担任荣誉模拟研究员，帮助设计医疗学习场景并开展模拟课程。

ROGER L. KNEEBONE，英国伦敦帝国理工学院外科教育教授。他有临床背景，接受过普外科医生和家庭医生的培训和实践。他研究兴趣广泛，尤其关注场境化模拟和跨学科实践的创新方法。ROGER 发表了大量文章，为许多国际期刊撰写评论，享誉国际。

利益冲突：FERNANDO BELLO 是 Convincis 股份有限公司的创始股东和非执行董事，但他是无偿参与。ROGER L. KNEEBONE 是 Convincis 有限公司的创始股东，也是无偿参与。

致谢：Roger Kneebone 和 Fernando Bello 感谢分布式模拟团队和伦敦 Denery STeLI 项目，为 DS 开发和研究提供资金。

摘要

模拟可于系统测验、情况介绍，目前更多的是用于医疗和教学。无论是出于教育目的还是运行目的，选择地点以及如何建立一个用于任意类型的基于模拟的活动空间，是一个具有潜在长期影响的重要决定。本章将探讨几个关键因素，并考虑可用的各种选择，主要是根据参与者的数量、活动类型、预期的增长、现有技术的广度和深度以及实施创新想法等方面的预期用法来考虑。目前，没有公认的最好的解决方案，但这些知识鸿沟确实提供了一个很好的机会；如果可以控制变量，特别是影响学习结果或将学习转化到临床领域的变量。这一章是本书其他章节的补充，还将解决一些关键问题，关于识别、获取和配置最适合建立模拟项目或者根据需要、情况和资源便于促进基于模拟的学习活动的空间。无论是初学者还是经验丰富的模拟教学团队成员（教师、技术员、技术专家、管理者、主任），本章将帮助读者考虑可能的地点和设置，决定什么是他们最好的选择，在预期优点和缺点方面判断对模拟项目的潜在影响，希望基于自身情况做出正确的决定。

案例

你正在负责建立一个模拟项目，有机会考虑一些可能的选择。你可以建立新的中心，或翻新现有的设施，或暂时或永久地促进临床环境中基于模拟的教育会议。在任何情况下，鉴于您的实际需求和资源以及预期结果（非常重要），我们的目标都是为您提供最佳的解决方案，以进行全面的模拟医疗保健专业互动和病人照护情景。包含从实地临床或院前护理领域到现有设施的重新调整，这取决于预期的目的和目标，可能性很多，因此需要仔细考虑。

引言和背景

各种形式的模拟已广泛应用于医疗教学。由于该领域早期所使用的技术的复杂性，使用全身患者模型的模拟习惯在专门的房间或模拟中心进行，因此模拟真实的工作环境还需要很大大努力（Abrahamson & Wallace，1980）。植入式模拟项目不受电缆和电线限制（通过 WiFi），通过现代技术打破一些传统模拟项目的局限性（不可植入），并引入新的医疗教育和研究方法（Kobayashi 等，2008）。

高保真全面模拟越来越多地被用于测试系统或方案，以及向新员工介绍环境。在纯粹的教育背景下，全面模拟要么通过把学习者带到特殊的空间，要么通过教育者和职业工具[模拟系统和视听（AV）系统]，这些工具是学习者平常的工作环境中可能需要的。在这两种情况下，空间必须是永久的或临时用于学习体验（图 6-2-1）。空间可能需要调整，模拟体验的预期目标才能以最佳方式实现。"空间"定义为无限的三维（3D）范围上，存在有相应的位置和方向的对象和事件发生。在医疗模拟环境中，它意味着进行模拟临床事件的空间，或小组讨论或复盘后的模拟行动所需的空间，或者模拟通常发生的事件的空间，也就是说，"现场模拟"。

这些学习机会为我们提供了大量可以考虑的选择，从在任何要求的位置运行单一现场模拟会话，到在永久或临时的基础上为基于模拟的教育活动重新配置一个小型或大型空间，这可能会大大影响用于改造这个空间或环境的技术、时间和资金分配。另一个可能的选择是从头开始设计一个完全专用的模拟中心，这已在第6章第一节中讨论。

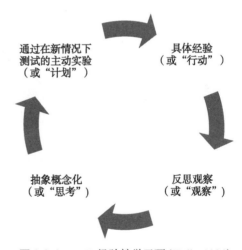

图 6-2-1 Kolb 经验性学习环（Kolb，1984）

重要性

在学习的过程中，教育环境（包括空间实体，以及一个特定活动开展的条件）对知识的同化和保留有重大影响。因此，促进基于模拟教育活动的空间，需要考虑最终会影响项目成功的各种因素。正确的决定往往需要平衡各项因素，选择最合理的方案。遗憾的是，对于很多其他事情，这一节不能单独提出通用的解决方案，因为排除某些可能性和强加其他限制外，个体情况可以有很大区别。

主题

模拟空间如同宏观实体

谨慎选择模拟设施的位置很重要，因为它可能显著影响这个设施使用率。潜在的位置有很多，包括以下几种：

- 独立设施（如私人的商业设施）。
- 大学校园里的设施。
- 大型医疗园区的一部分
- 可移动的设施或方案。
- 真实病人使用的临床房间（现场）。

上述每项都有优缺点，需要根据个人情况和目标非常严格的考虑。结合这个，有效利用模拟设施（临床医生或学生易于访问）的一个关键因素是由多学科委员会掌控，且其领导者已经接受过模拟教育和复盘的培训（Weinstock 等，2005）。模拟设施的位置对学习者的易于访问相当重要，可能大大影响使用，特别是如果它不是强制性的。模拟设施的确切位置可能会强烈影响使用者的类型。例如，位于靠近手术室的现场模拟培训设施可能被错误或正确地视为一个用于麻醉培训的设施。另一方面，如果它位于一般病人护理区域或一般训练设施附近，它可能更容易鼓励学科间的学习和合作（Meek，2008）。如果模拟中心位于大学校园内，医疗从业者可能很难开展项目，然而如果设在医院内，可能会严格限制模拟训练的学生数量。在这两个实例中，我们也需要仔细考虑模拟项目或技术的未来扩张和预期变化。

移动设施或方案的概念意味着进行模拟训练所需设备的便携性。实施这种方法通常有很好的原因，不管这些是经济的还是实用的，但肯定不会不如其他方案。例如，在英国，一辆公共汽车已经改装为移动临床技能实验室，在繁华的伦敦各医院之间行驶，为护理和医学专业的学生提供所需的现场培训，因此，他们无须浪费时间回到大学的技能中心（Nicol 等，2007）。通常需要移动运行模拟会话的设备包括 AV 系统和病人模拟器。便携式模拟方案的例子已被证明是非常成功的，Weinstock 等人（2009）和 Calhoun 等人（2011）也详细描述了装备模拟车的使用。严格地说，如果没有观察者和无须记录场景，那就不需要 AV 系统。类似地，如果场景只需要一个标准化病人，没有病人模拟，那么设备可能只需要包括一些场景特定项目所需的东

西和模型。便携式模拟方案适合在任何地方使用：一个教学实验室暂时设置为一个模拟房间、一个公共空间或一个实际临床房间。后者的位置会直接影响现场模拟，这将在下一节"现场模拟空间"讨论，而前者的一个例子将在"创新便携式模拟临床环境——分布式模拟"部分讲到。

考虑到学习者访问的便捷性、花费、跨学科培训机会、益处和挑战，Kobayashi et al.（2008）从研究和教育角度比较了基于中心（标准）的模拟和在其他位置进行的模拟。分类包括标准模拟和"便携式模拟"，后者包含"移动"（包括渐进的，当病人在不同场景中转运）、"场外"模拟（离开临床环境）、"原位"或"现场"模拟（Kobayashi 等，2008）。虽然这提供了有价值的信息，但更严格的方法是，一个拥有大量学员的独立机构来定义要训练的技能和可衡量的学习成果，以此开展客观研究，研究各种潜在位置对参与者学习的影响，观察各种由同一教员教导的模拟模式。

模拟空间如同微观实体

已在前一节中讨论过，无论哪里举办，运行模拟项目的空间都应该在微系统层面考虑。运行模拟培训的物理空间的选择应有利于学习。某些情况下，场景中的某段时间可能进入一种不利于学习的氛围。在这种情况下，场景可能会在噪声和剧本打乱的混乱氛围中进行。相反，复盘这样的学习经历应该发生在最好的环境，以一种有序的和建设性的方式，确保学员的注意力完全集中在讨论场景方面。

特殊布局在剧本环境中也很重要。从人类工程学的角度，以及要使模拟环境和临床间能够相互转换，这两个空间要相似。这涉及情境学习理论（Lave & Wenger，1991），通过环境向临床医生提供重要线索和提示，从而在触发视觉回忆及随后的照护患者行动中发挥重要作用。因此，医疗设备、洗手水槽或医疗气体的位置可能以更系统的方式供参与学员使用，而不是他们必须考虑这个事情，要求那些设备可用。当模拟练习的目的是为了测试多种程序使之最大限度地提高效率、生产率、患者安全性或其他能增强临床实践或服务的方面时，是一个例外，此时无须对现有临床设置进行完全相同的重现。在这种情况下，一个可能更大胆的空间设计、布置或医疗服务的人体工程学，打破常规，调查替代方案，可能会更有效。举个例子，创新临床

设施的系统测试方面。

当考虑模拟空间作为一个教育的场所，它可以设计成不同的方式，取决于空间可用性、需求、预期模拟学习的类型和用于其他活动的潜在的可能（Alinier，2008 a，2008 b；Brost 等，2008）。

现场模拟空间

现场模拟是一种独特的模拟形式。它可以被定义为"模拟发生在实际临床环境，无论参与者是否正在参加照顾真实病人的过程"（Henriksen 等，2008）。实际的真实临床环境，是一个特别有吸引力的空间，为财政和物理空间有限的机构提供基于模拟的教育，事实上可以使用最小的永久空间实现一个模拟项目（Calhoun 等，2011），尽管在确保访问和可用性方面存在一系列的后勤挑战性。对于刚刚开始发展模拟项目的机构，现场模拟提供了将临床人员（教育者和提供者）暴露于模拟情景中的机会，然而专用的模拟中心正在建设中。在这种情况下，需要的不止是在临时的基础上设置一个现有的病人护理区域。如果模拟项目没有一个专门的中心，那它需要一个专用的存储空间来存放训练设备，特别当这些设备是非常特殊、维护昂贵和易损坏时。

如果模拟活动发生在真实工作环境中，将会达到更高水平的真实性（Henriksen 等，2008），并促进记忆，根据情境学习理论（Lave & Wenger，1991），因此可以被视为现场模拟的关键优势。在模拟实验室产生的经历可能一定程度上能达到这个目的，但是作为现场模拟，培训更接近医疗提供者现实的工作，而且预期学习将被更加成功地同化。可以使用实际的工作日，意味着值班的临床工作者也会参与其中。这样减少一些需求，如在非工作日安排医务人员、付加班费或者在一个团队离开单元去培训时安排额外医务人员"回填"临床单元。这也提供了复习与高风险或罕见事件相关技能的机会。这些类型场景所需技能的频繁强化，将能更好地保持这些技能。然而，这一强化的功效需得到平衡，即在所有班次开展现场模拟，而不仅仅是白班，以提高整个医疗团队的能力。

在空闲的治疗室、病房、手术间或急诊区实施模拟培训，提供了很多实现模拟益处的机会。现场模拟最有价值的优势可能是识别潜在的危害和知识差距，以及为临床团队提供演练罕见和（或）高风险临床场景的机会（Hssain 等，2013）。现实的、但

故意的设备故障、差错（特别是常见差错）、遗漏信息，甚至是同时出现多个模拟病人，反映了自然的方式。促使医疗服务提供者或机构主任经历或目睹以模拟为基础的教学场景可帮助进一步发展和资助模拟项目。

现场模拟在医院很常见，既因为它比建造专用培训设施更经济，医院可能没有建造中心的空间，也因为它有最合适的环境提供培训。意识到现场模拟也有很多劣势是重要的（Calhoun 等，2011；Patterson 等，2008）。以医院为基础的现场模拟常见的缺点包括：潜在打断或取消模拟会话以处理真实的急诊或突然剧增的病人量，有打乱患者使用和教学使用的资源（设备，培训药物）的潜在危险、空间临时不可用于真实的患者照护、感染控制问题、噪音（来自周边的环境或培训场景产生）、在患者照护区域录制学习经过视频的潜在问题，用于设置场地（仪器、病人模拟器和 AV 设备）和测试设备的时间，真实患者看到由于模拟产生的骚乱而引起焦虑。虽然有措施预防这些问题的发生，但是它们是普遍存在的。

通常能从现场模拟获得最大优势的单元是急性程度高、人数多的区域。这些包括重症单元、手术室和急诊室，所有这些都是容易出现患者激增和季节性变化的区域。促进现场模拟应强调系统性，但是进行模拟的人员也需要对已经存在的系统资源紧张有所认识。这可能意味着模拟团队与护士长和 / 或医生协商，在一个特别繁忙的时间优先进行现场模拟（Henriksen 等，2008）。有时倾向于通过限制场景和复盘的时长，组织"小型"培训——因此，如清晨或傍晚，组织现场模拟，不会对科内临床护理产生负面影响。参与现场模拟会话的医疗服务者可能给人留下这种印象（不论对错），即在此期间病人护理被推迟或被忽视。这也提出了一个不同的争议，关于现场模拟本身，由于文化或政治障碍，可能简单地被视为完全不合适的。一些医疗服务者甚至可能表达这样的担忧，即现场模拟可能会扰乱或惊吓到患者及其家属。

实时模拟空间

实时模拟与现场模拟不同，它是在对真实病人进行的特定项目操作前的有计划的排演。这种模拟方法的实践还处于起步阶段。在已知特定病人信息基础上，模拟体验的目的是在面对真实病例之前进行培训。尤其与手术区域相关，通过 MRI 或

CT扫描获得的真实病人数据可以上传到虚拟的现实模拟器，允许外科医生在实际手术之前进行练习。这种特殊的训练设备需要一个专用的存储区域，如果足够大，外科医生可以不受干扰地在一个房间里演练他的临床案例。

在极其复杂的医疗干预案例中，如连体婴儿分离，实时模拟训练可以远远比手术程序进展顺利，还可以包括完整操作团队的现场预演。这种类型的模拟练习帮助多学科临床团队所有成员练习复杂的案例，充分认识到自己的作用，以及在一个复杂程序中的预期的问题。它可以反复模拟，通过改变病人生理反应，团队可以准备应对这种情况。

新型便携式模拟临床环境——分布式模拟模拟

便携式模拟的目标是促进学习者基于模拟的训练。这种方法通常在移动设备中提供基于模拟人的培训（Paige等，2009）。虽然这种类型的模拟通过接近学习者的临床环境解决静态模拟中心的可用性和可访问性的缺点，但是他们往往缺乏灵活性，因此，也许不能满足特定的临床团队的教育需求。

最近，Kneebone等人（2010）介绍了分布式模拟（DS）的概念。DS的目的是为培训和评估提供可访问、便携式，并且设备齐全的模拟训练。通过这样做，它打算在临床设置的现实情况和模拟中心的功能之间取得平衡。支撑DS概念的是一种信念，认为模拟应该提供一般可访问的一种学习方式，可以成为教育设施正常范围的一部分，可以适应不同群体的需要。

绝大多数模拟活动旨在尽可能重现真实临床环境。然而，认识到模拟度是多个因素中唯一一个影响模拟教育有效性，试图重现真实临床环境的所有元素需要高成本。DS的一个关键特性是，它试图优化模拟度级别，而不是完全重现所有的临床设置，仅选择和重建那些能够吸引参与者和实现教育成果的突出特征。这个"选择性的提取"的过程源于"关注圈"模型（Kneebone，2010），它描述了共同参与者选择性知觉、意识和关注模拟训练临床环境的不同元素组成的本质。严格和广泛的观察真实设置，紧随其后的是临床医师、设计工程师和心理学家之间的深入讨论，确定构成一个特定模拟模拟设置的关键部分，重点是模拟功能，而不是结构。

DS的规范如下（Kneebone等，2010）：

- 独立的模拟环境，可以从环境中隔离出来，允许任何可用的空间转换成用与模拟的令人信服的"临床"设置。
- 最小必要线索（视觉的、听觉的和触觉的），以重建真实的"临床"环境（包括临床设备和声音）。
- 静态模拟中心的关键要求（用来观察、记录、回放和复盘），简单、易于使用。
- 可以由小团队迅速组建的实用、轻便和易于转运的组件。
- 具有灵活性，可以根据个人要求重建一系列临床设置。

DS系统由两个主要部分组成：模拟环境和AV控制室。这是类似于一个传统的静态模拟设施，但有着前面提到便携性、灵活性和易于访问的优点。DS模拟环境的关键要素是设备齐全的、可关闭的空间；设备的重要项目通过可卷起的背景布幕实现；轻便的、专门设计的手术灯。360°的充气结构提供了独立的、可关闭的空间，可以轻松在3分钟内建立起来（图6-2-2A），这可以有效地让参与者远离周围环境，创建一个临床培训边界，建立教育和专业实践的环境。放气时，架构折叠成一个大小如同家庭帐篷的袋子。

充气外壳内使用的牵引背景，印着临床设备的高分辨率图形，如手推车、仪器橱柜、麻醉机等（图6-2-2B）。可以以最低的成本有效重建临床空间中的关键组件，以满足特定模拟的要求。

带三脚架的便携式手术灯是DS模拟环境的另一个关键组件（图6-2-2）。这种灯由轻质塑料模制，使用低压的发光二极管。虽然比标准手术灯更小、更轻，但它的圆形、可调位置以及多个明亮的灯光充分再现实际手术灯的外观和功能。中央集成的视频摄像头和麦克风提供操作区域内互动的高质量记录。

DS模拟环境占用5m×4m×2m的空间。它可以轻松由两个人在一个小时内建立，并在30分钟内包装好。所有关键组件可以放在一辆小汽车的行李箱里来转运。图6-2-3显示了一个完整的DS手术模拟环境。模拟环境的关键配套是可以观察和管理的控制室（Meek，2008）。DS提供了一种便携式AV控制室，可能位于离模拟环境较远的地方。内含无线摄像机、笔记本电脑、较轻的喇叭和定制的录音和回放软件（图6-2-4）。无线摄像机是对集成在DS灯内的摄像机的补充，是高清的、便携式的、轻便的摄像机，加上集成麦克风，可以在DS围

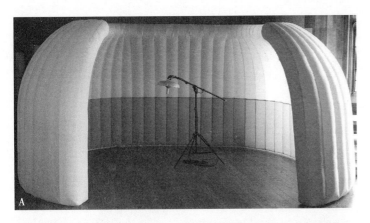

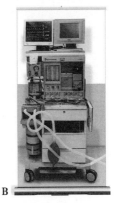

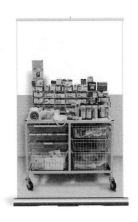

图 6-2-2　A. DS 充气结构和灯；B. DS 上拉背景 C. DS 手术灯

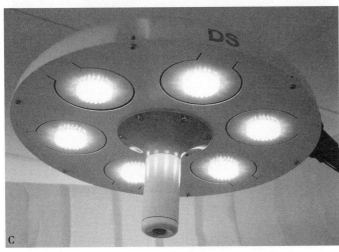

墙内提供范围广泛的不同视野，通过记录团队互动和团队表现来满足个人学习和教学的需要。各种临床领域的细节观察强调足够音频信号的重要性。这些通过隐藏在充气结构中的小喇叭重建 DS 模拟环境。播放各种临床声音（如心脏监视器、呼吸机、临床背景噪音），可由便携 AV 控制室笔记本电脑来控制（图 6-2-4）。

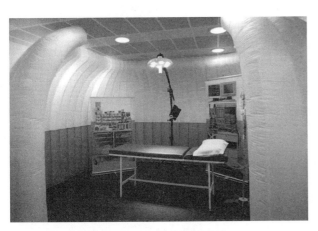

图 6-2-3　DS 手术模拟环境。

图 6-2-5 展示了 DS 模拟环境的各种可能配置，结合了混合定制的模拟设备和道具，使用标准现成的模型真实临床设备和模拟病人。

教育技术的考虑

广泛的技术可用于支持医疗学习和教学活动（Alinier，2011），包括互动白板（Glover 等，2005）、个人反应系统（Jensen 等，2009）和其他更专业的设备，比如为一个特定程序设计的虚拟现实模拟器（Chin & Forbes，2008）。其中一些或多或少可以移动，而其他则需要保持不动，以防损坏或是因为他们需要访问特定服务或正常工作要求非常精确的校准（如立体投影实现 3D 效果）。

通常来说，更偏爱选择具有移动性的技术，而不是安装固定装置使房间看起来非常专业。然而，有一些情况，由于需要特定的房间配置（Bridge 等，2007）或获得特定的服务，必须围绕某个特定的技术来设计设施。

第 6 章 · 环 境 设 计

无论是购买教育技术还是购买环境配置，都不能保证教育的有效性。

教育工具只能和那些使用它的老师一样好（Satish & Streufert，2002；Weinstock 等，2009）。

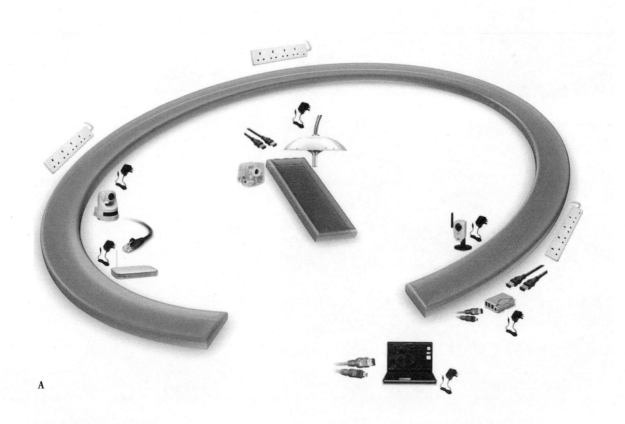

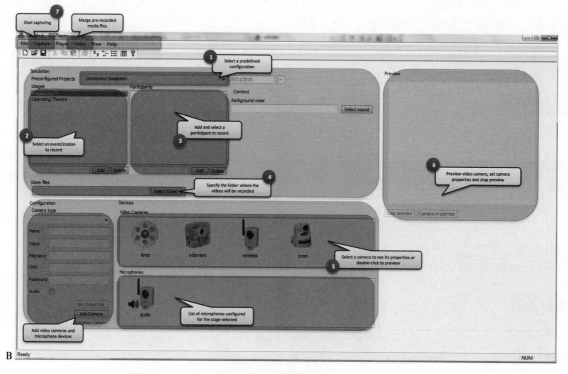

图 6-2-4　A. DS 便携式 AV 控制室组件；B. DS AV 软件界面

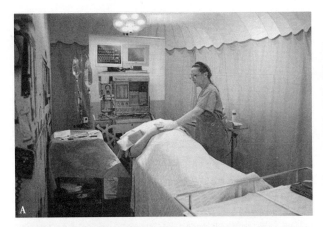
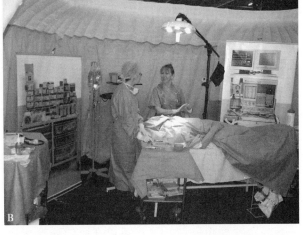
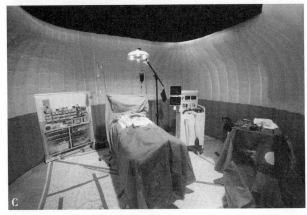
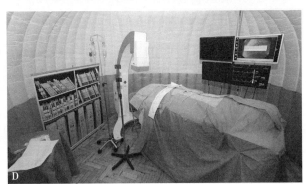
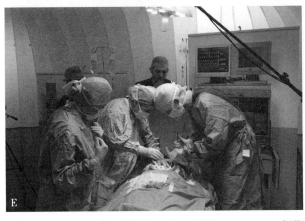
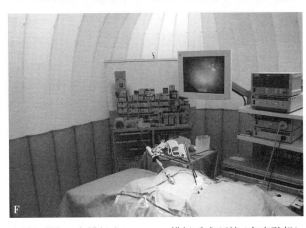

图 6-2-5　A. DS 监护室模拟模拟（有模拟人）；B. DS 择期手术模拟模拟（有模拟人）；C. DS 模拟手术环境（有麻醉机）；D. DS 血管造影、血管成型术模拟模拟环境（有模拟 c 臂）；E. DS 急诊手术模拟（有高模拟度的假体）；F. DS 腹腔镜手术模拟环境（有真实的腔镜）

怎样做⋯⋯

如何获得你想要的？

　　确定什么是实现一个特定目标的最好解决方案后，应该为一个特定的解决方案制定提议，展示这些情况。只有在所有选项都被客观地考虑和正当排除后，才能进行。建议在做选择时可以包括一个严格的 SWOT（优点 - 缺点 - 机会 - 威胁）分析来考虑各种选项。首选和最合适的解决方案应该呈现强大而有效的论点，更容易被接受和得到机构的支持。这应该包括预期利益，如投资回报、服务改善以及最终的患者服务提高和患者安全。

如何确保做出正确的关于未来模拟空间选择的决定？

在过去的十年里，随着世界上模拟项目数量急剧的增长，其他有着同样的困境、类似的限制和类似情况的人极有可能已经测试过至少一个考虑之中的选项。模拟设备供应商通常是很好的信息源，他们可能会知道已经有类似情况的客户，这些客户较容易接受其他模拟用户的咨询。根据他们所做项目经验在做出最好的模拟空间选择方面，他们能够分享经验并做出进一步的建议。另一个资源是许多的医疗模拟联盟。你也可以在医学模拟协会（SSH）的网站讨论版上提问。

如何决定你实际所需的空间大小

为了确定模拟项目所需的空间，首先必须确定临床环境和所需设备的类型、需要接受培训的学习者人数、每期参与的数量、他们的能力以及能推动培训的可用人力资源。这将帮助开发日程草案，甚至确定培训是否需要并运行在不同的区域或房间。模拟设备选择和预期的模拟活动类型也会影响所需空间的大小。涉及多个专业和学科参与者的场景比单专业场景需要更大的空间。

彼地，此时：如何继续改进或者保持我现有的成果？

建立模拟项目本身就是一个巨大的成就，需要不断努力，以使活动和资源继续存在，并满足医疗实践不断变化的需求。模拟中心，移动的、便携式或现场项目，以及参与教育课程操作的员工需要维护和更新前面所提及的。技术、设备和程序在不断发展，使用的教育项目和教学方法同样也应该持续发展（Alinier, 2007）。

一种维持目前所取得的成就并有着改善愿景的方法是，接触更广泛的模拟社区。积极与相关专业的其他专业人士洽谈，模拟教育者能帮助更新和开放合作机会。除了维持现有的活动组合之外，合作往往可以与创新研究联系起来，从而为实践领域贡献更多知识。基于模拟的教育中的研究机会依旧很多（Dieckmann 等，2011）。关于环境和实际配置影响的调查显示，促进基于模拟的训练和它是如何转移到实际临床实践仍然是高度相关的。他们可以用来指导模拟设施的设计，或者探索在教育和财务方面其他空间是否更有效。

总结

可以以不同的方式考虑空间。对于基于模拟的教育，空间可以是一个永久的物理位置，在一个更大的实体内，也可以是临时设置，如现场模拟或移动等模拟。无论如何考虑空间和使用的教育形态，空间是一个基于模拟教育的关键因素，因为它是学习发生的地方。这种学习可能涉及复杂的思维过程，直接受到环境的影响，如果不合适这可能会分散注意力，相反，如果非常合适会提高技能和知识的同化。其他因素，如培训场地的位置，对操作利用率和潜在的未来扩张的影响。

这些因素需要被谨慎考虑，确保一个机构或更广泛的区域的基于模拟教育的成功。另一个需要考虑的重要方面是，无论模拟教育在哪里进行，它只能和教育者使用的促进方法一样有效。

关于空间布局和设备，也需要仔细考虑以使它们达到目标。同样重要的是要记住，利用率可能随时间变化，因此，建议不要把专用模拟空间建立成太过专业的永久性固定装置，除非绝对必要。模拟教育应加强临床实践，通过为学习者定制以达到具体的教育目标；模拟空间对学习者来说必须非常容易访问，充分满足他们的培训需求，其中包括时间和地域的限制。同时，模拟设计和实现应该是成本效益好的。

参考文献

Abrahamson, S., & Wallace, P. (1980). Using computer-controlled interactive manikins in medical education. *Medical Teacher*, 2(1), 25–31.

Alinier, G. (2007). A typology of educationally focused medical simulation tools. *Medical Teacher*, 29(8), e243–e250.

Alinier, G. (2008a). All-in-one room schoolhouse: Clinical simulation stage, control, debrief, and utilities all within a single room. In R. R. Kyle & W. B. Murray (Eds.), *Clinical simulation: Operations, engineering, and management* (1st ed., pp. 239–242). San Diego, CA: Academic Press.

Alinier, G. (2008b). The patient simulator suite: A single dedicated clinical simulator stage surrounded by dedicated control, observing/debriefing, utility, and office rooms. In R. R. Kyle & W. B. Murray (Eds.), *Clinical simulation: Operations, engineering, and management* (1st ed., pp. 261–265). San Diego, CA: Academic Press.

Alinier, G. (2011). Simulation technology in healthcare education. In A. Lazakidou & I. El Emary (Eds.), *Learning oriented technologies, devices and networks* (pp. 69–89). Ankara, TK: Lap Publishing.

Bridge, P., Appleyard, R. M., Ward, J. W., Philips, R., & Beavis, A. W. (2007). The development and evaluation of a virtual radiotherapy treatment machine using an immersive visualization environment. *Computers & Education*, 49(2), 481–494.

Brost, B., Thiemann, K., Belda, T., & Dunn, W. F. (2008). Creation of structure-function relationships in the design of a simulation center. In R. R. Kyle & W. B. Murray (Eds.), *Clinical simulation: Operations, engineering, and management* (1st ed., pp. 185–199). San Diego, CA: Academic Press.

Calhoun, A. W., Boone, M. C., Peterson, E. B., Boland, K. A., & Montgomery, V. L. (2011). Integrated in-situ simulation using redirected faculty educational time to minimize costs: A feasibility study. *Simulation in Healthcare*, 6(6), 337–344.

Chin, M. W., & Forbes, G. M. (2008). Should simulator use become mandatory in endoscopy training? *Journal of Gastroenterology & Hepatology*, 23(7), 996–997.

Dieckmann, P., Phero, J. C., Issenberg, S. B., Kardong-Edgren, S., Ostergaard, D., & Ringsted, C. (2011). The first Research Consensus Summit of the Society for Simulation in Healthcare: Conduction and a synthesis of the results. *Simulation in Healthcare*, 6(Suppl), S1–S9.

Glover, D., Miller, D., Averis, D., & Door, V. (2005). The interactive whiteboard: A literature survey. *Technology, Pedagogy and Education*, 14(2), 155–170.

Henriksen, K., Battles, J. B., Keyes, M. A., & Grady, M. L. (2008). *Advances in patient safety: New directions and alternative approaches. Vol. 3. Performance and tools (AHRQ Publication No. 08-0034-3)*. Rockville, MD. Agency for Healthcare Research and Quality.

Hssain, I., Alinier, G., & Souaiby, N. (2013). In-situ simulation: A different approach to patient safety through immersive training. *Mediterranean Journal of Emergency Medicine*, 15, 17–28.

Jensen, R., Meyer, L., & Sternberger, C. (2009). Three technological enhancements in nursing education: Informatics instruction, personal response systems, and human patient simulation. *Nurse Education in Practice*, 9, 86–90.

Kneebone, R. (2010). Simulation, safety and surgery. *Quality Safety Health Care*, 19(Suppl. 3), 47–52.

Kneebone, R., Arora, S., King, D., Bello, F., Sevdalis, N., Kassab, E., . . . Nestel, D. (2010). Distributed simulation—Accessible immersive training. *Medical Teacher*, 32(1), 65–70.

Kobayashi, L., Patterson, M. D., Overly, F. L., Shapiro, M. J., Williams, K. A., & Jay, G. D. (2008). Educational and research implications of portable human patient simulation in acute care medicine. *Academic Emergency Medicine*, 15(11), 1166–1174.

Kolb, D. (1984). *Experiential learning: Experience as the source of learning and development*. Englewood Cliffs, NJ: Prentice Hall.

Lave, J., & Wenger, E. (1991). *Situated learning: Legitimate peripheral participation*. Cambridge, UK: Cambridge University Press.

Meek, T. (2008). Anaesthetic simulators: Making the most of your purchase. *Current Anaesthesia & Critical Care*, 19, 354–360.

Nicol, M., Warren, A., & Connolly, J. (2007). Development of a clinical skills bus: Making simulation mobile. *International Journal of Clinical Skills*, 1, 101–113.

Paige, J. T., Kozmenko, V., Yang, T., Paragi Gururaja, R., Hilton, C. W., Cohn, I., Jr., & Chauvin, S. W. (2009). High-fidelity, simulation-based, interdisciplinary operating room team training at the point of care. *Surgery*, 145(2), 138–146.

Patterson, M. D., Blike, G. T., & Nadkarni, V. M. (2008). In situ simulation: Challenges and results. In K. Henriksen, J. B. Battles, M. A. Keyes, & M. L. Grady (Eds.), *New directions and alternative approaches: Vol. 3. Performance and tools* (AHRQ Publication No. 08-0034-3, pp. 1–18). Rockville, MD: Agency for Healthcare Research and Quality.

Satish, U., & Streufert, S. (2002). Value of a cognitive simulation in medicine: Towards optimizing decision making performance of healthcare personnel. *Quality & Safety in Health Care*, 11(2), 163–167.

Weinstock, P. H., Kappus, L. J., Kleinman, M. E., Grenier, B., Hickey, P., & Burns, J. P. (2005). Toward a new paradigm in hospital-based pediatric education: The development of an onsite simulator program. *Pediatric Critical Care Medicine*, 6(6), 635–641.

Weinstock, P. H., Kappus, L. J., Garden, A., & Burns, J. P. (2009). Simulation at the point of care: Reduced-cost, in situ training via a mobile cart. *Pediatric Critical Care Medicine*, 10(2), 176–181.

第三节

技术基础设施

Brian Moores; Amar P. Patel, MS, NREMT-P, CFC

作者简介

BRIAN MOORES，一位有经验的医疗视听和网络技术设计顾问。MOORES 先生设计了加州大学旧金山分校教学中心、罗马琳达大学百周年模拟中心以及纽约纪念斯隆凯特琳癌症中心（图像引导介入微创治疗）的视听和网络系统。MOORES 先生研究电信系统。

AMAR P. PATEL，负责基于集成技术的教育项目，包括病人模拟、医疗游戏和杂交教育。他为全国无数模拟项目的建立，包括视听系统（直接把技术和模拟连在一起）的开发提供了咨询服务。AMAR 是 *Carolina Fire EMS Journal* 特约作家，他发表了关于模拟中心设计和模拟中心的不断变化的技术基础设施需求文章。

摘要

模拟中心设计的核心是技术基础设施。建立项目的需求和决定采用最好的集成技术将帮助一个中心提供高质量和高灵活性的教育，实现使命和愿景。虽然一个项目的技术需求往往是最后考虑的事项之一，但是医疗模拟技术的复杂特性需要反复论证和早期决策。一张关于中心需要什么的列表将帮助塑造整体范围的技术需求。利用技术规范表，模拟中心可以列出他们需要什么，以及它可以如何集成到他们的整体设计方案中。设计一个成功的技术基础设施的关键是看中心的整体教育范围、什么样的委员会分配给中心，以及谁负责教学。理解技术需求如何与实际应用结合的复杂本质，可以通过一些独立的研究和指导来做到。

案例

Karen Smith，ABC 大学教育主任，受命为护理学院、医学院和当地医院建立一个模拟中心，可供学生训练。大学拥有如何将技术融入到教育计划中的经验，但从未使用高科技模拟。尽管 Karen 的员工准备协助她设计模拟中心，但随着项目的推进他们仍然担心期望能否实现。Karen 熟悉以计算机为基础的学习方法，但摄像系统操作、记录以及故障排除经验有限。她从来没有把视听系统和模拟器集成，更不用说试图排除故障。项目主任成立了一个监督委员会，这个委员会包括了可能利用这个新中心的每个学校和医院的成员。最后模拟中心建筑设计（附录 A）达成协议，作为下一步的基础。委员会要求 Karen 了解其他模拟项目，加强理解新建筑和翻新空间的技术基础设施需求，以寻找如何发挥视听系统和模拟器在空间上的灵活性，但在逻辑上和技术上会涉及什么仍不确定。在委员会一定投入的基础上，Karen 把需求列表放在一起比较，她除了向管理委员会（负责资助这个项目）报告潜在的成本、收益外，还要做自己的研究（附录 B）。

引言和背景

设计一个模拟中心的复杂性质不仅涉及物理基础设施，而且必须包括技术设施。设计师和负责教学的教师必须在早期考虑空间的技术需要。许多模拟可以用低技术实现。当一个中心打算创建一个高沉浸式环境，需要大量技术来帮助完成，这将面临挑战。在项目早期做的选择也许对现在的需求有害或有助。重要的是要考虑所有的选项和理解你可能会放弃哪些特点。作为（a）一个教育家，（b）一个技术人员，或（c）项目经理，你必须考虑到中心目前和未来的技术需求。

重要性

设计一个中心的技术性质对一个人来说可以是压倒性的任务。列出所有不同可能性，对了解每件技术相互关系的需求是非常重要的。对于这些作者，分享他们自己个人和职业的经验已成为一个重要的方式，供其他人借鉴他们的成功和所犯的错误。技术的不断变化和通过提前计划理解一个中心如何成长的需求，可能是最初的技术设计阶段的一部分。我们现在生活在一个不断变化的环境中，我们已经看到了从有线到无线通信设备的进展，随着需求的增加这些设备也越来越复杂。虽然它也可能是一个最昂贵的，但作者希望他们可以帮助你决定学生和程序的需求。

系统概述

本节关注一个模拟中心设计的技术需要。因为有很多系统可供选择，选择的系统满足学生和项目的需要是非常重要的。上述案例研究将利用Karen的经验，因为她开始布置ABC大学模拟中心的技术设计。Karen的经历作为一个例子来说明模拟中心在做出最终决策之前必须考虑多少不同方面。对于这个案例，被选中的最终方向，不应该被视为唯一的选择或最好的选择。这个决策是基于Karen的课程和技术规范表，都将在本节稍后进行更详细的讨论。希望这一节，在设计早期，能与信息技术（IT）团队和**视听（AV）设计师**创建一个开放的对话和分享信息通道。

本节将首先讨论技术规范表，了解项目的当前和未来课程的重要性和空间路径。将详细讨论模拟中心设计的技术方面，最后讨论立志引领技术的人们所考虑的未来设计概念（Ross，2012）。有这么多考虑，重要的是花时间理解本节提出的概念和提出的问题，以确保用正确的技术满足预算和需求。

方法

技术规范表

技术规范表（附录C）列出了各种各样的问题，这些问题是每个设计师和模拟专家在开始研究中心的技术需求时应该考虑的。有参考工具可供利用，将有助于确保问题的正确，因为从管理委员会、主要的利益相关者、教师和潜在的供应商那里征求信息，结合在早期思考真正的设计需求和可能发生的事件（如附录C所示），这三页的文档提供了模拟、视频和音频设备问题，以及记录系统、分页系统、对讲系统、控制室和控制系统、支持和操作要求和培训问题。希望可以利用该工作表来指导完成中心的技术设计。

Karen的案例将利用这个工具来展示如何确定ABC大学模拟中心的需要。这个工作表上的问题答案将会根据她计划的初始专注点和长期专注点而改变。必须记住，有各种各样的答案，取决于目前课程设置和可能的改变（取决于如何集成模拟教育计划）。

课程

对课程有一个基本的了解，对模拟中心的发展（不仅是物理空间，而且是技术需求）来说至关重要（Kyle & Murray，2008）。中心的需要是在最初的设计阶段建立的，由于AV系统和模拟技术很多物理空间要求将需要调整。对模拟中心希望在第一个5年完成什么有一个基本的了解，可以帮助你完成技术规范表。

作为教育专家，常常难以对接建立的课程和项目的需要。但作为技术设计师，我们懂得如何为教育者提供他们所需要的集成模拟技术的专业知识。任何好的设计的核心是通过课程理解学生和教育者的需要。课程是建立一个坚实的、技术上高效的和有效系统的关键。

对技术规范表深入地审查应作为Karen匹配她的项目需要和技术需求的指南。作为模拟中心设计师，你必须考虑中心的需求会随着时间演变。除了利用技术规格表和布局项目课程,你必须在过程的早期提出正确的问题。正确的问题是基于技术规范表。

Karen 的课程

Karen 一直负责调查她所在的 325.2m²(3 500 平方英尺)的模拟中心的技术需要。这个中心将是(a)医学院、(b)护理学院、(c)药学院和(d)联合健康学院的学生的家。除了新的医疗服务提供者,Karen 的项目将负责为两个医院(合作单位并为项目提供了资助)提供基于模拟的教育。由于学生种类多,经验水平不一,委员会决定设置包括临床模拟、标准病人和技能培训房间。他们决定整合总共五个模拟系统和各种技能培训。被选的模拟系统是一个有线儿科和无线成人的结合。他们要求她选择一个 AV 系统,提供最大的多功能性,允许远程观众看到模拟体验和学生能够在稍后的日期看到自己的表现。Karen 说,她希望系统跨中心标准化,因为最初的人力是有限的,他们的合作机构里一些缺乏技术经验的工作人员将负责教学。此外,行政委员会概述了需要一个安全系统保护中心。由于集成技术的经验有限,她试图找到项目的整体物理设计和技术设施。

从本质上讲,Karen 将负责每年 2 000 名学生的初始和持续的医学教育。虽然课程早期主要集中在最初的基于任务的技能,因为他们的教育进展,许多学生很快就会转移到标准化病人和模拟系统。对于继续医学教育,Karen 仍然想要了解他们除了模拟规范以外的需求。她做了一个计划提供重症照护和急诊室教育,但正在等待需求分析直到管理委员会决定该中心最后的能力范围。Karen 将开始调研设计核心课程,预测需改革的设计和课程,因为她了解了更多关于中心的技术需要。

调查

在过去的 3 个月里,Karen 参观了无数中心,试图了解他们如何设计他们的 AV 系统和将模拟技术集成到这些系统。虽然她的调查为她提供了大量的信息,但她也发现了以前从未考虑的许多问题。应行政委员会要求,Karen 将为最后的审查和批准汇报她的发现和建议。

基础设施设计理念

Karen 的调查过程中,她得到一个非常重要的结论。她发现目前模拟中心设计通常有两种不同的基础设施设计理念。第一个设计是利用有线的同轴电缆系统,而第二个利用**互联网协议**(IP)数据网络。

同轴电缆系统包括一系列的点对点连接电缆和相关通路,被认为是最常见的基础设施的设计。在其核心,这是模拟技术和基于查看和捕获实时视频的前提。在早期,Karen 发现这种类型的系统是典型**遗产模拟安全系统**。尽管电力需求不同,相机可以在本地或从机架上安装供电电源上取电。模拟系统可以驻留在**共享数据网络**通路;通路方向分化并不少见,创造额外的通路和协调问题。在面试模拟中心 AV 设计师,Karen 发现更难用这种类型的基础设施来改造现有的空间,因为电缆布置没有多少灵活性。一个模拟系统的明显的优势是基于同轴布线系统比基于网络系统提供更长的电缆运行。

在中西部地区访问一个新的模拟中心,Karen 发现第二个类型的基础设施,这是基于 IP 数据网络、有线和无线技术。她好奇想了解更多关于这项技术以及它在小型和大型空间是如何工作的。Karen 发现这种类型的基础设施与模拟点对点的基础设施相比可以提供一个明显的优势。它允许电力分布在数据电缆,因此大大减少了所需的电源插座的设计。另一个主要优势是有如下能力:(a)分配摄像头、(b)生理监测、(c)音频信号可以通过这个网络的任何位置发送。然而,使用点对点的 IP 数据网络基础设施有优势,也有局限性。这种类型的系统的一个主要缺点是需要使用编码器和解码器处理音频和视频信号。这个过程将导致时间延迟,那将是一个非线性非实时体验。Karen 发现,如果员工和学生不是通过一个窗口和一个在线视频在同一时间观看,这不是个问题。从本质上讲,如果实时观看混合了非实时观看,这确实是一个问题。她听说在这些条件下,很难集中精神和操作人体模型。之前,她困惑应该选择哪个方向,但她现在有足够的信息来确定是否需要一个实时或非实时观看模拟体验的系统。

空间规划和路径

在大学的模拟设计委员会发表了评论之后,Karen 决定举办一个会议,帮助大家确定每个类型的房间需要多少空间。在早期,行政委员会概述了基本课程,给了 Karen 关于中心大致的方向。与其他模拟中心讨论如何解决技术设计，她决定这将是开始空间规划合适的时间。

空间规划在设计过程中是最重要的第一步，以确保满足课程计划和模拟中心的教育指令。在她的调研过程中，Karen 反复建议由课程来驱动 AV 和空间需求的界定。此外，在早期做这些决策可以影响员工促进空间内的模拟体验的能力程度。

在 Karen 访问的两个中心，她很开心地看到了非常灵活和多功能的模拟房间。这些房间可以作为重症监护病房、手术室、急诊室，只是通过利用端墙和相关的 AV 以不同的配置连接。在她参观期间，她了解到，在项目的空间规划阶段，设计团队和模拟中心教师讨论了各种房间配置。此外，他们评估空间对定义课程和预期的 AV 技术需求的影响。设计团队在中心建成之前，花时间确保中心的布局和选择 AV 系统匹配项目的需求。

在许多设计项目上，课程和技术是事后的想法。空间分配是在计划课程和模拟体验之前决定的。Karen 发现这个主要原因是由于预算紧张、对设计和施工进度的顾虑和渴望简单快速地完成项目。许多项目是由实际成本、预算约束和资金推动的。总是谨慎仔细地研究模拟中心总体的预期功能和考虑课程和技术将如何匹配，而不是在物理空间布局已经确定后再试图使它们匹配。模拟中心的总体平面图可以有很大的灵活性，只要遵从建筑法和建筑规范。从犯了类似的错误的人身上，Karen 学习到模拟中心的教员必须在规划过程的早期参与。

尽管 Karen 考虑采用的技术类型有巨大的差异，但是她发现建立通路需求依赖于管理委员会为模拟中心选择技术类型。模拟点对点系统将允许电缆运行到 182.9m（600 英尺）（BICSI，2009），而一个 IP 网络系统仅限于最大电缆运行 88.4m（290 英尺；BICSI，2009）。此外，无线网络系统仍然需要布置有线接入点和受到最大电缆长度 88.4m（290 英尺）的限制。与一些 AV 设计师进一步讨论她的选择，Karen 发现电缆通道远离电机是很重要的，暖通空调（采暖、通风、空调）电机、医学成像系统和其他电子设备，都可以产生类型众多的电磁性干扰（BICSI & InfoComm International，2006）。一个好的经验则是运行模拟视频电缆及网络数据电缆至少间隔 30.5cm（12 英寸）。这个距离将确保没有感应噪声或直线静电，核心 AV 系统功能也按这个要求设计好。

模拟工作流程和设计影响

Karen 在一个模拟中心访问，在与同事的交谈中，她了解到中心的设计必须足够重视预期的模拟工作流程。因为，工作流程与设计不协调将导致工作混乱。此外，这将对项目效率和能力带来明显的挑战。任何空间确实有一定的创造力，可以容纳大多数场景。但是，建立一个新的设施或更新现有的空间的基本出发点是创建一个更高效的利用空间，利用更新的技术去优化模拟的真实性、学生测试和学生的教育。

如果可携带性和移动场景是模拟中心的一个重要方面，那么工作流程必须使得从一个空间移到另一个空间，甚至移到非现场空间很容易（非常有限的约束和障碍）。这就是说一个非常灵活的基础设施设计的必要性与快速重新配置空间的能力。无线技术最适合这种类型的工作流程。点对点无线网络系统的本质是只要有足够的信号覆盖和带宽，就允许多种设备在任何时间、任何地点加入网络。

对于为模拟设计的固定空间来说，拥有在每个房间进行模拟实验所需的各种技术工具是极其重要的。这将有助于提高项目效率，确保时间不会浪费在寻找启动或停止某一剧本所需的设备上。如果一个房间被指定为一个主要用作专项培训的房间，那么这个房间必须配备有专项训练器，与模拟相关的设备和视听连接。要考虑到哪怕是可能会阻碍模拟实验开始的最微不足道的成分，也会对创建一个流畅的工作流有所帮助。

Karen 在其他中心调研时，看到了这些中心安装了多少的电视监控器和投影机。Karen 发现视听设计师喜欢发布壁挂式视频显示器，比如在一个模拟中心四周明智地安装大屏幕格式 LCD 或 LED 监控器。这为模拟专家创造场景定位以显示对人体患者模拟系统的生理监控提供了更大的灵活性。它也使另一个地点在复盘时允许回放模拟实验（Ross，2012）。从本质上讲，你可以创建一个非常开放的工作流程，以提升生产力和效率。这种开放式的工作流程允许专家同时进行模拟实验或复盘，因为工具都已经到位了。

系统设计和设备规范

在大多数视听模拟中心的设计项目中，都会有正式的系统设计，包括一套视听图、规格、设备清单或材料清单。Karen 访问时询问了视听主任和 IT 工作人员有关从最初的系统设计概念到最终实施的过程。这就是她所发现的。

Karen 发现，如果这是个新建设的项目，建筑设计团队中将会有一个视听设计顾问。这个顾问通常会具有视听技术设计策划、声学以及模拟中心的建筑空间规划等的经验。如果项目涉及修复现有的空间，那么这个建筑设计团队可能就不会有视听设计顾问。项目范围将描述各自团队中的成员类型。Karen 发现在某些情况下，许多项目的专家协作来自机构内部个人。他们通常是模拟中心的成员、内部视听或 IT 以及建筑师或普通承包商。

在一个新设计项目中，通常在建筑规划和施工过程中有几个阶段。一般如下：

- **原理图设计**：初步空间规划和布局设计。
- **设计开发**：基础设施和初步建筑服务设计布局。这将包括工程、设备和家具。这通常是初步设计方案和规划阶段。
- **施工文件**：包括所有建筑服务的最终设计，家具或固定装置，以及去竞标的建筑、工程交易和服务计划。最终的设计规范已创建。
- **施工管理**：对实际施工过程和相关安装期间交易的项目管理。

模拟项目的视听设计遵循以下阶段：

- **原理图设计**：初步的视听模拟空间布局和考虑，以及成本估算和视听项目预算。
- **设计开发**：设计图和热、动力负荷计算的视听和网络基础设施途径。一般的视听设备位置是确定的。
- **施工文件**：最终的视听设计方案、叙述性能规范，以及为视听承包商投标发出的设备清单。
- **施工管理**：对实际施工过程和安装过程中视听承包商的项目管理。

尽管改造项目可能会与新建项目有着相似的时间阶段，但 Karen 发现根据项目的整体范围来进行施工可能在更短的时间和阶段就能完成。如果是作为设计团队的机构，那么通过接触模拟承包商以获得实施建议，将是非常重要的。在很多情况下，他们可以在项目中提供设计协助。当你寻求建议时，记住这一点很重要，承包商导向的系统设计协助可能会限制模拟中心的能力。具体来说，模拟承包商可能会把设计推向自己的模拟系统功能，让你将来更难整合其他技术。此外，这可能阻碍该中心未来扩张的能力。

通常视听设计文件是在一个包含一组视听图的模拟视听项目过程中创建的。这些图显示了所有视听系统组件的建筑装置位置，以及所有的相关的途径和基础设施。一套完整的视听设计方案包括视听设施计划、视听电工图、系统图、项目描述和该项目需要购买的设备清单或材料清单。

视听设施计划将显示平面图和建筑立面上的所有的技术基础设施设备。这些设施图可以使 Karen 和管理委员会很好地了解每个房间及其与视听设备的关系和整体规划工作流。

除了视听设施计划，还将提供一套视听电工图。这些图将显示实际的基础设施，包括水管、电缆盘、接线盒和通道。还将显示视听电子要求如电源插座和安装高度。视听电工示意图要与电气工程师的图相一致，这样可以为该项目生成一套完整的电工图。

最终的视听电工图是系统图。这些图将详细说明每一个系统互联互通和如何分布在通道和空间的基础设施中。这些图也被称为"单线图"。

除了视听（a）设施、（b）电工和（c）系统图，将提供视听规范。这个规范通常遵循建筑规范设备研究所（Construction Specification Institution，CSI）格式，包括安装实践和细节、工作条件、投标适用条件和叙述性功能描述系统、空间和性能要求。

视听设计文件的最后一部分是设备清单或材料清单。该文档通常被做成电子表格格式。它将显示构成视听系统需要的设备及其数量。在某些情况下，将列出可以接受的替代品或备用设备。设备清单可能包括摄像头、视听切换器、麦克风、扬声器、显示设备和录音设备。

如果一个机构选择采用机构内部资源来设计模拟中心，总是建议他们创建一个设计文档基准。设计文档基准包含了具有基本系统规范的原理图和设计开发阶段的元素。换句话说，这是一个有某些特定设计细节和方向预期模拟项目的路线图。它将帮助初步成本估计和实际需要感知以促进视听系统创建。寻求专业设计来审核文档也是很重要的，以确保方向与需求一致，并且没有超支预算。设计基准可以提交给视听承包商，他能够完成设计文档的最终细节并且安装。这是一个非常划算的方法。这依赖于视听承包商的资质和既往项目史。

最终的设计方法是雇佣一个设计建造公司设计并实现模拟中心的视听技术。在这种类型的项目中，设计建造公司将提供一个整体解决方案。在某些情况下，机构可能会要求设计和构建完全由独立的公司来完成。

在很多情况下，整个项目设计建造公司的成本可能低于一个视听设计的顾问及随后的投标、奖励过程的花费。如果单独一个公司完成视听技术的方方面面工作，结果可能会得到一个协调较好的整体，因为是一家公司正在设计和安装整个系统。在这种类型的项目中，设计建造公司将产生与项目各种设计和施工阶段相应的所有文件。

主题

Karen 在调研这些潜在设计和适合 ABC 大学模拟中心的视听系统类型时注意到了这一点。有这么多可以选择，Karen 决定看看什么是她参观其他项目时最经常被提到的。对她来说，首要目标是确定她在哪里能得到最大空间功能，同时对项目整体预算的影响最低。

当 Karen 综合她对所参观的其他中心的最初印象时，她决定制作房间功能表（附录 D），该表概述了行政委员会和她希望看到每一个房间是如何被使用的。她的表格展示了技术将会被应用在哪里，以及设想在特定的点上，空间是如何被分配的。虽然这项任务艰巨，Karen 觉得在其他模拟中心的指导和支持下，她有能力完成此项任务对她提出的要求。

在她访问期间，很多不同公司讨论的压倒性主题是关于未来的思考。她发现仍然将会有一批混合型的模拟技术，当面临有很多可供选择时，选取哪种类型的模拟技术进行整合以及您的要求是十分重要的。许多行业正朝着这个方向发展无线技术，即能够进行运行和管理的模拟系统、基础设施和视听系统。Karen 发现越来越多的中心能够进行无线控制任何位置的模拟系统和学习管理系统，而无须分配实际控制室空间。无线视听系统的整合确实要求 Karen 尽早让 IT 介入这个项目。但是，在其他项目经验的基础上，她相信这将帮助她和她的团队扩展模拟中心的整体功能。

在 Karen 拜访其他中心的过程中，一个模拟专家确实提出了尽早确定是否每一个模拟室需要有一个单独控制室的要求，或者设置中央控制室，或者无须正式的控制室。ABC 大学图纸（附录 A）显示控制室操作不止一个空间，尽管这确实节约了运

行视听系统的整体成本，但也确实引起了人们对整体运用、隔音和功能的担忧。一些模拟主任已经表达了他们对每一类型空间接收到的一系列评论的关注，以及大多数人表达了在所有这些设计中对声音问题、成本和灵活性的担忧。系统地讲，将视听整合到这些设计中是 Karen 所拜访的两个中心的成本障碍。这次访问的关键在于不管最终选择的控制室怎样，事先计划和考虑到为了计划整合功能视听系统，到底在这个空间里会发生什么。

怎么做……

回顾曾经访问全国各地众多模拟中心期间最值得一提的主题是很难的，于是 Karen 决定跟着一个视听设计师工作，开发设想表。一个设想表（附录 B）是一个完整的列表，包括视频、音频、控制和记录房间的设备需要以及房间里的技术需要。Karen 向与她密切合作的视听设计师展示了她的房间功能表（附录 D）与这种设想表。该表格是决定视听系统如何花费以及项目视听部分的总体成本的重要步骤。

设想表

在 Karen 房间功能表的基础上，下一个合适的步骤是阅读由视听设计师创建和展示的设想表。对于一个模拟中心来说，要求有三个分别为低、中、高不同成本的视听设计建议。事实上，中心正在寻找三个来自视听设计师的不同提议，为他们提供从"菲亚特"到"法拉利"的设计。关键是不要只看到与视听设计相关的不同费用，而是要了解设备和设计安装。终有一天，一旦系统被安装，排解视听系统故障就会成为教员的责任。尽管一个好的安装程序总是有助于排解故障，但是 Karen 认识到必须在现场安排一位专家，因为一个问题会导致拖堂。在设想表中也可以确定哪些专家需要参与视听系统讨论部分。

此时，彼地

尽管 Karen 采用最佳方法设计 ABC 大学模拟中心的技术基础设施，但是她的方法并不总是常见的。作者希望分享他们自己的观点，分享他们希望在其他中心看到感悟到的，希望每个人都能从中学习这些经验教训。这些课程并没有特别的顺序安

排，并且说明了组装一个立体视听系统的复杂性。

在技术基础设施已经设计和安装后继续改进中心，只能以很多不同的方式发生。最常见的是中心如何简单地找到解决方案并整合技术到现有设计中。整个的返工设计可能是昂贵的和次优的，但总是一种可能性。维持技术基础设施需要协调机构内部之间的技术资源、模拟中心，如果允许，还有安装程序。拥有从未设计、建造或安装过的个人维护技术基础设施，可能比你想象的更具挑战性。安装员要了解系统的工作原理，并能够排解最复杂的问题。在设计和安装方面经验有限、负责管理系统的人员将有一个重要的学习曲线。此外，"温习"系统以当前形式安装的方式和原因还会增加费用。因此，维护与设计师和安装人员的工作关系，以及获得一套竣工的视听图，是很重要的。这可以帮助你克服最大的问题。

在建筑设计阶段，IT和视听设计师在现场是很重要的。当整个设计还在起草时，他们能够为模拟中心员工提供个人的和专业的经验。因为模拟中心不像大多数教育和医院环境，让设计师知晓你所期望的设计是很重要的。最常见的一种疏忽是没有提及麦克风将放在哪里。告诉设计师们你会把麦克风放在天花板，你就可以有最好的音频信号用于记录，这一点很重要。这将确保设计师考虑吸音和绝缘，同时避免产生天花板以上空间不必要的振动。

随着设计的复杂性的增加，模拟中心似乎总是忘记让所有员工参与进来，最终所有员工将夜以继日地运营和支持系统。模拟中心技术方面都有细节和细微之处，有时被高层领导忽视了。这是很平常的，一个机构的主要利益相关者和高级领导在评估从技术人员那里得到的投入后做出设计和预算决策。可能会有对技术要求的误解，这可以转化为潜在的问题，以致后来产生显著的差距。这是一个很好的练习，创建内部编程报告，内容包括来自所有模拟中心人员、护理和教育人员在视听、IT方面的反馈，以便你可以编制一份罗列所有要求的清单。此外，安排进行整个团队的后续审查，以确认报告可信度，也是很重要的。在团队会议结束时，你应该安排一个精心设计的会议，能接待所有的关键人物参加。

在当今不断发展的视听技术下，创建灵活的模拟空间非常重要。设计过程变得更加专注于如何做可以将空间配置为尽可能允许有多种不同类型的房间或场景。办法就是空间设计时不需要有一

个目的。从本质上讲，你创造一个没有墙壁的模拟空间，赋予它最大的灵活性。一个开放的环境允许模拟专家快速重新配置下一个模拟体验。

类似于开发一个开放概念中心，我们要重点放在设计一种适于连续性照护的视听系统。照护的连续性是一个当前讨论最多的话题，并且需要模拟技术和环境。它是一种现实的基于团队的模拟，真实描述临床工作流程。连续照护的剧本在部门交接班和病人转运的教育中特别有效。连续照护剧本的控制能力和逻辑性需要好好思考以适应不同类型视听系统的复杂性。

最后，为了确保捕捉到这些涉及多部门不同环境的复杂场景，对我们来说很重要的是要整合适当的照明类型。息灯红外摄像系统正在成为一种"发电机故障后"场景的优秀教学工具。这种技术可以记录医疗保健员工在完全黑暗只有手电筒的环境下工作。在当今世界，我们中的许多人都体验过的真实场景。

总结

模拟实验室设计的未来

视听技术世界正以指数形式的步伐飞速发展。几乎可以肯定的是，下一代的模拟系统将完全无线化。系统的灵活性和降低的基础设施成本将是这些新系统的驱动力。创建临时场景的能力和实时连续照护部分将会成为大多数医疗模拟项目的标准。此外，无线技术将允许模拟中心在各空间自由移动，而不用担心电缆长度限制或物理连接、接口位置。最终，这将为我们提供一个创建高度逼真模拟的丰富的环境。

一种新的融合的无线通道将取代当前在合并、共享布线路径方面的设计趋势。下一代无线接入点将会是能够处理来自遥测设备、信息系统服务器、IP电话和视频、音频流的多个高宽带的数据流或通道，并且有非常可靠的服务质量。这将提供一种与最后一代电缆解决方案一致的体验。

作为IT系统，如电子健康记录（Electronic Health Record，EHR）或电子医疗记录（Electronic Medical Record，EMR）成为大多数病人的护理和治疗文档中心，对于这些系统整合到下一代医疗和护理学校模拟场景是至关重要的。随着多模式照护系统取代目前的单模系统，将会需要数个系统在相

同的显示模拟系统上同时展示。这将进一步推动手持移动设备随时随地捕捉、流动以及记录剧本数据，并随后在墙上、臂杆或大型屏幕显示器上显示的能力。

计划一个不过时的融合的基础设施是建立成功且能使用数年的模拟系统所必需的。虽然传统地认为技术需要每 5 年更新一次，但是有时技术本身需要建筑和环境方面的考虑。高容量无线系统需要从高度反光金属天花板、墙壁、电磁干扰，以及管道系统中解脱出来。这就产生了一个新的途径考虑，这比建立一个点对点电缆路径要复杂得多。还有未来的无线技术系统与现有系统重叠的问题。这将成为一个问题，当互联网服务提供者实现远程蜂窝系统可以覆盖一个城市环境，相当于当今系统能力的 10 倍。然而这不是很遥远的未来，许多电信行业专家相信这项技术可能在 2014 年在美国的部分地区使用。

创建模拟的技术基础结构中心并非易事。它涉及寻求技术基础设施设计方面的专家的耐心和能力。随着需求的复杂性，以及模拟器开始集成到视听系统，设计将会改变。对于任何一个能成功满足需求的项目来说，他们必须有课程，寻求指导，参观其他项目，并从设计到安装参与设计过程。有了支持，你拥有的中心不仅能满足你中心的需要，也足够成熟地满足你未来项目的需求。

参考文献

BICSI. (2009). *Telecommunications distribution methods manual* (12th ed.). Tampa, FL: Author.

BICSI & InfoComm International. (2006). *AV design reference manual* (1st ed.). Fairfax, VA: Author.

Kyle, R. R., & Murray, W. B. (2008). *Clinical simulation: Operations, engineering , and management*. New York, NY: Elsevier.

Ross, K. (2012, November). Practice makes perfect, planning considerations for medical simulation centers. *Health Facilities Management*. Retrieved from https://www.ecri.org/Documents/Reprints/Practice_Makes_Perfect_Planning_Considerations_for_Medical_Simulation_Centers(Health_Facilities_Management).pdf

ABC 大学模拟中心：设计与视听系统整合

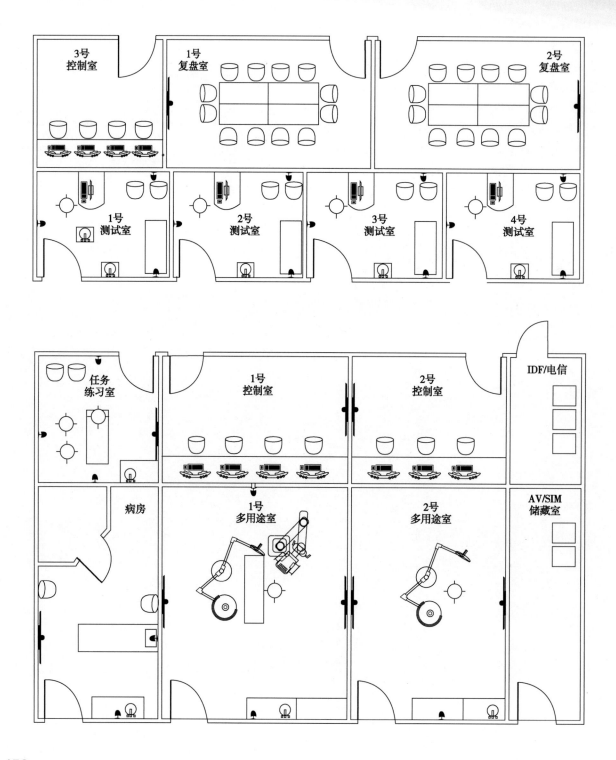

附录 B

ABC 大学模拟中心：功能设想表

考试房间号 1、2、3、4

视频	（3）摇摄 / 变焦 / 倾斜壁挂式摄像机 （1）壁挂式 DVI / HDMI 输入板
音响	（1）吸顶式扬声器声音强化 （1）吸顶式麦克风
控制	仅从控制室中央控制
录制	仅从控制室集中录制

专项训练

视频	（4）摇摄 / 变焦 / 倾斜壁挂式摄像机 （1）可伸缩列的视频连接 （1）壁挂式 152.4cm（60 英寸）LCD / LED 监视器
音频	（1）吸顶式麦克风
控制	仅从控制室中央控制
录制	仅从控制室集中录制
生理监控	（1）壁挂式 VGA / DVI 输入

病房

视频	（4）摇摄 / 变焦 / 倾斜壁挂式摄像机 （1）壁挂式 152.4cm（60 英寸）LCD/LED 监视器
音频	（1）吸顶式麦克风
控制	仅从控制室中央控制
录制	仅从控制室集中录制
生理监控	（1）顶墙挂式 VGA / DVI 输入

多用途房间 1 号

视频	（4）摇摄 / 变焦 / 倾斜壁挂式摄像机 （2）壁挂式 152.4cm（60 英寸）LCD/LED 监视器 （1）弹簧臂式 61cm（24 英寸）手术监控
音频	（2）吸顶式线性相位阵列麦克风
控制	仅从控制室中央控制
录制	仅从控制室集中录制
生理	（1）吊杆式 VGA / DVI 输入
监控	（1）顶墙挂式 VGA / DVI 输入

多用途房间 2 号

视频	（4）摇摄 / 变焦 / 倾斜壁挂式摄像机 （2）壁挂式 152.4cm（60 英寸）LCD/LED 监视器 （1）弹簧臂式 61cm（24 英寸）手术监控
音频	（2）吸顶式线性相位阵列麦克风
控制	仅从控制室中央控制
录制	仅从控制室集中录制
生理监控	（2）顶墙挂式 VGA / DVI 输入

控制室 1 号

视频	（1）壁挂式 152.4cm（60 英寸）LCD / LED 显示器 （2）录像机电脑
音频	（2）吸顶式扬声器 （2）台式一键通麦克风 （2）耳机站
控制	（2）53.3cm（21 英寸）触摸屏触摸
录制	视听存储器中的集中录制

控制室 2 号

视频	（1）壁挂式 152.4cm（60 英寸）LCD / LED 显示器 （2）录像机电脑
音频	（2）吸顶式扬声器 （2）台式一键通麦克风 （2）耳机站
控制	（2）53.3cm（21 英寸）触摸屏触摸
录制	视听存储器中的集中录制

控制房间 3 号

视频	（1）壁挂式 152.4cm（60 英寸）LCD / LED 显示器 （2）录像机电脑
音频	（2）吸顶式扬声器 （2）台式一键通麦克风 （2）耳机站
控制	（2）53.3cm（21 英寸）触摸屏触摸
录制	视听存储器中的集中录制

复盘室 1 号

视频	（1）摇摄／变焦／倾斜壁挂式摄像机
	（1）壁挂式 152.4cm（60 英寸）LCD／LED 显示器
	（1）电视连接插座
音频	（2）吸顶式扬声器
	（2）吸顶式麦克风
控制	（1）iPad 控制
录制	仅从控制室集中录制

复盘室 2 号

视频	（1）摇摄／变焦／倾斜壁挂式摄像机
	（1）壁挂式 152.4cm（60 英寸）LCD／LED 显示器
	（1）电视连接插座
音频	（2）吸顶式扬声器
	（2）吸顶式麦克风
控制	（1）iPad 控制
录制	仅从控制室集中录制

视听／SIM 存储

视频	（3）视频转换器
	（3）多窗口摄像处理器
音频	（1）音频矩阵混频器
	（8）无线麦克风
控制	（1）视听控制处理器
混杂	（2）视听设备机架
录制	（1）16-TB 视听存储服务器

附录 C

技术规范表

模拟设备

有多少房间需要高科技人体模型？＿＿＿＿＿

需要多少人体模型同时使用？＿＿＿＿

人体模型是有线的还是无线的？＿＿＿＿

多少有线？多少无线？＿＿＿＿

需要有阵痛和分娩模拟设备，母亲和儿童模拟/人体模特吗？＿＿＿＿

每个房间里的有线人体模型生理监视器的连接点在哪里？＿＿＿＿

医疗气体和吸引需要模拟设备吗？如果需要的话，哪些房间和房间内放置位置？＿＿＿＿

人体模型和辅助设备存储在哪里？＿＿＿＿

视频设备

有多少房间需要摄像机？＿＿＿＿

摄像机需要墙式的还是吸顶式的？＿＿＿＿

什么类型摄像机？摇摄/倾斜/变焦或固定？＿＿＿＿

每种类型房间里每种类型摄像机各需要多少？＿＿＿＿

哪些房间需要液晶显示器/LED 显示器？＿＿＿＿

监视器是吸顶式还是墙式？＿＿＿＿

监视器需要多大尺寸？＿＿＿＿

音频设备

有多少房间需要麦克风录音？＿＿＿＿

麦克风是无线的还是吸顶式？＿＿＿＿

每个空间需要多少个麦克风？＿＿＿＿

每个空间的回放来自整体的液晶显示器/LED 监视扬声器或吸顶式扬声器？＿＿＿＿

记录系统

有多少模拟场景/案例需要同时记录？＿＿＿＿

录音设备是否有可移动媒体/车载或网络存储？＿＿＿＿

多少录音材料（GB）需要储存、储存多久？＿＿＿＿

教师及员工通过网络获取录音/档案有正当的权利和安全保障吗？＿＿＿＿

寻呼系统

什么空间需要寻呼？＿＿＿＿

这些寻呼来自什么空间？＿＿＿＿

寻呼来自桌面麦克风或手持麦克风吗？＿＿＿＿

是否会有吸顶式寻呼扬声器或壁挂式扬声器？＿＿＿＿

对讲机系统

什么空间需要对讲机？＿＿＿＿

对讲机是通过电话耳机还是固定墙式系统？＿＿＿＿

手机或 vocera 型系统需要整合到对讲机系统吗？＿＿＿＿

控制室和控制系统

大多数的视听设备可以放在控制室或视听柜/IDF？＿＿＿＿

控制室的每个操作人员都需要戴耳机吗？＿＿＿＿

人体模型的声音能够从控制室里的台式麦克风发出来吗？＿＿＿＿

操作人员是否会使用触摸屏的触摸面板来控制模拟场景？＿＿＿＿

是否会有基于网络的控制，以便任何地方的系统都可以被控制？ _____

在控制室中需要同时查看多少摄像头？ _____

支持和操作要求

谁将支持模拟中心的视听系统？人体模特？ _____

有多少员工将被要求或能够操作模拟中心？ _____

系统是否需要创建从一个房间到另一个房间的连续性照护场景？ _____

视听供应商／集成商对于故障排除和系统修复／重新启动是否有远程访问权限？ _____

视听集成商对主要问题的现场服务要求多快的响应速度？ _____

训练

模拟员工需要多少训练时间？会有单独的技术培训吗？ _____

是否需要系统手册和在线帮助支持？ _____

模拟中心房间功能矩阵

房间名称	音频			视频				其他		模拟	控制			支持	
	回放	录制	监视	大屏显示	区域计算机输入	视频摄像	模特生命显示	对讲机	寻呼	记录患者生命体征数据	触屏面板	基于网络	BYOD控制	视听设备机架	模拟服务器机架
考试房间 1															
考试房间 2															
考试房间 3															
考试房间 3															
专项训练															
病房															
多用途模拟 1															
多用途模拟 2															
控制室 1															
控制室 2															
控制室 3															
复盘室 1															
复盘室 2															
IDF/ 电信															
视听 / 模拟储存															
走廊															

第四节

转变为一个新中心

H. Michael Young, BBS, MDiv; Morgan A. Scherwitz, MSN, RN

作者简介

H. MICHAEL YOUNG，模拟技术专家，就职于塔尔顿州立大学 IT 部门教学创新中心。Michael 为医院护理部"临床模拟与胜任力中心"提供全职技术与操作支持。杨先生是医疗模拟协会（Society for Simulation in Healthcare, SSH）的一名活跃成员，医疗模拟操作专家（certified healthcare simulation operation specialist, CHSOS）认证小组委员会主席，前 SSH 董事会主任成员，并定期为国际护士协会临床模拟与学习（International Nurses Associated for Clinical Simulation and Learning, INACSL）论坛提供帮助。

MORGAN A. SCHERWITZ, 护理教育硕士。在过去的 5 年里一直担任塔尔顿州立大学护理实验室主任。Scherwitz 女士曾经是一名助产士，渴望成为一名护理教育者。与她的同事 Miller 女士合作，将她的项目转变为一个新中心，并将实验室作为独立的中心，能够产生自我维持的收入。

摘要

任何模拟项目可能面临的最具挑战性的情况之一就是搬迁到新空间。当一个新的建筑物或空间开始启用时，我们会很兴奋，与此同时我们也会用不同的、更有经验的眼光来回顾过去。很多模拟中心起步时空间都很狭小，或远远达不到理想的模拟空间。一旦资金到位和时机成熟，绝大部分人都渴望扩大空间。这是一个激动人心的时刻，但同时也充满了挑战。本节旨在提供建议，指导模拟工作人员完成从一个模拟中心到另一个模拟中心的转变，实现搬迁时努力最大化和风险最小化。

案例

某大学医学部有一所超过 2 年的模拟中心。之前该中心占据了医院部分的高压氧病房，每周有 1.5 名至少工作 5 天以上的全职人员工作，用以维持中心的运转。由于空间狭小，许多模拟课程都在病房实地教授。过去的 1 年里该学校管理者一直致力于建立一所合适的模拟中心。搬迁计划须立即进行，以确保平稳顺利过渡。

引言

在模拟项目中，很少有比从旧设施搬迁至新设施时更让人兴奋或者更有压力了。本节旨在为将要搬迁到一个新的专用空间的模拟项目提供建议。这些搬迁通常不允许模拟项目在新旧设备上同时运行。也就是说，在过渡期模拟项目不能同时享用两个空间；当新设施开始启用时，旧设施必须关闭或另作他用。两个不同地点的模拟设备功能完好地运作通常并不多见。

当设施启用时（如学术建设、租赁财产、伙伴关系等），模拟项目计划就开始了。——早期很多有争议的问题必须尽早解决，否则大家就会存在分歧。在学术项目中，部门管理者和大学领导都会对进入建设的模拟项目进行施压（如期限等）。然而最终期限很多时候不可预测，主要取决于项目实际开始或整修时间。此外，在整个项目实施过程中，最终期限还将受很多不可预测因素的影响。将建设、改造和过渡的不可预测性传达给坚持自身时间表的咨询方，这是很重要的。

"我从哪里开始呢?"

什么时候开始计划搬迁呢？不论前期用于准备搬迁的时间有多久，一旦专属空间批准通过，搬迁计划就需立即开始。在模拟项目搬迁过渡期，我们投入的时间越多，成功的机会就越大，而挫折就会越少。过渡期的第一步是成立或招募规划团队。这个团队可能一开始仅仅由几位成员组成，但随着计划的进行，将确定更多的关键人物。委员会成员的初始议题将是识别关键问题和优先次序。例如：

- 什么课程、活动会被打断？多久？
- 在搬迁中哪些技术设备将脱机？多久？
- 是否需要移动任何服务器？
- 搬迁过程中是否有网络可用？
- 谁将开始库存固定设备？
- 什么将被搬运到新设施？什么不会被搬动？

一旦确定了这些优先事项，就开始招募或任命"负责人"。除非员工时间充裕，可以全身心投入搬迁中。否则当搬迁库存量很大的项目时，随意指派一个人担任负责人可能是很难的。考虑到不同资本存量的类型，以及它是否会被转移到新的设施，是否重新分配给其他部门或有盈余。

招募供应商以确保安全搬迁及租赁设备

工作组复印机、打印机和其他技术很重要，同时也相对比较脆弱。早期的计划阶段，搬迁团队即代表模拟项目组招募供应商并借助他们的协助以确保安全平稳搬迁及租赁设备。无论这一过程是免费还是需要费用，寻求租赁商协助的价值不应被忽略。然而，可以激励供应商把这一过程视作为客户服务和增加额外销售的希望。

除了办公设备，其他资产制造商（如模拟系统）有时也会很乐意帮助搬运从他们那里购买更大件的商品。把这工作分配给懂得安全搬迁的专家，他们懂得将这些设备转移到模拟中心是至关重要的任务。为供应商提供一个迁入计划和建立突发事件，并按优先次序排列。保留供应商联系人清单，并且每次迁入计划有更改时通知他们。分配一个转变团队成员与参与移动计划的供应商保持沟通。

定期召开搬迁团队例会

计划搬迁模拟中心时必须投入时间和精力。设备昂贵，必须小心。投入时间用于规划搬迁将减轻后期压力。计划搬迁时需要考虑模拟中心规模大小，但是无论规模多大，都必须尽早规划。一旦关键人物意识到搬迁正在发生，计划需要马上实施。

在最初的计划阶段，至少每月召开一次会议，明确团队人员各自任务，行动项目以及完成任务的最后期限。整个搬迁过程中高效沟通和协调一致的努力是至关重要的。搬迁团队的个人期望值和团队合作需要达成一致。建立一个公开的、全队可以查看的日程表是很重要的，可以确保大家对所有搬迁相关事宜有明确的了解（表6-4-1和图6-4-1）。日程表应该包括静态和可变事件的预告，这样团队成员对搬迁过程中可变的事件就更容易接受。因此，保持日程表处于最新的状态。搬迁团队领导者应该与建筑师和承包商一起参与具有里程碑意义的会议。管理者无法时刻记得分享他们在搬迁规划团队会议中所学习到的东西，因此，需要有一个会议代表（如搬迁团队主席）确保每个人都被通知。精心策划一个及时的搬迁行动，对管理者或承包商来说可能不重要，但对于搬迁团队来说是非常有意义的。

基于个人胜任力明确搬迁团队人员分工角色，包括模拟项目经理、实验室助理员、IT人员和管理员。维持小型团队将有助于团队集中关注任务。随着搬迁计划的进展，团队也同样发展，有可能需要增加专门的人员来完成更精细、更明确的任务。例如，在搬迁过程中新的场所包装和管理人员增加，将对团队有很大帮助。计划包括领导职位以外的人。直接受搬迁影响或在搬迁过程中担任关键角色的人员在规划阶段就应积极主动。

表 6-4-1

日程表

1. 启动搬迁仪式
2. 组织基本团队
   - 每月例会
3. 明确事务优先顺序和目标
4. 评估库存
5. 丢弃不用的物品
6. 明确预算
7. 团队发展
   - 招募负责人
   - 常态化会面
8. 联系供应商
9. 订购新物品
10. 决定新旧设备的整合
11. 建立时间表,包括日期和时间
12. 确定物流差距
    - 根据需要增加成员
13. 评估教员、员工工作量
14. 招募志愿者
15. 雇佣、招募搬迁团队
16. 明确日历事件
    - 供应商可用期限
    - 设备交付日期
    - 正式迁入日期
    - 搬家工人可用期限
17. 建立标签系统
18. 标记暂存区
19. 标记存储区
20. 尽早处置很少使用的物品
21. 拆卸旧空间中的所有设备
22. 在搬迁前将所有设备和用品打包
23. 在新空间里,设置架子、储物和床
24. 接收新的供给物品
25. 移动设备
    - 在新中心接收到的每一件物品做好登记
26. 组装和测试设备

尽早确定事务优先顺序。这将有利于团队实现顺利搬迁的首要目标。搬迁过程中,要考虑哪些事务会被打断以及被打断的时间长短,这些要求我们事先安排的进度表作相应的调整。这应该是一个有创造性的过程,为替代模拟和实验室空间而制定。实验时间可能会提前或推到结束时,这取决于搬迁的预定日期。在思维过程和即将开设的课程时间表方面要灵活一点,以最好的状态接纳模拟中心将面对的所有改变。即使是最好的计划也可能需要小的改变才能完成手头的任务。开放和频繁

地与教育者、职员的交流是必不可少的,这样不会干预或阻止预定课程的进展。如果日程允许,利用一个学期的休息时间来规划搬迁是最佳选择。

评估库存

开始评估设施库存。包括很少使用的储存设备或物品。丢弃未使用且未来也不会使用的设备是明智的。这将减少必须运到新设施的设备数量,减少工作量。检查你的机构关于废弃物品的政策。例如,大学系统可能要求废弃设备运送到一个中心地区进行拍卖或重新分配。

在模拟规划中,继续使用的项目应该被打包和运输。在接收方,高需求的物品必须先打开包装。考虑到模拟中心的建立、运行需要何种装备。在搬迁过程中这些设备应优先考虑。

如前所述,搬迁规划团队在这个节点时刻可能会组建,包括愿意在新中心不同地点的中心或库存类型中充当负责人的人员。例如,一个人可以被指定为模拟系统的监工,而另一个人可以管理消耗品。分派团队中的设备使得任务不会把任何一个人压垮。尽管有多个负责人但还是要记住这一点,需要有一个单独的项目负责人控制整个运作以确保合适的物流和排解问题至关重要。搬迁团队的领导会对所有的工作有更大的理解,可以规避问题出现。此外,领导可确保在搬迁时,这些物品不会遗失或放错位置。

搬迁团队领导可以主持会议确保团队中的每一位成员都能理解相关的细节,如官方搬迁日期。搬迁之前最后一次行动之前的会议应该集中在识别和缩小检查时各后勤工作之间的差距。这个团队必须灵活和创造性地克服障碍。添加能够协助解决后勤面临挑战的团队成员是克服这一障碍的一种方法。

在搬迁过程中后勤问题可能会变得很突出。表面问题包括材料运输、搬家公司经费、招募足够多的人来协助搬迁。门道或电梯可能不能容纳大型物件通过,如床或储物柜。搬运大件物品通过小通道时可能会导致搬迁的终止或造成物品的损坏。在搬迁过程中将大型设备拆分成小部件,可避免损坏。

搬迁团队领导应该指派一组专门人员负责监督检查整个团队人员分配的任务。另外,该团队人员要为每项任务设立日期和时间表。考虑必然发

日程表	日期设置	进行中	已完成	备注
1. 正式移动宣布				
2. 组织基本团队 ● 每月碰头				
3. 明确事务优先顺序和目标				
4. 评估库存				
5. 丢弃不用的物品				
6. 明确预算				
7. 团队发展 ● 招募负责人 ● 常态化会面				
8. 联系供应商				
9. 订购新物品				
10. 决定新旧设备的整合				
11. 建立时间表，包括日期和时间				
12. 确定物流差距 ● 根据需要增加成员				
13. 评估教员、员工工作量				
14. 招募志愿者				
15. 雇佣、招募搬迁团队				
16. 明确日历事件 ● 供应商可用期限 ● 设备交付日期 ● 正式迁入日期 ● 搬家工人可用期限				
17. 建立标签系统				
18. 标记暂存区				
19. 标记存储区				
20. 尽早处置很少使用的物品				
21. 拆卸旧空间中的所有设备				
22. 在搬迁前将所有设备和用品打包				
23. 在新空间里，设置架子、储物和床				
24. 接收新的供给物品				
25. 移动设备 ● 将新中心接收到的每一件物品做好登记				
26. 组装和测试设备				

图 6-4-1 事件日志日历

生的事件并创建事件日程表，保存放置在显眼位置，方便所有人编辑。

一般来说除了关于搬迁中的所有事务外，教职员工还将继续他们的常规工作。评估员工的工作量以确定有些任务是否需要重新分配，让关键人员来协助搬迁的后勤。其他部门的人员若愿意可以

自愿来协助搬迁。

不能期望教职员工去搬迁大型设备。团队成员的可能损伤和时间流失只会带来新的挑战。为更好地使用团队成员，他们将被分配去负责管理搬运者和记录转运的材料设备。一所大学可能有一个部门协助搬运设备并负责设施管理。通常这包

含各部门间的账单以支付相关费用。

联系供应商搬运设备，对于端墙单元和模拟系统，即使另附费用也需谨慎，因为供应商更专业地将设备正确安装在新设施中。旧建筑部分基础设施比如端墙单元和压缩机，必须要有水电工。大学可能有专门部门提供这些服务。一个独立的中心可能需要与这些服务签约或有员工与这些领域专家打交道。做预算时要考虑这些费用。

投入时间用于筹办、标记和包装箱子是必不可少的，这将减少开箱工作量。相似的物品应该用类似的物品包装。每个箱子应该清楚地标记并有详细的内容物描述。箱子上的彩色编码标签是机构搬运的一种方法。"绿色"标签提示搬运者或团队成员把箱子交付给控制室；"黄色"标签可以用来识别箱子内物品，比如电脑零件。团队无论用什么方法选择标签和识别箱子，至关重要的是要将此信息传递给所有有关人士，以避免混淆。一件需要优先搬运或在新设施空间内优先拆箱的物品，它可以很容易被定位。标签信息应该包含箱子要送到的地方，使搬运工可以将物品搬运到适当的位置。

在包装的时候，确定哪些物品将被每天使用，哪些物品很少被使用，需要被储存——这是搬迁之前团队人员需要去确定的。这些物品应该放在正确的盒子里跟其他物品一起被运送到同一地点，然后箱子必须贴上标有合适交付地点的标签。

可能有必要把一个箱子原始地点标记出来；但是，搬运者注意不要混淆原始地点与交货地点。如果原始地点是有助于搬运的必要信息，要谨慎列出。例如，模拟系统部分可以保存在储藏室里，也可以放在模拟实验室，列出原始地点有助于搬运后识别物品。

新场地需要建立一个中央接收点。在这个接收点，可以登记箱子，项目经理可以直接指挥人员把箱子运送到正确位置。这个接收点将作为一个临时基地，推动物流继续前行。不幸的是，忙碌的精疲力竭的搬运工人可能不会花时间把箱子送到新场地的正确位置。搬运工可能会把注意力集中在把物品从一栋建筑运送到另一栋建筑，几乎没有注意它是否到达了正确位置。记住，如果搬运工人在一个大的建筑物里搬运箱子而不是仅仅把物品放在一个中心接收点，这将增加费用。

把箱子搬到正确位置将成为团队的责任。适当地搬运设备，如手推车和购物车应该提供给团队

成员以减少可能的伤害，并加快手头的任务。

确定新设备和旧设备如何整合使用。例如，因为新模拟系统有内置压缩机，它的可移动压缩机可以被存放在新实验室外吗？如果新控制室有了新电脑，那么跟模拟系统一起的笔记本电脑应该做些什么呢？这些决策应该在搬运之前就确定。新空间越早开始工作，而不必从那些没有立即需要的项目中寻找方法，那么模拟程序就可以恢复得越快。

交付和安装

在新设备和现有设备到来时，一个团队成员（或多个团队成员）必须确保设备通电并装配好以备用。这包括为搬动做的设备组装。例如，模拟系统需要所有计算机、电线、外设和数据资料通信配置、校准和测试，以确保它们被移动后仍然处于良好的工作秩序。有可能物品在拆卸和运输过程中会被损坏。

为了减少搬动的物品量，新购买的消耗品应送到新设施那里去。这些订单可以在更接近确定的迁入日期时进行交付。记住，这些物品的标签跟其他的箱子不同。一个选择是交付时搬迁团队领导在现场，这样能够提供合适的标签和明确的方向。为了避免混淆，新买物品的交付时间与搬运时间不应该安排在同一天。搬迁团队领导或指派的团队成员可以指导交付人员将物品放置在特定位置。另一个选择是所有物品都交付到大楼的中央接收点，随后团队成员可以再将设备移动到适当的位置。大学和大型医疗中心可能有一个交付货物的中央接收部门。在任何情况下，如果储存供应品的货架尚未运到或装配好，在新大楼完成交付是不明智的。

将现有的消耗品与新耗材整合是有必要的。把消耗品放在一个地方与在整个建筑中有多处储存点相比，会降低成本和缓解耗材存货的压力。为物品存放地点制定一个计划。例如，模拟系统零部件将被放置在您的控制室橱柜和消耗品放在储藏室。

制订一份整理储藏室的计划。确定用于储存的手推车、垃圾箱、橱柜、书架的总空间，规划出将被替代的位置。创建一个存储室的平面图，画出特定物品的放置位置。这将确保负责拆箱的人员将物品放到正确的位置。这也会减少在拆箱后识别

物品所需要的时间。

确定一个必须完成的有序时间点至关重要。例如,床必须在人体模型可以投入使用之前就已经在新设施中放好。货架在物品拆箱和储存之前必须装配好。即便如此,搬迁过程中很多问题可能会出现。床的供应商可能会在正式搬运日期之后开始运送,人体模型在床运送到达前先存放在桌子或书桌上。因此,团队必须创造性地设法解决这些问题,例如在床运送到达前先将人体模型存放在桌上。

角色演变

谁将负责新设施的库存?随着计划的改变和成长,员工也会随之改变。在新设施开放之际,人员配置会保持不变,所有的教员、职员和管理员都能找到自己的定位。布局规划中平面图的改变必然会导致资源管理的重新审视以及空间人员的重新配备。这些变化程度将取决于模拟程序的大小、范围以及新环境的预算。在整个搬迁阶段重新进行角色的调整,这并不意味着在搬迁之前升职最终确定或者头衔改变。搬迁可以成为任何项目的动力,但它也可能是一个挑战,因为新大楼常常会面临新的技术和责任。

在搬迁早期,澄清角色的变化将给模拟团队成员一种希望,使他们知道他们的角色将会提升并与新楼层计划和技术保持一致,鼓励他们去迎接新的挑战。让团队成员只专注于部分的改变会使压力更便于管理,维持开放性的沟通可以改进团队活力。搬迁团队需要被告知有关行政决策的信息,如角色的职责、招募或任命负责人协调和沟通库存在当前和未来库存在搬迁过程中如何管理。

搬迁的技术因素

大多数模拟程序都依赖于一个或多个中央服务器和连接网络的存储数据的工作站。服务器不仅仅是存储和访问电子文件,更多地是完成许多与模拟特别相关的任务。如果搬迁是在同一所学校的另一栋楼里,那么服务器很可能仍在在同一个数据中心。然而,一些专门的服务器如管理视听和中心调度服务器,可能还需要被移动。保护好这些服务器上的数据需要与该机构的 IT 部门协调。如果一个模拟中心能拥有自己的 IT 人员,包括搬迁团队的专家,那将是幸运的。不考虑专业性,将专业知识和技能分离出来是不明智的。

在过去的 10 年里模拟技术取得飞速发展。主要通过两种不同的驱动方式实现演变:无线接入点和其他移动平台的普及以及精练的模拟技术。所以,技术和技巧有一种共生关系。因此,从一个设施搬到另一个设施是很复杂的,除模拟系统本身以外还有对技术基础设施的依赖。

作为一名教育者或管理者,理解这些技术并不像寻找合适的专家来为减少停工时间和促进搬迁成功那么重要(参见第 6 章第一节了解更多关于建设新设施的设计要素)。

当进入一个新的但已经建好的建筑物时需要评估基础设施,以确保它与所带的设备能兼容。这项评估包括电子的和技术需准备就绪。如果租赁新设施,出租人是否允许我们对设施进行改造?当地建筑法规是否允许这项改造?如果允许改造,当我们再次搬离时是否需要将它恢复原状?

如前所述,理想的做法是在假期搬运,但是模拟程序很多是与地区医院和诊所(或者其他)签约或合作的,并不能总是像在校园里一样有假期。在这种情况下,当该项目无法为医院教育项目服务时,就要通知所有的当事人。并不是说我们需要与项目合作人员制订营销方案让每个人都知晓搬迁计划表。如果该项目与贵宾有契约,在任意一方违反合同条款之前,应该进行更多的协商。

在进入新空间之前,数据网络和电缆墙板都要可供使用,这是依赖网络访问的设备所需要的。例如,不能在网络开通之前移动或安装新服务器,因为它需要与其他网络设备联通。在搬入之前事先规划好所有的网络和电器插座等设备的位置,并知晓其放置的位置。

在大多数模拟程序中,服务器有两个主要用途:用户认证和数据、文件存储。当服务器执行其他功能时,由于没有用户认证和文件存储功能很难启动运行模拟程序。谁负责维护用户认证?网络是经过校园还是经过城镇?如果经城镇,你的学校不可能轻易地支持用户认证,因此,建立一个地方用户认证服务器,使得所有用户在模拟程序使用时,可以在所有计算机上有一个共同的登录。也就是说,如果网络经过校园搬迁到另一座新建筑,新大楼里有网络基础设施尚没有连接到主要的校园里,就不能完全发挥功能。

如果用户已有认证证书登录旧大楼的电脑,他们可以使用相同的证书登录新大楼吗？同样，如果经过校园，很有可能是中心将会继续使用相同的用户认证服务器；如果经过城镇，新大楼就需要有一个属于它自己的用户认证服务器。

在新大楼办公时还有其他的解决方案使你可以进入到原始站点的用户认证服务器，但这取决于模拟程序与原始机构持续的关系。沟通在搬迁早期非常重要，因此进行财务规划并实施，可以确保学员和员工在迁入后都能进入他们的文件和其他网络资源系统。

盒子里是什么？

比服务器硬件和建筑技术基础设施更有价值的是模拟项目中随着时间而积累的电子文档。电子文档包括为建议、政策、程序、通信、研究项目和参考材料创建的信息。最具活力的信息种类存储在结构化数据库中，或者支持数据表的机构软件里，这类软件允许运行查询来构建报告和信息子集。结构化数据可以简单得像传单，也可以复杂得同基于服务器的关系数据库系统一样。数据可以用来评估一个模拟程序的有效性，达成标准和制定目标的能力。当计划搬迁到新的设施时，明智的做法是不要忽视各种各样的已经收集并存储在机构文件中的大量信息。

- 模拟视频，书签，评估表，检查单等。
- 库存记录，包括电子发票，联系函，等。
- 在员工电脑和服务器上的文件。
- 编程场景，评估准则，安装工作表。
- 软件许可信息。
- 财务记录。
- 管理、机构的政策和程序文档。
- 保修信息、记录，服务协议，维护记录。
- 电子邮件通信。

考虑在模拟项目中担任数据维护的负责人：经理、技术人员、协调员、教育者、主管和项目负责人。使用机构的计算机和服务器保存电子文档的人，只有当他们成为负责人时，才能获得这些电子信息。最佳的设想是这些信息会被保存到一个中央服务器作为后台备份，但几乎没有模拟程序有资源或专家来维护。如果在搬迁的初始规划阶段不存在这样的系统，集中所有数据并确保它在新旧建筑之外被复制保存将是非常明智的。此外，机构IT部门也会提供帮助，同时寻求相关的外部委员会的

帮助也是有益的。根据数据量（驱动器空间大小：千字节，兆字节，千兆字节，兆兆字节等），存在着廉价的基于网络的解决方案，而在这个行业中的竞争也很激烈，每兆字节的成本还是可以承受的和可持续的。

从广义上讲，只有两种类型的电子文档：①静态或固定信息常仅用于参考或记录，②表中的动态或循环的信息量难得被减少，反而更常见的是定期增加。其中任何一种情况，都要考虑如果电子文档灾难性地消失所带来的影响。文件或文件系统中动态记录的数据，无论是添加或削减信息，通常都放在单独的位置，例如数据库。如果数据库被损坏或毁坏，修复是困难的，而且在某些情况下，不重新输入信息是不可能的。以静态信息为例，通过文字创建文档并保留。如果其中一项丢失了，那么其他记录可能没有损坏。然而，这两种类型的文档中，首选动态形式的信息，从中可以派生出研究和报告。

到了搬迁那天，文档和数据库应该增量备份，在最后迁入的前一天，应该做一个完整的备份。增量备份只复制上一次完整备份后变化的数据。许多机构已经学会了一种艰难方法，即有必要拥有不止一个增量备份文件，该文件只包含任何文件或数据库的最新更改。所有其他内容都丢失了。一个完整的备份包含了所有文档——新的和先前的，最近的和曾经的变化。

向IT部门或咨询顾问询问如何确保备份是完整的和有效的，确保您在旧站点和新中心可以获得相同的数据。如果模拟项目没有专属的IT专家，这一过程将更具挑战性，因此与著名咨询师合作签约显得尤为重要。

此时，彼地

视听模拟因素

许多模拟程序使用整合了各种模拟系统模型的专有视听系统。搬运视听设备并将它们重新连接到相机、麦克风和新设备中的服务器时需要特别细心。例如，视听系统使用数据库来记录名称和位置、摄像头类型，以及连接服务器的方法。平面图会有所不同，这就是机会。供应商会用一个移动案例来展示模拟程序，很可能包括移动装备设备架、摄像头、麦克风等。探索设备移动的成本，客户不

能够使用设备的收入损失，等等。同时考虑更新旧设备使之与当前发展标准一致。比较一下现在更新的成本与等待的代价。许多程序都抓住从一个旧的、效率较低的系统升级到一个新的系统的机会。在此转型期间购买可能更方便，也可减少停工时间。然而，学习新系统也将需要时间。如果购买了一个新系统，在使用之前至少应该有两名全职员工参加核心培训，这样搬迁就会更加顺利。新技术支持中引入教育家的过程可能是缓慢的；对教育者进行培训或岗前培训可能会减轻员工对搬迁的抵制。

除了视听系统的转变，还需要寻求在模拟系统上经验丰富的客户服务代表的建议。特别是当新的模拟系统代替原先的系统时，要考虑这些新模拟系统如何与新大楼的基础设施相连接（或不能）。许多模拟系统制造商倾向于无线通讯，因此如果没有安装合适的无线接入点或路由器时，从控制室连接到模拟系统即便可能，那可能也是非常困难的。

团队动力考量

新大楼中心工作站或办公地点可能与原先有所不同。新中心通常比以前的中心大。物理分隔和距离可能改变团队的活力。同时它也可能影响人际关系因为交流和互动可能不比以前那么频繁（Palaganas，2011）。

总结

虽然令人兴奋，但从旧到新的转变是不容易的。搬迁过程中讨论建筑平面图、门的位置，甚至是购置新家具和新技术都是艰辛艰难的。然而，细节决定成败。同任何改变一样，有了周密的计划，成长的痛苦以及成功转型的可能性随之增加。

参考文献

Palaganas, J.C. (2011). How to Maintain the Success of Your Simulation Center: Policies, Procedures, and Project Pull. *Center for Simulation and Research: 2011 Regional Simulation Conference: Creating a Culture of Change.*

第7章

教育发展

第一节

评估学习需要

Rebecca Wilson, PhD, RN, CHSE; Debra Hagler, PhD, RN, ACNS-BC, CNE, CHSE, ANEF, FAAN

作者简介

REBECCA WILSON，犹他州大学卫生科学专业教学主任，主要负责指导和监督医学专业学生的跨专业教学工作。曾是亚利桑那州梅奥诊所多学科模拟中心的护理教育专家，她设计和开发了多种基于模拟的教学活动，负责模拟教学师资力量的培训课程。

DEBRA HAGLER，美国亚利桑那州立大学护理与健康创新学院的临床教授以及教学和健康问题解决方案之间的协调人。她教授跨学科人员和高等教育教师发展课程，并参与医生执照考试前的预审。Dr. Hagler 通过模拟进行了一项把模拟教学和临床实践能力测试整合在一起的研究。

摘要

利益相关者的需求和可利用资源是模拟教育工作者在规划教育计划时应考虑的重要因素。教育工作者应该使用多种数据来评估系统过程中的学习需求。在学术环境中，可以从个人、群组或课程层面进行学员的评估。从服务的角度，可以对个人、单位、角色、场地或组织层面进行学员评估。区分学习需求与其他类型的绩效需求之间的差异，有助于聚焦教学计划和有效利用稀缺资源。

案例

Carla，一位工作在拥有 250 张床位社区医院的临床教师，6 个月前她第一次应邀参与一项解决病人跌倒问题的课程。期间她花费了大量的时间，动用了各方面的资源并充分发挥创造力从而快速完成了这个教育要求，制造了仿真情景和复盘讨论的教学计划。但是最后，这个课程收到了不同的评价，而对学员的表现影响甚微。在组织层面，有人担心资助这种资源密集型教育可能并不明智。教育工作者今后应该对此类有特定的教学目的要求如何回应？可以从学习需求评估开始，从而准确地达到教学目的，并使学员的表现发生变化吗？

引言和背景

在服务设置（也称为实践设置、临床设置）中，对教学项目的设计要求常来源于管理者，他发现性能问题或在职培训课程的要求没有与学习目标直接相关。一个教育产品可以开发来满足管理者的需求，但可能无法为问题提供持久的解决方案。这就像在临床上，我们提供患者要求的治疗，却未于治疗前进行系统的病史采集和全身的体格检查。

在学术界，如果没有根据现有的课程、技术和资源而仔细考虑学员的需求，就建立新的课程或学位课程，可能会浪费学员和学校的时间和金钱。

无论在哪种背景下，在任何情况下进行学习评估，目的都是为规划高价值的教育干预建立依据。多源收集系统数据能有效指导教学设计。（Iqbal & Khan，2011；Stetar，2005）。

意义

学习需求在学术层面通常围绕预设的课程或学习课程进行定义。课程可定义为用于指导学习而设的计划（Glatthorn 等，2006）。学术环境中的学习需求通常根据预期学员的预期课程，在完成结果的基础上提前确定，然后根据实际参与学员的个人特点对计划进行调整。学术咨询过程有助于学员识别他们已掌握或可掌握的教育计划。与设计学习活动相比，提高已就业的医务人员的绩效是一个不同的起点。虽然在临床环境中指定项目的教学课程并不常见，但新毕业生的入职教育计划、住院医师或在职员工的发展计划都是为了解决他们的学习需求而设立的临床在职课程。

课程设计要考虑教学项目的目的，同时也要考虑教学机构的使命和愿景之间的关系（Iwasiw et al.，2009）。早期，机构内外的利益相关者应参与确定教学目标。例如，如果该计划的目的是为机构的工作人员提供路线，以获得一个新的医疗保健服务所需的凭证，利益相关者包括该地区和相关区域的组织机构管理者、该服务的提供者或参考患者，管理该专业组的管理机构，目标患者人群以及可能的其他人。从不同的利益相关者的角度来看，在教育计划早期规划过程中，要目标明确，如果有不同的意见，其目的优先，将有助于防止项目失败。当所有的目的和目标明确之后，在详尽的项目完成结果上达成一致意见能提高教师和学生的共同责任感。例如，完成该教学项目的提供者或学生在完成课程后能做些什么？除了在课程设计或修订期间正式评估学习需求之外，项目的预期成果与现行课程结果之间的差距随时可能出现。这样的差距可能与外部因素的变化有关，例如工作场所的新规定或标准，或内部因素，例如教师在教授该课程与预期课程设置不一致（Keating，2010）。当结果的评估如许可证或认证考试通过合格率下降，毕业生的雇主确定毕业生在担任职业角色方面的不足时，教学工作者再对此课程为何不支持预期结果进行认真的正式评估已经为时已晚。

绩效分析：更大的蓝图

基于模拟的教学是资源密集型和高成本的（Lapkin & Levett-Jones，2011）。管理者期望用于教学的资源能对员工和团队的绩效产生影响，从而提高临床和组织的有效性（Tobey，2005）。当员工的培训被视为整体战略计划的一部分（Iqbal & Khan，2011）时，对学习需求的前期分析变得越来越普遍。

通过绩效分析，教学努力所达到预期成本对效益的影响的可能性可以最大化。绩效分析描绘了组织机构所期待的宏伟蓝图，并将其成果与当前绩效数据进行比较（Rossett，2009）绩效分析的目的是确定实际和理想绩效之间的差距，并评估组织准备好利用新的机会（Brown，2002）。此外，绩效分析将分析导致此差距的基础是什么，并指导干预措施的选择（Stetar，2005）。绩效分析通常分别揭示了学习和非学习需求。这对于干预措施能否顺利施行很重要，干预措施不但包括教学活动，还包括用以支持绩效的组织工作（Iqbal & Khan，2011；Rossett，2009）。

绩效分析的过程可以分为诊断和推荐阶段。在诊断阶段，教师除了尽力发现绩效差距，同时还要揭示影响这些差距的因素。在建议阶段，教师提出与确定差距直接相关的针对性建议。

诊断阶段首先要做的工作是确定理想的绩效并收集关于当前绩效的数据：比较这两种结果可以确定绩效差距（Iqbal & Khan，2011）。其次，找出导致差距的因素。很少只有单一因素会影响结果。绩效受到驱动力和障碍力多种因素的影响，包括内部动机和环境因素（Rossett，2009）。对导师来说需要帮助的相关问题是确定这些影响因素是什么，包括什么类型的绩效得到回报，什么样的障碍阻挡了他们得到预期结果。

Mager 和 Pipe（1984）创建了一个流程图，用于指导更全面地分析绩效问题，并发现学习和非学习（绩效管理）需求。在此分析中，当员工有技能或知识方面的缺陷时，就会有学习需要。设置的问题是，"如果员工的生活依赖于这项技能，那他是否可以做到呢？"如果答案是肯定的，那么单纯地补充信息就不能解决已有的差距。在这种情况下，需要有管理层面的干预措施来促进学习，从而提高业绩。

如果差距是由于技能或知识层面的缺陷，那么学习需求就存在，通过学习使这个差距缩小到可接受的范围。在这一点上，进行深入的学习需求评估，以指导拟议的教育干预的设计、交付和评估。Rossett（2009）以这种方式总结了绩效分析与培训需求评估之间的区别："绩效分析保证做正确的事情，培训需求的评估是保证把正确的事情做对。"（chap. 1，para. 7）

执行学习需求评估

学习需求评估是收集各种数据来指导培训设计的系统过程(Iqbal & Khan, 2011)。学习需求评估的重点可分为两方面。第一是在知识、技能或知识和技能的应用和实践方面的差距;第二是学员在学习环境中需要什么(Tobey, 2005)。学习需求评估的主要成果是为组织机构提供高收益的教育干预计划(Iqbal & Khan, 2011; Stetar, 2005)。收集实际和预期结果的数据是评估教学干预措施有效性的基础(Tobey, 2005)。

理想情况下,一个学习需求的评估开始于教师对组织内部和外部机会的仔细观察,然后制定解决培训需求的商业案例(Tobey, 2005)。通常,学习需求评估主要是针对培训要求采取的,是对培训要求的反应。在这种情况下,考察并确定商业案例就是以对培训要求作出的反应。一旦确定了对组织单位重要的知识或技能的差距后,通过数据收集和分析,学习需要将被进一步详细地研究。最后提出建议。学习需求评估的五个步骤如下。

步骤1 环境或组织考察

环境考察涉及去发现外界迫使医护人员需要具备的能力。这些外部因素可能与全球化、灾防经济学和劳动力人口统计学(Andre & Barnes, 2010)的影响一样广泛,或者与提供医疗保健相关因素有直接关系,如待定立法、现行法规和广泛的卫生保健机构的关注,例如医疗获取、质量和患者安全(Forbes & Hickey, 2009)。在学术环境中,这些额外因素包括现在和未来学员的负担能力和获取方式的变化(Andre & Barnes, 2010)。

已发布的专业标准为每个专业提供了初始能力,以纳入这些学员的计划。这些专业指南往往来自诸如医学研究所和卡内基研究所等具有国家水平重要地位的机构。

组织的考察往往需要了解机构或组织的愿景、使命、价值观和理念(Iwasiw et al., 2009; Tobey, 2005)。了解组织的战略计划将有助于教育者不仅明确当下需求,而且还可以为医务工作者(Brown & Green, 2011)预测未来的技能需求。

步骤2 明确业务需求

对于在学术界工作的教育工作者来说,与业务需求相一致的重点是社会对教育在培养医护人员方面的期望(Iwasiw et al., 2009)。教育应与机构的使命和理念一致,教育也应与明确的社会需求相结合,这对于开发新课程至关重要。

在服务行业中的教育工作者必须学会如何设计课程,为协助组织履行使命和组织目标提供强有力的实例。这一部分需求评估的目标是量化绩效差距对组织实现其目标的能力的影响(Stetar, 2005)。

步骤3 识别潜在课程

执行学习需求评估的理想方法需要从上述步骤开始。实际上,在服务体系中,这个过程通常始于当员工没有达到管理者的期望时产生的教学需求(Mager & Pipe, 1984; Tobey, 2005)。对于教育工作者来说,这是一个决定性的时刻,他可以简单地回应这个需求或深入挖掘期待值和实际值的差距从而发现真正的教育需求。

绩效不是判断新课程是否有利于满足针对性学习需求的唯一来源。新的组织举措可能需要加强员工的知识和技能,激发对预期学习需求的深入调查。无论何种起源,一旦做出了开始学习需求评估的决策,教学人员就需要创建一个收集和分析数据的计划。

步骤4 数据收集

数据收集的预期结果是更清楚地了解问题或机会的本质(Brown, 2002)。重点是确定学员目前的表现与预期表现之间的差距;这对于学生和经验丰富的临床医生来说是必要的。教学工作者应该从强有力的数据收集计划开始,首先在广泛的数据资料中要考虑哪些类型的信息是必要的,然后在上下文的基础上来约束计划,以避免过早错失选择机会(Tobey, 2005)。教育者必须计划收集用于明确绩效预期值的数据,以确定当前(或理论上)一般的学习需求,并确定潜在学员的需求。以下将更详细地探讨这一部分内容。

技能预期

技能预期通常被定义为此人应该做什么(Iqbal & Khan, 2011)。定义这些期望值通常涉及一项工作或任务的分析。作业或任务分析是一种方法,其中详细说明了一项工作的要求,包括要执行的任务、执行的条件、执行任务的频率、时间以及所需工作的数量和质量。此外,分析决定了执行每个任务所需的技能和知识,以及如何最好地获取知识和技能（Brown，2002）。

学习需求

学习需求是特指学员（无论是员工还是学生）目前没有的满足绩效预期所需的知识、技能和态度。而学习需求即是实际和期望值之间的差距。在绩效分析中，将学习需求与非学习需求分开可能很难。Mager 和 Pipe（1984）建议调查员工在被要求完成某项任务时是否胜任执行任务。如果答案是否定的，归咎于缺乏知识或技能，那么就有学习需求。反之，如果答案是肯定的，那么就有必要进一步调查非学习需求的因素。在学术环境中，教师通常需要对学员存在的差距做出假设，然后通过调整课程以满足特定需求（Glatthorn et al.，2006）。

学员需求

分析和解决学员的需求可以增加学习动力（Iqbal & Khan，2011）。在服务设置中，了解学员在组织内的地位，对目标工作绩效的态度，以及学习是自愿还是强制性都很重要。此外，建议考虑学员目前的知识和技能水平，以前的受教育经历和学习偏好（Tobey，2005）。理想情况下，这在规划过程中是已知的，但尽早地重新评估和调整课程很有必要。

数据源

Tobey（2005）定义了数据收集的四个阶段：验证业务需求、定义绩效期望、发现详细的学习需求和评估学员需求。每一个阶段都需要不同的数据收集来源。

为了获得最佳数据，定位员工或学员的交集区域显得尤为重要（Brown，2002）。明确业务需求的最佳来源是组织中的领导者，包括项目负责人或管理人员。与学员工作相关的绩效期望数据最好从经理、科目专家以及已经表现出期望绩效的人员那里获得。通常采取工作或任务分析的形式是提供有关内容信息的过程或作为教学和评估基础的任务（Brown & Green，2011）。关于学习需求的信息来自专家或高绩效者和学员本身。专家是确定在特定职位上表现良好所需的知识和技能的来源。在知识上收集的数据可以包含该内容及其结构。技能通常通过流程分析来解释，流程分析可以采取流程图中的步骤形式。

在学术环境中，数据也可以通过实践分析或通过对信用证或许可证要求的审查来获得（Iwasiw et al.，2009）。目前的工作执行者是了解现有知识水平、技能和最终绩效的最佳来源。同一团队可以提供相关环境因素的数据，这些数据可能支持或阻碍预期绩效的获得。诸如以前的绩效评估之类的现有数据也可能有助于分析。

很多因素会影响学习过程。目前的提供者或学生是学员在学习环境需求的主要来源（Tobey，2005）。在数据收集过程中，抓住一般性状数据非常重要，如年龄、文化、知识和对项目的态度以及培训方法。考虑学员的范围——可能来自受到挑战的人、一般水平的学员和高成就者。这些数据可以总结在图表中，或创建平均水平学员的虚构学员概况（Brown & Green，2011）。

方法和工具

教学人员有各种不同的方法和工具来获取有关学员所需的信息，每种都有自己的优缺点。在可能的情况下，最好获得定量和定性数据来绘制更完整的图像（Brown，2002）。教育者最常用的方法或工具是调查、访谈、观察、评估和文件审查（Brown，2002；Tobey，2005）。

调查有助于在短时间内收集更多人员的数据。调查的效用受到潜在选择偏倚的限制，因为数据只能从有动机回应的人员那里获得。如果受访者在不阅读问题的情况下选择答案，获得的数据可能无效，即使受访者认真思考，措辞较差的问题也可能产生混淆结果。在调查分配之前，让目标受众成员清楚地了解问题是有益的。

访谈可用于获取特定主题的更深入、定性的数据。面试可能高结构化或半结构化地探索由讨论产生的问题。面试可能集中在一个主题上，例如在患者复苏过程中需要什么知识和技能来有效执行。或者，面试可能采取重大事件审查的形式，要求受访者描述他们表现良好或对表现不满意的时间（Tobey，2005）。在面试之前进行准备工作对于提高效率至关重要。

焦点小组成员可深入了解工作人员对绩效问题和学习需求的观点和看法。在重要举措上举办焦点小组是鼓励员工参与和利用他们的工作流程知识进行早期规划的一种方式。可以安排最多 10 人的焦点小组，讨论整个组织或特定主题的需求。如果组织更大的团队则每个人都难以发表自己的看法。一般来说，来自组织另一部分经验丰富的中立人通过提出问题，澄清、总结和做笔记来促进讨论。会议记录（经参与者的许可）可以记录所有关键想法。焦点小组成员不应在书面说明或报告中以其名字引用（Cook，2005）。

观察和评估两者相似，都需要观察人员或团队执行任务。观察通常涉及一个专家执行者来完成所涉及的任务，通过面试进一步澄清观察到的内容。评估包括观察目前的执行人员更客观地识别差距。通常来说，评估工具是根据观察专家绩效的结果创建的，任务可以在特定的地方执行（如仿真程序）。评估往往使学员产生焦虑。这可能会影响结果。因此，创建心理安全的环境对于收集准确的评估数据很重要。这种方法的固有缺点是评估的有效性和可靠性，也说明要创建一个衡量多个评估者的客观工具是有难度的。

文件审查是从相关现有文件收集数据。这些文件可能来自于标准化测试或许可证委员会的总体数据、员工绩效评估、患者健康记录或政策和程序手册等。

数据分析

数据分析是对已经收集的信息的客观评价。这可以在所有数据收集后完成，或者可以使用来自一个来源的数据分析来辅助其他数据收集。在这一阶段的学习需求分析中，重点是描述而不是解释（Tobey，2005）。定量数据通常由描述性统计总结，对定期数据进行重复检查，并对参与者之间的差异进行检验。与请求者定期共享数据以验证准确性通常是有益的，明智的做法是与目标受众的成员共享数据和解释（Brown & Green，2011）。

步骤5 建议

根据您的角色，您将分享有关培训需求的建议，或者是分析过程中没有出现的非学习需求。这些建议是基于上下文中数据的解释（Tobey，2005）。培训建议包括重点领域、目标、学习活动、学习环境和目标受众。

思考篇

如何将模拟培训整合到获取证书前培训课程中

Soledad Armijo，R MD，EdD
智利圣地亚哥波塔斯莱大学临床模拟中心主任

将模拟整合到医师执业考前项目中的系统方法可以由 Harden 的标准规划概念（Harden，1986）和 Kotter 的八步变更模型来指导。Centro de Simulación Clínica y Escuela de Medicina 利用 Harden 的六个课程组成部分，开发了一个将模拟整合到医师执业证前期课程中的方案。

第一部分课程组成涉及学习成果。基于此，模拟考虑包括以下内容：
1. 与传统教学策略相比，选择的成果应该更好地激发模拟教学的运用。
2. 导师应界定可验证的成果，初始的、中途的以及最后的成果与每个专业领域的核心竞争力模型相关。（Boyd et al.，1996；Frank & Danoff，2007；Schwarz & Wojtczak，2002；Spielman et al.，2005）。
3. 成果应以个人的知识、技能和态度为基础。
4. 成果应纳入跨专业能力（Barr 等，2005）和巴尔竞争（共同、互补和合作；2011年专业间教育合作专家组）。

第二课程组成部分涉及教学和学习方法。基于此部分的模拟考虑包括：
1. 教学方法应该以学员为中心。
2. 应该以问题为基础。
3. 课程应该有系统性和规划性，而非随机。
4. 模拟教学应该顺序插入，促进学员提高培训水平，从而加强所需的任务和技能。

第三个课程组成部分涉及教育策略。基于此部分的模拟考虑包括：
1. 模拟模式、设备和材料应该符合预期目标。
2. 反馈应在复盘讨论时获得。

第四个课程组成部分涉及学习的背景。基于此部分的模拟考虑包括：
1. 模拟场景应尽可能真实。
2. 模拟场景应具有一定真实感，从而吸引学员。

第五课程部分涉及学习环境。基于此部分的模拟考虑包括：

1. 学习环境应该是积极而保密的，让学员在此环境中觉得舒适，不害怕犯错，从而更好地了解错误。

2. 应有效提供反馈意见，从而让培训项目正向、理想地发展（Archer，2010）。

第六个课程组成部分涉及评估程序。基于此组件的模拟考虑包括：

1. 重要的是，评估准确地衡量所期望的学习结果。

2. 模拟教学中可使用形成性评估和总结性评估。

3. 程序性培训计划中的形成性评估可以以精通学习的方式设计（Wayne 等，2006）。

4. 客观结构化临床考试（OSCEs）是一个以总结性认证终端能力方法的有价值的工具。

课程的实施是基于约翰·科特（John Kotter）领导大规模变革的八大模式。

科特步骤 1：建立紧迫感

分析当前课程，并进行优势、弱点、机会和威胁分析。与领导沟通调查结果，为了建立紧迫感，把焦点放在医疗教育的趋势和模拟对患者安全的影响。强调以模拟为基础、以学生为中心的教学方法将促进当今医护人员获得团队合作技能。

科特步骤 2：创建一个导师联盟

领导变革需组建一个有远见的领导团队。该团队与当局、教师和方案的主要利益攸关方密切沟通。有远见的领导团队致力于确保高效可持续的模拟基础设施。这个团队也在模拟工作人员的招聘战略中发挥了关键作用。

科特步骤 3：制订愿景和战略

有远见的领导团队从事战略规划过程（见第 5 章第三节）。除了制订模拟程序的愿景和使命之外，该团队还根据六个课程组成部分和 McLaughlin 设计的八个步骤（McLaughlin 等，2008）制订实施策略。

科特步骤 4：沟通变革的愿景

模拟愿景在多个机构领导层会议上进行了交流。此外，用电子邮件的方式将愿景传达给广泛的教师队伍。

科特步骤 5：赋予广泛的行动力

建立一个行政人员队伍，以确保可操作的模拟计划。聘请有意愿和精力充沛的教师参加模拟教师发展项目。确定核心导师，将模拟愿景与不同学校的利益相关者深度融合。通过机构课程、会议、邮件和网络资源也可广泛地重现这一愿景。

科特步骤 6：产生短期成果

在教师发展项目，模拟程序设计和设备采购方面取得短期的成就。每一个短期成果的胜利，都应精心付出并隆重庆祝。有关利益攸关方和领导人听取了各种会议的成功情况，并制作一个网站，以表彰团队成员的贡献。学生被招募成为变革的代理人，提出新的想法，最终导致初级导师计划的启动。

科特步骤 7：永不放弃，巩固收益，产生更多的变化

随着初始模拟课程的运转，核心模拟人员将继续招聘更多的模拟教师，并确定新的课程或程序进行模拟整合。随着模拟教师的发展，可以鼓励他们开发额外的模拟课程和其他课程，使模拟教学活动增加。虽然模拟整合首先针对的是医师资格证前期课程，但很快模拟就被纳入其他研究生和继续教育课程。

科特步骤 8：将变革纳入文化

为了确保持续变化，制定活动方案和课程开发的一般准则和流程。制度化的过程包括保密协议、剧本合约、医疗模拟复盘评估（debriefing assessment for simulation in healthcare，DASH）、麻醉医师非技术技能（ANTS）调查和 SIMS 调查。对调查进行评估，以改进发展机会。鼓励参加学术活动与更大的国际模拟团体分享经验。

通过哈登的课程计划概念和科特的变革策略，可以将高质量的模拟项目更有效地整合到现有的课程中。与大多数变革举措一样，这个过程可能会有挑战性，但它会让教师、学生受益，最终让患者受益。

参考文献

Archer, J. C. (2010). State of the science in health professional education: Effective feedback. *Medical Education*, 44(1), 101–108.

Barr, H., Koppel, I., Reeves, S., Hammick, M., & Freeth, D. (2005). *Effective interprofessional education: Argument, assumption and evidence*. Oxford, UK: Blackwell.

Boyd, M. A., Gerrow, J. D., Chambers, D. W., & Henderson, B. J. (1996). Competencies for dental licensure in Canada. *Journal of Dental Education*, 60(10), 842–846.

Frank, J. R., & Danoff, D. (2007). The CanMEDS initiative: Implementing an outcomes-based framework of physician competencies. *Medical Teacher*, 29(7), 642–647. doi:10.1080/01421590701746983

Harden, R. M. (1986). Ten questions to ask when planning a course or curriculum. *Medical Education*, 20(4), 356–365.

第 7 章 · 教育发展

Interprofessional Education Collaborative Expert Panel. (2011). *Core competencies for interprofessional collaborative practice: Report of an expert panel* (Interprofessional Education Collaborative). Retrieved from http://www.aacn.nche.edu/education-resources/IPECReport.pdf

Kotter, J. P. (1995, March–April). Leading change: Why transformation efforts fail. *Harvard Business Review*, 59–67.

Kotter, J. P. (1996). *Leading change*. Boston, MA: Harvard Business School Press.

McLaughlin, S., Fitch, M. T., Goyal, D. G., Hayden, E., Kauh, C. Y., Laack, T. A., ... Gordon, J. A. (2008). Simulation in graduate medical education 2008: A review for emergency medicine (SAEM Technology in Medical Education Committee and the Simulation Interest Group). *Academic Emergency Medicine*, 15(11), 1117–1129.

Schwarz, M. R., & Wojtczak, A. (2002). Global minimum essential requirements: A road towards competence-oriented medical education. *Medical Teacher*, 24(2), 125–129.

Spielman, A. I., Fulmer, T., Eisenberg, E. S., & Alfano, M. C. (2005). Dentistry, nursing, and medicine: A comparison of core competencies. *Journal of Dental Education*, 69(11), 1257–1271.

Wayne, D., Butter, J., Sidall, V., Fudala, M. J., Wade, L. D., Feinglass, J., & McGaghie, W. C. (2006). Mastery learning of advanced cardiac life support skills by internal medicine residents using simulation technology and deliberate practice. *Journal of General Internal Medicine*, 21(3), 251–256.

推荐阅读

Armijo, S., Muñoz, P., & Las Heras, J. (2012). *Leadership strategies to develop an undergraduate clinical simulation center*. Paper presented at Centro de Simulación Clínica y Facultad de Medicina Universidad Diego Portales, AMEE Conference, Lyon, France.

Grant, J. (2010). Principles of curriculum design. In T. Swanwick (Ed.), *Understanding medical education: Evidence, theory and practice*. Chichester, UK: Wiley-Blackwell.

Hafferty, F. (1998). Beyond curriculum reform: Confronting medicine's hidden curriculum. *Academic Medicine*, 73, 403–407.

Kotter, J., & Rathgeber, H. (2006). *Our iceberg is melting*. New York, NY: St. Martin's.

Peyton, J. W. R. (1998). *Teaching and learning in medical practice*. Rickmansworth, UK: Manticore Europe.

Waxman, K. T., & Telles, C. L. (2009). The use of Benner's framework in high-fidelity simulation faculty development: The Bay Area Simulation Collaborative model. *Clinical Simulation in Nursing*, 5(6), e231–e235.

此时，彼地：如何继续改进或者保持我现有的成果？

克服障碍

开展学习需求评估最常见的障碍是缺乏时间和经济来源。另一大障碍是过早地认定教学或培训是解决问题的方法。要进行学习需求评估，克服这些障碍的努力也至关重要。特别是如果已经认定教学是解决方法，那么获得区域经理人的支持非常重要，他们可能之前并不熟悉教学的目的或过程。提供有关增加基于数据开发有效培训的可能性，可以帮助您阐明需求评估的重要性（Brown & Green，2011）。一旦获得授权，再系统地向前推进，及时增加利益相关者的信任（Muller & Roberts，2010）。在过程中的战略点分享进度和数据将有助于验证流程，并确保建议不会完全出乎意料。

如果培训已经被授权，导师可以在模拟课程之前纳入简短的学习和学员需求评估。这是一个快速评估学员当前掌握的知识以及对学习课程态度的节点。与典型的课堂相反，导师在模拟学习中观察学员表现并识别差距，这是一个非常强大的学习需求评估工具。在模拟和复盘期间收集的信息可用于进一步的指导，并且可以发现在实践中经历的障碍的信息。

处理非学习需求

信息和教学解决不了每个问题。要成为高效的模拟导师或经理，必须开发必要的技能，以确定问题是与知识或技能缺陷有关，还是意愿或其他问题。动机是一个复杂的概念，适用于学习和表现（Brophy，2010）。也许有一种惩罚形式（比如不得不在场景转换后留下来）或是在正确地完成任务后得不到奖励（没有人似乎也不会注意到）；或是对没有达到想要的表现做出不正确的回应（例如有更多的时间或节省用品）。在这种情况下，学习技能并不是解决问题的原因，或不是全部的原因。因为所需的教育是如此广泛和昂贵，所以应该更合理地重新设计或分配任务（Stetar，2005）。

绩效也可能受到与知识或专业知识无关因素的影响。如果教具缺乏或人员有限、员工可能无法遵守既定协议。在这种情况下，作为倡导者的教育工作者需确定绩效问题不可能只通过教育来解决。有效绩效的障碍可能需要变革，例如在工作区域附近提供水槽，或者保存供备品。绩效问题可能需要领导人建立。

总结

学习需求评估对于创建有效的教学至关重要，特别是在模拟教学中。和绩效差距相关的数据、知识、技能、直接影响学员表现的学习态度以及学员需求构成了这一评估的基础。模拟教学人员必须熟练地运用不同方法从各种来源获取数据。这样做会加强教学人员评估的有效性。数据必须客观分析，然后根据组织或机构需求进行解释，从而给出建议。模拟教学人员对学习需求的分析可以通过与管理者、专业领域的专家和目标受众成员共享数据以及基于最终提供的教学干预有效性的总结性评估来获得成功。

参考文献

Andre, K., & Barnes, L. (2010). Creating a 21st century nursing work force: Designing a bachelor of nursing program in response to the health reform agenda. *Nurse Education Today*, 30(3), 258–263.

Brophy, J. (2010). *Motivating students to learn* (3rd ed.). Abingdon, UK: Routledge.

Brown, A., & Green, T. D. (2011). *The essentials of instructional design: Connecting fundamental principles with process and practice* (2nd ed.). Boston, MA: Pearson Education.

Brown, J. (2002). Training needs assessment: A must for developing an effective training program. *Public Personnel Management*, 31(4), 569–578.

Cook, S. (2005, October). Focus groups: How to use them effectively in learning needs analysis. *Training Journal*, 24–26.

Forbes, M. O., & Hickey, M. T. (2009). Curriculum reform in baccalaureate nursing education: Review of the literature. *International Journal of Nursing Scholarship*, 6(1), 1–16. doi:10.2202/1548-923X.1797

Glatthorn, A. A., Boschee, F., & Whitehead, B. M. (2006). *Curriculum leadership: Development and implementation*. Thousand Oaks, CA: SAGE.

Iqbal, M. Z., & Khan, R. A. (2011). The growing concept and uses of training needs assessment: A review with proposed model. *Journal of European Industrial Training*, 35(5), 439–466. doi:10-1108/0309059111138017

Iwasiw, C., Goldenberg, D., & Andrusyszyn, M. (2009). *Curriculum development in nursing education* (2nd ed.). Sudbury, MA: Jones and Bartlett.

Keating, S. (2010). *Curriculum development and evaluation in nursing* (2nd ed.). Danvers, MA: Springer.

Lapkin, S., & Levett-Jones, T. (2011). A cost-utility analysis of medium vs. high-fidelity human patient simulation manikins in nursing education. *Journal of Clinical Nursing*, 20(23–24), 3543–3552. doi:10.1111/j.1365-2702.2011.03843.x

Mager, R., & Pipe, P. (1984). *Analyzing performance problems* (2nd ed.). Belmont, CA: Lake.

Muller, N., & Roberts, V. (2010). Seven cures to skipping the needs assessment. *T+D*, 64(3), 32–34.

Rossett, A. (2009). *First things fast: A handbook for performance analysis* (2nd ed.). San Francisco, CA: John Wiley & Sons.

Stetar, B. (2005, March). Training: It's not always the answer. *Quality Progress*, 38, 44–49.

Tobey, D. (2005). *Needs assessment basics*. Alexandria, VA: ASTD Press.

第二节

医学仿真模拟中的常见理论

J. Bradley Morrison, PhD; Cathy Deckers, RN, MSN, EdD

作者简介

J. BRADLEY MORRISON，Brandeis 国际商学院管理学副教授，马萨诸塞州波士顿医模拟中心教师。他的研究主要是关于人类在复杂的动态环境中遇到挑战时的表现，如在手术室、劳动、运输系统以及急诊科。他利用系统动力学工具来研究现象，例如动态问题处理、紧急部门弹性应对，以及危机资源管理。

CATHY DECKERS，CAE 医学顾问，在医院使用高保真模拟来负责护理人员培训项目的实施和管理，专注于服务和学术领域中的教育和运营管理。她在集团的动态、便利化和团队合作方面拥有丰富的经验，并曾在组织设计和开发、战略规划、法规遵从性和质量管理等多个方面担任执行角色。

摘要

高保真模拟通过创造有价值经历的能力促进精神运动技能发展、临床决策和情感参与来改善医疗保健实践，使其成为一个有价值的学习工具。考虑到这种方法的时间和资源强度，从学习经验中使用模拟有意地产生有针对性的结果是必不可少的。实现这一标准基于实践理论。本章节回顾了与仿真实践相关的一些基础和常见的理论。它并不是全面的文献综述，也不是将现有理论进行融合从而开发出一套新的模拟学习理论。而是提供相关理论指导模拟教育者在实践中的应用。

案例

使用基于模拟的学习体验需要相当多的时间和资源，教育工作者和管理人员经常看到这些资源超出学习活动的规范。作为医学院校模拟中心主任，通过提高仿真作为学习工具的价值，这样可以提供有针对性的投资回报。同时应当知道，在学术和服务机构中，合理提案的能力对于在教学实践中继续使用模拟至关重要。如果你想要提高使用模拟实现预期成果的能力，就要知道如何使用理论来简化和支持教育者的实践工作。

引言和背景

各种学科的基础理论和实证研究，都可能有助于指导医疗模拟经验的设计、执行和汇报，以培养和发展成年学习者。相关研究在神经科学、生理学、心理学和社会心理学、发展理论、学习理论、组织行为、判断和决策、戏剧艺术、语言学等众多领域得到广泛应用。已经有很多相关研究工作（特别是研究成人通过经验学习的微妙之处）证实并提出与模拟教育工作者所要做的许多教育设计相关的理论（Jeffries，2005）。经验学习之父 Kurt Lewin 说过："没有什么比好的理论更切合实际。"（Schein，1996）

本节的目的是介绍一些常见理论，模拟教育者针对医疗专业设计、实施和提供医疗模拟程序所需的各种决策和任务给医务工作人员提高更加完善的方法。本节与医疗模拟的联系较为密切，以简要的方式描述了其主要特征。它并不是全面的文献综述，也不是将现有理论进行融合从而开发出一套新的模拟学习理论。相反，通过本节的介绍，可以让模拟教育者轻松了解理论相关知识。

以使用模拟创建学习环境的基础理论作为本节的组织框架，从 Dewey、Lewin 和 Piaget 学习理论相关工作进行总结，通过学员和专家之间的动态互动和协作，了解学习方式的变化。这些学习理论是基于上下文、意义、身份和实践之间的关系带来专业发展并转化为专业实践。以下部分将介绍 Malcolm Knowles 如何在这些基础上开发一个成人学习模型，该模型侧重于成人学习（而不是儿童），并且有助于推动模拟领域的进一步发展。该理论与个人经验和目的有关，也与这两个因素如何影响学习环境有关。成人教育学模型也说明了"老师"发挥促进作用，这是模拟学习的一个重要方面。接下来是 David Kolb 的体验式学习模型（experiential learning model，ELM）的描述，它强调了通过实践进行循环和演进学习的重要性。本节中提出的大多数理论都描述了反思实践和情境学习实践理论，它们同时也包含在基础理论中。并且包括了与决策和情境意识（situation awareness，SA）相关的其他理论框架，以帮助理解患者安全和人为因素相关的一些模拟工作。

经验学习基础理论：Dewey、Lewin 和 Piaget

20 世纪最有影响力的教育理论家 John Dewey，在 1938 年提出当时传统教育与他所谓的"新教育"之间存在越来越大的冲突，他说："实际经验与教育进展之间有一个亲密而必须的关系。（Dewey，1938，19-20 页）"经验教学法包括导师、实习、工作或学习计划、合作教育、工作室艺术、实验室研究和实地项目，以及计算机模拟游戏和医学模拟。其特点是"学习者与被研究现实直接相关，而不仅仅是想想或者只考虑做某事的可能性"（Keeton & Tate，1978，2 页）。也许 Dewey 理念中最基本的一点是，无论我们做什么或不做什么，如教育工作者的管理，人们都会通过自己的经验学习，然后就会有意识地思考这些经历是什么以及学习者学习的

方法。从而引起了学习者尤其是成年学员的学习兴趣。

经常被称为美国社会心理学创始人的 Kurt Lewin，发展了社会科学领域理论和行动研究方法，他与团体合作开展领导力和团队的动态培训，未来几十年将成为大多数组织发展努力的基石（Lewin，1947，1951）。因为培训班工作人员勉强让参与者参加晚会总结和分析，导致"T 组"（培训组）偶然诞生。"T 组"在研究者 - 观察员、培训导师和实习生之间就如何解读当今的行动和结果进行了积极的对话，这些对话产生了巨大的价值，同时使受训人员最终可以从自己身上学习到很多有价值的东西。Lewin 的同事 Ronald Lippitt 在这些会议中介绍了 T 组的发现，"从那时起晚上会议成为当今重要的学习经历，着重在实际行为事件，并积极解释对话差异，观察他们参加的活动"（Lippitt，1949，as cited in Kolb，1984）。Lewin 和他的同事发现"一个相对紧张的环境中，当即时、具体的经验和分析之间发生冲突，最有利于学习"，一个观点明确地强调了经验的重要性，然后通过汇报、通过经验来加强学习（Kolb，1984，9 页），进一步意识到探究精神、意识和选择的扩大以及关系中真实的重要性（Schein & Bennis，1965）。在这个开创性的工作之后，这个理论流派的教育者们开发了结构化练习、模拟角色扮演和其他方法，其中设计了模拟情境为学习者创造个人经验，从而启动自己的探究和理解过程。

Sean Piaget 研究了智力形成的认知过程及其发展。Piaget 注意到不同年龄的儿童在咨询上有不同的方式来弄清问题的答案是否正确。这些与年龄有关的规律使他得出结论：智力是经验形成的，行动是关键。认知发展从积极阶段转向标志性阶段，转变为具体和正式运作的阶段。这项工作为学习者对认知发展年龄或阶段的需求量身定制课程提供了教学理论的科学基础。Piaget 工作侧重于学习者的知识表征，而在这一流程中开发的课程成为基于经验的课程。特别是，孩子们不仅学习内容，还学习了知识的发现过程。Piaget 的认知发展阶段在青春期结束，但其他研究人员则认为发展过程应该延伸到成年阶段（Kohlberg，1969；Kolb，1984；Kurtines & Greif，1974）。

Dewey、Lewin 和 Piaget 的基础工作在接下来的几十年里，对于学习、知识和教育理论的发展具有非常大的影响。他们的影响在 Malcolm Knowles

开发的成人学习理论中和 David Kolb 开发的经验学习尤其明显。

从教育学到成人教育学

医学模拟的参与者几乎都是成年人，所以要考虑成人作为学员的独特特征。现代西方社会的大多数正规教育机构都是在教育儿童和青少年模式的基础上进行设计和开发的，这个模式通常被称为"教学法"，这个字面意思是教孩子艺术和科学（Knowles，1996）。但是，成人学习与学生不同，随着 Lindeman 的主张，一系列研究和理论已经发展起来，是关于成年人应该积极参与什么、如何以及什么时候学习的选择，而不是被动地遵循教师提供的方法论学习（Lindeman，1926）。林德曼写道，成人教育的目的是发现经验的意义，寻求挖掘构成我们行为先入为主根源的思想（Lindeman，1925，p. 3 as cited in Brookfield，1984）。他将英文语言介绍成"成人教学法"，这意味着教成年人艺术和科学（Taylor & Kroth，2009）。学者们持续数十年研究有效的成人教育方法，Malcolm Knowles 提出了统一的成人教育学理论，普及了这个术语，并描述了其对教育实践的影响（Knowles，1970）。

在早期工作中，Knowles 总结了关于成年学员的四个关键假设，他在接下来的几十年里再加上两个。这些假设已被许多模拟人员所接受，并与成年人有关：①需要知道；②自我概念；③经验；④准备学习；⑤学习方向；⑥动机（Knowles，1990）。

成年人需要知道为什么要学习

成人需要投入时间和精力来了解学习东西的成本和收益以及不学习的损失。成人想知道"他们在做什么"，以及他们如何将新知识或技能应用于与他们相关的一些问题或机会。Knowles 认为理想情况下，教育工作者将通过真实或模拟经验了解需要知道的知识，学员可以在这些经历中体验知识的好处或不了解相关知识会投入的成本（Knowles，1996）。与教育学相反，重要的是让成年人将他们的学习选择纳入其中。

成年人很需要自我指导

随着人们的成熟，他们从对他人依赖的自我概念转向独立或自我。成年人要对自己的决定负责，包括关于学习什么、何时以及如何学习和发展的决定。成年后，成年人甚至可以抵制其他人强加的意愿（Taylor & Kroth，2009）。因为大多数成年人在一个主要依赖于老师的体系中受过教育，通常当这些成年人再次进入结构化的学习环境时，他们会依靠老师变回学生时的状态。但是，这与他们的自我概念形成冲突，这种自我概念通常表现为不融入学习过程（Knowles，1996）。教育者可以通过创建和维护促进相互尊重的协作学习环境，帮助学习者过渡到将自己视为自我导向的学习者。

与青少年相比，成年人有更多的体验数量和不同的体验质量

成年人积累了丰富的经验，可以作为学习的资源。这种经验在数量和种类上都比年轻学生多。成年人群将有更多的异质体验，成年人的经验必须得到尊重和重视，否则成年学员会把这种体验当成拒绝。鉴于这种经验，成年人对于讨论有很大的贡献，而且通过利用积累的经验可以得到很大的收获，"比如模拟练习和实地经验，通过分析他们学习的经验可以为学习者提供经验"（Knowles，1996，256 页）。经验也可能是一个障碍，因为思想习惯和对新想法的开放性降低了。

成年人随时了解他们在生活中遇到的需要知道或能够做的事情，以便更有效和更满意地进行学习

这与教学模式形成鲜明对比，教学模式的学员在导师告知他们时就准备好了接受知识。而成年人，学习是否准备就绪取决于他们目前面临的生活状况，成年人一般学习能帮助他们更有效地应对事情的技能（Knowles，1980）。

成人进入学习经验是以任务为中心导向的

教学模式学习中以学科为中心，成人教育模式强调以任务为中心（或以问题为中心，或以生活为中心）。当成年人认为这种事会帮助他们执行任务或解决他们面临的问题时，他们就有动力去学习（Knowles，1990）。

外在和内在动机促使成年人去学习

成年人最有力的动机似乎是内在的压力，如维持或提高自尊、达到更好的生活质量、提升工作满意度、扩大工作责任感和体验更高的自我实现。教学模式认为青年主要是受到外来因素的驱动，如成年人、成绩、证书等。成年人同样因外部动机（例如工资、晋升、工作条件、津贴）而寻求学习，但内部动机似乎更有效（Knowles，1990）。

经验学习

经验学习这种学习模型以 Dewey、Lewin 和

Piaget、David Kolb 的理论为基础，又结合了 Ronald Fry 的理论，深受广大教育家和理论学家的喜欢（Kolb & Fry，1975）。Kolb 提出学习需要结合经验、感知、认知、行为。Kolb 将概括学习的观点转化为基于经验的连续性学习过程。他强调学习的过程是通过转化经验来创造知识的。这个理论正是解释了人们如何从经验中学习和从不同方式理解的经验过程中学习（Cox，2006，200 页）。

　　体验式学习模型的核心即学习是循环的，可以分为四个阶段：①具体体验；②反省观察；③提炼概括；④积极实验（图 7-2-1）。学习可以从任何一个阶段开始，不过主要都是从具体体验开始。具体体验来源于各种环境，包括专业工作、实验工作、随堂训练、现实训练、角色扮演、模拟等，关键在于去实施某种行动，观察其带来的后果。这个阶段（具体体验）既是具体的又是不确定的，学员进而反省了解行动及其影响。如果在类似的情况下采用同样的措施，将会有预期的效果。第二个阶段反省观察，这个阶段同样是具体的，针对特定的行为。第三个阶段，学员主要是学会通识抽象的概括，提炼概括阶段的特点主要是提炼和反思。最后，第四个阶段是去计划和执行一些新的行动，这个阶段是活跃和抽象的。

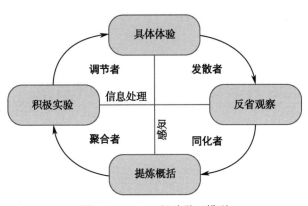

图 7-2-1　Kolb 经验学习模型

　　在这个模型的基础上，Kolb 也发现了在学习过程中个体间的喜好和长处有所不同，这个过程参与了各个阶段，常常被用来发展学习方法论（Kolb，1984）。他确定了两种截然不同的掌握经验的模型和两种贴近二维的转换经验的模型，同时运用于经验学习的四个阶段。对于"发散者"类型，具体体验和反省观察占主导地位。发散者擅长从不同角度分析问题，他们倾向于团队合作和接受个性化的反馈。而对于"同化者"类型，提炼概括和反省观察占

主导地位，同化者擅长将大量的信息进行有条理简洁的概括，他们更喜欢阅读、探索分析性强的模型，善于思考。对于"聚合者"类型，提炼概括和积极实验是其主要的学习模式。聚合者擅长发现思想和理论的实际用途，他们更喜欢实验、模拟、实验室工作和实际应用。对于"调节者"类型，具体体验和积极实验占主导地位。他们擅于从实践中学习，喜欢一起工作，设定目标，做现场工作，尝试用不同方法去完成一个项目。所以，关键在于学习方法的不同，教育者需要在设置和授课中考虑不同的学习方法（Kolb & Kolb，2005）。

　　对于模拟教学者，Kolb 的经验学习理论具有重要的意义。最根本的是，它为模拟学习提供了合理性和合法性。它强调了学习过程中应用不同方法的重要性。模拟教学导师通常会采用巧妙方法刺激我们，让我们学会反省。但是理论要求我们进一步确保这四个阶段都被解决（Clark 等，2010）。模拟案例可以提供具体的体验，复盘可以引发我们反省。在提炼概括中，复盘应该包括从特定具体到抽象泛化的概念。了解模拟体验如何结合其他（比如学员所属部门、机构或者受过的训练）因素培养这种概念化的能力。应该鼓励积极实验，比如，学员做什么不同的，甚至重复相同的或者类似的模拟场景。培养预见性思维不一定非得在模拟场景中创造机会，还可以在不同组别的分散学习中创造，比如在模拟开始之前的简述阶段，我们可以通过完善一系列的关照和心理建设的计划在精神上达成共识后完成。在模拟过程中，我们需要充分利用资源，鼓励团队合作，通过完成交叉检查工作，以提升反省查询。最后，请注意，模拟教学导师同样受益。每个模拟和复盘都是提供反省、提炼、计划实验的具体体验的机会。

反省训练：模拟

　　人类的健康事业并不是一门非常完整的科学。医务人员也在不断地吸取经验教训，从而提升各自的诊疗水平。反省训练就是这样一个普遍被运用的手段，而这个过程主要是通过不断学习从而引起行为上的改变（Dewey，1933；Nielsen et al.，2007；Schon，1991）。研究表明，大家对于专业知识（尤其在医疗领域）的理解，是通过不断地实践和系统地从已知的经验分析中完善起来的（Gould，1996）。反省训练强调的是理论与实践的结合，通过完善理

论知识使其适用于特殊的临床实践情况，而不是僵硬地将理论运用于实践（Dewey，1933；Schon，1991）。

反省训练的定义一直以来在各个医疗领域都是备受争议的。Ruth-Sahd（2003）在阅读了大量的护理文献之后，把反省定义为：旨在提高实践和理解自我，不断回顾训练的一种自我检验的手段。她又补充这是一个有创造力的、非线性的、可想象的过程。来自澳大利亚的 Thompson 和 Pascal 还认为反省式学习和经验学习有关，都具有以下四个特征：①双向交互的理论和实践融合（例如，陈述参与者之间交流，必要时包括专家协调员的模拟过程，力求发现一些行动背后的原因）；②积极学习以巩固知识、技能和通过参与学习形成的自信（例如，模拟训练采用精神运动方法来学习胸腔置管，获取病人的病史，安慰病人）；③老师和学生参与性学习可以作为一种实际经验，可以产生明显的效果（例如，探索学生思考过程的简易方法的相关经验并不是模拟结果所需要陈述的）；④个人偏见的调查和现状（例如，通过模拟可以对个人偏见进行很好的解释，模拟过程中做事方式对决策的影响，线索是如何被发现或者丢失的；Thompson & Pascal，2012）。

Schon（1991）延伸了 Dewey 之前的工作（实验方法在教育领域的运用），阐述了反省的二部模型，强调不同类型的反省有不同的行动。行为中反省（Reflection-in-action）作为在医疗活动中常常出现的直观过程，反映的是当思维和行为紧密联系的情况下的隐性知识和能力的专业性（Schon，1987）。行为后反省是回顾性地有意识地去理解过去的一些个人相关行为的过程，主要为了改善未来的训练（例如，偏见、经历和知识）。每一种反省都被认为是提升临床技能和学习的重要途径。行为反省（reflection-for-action）发现了未来临床实践的策略，是通过理解价值和实践、意图和行动、病人需求和医务工作者需求这三大矛盾（Kim，1999）。这被认为是计划和思考接下来会发生什么可预知事情和计划的过程（Benner 等，1999；Endsley 等，2003）。这类计划是依赖于参与者的专业知识和充分利用环境中可利用的资源来个体化干预特殊问题。

反省式训练的关键部分是医务人员利用学习中的发现指导未来实践的能力，从而避免一些缺乏思考和分析的常规和习惯性的行为（Argyris & Schon，1974）。**批判反省实践**并不仅仅是一种对已

经发生的学习或者已经感觉的情绪的回顾。还是通过分析行为、价值和实践所产生的影响来理解和创造新的意义。这类反省继而可以创造未来的专业实践。

反省式训练方法非常适用于模拟学习。反省式训练是发展和完善临床分析和决策的关键因素（Tanner，2006）。反省的焦点可被用来强调线索、模式，干预和模拟训练过程可用于决策的信息。医务人员要学会如何将复杂任务分解成简单要素，在面对不同情况做出特殊的决策。模拟学习中的反省式训练应该当作有意识的训练来培养，以加强模拟学习的意义。这可能是采用专家指导经验的形式或者只是一个强凝聚力团队的自我探索训练。

反省可被用于模拟训练的各个阶段，从而加强整个学习过程。行为后反省常常是通过模拟结束后的复盘形式完成。另外，批判性反省还可以一种情况介绍的形式呈现。在模拟开始之前进行情况介绍来探索运用行为反省的方式，尝试在模拟学习之前为团队提供一种共享心理模型。错误再现是一种针对错误检测和减少错误的具体教学策略，可以通过模拟前后的反省训练来探索这样一种教学策略（Dror，2011）。当运用这种方法时，情景模拟把反省的焦点放在错误的检测，关注点从方案或者程序转变到关于形成错误再现的反省上（Dror，2011）。以上这些只是反省训练和基于模拟的学习结合的几种方法。

情景学习理论：合理的外围参与者

情景学习理论是以学习活动的结果为前提的，位于社会文化环境中，广泛分布在时间、人物、工具中（Brown，1992；Lave & Wenger，1991），基于知识和环境是在彼此不能分离的理论上提出的（Barab & Hay，2000），学习依赖并创造于实践环境（Benner，1984；Lave，1993）。所有与那一刻发生的相关事物都有助于理解并处理未来可能出现的情况（Lave & Wenger，1991）。实践团体通过外围参与支持身份和学习的合理转变。意义和理解是个体、社区和环境之间的动态交换，新手们在其中尝试建立知识，并确认自己的身份（Lave & Wenger，1991）。反馈循环使得知识从一个抽象概念转化成个性化的认识经验，无论是在实践还是在模拟环境中都可以实现。

传统的卫生保健学习是学徒模型，代表了社会

文化的学习方法学，以富有经验专家教导新手为特点，积极地参与训练。学员通过训练和学习从而得到改变和提升，通过经历状况、工具、社会实践从而变得专业。**专家**通过情景指导、反馈，以及相关临床经验来指导新手，使其通过临床上的互动变得专业。知识社会构建和介导的含义和理解是个体、人群、环境的动态交流协调，是实践的一部分（Benner，1984；Lave & Wenger，1991）。在学员构建知识体系的过程中，存在"实验"水平。这类学习并不是线性的理论到实践，而是复杂的，需要个体化的知识用于特殊情况和对特殊情况做出相应的反应（Benner，1984，1991；Kim，1999；Schon，1991）。

情景教学法，例如高科技模拟可以提供一种新的训练临床技能的方法，通过环境的动态改变来做出干预，怎么干预、何时干预的训练（Benner 等，2010），包括环境、时间压力、高利害结果的模式把学习过程从单纯的学习转变为个体化经验运用于实践。

模拟环境对于学习是至关重要的，因为"活动、任务、功能和理解都不是孤立存在的，它们是体系的一部分"（Lave & Wenger，1991，53 页）。模拟场景的真实性对于学习来说是很重要的，因为这样可以帮助消除不信任。优化学习需要持之以恒和学习环境与目标环境的一致性，以未来更好的表现为目标。学员对临床相关事件的积极反应，归根于情景化的故事用于临床模拟训练，以上内容在设计模拟事件时可重点作为参考。

在当前的医疗卫生环境下，医疗教育者都肩负着培养临床应变力强的医疗工作者的重任，模拟被认为是可以填补训练空白、提供标准化学习环境以加快培养医疗工作者的重要手段。学员在训练后能明白在照顾病人过程中需要考虑多方面的因素。研究表明，观察者在模拟学习期间进行的周围训练有利于学习（Jeffries，2005）。

通过模拟实践进行合理的外围参与是建立新的专业间实践团体的有效过程（Lave & Wenger，1991）。模拟训练可以帮助打破临床身份的孤立边界，在照护病人过程中提供多样的临床服务。通过加强沟通、知识、技能训练吸引不同专业人群一起工作，而不仅仅是重新审视和定义不同实践团体（Johansson，2006）。这种多学科团队将会是一种新型的合作，最终将有利于提供更高质量的照护。作为多学科团队，设计模拟练习的过程可以创造出不同个体间一起探讨的氛围。

模拟教学可以提升批判性思维和专业技能。情景学习为设计这些学习计划提供了框架，同时又引出了训练、训练者、如何训练三者的复杂关系。提供模拟过程中的语境、环境和模拟过程中所需要的物品帮助我们更好地填补传统师徒培训模式的空白。如果设计合理，模拟训练事件将会为未来临床上可能遇到的复杂环境做准备。

模拟教育者框架

模拟教育者需要考虑学习者要学习什么，而不仅仅是如何学习。Pamela **Jeffries 仿真模型**表明，模拟学习经验的设计对于期望结果的产生至关重要（Jeffries，2005）。她进一步表明，在这个设计中有很多因素要考虑。本节的讨论将侧重于学习目标的设计特征以及与学习或知识结果的联系。

布卢姆分类学于 1956 年创立，是学习目标的基础语言。在分类学中，确定了三个学习领域：认知、精神运动和情感（Bloom 等，1956）。在医疗保健中，我们经常将这些领域描述为知识、技能和态度。布卢姆分类学为学习的认知领域提供了定义，并提供了从简单到复杂、从具体到抽象的分层次序。这些定义描述了学习现象，如今通常用于确定课程和（或）课程目标、活动和教学评估（Krathwohl，2002）。布卢姆分类学作为学习目标准备和评估工具的准则在医疗保健教育领域得到了很好的应用。

布卢姆分类学于 2001 年由 Anderson、Krathwohl 等人修订和更新，以反映更加活跃的学习框架。修订版将布卢姆的原始层次结构更改为记忆、理解、应用、分析、评估和创造（Anderson et al.，2001；图 7-2-2）。创造性地理解是最具有价值的结果，这表明将学习转化为了有意义的实践，而不仅仅是记忆的加强和信息的回忆（Mayer，2002）。分类学的重组增加了另一个维度知识以捕捉知识应用的转变，称为元认知知识。元认知被定义为对自己思想过程的认识和理解（Merriam-Webster Online，2013）。Flavell 的关于元认知的经典文章概述了三种不同类型的元认知知识（Flavell，1979）：

1. 战略知识：了解总体学习策略。这种类型的知识侧重于帮助知识使用或"什么和如何"的过程。
2. 认知任务知识：关于不同认知任务的知识及其

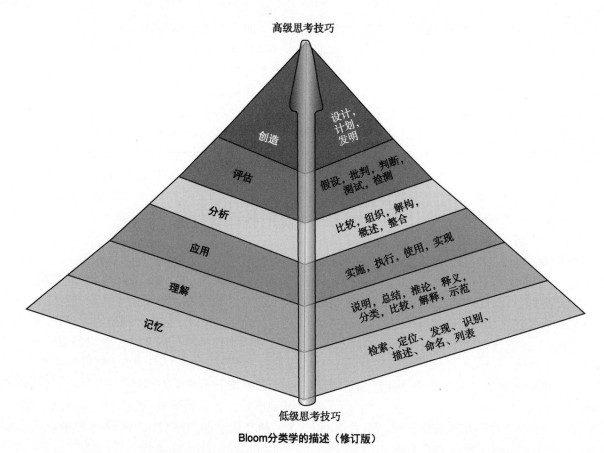

高级思考技巧

设计，
计划，
发明

创造

评估

假设，批判，判断，
测试，检测

分析

比较，组织，解构，
概述，整合

应用

实施，执行，使用，实现

理解

说明，总结，推论，释义，
分类，比较，解释，示范

记忆

检索、定位、发现、识别、
描述、命名、列表

低级思考技巧

Bloom分类学的描述（修订版）

图 7-2-2　Bloom 分类学（来源：http://www.learnnc.org/lp/media/misc/2008/blooms_new.png）

难度等级。这反映了学习者个性化地选择适当过程的能力，并将其用于适应具体情况的优先次序。

3. **自我认知**：知道个体的的优点和缺点。自我效能感和动力是包含在这种知识中的紧密相关的概念。自我感知的准确性是促进专业知识发展和新知识建构的目标（Pintrich & Schunk, 2002）。

模拟作为学习的工具适用于反映高阶类别的培训目标。此外，模拟有能力创建学习练习，在一个学习活动中可以同时整合知识、技能和态度领域。重要的是，模拟教育工作者意识到这一设计的重要性，并花费足够的时间规划学习经验。Jeffries 表示，规划活动包括为经验创造目标，为角色表现提供指导，并概述预期结果（Jeffries, 2005）。

国际临床模拟和学习护理协会（INACSL）在专业界的模拟专家顾问委员会的协助下，制定了 2013 年"INACSL 模拟标准"，这一标准代表了一套可指导模拟教学实践的基本的做法（Boese 等，2013；Decker 等，2013；Franklin 等，2013；Gloe 等，2013；Lioce 等，2013；Meakim 等，2013）。这些标准涉及模拟实践的最小组成部分，提供术语定义，并包括用模拟教学的基本原理、结果、标准和指导原则。这些标准涉及模拟过程，概述了"必须有"的组成部分，如专业诚信、参与者目标、促进方法、促进者责任、汇报和评估或评估措施。INACSL 模拟最佳实践标准支持 Jeffries 仿真模型的基本原理，并概述了仿真实践的最小组成部分。

模拟作为一种学习经验为学员提供了大量的资源，数据和工具被用来分析和组合到照顾患者的工作目标中。在此过程中模仿时间压力和相互竞争优先事项的能力增强了获得专业知识所必需的决策能力建设。教育工作者必须认识到，模拟教学是一个资源密集的主张，应该努力成为这个资源的良好管理者。指导知识综合的学习经验设计，为资源分配提供价值。必须始终有能力衡量模拟训练的具体优势和结果。这里描述的工具和标准可以帮助该过程。

做决定

模拟是一种学习经验，可以通过给予特定情境来反复斟酌实践技能来突出决策过程。在模拟环境下可以观察到数据和选择目标之间的差距，以在有限的时间内和目标范围重合，促进专业知识发展。航空和军事行业的研究表明，参与特定情境的有意义的练习有助于发展评估技能，提高参与者了解当前项目和未来需求的能力，以指导实践行动（Endsley，1997；Means 等，1993）。在当今注重快节奏和低差错的从业环境下，专业技能的发展已经成为医护人员技能准备的重中之重。

虽然在传统观念中，决策是一个在专业实践学习阶段中有应有的逻辑和逐步发展的过程，但并不能解释在医疗保健环境中发生的直观决策。自然主义决策（NDM）可以用来描述这种动态和自适应过程。自然主义决策研究在航空和军事领域有悠久的历史，这些领域已经进行了广泛的研究，并利用这些知识来创建以决策为中心的培训。这种类型的培训侧重于 SA 的发展、模式和提示匹配、心理模型构建和认知反馈的利用，以提高语境情境的表现。此外，监控设备的设计人员一直都有兴趣使用这种类型的研究来优化人机交互（HCI）界面，以促进最佳决策。

Zsambok 将自然主义决策定义为："经验丰富的人，在变化、不确定和快节奏的环境中作为个人或团体工作，识别和评估他们的情况，做出决定，并采取行动，其结果对他们和组织有意义"（Zsambok，1997，5 页）。自然主义决策专注于花费时间来了解情况，而不是生成一组可供选择的选项。自然主义决策将更多的精力集中在对情况的评估上来完成理解，而不是使用理性和有意识的过程为解决方案产生一系列选择。这是一个作为专家实践的一部分的决策过程。

Orasanu 和 Connolly 发现了与自然主义决策环境相一致的八大特征：结构不良的问题，不确定

专家角

模拟理论

Pamela B. Andreatta, EdD, MFA, MA
医学模拟协会主席（2015）

模拟在"真正"应用之前就是长期存在的。虽然应用条件下的准备行不通（例如，空间步行、危险材料清理、大规模伤亡事故等）？过于昂贵或低效率？在历史上模拟方法都是真实情况的最佳替代。在引进今天使用的计算机驱动模型之前，我们已经使用基于模拟的医学教育方法。这些教学实践的根源证实临床教学的学徒制模式首先起作用的理论基础：体验式学习建立了必要的环境和情境因素，而这些因素对于在复杂环境下的表现是必要的。

经验学习理论的基础是经验学习在学习循环中起着核心作用：学员有经验，经验促进观察和反思，观察和反思将经验转化为提炼总结，又将积累更多的经验。学习经验可能是正式或非正式的，有针对性的或灵活的，源于标准或随机性。所有体验式学习环境的共同部分是学习者积极参与组合、分析和合成来自教学背景的感知线索。

结合经验学习理论，专业的实践理论为人类实现专业表现的过程树立了基础。有意识的实践理论提出，通过高度积极性的学习者，对定义明确的目标进行集中的重复性实践，并且有意识地反思他们从中学习的经验，开发出深入的专业知识。社会认知理论认为，在相关准确的环境中，

同伴、辅导者和其他人的支持可使学习效果最佳化。在这种观点中，学习者是一个复杂实践体系的一部分，学习是通过与同伴、教育工作者、高级临床医生、患者和身体环境的互动而不断发生的。学员能够一起工作，独立工作，同时收集关于别人如何解决问题，获得解决方案，开发或应用技术的信息等。在这里，经验本身就是更广泛的社会、政治和文化景观的一部分，我们认为理想的模式塑造了学习方式的各个方面。这些相互作用鼓励学习者通过个人化研究来深入理解内容。此外，医疗保健是一个高度社会化的职业，专业人士必须能够协同合作来理解和解决问题。

基于模拟的学习环境就是：学习环境。因此，可以认为，基于模拟的学习结构的任何方面都可以与关于人类学习和获取专业知识的多种理论中的任何一种联系起来。然而，模拟对卫生保健教育的价值在于，它提供了一种经验学习结构，该结构有助于发展成为熟练的临床医生所必需的实践和同伴互动。鉴于对患者的相关影响，这在真实的医疗环境中是不可行的。因此，凭经验了解哪些因素能够改善真实环境下的行为，对于创建有效的基于模拟的教学至关重要。

或动态环境，转变或不正确的和（或）竞争的目标，行动或反馈循环，时间压力和高风险，多个参与者以及组织目标和规范（Orasanu & Connolly, 1993）。这些特征准确地描述了目前的医疗环境。正是这些特征给新手从业者在头几年的实践中造成困难，他们通过努力获得必要的实践专业知识，以便安全地提高护理服务。

以自然主义决策的框架作为指导，Gary Klein 的认可激励决策（RPD）模型集中于自适应决策，作为特定利用专业知识作为决策过程的一部分行为（Klein, 1993）。该模型中的决策取决于了解情况，并使用技能将评估指标的特征匹配到规范模式的嵌入式心理模型中，找出解决方案。这恰恰相反地发生在认知上，提高了决策过程的速度。这种模式的关键要素是情境理解、时间压力、高利益相关后果和专业知识或隐性知识的模糊性或不完备性（Drillings & Serfaty, 1997; Klein, 1993）。认可激励决策模型支持专业知识直接做出准确的决策，而不会在时间压力下降低绩效，无须对比或比较决策选择（Endsley, 1995; Klein, 1993; Lipshitz, 1997）。

了解新手如何理解练习设置与专家做出决定之间的差异，有助于设计学习体验，从而在决策中建立专业知识。专家决策需要有能力通过匹配模式和采取行动来发展对世界的情境理解（Bogner, 1997; Dreyfus, 1997; Schraagen, 1997）。研究表明，专家将大部分决策时间用于评估和分类情况，而不是有意识地开发结构化的行动方案，使得 SA 成为决定现实决策成功的关键特征（Endsley 等, 2003）。专家从业人员拥有 SA 技能，使他们能够在实践环境中比新手更快地认识和确定线索和模式，从而做出更有效的决策（Klein, 2000; Lipshitz & Shaul, 1997; Orasanu & Connolly, 1993）。随着专业知识的发展，通过不同于以前或类似规范的个性化情境的经验，决策成为匹配提示、采取行动和评估结果的快速过程。这个过程是自然主义决策模型的一部分，被定义为心理模拟。这些心理模拟通常是解决问题的第一个也是唯一的选择，通常得出高质量的结果（Kaempf 等人, 1996; Klein 等人, 1995; Stokes 等人, 1997）。

此时，彼地：如何继续改进或者保持我现有的成果？

情绪意识理论由 Mica Endsley 于 1997 年开发，是认可激励决策理论的重要组成部分，并在数十年来一直是航空和军事领域的培训重点，以提高新手从业人员的准确性和专业知识。SA 由域特定目标定义，并且具有上下文特定：随环境变化而变化。Endsley 定义了三个不同级别的 SA：

1. 第 1 级 SA 感知：在环境中收集数据。
2. 第 2 级 SA 理解：根据目标来合成不相交的数据点，以创造理解。
3. 第 3 级 SA 投影：根据理解意义来预测未来行动的能力（Endsley, 1997）。

SA 模型中的决策以目标的发展为指导，为选择合适的心理模型提供了动力。所选择的心理模型指导从业者优先考虑要注意哪些类型的数据，以及为了实现目标而将其最小化。心理模型还允许什么类型的数据预示性地表明存在潜在的问题。该 SA 决策过程需要基于与"正常"模式匹配的数据的连续重新优先级。已知 SA 受到压力、工作量、复杂性和自动化等因素的负面影响。高保真仿真（HFS）的沉浸式和语境特征将这些现实融入到实践中，从而实现更加现实的体验，从而增强专业知识的发展。专注于参与者识别对决策能力产生负面影响的因素的能力可以成为 HFS 的重要学习成果，成为有价值的学习工具。

自然决策技能培训不仅仅是将政策和程序作为教学的基础，而且还表明，应该把重点放在 SA、模式匹配、提示学习、典型与异常、心理模型开发、管理不确定性和时间压力等方面（Klein, 2000）。航空研究表明，通过模拟实践加强 SA，可以对决策技能进行培训，提高熟练程度（Kaempf & Orasanu, 1997; Means & Gott, 1988; Robertson & Endsley, 1995; Roth, 1997）。

利用自然主义决策原则改进培训的目标表明，教师角色应该支持加快提示和模式识别能力的过程。为了在 SA 中提供特意的做法，教师必须利用诸如目标导向任务分析、船员资源管理原则和引导反射技术等特定技术来支持长期记忆中改进模式存储模式的开发。良好索引和存储的模式缩短决策时间，在强调内容的情况下提高质量，创造适应性，适应于有弹性和冒险的从业者（Cannon-Bowers & Bell, 1997）。模拟训练目标应集中在精神模拟、SA、知识框架、提示或策略反馈和反思实践上，以提高决策能力。如果设计有目的 HFS 可以满足这些要求。

总结

人们普遍认为，模拟不会取代人类病人的护理，但它确实为护理提供了一种真实的替代方法，允许经验实践加速专业知识的发展（Gordon 等，1999；Issenberg 等，2005）。允许学习者使用专业工具从事创造性的问题解决专业角色，将模拟学习经验与角色扮演区分开来（Lowenstein，2007）。模拟环境创建了与决策者选择独一无二的有价值的行动反馈回路，这一过程积极构建了决策专长，使模拟适合于训练自然主义决策（Means 等，1993）。模拟的观点不仅仅是为了使实践者具有经验和实践的地方，而是为了最大限度地提高经验，促进经验丰富的从业者的决策能力，而无须多年的练习。

将理论和已建立的工具或方法与学习经验联系起来，是促进基于模拟学习的科学性的关键。利用理论创造基于特定环境的有意义的体验，促进精神运动技能发展，临床决策和情感参与，是模拟成为如此强大的学习工具的关键。

参考文献

Anderson, L. W., Krathwohl, D. R., Airasian, P. W., Cruikshank, K. A., Mayer, R. E., Pintrich, P. R., . . . Whittrock, M. C. (2001). *A taxonomy for learning, teaching, and assessing: A revision of Bloom's taxonomy of educational objectives.* New York, NY: Longman.

Argyris, C., & Schon, D. A. (1974). *Theory in practice: Increasing professional effectiveness.* London, England: Jossey Bass.

Barab, S. A., & Hay, K. E. (2000). Doing science at the elbows of experts: Issues related to the science apprenticeship camp. *Journal of Research in Science Teaching, 38*(2), 70–102.

Benner, P. (1984). *From novice to expert: Excellence and power in clinical nursing practice.* Menlo Park, CA: Addison-Wesley.

Benner, P. (1991). The role of experience, narrative, and community in skilled ethical comportment. *Advances in Nursing Science, 14*(2), 1–21.

Benner, P., Hooper-Kyriakidis, P., & Stannard, D. (1999). *Clinical wisdom and interventions in critical care: A thinking-in-action approach.* Philadelphia, PA: Saunders.

Benner, P., Sutphen, M., Leonard, V., & Day, L. (2010). *Educating nurses: A call for radical transformation.* San Francisco, CA: Jossey-Bass.

Bloom, B. S., Engelhart, M. D., Furst, E. J., Hill, W. H., & Krathwohl, D. R. (1956). *Taxonomy of educational objectives: The classification of educational goals. Handbook 1: Cognitive domain.* New York, NY: David McKay.

Boese, T., Cato, M., Gonzalez, L., Jones, A., Kennedy, K., Reese, C., . . . Borum, J. C. (2013). Standards of best practice: Simulation standard V: Facilitator. *Clinical Simulation in Nursing, 9*(6S), S22–S25.

Bogner, M. S. (1997). Naturalistic decision-making in health care. In C. E. Zsambok & G. Klein (Eds.), *Naturalistic decision-making* (pp. 61–69). Mahwah, NJ: Lawrence Erlbaum Associates.

Brookfield, S. (1984). The contribution of Eduard Linderman to the development of theory and philosophy in adult education. *Adult Education Quarterly, 34*(4), 185–196.

Brown, A. L. (1992). Design experiments: Theoretical and methodological challenges in creating complex interventions in classroom settings. *Journal of Learning Sciences, 2,* 141–178.

Cannon-Bowers, J. A., & Bell, H. H. (1997). Training decision makers for complex environments: Implications of the naturalistic decision making perspective. In C. E. Zsambok & G. Klein (Eds.), *Naturalistic decision-making* (pp. 91–98). Mahwah, NJ: Lawrence Erlbaum Associates.

Clark, R. W., Threeton, M. D., & Ewing, J. C. (2010). The potential of experiential learning models and practices in career and technical education & career and technical teacher education. *Journal of Career and Technical Education, 25*(2), 46–62.

Cox, E. (2006). An adult learning approach to coaching. In D. R. Stober & A. M. Grant (Eds.), *Evidence based coaching handbook: Putting best practices to work for your clients.* Hoboken, NJ: Wiley.

Decker, S., Fey, M., Sideras, S., Caballero, S., Rockstraw, L. R., Boese, T., . . . Borum, J. C. (2013). Standards of best practice: Simulation standard VI: The debriefing process. *Clinical Simulation in Nursing, 9*(6S), S27–S29.

Dewey, J. (1933). *How we think: A restatement of the relation of reflective thinking to the educative process.* Boston, MA: D.C. Health.

Dewey, J. (1938). *Experience and education.* New York, NY: Kappa Delta Pi/Touchstone.

Dreyfus, H. (1997). Intuitive, deliberative, and calculative models of expert performance. In C. E. Zsambok & G. Klein (Eds.), *Naturalistic decision-making* (pp. 17–28). Mahwah, NJ: Lawrence Erlbaum Associates.

Drillings, M., & Serfaty, D. (1997). Naturalistic decision-making in command and control. In C. E. Zsambok & G. Klein (Eds.), *Naturalistic decision-making* (pp. 71–80). Mahwah, NJ: Lawrence Erlbaum Associates.

Dror, I. (2011). A novel approach to minimize error in the medical domain: Cognitive neuroscientific insights into training. *Medical Teacher, 33*(1), 34–38.

Endsley, M. R. (1995). Situation awareness in dynamic human decision-making: Theory. *Human Factors, 37,* 32–64.

Endsley, M. R. (1997). The role of situation awareness in naturalistic decision-making. In C. E. Zsambok & G. Klein (Eds.), *Naturalistic decision-making* (pp. 269–284). Mahwah, NJ: Lawrence Erlbaum Associates.

Endsley, M. R., Bolte, B., & Jones, D. G. (2003). *Designing for situation awareness: An approach to user centered design.* Boca Raton, FL: CRC Press.

Flavell, J. (1979). Metacognition and cognitive monitoring: A new area of cognitive-developmental inquiry. *American Psychologist, 34,* 906–911.

Franklin, A. E., Boese, T., Gloe, D., Lioce, L., Decker, S., Sando, C. R., . . . Borum, J. C. (2013). Standards of best practice: Simulation standard IV: Facilitation. *Clinical Simulation in Nursing, 9*(6S), S19–S21.

Gloe, D., Sando, C. R., Franklin, A. E., Boese, T., Decker, S., Lioce, L., . . . Borum, J. C. (2013). Standards of best practice: Simulation standard II: Professional integrity of participant(s). *Clinical Simulation in Nursing, 9*(6S), S12–S14.

Gordon, M. S., Issenberg, S. B., Mayer, J. W., & Felner, J. M. (1999). Learning outcomes for simulation education in medicine. *Medical Teacher, 21*(1), 32–36.

Gould, N. (1996). Introduction: Social work education and the "crisis of the professions." In N. Gould & I. Taylor (Eds.), *Reflective learning for social work.* Aldershot, England: Arena.

Issenberg, S. B., McGaghie, W. C., Petrusa, E. R., Gordon, D. L., & Scalese, R. J. (2005). Features and uses of high-fidelity medical simulations that lead to effective learning: A BEME systematic review. *Medical Teacher, 27*(1), 10–28.

Jeffries, P. R. (2005). A framework for designing, implementing, and evaluating simulations used as teaching strategies in nursing. *Nursing Education Perspectives, 26*(2), 96–103.

Johansson, F. (2006). *The Medici Effect.* Boston, MA: Harvard Business School Press.

Kaempf, G., Klein, G., Thordsen, M. L., & Wolf, S. (1996). Decision-making in complex command-and-control environments. *Human Factors, 38*(2), 220–231.

Kaempf, G. L., & Orasanu, J. (1997). Current and future applications of naturalistic decision-making. In C. E. Zsambok & G. Klein (Eds.), *Naturalistic decision-making* (pp. 81–90). Mahwah, NJ: Lawrence Erlbaum Associates.

Keeton, M., & Tate, P. (Eds.). (1978). *Learning by experience—What, why, how.* San Francisco, CA: Jossey-Bass.

Kim, H. S. (1999). Critical reflective inquiry for knowledge development in nursing practice. *Journal of Advanced Nursing, 29*(5), 1205–1212.

Klein, G. (1993). A recognition primed decision (RPD) model of rapid decision-making. In G. Klein, J. Orasanu, & R. Calderwood (Eds.), *Decision-making in action: Models and methods* (pp. 138–147). Norwood, NJ: Ablex.

Klein, G. (2000). Analysis of situation awareness from critical incident reports. In M. R. Endsley & D. J. Garland (Eds.), *Situation awareness analysis and measurement* (pp. 51–71). Mahwah, NJ: Lawrence Erlbaum Associates.

Klein, G., Wolf, S., Militello, L., & Zsambok, C. (1995). Characteristics of skilled option generation in chess. *Organizational Behavior and Human Decision Processes*, 62(1), 63–69.

Knowles, M. S. (1970). *The modern practice of adult education: Andragogy versus pedagogy*. New York, NY: Association Press.

Knowles, M. S. (1980). *The modern practice of adult education: From pedagogy to andragogy* (Rev. & updated). Englewood Cliffs, NJ: Prentice Hall.

Knowles, M. S. (1990). *The adult learner: A neglected species* (Rev. ed.). Houston, US: Gulf Publishing Company.

Knowles, M. S. (1996). Adult learning. In R. L. Craig (Ed.), *ASTD training & development hand book: A guide to human resource development* (4th ed., pp. 253–265). New York, NY: McGraw Hill.

Kohlberg, L. (1969). Stage and sequence: The cognitive-developmental approach to socialization. In D. A. Goslin (Ed.), *Handbook of socialization theory and research*. Chicago, IL: Rand McNally.

Kolb, A. Y., & Kolb, D. A. (2005). Learning styles and learning spaces: Enhancing experiential learning in higher education. *Academy of Management Learning & Education*, 4(2), 193–212.

Kolb, D. A. (1984). *Experiential learning: Experience as the source of learning and development*. Upper Saddle River, NJ: Prentice Hall.

Kolb, D. A., & Fry, R. (1975). Toward an applied theory of experiential learning. In C. Cooper (Ed.), *Theories of group process*. London, England: John Wiley.

Krathwohl, D. R. (2002). A revision of Bloom's taxonomy: An overview. *Theory into Practice*, 41(4), 212–218.

Kurtines, W., & Greif, E. B. (1974). The development of moral thought: Review and evaluation of Kohlberg's approach. *Psychological Bulletin*, 81, 8.

Lave, J. (1993). Situating learning in communities of practice. In L. B. Resnick, J. M. Levine, & S. D. Teasley (Eds.), *Perspectives on socially shared cognition* (pp. 17–36). Washington, DC: American Psychological Association.

Lave, J., & Wenger, E. (1991). *Situated learning: Legitimate peripheral participation*. New York, NY: Cambridge University Press.

Lewin, K. (1947). Group decision and social change. In T. N. Newcomb & E. L. Hartley (Eds.), *Readings in social psychology*. Troy, MO: Holt, Rinehart & Winston.

Lewin, K. (1951). *Field theory in social science*. New York, NY: Harper and Row.

Lindeman, E. C. (1925). *What is adult education?* New York, NY: Columbia University, Butler Library Lindeman Archive.

Lindeman, E. C. (1926). *The meaning of adult education*. New York, NY: New Republic.

Lioce, L., Reed, C. C., Lemon, D., King, M. A., Martinez, P. A., Franklin, A. E., . . . Borum, J. C. (2013). Standards of best practice: Simulation standard III: Participant objectives. *Clinical Simulation in Nursing*, 9(6S), S15–S18.

Lippitt, R. (1949). *Training in community relations*. New York, NY: Harper & Row.

Lipshitz, R. (1997). Naturalistic decision-making perspectives on decision errors. In C. E. Zsambok & G. Klein (Eds.), *Naturalistic decision-making* (pp. 3–16). Mahwah, NJ: Lawrence Erlbaum Associates.

Lipshitz, R., & Shaul, B. (1997). Schemata and mental models in recognition primed decision-making. In C. E. Zsambok & G. Klein (Eds.), *Naturalistic decision-making* (pp. 293–304). Mahwah, NJ: Lawrence Erlbaum Associates.

Lowenstein, A. J. (2007). Role-play. In M. J. Bradshaw & A. J. Lowenstein (Eds.), *Fuszard's innovative teaching strategies in nursing and health related professions* (pp. 173–185). Sudbury, MA: Jones & Bartlett.

Mayer, R. E. (2002). Rote versus meaningful learning. *Theory into Practice*, 41(4), 226–232.

Meakim, C., Boese, T., Decker, S., Franklin, A. E., Gloe, D., Lioce, L., . . . Borum, J. C. (2013). Standards of best practice: Simulation standard I: Terminology. *Clinical Simulation in Nursing*, 9(6S), S3–S11.

Means, B., & Gott, S. (1988). Cognitive task analysis as a basis for tutor development: Articulating abstract knowledge representations. In J. Psotka, L. D. Massey, & S. A. Mutter (Eds.), *Intelligent tutoring systems: Lessons learned* (pp. 35–57). Mahwah, NJ: Lawrence Erlbaum Associates.

Means, B., Salas, E., Crandall, B., & Jacobs, T. O. (1993). Training decision makers for the real world. In G. Klein, J. Orasanu, & R. Calderwood (Eds.), *Decision-making in action: Models and methods* (pp. 306–326). Norwood, NJ: Ablex.

Nielsen, A., Stragnell, S., & Jester, P. (2007). Guide for reflection using the clinical judgment model. *Journal of Nursing Education*, 46, 513–516.

Orasanu, J., & Connolly, T. (1993). The reinvention of decision-making. In G. Klein, J. Orasanu, & R. Calderwood (Eds.), *Decision-making in action: Models and methods* (pp. 3–20). Norwood, NJ: Ablex.

Pintrich, P. R., & Schunk, D. H. (2002). *Motivation in education: Theory, research, and applications*. Upper Saddle River, NJ: Merrill Prentice-Hall.

Robertson, M. M., & Endsley, M. R. (1995). The role of crew resource management (CRM) in achieving team situation awareness in aviation settings. In R. Fuller, N. Johnston, & N. McDonald (Eds.), *Human factors in aviation operations* (pp. 281–286). Hants, England: Avebury Aviation.

Roth, E. M. (1997). Analysis of decision-making in nuclear power plan emergencies: An investigation of aided decision-making. In C. E. Zsambok & G. Klein (Eds.), *Naturalistic decision-making* (pp. 175–192). Mahwah, NJ: Lawrence Erlbaum Associates.

Ruth-Sahd, L. A. (2003). Reflective practice: A critical analysis of data-based studies and implications for nursing education. *Journal of Nursing Education*, 42, 488–497.

Schein, E. H. (1996). Kurt Lewin in the classroom, in the field, and in change theory: Notes toward a model of managed learning. *Systems Practice*, 9(1), 27–47.

Schein, E. H., & Bennis, W. (1965). *Personal and organizational change through group methods* (2nd ed.). New York, NY: John Wiley.

Schon, D. A. (1987). *Educating the reflective practitioner*. New York, NY: Jossey-Bass.

Schon, D. A. (1991). *The reflective practitioner* (2nd ed.). New York, NY: Basic Books.

Schraagen, J. M. (1997). Discovering requirements for a naval damage control decision support system. In C. E. Zsambok & G. Klein (Eds.), *Naturalistic decision-making* (pp. 227–232). Mahwah, NJ: Lawrence Erlbaum Associates.

Stokes, A. F., Kemper, K., & Kite, K. (1997). Aeronautical decision-making, cue recognition, and expertise under time pressure. In C. E. Zsambok & G. Klein (Eds.), *Naturalistic decision-making* (pp. 183–196). Mahwah, NJ: Lawrence Erlbaum Associates.

Tanner, C. A. (2006). Thinking like a nurse: A research-based model of clinical judgment in nursing. *Journal of Nursing Education*, 45(6), 204–211.

Taylor, B., & Kroth, M. (2009). Andragogy's transition into the future: Meta-analysis of andragogy and its search for a measurable instrument. *Journal of Adult Education*, 38(1), 1–11.

Thompson, N., & Pascal, J. (2012). Developing critically reflective practice. *Reflective Practice: International and Multidisciplinary Perspectives*, 13(2), 311–325.

Zsambok, C. E. (1997). Naturalistic decision-making: Where are we now. In C. E. Zsambok & G. Klein (Eds.), *Naturalistic decision-making* (pp. 3–16). Mahwah, NJ: Lawrence Erlbaum Associates.

第三节

评估医学仿真模拟

Wendy Anson, PhD, CHSE

作者简介

WENDY ANSON，MedStar 医疗模拟、训练和教育实验室（MedStar Health's Simulation，Training &Education Laboratory，SiTEL），教育心理学与技术的研究分析师，国家评估、标准和学生测试研究中心以及其他大学机构的顾问，SSH 评审委员会成员之一。她重视医疗仿真模拟中的评估、工具评分和胜任能力，开发的通信工具获得 Annenberg 多媒体学者奖学金，另外一项在线评估工具被授予美国专利。

致谢：作者对 Rachel Yudkowsky，MD，MHPE 表示由衷的感激，她作为伊利诺伊大学芝加哥医学院的助理教授以及 Dr. Allen L. and Mary L. Graham 临床演示中心的主任，为我们的草案及时提供了许多重要的反馈和意见。本节书稿的完成离不开她付出的宝贵时间和专业意见。同时，作者要感谢 USC 的教授 Harold F. O'Neil，Jr.，他为手稿的撰写贡献出了非常有帮助的意见，还有 Dr. Janice C. Palaganas 在书稿内容和组织的过程中提供的严谨、中肯、明智和宝贵的反馈。

摘要

经过同行评审的研究，使用医疗模拟器评估为不同专业和水平的学生提供了可靠、可重复的数据。模拟作为一种方法学已经成为评估卫生专业人员和团队的操作、临床决策、行为和沟通能力的主要措施。人们越来越多地使用模拟的方法，通过重点观察在某个模拟情景中表现出的客观"能力"，来考核学习成果。本节概述了包括技术人员、受训人员、培训师和工具在内的基于模拟的评估组件。

案例

Sara 作为一个模拟教学工作者，她所在的中心为许多医学院校和医院的医学生、住院医生、研究人员和注册护士提供不同层次及不同专业的模拟培训。中心新来的外科专业的项目主任要求她为中心静脉穿刺的模拟训练提供一项评估工具，并要求将评估后的成果以报告的形式展示。鉴于评估的复杂性，Sara 希望寻求研究上的帮助，但是她发现机构内没有心理测试专家。

引言

基于成果的教育已经成为医务人员教育的焦点，因此我们亟须为已有的学习找到关于教育成果的证据（Scalese & Issenberg，2008）。医疗模拟（Healthcare simulation，HCS），是庞大的整合医学课程中的一部分，目前被用来提供教育成果的证据，特别是可观察到的客观"技能"的证据。根据 McGaghie 等人的研究，"技能包括了综合运用多领域的知识、态度和可以观察的行为模式来提供特定的专业服务"。

在行为观察的内容中，通常有两种评估的类型："形成式评价"（在教学过程中评估学习，例如测

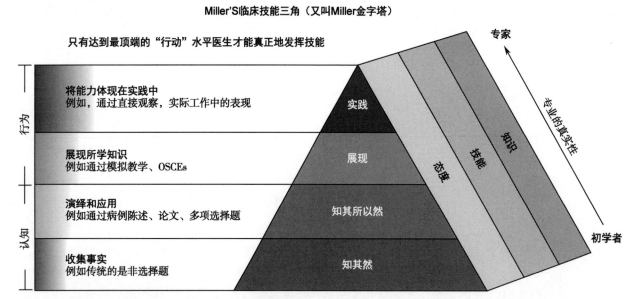

Miller'S临床技能三角（又叫Miller金字塔）

只有达到最顶端的"行动"水平医生才能真正地发挥技能

图 7-3-1　Miller 金字塔（根据 Miller，G. E.［1990］. The assessment of clinical skills/competence/performance. *Academic Medicine*，65（9 Suppl），S63-S67. Adapted by Drs. R. Mehay & R. Burns，UK，January 2009.）

验、问答或课堂讨论）和"总结式评价"（在课程或项目的最后进行评估或测试，例如高利害测试或及格 - 不及格计分制；Scalese & Issenberg，2008）。

我们观察学习者，然后对他们的表现进行反馈。在模拟中有两种反馈方式——形成式和总结式。在模拟过程中对表现情况给予反馈并在模拟结束后的复盘中进行讨论就是形成式评估。在医学模拟中，通常使用的是四步模型（Rudolph 等人在 2008 提出）：①发现模拟中与既定目标存在突出差距的表现；②对这一差距进行反馈；③通过探索造成目前表现情况的基础和情绪因素来研究形成这一差距的原因；④通过讨论或者有目地对相关的原则和技能进行指导，来帮助学员消除这一差距。另外一种方法，也就是总结式评估，目的就是为组织或机构的决策者收集、分析、总结数据，以便于他们对学员的技能进行评估，举例来说就是通过或者失败（Smith & Ragan，1999）。形成式评估可以给学员和教育者提供如何实现学习目的的信息，总结式评估则是告诉施教者学员们是否通过该课程或者技能达到某一水平。我们常说的高利害测试就是一种总结式评估，一旦测试的结果是不合格将会有很大的影响，例如某项课程是否通过，某个项目是否完成，失去工作或是应聘失败。本节将重点介绍如何使用模拟来进行技能的总结式评估，并阐明这一方法在某个或多个领域内为学员表现进行评估的有效性及可靠性。

总结式评估通常需要遵循一系列既定的标准，符合标准就表示达到一定的技能水平。使用模拟后可以对更高水平的技能进行评估。在 Miller 的技能金字塔中（图 7-3-1），最底层的"知其然"（例如什么是中心静脉）可以使用简单的知识测验进行评估，例如选择题的形式。上一层的"知其所以然"（例如放置中心静脉导管需要做些什么）则需要通过选择题、病例题或者论述题来评估。而"展现和实践"水平的技能通常在临床中很难进行评估，这不仅仅是因为让学员在真人身上进行技能展示存在伦理的问题，更重要的是这种情况下的表现会受到很多不可控因素及挑战的影响，因此结果并不可靠。举例来说，临床中的实际病例数及种类难以预计，因此，我们不能认为学生们在临床轮转中见过的病例数及种类完全一样。因此，我们不能以临床轮转或者是在临床中学习的时间长短作为评判能力的标准。使用 HCS 可以有组织地对个体或团队的不同水平的技能进行评估，包括"展现"水平。

教学成果重点体现在技能或者可靠的资格认证（例如阶段性的成绩、鉴定合格或认证标准）。有资质的医疗服务人员也越来越需要通过再次认证或者定期技能评估来证明他们可以达到继续行医的标准［例如 Maintenance of Certification（MOC）美国执业医师的一种定期考核］。越来越多的认证和 MOC 项目强制要求使用模拟评估作为考核的一部分（例如 MOCA、NRP、FLS）。同行评审的研究已经显示使用医疗模拟器可以提供可靠并且可重复的数据（Boulet & Murray，2010）。模拟作为一种评估方法，通过使用统一的测试环境，选择与学生预期专业水平一致的任务，提供一种专注于评估学生表现而不是患者需求的环境以及使用专门进行评估、归档结果（通常是计算机化的结果）的技术，得到的结果越来越准确客观。与此同时，考虑到影响模拟评估的一系列因素，我们形成了一整套缜密的、切实可行的方法来评估医疗服务人员及学生。本节将从以下5个方面详细介绍基于模拟的评估：

1. 学习者层面（例如，获得执照前后）；
2. 评估者层面（例如，模拟教员和评分者）；
3. 项目策划层面（例如，项目的需要和资源）；
4. 模拟方式［例如，标准化病人（SPs）或基于人体模型的模拟（MBS）］；
5. 评估工具。

对于最后两个方面，我们将整合成一个部分。在这一部分，将会阐明在不同类别的模拟平台中使用适当评估工具的一些考量和实例。值得注意的是，本节的目的是使大家明白基于模拟评估的复杂性，而在全面的、多层次的医疗保健评估项目中，对项目的方案和心理测量问题进行复杂的考量则不在本节讨论的范围。

学员

接受评定的个体可以分为未得到过执照（例如，大学生或者研究生）和已经得到过执照的（例如，得到执照的从业人员）。得到执照前的学员接受的评估大多数是一些专业课程相关的，需要通过这些评估才能获得学位，而已经得到执照的人员接受的评估大多是关于医院或者单位的从业能力、政策或者流程。不管学员的水平如何，进行总结式评估的风险都是相当高的。举例来说，对于一个未获得执照的学生，如果未通过评估可能会导致某项课程不能通过或者不能从某个项目毕业；而对于一个已经获得执照的从业者，可能会失去工作或者是现有工作中的某一部分职能。由于总结式评估的高利害特性，参与评估的人有义务开发一个公平的模拟来尽可能为每个人提供公平评价的机会（教育公平测试实践联合委员会 Joint Committee on Fair Testing Practices in Education，2004）。这就要求参与模拟的教育工作者、研究人员和评审员对接受评估的学员团队有深刻的理解。

专家角

NLN 高利害模拟评估项目发出了明确的信息
Mary Anne Rizzolo, EdD, RN, FAAN, ANEF
医学模拟协会董事会成员

在护理专业学生的评价中，临床表现的客观评价是一个非常薄弱的环节。他们往往要在复杂的医疗环境中，为病情随时可能改变的患者提高服务，这种情况下想要开展公平的测试几乎是不可能做到的。此外，许多教师对自己的评估员角色准备不足。

并非所有教师都接受过关于评估方法的教育，当角色从教师转换为评估者时，会出现意想不到的偏差（Stroud 等人，2011 年）。正是这些问题促使我提出这个项目，探讨高利害模拟用于评估护理学院预科学生的可行性。该项目于2010 年由拉尔达尔医疗公司资助。这是一项可行性研究，几个基本问题是：高利害模拟能否为总结性评估提供公平、有效和可靠的方法？完成难度有多大？最大的挑战是什么？该项目正在进行中，预计 2014 年秋季完工。该项目的概述和迄今为止的发现为上述问题提供基础和补充。

项目概况

该项目由一些德高望重的人组成的智囊团发起，他们分享了自己的专业知识和智慧，并推荐了一些方案，以便在课程结束时对学生进行评估。然后，Pamela Jeffries 博士组建了一个模拟创作专家团队来设计模拟项目，Marilyn Oermann 博士和 Suzan Kardong Edgren 博士组成的评估团队检查评估工具，并对评分员培训制定计划。这些模拟场景先进行演练和完善，然后在全国各地的护理学院运行，并发送回学生表演的录像。以模拟和评估方面的专长为依据来选择评分员，评分员分别在两个不同的时间点对录像进行评分，并生成评分员内部和评分员间的可靠性统计结果。目前正处于最后阶段，场景的创作者对录像进行评分，然后讨论评分依据，以便就评分标准达成共识。最后的评分标准将给到那些对视频再进行两次评估的评分员，并计算评分员内部和评分员间的可靠性数值。

设计和实施问题

我们发现设计、开发场景和演练需要大量的时间，每个场景都有三种并行的形式，但是这些困难都是可以战胜的。模拟创建者指出设计教学场景与评估场景的差异，以及从这一过程中获得的其他经验教训（Willhaus 等人，2014）。将不同人在多个地点实施的方案进行标准化也是一项挑战，但可以通过标准化测试环境，为导师实施严格的培训课程来解决这个问题。关于设计和实施问题的其他建议参阅我编写的章节《护理教育中的临床模拟：先进理念、趋势和机遇》（Rizzolo，2014）。

工具

测试现有的模拟评分工具或开发新的工具是更大的挑战，需要大量的研究。需要采用不同的工具或多种工具的组合来评价学生在课程不同阶段的各种能力。用于评估更高层次学习的工具是极难标准化的，如临床判断和临床思维。我们研究单独使用一种评分工具，结果发现最大的困难是在评分标准上达成共识。

例如，如果评估工具要求"收集合适的评估数据"，并且应该获得四组数据，那么当评分标准仅仅为是或否这样的选项时，如何为只完成三组数据的学生评分？这种情况下对于任何工具的选择都是一个难题。本研究正在制定规范化过程的初稿。

明确的信息

看到模拟创作者和评分员都对模拟和公平评估充满热情，对规范化过程付出的努力让我对这项任务的难度有了新的认识。更重要的是，它让我看到了教师对学生临床表现的不同期望。对我来说，从这项研究中得到的明确信息是，在每门课程和项目结束时，迫切需要教师参与讨论，以说明学生的行为/期望。开展模拟考试练习可以对理解这些信息起到极大的促进作用。借此，不仅可以改进评估实践，而且在解决教师和雇主之间关于应届毕业生基本能力的重大分歧中取得突破性进展（Berkow 等人，2008 年）。

我们目前用于评估学生临床实践能力的方法严重不足。虽然使用模拟作为总结性评估的方法仍面临许多问题，但是我赞扬那些勇敢的教师们（Wolf 等人，2011 年），并鼓励人们追随他们的脚步，在通向更公平、更可靠，更有效的评估实践这条漫长而艰难的道路上，帮助我们填平路上的坑洞。

参考文献

Berkow, S., Virkstis, K., Stewart, J., & Conway, L. (2008). Assessing new graduate nurse performance. *Journal of Nursing Administration, 38*(11), 468–474.

Rizzolo, M. A. (2014). Developing and using simulation for high stakes assessment. In P. R. Jeffries (Ed.), *Clinical simulations in nursing education: Advanced concepts, trends, and opportunities* (Chap. 9). Washington, DC: National League for Nursing.

Stroud, L., Herold, J., Tomlinson, G., & Cavalcanti, R. B. (2011). Who you know or what you know? Effect of examiner familiarity with residents on OSCE scores. *Academic Medicine, 86*(10 Suppl.), S8–S11.

Willhaus, J., Burleson, G., Palaganas, J., & Jeffries, P. (2014). Authoring simulations for high-stakes student evaluation. *Clinical Simulation in Nursing, 10*(4), e177–e182.

Wolf, L., Dion, K., Lamoureaux, E., Kenny, C., Curnin, M., Hogan, M. A., ... Cunningham, H. (2011). Using simulated clinical scenarios to evaluate student performance. *Nurse Educator, 36*(3), 128–134.

对于总结式评估来说，可以接受的合格标准依据学员的水平不同而不同，可以是建设性的或者是绝对性的。未获得执业资格的学生接受的评估通常是建设性的。举例来说，我们通过"静态的或者是成功、失败的二分能力评定"认定一个完成培训的住院医生是否合格，而对于一个刚参加培训的新手住院医生或者是学员在完全掌握某项技能前需要达到不同水平的评估则会进行适当的调整（Holmboe & Hawkins，2008）。项目主任负责制订整个项目和其中不同水平的认证计划，通常遵循的是掌握学习的模式。在掌握学习中，使用测试的方法来衡量每个单元的完成情况，在测试中必须通过预先设定的最低标准（Kulik 等，1990）。是否进入到下一个教学单元取决于测试的成绩是否达到或超过掌握的标准（或者是通过继续练习直到达到掌握的标准），这是为了保证实现教育目标的同时结果的变异最小（McGaghie 等，2010）。McGaghie 等人（2010）阐明了掌握学习的 7 大固有特性：

1. 基础水平（例如诊断性）测试；
2. 明确的学习目标，以单元为顺序逐渐增加难度；
3. 参与致力于完成目标的教学活动（例如技能训练、数据解读、阅读）；
4. 为每个教学单元设立最低通过标准（例如测试得分或清单式得分）；
5. 通过形成式的评估来衡量每个单元的完成情况，在测试中必须通过预先设定的最低掌握标准；

思考篇

医疗模拟中的偏倚

Janice C. Palaganas 哲学博士，注册护士，高级执业护士

国家护理联盟高利害评估多部位研究的作者，研究员，评估员和评估培训员

在开发或分析评估活动时，通常会考虑研究、评估和教育文献中描述的偏倚，并采取措施来筛选这些偏倚。科研文献中描述了不同的偏倚来源（例如，对内部、外部、结构和统计结论有效性的威胁）。构建评估测试的目标是创建一个测试，其中评估员们对同一位学员的胜任力或技能水平给出的评分是准确的（或有效的），并且评估平台似乎对被评估的事件或技能是尽可能真实的。这种准确性可能会受到偏倚的影响。表 1 简要列出了一些研究、评估和教育中常见的偏倚及其描述。与所有评估活动一样，这些偏倚常出现在模拟评估中。关于这些偏倚开展的广泛的研究，超出了本栏和本节的关注点。除了研究和教育方面的偏倚，在基于模拟的评估中，还有经常被忽视的模拟偏倚。本节将简要介绍在基于模拟的评估中常见的模拟偏差。

熟悉程度的影响

曾接触过模拟的学员对模拟有所了解，因为参与或错过许多模拟评估项目，从而产生熟悉程度的影响。熟悉模拟的学员在评估中可能会更舒适，并且可能比不熟悉模拟的学员表现更好。自相矛盾的是，熟悉模拟的学员也可能会在评估中表现出降低分数的模拟习惯。一些常见的熟悉程度的影响包括：

- **模型熟悉程度的影响。** 受这种偏倚影响的学员将在其局限范围内对模型进行身体评估。例如，如果使用的是人体模型，学员可能知道在哪里触摸脉搏，与另一个不受这种偏倚影响的学员相比，他们更容易通过机械皮肤辨别人体模型的呼吸音。同样，如果使用标准化病人，熟悉此模型的学员可以更容易地对标准化病人进行内科评估，或者如果使用虚拟模拟器，熟悉此模型的学员可以更容易地使用触觉设备。模型熟悉程度的影响还可以表现为学员对排除所有技术故障的执念，包括模拟监视器。

表 1

基于模拟的评估中常见的偏倚

文献中的偏倚	模拟中如何出现此偏倚	其他
设计偏倚	当模拟没有结构化或未进行筛选以控制内部（不允许观察项目）和外部（被评估项目不适合模拟或学习者组）有效性时产生设计偏倚。	Cook and Campbell（1979）
评估者偏倚	未经培训的评估者的评分会偏低或偏高，可能对学员和评分有不同的认识，没有足够的经验或知识来评估技能。这也被称为"经验偏倚"或"研究者偏倚"。这种偏倚在经过培训的评估员中也同样存在，被称为"评估员偏倚"，尽管评估员在培训期间进行了调整，但是随着工作时间的延长，仍会偏离预期。	Fernandez-Ballesteros（2003年）；见"评估员"部分
流程偏倚	在被评估或模拟环境中学员感到心理不安。	Cook and Campbell（1979）
光环效应	当评估者受到学员因素（外貌、声誉、个性）的积极影响时即为光环效应。逆向光环效应是指评估者受到学员因素的消极影响。	Nisbett and Wilson（1977）
推理失真	当一组学员（来自不同的职业，来自不同的教授，不同的学校）学习不同的知识，使用不同的学习方法，或者未学习过被评估的项目时推理失真。	Popham（2012）
人类学偏倚	包括性别、种族、社会经济、职业偏倚。	Popham（2012）
模拟偏倚	**模拟中如何出现此偏倚**	**其他**
熟悉度的影响	来源包括模型熟悉程度、模拟资源熟悉程度、训练模拟习惯、知晓和假设猜测模拟。	参见熟悉度的影响
模拟新手效应	包括在模拟过程中突然停止、动作迟缓、大笑和其他不熟悉模拟的学员表现的笨拙行为。	参见模拟新手效应
模拟外部有效性	当评估一项技能或一组技能的两个及以上模拟不同时。这个偏倚可能出现在 ESP 或方案主管引导的过程中。	参见模拟外部有效性

- **模拟资源熟悉程度的影响**。熟悉模拟资源的学员可能更容易地接受嵌入式模拟提供者，在整个模拟过程中广泛地互动，并立即访问其他模拟资源，如代码团队、其他团队成员、主管护士或主治医师。

- **习得的模拟习惯的影响**。学员在以前的模拟项目中进行多次模拟后，会养成一些模拟习惯。这些习惯可能对评估活动产生积极或消极的影响。习得的模拟习惯通常很难评估，因为有些学员可能在临床实践中已经形成了某种习惯，而另一些人则可能是天生的习惯。评估过程中的一些行为常常被认为是积极的习惯，包括接触患者前后立即洗手、使用手套和大声交流以便情景导师能够听到学员的想法和需求。其他习得的模拟习惯包括询问摄像机或窗口后面的场景导师（例如，尝试通过房间里的麦克风与导师沟通，导师可以通过扬声器回答问题，也称为"上帝之声"）。

- **知晓的影响**。随着时间的推移对学员重复模拟评估，有可能以前的学员已经知晓当前的学员正在模拟的案例或基于模拟的所有评估的其他方面，导致当前的学员能够预测到要完成的事件或技能。在这种情况下，学员的道德品质和行为准则可能会受到质疑。通常，因为模拟与学员的互动，当知晓学员的行为与从资料中获得信息的学员有所不同时，情景的进展就可能与先前曾展现过的情景存在差异。

- **假设猜测模拟**。一些学员了解模拟的灵活性，通常在心理上关注先前接触过的模拟案例，可能引导模拟朝着自己选择的诊断方向发展。在研究中，当受试者的表现受到其期望采集到的信息的影响时，就会出现"假设猜测"偏差（Cook&Campbell，1979）。例如，在气道中没有异物的情况下，某学员可能会大声地说气道中有异物，并按照气道阻塞完成模拟过程。该学员之所以这样做，可能是因为他在气道中看到了某个东西，实际上这仅是模拟器的一个部件，或者是因为他在预测这种情况。不管原因是什么，模拟是一种灵活的方法。学习者熟悉这种灵活性，不会感觉到案例的局限性，引导模拟沿着一条自定的路径前进。这种偏倚可以通过嵌入式模拟来调整。

模拟新手效应

模拟新手通常会被不熟悉的环境、设备、流程或形式（例如，人体模型、标准化病人、虚拟模拟器等）分散注意力。可能会导致学员突然停下来或行为迟缓。不熟悉的模拟可能会阻碍学员的小说合同（参见专家角：帮助学习者模拟入门），从而导致尴尬的行为，如大笑或显得呆滞。不熟悉模型的学员可能不愿意身体接触模型或不愿意按照现实中的行为去操作。在模拟环境中进行评估时，这可能会产生假阴性结果。

模拟外部有效性问题

所有模拟项目都同样普遍存在模拟外部有效性的问题。如果在不同的地点或不同的时间，由不同的模拟导师对同一个学员评估相同的技能或一组技能时，那么在公正的评估下，该学员应获得相同的评估分数。模拟项目是由需求和资源，特别是人力资源有机地形成的。模拟项目的不同特点就是其自身对模拟外部有效性的影响。因为不同地点的模拟项目存在差异，包括组织内的模拟项目也是如此，将模拟进行标准化是非常困难的。可能在某个站点或某个模拟中给学员提示，而另一个站点或另一个模拟中未给学员提示（或未给出相同程度的提示）。有经验的嵌入式模拟参与者或能够预测事件并具有与学员的行为更直接互动的资深场景主管能够更顺利地推进模拟，但也可能产生导师偏倚。设备也可能有所不同，或多或少地降低或增加案例的真实性。不同站点之间的评估得分可能不同，或者某个模拟工作人员对某次模拟与另一个模拟工作人员对另一次模拟的评分也不同。提供示范视频展示模拟场景和进展过程是一种方法，有助于克服这些涉及外部有效性和重复的问题。

参考文献

Cook, T. D., & Campbell, D. T. (1979). *Quasi-experimentation: Design & analysis issues for field settings.* Chicago, IL: Rand McNally.

Fernandez-Ballesteros, R. (Ed.). (2003). *Encyclopedia of psychological assessment.* Thousand Oaks, CA: SAGE.

Nisbett, R. E., & Wilson, T. D. (1977). The halo effect: Evidence for unconscious alteration of judgments. *Journal of Personality and Social Psychology, 35*(4), 250–256.

Popham, W. J. (2012). *Assessment bias: How to banish it.* Boston, MA: Pearson.

6. 测试的成绩达到或超过掌握的标准才能进入到下一个教学单元；

7. 在教学单元中进行持续的学习和训练直到达到掌握标准。

由于许多获得执照后评估的目的是使临床医生达到某一可接受的绩效水平而不是对他们进行排名，

因此，只有绝对性的绩效标准才合适。为此，我们需要为绩效考核设定一个参考的标准（Lammers et al., 2008）。

考虑到学员的水平，在标准制订过程中要确保分数设置（测定胜任力得分）不是任意的，而是合理、经得起辩驳并且公平的。绝对性的标准可以反映特定的掌握水平。大多数评估都是为了确认某个领域的知识或技能是否已经被掌握了。及格分数应当是由一组专业人员经过系统性的、可重复的、公正的过程决定的，并且因学员团体和水平不同而异（Yudkowsky, 2009）。

总结式评估的模拟通常比传统的书面考试及教学性的模拟需要更多的资源（例如，员工的时间、模拟的职员、设备）。当我们选择使用 HCS 时，教育者必须首先确定 HCS 是否是最适合测试该能力水平（例如 Miller 金字塔中的水平）的方式。必须选择适合学员水平的模拟及标准。需要通过对来自于目标团队的学员进行演习（实战演练），来确定基于模拟的评估方式是否恰当并且公平。

评估者

选择合适的有资质的并且公平的评估人员（也称作评分人员，通过观察或使用评估工具记分评估的人员）并对他们进行培训对于切实公正的评估是十分关键的。我们应当建立一种机制，通过评估人员的经历和受到的教育对他们的特点和评估资质进行匹配。一旦选择了有资质的评估人员，就立即接受系统性的培训项目（Feldman et al. 2012；表 7-3-2）。演习（在练习正式开始前的模拟演练）对于训练评估者十分关键。有关评估工具、剧情的发展、活动相关的策略、评级工具和同类情况的评估文件的备份应当在合适的时机供所有评估者参考。

如何训练评估者

Holmboe and Hawkins 阐述了评级中的两种准确测量类型：第一种是取决于某种行为是否发生（清单式）；第二种是"评判式的测量"，当评估者在评定等级时，必须应用一个涉及准确性的判断：学习者是否达到了一个水平（标准准确度），区分学习者的准确性（规范的准确性），以及辨别表现或能力维度的准确性（固有印象的准确性，Holmboe & Hawkins, 2008）。在临床环境中对学员进行观察评估，然后再到模拟的环境中观察，可能会受到主观性、错误的印象、年龄歧视、种族主义、性别歧视和误解的影响（McGaghie et al., 2009）。在表现维度训练中（Performance Dimension Training, PDT），评分员要知道的是各个不同级别表现的标准，评估员接受"参考大纲"的训练使他们可以定义令人满意的表现（锚点）并练习评估。评估人员需要就预期使用的共同的术语及接受评估过程中的各项行为组成部分的相对重要性达成一致意见（Holmboe & Hawkins, 2008）。

评估者的错误包括光环误差、过于宽松、过于严格、集中趋势和奇特的评价，在表 7-3-1 已详细列出（Downing, 2003）。此外，Feldman 等人（2012）定义的评分人员的训练内容在表 7-3-2 中列出。

Feldman 等人（2012）解释了一旦评估者完成训练，如何评估评分员打分的可靠性。他们描述了两

表 7-3-1		
评估者的偏倚误差		
评分者误差	描述	后果
集中趋势	避免过于正面或负面的评分	减低了区分不同表现的能力
光环误差	所有的评分都是根据意向非常正面或负面的观察结果	偏向正面或负面的评分
首因/近因效应	所有的评分都基于在情境的早期或者晚期的观察结果	偏向正面或负面的评分
对照效应	基于与前组学员表现的对比进行评分	前组表现很差时评分偏向正面 前组表现很好时评分偏向负面
预期效应	基于未来潜力的预期进行评分	通常给分偏向正面
同理效应	基于与评分员相似性的评分。	倾向于给予与自己相像的学员更高的评分
印象效应	基于群体的整体印象而非个体化的评分。	对团队的评分存在正面或者负面的偏倚

表 7-3-2

Feldman 等人提出的如何训练评分员的清单

Feldman 等人关于如何训练评分员的课程的内容
- 如何评估可靠性
- **时间推移**
  让同一位观察人员在不同的两个时间点为同一段录像场景打分
- **对比多个评分员**
  两位不同的观察者对同一个场景评分
  实时
  录像
- **一致性比例**
  一致情况（意见相同＋意见不同）
  观察者意见一致的次数
  观察者意见一致的机会次数
  任务：
1. 与一位伙伴配对
2. 选择两人在之前联系中用过的测量工具
3. 在用电脑配对比较之前的练习中给出的得分的一致性
4. 向整个团队简要汇报结果
   a. 此次练习中使用的团队协作是什么？
   b. 评分员之间的一致性如何？
   c. 有哪些挑战？
- 评分员训练的类型
- **评分员误差训练（Rater Error Training，RET）**
  主要是避免评分员的偏倚和误差
- **表现维度训练（Performance Dimension Training，PDT）**
  主要是定义技能的维度
- **参照标准训练（Frame of Reference Training，FOR）**
  主要是如何区分不同水平的技能
- 评分员误差训练
- 减少评分员误差的发生
- 完善和调整
- 评分员讨论他们不一致的地方及原因
- 目标是就如何利用观察的实例对行为进行评分达成共识
- 除了评分指南外，产生评分"规则"也是有所帮助的
- 对评分技能进行细化和调整，统一标准
- 规范的参考策略
- 根据一组评分员之间达成的共识制订评分标准和规则
- 对比不同评分者和不同层面的给分评估可靠性和有效性
- 准确性、敏感性、可靠性与评分员团队相关
- 评分员不断细化和调整评分直到达到足够的可靠性水平
- 标准参照战略
- 评分标准和规则的制订需要使用专业的评分团队和一系列的实例
- 使用标准化的一系列场景案例来对比专家评分和评分员的评分，以评估可信度和有效性
- 准确性、敏感性和可靠性是相对于专家团队给出的"金标准"评分而言
- 评分细化和调整直到与专家打分相比有足够的可靠性
- 对比策略
- 可靠性和评估人员周转
- 质量监测和改进（Quality Monitoring and Improvement，QMI）
- QMI 应该是一个持续的过程
- 对培训效果，规划和绩效的改进有影响
- 核心评分员应该对任务情况有充分的了解，但专家不应该接受关于外部标准培训
- 背景相似的评分员打分更接近
- 已经证实，经过有效的评分训练，专家和新手评分员的打分均有足够的可靠性
- 充分考虑外在因素，如有效性、认同和潜在的偏倚

Feldman, M., Lazzara, E., Vanderbilt, A., & DiazGranados, D. (2012). Rater training to support high-stakes simulation-based assessments. Journal of Continuing Education in the Health Professions, 32(4), 279-286.

种评估基于模拟训练评分可靠性的基本方法：

1. 一致性是最简单最常用的。通过一致性检验可以看出评分者对某项行为是否给出了相同的分数；
2. 相关性可以体现出评分员是否遵从类似的模式，而不是完全达成一致意见。

评估者的训练必须包含评分方式，不管是用现场模拟还是视频录像来对学员打分。每个项目的平均及格分数必须是事先决定好的，某个病例的及格分数应该是所有项目及格分数的平均值。指导评估项目的研究人员和教育人员，理解病例中的评分难点并找到能让评估者之间达成一致性的方法，这可能需要剔除经常给分过高或过低的评分者。需要定期（至少每年一次）对评估者的表现进行考核以保证评分者内的可靠性（评估者的一致性）以及判定评估者的能力。

项目策划层面

评估需要尽可能地对环境进行最佳控制，从而为学员、评估人员提供连续一致的病例，为了达到这一标准化水平还需要相关的设备、模拟工作人员及技术的支持。使用的设备和技术必须是适合于接受评估的个体或者团队的。

推荐使用演习的方法来发现模拟中潜在的不一致的情况。评估开始时，应该向学员们进行标准化的环境和评估工具的介绍，然后开始实施标准化的模拟。

评估并不是简单地在活动结束后终止。我们还需要充分的技术和科研的支持来进行恰当的数据分析。正如评估人员需要一定的资质，人为因素、心理测量、统计支持也需要考虑在内。大多数的机构（教学机构或者医院）具备提供支持的资源或部门。由于总结式评估的高利害性，必须制订、实施和维护一个程序和安全计划，以确保评估的机密性、数据和测试的安全性。

评估工具

我们通常用来对学员进行观察和分级的评估工具有两类：清单和通用性评分量表。这些方法被用作评估程式化的技能、关键的决策、团队技能和沟通。使用评估工具打分通常用按照以下方式：

- **清单：** 逐项进行二分式打分（例如完成或未完成）。

- **权重式清单：** 对整个过程的成功更关键的项目给予更高的分值。
- **评分量表：** 每个项目分配一定的分值。

评估工具的开发是非常复杂的。举个例子，当我们开发意向评估性测试或者工具时，评估团队或者是开发人员需要确定通过分数，也称为"测试分数线"（Yudkowsky，2009）。由内容专家确定分数线及标准设置。在一个标准设置的对照组程序中，由5名或以上的具有专业背景的评估人员来区分得分的类别也就是合格或不合格。对一定水平的学员可能出现的各种表现类型中的所有行为的范围和层次，评估者都必须有充分的理解并达成一致。分数线在考试成绩的分配中界定了不同表现类别的界限（Yudkowsky 等，2009）。在"Angoff 标准设定程序"中，是在项目水平上进行判断。在 0 到 1.0 的范围内，每位评估人员独立进行打分，"一个临界分数能正确完成整个项目的可能性有多少？"（Yudkowsky 等，2009，第 133 页）。出现分歧意见的评分会被讨论，评估人员如果愿意可以调整之前的判断。

选择合适的评估工具需要一个过程，特别是要保证被选中的工具是恰当的、可靠的、有效的，并且能满足测试的条件和要求。开发一个有效可靠的工具往往需要心理和统计方面多年的专业支持。正是因为如此，教育者和研究人员如果要在有限的时间内进行模拟教学，往往会参考已发表的文章中被证实有效并且可靠的工具。这些工具通常是由某个特定的机构为了某个特定的研究目的专门开发并审核的，因此，我们采纳并套用已发表的工具会存在一定挑战，可能这个工具满足当初开发时的需要是十分适合的，但是对其他机构中进行的别的评估就不一定合适。具体面临的挑战包括以下方面：

- 在特定环境和学员团体中经过测试的工具不一定适用于其他的环境或被评估的团体。
- 为医疗从业者设计的工具不一定适用于学生，因为他们在接受模拟培训时具备的专业知识及经验水平不同。
- 这些工具开发的目的是为了测试医疗从业者是否合格，而不是用于学生的教学。

许多项目并没有掌握满足有效性和可靠性的最佳措施，而是选择一些自己开发的未经有效性（该工具可以准确的测量所需要的变量）和真实性（每个项目以及评估者之间都能够清楚地保持一致性）检验的工具。而一些十分重视工具要求有效和真实的项目通常会采用已经发表的工具，同时修改其中一些项目来更好地适应他们评估的需要。然而，我们在进行工具的有效性和真实性的检验时，都包括一个整体性的分析，即对现有工具的任何改变都会影响和降低这个工具的有效性和可靠性。

选择一个特定机构的模拟评估流程可以参照本节介绍的评估工具选择模板（表7-3-3）。该评估工具选择模板涵盖了本节涉及的所有需要考虑的问题，将具体的目标、学习者、学习目标和学习的需要与特定机构的绩效目标相结合。以开放式案例研究为例，我们将重新使用这个模板探讨。

使用此准则作为指南的步骤：

1. 首先，联合所有职员一起，填写谁、什么、哪个以及为什么。这决定了学习者的水平、专业、学习目标以及机构和（或）课程需要。

2. 现在，填写你认为理想的表现以及有哪些措施来衡量通过。

3. 由此，你可以决定适当的模拟环境与方式。

4. 最后，执行同行评审文献检索，选择适当的评估工具来直接使用或在此基础上进行开发。

一旦选定了评估工具，就必须对评估人员进行训练（见上文的"评估员"部分）。这种训练可以建立评估人员的可靠性（评审者之间分数的一致性）。在培训期间，评估人员可能需要调整对项目的预期

来保持彼此间的一致。随着时间的推移，这种调整可能会朝向他们最初的期望"漂移"。因此，反复进行评估员之间可靠性的评价是有必要的。

模拟方式和评估工具

传统的评估是通过从病史采集、体格检查、操作表现、临床决策和患者管理到团队合作、文化能力和职业精神中体现出的能力来考量。ACGME评估方法工具箱提示，HCSs用于需要受训者展示他们"如何"有能力胜任的评估是最合适的（Scalese & Issenberg, 2008）。

使用HCS评价的一个非常有吸引力的好处是它可以提供一个一致的平台，让评分者充分地观察学员的表现。模拟评估的仪器越来越可靠，它的有效性也是非常有前景的（Kardong-Edgren et al., 2010）。

我们在各种不同的模拟场景里，利用某种模拟方法时都会使用这些清单或者评分量表来考核学员。测试团队、沟通、认知或心理技能最好选择适合该技能领域的模拟方式。基于模拟的教育（Simulation-Based Education, SBE）的一个关键原则是模拟技术的获取与应用必须由教育的目标决定（McGaghie et al., 2010）。在基于HCS的评估

表7-3-3

评估工具选择模板

考虑因素	案例	备注
是谁接受模拟		
专业和水平	外科PGY-1到PGY-2 外科医师助理学生 危重症护理学生	
学习目标是什么？	CVC置管	
你将教哪种CVC置管 　原因？	超声引导下的颈内静脉置管 原因：美国麻醉医师协会工作组推荐	
为什么（你所处环境中的需要是什么） - 机构方面 - 课程方面 - 两者均有	超声引导对患者是最安全的：发生过的并发症，潜在的血管异常，对穿刺部位有限的评估，难以区分体表标志，操作者经验不足都报告过的机械故障；气胸、动脉穿刺；学习者在现场颈内、中心静脉导管放置的评估中被认定为"不合格"。	
理想的表现	无机械故障的情况下在15分钟内完成超声引导下颈内静脉置管	
如何判定通过	a. 学员进针次数小于3次 b. 学员必须一次定位静脉并置管成功——不允许穿刺到动脉	
哪种（些）模拟方法是最适合对这些表现进行评估的	局部任务训练器 1. 蓝色仿真超声模拟训练器, Advanced Medical Technologies, LLC 2. 有中心静脉通路的头颈部和躯干上部的仿真模型, Advanced Medical Technologies, LLC	
选择评估工具的类型和确切工具	清单 超声引导下颈内静脉模拟置管清单（作者，年份）	

"案例"这一列基于Evans等人（2010）发表的部分内容。

中，大致有 5 类主要的方法：局部任务训练器、标准化病人（SPs）、混合式、基于人体模型和虚拟现实（VR）。下文将结合适当评估工具的例子来对这些方法进行描述。

局部任务训练器

静态模拟器可以再现解剖区域和（或）临床任务，从而为一些基本技能操作（如静脉置管、缝合、插管和腰穿）提供教学和评估（Scalese & Issenberg，2008）。局部任务训练器可以模拟身体的某一部分（例如手臂、骨盆或躯干）。这些训练器依据大人或婴儿的尺寸制作。可以从技术上模拟有"血液"充盈的静脉血管的皮肤或者是具有超声可见的脉管系统的运动器官。这些训练器有着各自不同的特点，例如手术技巧相关的有训练切开操作、囊肿切除、皮内缝合、打结的多层垫，与麻醉相关的有气

道训练器，与妇产和泌尿相关的有分娩训练器和骨盆、会阴模拟器。还有计算机化的任务训练器例如体外模拟患者，模拟人有血压、动脉、静脉和心前区的搏动以及同步化的心跳声和呼吸音，可以模拟30 种不同的心脏事件（Scalese & Issenberg，2008）。

局部任务训练中使用的模拟评估工具

在局部模拟训练中通常会用到两种评估工具：清单和评分量表。

1. 技术二分法清单，个体化

清单项目是能反映具体的、可观察的行为的陈述或问题，并且这些行为可以被二分为"完成"或"未完成"。举个例子就是马丁等人提出的"技术技能的客观结构性评估"（Objective Structured Assessment for Technical Skills，OSATS）（1997）。具体来说，正如图 7-3-2 列出的控制出血清单中，每个

	住院医师 信息		第四站 控制出血

考生须知

你刚刚发现下腔静脉有一处刺伤，控制出血并修复血管。

开始时间：

清单

项目	未完成/ 错误完成	正确完成
控制出血		
1. 首先按压止血	0	1
2. 要求助手在吸引手术野	0	1
3. 谨慎地逐渐放开下腔静脉查看伤处	0	1
4. 开始前确保所需设备处于备用状态	0	1
5. 控制出血点（使用DeBakey手术钳、无损伤钳或近端、远端加压）	0	1
修复		
6. 选择合适的缝线（4.0，5.0，6.0聚丙烯缝线）	0	1
7. 选择合适的持针器（血管）	0	1
8. 选择合适的手术钳（DeBakey）	0	1
9. 90%以上的时间针是夹在距离尖端1/2–2/3的位置	0	1

图 7-3-2 专业技术二分法的评分清单示例，OSATS 控制出血清单。（经允许后转载自 Martin，J.，Regehr，G.，Reznick，R.，Macrae，et al.［1997］. Objective structured assessment of technical skill（OSATS）for surgical residents. *British Journal of Surgery*，84（2），273-278.）

技术二分法清单都包括一系列项目，需要逐项检查"完成"或是"未完成"。

2. 通用评分量表

使用通用评分量表可以充分展示个体在静态环境中完成某项操作或行动的情况（例如物理治疗师提供关于心脏康复的信息或呼吸治疗师处理呼吸机的情况如何）。评分量表根据一连串的答案选项对项目进行评分。这类工具上的项目通常以数字点数表示，评估某项技能的各个方面通常需要3，4，5，或7分的量表（在心理学家 Likert 研究出使用计数项目的简单总和后也被称为 Likert 量表）（图7-3-3）。

3. 学术行为锚定法（Behaviorally Anchored Rating Scale，BARS），个体化

因为量表可以客观地进行评估，在所提供的行为锚定的项目中评分选项理论上应该提高评分者之间的一致性。这才称为"行为锚定等级评价法"。例如 OSATS 的"可以行为锚定的专业技术型评分量表"（Martin et al.，1997）中包含了大量项目，可以评估操作技能的各个方面，根据行为描述在5分制中选定得分为1，3，5（图7-3-4）。OSATS 专业评分量表可体现出个体在静态环境中完成某项操作或行为的表现水平，例如，从"对组织的保护""时间与动作""器械使用"方面来看手术控制和修复出血。评分量表根据一系列对应的选项来对项目评分，通常不超过7项（Yudowsky，Downing，& Tekian，2009）。因为量表可以客观地评分，行为锚定的项目主要是用来提供一些评级的选项以提高评分者之间的一致性。Kim 等人（2009）指出等级评价可以充分体现行为完成如何而不是简单的"通过或未通过"，最适用于反映专业水平（图7-3-4）（注：部分任务训练中使用该工具时，应当假设为是在某个组织上进行操作的评估，例如用牛肉舌进行缝合）。

标准化病人（Standardized Patients，SP）

SP 是一个接受精心辅导、准确地模拟实际病人且不能被熟练的临床医生发现的人。在进行模拟时，模拟病人可以呈现出病人的"完形"，不仅是病史，还包括身体语言、体格检查的发现、情绪和性格特征（Barrows & Abrahamson，1964。见第3章第三节）。

SP 经过训练后可以提供关于身体情况的一系列说明，回答关于自身情况的一系列问题，可以塑造来自不同文化、种族和（或）那些有沟通问题和／或特定的精神或身体状况的人。SP 被训练为可以提供标准答案和行为，这样才可以对学生们进行可靠的测试。要将 SP 和模型仿真中的"嵌入式模拟人（embedded simulated persons，ESPs）"加以区分。ESPs 是嵌入式行动的参与者，在模拟中帮助学员达成目标（见第3章第三节）。SP 也接受培训，以

说明：圈出你认为与你观察到的员工行为最相符的数字。至少在两个不同的场合进行评定。					
评分：1=差　2=低于平均水平　3=平均水平　4=高于平均水平　5=优秀					
工作知识	1	2	3	4	5
临床技能	1	2	3	4	5
沟通技巧	1	2	3	4	5
患者安全意识	1	2	3	4	5
团队意识	1	2	3	4	5
总体工作质量	1	2	3	4	5
总分：					

图7-3-3　非专业通用评分量表，个人评分。通用雇员年终评估表

根据以下评分表对受试者的表现进行评分：

	1	2	3	4	5
对组织的保护	频繁地出现不必要的钳夹组织或组织不适当的使用器械造成损伤		仔细处理组织，偶有无意造成的损伤		始终小心地处理组织，损伤程度最低
时间和动作	许多不必要的动作		有效的时间、动作，但有些不必要的动作		动作使用最少，效率最大化
器械处理	反复进行尝试性的或使用不熟练的器械操作		有能力使用器械，虽然偶尔会出现僵硬或不熟练动作		使用器械动作流畅，没有不熟练的情况
对器械的掌握	反复要错误的器械或者使用不恰当的器械		知道大多数器械的名称，并使用合适的器械完成任务		明显表现出熟悉所需的器械及其名称
使用助手	总是把助手的位置放得不恰当或者没有使用助手。		大多数时间充分利用助手		始终有策略的最大化地利用助手
手术节奏把握及预先计划	需要经常停下操作或探讨下一步动作		通过平稳的手术进程证明提前计划的能力		有计划的、轻松流畅的手术过程
掌握操作的细节	缺乏知识。在大多数操作时需要具体的指令。		知道手术中所有重要的方面		对手术的各个方面都表现出十分熟悉

总体评价：　□ 通过　□ 未通过

图 7-3-4　专业行为锚定评分举例，个人评定，OSATS（经允许转载自 Martin, J., Regehr, G., Reznick, R., et al .［1997］. Objective structured assessment of technical skill (OSATS) for surgical residents. British Journal of Surgery, 84 (2), 273-278.)

评估医学生在病史采集、体格检查、临床推理方面的技能和参与一个有挑战性的对话能力获得，同时也可以评估学生根据清单的项目进行一般沟通的技巧。SP通过与学生互动然后根据他们的观察给出分数（McLaughlin等人，2006）。SP模拟专门用于（不需要任务教练或其他模拟方法）医学的、护理研究生和助理医师学校作为客观结构化临床考试（objective structured clinical examinations，OSCE）。OSCEs也可用于医师执照考试，如加拿大的MCC和美国的USMLE。

标准化患者（SPs）的模拟评估工具

下文中例举了SP模拟时，专门设计用于SP以及工作人员进行打分的量表（图7-3-5，表7-3-4和表7-3-5）。

杂交模拟（混合模式）

"杂交"模拟是使用多种方法来达成评估目标。例如，联合使用SP和局部任务训练器以及人体模型（Kneebone et al.，2005）。

采用 *Likert* 评价的非技术量表。使用了Kneebone等人（2006）发表的"集成程序表现工具（integrated procedural performance instrument，IPPI）"，在评估中同时使用了SP和部分任务训练器以及医疗设备（图7-3-6）。

基于人体模型的模拟（mannequin-based simulation，MBS）

复杂的临床事件，如模拟医院突发事件的团队反应需要使用栩栩如生的模拟人，它们可以有通

	强烈支持 1	支持 2	中立 3	反对 4	强烈反对 5
a. 和谐关系构建——首要技能 得分_____					
b. 展开讨论 得分_____					
c. 收集信息 得分_____					
d. 理解患者的视角 得分_____					
e. 分享信息 得分_____					
f. 就问题及计划达成一致 得分_____					
g. 结束对话 得分_____					
h. 亲属访谈技巧 得分_____					

图7-3-5 非专业性 Likert 评分举例，个人评定，由教师进行打分（经允许转载自 Makoul, G.[2001]. Essential elements of communication in medical encounters: The Kalamazoo consensus statement. Academic Medicine，76（4），390-393.）

表 7-3-4

非专业性 Likert 评分举例，个人评定；由 SP 进行打分：UIC CIS 评分，2006

请对每个项目的同意程度评分	评分				
我觉得你走进房间时热情地迎接了我	强烈反对	反对	中立	支持	强烈支持
感觉到你在整个过程中都很友好。你从来没有抱怨或对我粗鲁	强烈反对	反对	中立	支持	强烈支持
我觉得你平等对待我。你从未"看低我"或待我像个孩子	强烈反对	反对	中立	支持	强烈支持
我觉得你让我讲述我的故事，并小心地不在我说话的时候打断我	强烈反对	反对	中立	支持	强烈支持
我觉得你对我很感兴趣。从不厌烦或忽视我必须说的话	强烈反对	反对	中立	支持	强烈支持
当我问问题时，我觉得你很有耐心	强烈反对	反对	中立	支持	强烈支持
我感到住院医生在口头反馈部分表现出积极的态度	强烈反对	反对	中立	支持	强烈支持

经允许转载自 Yudkowsky, R., Downing, S. M., & Sandlow, L. J.（2006）. Developing an institution-based assessment of resident communication and interpersonal skills.Academic Medicine，81，1115-1122.

表 7-3-5

非专业性评分 BARS 举例；由 SP 进行个人评分，RUCIS 评分，2009

UIC CIS 2009（RUCIS）

请选择最能描述你对住院医生沟通技巧的感觉的选项。有些项目也有"不适用"的选项。当您无法从案例的内容中观察该居民表现的这一方面时，请选择此选项。

1. 友好地交流
   （）你不欢迎我，或者是敷衍我，或在与我见面的过程中粗暴地沟通
   （）你在见面时的问候和／或行为总体来说是礼貌的，但是客观的或疏远的
   （）在整个见面过程中，你热情地和我打招呼并以友好、个人的方式与我交流
   （）你的问候和总体的交流是友好和富有同情心的。总的来说，你创造了一个十分温暖友好的环境。
   让我可以很舒服地告诉你我所有的问题。

2. 恭敬地对待
   （）你在见面时表现出明显的不尊重。例如：你把我当作更低一等
   （）你没有表现出对我的不敬。然而，我观察到一些居高临下的行为。虽然我认为这是无意的，但它让我感到我和你不在同一层次
   （）你给了我一些尊重的暗示。如果有一个体格检查，这包括适当地对我进行遮盖
   （）在整个见面过程中，你表现得格外恭敬。你的口头和非口头交流对我的隐私、我的意见、我的权利和／或我的社会经济地位等都表现出尊重

3. 听我的故事
   （）你很少给我机会讲我的故事和／或经常打断我说话，而不让我说完我的话。有时我觉得你没有注意我的讲话（例如，你问一些我已经提供的信息）
   （）你在我讲话中不会打断，或者只是适当而恭敬地打断我的话。你似乎在关注我的故事并作出回应。对我所说的做出恰如其分的回应
   （）你让我在不被打断的情况下讲述我的故事，对我说的话作出适当的回应，并提出一些令人深思的问题来鼓励我来讲更多
   （）你是个十分出众的听众。你鼓励我讲故事讲完并通过重述要点来检查你是否理解

4. 诚实地沟通
   （）你似乎不诚实和坦率。我觉得你可能想向我身上隐瞒些什么
   （）你似乎没有向我这里隐藏任何重要信息
   （）你关注实际的情况并且没有轻视负面信息或可能性（如副作用、并发症、失败率）
   （）你非常坦率和诚实。你充分解释了我目前情况的积极和消极方面。你公开承认自己知识的不足或不确定之处，以及你必须与他人商量的事情。在适当的时候，你也建议我征求另一个人的意见
   （）不适用。临床医生无法提供信息

5. 对我作为一个人的兴趣
   （）你从来没有把我当做一个人表现出兴趣。你只关注疾病或医疗问题
   （）除了谈论我的医学问题外，你花了一些时间来了解我作为一个人
   （）你花了一些时间来探究我的医疗问题如何影响我的个人或社会生活

经允许转载自 Iramaneerat, C., Myford, C. M., Yudkowsky, R., & Lowenstein, T.（2009）. Evaluating the effectiveness of rating instruments for a communication skills assessment of medical residents. Advances in Health Sciences Education，14，575-594.

NB F2完成是在基础项目第二年结束时。

评估员：   受试人：

A.

	低于完成F2的预期水平		完成F2的临界水平	达到完成F2的预期水平	超出完成F2的预期水平		无法作出评价
1. 介绍、建立和谐关系	1	2	3	4	5	6	7
2. 开始前解释干预措施包括取得患者知情同意	1	2	3	4	5	6	7
3. 在操作开始前评估患者的需要	1	2	3	4	5	6	7
4. 操作准备	1	2	3	4	5	6	7
5. 操作的专业表现	1	2	3	4	5	6	7
6. 保持无菌	1	2	3	4	5	6	7
7. 操作中清楚知道患者的需要	1	2	3	4	5	6	7
8. 结束操作包括解释后续主治疗措施	1	2	3	4	5	6	7
9. 临床安全度	1	2	3	4	5	6	7
10. 专业程度	1	2	3	4	5	6	7
11. 完成操作的总体能力（包括技术性和专业性技巧）	1	2	3	4	5	6	7

B. 你如何评价受试者的表现（选择一项）

        无法胜任   临界水平   可以胜任

C.

展现出的优势	可以改进的方面

图 7-3-6　专业性和非专业性 Likert 评分举例，个人评分，*IPPI*（经允许转载自 Kneebone，R. L.，Kidd，J.，Nestel，D.，Barnet *et al.*［2005］. Blurring the boundaries：Scenario-based simulation in a clinical setting. Medical Education，39（6），580-587）。

过计算机驱动的生理特征（如心率、血压），可以进行具有侵入性或外伤的操作（如静脉置管、胸外按压）。通过员工的辅助或编程，这些模拟人可以应对身体干预，做出适当反应，并实时记录临床事件（McGaghie et al.2010）。

模拟人具备相应功能和程序来反映一系列病理生理情况，可以对用户行为做出动态的反应。许多 MBS 被用在危机管理技能培训，因为它们可以被编程做出一系列反应，能适应紧急事件。例如，MBS 可以模拟血压、多种外周动脉搏动、呼吸和心脏的声音、经过神经模拟肌肉抽搐、乳头反射、流涎、流泪，并从几个解剖部位出血（Scalese & Issenberg，2008）。在 MBS 中，生命体征可以实时显示；它可以对多种药物和操作做出反应，包括气管插管机械通气、胸外按压和除颤、胸腔穿刺及引流、动静脉插管。许多模拟人内置患者程序文件可以模拟涉及这些患者的场景，也可以定制。由于有血氧饱和度的外周脉搏和心电图以及其他先进的心脏评估和特效妆的等手段，它可以教授和评估创伤的技巧。一些仿真人体模型可以评估一些成人和新生儿产科方面的技能包括分娩和产后护理。可以对 MBS 编程来模拟一系列的情况、并发症、患者和患者的情况。

已经开发了一些操作或者针对专门病例的清单，用来评估一些有特殊的解决方案或经专家分析得出"最佳行为"并且可以通过模拟实现的危机（Kim et al., 2009）。Yudkowsky（2009）指出，清单是用来将考生在观察中表现出的行为转换成一个可以用来评分的数字。MBS 模式具有一系列实时反应的功能，是测试受训者应对患者事件是否选择了"最佳行动"的一种合适的方式。

MBS 的模拟评估工具

以下是使用 MBS 的评估工具的例子。

加权专业性清单，个人：加权清单项目可用于明确"确定临床表现的关键重要性"项目。Murray 等人发现这些分析项目可以区分操作者的能力高低（图 7-3-7）。

紧急情况的特点是动态的、情况随时间变化取决于模拟人的环境或团队发起的行动和互动。因此，很难有一个单一的"最佳行动"或具体的可以在紧急情况清单上核对的补救办法，这通常发生在 ICU 或急诊室（如呼吸器故障、休克等；Kim et al., 2009）。常见的通过 MBS 评估的非技术性的技能包括沟通、团队合作、领导力与决策（Yule et al., 2006）。

个人作为团队部分的非专业技能的多点评分：危机资源管理（CRM）是非技术性的，在紧急医疗情况下用于保护病人安全的技巧。渥太华 CRM 清单使用多点评分评估个人作为团队的一部分的 CRM 能力（图 7-3-8）。

个人作为团队部分的非专业技能通用评分：渥太华 CRM 通用评分表评估个人在团队中的表现（图 7-3-9）。

评定团队整体的非专业技能评分表：国家产科和儿科研究协作（storc）临床团队在临床环境中使用通用评分表对团队表现评分（图 7-3-10）。

虚拟现实（VR）模拟

VR 模拟器的模拟评估是让考生可以在虚拟患者身上执行要求的技术或者模拟从静脉置管到腹腔镜胆囊切除术及内镜的各种操作技术方法（McGaghie et al., 2010）。VR 模拟器常用于评估完成操作的能力，包括非手术侵入性操作和手术。McGaghie 等人（2010）指出这些技术需要精神运动和感知技能，这与传统的开放式的方法不同，因为医生必须在能代表 3D 任务的间接和有限的 2D 图像的观察基础上执行复杂的侵入性操作。学习者

医生的行为	P	D_1	D_2	权重
1. 评估气道	1.00	–	–	1
2. 评估呼吸——呼吸频率及氧饱和度	0.88	0.31	0.34	1
3. 评估循环——血压和心率	0.88	0.42	0.40	1
4. 评估意识状态	1.00	–	–	1
5. 充分暴露	0.77	0.55	0.33	1
6. 1分钟之内完成以上问题	0.17	0.63	0.62	2
7. 明确建立静脉通路的需要	1.00	–	–	1
8. 开始液体替代治疗	0.99	0.11	0.21	2
9. 提供适当的液体	0.86	0.30	0.35	3
10. 决定所需液体种类和通路	0.50	0.31	0.11	4
11. 适当安排检查顺序	0.42	0.70	0.69	3
12. 3分钟之内完成以上操作	0.17	0.60	0.51	3
13. 既往史				
青霉素过敏反应	0.25	0.22	0.14	1
14. 下肢检查-循环检查	0.55	0.35	0.14	1
15. 下肢检查-神经系统检查	0.52	0.43	0.13	1
16. 确定X线检查的需要	0.81	0.26	0.08	1
17. 确定和实施左腿固定术	0.23	0.47	0.30	1
18. 提供镇痛	0.45	0.22	0.17	1

图 7-3-7　加权专业性评分清单，个人评分，长骨骨折后创伤性失血引起的低血压（经允许后转载自 Murray, D., Boulet, J., Ziv, A.et al. [2002]. An acute care skills evaluation for graduating medical students: A pilot study using clinical simulation. Medical Education, 36(9), 833-841.）

可能需要一些模拟显示器来克服减少深度的知觉和成像质量差——利用精密的仪器在离手术部位一定距离操作,触觉反馈以及本体感觉和视觉反馈之间冲突的补偿受到一定限制。这些不足可以在VR的方式中很好地解决。触觉触摸和压力反馈技术可以传达操作的感觉。带有触觉传感的模拟器可以捕捉和记录受训人员特定解剖部位"触摸"的位置和压力程度。McGaghie等人(2010)注意到在触觉数据的可靠性评估方面还需要做更多工作。

VR模拟器现在用于外科医生、医学专科医师、临床和高级护士及其他专业人员的复杂操作的教育,这些操作由于太危险不宜在真正的患者身上进行练习(McGaghie等,2010)。

正式游戏是另一种类型的VR模拟,可以评估在虚拟环境中(如急诊室,创伤中心,产房,或社区环境)的个人团队管理和沟通技能。可以通过电脑环境实现在虚拟患者身上对多个参与者的远程模拟评估(scalese & Issenberg,2008)。

清单

行动	完成（2分）	提示后完成（1分）	未完成（0分）
解决问题			
开展ABC评估			
实施并行管理的办法（4分）			
分析情况			
避免定式错误（4分）			
再评估和判定情况（4分）			
资源利用			
需要时寻求帮助			
适当地授权和引导			
领导能力			
保持冷静			
果断行动并进行危机管理			
保持全局观			
沟通能力			
沟通清晰简明			
进行闭环沟通并使用名称			
倾听团队的情况			
总分30分			

住院医生#:   场景#:

职员#:   日期:

图7-3-8　个人作为团队部分的基于模拟人的非专业技能的多点评分举例(经允许后转载自 Kim, J., Neilipovitz, D., Cardinal, P., & Chiu, M.[2009]. A comparison of global rating scale and checklist scores in the validation of an evaluation tool to assess performance in the resuscitation of critically ill patients during simulated emergencies[abbreviated as "CRM simulator study IB"]. Simulation in Healthcare, 4(1), 6-16.)。

附录 1：渥太华危机资源管理（CRM）通用评分

评估标准：
此项评分表旨在评估在危机管理能力和危重病人的护理能力。能力的标准是根据高年资住院医生的水平设定，即有ICU工作经验的第3年的住院医生，以及通过高年资住院医师的经历有效的危机管理的经验。由于有效的危机管理需要一定的医学知识基础，这也将进行评估。但是，评估的重点是危机管理技能。下面列出的技能包括危机管理的基本方面。在模拟器案例场景中，除了案例场景中所需的提示或指导或提示中所需的基本方面，还将评估每一个方面的表现。

根据以下标准评估：

领导能力
在危机中保持冷静及可控
及时而果断的决策
保持全局观（大视野）

分析情况
避免定式错误
经常性地再评估和判定情况
预期可能发生的事件

沟通技能
清楚、详细地沟通
使用直接的语言、非语言沟通
倾听团队的情况

解决问题
有条理的高效的解决问题的方法（ABC's）
迅速实施（并行管理）
在危急情况下考虑备用方案

资源利用
及时寻求帮助
有效地利用可用的资源
明确任务优先级

总体

住院医生#：＿＿＿＿＿＿＿＿＿＿

职员：＿＿＿＿＿＿＿＿＿＿

日期：＿＿＿＿＿＿＿＿＿＿

时间：＿＿＿＿＿＿＿＿＿＿

总体表现

1	2	3	4	5	6	7
新手；所有危机管理（CM）技能都须改进		高阶新手；许多CM技能都需要一定改进		可以胜任；大多数的CM技能只需要精微改进		明显出众；即使有也是少数CM技能需要精微改进

I. 领导能力

1	2	3	4	5	6	7
大部分危机时失去冷静和控制；无法做出果断的决策，无法维持全局视野		经常在危机中失去冷静、控制；决断延误（或需要提示）；很少有全局视野		在大多数危机中保持冷静和控制；很少决断延迟；通常保持全局视野		对整个危机保持冷静和控制；毫不瓶延地作出坚定的决断；始终保持全局观

II. 解决问题

1	2	3	4	5	6	7
没有提示不能执行ABC的评估；尽管有提示仍按使用顺序管理注，危机中没有考虑替代方案		ABC评估不完全或速度慢；大多数使用并按管理顺序，除非有提示；很少考虑替代方案		ABC的评估令人满意且无须提示；少量提示后使用并行管理办法；考虑了一些替代方案		无须提示完成全面而快速的ABC评估；总是使用并行管理方法；考虑最有可能的危机替代方案

III. 分析情况

1	2	3	4	5	6	7
忽略反复提示的内容，不进行重新评估和再判定情况。无法预料到可能发生的事件。		只有在提示的情况下可以避免定式错误；没有重新评估很少重判和判定情况或预计到可能发生的事件		少量提示的情况下可以避免定式错误经常性地或没有重新评估可以预计可能发生的事件		无须提示就可以避免定式错误并不断地重新评估及再判断情况；可以预计可能发生的事件

IV. 资源利用

1	2	3	4	5	6	7
无法有效地使用资源和工作人员；尽管提示仍不安排任务或不能请求帮助		可以使用资源但工作；只有提示后才能安排任务优先任务或能请求帮助		能够有一定效率地使用资源；少量提示下能够寻求帮助和（或）寻求帮助		显然能够以最大效率使用资源；无须提示就可以明确任务先后优先级并尽力寻求帮助

V. 沟通技能

1	2	3	4	5	6	7
不与工作人员沟通；不与员工沟通，从不使用直接的语言、非语言沟通		偶尔与工作人员沟通，但不清晰明了；偶尔倾听，但很少互动；使用不清晰的语言，非语言沟通		与员工沟通清楚和简洁，大部分时间；倾听员工反馈，通常使用有指导语言、非语言沟通		始终清晰、简明地交流。鼓励输入和倾听其他人员的反馈；始终如一地使用直接语言及非语言交流

图7-3-9 个人作为团队部分的非专业技能通用评分举例，渥太华危机资源管理（CRM）通用评分（经允许转载自 Kim, J., Neilipovitz, D., Cardinal, P., & Chiu, M. [2009]. A comparison of global rating scale and checklist scores in the validation of an evaluation tool to assess performance in the resuscitation of critically ill patients during simulated emergencies [abbreviated as "CRM simulator study IB"]. *Simulation in Healthcare, 4*(1), 6-16.)

CTS—临床团队合作量表（通用）

请注意：　　不相关——此任务不适用于本场景

总体	不相关	不能接受	差			一般			好			完美
1. 在此次分娩、紧急情况中你认为对团队合作的情况如何？	☐	0	1	2	3	4	5	6	7	8	9	10

沟通	不相关	不能接受	差			一般			好			完美
总体沟通情况	☐	0	1	2	3	4	5	6	7	8	9	10
1. 适应新成员（SBAR）	☐	0	1	2	3	4	5	6	7	8	9	10
2. 可视化思维	☐	0	1	2	3	4	5	6	7	8	9	10
3. 直接的沟通	☐	0	1	2	3	4	5	6	7	8	9	10
4. 闭环沟通	☐	0	1	2	3	4	5	6	7	8	9	10

明确情况	不相关	不能接受	差			一般			好			完美
总体情况掌握评价	☐	0	1	2	3	4	5	6	7	8	9	10
1. 资源分配	☐	0	1	2	3	4	5	6	7	8	9	10
2. 确定目标	☐ 是	☐ 否										

决策	不相关	不能接受	差			一般			好			完美
总体决策情况	☐	0	1	2	3	4	5	6	7	8	9	10
1. 优先处理	☐	0	1	2	3	4	5	6	7	8	9	10

角色当责	不相关	不能接受	差			一般			好			完美
总体角色当责情况	☐	0	1	2	3	4	5	6	7	8	9	10
1. 明确角色	☐	0	1	2	3	4	5	6	7	8	9	10
2. 作为领导人、帮助者的表现	☐	0	1	2	3	4	5	6	7	8	9	10

其他	不相关	不能接受	差			一般			好			完美
1. 爱伤意识	☐	0	1	2	3	4	5	6	7	8	9	10

其他需要说明的情况（任何关于个人表现、角色认定等方面）

_____

_____

_____

_____

_____

_____

现场

评审员	*打印姓名*	签名		Date

CTSI临床团队合作量表™由storc OB安全倡议团队（www.storc。org）在医疗研究与质量机构的支持下开发。(1 U18 HS015800–02). Guise J–M，Deering S，Kanki B, Osterweil P, Li H, Mori T, Lowe N. STORC OB Safety
Initiative: Development and Validation of the Clinical Teamwork Scale to Evaluate Teamwork. Simulation in Healthcare, 3 (4): 217–223, 2008

图 7-3-10　非专业性团队 Likert 评分表［由 storc OB 安全倡议团队（www.storc。org）在医疗研究与质量机构的支持下开发。（1 U18 HS015800-02）. Guise J-M，Deering S，Kanki B, *et al*. STORC OB SafetyInitiative：Development and Validation of the Clinical Teamwork Scale to Evaluate Teamwork. Simulation in Healthcare，3（4）：217-223，2008］

除了现有的知觉和运动功能,虚拟现实和正式游戏模拟方式评估最大的好处之一在于他们的"元现实"能力。由于数字技术可以探测皮下并动态显示,例如皮肤和器官的多层,可以对可量化的行为和基于原则的行动所需的知识进行测试。一个例子是在超声引导下颈内中心静脉置管操作时理解如何正确摆放病人的头部和控制穿刺针。保持病人的头部在正确的角度并暴露出颈内静脉中点和颈总动脉外侧缘之间的距离是操作的根本原则,因为这一区域代表了颈内静脉和颈总动脉之间的非重叠区域。通过 VR 功能,受训者可以动态地看到这个区域的变化带来的安全边际的减少,随着头部转向对侧的角度从 0°(正中)到 45° 再到 90°,重叠百分比从 29% 增加到 42%、到 72%(Troianos 等,2011)。正式游戏、VR 模式允许玩家以正确的角度刺穿皮肤,设置头部角度,在静脉和动脉周围观察并引导,以确保头部的角度与这些关键的解剖区域相一致,这些区域是可见的并且可以控制的。这样,玩家可以证明他(她)有一个超声引导下颈内静脉穿刺的概念和原则,然后在部分训练器或 MBS 训练中展示操作技能。

虚拟训练器的模拟评估工具

标准化评估指标通常由供应商构建,并可由计算机化报告生成。

基于证据或最佳做法的仿真评估工具

表 7-3-6 总结了在前一部分中描述到的模拟评估相关的清单和评分表的类型。除了同行评议的文献外,其他评估工具的来源也可以通过专业组织(例如 AORN,ACS,SSH)和机构的规章和规定找到(例如委员会)。

表 7-3-6

医疗健康模拟的专业及非专业检查清单及评分表的评估工具

	检查清单			评分表	
	Dichotomous	权重	Likert	行为锚定评分(BARS)	多点评分
专业性/个人	举例:结构化操作性专业技能评估	举例:以色列麻醉学考试委员会资格认证	举例:专业技能通用评分指数	举例:OSATS 通用专业表现评分	预计行动清单,产科和妇科,SUMC
专业性/团队	举例:OTAS(手术团队合作观察评估)清单				举例:儿科复苏团队训练清单 Falcone 等
非专业性/个人			举例:Kalamazoo 医患沟通评分表;IPPI	举例:Calgary- 剑桥观察工具	
非专业性/团队中的个人		举例:BARS 团队合作评分表,Wright et al.	举例:OTAS(手术团队观察性评估)量、成员资源管理例如,NOTECCHS,成员资源管理	举例:渥太华 GRS	举例:渥太华 CRM 清单
非专业性/团队整体		举例:CATS 沟通和团队技能评估	举例:TEAM(团队应急评估)举例:麻醉医生非专业技能(ANTS)系统;成员资源管理	TAS 团队合作评估量表	举例:STORC 临床团队评分表

专家角

高利害模拟和医生评估

Adam I. Levine, MD

西奈山人体模拟、教育和患者安全评估实验室（HELPS）中心主任

　　"高利害模拟"一词通常是指以模拟为基础的活动，其表现对生活或生计有重大或深远影响。站在一个投入了大量的精力来发展、执行并报告基于模拟的评估和再培训项目人的角度，我实际上认为这个术语使用得太少了。坦率地说，我认为我所做的所有模拟都是高利害的；模拟是资源密集型的。作为教育者，我们应该让我们的学习者把做每一个模拟都当成高利害模拟，这不仅是为了他们的利益，也是为了他们的未来的患者。如果作为模拟教育者，我们不相信模拟的绝对优势，我们为什么会把大量的时间和精力用在这种教育方式上，而且这一方式有时只会影响相对一小部分的学习者？当然，有更经济的教育方式，但正如我们常说的"一分价钱一分货"。

　　1994，我在 Mount Sinai 开始了模拟程序。我认为我们所有的模拟都是高利害的，但也强烈认为模拟环境不应该用于评估。即便如此，标准化病人的使用率仍在上升。他们迅速地把标准化病人的应用从对医学生"临床经验"的教育转化到客观结构化临床考试（OSCE）。学生的热情也一样；他们不再为去 orschand 中心感到激动（标准化病人的中心在西奈山，纪念在臭名昭著的剧集里，杰瑞问克莱默"你所有的学校都使用这些吗？克莱默回答说："只有的。"虽然我被鼓励在模拟中评估学生的表现，并被邀请参加开发模拟评估工具委员会，但我避免了类似瘟疫。我曾对我的高利害的模拟会议受到欧安组织的欢迎不感兴趣。

　　现在，我拒绝了所有在我的模拟中心对学生进行评估的建议。但是，我已经接受了在模拟环境中对住院医生、专科培训医生和麻醉医生进行评估的概念。毕竟，任何教育的尝试必须包括一定程度的评判来积极地回顾分析并改变他们未来的行为。随着时间的推移，我逐渐意识到住院医生在模拟中的表现与临床表现有很大的相关性。这一认识在我开发模拟项目来评估能力受到质疑的医生时起到作用；我们要确定这位医生是否是"可以补救的"。我知道人们现在把模拟评估看作面对"一个行刑队"，但它不可能比过去用来评估这个医生的"传统"工具（例如，选择题和口试）更差，在传统评估中他是彻底失败的。然而，一旦在模拟手术室，这个医生的表现很好，不仅能使我，而且能使由纽约州麻醉医师协会（New York State Society of Anesthesiologists）组成的委员会相信他确实是补考人选。人们深刻地认识到，模拟不仅是评估工作表现的有力工具，而且在这个早期的例子中，模拟帮助挽救了一个医生的职业生涯。现在，20 年过去了，我们已经为麻醉师开发了一个逼真的基于模拟的再认证项目。CARE（clinical anesthesia RE-entry, CARE）临床麻醉再认证项目，包括了基于模拟的评估和临床培训，对于由于种种原因已经脱离临床实践的麻醉医师来说是急需的。不是所有参加 CARE 的麻醉医师都可以顺利通过，我们相信，有了它会增加临床安全。

　　我认为每个人都应该接受模拟项目中的高利害活动，但对此投入吗？可能不会，特别是考虑到失败的重大影响。显然没有人会认为这件事情不是高利害，但是我想再次强调在模拟应该没有什么是低风险的。

总结

　　评估的发展和实施是一项复杂的活动。公正性和准确性需要注意多方因素包括学习者（获得执照前后）、工具（模拟方式）、评估人员和程序部件。为此，鼓励机构的模拟方案获得统计和心理测量支持，以及具备在项目主题和评估领域的专家。验证评估工具和测试它们的可靠性也是一个复杂的问题，这一过程通常需要 1 年的研究、分析和改进。出于这个原因，许多教育工作者和研究人员选择参考进行工具开发的同行评审的文献进行示例性研究。评估员培训是最佳模拟评估实践的关键。明确地关注到这些因素可以使医疗绩效评估结果更加可信并具有报告性。

第 7 章 · 教育发展

参考文献

Barrows, H., & Abrahamson, S. (1964). The programmed patient: A technique for appraising student performance in clinical neurology. *Academic Medicine, 39*(8), 802–805.

Boulet, J. R., & Murray, D. J. (2010, April). Simulation-based assessment in anesthesiology: Requirements for practical implementation. *Anesthesiology, 112*(4), 1041–1052.

Downing, S. M. (2003). Validity: On the meaningful interpretation of assessment data. *Medical Education, 37*, 830–837.

Evans, L., Dodge, M., Shah, T., Kaplan, L., Siegel, M., Moore, C., … D'Onofrio, G. (2010). Simulation training in central venous catheter insertion: Improved performance in clinical practice. *Academic Medicine, 85*(9), 1462–1469.

Feldman, M., Lazzara, E., Vanderbilt, A., & DiazGranados, D. (2012). Rater training to support high-stakes simulation-based assessments. *Journal of Continuing Education in the Health Professions, 32*(4), 279–286.

Joint Committee on Fair Testing Practices in Education. (2004). *Code of fair testing practices in education.* Washington, DC: American Psychological Association. Retrieved from http://apa.org/science/programs/testing/fair-code.aspx

Kardong-Edgren, S., Adamson, K., & Fitzgerald, C. (2010). A review of currently published evaluation instruments for human patient simulation. *Clinical Simulation in Nursing, 6*(1), 25–35.

Kim, J., Neilipovitz, D., Cardinal, P., & Chiu, M. (2009). A comparison of global rating scale and checklist scores in the validation of an evaluation tool to assess performance in the resuscitation of critically ill patients during simulated emergencies (abbreviated as "CRM simulator study IB."). *Simulation Healthcare, 4*(1), 6–16.

Kneebone, R. L., Kidd, J., Nestel, D., Barnet, A., Lo, B., King, R., … Brown, R. (2005). Blurring the boundaries: Scenario-based simulation in a clinical setting. *Medical Education, 39*(6), 580–587.

Kneebone, R., Nestel, D., Yadolllah, F., Brown, R., Nolan, C., Durack, J., … Darzi, A. (2006). Assessing procedural skills in context: Exploring the feasibility of an integrated procedural performance instrument (IPPI). *Medical Education, 40*(11), 1105–1114.

Kulik, C., Kulik, J., & Bangert-Drowns, R. (1990). Effectiveness of mastery learning programs: A meta-analysis. *Review of Educational Research, 60*(2), 265–306.

Lammers, R. L., Davenport, M., Korley, F., Griswold-Theodorson, S., Fitch, M. T., Narang, A., … Robey, W. C. (2008). Teaching and assessing procedural skills using simulation: Metrics and methodology. *Academic Emergency Medicine: Official Journal of the Society for Academic Emergency Medicine, 15*(11), 1079–1087.

Martin, J., Regehr, G., Reznick, R., Macrae, H. K., Murnaghan, J., Hutchison, C., & Brown, M. (1997). Objective structured assessment of technical skill (OSATS) for surgical residents. *British Journal of Surgery, 84*(2), 273–278.

McGaghie, W., Butter, J., & Kaye, M. (2009). Observational assessment. In S. M. Downing & R. Yudkowsky (Eds.), *Assessment in health professions education* (pp. 185–215). New York, NY: Routledge.

McGaghie, W. C., Issenberg, S. B., Petrusa, E. R., & Scalese, R. J. (2010). A critical review of simulation-based medical education research: 2003–2009. *Medical Education, 44*(1), 50–63. doi:10.1111/j.1365-2923.2009.03547.x

McGaghie, W., Miller, G., Sajid, A., & Telder, T. (1978). *Competency-based curriculum development in medical education an introduction.* Geneva, Switzerland: World Health Organization.

McLaughlin, K., Gregor, G., Jones, A., & Coderre, S. (2006). Can standardized patients replace physicians as OSCE examiners? *BMC Medical Education, 6*, 1472–6920.

Murray, D., Boulet, J., Ziv, A., Woodhouse, J., Kras, J., & McAllister, J. (2002). An acute care skills evaluation for graduating medical students: A pilot study using clinical simulation. *Medical Education, 36*(9), 833–841. Retrieved from http://www.ncbi.nlm.nih.gov/pubmed/12354246

Rudolph, J. W., Simon, R., Raemer, D. B., & Eppich, W. J. (2008). Debriefing as formative assessment: Closing performance gaps in medical education. *Academic Emergency Medicine, 15*, 1010–1016.

Scalese, R., & Issenberg, S. B. (2008). Simulation-based assessment. In E. S. Holmboe & R. E. Hawkins (Eds.), *Practical guide to the evaluation of clinical competence* (pp. 179–200). Philadelphia, PA: Mosby-Elsevier.

Smith, P., & Ragan, J. (1999). *Instructional design.* New York, NY: John Wiley & Sons.

Troianos, C., Hartman, G., Glas, K., Skubas, N., Eberhardt, R., Walaker, J., & Reeves, S. (2011). Guidelines for performing ultrasound guided vascular cannulation: Recommendations of the American Society of Echocardiography and the Society of Cardiovascular Anesthesiologists. *Journal of the American Society of Echocardiography, 24*, 1291–1318.

Yudkowsky, R. (2009) Performance Tests. In S.M. Downing & R. Yudkowsky (Eds.), *Assessment in health professions education* (pp. 217–243). New York, NY: Routledge.

Yudkowsky, R., Downing, S. M., & Tekian, A. (2009). Standard setting. In S. M. Downing & R. Yudkowsky (Eds.), *Assessment in health professions education* (pp. 119–148). New York, NY: Routledge.

Yule, S., Flin, R., Paterson-Brown, S., & Maran, N. (2006). Non-technical skills for surgeons in the operating room: A review of the literature. *Surgery, 139*(2), 140–149.

第四节

医学继续教育

Jason Zigmont, PhD. CHSE-A; Angie Wade, MPH, CCRC; Leslie A. Lynch; Leslie Coonfare, MBA, BSN, RN-BC

作者简介

JASON ZIGMONT，俄亥俄州健康中心学习创新系主任。Zigmont 博士负责模拟学习和实验性学习，其中就包括了拥有 8 家医院和 42 家医疗站点的继续医学教育。继续医学教育主要为 SSH 教育委员会服务，这个委员会负责整个社会的继续医学教育以及引导为 CHSE 做准备工作的附属委员会。Zigmont 攻读博士学位期间主要研究方向是成人学习教育，尤其侧重于实验性学习，他同时还是一名国家注册的护理人员。

ANGIE WADE，俄亥俄州健康中心负责学习效果的经理。她主要与教育者、学员一起开发课程、实施教育规划、评估学习效果并提供分析。她的专长是参与计划的评估、健康教育、研究以及数据的分析。另外，她多次为国家和各个州的循证计划做过评估。她多次参与关于测量结果重要性评估的各种国家级会议，并且获得过多次表彰。

LESLIE A. LYNCH，俄亥俄州健康中心继续医学教育计划的执行主任。她已经从事继续医学教育 25 年并且获得广泛认可。Leslie 多次参加颁发继续医学教育证书的俄亥俄州医学委员会年度会议，并且在 ACEHP 年度会议上登过海报封面。

LESLIE COONFARE，俄亥俄州健康中心学习系的系主任。她主要负责管理临床和非临床教育，其中包括拥有 8 家医院和 42 家医疗站点的护理继续医学教育。Leslie 拥有美国护理认证中心颁发的专业护理证，并且多次参加关于护理领导力发展的国家级会议。她在鲍德温华莱士大学获得商业管理硕士学位。

摘要

本节我们可以大体了解关于授予医护人员医学继续教育凭证的过程。医学继续教育主要强调了几个重要组成部分，那就是在医务工作者想要成为一名合格的继续教育工作者时，模拟教学必须要同时兼顾到几个部分。

案例

学员们在接受了模拟教学的课程之后，希望模拟教学主任 Laura Berry 博士能够给他们提供一个医学继续教育的凭证。在继上一次模拟教学主委会后，委员会决定定期举行医学继续教育，因为他们认为这可以鼓励医务工作者在模拟教学中心接受模拟教学，并能更好地维护病人的安全和健康。在这以前，模拟教学还没有给它的模拟教学课程颁发过任何一项医学继续教育的证书。基于此，Berry 博士希望能够更好地理解授予医学继续教育这一过程并想知道她应该从哪里做起。

引言、背景及重要性

大多数卫生保健规章制度要求医务人员拥有已被批准的继续教育的编号和种类，从而可以给他们授权。医院、卫生保健机构以及其他的组织如模拟教学机构可以获得授权颁发继续教育的证书。但是在这里我们主要把针对医生和护士的医学继续教育重点提出来，尽管还有很多和医疗相关的继续教育，如药学继续教育、理疗继续教育以及运动训练继续教育等。

由于种种原因，如时间限制、费用、有效性等原因，医务工作者很难完成他们所需要的继续教育。但是，对于模拟教学的课程来说，如果能够给学员们提供获得认可的继续教育证书，或许可以成为吸引更多医务工作者报名学习的有效途径。

为了能够成为获得批准或者授权的继续教育颁发机构，他们所实行的教育项目必须满足由认证机构设置的多项标准。这些标准都有严格的认证过程。当教育项目获得认证后，继续教育机构就可以给参加相应课程的学员提供证书。在这些课程中，各种各样的教育模式可以应用进来（比如模拟教学），但前提条件是这些教育模式要有合适的场所、对象以及好的活动预期结果。

为了确保高质量的教育，想要颁发医学继续教育证书的机构必须满足教育的可持续发展性，具体包括如下几个方面：①继续教育的基本原理（需要性评估）；②它是如何被挑选出来的，这必须要有文件证明；③当计划实施时，一定要将它牢记于心。在证明文件中，你还需要把现有的实践操作与被认为最好的实践操作进行比较。需要性评估和差异比较通常由院领导、全体职工或者通过提供的报告信息（医院评分数据、患者安全数据库）来驱动完成。一旦这个需要性评估被认可了，教育工作者就可以和该领域的专家一起计划和实施他们的预想。当然，实施完整的需要性评估、差异性分析，找出教育项目的具体目标以及决定所期望的结果，都需要有标准化的工具来完成。最理想的是，具有创新性和创造性的计划过程能够应用于教育项目的设计、成熟学习理论的合并、行为方法学的改变以及经验性的学习（比如模拟教学）。另外，还需要有一个系统完善的评估方法，从而能够确保在教育项目实施的每一步都能有合适的评估和测算。虽然理论上这些要求必须要满足，但在具体实施时还可以有所调整和改动。

继续教育通过模拟教学拥有越来越多成熟的学习方法和交互作用。从传统报告讲座的形式到现在执行具体措施的形式，这一转化越来越明显。模拟教学就是一条很好的途径，它不仅有来自学员的积极良好的评价结果，更有基本的结构和文件支持。

医学继续教育

机构想要成为医学继续教育的提供者或者拥有授予医学继续教育证书资格，必须要获得批准和允许。这一认证过程要由**医学继续教育认证委员会**（ACCME，2013 a-e）来完成。医学继续教育认证委员会对于他们自己的教育活动也必须满足认证的标准，从而才有资格在国家层面上授予某些机构具有提供医学继续教育的能力。另外，一些模拟教学机构在他们自己的认证过程当中，通过与医学继续教育的认证机构建立正式的合作伙伴关系（如联合提供认证过程等），也可以开始提供医学继续教育。对于医学继续教育，已经被认证的并且能够提供医学继续教育凭证的机构通常被称为"提供方"，他们自己的教育项目通常被称为"活动"，来源于一个医学继续教育机构的所有活动就被称作是一个"项目"。

医学继续教育认证委员会的批准认证有多种认证方式：

1. 医学继续教育认证委员会的认证（国家层面）：必须要满足多项要求或者备有证明文件才能够获得认证（ACCME，2013）。我们可以在医学继续教育认证委员会的官方网站 www.accme.org 上看到。为了能够在国家层面上被医学继续教育认证委员会成功认证，30% 的学习者必须来自其他地区。如果学习者来自本地区，那么这个认证过程必须要通过国家医学会的认证（ACCME，2013）。认证可以通过申请（自学）、进修、以往活动文件的回顾或者支付参与费用来获得。之后，每年都需要汇报（活动的数量和种类、医务人员的参与人数、授予凭证的时间、收入和花费等）和支付费用。

2. 国家医学会的认证：每一个州都有认证过程的标准和规范，这些标准和规范往往是以医学继续教育认证委员会的标准为基础。

3. 联合授予：一个尚未被认证的机构可以和已经被认证的机构合作，从而为某一活动提供认证，这就是联合授予。医学继续教育提供方必须确保满足所有的要求和规范并且可以从管理者的角度来监管活动的整个过程。一些提供者还会对这项服务收费。对于一些小的模拟教学项目而言,联合授予的方式不需要大型的并且已经获得认证的机构作为基础,这或许对于他们颁发证书来说是一种非常好的选择。

4. 机构认证:机构认证包含了医生、护士以及药师的认可凭证。中间的具体细节可以在联合认证下的医学继续教育认证委员会网站上找到(ACCME, 2013)。机构必须要阐明在过去的 1 年中提供的超过 25% 的教育是为整个医疗保健团队所设计的,而不是单一的标准或准则。这个过程可能要更加复杂,但是对于一个想要提供团队训练或者是吸引全国公民注意力的模拟教学来说非常有益。

5. 个体活动认证:提供者可能想通过申请个体活动的认证而不是组织的认证从而获得某些标准的证书。例如理疗师、运动训练师和药剂师。另外,还有一些特殊的证书,可以由足科医生、家庭医生和心理医生等获得;在某些情况下对于机构认证来说,提交申请、费用等这些都是必不可少的。在某些情况下,一些机构已经获得认证并且对于参与者来说只需要完成一些简单的作业就可以申请到证书。一旦参与对象确定了,那么就应该好好研究一下如何获得可应用的证书。

医学继续教育认证委员会的认证过程

对于一个新的申请者来说,一般的医学继续教育认证委员会的认证过程需要 12～18 个月。具体的认证步骤如下所述:

1. 通过预申请过程判断申请者是否合格;
2. 做一份自我介绍并解释和阐明你是如何满足各项要求的(ACCME, 2013);
3. 一项"实践操作记录"回顾文件(活动文件);
4. 一个最初的面试过程。

还有很多资源可以在医学继续教育认证委员会的官网(http://www.accme.org)上找到,他们详细介绍了各种要求、提供了各种实例、问题及回答等。还有一些需要服从的标准将会在接下来的章节中讨论。

你可以获得各种工具和资源从而帮助你的认证过程。各种网站、医学继续教育认证委员会和咨询人员可以为你提供各种信息及资源。具体如下:

- 医学继续教育认证委员会的网站(www.accme.org);
- 计划文件和申请书;
- 医疗行业医学继续教育联盟官网(www.acehp.org);

- 可以在作者的网址(www.ohcme.com)上获得样本资源(如计划文件、格式的披露等)。

医学继续教育认证委员会的依从性标准(ACCME, 2013)

每一个获得批准的机构必须要有一份来自医学继续教育认证委员会的任务声明。任务声明在长度和内容上差异很大,这取决于每个机构。这份声明至少应该包括如下方面:

- 医学继续教育的目的;
- 目标受众;
- 活动的内容和种类(比如模拟、课程、有规律的计划的书籍和在线的持久的材料等);
- 对教育成果有一个预判结果。

对于一个模拟教学项目,医学继续教育任务声明应该反映模拟教学的任务,并且两者之间是有明确联系的。

提供者应该评估医学继续教育的具体活动而不是他们的任务声明,从而在一定范围内对他们的活动计划有所调整。包括认证机构发起的活动以及来自还未被认证机构的联合活动。

在申请医学继续教育认证委员会的认证中,无论是作为提供者、联合发起者或是机构,都必须描述并且用文件说明为什么他们的活动内容是至关重要的。证明文件可以采用多种模式,如患者安全数据、过程改善、数据质量测量、同行评议模式以及电子医疗记录报告等。理论上,用来认定活动需求的某些机制也能用于教育干预的评估。申请认证的机构应该始终保存好所有医学继续教育活动的教育文件。

医学继续教育活动的计划

对于所有医学继续教育活动,某些行为和知识水平的差异应该用文件说明。彻底的差异分析需要团队想出一个能够满足医学继续教育将教育设计和专业知识整合在一起的方法。这份文件需要如下内容:

- 目标观众现在的状态(比如他们现在是如何实践和管理这个问题的)
  - 预算、费用:商业支持、补助、供应商、安全资源和登记费用;
  - 具体实践的计划:如饮食、住宿;
  - 文件证明:COIs、格式;
  - 技术需求。
- 最优化操作的描述(如他们需要怎么做才能与众不同)

- 建导；
- 针对学习者的内容；
- 数据收集、调查；
- 强调障碍。
- 需要教授学习者们什么才能改变他们目前的状态，从而成为最优的实践者（图7-4-1）
  - 教育设计形式；
  - 需要教授什么来达到改变；
  - 说话、改变的障碍；
  - 结果和测量方法；
  - 专业内容。

最低限度上，识别干预的需求、差异、计划和分析应该在医学继续教育提供者、模拟者以及专家的共同努力下完成。如果有足够资源，在教育设计和结果测量方面的专家也应该包括在内。其他的用于识别、计划和应用医学继续教育的活动可以在俄亥俄州健康网站（www.ohcme.com）上找到。

通过差异分析获得的信息应该翻译成课程（见第8章第一节）。在准备课程的过程中，不应只注重技能而应以关怀作为最终目的。此外，还应该分析一下所准备的课程，从而确定他们是否与以下内容相关：

- 知识——学习者们知道他们在做什么吗？
- 能力——学习者们知道怎么做或者怎么引用吗？
- 执行——学习者实际上做了吗？

这极大地帮助了在接下来的医学继续教育认证需求中决定最适合的形式和设计。

一旦学习者的目标建立了并且缩小差异的相关内容被识别了，那么接下来的步骤就是要考虑教授最有效的方法，从而使学习者从目前的状态变为最佳的状态。医学继续教育需求的引申含义不仅仅是单纯的知识转移。医学继续教育的目的是产生一种可以被度量的实质性改变，要把教育家们的理念牢记于心，这对制定合适的活动计划至关重要。不过，这也意味着你需要从所属项目中阐明结果。描述结果的好处是能够让你有机会阐明它对于你所在机构或组织的价值。阐明相关的价值可以增加各种制度上的支持（如资源、认可度）。

通常，医学继续教育活动的主要目的是传播某个话题并增强公众的意识。提供医学继续教育证书不再是唯一目的。模拟对于想要把教育的文化理念从简单的传授变为整合各家观点的模式将会是医学继续教育提供者的一笔重要资产，并且还能产生所需要的、可以度量的、有意义的结果（Zigmont et al., 2011b）。如果模拟教学能够承载执行能力的改变，那么将会成为传递知识最好的方式。以前，医学继续教育一直和逐渐增加或者改善的知识相关联（比如通过测试前和测试后的测验），所以通常采用课堂传授的方法。如果一个模拟教学的提倡者因为受他根深蒂固的文化影响而鼓励用这种上课形式，那么他将会遇到很多的障碍（Curtis et al., 2012; McGaghie et al., 2009）。这就是为什么模拟教学以及应用成熟学习理论能够与医学

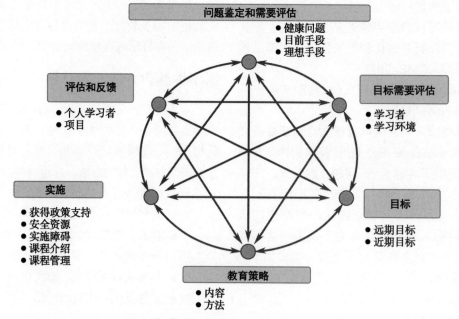

图7-4-1　教育活动计划环（来源于 Kern, D. E., Thomas, P. A., Howard, D. M., & Bass, E. B.［1998］. *Curriculum development for medical education: A six-step approach*. Baltimore, MD: Johns Hopkins Press.）

继续教育相伴并且能够产生对利益相关者至关重要的结果（Curtis 等，2012；Zigmont 等，2011）。

教育计划必须要明确目标对象。这不仅决定了我们要选择什么样的培训内容，也决定了我们要考虑的参与对象的一些特性，比如纪律、特点、场景（院内还是院外）以及其他的一些特点。当我们设计一个必要的、有意义的活动时，我们或许还要考虑参与对象的学习风格、文化、团队以及其他方面的差异（McGaghie 等，2009；Zigmont 等，2011）。在选定目标参与对象的基础上，我们或许可以有多种方法来获得某一特定的继续教育凭证。当然，每一种方法都有它的局限性和相关的文件要求。

医学继续教育认证委员会的认证过程标准中第六条明确说明："机构必须要选择合适的医师开展活动和教育指南（比如医学院的能力、毕业后医学教育认证委员会的能力）"（医学继续教育认证委员会，2013）。大多数资源都有共同的目的，那就是阐明整个学习过程或者改善某一种能力。

认定的能力中应该包括患者关爱、医学知识、以实践为基础的学习、人际间的交流沟通能力、职业化系统化的实践操作。美国骨病学会要求具备的能力包括骨病哲学和操作化医学（ABMS，2013）。在将来医师们很有可能最终要阐明自己能力的具体学习过程（Davis 等，1999）。这启发我们如何维持认证，并且这将会成为一个针对医学继续教育和模拟教学的新兴领域。

重新回顾分析各种能力或许可以揭示与医学继续教育活动相关的更多的领域。这些能力或许还能帮助那些尝试做出改变的人找出相关的困难问题，并使其得到解决。比如，由美国医学专家委员会制定的"患者关怀和处理技巧"特别强调了我们提供的关怀应该是"热情的、恰当的、有效的，并且是能够促进健康的"。如果医学继续教育也支持这种能力但是只强调了"恰当和有效"，那么机构必须要把"健康的提高"也考虑进去。

商业化支持的标准

医学继续教育认证委员会对于商业化支持的标准（ACCME，2013）确保医学继续教育呈现出平衡性和客观性，而不至于让商业化在整个过程当中占据主导地位。模拟机构需要确保他们授予医学教育凭证的过程是公平公正的，完全基于科学的证据以及促进医疗卫生的进步而绝不是以商业利益作为目的。

医学继续教育项目必须确保参与其中的所有人（包括全体员工甚至他们的配偶）撇清与商业机构的任何利益关系。一旦有关系，那么这些关系必须要在活动进行前提供给目标参与者。考虑到所有人都有可能和商业利益产生关系，提供者们应该有一套完整的机制和方法来应付这一问题。这一要求通常能够通过一个没有利益关系的个体的评论性陈述来完成。评论者还需要将所发现的所有内容公布于众。

通常情况下，具体的公布形式由提出相关要求的提供者们来决定和制作。但是现在有很多电子化的应用程序可以帮助他们决定和制作。另外，提供者们在介绍的时候通常用幻灯片、会议记录或者口头描述来提供他们所发现的信息。不管他们用什么方式来汇报，整个过程必须要用文件记录在案，同时有本人签字的表单。

还有许多关于这些要求的细节，包括基金的管理、酬金和费用的支付以及确保教育提升的分配等。如果提供者、计划者以及支持者们得到来自商业支持者的赞助，他们必须要签署一份知情同意书。其他的例子以及具体细节可以在医学继续教育认证委员会（www.accme.org）和俄亥俄健康网站（www.ohcme.com）上找到。

测量结果

在所有的以模拟为基础的医学继续教育活动中，计划过程中一个至关重要的因素就是要找出期望的结果以及测量是否精确。这就要求提前考虑想法的设计、数据的收集以及分析的计划和信息的分拣（比如报告和发表）是否准确。通常，这一部分会被忽略或者低估，所以许多重要的活动都缺少有影响力的证据支持。为了个体的活动和整体的项目，应该要进行影响力的测量。当我们打算对活动进行分析的时候，下面这些关键因素必须要考虑在内：

1. 促进医疗卫生的改进——成功的活动可以对医疗卫生产生极其重要的影响。如果你没有对结果的计划过程和如何有效的测量过程进行仔细的考虑，那么找出其中某些具体的变化将会是非常具有挑战性的。模拟教学能够提供比经典的医学继续教育活动（如授课形式）更多测量能力和表现能力的机会，并且应该在实施前仔细反复地考虑。有效的测量能够作为催化剂通过整合什么是有效的、发现什么是没有意义的结果，来改进整个课程和项目。

2. 分析学习者们的变化——如果你想要通过没

有具体资料依据的信息来进行分析,那么分析学习者们的变化将会异常困难,比如幸福指数:"那让你感觉如何?"但是,有许多项目和活动不能成功地分析实践操作的变化和影响。这些项目通常把测量方法聚焦于与个人能力、表现和患者结果等相反的知识。所以,仔细地挑选出一种能够超越具体测量知识的测量方法将会是非常重要的。评测工具需要测量这些活动是否对学习者们的实践操作有实际影响,或许这个过程反过来也会使分析更加有意义(医学继续教育认证委员会,2013)。

3. 选择适当的测量、评估工具——获得 CME 认证需要一定程度的分析和结果测量,具体来说包括测量能力、表现和患者收益(ACCME,2013)。大多数认证的 CME 提供者开发了工具,在上述原则的基础上进行教育干预的分析。在心理学领域进行进一步的研究,制定标准化问题和适合测量的特殊行为、态度、技能、知识、能力、成就等。使用已证实的标准化测量可以减少主观因素,提供最可靠的调查数据。因有助于理解和有效测量以下关键词已被 ACCME 认证:能力、表现和收益(ACCME,2013)。

能力:学员将知识运用于实践。

表现:衡量实际的"学习者的操作"或实践中的表现证据。

结局:有各种类型的结局:

　　患者预后、研究成果、执行或临床工作人员收益、行政收益,这些都跟你所在的系统有关,跟你的利益相关者以及你实施的场地有关(结局将用来确定教育干预的影响(表7-4-1)。

　　值得一提的是活动中的结果测量应该和活动内容相匹配,并且在活动开始之前就已经计划好。

表 7-4-1

案例示例方法和结果

培训形式	学员收益		
	知识	能力	表现
说教式培训	×		
目标:在安装新的麻醉机和病人监护仪之前,教育所有人。			
医师(41)			
麻醉医师			
住院医师			
非医生或技术人员(32)			
麻醉科技术人员			
生物医学技术人员			
CRNAs			
体外灌注技术人员			
模拟培训	知识	能力	表现
目标:为所有临床人员提供"手把手"操作经验,帮助他们在"实战"之前熟悉新设备和先进技术		×	
目标:使模拟培训参与者对他们的能力更有信心			
工作人员快速使用新设备应对潜在并发症的能力		×	×
麻醉机和病人监护仪报警故障检修		×	×
使用新设备的能力		×	×
对麻醉机和病人监护仪进行日常检查		×	×
正确使用麻醉气体分析		×	×
在麻醉机上设置报警极限和参数		×	×
设置病人监护仪的报警限值		×	
培训收益	知识	能力	表现
"实战"更平稳的过渡			×
参与者获得 CME 学分			×
实施新技术提高患者的安全性			×
降低医生不当行为的保险费率			×
减少训练时间			×
故障排除			×

* 需要培训的总数,$n = 43$。

各种类型的数据作为一个整体可用于分析教育干预和方案。包括以下内容：

- 自我报告的数据：调查（前期，后期和随访介入）；
- 观察资料；
- 组织数据：患者图表，电子记录，管理或提供者的数据；
- 公共卫生数据：健康状况评估，流行病学数据。

关于教学对学员的影响，重要的是确保信息的有效提供。另外，获益的结果可以提供有价值的信息并改善未来的活动，这也是获得 CME 的必要组成部分（表 7-4-2）。

表 7-4-2	
建议和挑战	
挑战	**建议**
听众规模	较小规模 ● 运用你的优势（例如模拟培训） 较大规模 ● 听众反馈系统 ● 爆发、技能站 ● 引入冠军去帮助"市场"
CME 学分	● 在整个过程中引入 CME ● 早期学分的需求
OME "lingo"	● 以外行人的定义
说教式到互动式学习的转变	● 展示你可以做的活动的价值和成果
文件	● 与模拟教学人员合作开发内容 ● 利益冲突形式 ● 披露形式 ● 最终报告—文件最终结果，描述性信息 ● 需求评估—提供"差距分析"和计划的问题、服务差距。这个文件应该用来帮助识别结果 ● 成果评估 ● 计划文件
财务支持	● 申请资助 ● 注册人的 CME 费用 ● 供应商参展的费用 ● 尽可能早地参与 CME，因为有的事情会影响信用。 ● 慈善事业
识别和测量结果	● 实施计划之前设计结果测量 ● 记录最终结果 ● 前、后测量 ● 使用需求评估来确定结果
营销	● "早起的鸟"激励 ● 提供餐饮、食物 ● 媒体材料 - 手册，海报，明信片，网站，CME 广告，会议、座谈会。 ● 在线注册选项
员工	● 意识到可用的资源 ● CME 交叉培训和模拟教学员工 ● 培训员工使之成为专家

方案评估和报告

成功的方案评估需要分析活动及其收益，如同过程分析一般。理想情况下，方案评估应该解决方案本身能否圆满完成任务，达成目标或执行测量，产生预期的影响、结果，产生最大的影响，最有效地利用资金和资源。尽管还在不断改进，ACCME（2013）提供了以下标准，为方案的改进和提升提供了坚实的基础：

- 标准 11 ——提供者分析学员中的变化（能力、表现或患者收益）实现了整体方案活动、教育干预结果（表 7-4-3）。
- 标准 12 ——提供者收集数据或信息并进行基于模拟程序的分析，提供者的 CME 任务通过 CME 引导的活动或教育干预对参与者施加影响。
- 标准 13——提供者识别、计划和实施在整个方案中的需要或预期变化（例如，规划师，教师，基础设施，方法，资源，设施，干预），上述需要可以提高完成 CME 的任务能力。
- 标准 14——提供者证明了方案更改或改进，即需要提高能力胜任正在进行中的或完成的 CME 任务。
- 标准 15——提供者证明所需的改进方案的影响，即需要提高能力以完成 CME 任务，是可测量的。

一旦对数据进行了分析和评估，提供者需要决定是否对方案进行必要的更改，实施推荐策略和评估在实施过程中提升策略能否成功。

护理继续教育

为了向护士提供被认可的继续教育（CE），组织者必须通过某个机构批准，比如美国护士认证中心（ANCC）（www.aacn.org）。在 3 年授权期内，经**批准的组织者**授权去计划、实施和评估自己的 CE 活动。护理管理 CE 包括计划、有组织的学习，旨在改善以下经验：知识、技能和护士在实践领域的态度、教育、理论发展、研究和行政。CE 结果应着重于改善公众健康和护士职业目标追求。

经批准的提供商单位必须符合以下标准：

1. 有明确的行政部门并对护理教育业务负责；
2. 有护士规划师并有以下资质：

表7-4-3

学员变化的分析

	过程	描述	教育类型	测量：数据来源	缺点
学员收益水平	知识	参与者知道该怎么做	教学讲座，在线视频（LMS），信息	知识的前后测试/评估（同样的问题）	自我报告的数据（主观）
	能力	参与者知道如何做，CME活动引导他们怎么做	模拟，技能研习，标准化患者，角色扮演，基于案例的情景	观察设置	自我报告的数据，改变的意图（主观）
	表现	参与者知道如何做，知道CME活动引导者要求他们哪些能做	模拟，技能研习班	观察在患者护理设置，医疗记录，患者图表，数据库；自我报告的变化	自我报告的表现（主观性）
其他结果	患者健康	患者的健康状况变化基于教育活跃性、实践操作的变化	不适用	患者健康数据。流行病学资料，病历，保险数据，登记册（如发病、流行率数据）等	HIPPA，数据录入/收集方法可能有所不同，数据缺失或重复，协变量
	社区健康	人群的健康状况变化基于教育活跃性/实践操作的变化	不适用	人口健康数据：CMS数据，CDC，MMRW，卫生部门，保险，组织等	汇总数据，数据录入/收集方法可能有所不同，数据丢失或重复

参考文献：Moore, D. E., Jr., Green, J. S., & Gallis, H. A. (2009).

a 最低学历是护理学学士学位（BSN）；

b 成人学习知识，ANCC 认证的标准和护理委员会理事。

3. 使用的物品尽量少掺杂商业性质，包括生产、销售、转售或分销产品。

护理 CE 和 CME 的相似与差异

护理 CE 与 CME 之间存在异同。他们的教育活动规划周期相似，这两个**提供者单位**都是以预计效果为重点改善患者护理。护理 CE 和 CME 都有以**提供者为导向**和**以学员为导向的学员同步学习**活动。护理 CE 和 CME 都有每 60 分钟课程可以与 CE 接触 1 小时。

护理 CE 和 CME 之间的主要区别是认可审批机构的要求、标准。护理 CE 要求一名**主要护士计划人员**负责，对于批准的提供者单位至少有一个 BSN。规划者提交以提供者为导向或以学习者为导向的申请表格，活动组织架构中必须至少有一个 BSN 并 ANCC 成员和护理委员会的理事。

申请学分

CME 学分申请流程因组织和方案类型而异。一些标准与整体 CME 计划相对于个人活动有关，而不是与特定活动学分申请有关（即任务说明、方案分析）。组织者需要明确所需的目标受众、研究要求和费用，在确定提供哪种类型的学分之前确定可用的预算和优先事项。

许多医疗专业人士，还有内科医生，可以根据自己的 CE 要求申请 CME 学分。例如，根据护理规则，护士可以使用 CME 学分进行许可证更新。然而，通过专门认证的护士 ANCC 医学继续教育（CME）批准的 75 小时，CE 只能使用 37.5 小时（美国护士协会，2010）。

此时，彼地：如何继续改进或者保持我现有的成果？

许多提供 CME 或 CE 的组织正在超越标准提供者，这些组织不仅可以维持他们现有的方案，而且有助于进一步提高教育活动质量。ACCME 为提供者提供了一个推荐认证的机会（ACCME, 2013）。

ACCME 表彰标准

为寻求推荐认证者，建议使用以前的标准 16 至 22（ACME, 2013）。类似的标准仍然适用（最新要求参见 ACME 网站）：

标准 16——CME 提供者承诺的要求在改进实践中发挥作用。CME 实体应该能够展示：影响或角色贡献在实践改进过程中、在组织内引起某种变化。涉及模拟的实例可以改善实践技能或程序，或学习新的技能或程序，并由具有认证资质的医务人员认证。CME 模拟也可以展示处理困难的病人或管理病人方面的变化，本节开始的例子即可说明。不管干预的类型如何，关键是要纳入某种类型的评估（即评估前、评估后）去衡量因干预活动而发生的变化。学习者执行程序的能力、过程或患者交互可以由观察员在活动前后评估和记录。该组织可能也展示了 CME 和过程改进组的协作能力。有很多机会参与 CME 和模拟培训以提高实践能力，但必须要符合标准 16，CME 必须成为组织流程和文档的一部分，才可以确认合规。

标准 17——ACCME 希望 CME 补充他们所提供的教育活动，并提供额外的工具来支持内容并增加改变的可能性。他们的网站列举了许多例子，并指出，尽管这些策略中的一些是教育性质的，但是这个想法除了认可的活动，还提供了信息和工具。

标准 18——这个标准要求 CME 提供者超越他们自己学习者的需求评估和差距分析，并考虑还有什么可能影响教育正在尝试解决的问题。

标准 19—— 这个标准要求提供者回应他们收集的信息评估和差距分析，表明实际或潜在的学习障碍。识别这种障碍可能对医疗实践、医院、机构等具有广泛的挑战。重要的是在 CME 内容发展中确定和考虑到变革的障碍，如同结果的测量。

标准 20——ACCME 正在寻找有意积极参与合作项目的供应商。这个标准有意鼓励供应商超越规划委员会参与到组织中，让那些可以帮助他们达到两个先决条件的组织参与进来，并扫除障碍。然而，ACCME 并不认为具有共同的服务提供商就是证明符合这一标准的证据。如果联合提供商是更大合作的副产品，并且这种更大的合作是实质性的，那么它可以提供符合标准的证据。

标准 21——为了符合这一要求，CME 提供商必须显示 CME 结构完整的组织或系统的质量改进。这方面的例子可能包括 CME 作为各委员会的常设议程项目，CME 或模拟培训提到的资源，在组织的质量改进计划或质量改进委员会和 CME 委员会有联合成员。

标准 22—— 在这个标准中，ACCME 要求 CME 供应商能够影响他们的行为。这可以通过许多方式实现（参见 ACCME 网站的建议）。

提供者必须遵守这些标准获得推荐和认可。这些标准主要是关于 CME 与其他组织或外部组织之间的合作。为获得推荐，提供者必须证明他们在适当的情况下涉及其他利益相关者，而不是仅仅以他们的意见来计划教育。提供者可以与同一组织内的其他部门合作计划教育，例如，他们可以与美国心脏协会合作提供 CME 活动。

总结

CME 或 CE 计划应努力提供高品质教育干预促进知识的更新，医疗保健专业人员的能力和表现，为改善患者、公众的健康状况提供服务。获得认证或维持认证为医生和护士提供了诸多益处，对其他临床工作人员也是如此。跨专业合作开展团队培训，包括成人学习在模拟中例证的原则也应该成为一个目标，获得 CE 是维护临床工作人员、认证机构许可证的必要组成部分，评审机构正在寻找创新和成人学习方法，医疗卫生行业倡议实施许多高质量并且安全的举措。对于模拟培训和 CE，这样做能够形成一个良好的氛围。

更新信息

在出版时，ACCME 审查了标准并为"简化和发展认证过程"实施了多次更改。ACCME 标准可以参考以下网址，http://www.accme.org/sites/default/files/626_20140225_Accreditation_Requirements_Document_0.pdf.

参考文献

Accreditation Council for Continuing Medical Education. (2013a). *The accreditation requirements of the Accreditation Council for Continuing Medical Education (ACCME): Standards for commercial support.* Retrieved from http://www.accme.org/sites/default/files/626_Accreditation_Requirements_Document_20120924.pdf

Accreditation Council for Continuing Medical Education. (2013b). *CME providers: Accreditation criteria.* Retrieved from http://www.accme.org/requirements/accreditation-requirements-cme-providers/accreditation-criteria

Accreditation Council for Continuing Medical Education. (2013c). *CME providers: Criterion 20.* Retrieved from http://www.accme.org/requirements/accreditation-requirements-cme-providers/criteria/criterion-20

Accreditation Council for Continuing Medical Education. (2013d). *CME providers: First-time applicants.* Retrieved from http://www.accme.org/cme-providers/first-time-applicant/determining-your-eligibility

Accreditation Council for Continuing Medical Education. (2013e). *CME providers: Joint accreditation.* Retrieved from www.accme.org/cme-providers/joint-accreditation

Accreditation Council for Continuing Medical Education. (2013f). *Murray Kopelow: Engagement CME environment exploring criteria 18, 19 and 20.* Retrieved from http://www.accme.org/education-and-support/video/faq/engagement-cme-environment-exploring-criteria-18-19-and-20

American Board of Medical Specialties. (2013). *MOC competencies and criteria.* Retrieved from http://www.abms.org/maintenance_of_certification/MOC_competencies.aspx

American Nurses Association. (2010). *Nursing professional development: Scope and standards of practice* (#NPD-20 ed.). Silver Springs, MD: Author.

American Osteopathic Association. (2013). Retrieved from http://www.osteopathic.org/inside-aoa/development/continuing-medical-education/Pages/default.aspx

Curtis, M. T., DiazGranados, D., & Feldman, M. (2012). Judicious use of simulation technology in continuing medical education. *The Journal of Continuing Education in the Health Professions, 32*(4), 255–260.

Davis, D., O'Brien, M. A., Freemantle, N., Wolf, F. M., Mazmanian, P., & Taylor-Vaisey, A. (1999). Impact of formal continuing medical education: Do conferences, workshops, rounds, and other traditional continuing education activities change physician behavior or health care outcomes? *JAMA: The Journal of the American Medical Association, 282*(9), 867–874.

McGaghie, W. C., Siddall, V. J., Mazmanian, P. E., & Myers, J. (2009). Lessons for continuing medical education from simulation research in undergraduate and graduate medical education: Effectiveness of continuing medical education: American College of Chest Physicians Evidence-Based Educational Guidelines. *Chest, 135*(3 Suppl.), 62s–68s.

Moore, D. E. Jr, Green J. S., & Gallis, H. A. (2009). Achieving desired results and improved outcomes: integrating planning and assessment throughout learning activities. *The Journal of Continuing Education in the Health Professions, 29*(1),1–15.

Zigmont, J. J., Kappus, L. J., & Sudikoff, S. N. (2011a). The 3D model of debriefing: Defusing, discovering, and deepening. *Seminars in Perinatology, 35*(2), 52–58.

Zigmont, J. J., Kappus, L. J., & Sudikoff, S. N. (2011b). Theoretical foundations of learning through simulation. *Seminars in Perinatology, 35*(2), 47–51.

建议阅读

Accreditation Council for Continuing Medical Education. (2009). *What's the difference between "knowledge," "competence," "performance" and "patient outcomes"?* Retrieved from http://www.accme.org/ask-accme/whatsdifference-between-knowledge-competence-performance-and-patientoutcomes

Boyers, P. J., Lynch, L., Stewart, W., Stobbe, B., & Winfield, S. (2010). Anesthesia training in new technology.

Castanelli, D. J. (2009). The rise of simulation in technical skills teaching and the implications for training novices in anaesthesia. *Anaesthesia and Intensive Care, 37*(6), 903–910.

Chang, C. H. (2013). Medical simulation is needed in anesthesia training to achieve patient's safety. *Korean Journal of Anesthesiology, 64*(3), 204–211.

OhioHealth. (n.d.). *Center for learning, CME & I.* Retrieved from www.ohcme.com

Ohio Nurses Association. (n.d.). Retrieved from www.nursing.ohio.gov

Ohio Nurses Association. (2012–2013). *Continuing education provider manual.* Retrieved from http://www.ohnurses.org/education/Teach/approved-providers/provider-manual-and-forms/2012-2013ONAProviderManualRevised.pdf

Olympio, M., Reinke, B., & Abramovich, A. (2006). Challenges ahead in technology training: A report on the training initiative of the Committee on Technology. *APSF Newsletter,* 43–48.

Ross, A. J., Kodate, N., Anderson, J. E., Thomas, L., & Jaye, P. (2012). Review of simulation studies in anaesthesia journals, 2001–2010: Mapping and content analysis. *British Journal of Anaesthesia, 109*(1), 99–109.

Simplification and evolution [Press release]. (2013). Retrieved from http://accme.org/requirements/accreditation-requirements-cme-providers/simplification-and-evolution

第 8 章

师 资 培 训

第一节

师资培训和模拟方法学课程

Jason Zigmont, PhD, CHSE-A; Nichole Oocumma, PhD(ABD), BSDH, MA, CHES, CHSE; Demian Szyld, MD, EdM; José M. Maestre, MD, PhD

作者简介

JASON ZIGMONT，俄亥俄州医学部学习创新教学主任，负责监督模拟和体验学习，包括医疗系统 CME，涵盖了 8 家医院和 42 个照护站点。他任职于医学教育模拟学会委员会（society for simulation in healthcare's education committee，SSHE），并领导医学模拟导师认证委员会的筹备工作。他拥有成人学习专业的博士学位，是国家注册医疗辅助人员，特别专注于体验式学习方面。

NICHOLE OOCUMMA，俄亥俄医学体验式学习绩效经理，负责系统计划和项目的设计、开发和管理，拥有 20 年的课程开发经验，特别是在医学教育和公共卫生方面。她负责教师发展，通过模拟和床边教学促进学习，并设计和测量展示系统价值的结果。

DEMIAN SZYLD，纽约医学模拟中心（NYSIM）医学主任，同时指导纽约大学朗格尼医学中心和纽约市立大学模拟中心的教师发展、项目开发和研究以及中心的管理。作为医学模拟机构教师，他在美国、西班牙、哥伦比亚等拉美国家进行教师发展课程的教学。此外，他还担任医疗模拟协会联盟委员会（the Society for Simulation in Healthcare Affiliations Committee，SSHAC）的副主席。

JOSÉ M. MAESTRE，西班牙 virtual Valdecill 医院教学主任。他运用模拟和教师发展项目来促进跨专业团队的培训。西班牙麻醉和重症医学协会麻醉医师和模拟工作组成员；马萨诸塞州波士顿医学模拟中心的西班牙模拟导师课程主任。哈佛大学医学专业教育工作项目的梅西学者。

致谢：作者将本节献给他们的家属和导师。

摘要

全球越来越多的医疗机构正在使用医疗模拟。医疗模拟有助于个人成为优秀的医疗从业者，并且提高了个人的团队合作能力。对于将模拟作为一种教学方法的专业人士来说，医疗模拟的挑战在于创造学习体验，促进反思性实践和显著的行为改变，从而产生可衡量的结果。模拟教学除了教授医疗专业人员所必需的知识技能外，还通过体验式学习使学员接受到来自成人教育、心理学、组织行为学和管理学等领域的培训。

本节为不同层次的发展提供一般指导，并为想要启动或推进模拟中心的导师或管理人员提供全面的理论基础。作为实践应用的示例和指南，这些原则和框架都是基于作者的背景和经验以及同行评议文献而制定的。

案例

安娜被聘为新开办的模拟中心教学主任。这是三家不同教育机构合并而成的，之前他们一直在使用模拟教学。他们已有一支经验丰富的教师队伍，对体验式学习存在

526

不同看法，几名新晋导师愿意在全新的、最先进的设施及管理下开始工作。董事会希望安娜统一课程和教学设计，并为所有模拟教学活动拟定一项质量改进计划。董事会的一些成员表示担心，因为大部分课程都是针对单一的学科。像执行董事说的："他们像在一个个独立的'筒仓'工作，而我们需要一个跨专业的焦点。"

安娜很快就意识到，这些教师的类型和教学背景差异很大。有些已经成为临床特殊领域的认证导师。他们已经完成了很多课程，主要是使用标准化患者来培训参与者，并在自己的教学活动中采用了类似的模式。大多数外科教员都是本领域经验丰富的临床专家，他们认为利用任务训练导师和虚拟现实的练习可以促进掌握教学内容，其关注点主要集中在精神运动技能训练。只有少数人参加了关于医疗卫生教育的正式课程。

使用人体模型来教导临床决策和团队合作的模拟导师有不同的背景。有些人参加了教授如何在教学中使用模拟教学的外部课程，其他一些人也参加了机构内部组织的短训课程。安娜遇见了许多已经参加研讨会、专题工作坊或参加了国家和国际模拟会议的人员。新手们主要遵循一种学徒制的教育模式，并在不同的活动中合作。他们采用不同的复盘讨论风格。模拟技术人员也遵循了类似的途径。护理和医学院校的模拟教学正在蓬勃发展。学生通常单独训练，并且有分离临床前和临床内容的倾向。医学院见习医师和住院医师轮进行转培训整合的模拟。

目前仍处于初级阶段。

在安娜初步评估后，她准备制定教师发展项目蓝图。她问自己："在进行模拟教学之前，教师需要什么？我是否应该制定一个政策来描述我们模拟中心的培训要求？从一开始我该如何激励教师并促进跨专业合作？我还应该训练模拟技术人员吗？我该如何确保所有人参与并打造一个安全学习体验？"

引言，背景和意义

教师发展是任何医疗模拟项目的关键组成部分。通过有经验的模拟导师，他们对模拟技术感到舒适，并能运用它进行教学，从而能有效实现医疗模拟项目的学习并能改进成果。

医疗**模拟导师**的教师发展计划可以是正式（课程）或非正式（师徒制）的。教师可以参加在他们所在的机构正规课程，或者可以参加一个区域、国家级或国际课程，例如在会议、酒店和度假村或模拟中心提供的课程。除了参加课程学习和从经验中学习之外，教师可以通过创建教师发展计划或加入同行团体或实践社区来进一步发展。在这种情况下，教师可能会参观**模拟课程**，并给予反馈意见或**复盘**。

本节提出了一个综合性框架，描述了实施、评估和管理基于模拟的及教学活动的长期过程。这个过程并不是静态的，随着时间而发展演变，伴随主动实践和反馈，并促进该领域的进步。

如何为医疗模拟导师设计教师发展计划？

为医疗模拟导师设计教师发展计划应遵循标准课程设计原则。Kern 等人（1998）概述了课程设计的六个步骤：

1. 问题识别和一般需求评估；
2. 对目标学员的需求分析；
3. 目标和具体的可衡量目标；
4. 教育策略；
5. 实施；
6. 评估与反馈。

步骤1：问题识别和一般需求评估

案例中展示了问题识别和一般需求评估，因为它明确了医疗模拟导师培训的问题，并开始了一般需求评估过程（有关执行情况的更多信息，请参见第7章第一节需求评估）

步骤2：目标学员的需求分析

模拟能让参与者以互动的方式体验复杂的临床情景。在复制实际临床工作的各个方面，环境起着重要的作用，可以重现与现实生活中类似的情感反应。它注重并提供反映表现的时间和空间。这种独特的学习环境给予了习惯于在更多的传统环境中教学的教师许多的挑战和阻碍。

在广义的医疗模拟领域，包括屏幕的模拟器、部分任务培训师、动物模型、尸体、标准化患者项目以及带人体模型的沉浸式模拟，导师应该了解并适当地使用相关的学习理论、选择和管理技术、创建或选择相关的临床案例和场景，为学员提供可行的反馈，鼓励思考并促进知识转移。医疗模拟导师在广泛的技能和多个领域通常接受过不同核心概念的多层次培训。

医疗模拟协会（SSH）已经开发了医疗模拟导师自愿认证项目，来验证导师或模拟教学管理者所必需的知识、技能和能力，确定和规范了最佳实践，并表明了能力水平和教学专长。有两个级别的认证：医疗模拟导师认证（CHSE）和高级医疗模拟导师认证 CHSE-Advanced（有关认证的更多信息，请参见第1章第四节）。

根据从新手到专家的理论（Dreyfus & Dreyfus，1980年）和SSH委员会的医疗模拟导师认证，本节重点介绍三个层次的教师发展：入门、基础和高级。这定义了医疗模拟教学领域的能力和教学水平（表8-1-1）。知晓这些能力和层次，让学员、导师、管理者、资助者和患者获益。

表 8-1-1
掌握学习高级教学概念和技能示例

- 学习方法
- 激发被动学习者的学习热情
- 干扰参与者
- 学员开发的模拟
- 教学程序技能
- 如何告知坏消息
- 困难交谈
- 高级复盘策略（例如，指导团队自我纠正）
- 在临床环境中进行模拟
- 探索、诊断和减小表现差距
- 元认知（了解自身想法的过程）
- 合作和谈判

在设备、编程以及模拟和技术的使用方面，模拟技术人员通常向模拟教学人员提供支持和培训。

因此，这些人员的发展也是本节的重点（参见第三节和第6章的更多信息，有关模拟技术人员所需的专业知识和能力）。

入门级 / 新手模拟导师

背景和经验

入门级模拟导师是指新进模拟导师，或模拟教学经验非常有限的导师。在健康职业教学背景下，他们作为临床医生或辅导员，可能正在从事医疗专业。由于教学项目要求，他们可能被要求每学期进行一次或几次模拟教学。他们没有接受过正规的模拟教学培训，甚至可能没有接受过任何形式的教学培训，通常依赖在其他环境中开展的教学策略，如传统的教室课程、病房以及自己接受过的培训。在某些情况下，虽然他们在模拟教学方面是新手，但他们可能在另一个领域具有丰富的经验。在这种情况下，他们可能非常适合担任教学内容专家，并在复盘讨论过程中提供协助。一些入门级教师在某些单一领域已经是专家，例如，他们可以每周参与美国心脏协会的儿科高级生命支持（PALS）项目。但是，这些收益并不会转化为其他课程或主题。

竞争力

入门级模拟导师依靠课程主任和其他医学模拟导师建立学习环境。他们必须在整个教学过程中保持心理安全的学习环境，但不一定要协助建立这个环境。他们将教授课程，实现课程主任制订的学习目标，并采用其他专家（教学内容负责人）创作的剧本和课程，这些内容可以来自于界内发表的文献或商业用途。入门级模拟导师是模拟技术的新手，能够担任无生命部分课程的培训师，并使用简单的场景（不用即兴发挥）。他们提供的反馈和评估可能不太标准。由于入门级模拟导师需要围绕教学计划，因此不能为每位学习者量身定制学习体验。他们可以与高级模拟导师合作，例如医学模拟教学导师；可以设定音调和速度，并主导模拟课程。教授知识和理解是很容易的，但是教导如何运用这些知识可能不是入门级模拟导师力所能及的（Binstadt，2007年）。模拟之后，入门级模拟导师的学生可能自信心会有所提高，并获得了新的知识和技能。

医疗模拟导师——基础级

背景和经验

基础级别的医疗模拟教学工作者是比入门级

医疗模拟的非凡之旅

Don Combs, PhD

董事会, 医疗模拟学会

40 年前, 我进入北卡罗来纳大学 (University of north Carolina, UNC) 的 Chapel Hill 的政治学博士项目。我的专业目的是探索冲突、解决冲突和公共政策分析, 这在当时是一个新兴的专业。政治学本身的重点往往被认为是理解谁会得到什么, 什么时候以及为什么, 在理解的基础上, 如何才能更好地做事情。

当时我到达教堂山, 罗伯特•伍德•约翰逊基金会获得了第一个数百万美元的国家级捐款项目, 在美国的乡村地区建立了医疗实践项目。该项目的国家办事处设在 UNC。通过与教员深入互动, 我以农村实践项目 (rural practice project, RPP) 的 "参与观察者" 的身份被雇用。我负责书写关于 RPP 发展和实施的同期笔记。随后 4 年, 我致力于全国 12 个新建农村医疗中心的建立。我被聘为弗吉尼亚州萨里县最后一个资助中心的负责人。这个健康中心的发展经验成为我论文的资料来源, 并积累了三年的工作经验, 这让我在老多米尼加大学 (Old Dominion University, ODU) 获得了公共行政管理从业者职位。

在 ODU 教学期间, 我参与了区域医学教学中心 (Area Health Education Center, AHEC) 项目, 这是一项国家为医疗服务不足地区提供初级医疗服务的长期运行计划。AHEC 工作促成了我与东弗吉尼亚医学院 (Eastern Virginia Medical School, EVMS) 领导阶层的联系。我被招聘加入 EVMS 高级管理层, 专注于政治关系、战略规划和项目开发。在我 30 年的 EVMS 工作中, 我很幸运地参与了地方和国家关于改进教育、学习新技术方面的项目, 并与世界各地的同事一起旅行以及合作。

我的经验为我提供了许多机会来确定当代医疗卫生面临的挑战: 患者安全、预后质量、从业人员的初始和持续能力、有效纳入新技术、有效的团队合作以及日益明确的绩效指标。博茨瓦纳、中央布里亚、尼泊尔、蒙大拿州、弗吉尼亚州、新加坡以及中国香港特别行政区等其他几个国家或地区医疗机构都面临这些挑战。作为一个对改善医疗保健感兴趣的人, 我一直在寻找能帮助我们做得更好的技术和应用。而且, 在过去 25 年中, 越来越多的人认识到了医疗模拟的作用。

1996 年, 我被邀请主持医疗中心协会的学术年会, 并开发了项目, 围绕 "数字化的十年" 为主题。随着电脑变得越来越快、软件变得更好更易用、可视化功能加强、快速原型化的实施, 重点是帮助全国医疗学术中心的领导了解正在来临的巨变。作为议程的一部分, 我们展示了早期人体模特、任务训练者和流行病学模拟。

在 AAHC 会议之后, 我成为医疗卫生职业教育和医疗实践中扩大模拟应用的倡导者。我开始定期参加医学会议, 如虚拟现实 (Medicine Meets Virtual reality, MMVr)、国际医疗仿真会议 (International Meeting on Simulation in Healthcare, IMSH) 以及世界各地相关的技术导向型会议。我也开始专注为 EVMs 的模拟项目寻找资源, 并在 2011 年搬进新的 2 322.5m² (25 000 平方英尺) 的标准中心, 配备有病人、任务培训师、人体模型和一个沉浸式实验室。我们的教学医疗体系向中心提供了一笔捐赠, 而且我们将继续积极寻求商业伙伴开发新的项目。

目前, 我参与的医疗模拟, 包括监督 Sentara 模拟和沉浸式学习中心以及 EVM 医疗建模和仿真合作中心。我在医疗保健理事会模拟协会以及国家建模和模拟联盟政策委员会任职, 担任前者的公共事务和政府关系委员会的主席。这些角色的呈现是一种非传统的职业生涯, 至少在我不是临床医生或模拟医生的情况下。另一方面, 了解谁得到什么、何时、为什么以及实施让事情变得更好的政策, 在世界范围内广泛接触医学教育和实践, 对新技术保持兴趣以及把他们有效地纳入医疗实践; 这些是持续关注的重点, 是一段不寻常的职业旅程。这就是很多教育工作者进入医疗模拟的原因。

更有经验的模拟导师。通过在课程的设计和实施层面的正规培训和实践，他们熟练掌握早期的专业水平，并经常开展正规的模拟教学培训。医学模拟导师可能会经常（每个月超过一次）进行高水平的教学，他们随着课程中面临的挑战而得到锻炼，提升他们的教学技能。他们可能在不同领域针对不同水准的学员已经教授过多种类型的课程，如临床知识、团队合作、患者安全以及精神运动或手术技能。模拟教学是基础级医疗模拟教学工作者首选的教学模式。因为他们看到了更大的蓝图，他们灵活地教授课程并运用多种教学方法。

竞争力

这个水平的模拟教师可以构建和维护学习环境。他们以引导性学习方式将学员带入模拟环境，并可以独立地或与内容专家或更多的新手教师一起合作进行教学。他们针对不同类型的学员在不同的主题和场景内进行高水准的教学，可以采用多种技术，包括复杂的模拟器和模拟与多个病人复合和嵌入式模拟人员。他们可以创建自己的教学场景和复盘指南，以结构化的方式来进行复盘，但有时可以偏离它以满足特定的学习者的需求。反馈质量高：具体、可行、建设性。他们可以有效地使用视频来说明教学点，而不是没有目的性地重播长片段让学员感到厌烦。如果课程设定了一个标准，那么这个级别的模拟导师会以这个标准准备教案，帮助学员达到这个教学目标。这个级别的模拟导师的主要特征是良好的与他人合作的能力、给予和接收反馈、主动规划、遵循常规，并对模拟有更广阔的视野。例如，在整个课程背景下，医疗模拟教学人员了解特定模拟课程的价值，因此可以将焦点调整到教学目标上，然后在另一个课程上完成其他的目标。最重要的是，这些教师教授复杂的认知过程，包括知识的应用和综合。通过变革性的体验和反思，使学生获得新的理解和认识。

医疗模拟导师——高级水平

背景和经验

作为模拟教学专家，高级医疗模拟导师多年来一直沉浸于医学模拟环境中，在不同领域进行模拟项目的设计、实施和评估。他们选择课程和场景并设计新的剧本。高级医疗模拟导师领导模拟课程，教导其他教师，并努力改进和提升他们的实践。许多人已经进行了模拟领域的研究，并在当地、区域和国际上的专业协会或其他组织担任了领导职务。他们为模拟导师和其他领域的适应策略制作了基础和高级课程。他们通常教授模拟导师的师资培训课程，并以其他正式和非正式的方式促进教师发展。他们熟悉初学者和资深导师的能力，并一直提供高质量、转型的课程。他们是专家，是技术和教学技巧方面的大师。

竞争力

高级医学模拟导师在模拟教学的所有领域一直保持高水平的表现。特征是，他们可以可靠地帮助所有级别的学员，包括其他教师和他们自己，来

专家角

为什么剧本主持人不应该是新手

Janice C. Palaganas, PhD, RN, NP
医学模拟研究所所长；医学模拟中心主任；SSH认证前任总监

医学模拟的优势之一是与学员互动的能力，在某种程度上，病人的预后与学员的行为和干预有关。要保持这一优势，这背后需要有一定水准的实践经验和专业知识支撑。通常，某位学员或一组学员可能以非预期方式参与模拟教学。正因为如此，指导模拟的导师必须迅速应对突发性行为，真实地对待病人照护中出现的事件。无论是通过病人的体征，还是语言描述获得的信息，抑或是嵌入式模拟人员或家属提供的线索，准备好应对之法或终止模拟以保证病人安全。如果在这方面由没有经验的新手或教师来指导模拟，那么很有必要培训他们对于如何促进模拟和事件的推进以及应对可能发生的多种结果。克服这一挑战的方法就是开发经过考虑周全和仔细规划的模拟场景（设计过程中考虑学员在模拟过程中可能出现的行为而导致的后果：如果学员这样做，那么这将会发生），并且通过多个受众学员在对所模拟事件没有任何经验的情况下对该场景进行反复验证。

反思和提高他们在各个领域的表现,包括帮助其他教师提高教学能力和有效性。高级教师的关键能力是,他们可以重新审视并挑战现有的实践,并以正式和非正式的方式进行实验。此外,他们制订和实施教师发展计划,以改善所有学员的学习成果,而不仅仅是那些直接接触到的学生。

医疗模拟技术员

背景和经验

医疗模拟技术人员具有医疗和技术背景。许多模拟中心聘请了急救医务人员或护理人员、护士、学生、信息技术专业人员、演员或标准化病人、行外人员和教师作为模拟技术人员。他们为模拟提供技术和教学方面的支持。

竞争力

模拟技术人员负责在物理层面创建和维护学习环境。他们通过准备教室和临床空间,收集和维护库存和供应、运行和维护模拟设备,并在许多情况下通过在模拟场景中扮演角色和执行其他职责来支持导师的工作。模拟技术人员必须有人际交往技巧和技术语言,与学生、职员、教师和其他人员进行互动。他们必须遵守政策,有时也要制定政策。有些技术人员可能会担任管理工作。在临床中,团队合作和灵活性是至关重要的。

步骤3:教师发展的目标和具体可衡量指标

本节概述了每个级别的培训应该包含哪些内容,并提供详细的目标列表、**目标思维模型**以及每一级培训的技能。本节不提供每一级的全面目标列表。相反,专注于目标、目标思维模型和技能,可以让教员发展总监们调整他们的教学项目和评估方法,以满足项目的具体需求。

关于目标思维模型的注释,也称为框架:目标思维模型反映了一系列目标、知识、假设等,有助于教员预测和解释在发展水平上最有可能面临的情况(Zigmont,2011b)。挑战在于帮助受训者识别他们当前的思维模式,使学习更容易达到目标。尽管评估方法是可行的,但这一节重点关注能够使用并测试新思维模型的个体以及实践技能,而不是仅仅通过评估。

入门级教师发展

目标

入门级教师发展的目标是对新手进行模拟,并将其引入模拟的过程,以及让他们知道何时使用模拟,何时不使用模拟。目标受众是与模拟导师互动的个体。他们可能是某个项目主题专家和/或"测试"将模拟应用在他们自己的课程中的人。

目标思维模型和技能

模拟是一种教学方法,而不是设备。对于刚开始进行模拟的人来说,将设备看作工具和一组功能是很自然的事情。他们的第一个问题通常是,它能做什么,你有什么场景,你如何让所有这些技术发挥作用? 他们可能已经具备一些模拟方面的经验,或至少可以使用人体模型来学习心肺复苏术(CPR)。如果注意力集中在设备上,第一步就是帮助他们改变对模拟器的关注,并开始考虑将模拟作为一种教学方法。

促进他们重新思考其思维模型的最简便的方法就是,让他们沉浸在模拟的体验中。初次经验就是必须让学员了解模拟本身及其复盘过程。理想情况下,沉浸式体验将包括使用两种模拟设备的模拟,例如高科技的人体模型和标准化的病人(SPs),或者是两者结合的嵌入式模拟人(ESPs)。在模拟后进行有效的复盘过程是非常重要的,因为除了讨论模拟场景中的医学相关内容之外,学员们经常需要当做教员处理在这个过程中的想法。因此,高级教员需要对他的复盘过程再进行讨论(复盘的复盘),从而帮助学员了解模拟场景中所发生的一切。

模拟设备包括多种方法,包括技能培训师、人体模特、SPs、虚拟现实和真实体验(Wang,2011)。当教师对模拟是陌生的,那么所有的设备和技术对他来说都感到信心不足。入门级项目的目标是让新手导师接触潜在的选项,并解释模拟人员如何帮助选择正确的方法。

让入门级导师了解模拟设备和环境的好方法是,给他们一次模拟中心的标准化参观。行程应该包括一些设备的实际操作经验,以及会见一些模拟工作人员,最好是一些SP的机会。

入门级教师的开发是为了提供一个机会,学习模拟的方法和促进模拟项目。入门级培训的部分内容应该在模拟中心的使命、要求和其他指南的基础上,指导何时应该用模拟,何时不应该用。特别重要的是,应该使用模拟来改善患者预后并促进组织变革(del Moral & Maestre,2013)。这样的指导方针将有助于防止教师在事先没有思考为什么的情况下以及"玩道具"的心态下使用模拟。增加对模拟理论和实践的了解和接触可能会增加对模拟的兴趣。

入门级模拟导师的一项关键技能是,学习如何在模拟过程之前、期间和之后与员工合作。包括了解每个工作人员工作以及他们可以共享的信息类型。例如,在与技术人员合作时,可酌情提供患者的生命体征或病史。另外,在复盘时,入门级导师应该了解复盘的核心原则。虽然入门级课程不能完全准备初学者与模拟人员一起工作,但它应该提供一种通用的语言和指导,以进一步进行互动和合作。

评估

直接观察入门级导师操作设备并进行模拟可获得成效,但需要很多资源。其他评估选项可能包括知识测试、学生评估调查表和自我报告。

医学模拟导师的师资发展——基础水平

目标

医学模拟导师师资发展的目标是为教师提供模拟的知识、思维模型以及独立设计、实施和管理基于模拟的教学干预措施的技能。由于这个组织是教学工作者的核心,他们应该适应和遵循模拟教学的原则、实践和方法。本节使用 CHSE-Basic 教育蓝图作为简要阐述基本知识和技能的框架(见完整蓝图的第 1 章第四节)。这个框架为所有模拟导师的发展计划提供了一个良好的起点,并且可以适用于任何特定课程的调整和扩展。CHSE 蓝图分为五个领域:

1. 展示专业价值观和能力;
2. 演示模拟原理知识、实践和方法学;
3. 应用模拟对学员进行教学和评估;
4. 管理总体模拟资源和环境;
5. 参与学术活动。

目标思维模型和技能

模拟教学者必须展示出高水平的专业价值和能力。模拟教学者通常担任领导角色和入门级导师的导师。因此,模拟教学者应该不断寻找将模拟结合到新项目中的方法,并与专业型专家合作,以改善学习成果。另外,模拟教学者应该明白,他们服务于不同的学员群体。

教学与总结性评估有区别,两者应该有明确的界定。模拟目前正在用于教学(形成性评估)和总结性评估。模拟教育者应该区分形成性评估(以学习为目的)和总结性或高风险评估(关于学习)。其面临的挑战是选择适当的评估类型,并了解每种评估类型所涉及的不同学习环境。理想情况下,模拟教学应与总结性评估分开进行,以确保心理安全。不幸的是,模拟可能作为一种惩罚方式,用来呈现学生的过错。确保学生没有被模拟经历惊吓是模拟导师的责任。

作为一种教学工具,模拟的应用以原理和理论作为支撑。模拟在成人学习,教育、心理学、组织行为和管理方面皆有基础。模拟导师无法了解模拟背后所有的原理和理论。应该是终生学习,在这些领域实现进步。教师的发展应该反映出在该设施中使用最多的原则和理论。例如,作者的中心利用模拟学习理论基础(Zigmont, 2011b)以及 3D 模式的复盘:消除、发现和深化(Zigmont 等, 2011a)作为指导理论和原则。这些原则被作为一种公共语言使用,并得到了更广泛的经验学习理论(Kolb, 1984)和深思熟虑的实践(Ericsson & Charness, 1994)的支持。无论采用何种理论或原则,都应贯穿于整个项目,并应指导项目评估(见第 7 章第二节,以了解更多关于模拟程序使用的教育理论信息)。

模拟是课程的一个组成部分,而课程开发不仅仅是模拟。场景可以启动项目,但需要完整的课程来提高教学成果。有多种课程模式,在模拟(以及 SSH 教育提交的焦点)中经常使用的是 Kern 的课程开发的六步模型(Kern et al., 1998)。模拟教育工作者应该了解课程的开发过程,因为他们通常会帮助其他人进行课程开发。

反馈和复盘是模拟的核心。没有反馈和复盘,模拟只是一种经历(Cantrell, 2008; Van Heukelom et al, 2010)。在模拟之后,应尽快对每个学习经历进行复盘和并给出反馈。模拟导师应了解反馈和复盘的作用,它是反思过程的一部分(见第 8 章第二节有关实践反馈和复盘的更多信息)。

模拟的环境和地点是非常重要的。对于每个模拟,模拟导师应该首先决定个人、团队或是系统学习,哪种方式更好,然后再决定学习的最佳地点。在某些情况下,如一个完整的创伤复苏小组,可以在现场培训,以达到更真实的学习环境。

模拟需要很多资源,应该适当地进行管理。模拟是一种时间和金钱密集的教学方法,因此应该被用来达到尽可能最好的效果。运行模拟的成本不仅包括模拟器,还包括人员、空间和医疗设备。模拟教学工作者应该了解每种方法、成本及其限制。

模拟导师应该帮助他人选择花费最少的能达到教学目标的模拟。

设计模拟不仅仅是选择一个案例。模拟导师应该了解如何选择正确的模式和案例来实现既定的学习目标。因此,教员应该将这些案例、模式与学习目标相适应,而不是反其道而行之。例如,模拟导师可以从提高批判性思维技能的学习目标开始,专注于何时使用或何时不使用代码,而不是先从"制作一个代码"开始。模拟导师也必须跟上新的模式,并不断学习,合理地利用合适的资源。模拟导师应该与团队的其他成员合作,帮助创建和计划模拟活动,在某些情况下甚至可以帮助进行编排模拟。

模拟需要团队和资源。模拟导师可以正式或非正式地负责任何特定课程的模拟团队。他们可能需要招聘、熟悉、培训 SPs、技术人员和专家。激励、整合和领导一个完整的跨专业团队具有挑战性,因此,医疗模拟导师可能需要与一位高级导师合作来指导团队。模拟导师的责任是确保团队为模拟活动做好准备。

准备是成功的关键。发生模拟计划外的事情非常普遍。模拟教员在正式模拟工作开始前,开发针对学员和模拟团队的试行案例,这会很有帮助。学员需要清晰的介绍说明、设备和环境。试行案例能帮助模拟导师发现存在的缺陷以及课程开始前应该完成的更改。

方向和复盘定下基调。模拟导师应该确保学员以设备、环境和期望为导向。模拟导师应该教授学员如何与模拟人和环境(包括任何基本规则)进行交互。模拟应该特别注重为学习创造一个安全的心理环境。如果学员正在被评估,模拟导师应该设置适合的期望值和限制(Forsythe,2009)。

运行模拟不仅仅是告诉人体模特该做什么。模拟导师很快就会发现,学生对剧本不熟悉,而且模拟可能会误入歧途。课堂上,模拟导师应该管理人员和设备,从而快速应答预期和非预期事件。此外,模拟导师应该知晓何时停止模拟,尤其是在偏离教学轨道的时候(Dieckmann et al,2010)。

对学员的评估不是测试,而是找到弥补学识空白的方法。除了理解形成性和总结性评估之间的差异,模拟导师的核心技能是识别学员的表现差距,并用于促进复盘。模拟导师的责任是提供反馈,并引导学员达到该课程的学习目标。

项目评估在路上,永无止境。所有的教学工作者都应该致力于持续的项目评估和改进。项目评估可以来自于自我、同伴和学员。除了自身和模拟团队其他成员的表现,模拟导师的责任是寻求反馈,并利用它来改进模拟案例和整个课程。(Elfrink et al.,2009)。

必须合理管理模拟资源和环境。模拟教学工作者应该了解模拟中心的作用和政策。根据组织的不同,模拟教学工作者可能对模拟人的实际运行或多或少负有责任。他们需要了解技术是如何工作的,包括模拟人特征、医疗设备和房间设置。此外,模拟教学工作者应该了解如何使用视频录制、复盘以及关于视频录制的政策(如果被允许的话)。

学术活动应该整合贯穿于整个教学项目。模拟教学工作者应该对医疗职业教育中使用模拟的相关文献以及如何进行自己的学术研究有一定的把握。模拟教育工作者应该把参与专业发展作为一项核心责任,包括通过学术报告和出版论文来更新和传播相关数据。

评估

教师发展远不止参加一项课程,需要持续的指导和关注。对于从事模拟有 2 年以上工作经验的人来说,CHSE-Basic 是一个正式的评估项目(更多信息参见第 1 章第四节)。教师发展的项目内部,有责任确保模拟教学工作者接受终身学习,并不断努力提高自身的知识和技能。

医学模拟导师的师资发展——高级水平

目标

高级模拟导师的目标是成为能够创建教师发展计划、引导他人、开展学员评估、计划评估和研究的教育工作者。先进的模拟教学工作者是当地模拟中心以及地区、国家甚至国际模拟领域的领导者。

目标思维模型和技能

高级模拟导师是其他教学工作者的导师。高级模拟导师教授各个级别的教师发展课程,并在单独模拟课程期间和之后正式和非正式地担任导师。因此,高级模拟导师在模拟的各个领域都应该有全面的知识基础和经验。高级模拟导师不必了解关于模拟的所有事情,但是他们应该知道从何处获得所需的知识和经验,必要时可在其他单位找到解决的方法。

学员评估具有风险性,必须进行管理。高级导师不仅了解评估的所有领域,而且还了解评估可能带来的正面和负面影响。高级导师应可供咨询，并且积极参与任何使用模拟（包括认证或证照的维护）的高风险评估。当学员对正式评估有异议时，高级导师可能是仲裁者，并可帮助教育工作者了解评估及其影响。另外，高级导师可能需要制定政策和流程来指导评估。

高级导师通常会对系列课程和／或中心进行全面督察。高级模拟导师对整个模拟团队进行评估，找出差距。评估数据可以用来开发未来的教师发展项目，并提供个人反馈。高级项目评估还包括评估该项目是否充分利用了现有资源。

模拟和研究应该齐头并进。高级模拟导师知道，教学研究既能发表成果，又能为项目提供严谨性。研究提供了证明方案安排合理的方法，并从内部和外部保证未来资源。关于研究以及研究方法，高级导师经常作为资深作者，指导教师、模拟团队和学员。作为自身发展的一部分和整个团队的资源，高级模拟导师应有意识地努力跟上不断发展的模拟教学研究。

考虑周全的实践是持续改进所必需的。高级模拟导师必须不断提高自己的技能和知识。他们经常拍摄自己的复盘环节，并与其他高级导师分享反馈意见。高级模拟导师在地区、国家和国际层面担任同行评议员。

推动模拟是高级模拟导师的责任。高级导师应该是地方、地区和国家层面的模拟倡导者。高级模拟导师应该在多个场所演示，以帮助推动模拟作为一种学习方法。他们通常担任内外部新项目的顾问。

评定

高级模拟导师的评定包括同行评估、著作评估和学术生产力评估。没有一种方法能有效评估高级模拟导师（CHSE-高级评估过程见第1章第四节）。

模拟技术人员的专业发展

目标

模拟技术人员职业发展的目标是培养技术人员了解教学过程以及如何与模拟导师进行互动。我们的目标不是把技术人员变成教学人员，而是帮助他们承担模拟团队的一部分工作。技术人员的专业发展将根据其不同背景而有很大差异。

目标思维模型

编排场景很有帮助，但有时需要即兴创作。对于创建场景，似乎有两种思想流派：所有事情都编排或所有事情都不编排。技术人员应该与导师一起决定编排什么，什么剧本，而不是即兴创作。需要高度标准化的情景（如目标结构化临床检查）应该严格按照剧本进行。虽然剧本可以编排，但是技术人员还应该能够在出现问题时配合导师[包括学员行为和／或设备的状况与预期不符时]。

任何模拟的目标都是为了达到一定的学习目标。技术人员应该帮助导师实现其学习目标；并在达到目标时或者当模拟大幅偏离剧本难以实现目标时，结束场景。每个场景都应该围绕学习目标设计，不能背其道而行之。技术人员还应该帮助导师选择能够帮助实现学习目标的最佳模拟装置。

少即是多。模拟技术人员可能会有想要做更多事从而推动模拟极限的自然倾向。技术人员可能想要增强包括模具（见第8章第三节）、高级模拟人以及和其他设备和器具的功能。他们应和导师一起合作，用最少的技术和功能来实现学习目标。

技术人员应该了解模拟的临床组成部分。技术人员在得到导师或内容专家的反馈时必须能够做出反应。他们不一定需要知道每种药物的所有生理或药效，但是他们应该知道如何在适当的时候让模拟人作出反应。此外，模拟技术人员可能经常扮演病人的"声音"，所以他们应该知道会问什么问题，以及如何回答。

模拟需要一个团队。模拟技术人员是团队的关键成员。技术人员应该知道他们的角色以及导师、内容专家和团队的其他成员的角色。他们应该了解他们如何与团队互动，以及如何向团队的其他成员提供咨询帮助。导师可能不了解有关模拟人的全部信息，而技术人员的工作就是填补这个空白。

技能和评估

本节的内容不包括概述模拟技术人员需要的具体技术技能，或如何评估模拟技术人员，这些超出了本节的范围。请参阅第三节和第六节，详细了解这些主题。

步骤4：教师发展的教育策略

规划个人蓝图

应鼓励导师制订个人学习计划，以实现其职业目标。该计划应该是现实可行的，可以用现有的资源来实现。教师发展项目应该提供活动，考虑教员多元化需求。正如罗森塔尔和斯坦贝里（Rosenthal and Stanberry，2011）所指出的那样，"除了专业侧重点不同之外，教职人员在等级、服务年限、性别、少数民族地位和家庭状况（例如年轻儿童或年长的父母）方面也各不相同"。

进行反思：发展专业

目的

反思职业发展的终极目标不仅仅是获取知识，而是通过行为改变来提高表现（Osterman & Kottkamp，1993）。

刻意练习

正如 Ericsson（2008）所指出的那样，专业性不能通过知识积累和丰富的专业经验来解释：

> 经过一些有限的培训和经验，个人表现适应了一般的情境要求，日益机械化，并且失去了对其行为方面有意识的控制，不再能够进行特定的有意调整。当表现达到这种机械化和轻松执行的水平时，额外的经验不会改善行为的准确性，也不会细化介导的机制结构。因此，经验的积累不会与更高的表现水平相关。

因此，有必要揭示和再现高水平表现背后的机制。就这方面，模拟教学中获取专业知识精髓的、具有代表性的技能和行为，已经在不同层次的教师发展中进行了描述。在受控和标准化的条件下，他们可以被识别并教授给所有的学员。

在 McGaghie 等人在基于模拟的医学教育文献的 meta 分析（2011）中发现，实践与表现显著改善相关的条件包括：学员有学习动机，有明确的学习目标，有充足的机会进行重点突出的重复练习，适当的难度，严谨、可靠的衡量标准提供丰富的反馈信息、促进对绩效的监督和逐步完善，考虑周全的实践从而促进下一个技能或行为。他们指出："（刻意练习）目标是持续提高技能，而不仅仅是技能的维护。"他们进一步指出，越来越多的证据表明，与传统教育相比，以模拟为基础的医学教育与刻意练习的相对有效性"比传统教育更有力地预测了职业素养"。

反思性实践

作为一个由 Osterman 和 Kottkamp（1993）所阐明的专业发展的教育战略，**反思性实践**开始于在行动中创造意识，使无意识转变为有意识。"为了获得新的洞察力……反思的实践者采取双重立场，一方面是剧本中的演员，另一方面是坐在观众席上观看和分析整个演出的评论人员"。这种观察自身实践的视角能暴露他们（作为教育工作者）所需要进行的调整，使自身得到提高（Osterman & Kottkamp，1993）。

反思性实践和反馈是推动 Kolb（1984）描述的体验式学习循环的催化剂。这个循环认为学习始于具体经验，"是以观察和反思为基础。这些观察被提取成理论，从中可以推断出对行动的新含义。这些含义或假设可以指导创造新的体验"。

因此专业发展课程是体验式学习的熔炉。教师们带着丰富的具体经验来参与这个项目。他们利用以往的经验以及该课程提供的新体验开始反思性学习循环，"关于想和做的对话"（Schön，1987），通过这种学习，教师变得更加熟练。

反馈

教师发展计划必须为教师提供高质量的表现反馈。尽管渴望提高，但学员通常对取得成功需要采取什么新行动或进行调整缺乏意识（Osterman & Kottkamp，1993）。

反馈可以提供必要的洞察力来识别需要改进的领域。尽管如此，由于害怕与接受反馈人之间的关系受到损害，因此可能不愿意给予批评性反馈。Rudolph 等人所描述的"具有良好判断力的复盘"方法（2006）为提供高质量、可操作的反馈提供了一个很好的模型。这种给予反馈的方法开启了导师和学员之间的对话，在这个过程中，教师分享观察和判断，同时也引出了学员的思维模型和对情境的理解。反馈是在心理安全的背景下进行的，并且不偏离和违背学员的态度或能力。对于一些特定的课程，我们还可以用其他复盘的方法来实现学习目标（参见第 8 章第二节了解更多关于反馈和复盘的信息）。

熟练与掌握

模拟教学工作者可以使用个性化教学系统（Keller，1968）进行掌握学习。它通常被分为小型的、主题一致的模块和基于预后的目标，这决定了学员在完成项目时所期望的整体能力。个性化教学系统包括直接的经验和反馈，以及观察和模仿他人，"包括各种形式的模仿（其中一些自然而然地发生）以及刻意模型进行学习（Kihlstrom，2013，认真教学的重要性）。表 8-1-1 给出了一些关于医学模拟导师发展计划中掌握学习的高级教学概念和技能的例子。

步骤5：实施

建立专业网络并支持教学文化

教师发展项目主任可监督用以培养可持续、有价值的网络联系所需的机构的契合度、时间和资源，并评估对个人职业成果的影响。项目提倡支持和奖励他们的教员间的时间密集性的协作努力。例如，通过推广教学文化，使其被认可和临床研究一样重要。项目还可以促进医学模拟领域研究机构的资金投入，并鼓励机构制定政策，以保护参与教师发展项目所需的时间（Ramani, 2006）。

选择继续教育持续医学教学活动

继续教育课程可以通过提供持续的教育和医学教学活动来满足特定的学习需求。可以在内、外部项目之间建立一些平衡。一些中心设计并实施他们自己的教员发展课程，而其他一些中心则与其他现有机构合作或签约提供这些服务。

步骤6：评估和反馈

认证前准备和认证

向教师反馈教学进度的形式化机制具有至关重要的意义和价值。整个模拟项目也可能要求认证。除了创建 CHSE 之外，SSH 还开发了一个专注于医学模拟项目的认证过程，其中将包括教学、教育标准。

此时，彼地：如何继续改进或者保持我现有的成果？

设计卓越师资发展进程

教学主管在开放案例后很快意识到，在教师已经开始学习医学模拟的基础和应用，并组织模拟活动之后，似乎教师发展项目已经成功地教导了教师如何有效使用模拟作为教学工具。尽管如此，教学主管还会考虑学生在模拟教学中学到了多少？教师应该寻求和接受什么样的证据作为教学表现的切实证据？

为回答这些问题，教师发展项目应该鼓励侧重于持续反思实践的活动。尽管任何情况下都可以进行反思，但由于时间限制和生产压力的原因，现代医疗机构可能不会这样做。有效的教师发展项目应该推动建立正式和有计划学习机会的过程。

训练有素和具有高度积极性的教师是模拟中心最有价值的资源，提高和促进他们的职业发展将改善项目的价值和结果，以及教师的满意度和人才的保留。实施监督培训期将确保导师在独立实践前采用有效和安全的教学技术。当学习专业人员如何与其主要合作伙伴共同工作时，它展示了机构作为一个团队共同合作完成整体使命的价值。

领导力也应该在教师发展项目中得到培养。正如 Brown 和 Posner（2001）所观察到的那样，领导者应该创造"开放、安全和信任的氛围……（提供）学习活动，鼓励探索另类的个人观点……（促进）批判性反思……提供评估和反馈的机会……（允许）个人探索的时间"。

总结

教师发展计划在医疗模拟中心尤其重要，因为模拟导师通常来自教育之外的领域，往往缺乏教育学或成人学习方面的培训。模拟导师必须熟悉教育中使用的理论和策略才能有效地开展模拟教学。

教师发展项目需要一个课程。本节描述的示范课程是基于 Kern 课程设计中的六个步骤。课程所倡导的教育策略是以体验式学习理论和同行评议文献为基础的。用于指导模拟导师的策略与模拟中心教师训练学员的方法是相同的。

教学主管管理着教师发展项目，有许多资源可用。专业的网络、现场和远程继续教育课程以及会议都可以协助教学主管创造一个持续改善的专业环境。

参考文献

Binstadt, E. S., Walls, R. M., White, B. A., Nadel, E. S., Takayesu, J. K., Barker, T. D., … Pozner, C. N. (2007). A comprehensive medical simulation education curriculum for emergency medicine residents. *Annals of Emergency Medicine, 49*(4), 495–504, 504.e1–504.e11. doi:10.1016/j.annemergmed.2006.08.023

Brown, L. M., & Posner, B. Z. (2001). Exploring the relationship between learning and leadership. *Leadership & Organization Development Journal, 22*(6), 274–280. doi:10.1108/01437730110403204

Cantrell, M. A. (2008). The importance of debriefing in clinical simulations. *Clinical Simulation in Nursing, 4*(2), e19–e23. doi:10.1016/j.ecns.2008.06.006

del Moral, I., & Maestre, J. M. (2013). A view on the practical application of simulation in professional education. *Trends in Anaesthesia and Critical Care, 3*(3), 146–151. doi:10.1016/j.tacc.2013.03.007

Dieckmann, P., Lippert, A., Glavin, R., & Rall, M. (2010). When things do not go as expected: scenario life savers. *Simulation in Healthcare: Journal of the Society for Simulation in Healthcare, 5*(4), 219–225. doi:10.1097/SIH.0b013e3181e77f74

Dreyfus, S. E., & Dreyfus, H. L. (1980). *A five-stage model of the mental activities involved in directed skill acquisition.* Berkeley, CA: Operations Research Center, University of California.

Elfrink, V. L., Nininger, J., Rohig, L., & Lee, J. (2009). The case for group planning in human patient simulation. *Nursing Education Perspectives, 30*(2), 83–86.

Ericsson, K. A. (2008). Deliberate practice and acquisition of expert performance: A general overview. *Academic Emergency Medicine: Official Journal of the Society for Academic Emergency Medicine, 15*(11), 988–994. doi:10.1111/j.1553-2712.2008.00227.x

Ericsson, K. A., & Charness, N. (1994). Expert performance: Its structure and acquisition. *American Psychologist, 49*(8), 725–747. doi:10.1037/0003-066X.49.8.725

Forsythe, L. (2009). Action research, simulation, team communication, and bringing the tacit into voice society for simulation in healthcare. *Simulation in Healthcare: Journal of the Society for Simulation in Healthcare, 4*(3), 143–148. doi:10.1097/SIH.0b013e3181986814

Keller, F. S. (1968). Good-bye, teacher .... *Journal of Applied Behavior Analysis, 1*(1), 79–89. doi:10.1901/jaba.1968.1-79

Kern, D. E., Thomas, P. A., Howard, D. M., & Bass, E. B. (1998). *Curriculum development for medical education: A six-step approach.* Baltimore, MD: Johns Hopkins University Press.

Kihlstrom, J. F. (2013). *How students learn—And how we can help them.* Retrieved from http://socrates.berkeley.edu/~kihlstrm/GSI_2011.htm

Kolb, D. A. (1984). *Experiential learning: Experience as the source of learning and development* (Vol. 1). Englewood Cliffs, NJ: Prentice-Hall.

McGaghie, W. C., Issenberg, S. B., Cohen, E. R., Barsuk, J. H., & Wayne, D. B. (2011). Does simulation-based medical education with deliberate practice yield better results than traditional clinical education? A meta-analytic comparative review of the evidence. *Academic Medicine: Journal of the Association of American Medical Colleges, 86*(6), 706–711. doi:10.1097/ACM.0b013e318217e119

Osterman, K. F., & Kottkamp, R. B. (1993). *Reflective practice for educators: Improving schooling through professional development.* Newbury Park, CA: Corwin Press.

Ramani, S. (2006). Twelve tips to promote excellence in medical teaching. *Medical Teacher, 28*(1), 19–23. doi:10.1080/01421590500441786

Rosenthal, S. L., & Stanberry, L. R. (2011). A framework for faculty development. *The Journal of Pediatrics, 158*(5), 693–694.e2. doi:10.1016/j.jpeds.2011.01.009

Rudolph, J. W., Simon, R., Dufresne, R. L., & Raemer, D. B. (2006). There's no such thing as "nonjudgmental" debriefing: A theory and method for debriefing with good judgment. *Simulation in Healthcare: Journal of the Society for Simulation in Healthcare, 1*(1), 49–55.

Schön, D. (1987) Educating the Reflective Practitioner, San Francisco: Jossey-Bass.

Van Heukelom, J. N., Begaz, T., & Treat, R. (2010). Comparison of postsimulation debriefing versus in-simulation debriefing in medical simulation. *Simulation in Healthcare: Journal of the Society for Simulation in Healthcare, 5*(2), 91–97. doi:10.1097/SIH.0b013e3181be0d17

Wang, E. E. (2011). Simulation and adult learning. *Disease-a-Month, 57*(11), 664–678. doi:10.1016/j.disamonth.2011.08.017

Zigmont, J. J., Kappus, L. J., & Sudikoff, S. N. (2011a). The 3D model of debriefing: defusing, discovering, and deepening. *Seminars in Perinatology, 35*(2), 52–58. doi:10.1053/j.semperi.2011.01.003

Zigmont, J. J., Kappus, L. J., & Sudikoff, S. N. (2011b). Theoretical foundations of learning through simulation. *Seminars in Perinatology, 35*(2), 47–51. doi:10.1053/j.semperi.2011.01.002

第二节

复　盘

Keith E. Littlewood, MD; Demian Szyld, MD, EdM

作者简介

KEITH E. LITTLEWOOD，主要从事心胸外科麻醉以及器官移植麻醉工作。他在教学方面的工作包括医学模拟教学，标准化病人的监管，课程研发与评估以及教育研究相关课题。在弗吉尼亚大学的临床技能培训中心为不同的层次、专业以及学科的医务人员提供服务。Keith 在模拟教学方面的主要研究方向包括转化模拟研究以及把教育学、心理学领域新兴的理论用于模拟教学。同时，他对患者安全和医疗资源的分配也非常关注。

DEMIAN SZYLD，曼哈顿贝尔维尤（Bellevue）医学中心急诊科医生，医疗模拟协会（SSH）附属委员会副主任。在纽约生命科学模拟中心（NYSIM）、纽约大学兰贡医学中心、纽约城市大学（CUNY）都有任职，负责教师的培训、项目改进以及相关的研究工作。波士顿医学模拟中心医学模拟研究所老师，曾在美国、西班牙、哥伦比亚以及其他拉丁美洲国家教授模拟教学导师培训课程。

利益申明： Keith E. Littlewood 接受辉瑞制药厂和梅西基金会对于医学模拟教学发展的支持。

摘要

复盘是任何模拟教学最重要的组成部分，其主要目的是去帮助培训学员改变他们原来的临床思维以及技术操作。复盘的基本原则是要把成人学习相关理论与当前的以学习者为中心的主动学习的理论恰当地结合起来。本节先简单介绍了复盘相关的教育学理论，以及在课程设计时关于复盘的具体相关问题。考虑到复盘的最基本目的，然后重心将转换到更前沿的复盘相关概念，包括最常使用的各种复盘策略的讲解及实施。另外对复盘进行评估最重要的目的在于改善师资培训以及质量改进，这些内容在本节中也会有所体现。模拟教学的普遍性问题也会在本文进行讨论。在模拟教学过程中不断学习和完善的复盘技巧也会有助于导师在临床教学时有更好的表现。

案例

Allodynia 大学的医学模拟中心已经基本成型。短短几年，参加培训的学员从数量和覆盖面来看都急剧增加，而且参与培训的导师和学员对于课程设计也很满意。然而董事会和运营总监却对于他们做的质量改进评估结果感到担忧。因为复盘环节有时会被取消或者被删减，并且就如何复盘这个问题，似乎在教职员工之间也有很大差异，这样的教学很多时候并没有实现预定的教学目的。

董事会就这些问题，约谈了一些员工代表，并对他们的发现感到震惊。一些受访者表示，复盘环节的价值有限或者会让学员感到不悦。另一些人表示，把做复盘的时间用来做一个关于患者病情的小讨论可能会更好。当然也有一些人表示最有效的方法还是暂时跳出当前的模拟教学，一起讨论学习者们可能遇到的所有问题，然后再进入下一模拟场景。而大多数的导师表示，自己并不清楚复盘的真正目的是什么。

董事会这才意识到他们的员工在复盘环节的投入并不一致，而且有的人对这个环节真正的目的了解是有限的，所以并没有全力去做复盘。而模拟中心又没有合适的评估标准、措施以及其他的操作流程来规范教学标准以及质量改进。董事会意识到在模拟教学"大跃进"的同时，教师发展项目没有充分理解复盘的教育基础、价值和最佳实践。他们现在面临的挑战就是如何告知教职工复盘环节的重要性、把导师培训成为优秀的复盘导师以及如何评估复盘的质量和影响力。

引言

复盘一直都是医学模拟教学的基石。现代的模拟教学者仍然对复盘环节给予了足够的重视。从许多指标来看都是显而易见的，包括需要空间和技术投入的模拟中心的设计、课程设置、教员和学员时间的分配，以及对复盘环节资格认证以及机构认证的要求等方面。因此不容置疑，复盘环节存在于全世界所有的医学模拟教学中，这是所有模拟教学导师都需要掌握的技能。然而，对于复盘在模拟教学中的角色至少有两点值得深思。第一，模拟中心本来就需要大量的资源来运作，如果要做好复盘，可能还需要更多的资源。复盘所需的部分投入包括下列：导师和学员需要更多的学习时间、专用学习空间，**教师的发展**以及需要更先进的视听设备用来辅助教学。当然这也需要模拟中心的领导能够认识到上述问题的必要性，其次再考虑复盘的成本效益。进一步说，如果导师都按要求做规范化的复盘教学，而这种规范也纳入为导师培训的一部分，那么就会出现明确的可依据的标准来做质量改进。如果这样做的话，复盘就会真正成为可分享的、可评估的模拟教学的基石。第二，要认真考虑复盘环节的原因就是要评估其是否有转化到其他教育形式的可能性，不管是在模拟仿真的环境还是在真实情景下。如果做好复盘能够让导师在临床工作、课堂以及其他环境下更好地促进教学，那么在模拟中心进行的导师培训和训练就是有用的（例如，训练和患者安全）。围绕这些问题，本节首次简要回顾了复盘在其他领域的历史、应用以及在成人学习理论的背景下讨论复盘。

历史

普遍认为复盘起源于军事，在那样的环境中应用复盘有好几个目的。复盘最初的目的是从已经完成了军事行动的部队收集信息，用以评估战术是否成功，讨论经验教训用于未来战争，加强保护敏感信息，并生成档案文件。在早期，人们发现某些人似乎可以从这样的形式中获得一些情感满足。后来，**紧急事件应激复盘（CISD）**带着某种期望出现了，即在应激和创伤性经历之后，为提供紧急服务的人员进行心理支持。讨论此类课程的结构和过程为模拟教学者提供了重要的历史考虑（Dyregrov，1997）。有趣的是，复盘这方面内容被完整地保留下来，这种形式的讨论可以帮助受过伤害的士兵回到正常的生活状态（Fillion et al.，2002；MacDonald，2003）。

在心理学研究的文献中还有另外一种复盘讨论方式，一些教育研究者可能会有兴趣。在心理学教学过程中，参与者会被刻意误导实验的本来目的和（或者）被置于一个可能会导致情感创伤的状况下。也有一些知名的实验引起了伦理方面的质疑，以及研究者对于受试者的责任的争议（Milgram，1963）。目前，伦理要求实验设计者需要告知受试者，他们有受到伤害的可能性（Sharpe & Faye，2009）。吸毒者也会用这种形式的复盘来分享"戒毒"过程中的经历或者强调自己遇到的创伤，或者即将遇到的挫折。当刻意误导应用于教育研究时，模拟导师应该明白这些标准和实践。但至少从这点来看，复盘环节可以用于很多目的而不仅仅是改善教育培训的效果。

历史上，航空领域的医疗工作者是最熟悉复盘的。航空领域的复盘和医学模拟教学的复盘有着息息相关的联系。在过去的三十多年，人类医学模拟教学的先驱们一直参照驾驶舱资源管理（CRM；Cooper et al.，1980），然后是机组资源管理，再到临床危机资源管理（Howard et al.，1992）。正因为如此，诞生了麻醉危机资源管理课程（ACRM），而现在这类课程也被其他学科效仿。复盘是早期危机资源管理和团队培训（尽管是某些专业性很强的团队培训)中不可或缺的部分,并被保留了下来。过去的几十年,航线飞行训练(LOFT)在航空领域逐渐发展并且已经成为商业航线的支柱。在技术备忘录中,美国国家航空航天局就这些内容进行了总结,表明航空及医疗领域的模拟教学都将继续相辅相成地发展(Dismukes 等,1997)。

复盘的理论背景

本部分的目的就是在模拟教学中经常涉及的策略、哲学和理论这一背景下来讨论复盘。医疗模拟教育工作者有着不同的背景。尤其是临床医生,虽然他们的教学理论知识不会有那么多丰富。他们可能有一些理论知识,这些理论是他们通过自学、研讨会和教师培训学到的。他们可能会与同事一起实践或者按照制度规范来实施。像这样的教育异质性广泛存在于医学教学中。最明显的一个例子就是主动学习和基于问题学习的“金标准”,其实是没有固定之法的(Smits et al.,2002)。那么接下来的内容是关于医学教学中常见的一些教育视角。因此,读者可以选择一个熟悉的主题,然后思考复盘在该主题中的意义。这也是讨论不同复盘方法论的出发点。完整地回顾下面提到的理论,显然超出了本讨论的范围,但是有兴趣的读者可以参考提及的文献。广义来说,我们大部分的讨论将围绕:①行为主义;②认知主义;③建构主义。

行为学者把学员看作“一张白纸”或是容器,对环境刺激做出被动的反应。有效框架式的巩固和/或惩罚可以增加实现期望行为的可能性。因此,学习是通过学习者的行为的改变来实现的。在这些理论中,很少或根本不需要考虑学习者内在的心理状态或意识。很多模拟教学导师可能不认为教学方式依赖于行为主义。模拟教学,尤其是复盘环节,往往是为了促进成人的深入学习。但是 Pavlov 和 Skinner 的经典作品,以及 Tolman 和 Bandura 的认知主义过渡著作可能仍跟一些模拟教学以及复盘环节相关。是否存在这样的情形:重要的是强化后的、成功的行为,而参与者的理解和价值观至多是次要的?比如给非医学人士培训基本生命支持,可能在培训过程中也会涉及一些关于循环 - 气道 - 呼吸相关的生理学以及新指南更新的一些数据,但是我们并不要期望学员经过这次培训后会改变他们的世界观或者形成更深层次的理解。重要的是,让他们在罕见的危急情况下拥有可靠执行简单流程的能力。另外一个例子,在放置中心静脉导管的

专项训练中,为获得操作合格证书而进行的无菌操作。尽管穿刺感染与中心静脉的解剖关系还需要进一步明确,但至少这种考核展示出了操作者的一种能力。考核的目的是纠正操作者的一些操作错误,以及强化他们在日常工作时的操作流程。复盘就是直接对学员做对或错的反馈,然后再提出建议或者要求,达到促进学习的效果。在后面将要介绍的 plus-delta 方法就是一种很有效的方法,而且投入的师资培训不是很多。尽管这只是一个初级的教学方式,但是其在公共健康教育以及部分模拟中心都占据主要地位。

认知主义通常把学员看作信息处理器,试图让学员理解性地学习,然后提高技能。Chomsky 等语言学先驱认为:行为主义并不能解释知识的创造和应用的现象,比如语法的形成过程。临床教育者经常把大脑比作一个电脑,有着信息输入、算法处理、例行程序的结构化存储(这些例行程序会变得更加精炼和自动化,因此明显更有效),以及最终以思维和实践的方式输出。**认知负荷理论**(Cognitive load theory)和模拟教学紧密相关。这个模型在一定程度上考虑到在主动管理数据和环境的新颖、独特的因素时,工作记忆存在严重限制(Plass 等,2012)专业上的精进其实就是把很多东西融会贯通然后通过最简单的方式呈现出来。举个简单的例子,很多看起来并不相关的症状比如低血压、心动过速、进食少及液体丢失。有经验的医生一看就知道这一系列的症状是相关联的,能诊断出该患者是低血容量状态需要液体复苏。如果再进一步提高,诊断和早期治疗就会自发形成,认知过程就会直接考虑偏离预期的表现,患者管理、远期的诊断与治疗策略。这种提高的模式只会发生在反复练习之后,只有反复练习加上不断提高,最后才能转化为成功的模式。这种模式看似是合乎逻辑的,对于很多做模拟教学的人来说是不言而喻的。文献中,这种形式叫做**刻意练习**(Ericsson,2008;Ericsson 等,1993)。熟练的表现需要四大要素:动机、目标、反馈以及反复练习的机会。综上来看,复盘有助于了解学员内心活动和初衷。工作记忆是固定的,新手和专家之间最主要的区别就在于他们心里的知识框架的数量与复杂性。

现在讨论的重点在于是否理解思维和练习的方式,而不仅仅在于判断行为的对错。这种区别的讨论很重要,在问询式复盘讨论时很有优势。**支架式教学**是另外一个跟模拟教学相关的理论。首先由 Bruner 提出,后经其他人发展。所谓支架就是提供一个可以

被初学者理解的框架，然后随着学员理解和技能的不断提升而逐渐被遗弃（Vygotsky，1978）。Vygotsky 在此领域的工作可以看作是对一系列认知以及社会建构的思考（见下文）。支架式学习是建立在学员已有学习经历之上的，最初是在社会情境中和"知识渊博的其他人"的帮助下，不管他们是教师、同龄人，还是他人知识的代表。在技能得到精进后，就不再需要支架学习。由于学员是在模拟条件下进行学习，所以我们可以适当减少支架学习，允许学员更独立地操作。

建构主义是一种教学的范例，认为学习是一种主动性、社交性的及基础建构过程。接受的新知识是和之前相关的知识联系在一起的，这样能起到巩固的作用。学员们又会产生新的假设，然后在这样的学习环境中去验证和探讨。所以学员不再是空瓶子，而是有了之前的经验、文化观以及学习的动机。Kolb（1984）提出的**经验学习圈**就是建立在这些理论基础上的，随后在模拟教学中也变得流行起来，因为它可以帮助建立认知与反应、经验以及行为之间的关系模型。接下来介绍的学习过程的四阶段就代表了学习的步骤（图 8-2-1）。产生有意义改变的途径中就包括反思性观察，四个关键步骤之一。本文中，反思意味着不光要考虑别人的问题，同时也包括自己的问题。复盘和反思的关系是显而易见的，其包括讨论模拟教学中学员的表现以及适时的回顾视频影音资料。另外一个重要的考虑可能不是很明显；尽管学员们可能某种程度上正在经历这几个阶段，

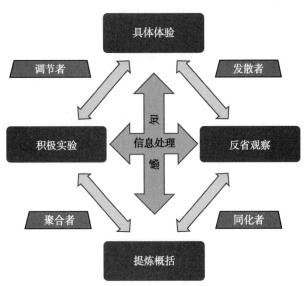

图 8-2-1 Kolb 经验学习圈展示了本节所述的学习类型，包括感知和信息处理节点之间双向作用的认知轴（整理自 Kolb, D. A. [1984]. Experiential learning: Experience as the source of learning and development. Englewood Cliffs, NJ: Prentice-Hall.）

Kolb 的理论认为每个人都有自己特有的倾向以及认知轴的排列顺序，图 8-2-1 用梯形图标表示。模拟参与者，主要作为发散者和同化者，已经将反思纳入学习。相反，折中者和逻辑严密的人倾向于用实验来测试和理解感知过程。复盘环节，学员们并不会得到正式的关于他们学习方式的评价。结合复盘（反思观察）的模拟教学（具体经验）就可以让教学者深入到学员中去，了解他们喜欢的方式。而其他教学方式（文献、书籍、广播、文章、基于团队学习、基于问题的学习，网络学习等）就不具备这样的功能。

医学模拟教学中的复盘

复盘环节的组成和进展

除了复盘设计或者一些复盘技巧，大部分的复盘可以被认为是拥有核心组成部分并遵循一些必要的步骤或阶段。目前大多数复盘组成包括：①复盘导师；②参加的学员；③需要讨论的事件；④事件的影响；⑤回忆整个事件；⑥总结报告；⑦复盘时间（Lederman，1992）。当然，在这种情况下，讨论的经验就是模拟场景本身。复盘的影响还包括情感动机，以考虑学员之前的经历和平时练习情况下模拟场景的选择。回顾模拟培训的过程有助于了解每个参与者内心的想法以及各自对自己的定位。一般来说复盘环节安排在模拟场景结束后立即进行。很多模拟教学的专家认为复盘环节至少应该保证 2～3 倍场景模拟时间（例如：15 分钟的场景模拟需要 30～45 分钟的复盘讨论）。当然，复盘还可以有其他形式的时间安排，比如在经过长时间的提高阶段后（例如：临床轮转或者一学期的课）或者具体时间段（例如：实习期）后再进行，可以是单个人也可以小组成员一起做复盘。这种长时间间隔的形式很少在模拟培训中进行。然而这种与长时间形成的固有思维和行为方式的碰撞有可能还会产生新的火花（Meyer &Land，2005）。随着模拟教学逐渐在教育和培训行业的增加以及人们长时间暴露在这样的环境下，有可能会增加这种类型的复盘形式。有证据表明任何形式的模拟培训后都应该进行复盘环节，而不仅仅是在模拟场景后（Van Heukelom 等，2010）。

复盘的位置要符合创建一种学院式、安全环境（安静、舒服和隐私）的目标。有报道称在模拟场景内进行复盘，也能达到相应的目的（Senger 等，2012）。然而，最常见的还是在一个特定的空间做

复盘。参与复盘的成员包括进入模拟场景的学员、导师，也包括通过远程设备参与的学员和导师。通常认为，视听设备对回顾重要时段是有帮助的，但是从目前报道的数据来看并不是所有的文献都支持这一观点（Savoldelli 等，2006；Scherer 等，2003）。所有的参与者都坐在同一张桌子边或者围成一个圈，有助于营造一种公平和谐的氛围。图 8-2-2 就展示了一种多用途空间来做复盘。

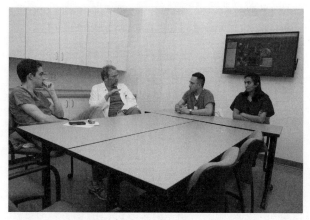

图 8-2-2　简单的多用途空间，只需要简单的家具，支持回放功能的视听设备

复盘是模拟教学中最重要的一环。模拟前的课程介绍（情况介绍）会直接影响学员在模拟场景中的学习质量和表现，同样也会影响复盘。尽管复盘是在模拟课程结束后进行的，但更是基于模拟课程的设计和学习目标来进行的；而模拟教学本身独特的点就是其结果以及整个复盘。

怎样进行复盘，其设计流程是很重要的。目前有些作者对常规复盘的步骤和流程进行了阐述，一个比较流行的概念来源于 Rudolph 等人（Gardner，2013；Rudolph 等，2008），在表 8-2-1 中进行了呈现。尽管只是针对具体情况来做的复盘技巧，但是这些环节的设计还是有普适性的。

首先是**反应阶段**，这是一个充满情绪和能量的阶段，学员们还停留在模拟场景中。在这一阶段关键是要照顾学员的情绪，对于更深层次的探讨应该放在下一环节。这个时候学员们通常都会对自己在模拟环节的表现有所自责，或者不确定自己的表现。此环节导师应该多鼓励、尊重学员，仔细、积极地倾听他们的想法。学员们通常都会比较在意模拟场景中给的药物剂量是否合适，模拟过程的真实性够不够等。如果导师也跟着他们强调这些问题的话，就很难进行接下来的讨论。常用的策略包括简单陈述事实（比如，"一般推荐丹曲林用温无菌

水溶解"），转移话题（比如，"我同意你说的呼吸音可能很难鉴别，但是更值得我们讨论的是你怎么处理哮喘患者"），或者做一个标记表明在分析阶段会做更深层次的讨论（比如："你提到的这个问题在接下来有机会的时候会跟其他相关问题一起讨论"）。学员们可能只是停留在技术层面或者一些相对表浅层面，但是复盘需要仔细倾听学员们表达出来的表面和深层次的含义。这些问题在后续的讨论中应该得到解决。新手导师可能会认为此阶段对学习没有实质性的帮助，所以就想直接越过或者缩短时间。反应阶段可以被引导但不能操之过急。学员们需要时间去释放压力，让他们从模拟场景的情感状态中释放出来，转移专注到高质量的讨论。

表 8-2-1	
复盘环节的常规阶段，包括重要的组成成分及注意事项	
复盘的各阶段	
主要目的	**特点**
反应阶段	• 消除紧张的气氛
	• 回顾事件经过，避免一些基本的误解
	• 赞赏参与者提出的问题并决定是立马给出解释还是后面再讨论
	• 打造一个充满赞赏并互相尊重的氛围，对学员的发言展现出极大的兴趣
分析阶段	• 深入挖掘与学习目的相关的线索
	• 通过讨论、商议以及教学形成新的理解
	• 把具体的经验扩展到更广阔的思考与实践中去
总结阶段	• 把复盘内容与实际的工作思维和实践相联系
	• 再次讨论那些没有深入探讨但非常重要的观点
	• 回顾那些可能会产生全新理解的观点

摘自 Gardner, R.（2013）. Introduction to debriefing. *Seminars in Perinatology*, *37*(3), 166-174; Rudolph, J. W., Simon, R., Raemer, D. B., & Eppich, W. J.（2008）. Debriefing as formative assessment: Closing performance gaps in medical education. *Academic Emergency Medicine*, *15*(11), 1010-1016. Retrieved from http://dx.doi.org/10.1111/j.1553-2712.2008.00248.x

分析阶段的难度有所增加，在此阶段不仅要对学员在模拟场景中的表现进行分析，同时也要讲解如果这么做将对日常工作产生的影响。因此，本阶段所发生的情况是很有可能推广到各自的日常工作。参与者可以借此验证自身实践的一些问题，并思考其他方面的改进。稍后将讨论实现这些目标的不同技术的细节。

总结阶段的目标在表 8-2-1 中进行了呈现。在此阶段可以实现我们学习所需要的多个目的。首先，有很多需要考虑的实际问题。比如，新手导师对于复盘时间的把控就是很大的挑战。这些挑战包括如何有效地带领大家不慌不忙地做完反应阶段，挑选和 / 或确认几个在分析阶段可以进行深层次讨论的话题。即使有经验的导师在选择讨论话题时也会发现时间比较紧，计划讨论的问题有时候不能完全讨论到。总结阶段是很必要的，一方面是能够补充一些在分析阶段不能完全讨论的话题。这样虽然不能做到很细致地反思回顾，但是能确保一些重要问题（例如，危急情况下选择合适的中心静脉导管）不被遗漏。比如，推荐仔细阅读一些指南或者流程，有了做事情的优先级和工作框架，那么"未完成的工作"可能会更好地完成（举例，"对于气道管理经验不足的人面对大规模伤亡事件时，推荐使用喉罩。我们中心已经开始使用这些指南，而且在应急准备的小夹子里也准备好了相关文件"）。除了这些实用性强的东西外，还有一些通常认为在复盘阶段应该实现的学习目标。比如说这也是一个概括重要概念的机会。有层次地总结也能启发学员在未来的工作中产生新的想法。导师也应该认真倾听，理解学员的发言。这种以前不太被接受的交互式学习可以更好地巩固已知的知识，甚至可以创造一个新的学习框架（Meyer &Land，2005；van Merrienboer & Sweller，2010）。也出于这个原因，某些复盘的策略是鼓励学员而不是导师做总结。

复盘策略

模拟教学的复盘策略有很多，接下来会进行详细讨论。在开始这些讨论之前，有两点需要强调一下。第一，除了技术层面的东西，复盘最基本的目的是要建造一个安全的环境，促进学员能够积极表达他们的想法。根据目前所采用的教育形式，反思环节被认为是放大成功（或失败），阐释本次教学目的的关键点，能够催化出参与者新的理解和实践经验。第二点是，目前尚没有证据支持单一的复盘技术可以适用于所有模拟情境。这样就又给新手导师提出了一个难题，选择使用哪种复盘技术并最终熟练掌握。通常环境会决定大多数模拟导师首选的复盘方法。模拟导师最初受到的影响可能来自本单位其他老师的风格，也可能是某次模拟导师培训班，复盘专项培训也有的来自书本文献。模拟导师的成长所受的最大影响可能来自于他们自己的工作单位。但选择哪种复盘技术不应该成为新手导师顾虑的事情。因为大多数情况下，一个好的复盘导师开始都是从单一技术开始，然后不断从其他人身上学习各种方法，最终在自己的教学风格上融会贯通。最终会找到一个最适合自己风格的复盘技术。最好的建议就是忽略复盘技巧，因为任何能引起深入思考的复盘讨论都能给学员提供学习机会。而能成为行业专家的基础是需要不断练习、好的带教，更重要的是开发新的方式。这样不断练习提高，可成为某方面的专家。我们也会从别人的教导中不断吸取新知识，修正自身的不足，从而成为自己有效的方法。

复盘方法

表 8-2-2 展示了几种常见的复盘方法以及各自的特点。重点放在实战方面，比如：课程开发、统筹安排能力（logistics）、师资培训以及质量改进。**Plus-delta** 技术被认为是来自机组模拟训练复盘的方式。其方法学是坦率地交流。经典的方法是，在黑板上或者电子屏幕上建立一个三列表格。在复盘开始后，第一列依次罗列出学员和 / 或小组成员在模拟过程中的表现。第二列标注为"plus"，用来记录模拟过程中每个人值得借鉴的地方，或者对整个模拟过程起到正向推动的行为。第三列则用来记录在将来遇到类似情境时值得做改进的地方（"delta"代表改变）。Plus-delta 是很好的复盘方法，相对于其他的复盘方法有其自身优势的。更重要的一点，这是一种简单的用于做小型模拟教学的基本方式。参与者一进入到模拟场景就能迅速、舒适地融入到自己的角色中。他们不必担心受到涉及评价他们表现的威胁。有的教学导师只使用这一种复盘方法，甚至在有些模拟教学中心，绝大多数的导师也都只使用这一种方法。Plus-delta 的优势之一就是具有普适性，不管导师的经验是否丰富，模拟场景变化与否。比如说，Plus-delta 既可以用在多团队复杂的模拟培训结束后的复盘讨论，也适用于简单的比如核对"清单"后的讨论。使用这种方法一定不能有含糊不清的说话和描述。"良好的沟通"技能有时候没有"当有需要的时候使用清晰的语言"好用。Plus-delta 可以用在具有良好视听配备和设计好工作框架的情景，也可以用于床旁简短、快速针对某一项技术的模拟培训。当总结阶段需要总结或回顾在分析阶段因为时间限制没有完全展开讨论的观点时，Plus-delta 也可以作为一种实用

方法。最后，这种方法的讨论结果可以用文字记录。比如，回归到临床中，对于具体问题的讨论结果需要落实到相应文件，有助于减少再发生类似错误。

表 8-2-2	
四种常用的复盘方法	
医学模拟常用到的复盘方法	
复盘方法	**特点**
Plus-Δ（"plus-delta"）	直接说明哪些做得好（plus），哪些还需要改进（delta）
GAS（收集，分析，总结）	高度的结构化，有助于提供均质化的标准教学
4Es（事件，情感，共鸣，解析）	引自社科教育，重点是要饱含情感地理解事件，得到一个合理的解释并有助于将来的工作学习
倡导 - 问询 合适评价的复盘	仔细观察复盘者的观点，随后再进行深层次的挖掘提问，了解学员对于目前知识框架的认识以及对将来有什么影响

　　GAS 法是一种比较特殊的复盘方法。GAS 是 Gather（收集），Analyze（分析）以及 Summarize（总结）首字母的缩写，GAS 是美国心脏病协会与大学模拟教学中心协商出来的结果（Cheng 等，2012）。这种方法的目的是打造一个以学员为中心，规范化导师、学员以及讨论，加强自我反省，从而促进理解、实践以及有益于将来发展的学习。**GAS 复盘法**是紧随前述的几个阶段——反应阶段、分析阶段和总结阶段。这种复盘方式在内容、时间上是高度结构化的。在"收集"阶段，学员对模拟场景中的情况进行发言。此阶段导师的作用就是提一些引导性的问题，促使学员们能够分享他们观察到的问题，另外也要提炼一些关键点为下阶段的讨论做铺垫。在"分析"阶段，导师带领大家一起回顾所发生的事情，并着眼于寻找一些客观的数据。然后学员和导师会把自己实际做的与预期需要做到的进行比较，即所谓的"表现差距"。最后根据他们的基础对各种情况理解进行讨论。后面这一重要步骤同其他复盘方法一样。复盘技巧中关键的一点是，学员们的表现可以反映他们行为背后潜在的动机（Rudolph, Simon, Dufresne, & Raemer, 2006）。考虑因素包括学员个人情感、设想以及对知识和事态感知的信仰。在总结阶段，学员们要准确地说出他们值得改进、提高的地方。

　　4Es 复盘技巧是根植于 20 世纪 90 年代社会学教育学者关于班级规模的模拟教学复盘的报道。

这个名字就代表了复盘技巧的各个阶段。①事件（Events）；②情感（Emotions）；③共鸣（Empathy）；④解析（Explanation）（Petranek 等，1992）。在复盘阶段，学员将会从他们的视角阐述各自的经验。尽管有时候参与的人员比较多，要让有表达愿望的人都能表达也是一个关键点。进一步讲，导师也需要尽可能多地提炼出学员在"这样有意义互动中"学到的一些经验。复盘的情感阶段重心主要放在参与学员的情感上。导师的职责就是创造一个"所有人的情感和想法都值得被尊重"的氛围，这跟其他的复盘策略是相似的。下一环节要处理的信息及相关情感问题都是基于这一点，然后把重心转移到要引起所有学员共鸣上来。引起共鸣是创立 **4Es** 复盘技巧最基本的目标。然后这些最基本的原则照搬到医学模拟教学复盘中来。在目前的复盘环节，能引起共鸣被转换成个人或者团队在模拟场景中的附加表现。解析环节中很重要的一点是对模拟场景进行分析、阐述和回顾。

　　模拟教学文献中关于 **4Es** 的来源的报道有一些争议，有人认为是从"6Es"或者"7Es"来的，出自于相同的作者。而实际上，4Es 正如前所述是起源于班级制的口头讨论。随后的发展就是关于复盘环节的记录，社会学课的笔记被学员们保留了下来。剩余的两个 Es 是每天（模拟教学与日常行为的关系）以及使用（反思我们的模拟教学过程中的细节是否对学员在模拟中心外的行为产生了影响）。复盘技巧的细节比起记录反思过程显得没有那么重要。在有些文章中就进行了阐述，Petranek 讲述了他做模拟教学的一个重要原则"做完一个模拟场景仅仅是教学的少年阶段，做好口头复盘是成人阶段，而要做到记录复盘内容才是教学的老年阶段。"（Petranek, 1994）。医学模拟教学的复盘环节还没有引入笔记环节，但是在其他类型的模拟教学中已经存在而且还是很值得借鉴。对于护理的学生来说，模拟结束后写反思报告或者总结性的文字是很少见的。在目前的教学实践中，广泛接受的方法是导师和学员经过几次的模拟教学后完成一个电子版的反思报告。这是否是更高级别的成人模拟教学还需要进一步的研究。

　　倡导 - 问询和有良好判断力的复盘将会在一起讨论，因为后者从根本上融合了前者，有时候两者又是作为单独的技术而被提起。有良好判断力的复盘被描述为有三个基本的组成成分（Rudolph 等，2006）。第一个是基于认知心理学，试图从学员

关于团队工作项目成功的三条腿

Robert Simon, EdD
医学模拟中心,教学主任

我已有25年的从业经验,在高风险的航空及医学领域表现良好的团队,让我意识到团队工作项目成功就像三条腿的凳子(图1)。

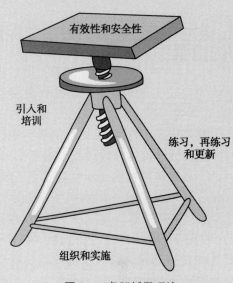

图1　三条腿板凳理论

首先,领导力是非常重要的。一旦领导力被视为可以提高工作效率以及改善完全,那么这个团队就开始成立了。关注计划怎样引入、组织以及加强这三条腿是需要时间、思考以及讨论的。

第一条腿:引入和培养组织的团队合作概念和方法。这时,通常会建立和应用常见的团队合作语言。领导力表达支持和计划。教育工作者通常是一个跨学科的团队,由各组织中的思想领袖组成。教育团队在训练组织的其他成员时,结合了说教和自身经验、方法。重要的是,教育团队在工作中建立了有效的团队合作行为,并鼓励其他人也这样做。

第二条腿:组织和实施团队工作。所有成员都清楚,团队合作在所有组织工作中占据了重要位置,特别是在高水平表现和病人安全方面。团队成员要能够将自己定义为团队、计划和再计划、汇报、分配工作、互相监督、保持态势感知等的一部分。同样,员工评价、质量改进团队、发病率和死亡率讨论会、事件报告、查房等都包括在团队合作范围内。

第三条腿:练习、加强和更新的机会。团队合作在第二条腿中每天都可以做到加强。第三条腿不同,因为它是一个正式的、有计划的模拟和训练。团队模拟和团队复盘是这条腿的常规部分。

全世界的航空公司都采用了这款"三脚凳",卫生系统想要利用团队合作的力量来提高表现和安全性也需要用到。这并不容易,也不便宜,但肯定是值得的。

思维模型内理解学员的行为。虽然可以观察到行动,但是框架是先前和已证实的经验和观察的捆绑元素,用于理解场景中面临的临床挑战。所以,心理框架会影响学员的行为。第二是要有明确的态度("立场"),在复盘环节保持对学员的好奇心,鼓励支持他们,而避免用一些冷漠、批评的语气。坦率地讲,这里至关重要的平衡点就是,探索好奇心、对表现进行坦率的评价性判断,即所谓的有良好判断力的复盘。这个过程也是第三个关键点,这种方法叫做"倡导 - 问询"。用在复盘环节则分别叫做倡导和问询。倡导又分为两个部分:①观察;②表达观点。接下来就是问询,这些环节都是问题导向的。为了诠释好这种方法(Rudolph 等,2006),导师们基于自己的观察(和自己知识框架和见解)在倡导阶段提出假设,随后通过问询去验证。

举例:倡导和问询可以用来探究学员们的知识体系:

1. "Joe,我注意到你并没有使用肾上腺素(观察)来处理过敏(观点)。"(倡导)"我想知道你的处理策略及顺序是怎么样的?"(问询)

2. "我看到弗洛伦斯退后了几步,在3个病人全部到达45秒后提出把A床的患者带去做CT扫描。(观察)我觉得这种做法是不太恰当的,补液试验、重复测量生命体征后,短时间内就应该拿出一个有助于整个团队救治的先后顺序的判断—A床的患者需要紧急送往手术室;B床骨盆骨折的患者可能会更受益于早期的CT扫描,血管造影以及防止血栓。(观点)当

你在评估这些创伤患者时,你心里是怎么考虑的?(对整个小组的成员说)"(问询)

把这个技术取名为"良好判断",其重点就在于它与传统意义上导师评判学员的错误有些许差别("所有过敏的患者都应该使用肾上腺素,但是你没使用。这就是造成患者转归差的原因")或者简单地说出你所看到的("你在准备使用去氧肾上腺素的时候有关注血压吗?")。合适的评价就是导师能够准确阐述和表达他们自己对于学员的评价,而这些语言又不伤害导师与学员之间的情感。最好不要对学员的处理方式以及他们的知识结构进行深入的剖析,但是,如果不剖析又很难对学员的错误进行讨论,比如,在处理某危重患者时,执行差距是由于学员相关专业知识匮乏而不是其操作技能不佳。另一方面,如果仅是简单观察既不能把学员行为动机找出来也不能体现出导师对于学员表现的感知能力。这样的话,学员会不清楚此次模拟教学的目的是什么,学到的东西自然也就少了。

复盘环节合适评价的基础是能探索和发现认知结构,认知结构能够帮助我们维持好的地方及改善不好的地方。导师不可能一开始就知道学员为什么会这么做,可能有时候学员自己也不知道为什么要这么做。但是我们可以推测的是,学员肯定是那种情境下最潜意识的行为,觉得在那种环境下,是最合适的选择。这样就很考验我们导师,用什么

方式来引导学员分享内心的想法,以及能让学员们进行自我反思,想想哪些地方做得好,哪些做得不好。最终,学员对于一直根植于自己大脑的行为进行总结分析,然后改进提高,在面对真实患者时就能做到更好。再次重申,我们要做的不仅仅是改变学员的行为方式,而是要改变他们的知识框架、理念思维。图 8-2-3 是一个常被用来展示此过程的示意图,也包含了学员认知体系里的内容。

此时,彼地:如何继续改进或者保持我现有的成果?

前面已经讲了这些复盘方法的目的及基本原则,但是也需要了解它们的局限性。这些方法的创造者在早期的作品中提到"大部分的导师在经过两天的讲座及实践后就可以胜任基本的工作,但要做到专业的话还是需要很多实践经验才行"(Rudolph 等,2006)。所以这对于临床医师,尤其是那些偶尔做一次培训的导师来说就很困难了,因为成长需要时间,而收益又不会立竿见影。当然,模拟教学组还需要考虑使用哪种复盘方法的收益与师资培训需要花费的时间、专业学习等结合起来。

评估及保证复盘质量

正如前面所提到的,复盘在模拟教学中一直存

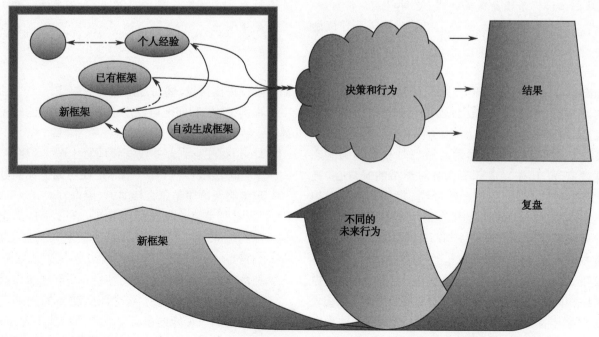

图 8-2-3   展示了学员的知识体系对其决策和行为的以及结局的影响。而复盘就是要找到学员的这些框架,然后对其进行改造,形成新的知识框架

在且扮演着重要的角色。而评估复盘质量是最近才发展起来的。当然在这个发展过程中也出现了很多困难。比如说，目前使用的复盘技巧有很多，而每种技巧的选择在不同的模拟中心以及不同的导师都是不一样的。由于每个人的学习方式不一样，所以这种差异也是情理之中的事情。目前还没有一个适用于所有模拟教学中心的标准复盘技术。因此，质量评估需要一个可以量化复盘技术或者策略的工具。另外还有一个最基本的问题：究竟要评估什么？"从工作坊到床旁"的教育策略有点类似于转化研究（Littlewood，2011），模拟教学的最终目的是改善医疗水平。而数据也逐渐表明模拟教学确实对患者的预后有积极的作用（Cook 等，2011）。但是要研究复盘质量的好坏对患者的预后是否有影响还是一个很大的挑战。因此需要相关的替代指标进行分析。而最近有两种方法被报道用来客观评估复盘质量。医疗模拟复盘评估表（DASH；Brett-Fleegler 等，2012）需要导师、学员甚至没有直接参与到复盘中的观察者进行评分。评分包括6 个方面。第一条是对教学条件的评估，从最开始时导师对全盘情况介绍到学习目标的确定，模拟场景的真实性以及相应的配套设施，还有学习过程中是否感受到被尊重。这条评估标准强调了好的复盘需要的基础条件。其他的评判标准包括是否保证了安全的学习环境，复盘环节的组织以及是否促成了一次有意义的讨论。最后，关于执行差距的识别、讨论以及提出怎样的策略去缩小差距也要被纳入评估范围。医学模拟中心（CMS）创造出了良好评价的复盘理论，也提出了 DASH 的评价工具。在http://www.harvardmedsim.org/debriefingassesment-simulation-healthcare.php 可以获得 DASH 量表。在这里面问询、观察的原则，以及如何测试学员的知识体系都包括在内。但是也提出了一个关于DASH 思考，它在评估复盘技巧时会有多大的普适性？

目标结构化复盘评估表（OSAD；Arora 等，2012）是另外一个复盘评估工具。最初是用来评价外科教学培训方面的复盘。Logistical 发展目标包括模拟临床场景的真实性，评估者花费的时间（5 分钟）最少。编者们着手开发一种基于证据的方法，以验证其有效性和可靠性。其设计是基于大量文献阅读以及专家意见。当然这个评估工具与DASH 有一些重复。这个评估工具是基于是否提供了安全舒适的环境，同时考虑学员在学习过程中

的反应，探究学员行为的潜在动机和培训效果，以及导师是否对复盘策略的选择有丰富的经验。

这些被推荐用来评估复盘质量的量表可以为模拟教学提供一种方式来提高教学质量。标准化广泛接受的工具的发展也能促进重要的研究的进展。评估工具最显著的作用是考虑到了不同复盘之间的差异，包括导师经验多寡、复盘技术的选用，以及模拟场景的布置。对于研究项目而言，另一个好处是可以保证同质性。

怎样才能做好复盘

发展复盘项目不应该仅仅是模拟教学的蓝图。其肩负的教育使命感、学员、导师、教育资源、最近学科发展形式以及教学观念也是需要考虑的问题。然而，无论是个人还是整个模拟教学团队在发展过程中或多或少都会走些弯路。所以下面就提出了一些需要注意的地方。

什么时候开始复盘？复盘或多或少都跟导师的经验相关。做模拟教学课程改进的时候，复盘环节也应该被考虑进去。要达到教学的基本目的需要在复盘环节做好模拟场景回顾以及自我反思。这也意味着在复盘环节需要投入一定的时间，并且讨论的内容在今后的工作中是可以再次遇见的。目前也有大量的讨论关于在做模拟教学的当天，进行模拟前简介的时候就应该要尽快让学员融入到模拟场景中，越早越好。而导师也应该引导学生，告诉他们整个模拟教学的过程是怎样的，在模拟场景及复盘环节希望看到学员有什么样的表现等。模拟场景开始后，导师要观察、整理、排序以及需要准备多个讨论的点。一个好的模拟教学需要不断有讨论的点或者行为被发现，从而达到教学目的。

选择哪种复盘技巧？正如前所述，复盘有很多策略来强调需要被讨论的问题。从理论层面来说，不同的复盘技术有不同的优势。有的方法学起来很快，有的则不容易学习。Plus-delta 就很容易上手，它的侧重点在于操作的技术以及对于突发事件的反应，所以相对比较表浅。其他的一些技术则更多地关注学员行为背后的动机，以达到提升学员在今后临床工作中的表现，强调批判式思维以及临床思维能力。有着好评价的复盘就是这些技术中常见的一种。有时候，复盘方式也会固定。GAS 复盘策略就是标准化复盘的一种。再比如，某些研究项目中，有特定的点需要涉及，所以也需要特定的

复盘技巧。再回到之前的观点，新手导师对于复盘技巧的选择取决于他们所处的环境。大多数模拟教学导师在自己的职业生涯中都会尝试很多技巧，最后也会形成他们自己的风格。因为复盘导师会接触到不同的课程，模拟教学导师，模拟教学机构，也会随着医学模拟教学的不断发展而发展，所以他们会熟悉各种不同的技巧，而且也会愿意尝试不同的技巧。综上所述，选择哪种复盘技巧最关键的是看你所处机构，大家都选择哪种方式（见第8章第一节）。

"失败"的模拟教学怎么做复盘？有各种原因会导致模拟教学不能按照我们的预期来完成。如果在模拟教学过程中，学员没有按照正确的做法完成，那么复盘环节就可以按计划实施，这样就达到了提高学员在今后工作中表现的目的，学员也会很清楚地知道自己哪里做得不对。复盘需要做到既尊重学员又能指出他们的一些错误；评判的时候要做到"对事不对人"。而对于有过复盘经历的学员来说，导师在复盘过程中直言不讳是能够接受的。但有时候，学员对于模拟教学或者说复盘的情况不是很了解，那么导师需要更多鼓励学员，告诉他们做得好的地方，在以后的工作中要继续保持发扬。最后的分析阶段，导师的作用是帮助学员们提高水平，所以要尽可能把学员做得不好的地方指出来，虽然有些并不是本次模拟教学的主要目的。

有些失败的模拟教学可能是由于设备不能正常运行。或者模拟人的生命体征突然变异常，又一下变正常。这种情况必须要在场景中紧急处理，但是对接下来的复盘也会有影响，需要复盘者灵活面对。在模拟过程中模拟机器人突然"死掉了"，那么导师就应该决定把培训目标转移到心搏骤停的反应上来。所以复盘就应该从原定目的转换到对于心搏骤停复苏的培训。当然，导师也可以重新启动机器人，继续按照原来的剧本进行。

如果学员不配合怎么办？这个问题是很多导师都担心的，其实很少发生。但是，越来越多的迹象表明（需要参加的课程越来越多，保险的激励，还有认证的需要），学员拒绝配合会变得越来越常见，他们可能会很难投入到模拟场景和复盘环节。在模拟教学过程中，嵌入式的模拟人（ESP）或者演员、助演可以帮助学员融入到模拟场景中去。导师也可以通过广播系统直接与里面的学员通话，告知他们各自的任务。在复盘环节，学员可能会对模拟环境有所不满，从场景的真实性（"如果是真实患者我肯定会检查氧气"）到剧本的设计（"我为什么要到那里去，解释不通啊"）。在复盘环节，错得不是很离谱的行为，可以通过反复询问学员问题来解决，比如说"当你遇到这种情况时会怎么做？"（或者，"当面对真实患者时，你会怎么做？"）。很多模拟中心为了避免学员不积极参与复盘，所以在模拟教学开始的时候就明确表示在整个过程中大家应该要互相尊重。大多数学员对这样的措施还是很受用的，尤其是在专业性很强的项目里。其他可供采取的措施，包括模拟课程结束后私下找学员或者就在课程明确说出他们在模拟过程中的表现。但不管怎么说，不配合的学员也会影响到其他学员的学习。如果选择把某个学员剔除模拟课程，对于大多数教育者来说都是一个严重的事情，而且自己也可能会后悔做这样的决定，毕竟这种事在绝大多数的模拟教学中心还没有发生过。当然，如果其他的处理措施都不能解决的话，必须要警告不配合的学员，可能会把他剔除出后续培训。

怎么样才能变成专家？大多数的导师第一次接触复盘可能是在自己课程上。更进一步的发展需要通过寻找各种不同的路径来学习。有些模拟教学中心会提供继续教育课程，包括或专门针对复盘进行培训的学习。很多官方协会也会有很多专门的工作坊供学习。成为专家最关键的是要有足够的实践经验。关于导师的复盘经验也会引起另一个话题"对复盘导师复盘"的讨论，通常这种形式都是非正式的，经验相对缺乏的导师也能从这样的形式中得到成长，可以更好地提高学员的能力。没有一个专家不是从实践经验中成长起来的，尽管接受过很多的培训，但还是要自己真正做才能有所收获。要牢记一点是不管怎样的经历，甚至不愉快的，都是很宝贵的。总之，反思、学员反馈、他人的指导，以及反复练习是提高复盘技巧的关键，这同样也适合于临床实践。

怎么样持续保持专业？反复练习是提高复盘技巧的关键，同时也是保持复盘能力的核心。当然，探索新的复盘技术在扩展自己能力的同时也会对现有复盘技术提出挑战。有些模拟教学中心会提供简单的复盘技巧培训，有时候也会提供一些先进的理念，让教学工作人员对复盘和/或培训及评估复盘的方法有更广阔的视角。更多内容可以参见第8章第一节。

专业人员面临的挑战以及未来的方向

模拟教学相关内容发展都非常快，很难预测未来会发展成什么样。但是，从目前来看，仍有些创新和挑战会对复盘的未来产生影响。

质量改进是模拟教学能持续发展的关键因素。如果复盘是模拟教学的关键因素，那么肯定会集中在这方面做质量改进。之前的内容我们已经提到过对于复盘环节以及复盘导师评估的难度，以及目前有的评价措施。这些评价措施加上多媒体视听设备的辅助，对于复盘的评价可能会更加客观、可靠。

跨学科培训（IPE）可能会是医学模拟教学中应用最广泛的。然而最讽刺的是，大多数模拟中心的模拟教学团队都是相对独立，涉及别科的成员是由学员们扮演的。有文献描述了多学科模拟的现状及窘境（Masiello，2012）。现有的数据表明合理开展这样的模拟培训可以改善整个团队的表现（Pemberton 等，2013）。但是关于多学科联合复盘的文献还很少（Salas 等，2008）。从已有的数据来看确保模拟环境的安全更有助于多学科成员顺畅交流，分享更多观点。合理的措施应该包括要保证所有人员能融入进来。在设计多学科联合模拟教学剧本的时候应该像真实的临床环境一样把所有部门需要面对的问题都考虑进来（Tullmann 等，2013）。

提高临床教学是复盘最主要的目的。但在一些复苏相关的杂志上有报道在真实临床情景下不进行复盘（Couper & Perkins，2013；Mullan 等，2013）。但其实模拟场景中做复盘的优势也应该应用到临床条件下。掌握了复盘技巧的导师在模拟中心以外的地方也可以对自己的同事、下级医生甚至患者进行教育。只有临床工作人员认可复盘的益处，才能把复盘融入到日常工作中去。模拟教学工作者应该带头把复盘应用到自己的工作中，也才能促进其发展。

有关复盘需要研究的问题非常多。复盘的重要性，复盘前简介的作用，不同复盘方式的有效性，较长时期反思的作用，以及怎样去训练复盘导师，都是非常重要的问题。从目前模拟教学相关的文献来看，大家都比较关心参与复盘的人员要怎样才能达到更深层次的认知以及不同文化对复盘结果的影响（Chung 等，2013）。如果模拟教学的老师都认为复盘是整个模拟教学过程中最有效的环节，那么他们才会投入更多的时间和精力到研究和推动复盘的发展。

总结

在经验丰富的模拟教育家中有句流传已久的话，模拟情景的设置仅仅是为复盘打基础的。这确实反映了模拟教学中复盘是最宝贵的环节。成功的模拟教学能够重新唤起我们对于临床真实环境的情感力量，而且一次有意义的经历能够让参与者提升认知能力。甚至还有延展性的作用，能够让我们重新审视自己、同事甚至导师的行为，相信这样不断地自我改进和提升，对日后个人的发展是非常有好处的。这是最高层次的变化，因为会切切实实的影响我们日常的工作。

不管使用哪种复盘方式，成功的复盘需要确保一个充满鼓励和安全的环境。参加模拟教学的学员最大的焦虑就是，担心自己的表现会在复盘环节受到批评。要让学员们相信自己组员以及导师的专业性以及公正性。因此，复盘的成功与否在学员进入到模拟中心接受模拟教学相关文化介绍时就已经注定。有些地方的介绍是以合同的形式呈现的，合同里面写到每一个参与者都应该互相尊重，要做最好的自己或者努力做到最好的自己。

复盘在医学模拟教学中占了很重要的比重。这一点从历史的经验教训以及教育学理论可以看出来。模拟教学的持续改进需要不断完善流程、师资培训以及调查研究，最终成为一个完美的环节。基本的复盘技巧很容易掌握，但要做精则需要数年的时间。在做教学质量改进的时候也需要投入一些精力来"培训导师"。复盘技巧的发展不应该仅仅局限在模拟教学。通过有效的培训后，大家应该把这些技巧应用到自己的临床工作中去。学员们参加模拟教学的目的是为了提升自己处理患者的临床水平，导师也可以把复盘技巧带到临床工作中提高临床教学水平。

参考文献

Arora, S., Ahmed, M., Paige, J., Nestel, D., Runnacles, J., Hull, L., ... Sevdalis, N. (2012). Objective structured assessment of debriefing: Bringing science to the art of debriefing in surgery [Research support, non-U.S. Gov't review]. *Annals of Surgery, 256*(6), 982–988. http://dx.doi.org/10.1097/SLA.0b013e3182610c91

Brett-Fleegler, M., Rudolph, J., Eppich, W., Monuteaux, M., Fleegler, E., Cheng, A., & Simon, R. (2012). Debriefing assessment for simulation in healthcare: Development and psychometric properties [Validation studies]. *Simulation in Healthcare: The Journal of the Society for Medical Simulation, 7*(5), 288–294. http://dx.doi.org/10.1097/SIH.0b013e3182620228

Bruner, J. S. (1960). *The Process of education*. Cambridge, MA: Harvard University Press.

Cheng, A., Rodgers, D. L., van der Jagt, E., Eppich, W., & O'Donnell, J. (2012). Evolution of the Pediatric Advanced Life Support course: Enhanced learning with a new debriefing tool and web-based module for Pediatric Advanced Life Support instructors [Research support, non-U.S. Gov't review]. *Pediatric Critical Care Medicine, 13*(5), 589–595.

Chung, H. S., Dieckmann, P., & Issenberg, S. B. (2013). It is time to consider cultural differences in debriefing. *Simulation in Healthcare: The Journal of the Society for Medical Simulation, 8*(3), 166–170. http://dx.doi.org/10.1097/SIH.1090b1013e318291d318299ef

Cook, D. A., Hatala, R., Brydges, R., Zendejas, B., Szostek, J. H., Wang, A. T., … Hamstra, S. J. (2011). Technology-enhanced simulation for health professions education: A systematic review and meta-analysis [Meta-analysis research support, non-U.S. Gov't review]. *JAMA: the Journal of the American Medical Association, 306*(9), 978–988.

Cooper, G. E., White, M. D., & Lauber, J. K. (1980). *Resource management on the flightdeck: Proceedings of a NASA/industry workshop* (NASA CP-2120). Moffett Field, CA: NASA-Ames Research Center.

Couper, K., & Perkins, G. D. (2013). Debriefing after resuscitation. *Current Opinion in Critical Care, 19*(3), 188–194. http://dx.doi.org/10.1097/MCC.0b013e32835f58aa

Dismukes, R. K., Jobe, K. K., & McDonnell, L. K. (1997). *LOFT debriefings: An analysis of instructor techniques and crew participation* (NASA Technical Memorandum 110442 DOT/FAA/AR-96/126). Retrieved from http://ipv6.faa.gov/training_testing/training/aqp/library/media/Final_LOFT_TM.pdf

Dyregrov, A. (1997). The process in psychological debriefings [Comparative study]. *Journal of Traumatic Stress, 10*(4), 589–605.

Ericsson, K. A. (2008). Deliberate practice and acquisition of expert. *Academic Emergency Medicine*, 988–994. http://dx.doi.org/10.1111/j.1553-2712.2008.00227.x

Ericsson, K. A., Krampe, R. T., & Tesch-romer, C. (1993). The role of deliberate practice in the acquisition of expert performance. *Psychological Review, 100*(3), 363–406.

Fillion, J. S., Clements, P. T., Averill, J. B., & Vigil, G. J. (2002). Talking as a primary method of peer defusing for military personnel exposed to combat trauma [Review]. *Journal of Psychosocial Nursing & Mental Health Services, 40*(8), 40–49.

Gardner, R. (2013). Introduction to debriefing. *Seminars in Perinatology, 37*(3), 166–174.

Howard, S. K., Gaba, D. M., Fish, K. J., Yang, G., & Sarnquist, F. H. (1992). Anesthesia crisis resource management training: teaching anesthesiologists to handle critical incidents [Research support, non-U.S. Gov't research support, U.S. Gov't, non-P.H.S.]. *Aviation Space & Environmental Medicine, 63*(9), 763–770.

Kolb, D. A. (1984). *Experiential learning: Experience as the source of learning and development*. Englewood Cliffs, NJ: Prentice-Hall.

Lederman, L. C. (1992). Debriefing: Toward a systematic assessment of theory and practice. *Simulation & Gaming, 23*(2), 145–160. http://dx.doi.org/10.1177/1046878192232003

Littlewood, K. E. (2011). High fidelity simulation as a research tool [Review]. *Best Practice & Research. Clinical Anaesthesiology, 25*(4), 473–487.

MacDonald, C. M. (2003). Evaluation of stress debriefing interventions with military populations [Review]. *Military Medicine, 168*(12), 961–968.

Masiello, I. (2012). Why simulation-based team training has not been used effectively and what can be done about it. *Advances in Health Sciences Education, 17*(2), 279–288. http://dx.doi.org/10.1007/s10459-011-9281-8

Meyer, J. F., & Land, R. (2005). Threshold concepts and troublesome knowledge (2): Epistemological considerations and a conceptual framework for teaching and learning. *Higher Education, 49*(3), 373–388. http://dx.doi.org/10.1007/s10734-004-6779-5

Milgram, S. (1963). Behavioral study of obedience. *Journal of Abnormal and Social Psychology, 67*(4), 371–378.

Mullan, P. C., Wuestner, E., Kerr, T. D., Christopher, D. P., & Patel, B. (2013). Implementation of an in situ qualitative debriefing tool for resuscitations. *Resuscitation, 84*(7), 946–951. http://dx.doi.org/10.1016/j.resuscitation.2012.12.005

Pemberton, J., Rambaran, M., & Cameron, B. H. (2013). Evaluating the long-term impact of the trauma team training course in Guyana: An explanatory mixed-methods approach. *American Journal of Surgery, 205*(2), 119–124. http://dx.doi.org/10.1016/j.amjsurg.2012.08.004

Petranek, C. (1994). A maturation in experiential learning: Principles of simulation and gaming. *Simulation & Gaming, 25*(4), 513–523.

Petranek, C., Corey, S., & Black, R. (1992). Three levels of learning in simulations: Participating, debriefing, and journal writing. *Simulation & Gaming, 23*, 174–185.

Plass, J., Moreno, R., & Brunken, R. (Eds.). (2012). *Cognitive load theory*. Cambridge, England: Cambridge University Press.

Rudolph, J. W., Simon, R., Dufresne, R. L., & Raemer, D. B. (2006). There's no such thing as "nonjudgmental" debriefing: A theory and method for debriefing with good judgment [Research support, non-U.S. Gov't research support, U.S. Gov't, non-P.H.S.]. *Simulation in Healthcare: The Journal of the Society for Medical Simulation, 1*(1), 49–55.

Salas, E., Klein, C., King, H., Salisbury, M., Augenstein, J. S., Birnbach, D. J., … Upshaw, C. (2008). Debriefing medical teams: 12 evidence-based best practices and tips [Research support, U.S. Gov't, non-P.H.S.]. *Joint Commission Journal on Quality & Patient Safety, 34*(9), 518–527.

Savoldelli, G. L., Naik, V. N., Park, J., Joo, H. S., Chow, R., & Hamstra, S. J. (2006). Value of debriefing during simulated crisis management: Oral versus video-assisted oral feedback [Comparative study randomized controlled trial research support, non-U.S. Gov't]. *Anesthesiology, 105*(2), 279–285.

Scherer, L. A., Chang, M. C., Meredith, J. W., & Battistella, F. D. (2003). Videotape review leads to rapid and sustained learning [Comparative study evaluation studies]. *American Journal of Surgery, 185*(6), 516–520.

Senger, B., Stapleton, L., & Gorski, M. S. (2012). A hospital and university partnership model for simulation education. *Clinical Simulation in Nursing, 8*(9), e477–e482. http://dx.doi.org/10.1016/j.ecns.2011.09.002

Sharpe, D., & Faye, C. (2009). A second look at debriefing practices: Madness in our method? *Ethics & Behavior, 19*(5), 432–447. http://dx.doi.org/10.1080/10508420903035455

Smits, P. B. A., Verbeek, J. H. A. M., & de Buisonje, C. D. (2002). Problem based learning in continuing medical education: A review of controlled evaluation studies [Meta-analysis research support, non-U.S. Gov't]. *BMJ (Clinical Research Ed.), 324*(7330), 153–156.

Tullmann, D. F., Shilling, A. M., Goeke, L. H., Wright, E. B., & Littlewood, K. E. (2013). Recreating simulation scenarios for interprofessional education: An example of educational interprofessional practice. *Journal of Interprofessional Care, 27*(5), 426–428. http://dx.doi.org/10.3109/13561820.2013.790880

Van Heukelom, J. N., Begaz, T., & Treat, R. (2010). Comparison of post-simulation debriefing versus in-simulation debriefing in medical simulation [Comparative study]. *Simulation in Healthcare: The Journal of the Society for Medical Simulation, 5*(2), 91–97. http://dx.doi.org/10.1097/SIH.0b013e3181be0d17

Van Merrienboer, J. J. G., & Sweller, J. (2010). Cognitive load theory in health professional education: Design principles and strategies [Review]. *Medical Education, 44*(1), 85–93. http://dx.doi.org/10.1111/j.1365-2923.2009.03498.x

Vygotsky, L. S. (1978). *Mind in society: The development of higher mental processes*. Cambridge, MA: Harvard University Press.

第三节

现实主义与模具

Rebekah Damazo, RN, CPNP, CHSE-A, MSN; Sherry D. Fox, RN, PhD, CHSE

> 模拟重现或代表"现实"的程度对于所有使用模拟的领域来说是核心问题。
>
> —*Dieckmann 等，2007*

作者简介

REBEKAH DAMAZO，北加利福尼亚州农村临床模拟中心（Rural Northern California Clinical Simulation Center）的主任兼联合创始人，加州州立大学护理教授。Damazo 女士因其在病人模拟中所使用的戏剧模具的发展而闻名。她在世界各地提供了大量的模拟训练课程和研讨会，并制作了一本模拟手册。

SHERRY D. FOX，加州州立大学奇科分校护理学教授，北加利福尼亚州农村临床模拟中心的财务总监兼联合创始人。该中心为模拟教育工作者定期提供培训课程、模拟书籍和模具包。

摘要

模拟是一种使用指导经验来唤起或重现现实世界实质方面的技术（Gabba，2007）。在模拟案例中，对模拟现场的感觉会对学员感受和最终的学习体验产生巨大的影响，最终影响学习（Nanji 等，2013）。模具艺术可以提供简单而便宜的线索，来构建模拟场景，并且不会大大增加教育者或技术人员的工作量。为病人模拟增加模具可以实现场景目标，为患者情况提供有意义的线索，支持决策，提高鉴别诊断，提供基于多重感官和压力免疫的实际训练情况。初级和高级模拟团队可以通过简单而具有成本效益的方法，来增强他们的场景从而增加真实性和还原度，提高学习成果和学生满意度。

案例

模拟团队聚集在一起，讨论开发关于识别虐待儿童的迹象案例情景。当他们与内容专家讨论学习目标时，他们将讨论如何创建现实线索，以提醒护理人员潜在的虐待。标识应该有多微妙？要达到的保真级别水平是多少？经过多次讨论，团队同意，在孩子的背上印一只手的轮廓，对这组学员而言是的恰当的诊断线索。孩子（人体模特）背部的手印是一个线索，而不像剧本报告中说的他（她）曾因跌倒而受伤（图8-3-1）。

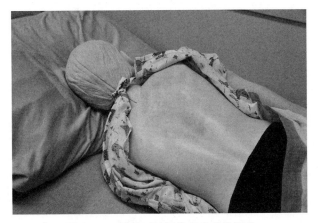

图8-3-1 模具可以提供有意义的线索

引言和背景

模具作为描述疾病和伤害的作品，已经被使用好几个世纪（Worm等，2007）。从法国意义上讲，铸造或成型的模具通常被定义为创造模拟伤害的"作品"。模具已经使用了几个世纪，帮助临床医生识别和诊断一些罕见的疾病（Joshi，2010）。未进行治疗的疾病的原始图像可以在具有详细的模型和形状的医学博物馆中看到（Worm等，2007）。一个多世纪以前，希腊人开发出三维蜡像，教导医师如何诊断梅毒的分期以及有皮肤表现的其他形式的感染性疾病，如天花（Joshi等，2010；Worm等，2007）。虽然传染病的严重表现在使用复杂的抗生素后消失了，我们看到一些疾病重新出现作为新的威胁。今天，许多临床医师可能从来没有看到过曾经非常常见的疾病（如水痘或流感病毒）的临床表现。由于免疫力下降，这些疾病作为威胁，又重新出现，有时在鉴别诊断中被忽视。因此，近年来，疾病暴发使得临床医生回到博物馆和画廊去重新认识罕见疾病（Worm等，2007）。

医学史充满了真菌和疾病模具，这些创建的作品使得人体解剖学的研究不仅仅依赖于身体的解剖。模具甚至被公共卫生领域用作向个人展示的有威慑力的物品，让人们尽量去避免梅毒等疾病。即使经过一个多世纪，许多模具仍然栩栩如生，准确地呈现皮肤病，反映出艺术家和医师之间的密切合作（Joshi等，2010）。

由于技术人员和临床医师合作开发高保真（尽可能接近现实）模拟情景，模具自然适合模拟。模具已被证实是一种有效的教学资源，为学生提供了具体临床情况以及学生评估的清晰画面。如用于培训早期认知和应急反应团队，通过使用真实的模具，可以加强基础评估课程以及高级课程。请注意图8-3-2中受害者如何演示，以提供清晰的临床情况。因此，急救人员能够快速进行评估，并在训练过程中采取适当的行动。

俗话说"一张照片如同千言万语"，这在健康科学中尤其如此。有效的模拟可以大大增强模拟的学习成果。学生沉浸在模拟的现实感中，可以迅速地转向解决方案，而不存在怀疑。解释的必要性最小化，产生紧迫感，学生更有可能快速采取行动。

添加低成本、简单的模具技术也包含在新手和先进模拟人员的能力之中（图8-3-3）。

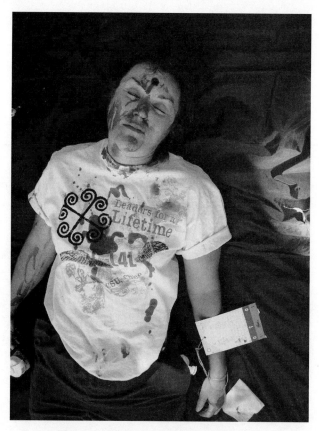

图 8-3-2　模具有助于进行校园射击演练

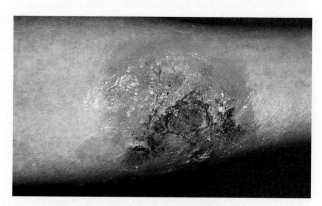

图 8-3-3　模具可以用来表示微妙的伤口特征

意义

许多初学者要注意开发场景的劳动密集型、编程人体模特以及实现模拟经验。没有使用模具时，会花费更多的时间来增加场景的真实性或还原度，似乎只是添加工作而不是目的。当模拟场景设计使用适当时，它具有以下能力：

1. **为情景目标做好准备**：目标应该是所有情景发展的基础。模具可以推动学生理解与案例情景相关的目标。例如，可以将静脉渗出物置于人体模型上，并支持对患者进行常规评估的需要。

2. **加强评估机会**：设置良好创伤或血液模具可以促使学生探索诊断的选择。

3. **为病人提供有意义的线索**：出汗、发绀或水肿可向学生提供信息，以便进行适当的诊断和治疗（Mold 等，2011）。

4. **支持决策**：模具技术可以引导学生进行适当的治疗决策，建立信心，并提供自我评估的机会（Tofil 等，2009）。

5. **改善鉴别诊断**：模具可以帮助学生确定正确的诊断途径（Lee 等，2003）。

6. **创造现实的训练情况**：现实主义已经表明模具能增强学生在压力下表现良好的能力（Potter，2008；Saiboon 等，2011；Scott 等，2010）。

7. **在学习经验中融入所有感官**：气味可以提供强大而独特的线索，比如可能产生感染或呕吐或血液的气味。Nanji 等（2013）使用了应用于牛肌肉组织的电外科手术单元在手术室形成常见的气味。应注意的是，参与的学生对现实的看法之间没有统计学差异。使用市售气味可以产生与各种感染有关的气味。这些气味提供线索，支持学生的发现和行动。

8. **提供压力免疫**：将学生暴露于创伤性事件（如灼伤或创伤性损伤）可以提供强烈的视觉表现，即创伤患者的实际表现以及"可能用于照顾患者的不愉快的干预措施"（Hollis，2002）。在模拟环境接触到的这些经验有助于临床医师准备在该领域发挥作用。

有效的模拟可以大大提高模拟体验，有助于实现目标，而不会掩盖模拟。模具技术相对简单，性价比高，易于应用。例如，模拟教育者可以使用模特假发来提供性别或年龄线索。在某些情况下，这些可以通过简单的添加来增强线索，例如假睫毛或实际皱纹。注意图 8-3-4 和 8-3-5 中提高的真实性。

因为皮肤病变主要是三维的，精细的细节可能会被忽视（Krishna，2011）。即使随着高分辨率摄影技术的出现，临床医生有时还是无法将图像转化成诊断能力。图 8-3-3 显示了如何帮助显示精细伤口特征。另一个例子，出汗可以是许多疾病状况的重要线索。图 8-3-6 显示了如何以简单的方式用预制的"汗水"形式来实现。

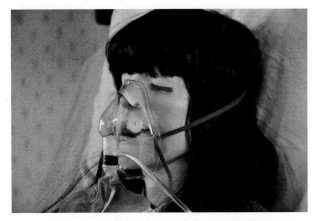

图 8-3-4 假发、假睫毛提高性别的真实性

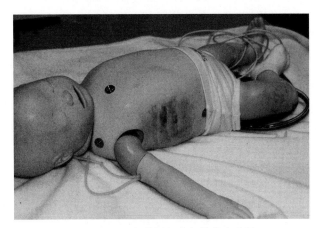

图 8-3-5 儿童模型提高年龄的真实性

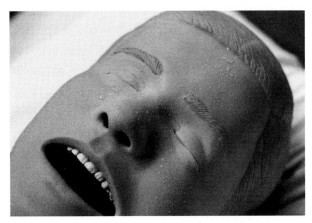

图 8-3-6 一个简化的预制汗水模具场景的例子

在任何情况下，模拟教育工作者应努力实现平衡，让模具提供引导学生实现理想学习成果的线索，避免模拟活动只与模具有关（Damazo，2012）。

模具成功指南

1. **从精心策划的场景开始。**案件背景和病史应提供初步的诊断信息，并设置学生取得成功。该模具应该与场景合作，引导学生实现目标，而不仅仅是一个创造性的"附加"。记住，模具不是结束，而是结束的手段。模具数量太多时，有可能会喧宾夺主，并分散参与者的注意力，而不是指导他们实现目标。因此，重要的是，模拟教育者确保模具提供必要的真实细节，但不能让模具控制模拟场景。

2. **使用人体模型时结合生理学。**蓝色的嘴唇可以提供关于发绀的视觉线索，人体喘气摸具会增强低 SPO_2 临床场景的画面感。

3. **计划足够的时间进行安装和清理。**如何在场景中使用模具的讨论和决定，应是设计场景和制订教学计划的一部分。这将确保场景准备和清理有足够的时间。如果计划精心制作，那么请务必把模具时间作为教学计划的一部分。

使用人体模具的建议

模拟器是昂贵及易损的教育工具，具有复杂的计算机功能。永远牢记，你是在"打扮"一个精密的电子系统（Damazo，2012）。

1. **始终遵循制造商的指导方针**，以避免制造商保修失效的风险。当有疑问时，最好在人体模型的不显眼区域或未与模拟器附着皮肤（如颈部皮肤）上测试。所有人体模特都被设计为创造真实，但是人体模特的某些部分比其他部分更坚固和更耐污，因此较少受到药水或产品的损害（图8-3-7）。在可能的情况下，尽可能减少人体模型中更多孔和脆弱部位的接触（图8-3-8）。记住在人体模型和任何可能的污染或损坏物质之间使用一个屏障。用于模拟红色血液的产品因为可渗入人体模型的柔软皮肤而发臭，并且很难祛除。

2. **切勿在电子部件附近放置或使用液体。**避免在电子零件附近使用液体或凝胶（它们会熔化）（图8-3-9）。

3. **保留一批可重复使用的伤口**，以节省准备时间。如果处理得当并且使用间期予以冷藏，许多商业产品会非常耐用。

4. **不要长时间将化妆品留在模型上。**人体模特

制造公司一直努力创造出一种多孔，逼真的生物感的人体模特皮肤。这种皮肤容易与应用于模具的产品产生化学反应。在病例完成后立即清洗，以尽量减少化学反应的风险。

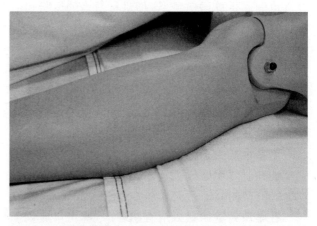

图 8-3-7 人体模特的一些部分比其他部分更坚固，更少受到药水或产品的损害

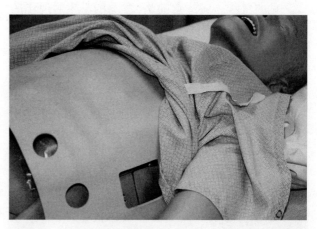

图 8-3-8 设计场景尽量减少人体模型中的孔和易损部位的接触

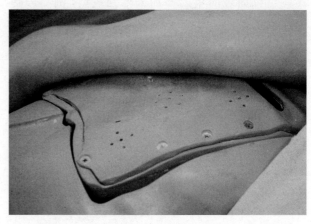

图 8-3-9 切勿在电子部件附近放置或使用液体

真人扮演模具小贴士（标准病人）

当真人扮演者使用模具或者戏剧化妆品时，个体可能容易有一些戏剧化妆产品带来的反应，记住这点是很重要的。

1. **模具中使用的一些产品能引起皮疹或者有刺激性。** 在应用任何产品或者蜡模前，经常询问过敏史或者皮肤敏感性。某些个体会对实验室的气味或者声音敏感。

2. **手上涂乳基卸妆液和乳液。** 必须小心保证扮演者在参与过程中没有任何不良反应。对于年龄稍大的扮演者，注意他们的皮肤通常薄而敏感，所以需谨慎。

3. **一些使用的材料可能会使衣服染色。** 给扮演者提供大量的衣服避免毁坏他们自己的衣服。随时提醒扮演者，他们的衣服可能被损坏。

设计模具工具箱

模具工具箱是一个非常有用的工具。把所有的化妆品、工具、用到的材料都放到一个工具箱里，模拟教学者能节省很多时间。现在商业资源能得到很多完整组装的模具工具箱模具工具箱包含模拟场景中使用的特殊工具和材料，这也可以由个人慢慢积累而得到。图8-3-10展示了一个普通工具箱的外形。

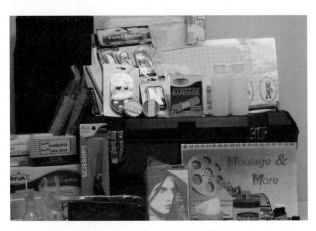

图8-3-10 通用模具工具箱外形

清洁产品也可以放在工具箱里，以便清洁模具。一些作者提供了关于如何构建工具箱的信息（Damazo，2012；Hindman，1988；Lindsey，2003）。作为应急准备培训工作的一部分，联邦紧急事务管理局（FEMA，无日期）已经制订了一份模具工具箱通用物品的清单。这些包括以下内容：

- 化妆品（各种颜色）：用于人体模型前确定测试；
- 棉球；
- 无菌纱布垫；
- 甘油；
- 调色刀；
- 刷子（不同类型）；
- 压舌板；
- 海绵（点彩、纱布、化妆品）；
- 混合调色板；
- 效果凝胶（血红色、无色、肉色）；
- 效果凝胶敷料器；
- 戏剧用血液（预先混合和粉末混合）；
- 剪刀；
- 美工刀；
- 塑料包裹膜；
- 液体淀粉；
- 口袋梳；
- 擦拭酒精；
- 凡士林油；
- 液体粘合剂和粘合剂去除剂；
- 空调和瓶；
- 油灰（各种颜色）；
- 预制的修补术（各种伤口例如水疱、烧伤、骨折、开放伤口）。

模具材料

有很多常用材料，可通过模具技术创建现实场景。这些材料从普通家庭日常产品到食物，到用特殊效果凝胶、乳胶、专门的高分子材料做成的复杂模具。有兴趣成为模具专家的模拟教学者或者技术员可以探索可用材料或者学习一门如何使用材料的课程。

图8-3-11和图8-3-12展示了挫伤可以被基础的眼影色模拟，然后根据年龄和位置提供诊断线索。剧场供应室也是大部分所需模具和凝胶材料的重要来源，通常他们还会提供关于使用这些产品的培训。图8-3-13到图8-3-17展示了这些材料如何使模拟场景显得真实。

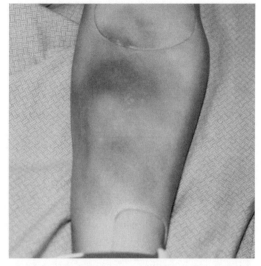

图 8-3-11 挫伤可以被基础的眼影色模拟，然后根据年龄和位置提供诊断线索

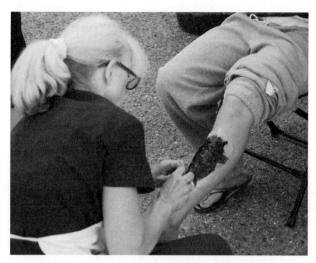

图 8-3-14 真人扮演者蜡模材料模拟烧伤效果

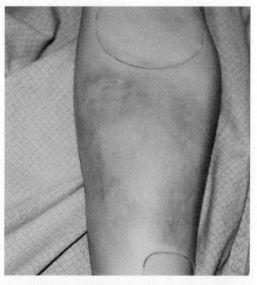

图 8-3-12 腿部挫伤可以被基础的眼影色模拟，然后根据年龄和位置提供诊断线索

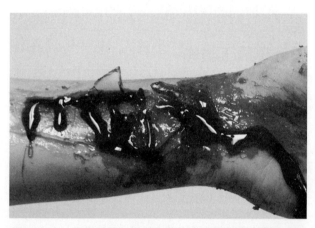

图 8-3-15 凝胶效果材料和橡胶处理过的玻璃片模拟创伤

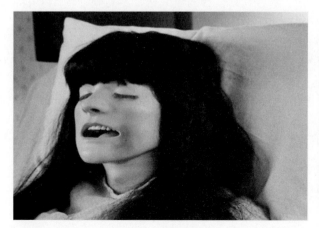

图 8-3-13 脸部挫伤可以被基础的眼影色模拟，然后根据年龄和位置提供诊断线索

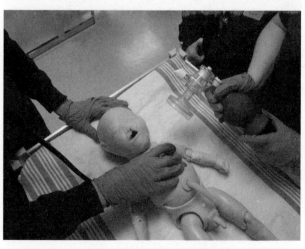

图 8-3-16 模具材料制造的面罩能提高情节逼真度

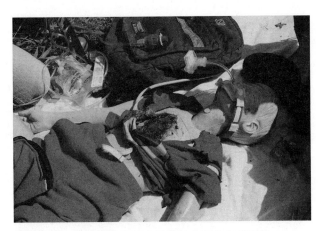

图 8-3-17　使用简单和复杂技术结合建立灾难现场

模具和灾难计划

创伤模拟和模具在灾难提前准备中起关键作用（Atlas 等，2005；Auer，2004；Scott 等，2010）。灾难情景模拟中，模具应用的范围可以从受害者喷"血"到复杂伤口及特殊灾难演习，例如化学品泄漏所致烧伤。现有的大规模伤亡分诊系统没有经过科学的审查或验证，以提供标准化的方法。疾病控制中心试图建立一个灾难分流系统。因培训的目的，这个系统有剧情良好的受害者和详细的模具引导，可以作为灾难计划机构的起点。

与所有情景一样，灾难情景需要具体的目标和受害者深思熟虑的表演以及模具，使之有意义并提供支持学习成果的线索。损伤模拟在灾害训练中起着重要的作用。

此时，彼地：如何继续改进或者保持我现有的成果？

和任何艺术事业一样，持续的学习和练习能提高表现。通过从学习者得到反馈，特别是那些临床医生，模拟教育者可以改善他们模拟经历中的艺术及学习能力。另外，从制造商获取信息及与其他模拟教育者交流，能为扩展和改善蜡模技能提供创新性方法。

总结

模具是一种能帮助加强学习的工具，这有很多种选择——精心制作的戏剧化妆品、面具，以及提高模具的逼真度，这些简单改变能提供或加强线索。在考虑到教员时间、供应、资源的同时，实现更令人信服的逼真度能帮助学习者得到预期结果。

专家角

帮助学员模拟入门

Jenny W. Rudolph, Phd, [1-3] Cate McIntosh, MBBS, FANZCA, [4,5] Robert Simon, EdD, [1-3] and Daniel B. Raemer, PhD, [1-3]

[1] 美国医学模拟中心；[2] 美国麻省总院；[3] 美国哈佛医学院；[4] 澳大利亚亨特新英格兰技能与模拟中心；[5] 澳大利亚约翰亨特医院

每个进入房间的人都能感受到一种肾上腺素的冲击。所有人都在帮助复苏一个刚遭遇车祸的病人，那回可真是险胜，团队在这中间做出一些很重要的、有帮助的决定。

深入到塑料皮肤下是非常困难的，还有它在床上不会动，没有一个真实病人是完全不动的，我的脑子不能跳脱出这只是一个模拟人的想法。

一个人感觉到真实的时候，他人未必感觉像真的。当人在考虑什么使得模拟效果真实的时候，他们通常认为与模拟系统、小道具、扮演者有关。我们邀请您进入这个"专家角"来探索使事物足够真实让你的学员进入模拟教学的潜在心理学。

模拟教学的入门是非常有挑战性的，我们让培训参与者假装事物都是真实的（Dieckmann 等，2007）。因为这个，我们教员依赖于学员，如果他们不能扮演一个尽力照顾病人的角色，那模拟的任务就失败了。这就意味着我们必须得到他们的参与配合，而不是假装。这里面有两种潜在的心理学：①我们学员必须为教员做些与众不同的事，显示我们是相互依赖的，从而创造一个好的学习体会；②像一个小说家或者编剧，我们必须创造一个虚构的却足够真实的环境，引导他们进入角色（Dieckmann 等，2007；Eco，1994）。

幸运的是，德国的模拟教学专家 Peter Dieckmann 在这方面为我们开辟了道路：创造了一种学员参与的共享协议，称为"虚拟合同"（fiction contract）（Dieckmann 等，2007）。

"虚拟合同"（Dieckmann 等，2007）是一种教员和学员之间关于应给予对方什么、期望对方有一节好的模拟课程的口头协议。

一项合作创建的虚拟合同只是发展模拟计划时需考虑的主要"材料"之一。另外，我们这篇短文中还有其他的因素不用细说，例如参加模拟的积极性、参与者机构领导者对于模拟水平的支持，这些因素也会影响参与者入门的程度。

为创建一项虚拟合同，在模拟教程开始，我们教员会尽力使得模拟看起来尽可能真实，但是也承认它的局限性（例如，人体模型的患者皮肤不会变化，呼吸音只能在胸壁特殊部位听到，标准化病人不能实施介入性操作。）然后我们都认识到我们和学员相辅相成，才能使学习过程更加动人，我们需要他们的承诺"半路偶遇到我们"，尽可能表现的真实（Dieckmann 等，2007）。现阐明模拟学习的质量依赖的两个因素：即教员需要做的尽可能真实与参加人员的意愿。

作为模拟教学的开发人员，需要对工作或者模拟中的重要组件有深刻的理解。另外，有责任认清学员是哪类人群，不同的学员需要不同的学习条件，有经验的临床医生参与度必然是高的，而较年轻的学员可能感到晕头转向。

和学员创建真实的简单协议是非常重要的，因为这会影响学员的参与意愿，即使他们怀疑模拟的真实性。

虚拟合同是如何影响学员的参与意愿的呢？首先理解学员是如何认识模拟影响他们的参与度是非常必要的（图1）。Dieckmann 及其同事认为医疗模拟有三类逼真度，逼真度就是模拟系统或者模拟与真实事物的相似程度。"逼真度"是一个模糊的术语，在已发表的文献中有多种类型和定义，重要的是，这是一个多维度的概念，不是二进制"高"或者"低"的概念。这篇文章的一些学者已经适应了 Dieckmann 等人的用词（Nanji 等，2013；Rudolph 等，2007），延续了这种不精确的分类，把逼真度分为三类。物理逼真度是指模拟被模拟物体的视觉、触觉、听觉、嗅觉性质的接近度。概念模拟是指把起因纳入进去的模拟进展的逼真程度，如果病人生理的、药理的、干预后有意义的反应、参与者的处理后标准化的病人或者模拟的提供者有情绪反应，这些都是概念的逼真度。情绪、体验逼真度是指模拟为学员创建了他们期待的与现实生活可比较的模拟场景感觉的逼真程度。当模拟发展到学员产生压力、缓解、时间压力或者愉悦的情绪，这就是情绪、体验逼真度（图1）。

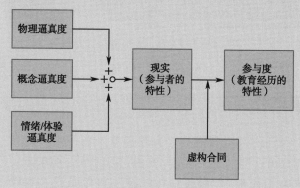

图1 三种类型的逼真度结合影响模拟中个人感知现实

三种类型的逼真度结合影响模拟中个人感知现实，即使所有体验模拟都是一样的，不同参与者对现实的感知是不一样的。重要的是，现实是主观的，能被学员体验感知，但是逼真度是模拟系统的一个客观特性。

因此，很明显，模拟逼真度各方面影响我们学员参与，而他们个人主观现实感受是非常重要的，变化莫测。

虚拟合同的质量是影响模拟过程中学员参与积极性的重要因素。虚拟合同的质量会影响到学员的参与意愿，尽管感知到现实差错，如果做得好，学员更可能认为是在公正并带着敬意地治疗，即使面对感知到的现实差错，还是会试图参与模拟。

相反，单方面的命令学员他们该如何感受模拟，不是一项高质量的虚拟合同。如果学员被告知他们必须"停止怀疑"，想做好就要合作，学员可能会挑剔模拟系统，并产生防御心理或者失去兴趣。相反，让他们像"半途偶遇我们"一样创建有意义的学习场景，贯通我们和学员的相辅相成关系，帮助学员参与模拟场景。认识到我们和学员需要为彼此创建一个好的学习经历，虚拟合同能促进参与度，即使逼真度离感受到的现实距离完美还很远。

参考文献

Dieckmann, P., Gaba, D., & Rall, M. (2007). Deepening the theoretical foundations of patient simulation as social practice. *Simulation in Healthcare: The Journal of the Society for Medical Simulation, 2*(3), 183–193.

Eco, U. (1994). *Six walks in the fictional woods.* Cambridge, MA: Harvard University Press.

Nanji, K. C., Baca, K., & Raemer, D. B. (2013). The effect of an olfactory and visual cue on realism and engagement in a health care simulation experience. *Simulation in Healthcare: The Journal of the Society for Medical Simulation, 8*(3), 143–147.

Rudolph, J. W., Simon, R., & Raemer, D. B. (2007). Which reality matters? Questions on the road to high engagement in healthcare simulation. *Simulation in Healthcare: The Journal of the Society for Medical Simulation, 2*(3), 161–163.

参考文献

Atlas, R., Clover, R., Carrico, R., Wesley, G., Thompson, M., & McKinney, W. (2005). Recognizing biothreat diseases: Realistic training using standardized patients and patient simulators. *Journal of Public Health Management & Practice, 11*(6), S143–S146.

Auer, C. (2004). Not as bad as it looks. *Bulletin of the Atomic Scientists, 60*(5), 8.

Cone, D., Serra, J., Burns, K., MacMillan, D., Kurland, L., & Van Gelder, C. (2009). Pilot test of the SALT mass casualty triage system. *Prehospital Emergency Care, 13*(4), 536–540. doi:10.1080/10903120802706252

Damazo, R. (2012). *Moulage and more: Theatrical tricks and amazing tools to create simulation reality.* Chico, CA: Printed at California State University.

Dieckmann, P., Gaba, D., & Rall, M. (2007). Deepening the theoretical foundations of patient simulation as social practice. *Simulation in Healthcare, 2*(3), 183–193. doi:10.1097/SIH.0b013e3180f637f5

Federal Emergency Management Agency. (n.d.). *HSEEP vol. IV. Moulage kit.* Retrieved from https://hseep.dhs.gov/hseep_vols/viewResults.aspx?qsearch='moulage'

Gabba, D. M. (2007). The future vision of simulation in healthcare. *Simulation in Healthcare, 2*(2), 126–135. doi:10.1097/10.S14.0000258411.32212.32

Hindman, D. (1988). Moulage: Setting up a basic kit. *JEN: Journal of Emergency Nursing, 14*(5), 316–317.

Hollis, C. (2002). Multidisciplinary mock trauma code: Targeting drinking and driving in the high school population. *Journal of Emergency Nursing, 28*(6), 559–561.

Joshi, R. (2010). Moulages in dermatology-venereology. *Indian Journal of Dermatology, Venereology & Leprology, 76*(4), 434–438. doi:10.4103/0378-6323.66579

Joshi, R., D'Costa, G., & Kura, M. (2010). Moulages of J. J. Hospital. *Indian Journal of Dermatology, Venereology & Leprology, 76*(5), 583–588. doi:10.4103/0378-6323.69088

Krishna, S. (2011). Modern moulage. *Indian Journal of Dermatology, Venereology & Leprology, 77*(1), 64. doi:10.4103/0378-6323.74987

Lee, S. K., Pardo, M., Gaba, D., Sowb, Y., Dicker, R., Straus, E., . . . Knudson, M. M. (2003). Trauma assessment training with a patient simulator: A prospective, randomized study. *The Journal of Trauma, 55*(4), 651–657.

Lindsey, J. (2003). Moulage magic! Injury simulations so real they'll amaze you. *JEMS: Journal of Emergency Medical Services, 28*(3), 122.

Mould, J., White, H., & Gallagher, R. (2011). Evaluation of a critical care simulation series for undergraduate nursing students. *Contemporary Nurse: A Journal for the Australian Nursing Profession, 38*(1/2), 180–190.

Nanji, K. C., Baca, K., & Raemer, D. (2013). The effect of an olfactory and visual cue on realism and engagement in a health care simulation experience. *Simulation in Healthcare, 8*(3), 143–147.

Potter, B. (2008). Using moulage to enhance emergency care skills. *Athletic Therapy Today, 13*(4), 11–14.

Saiboon, I., Jaafar, M., Harunarashid, H., & Jamal, S. (2011). The effectiveness of simulation based medical education in teaching concepts of major incident response. *Procedia—Social and Behavioral Sciences, 18*, 372–378.

Scott, L., Carson, D., & Greenwell, B. (2010). Disaster 101: A novel approach to disaster medicine training for health professionals. *The Journal of Emergency Medicine, 39*(2), 220–226.

Tofil, N., White, M., Manzella, B., McGill, D., & Zinkan, L. (2009). Initiation of a pediatric mock code program at a children's hospital. *Medical Teacher, 31*, 3241–3247. doi:10.1080/01421590802637974

Worm, A., Hadjivassiliou, M., & Katsambas, A. (2007). The Greek moulages: A picture of skin diseases in former times. *Journal of the European Academy of Dermatology & Venereology, 21*(4), 515–519. doi:10.1111/j.1468-3083.2006.02018.x

第四节

期待意想不到的：医疗仿真的应急计划

Cecilia Canales, MPH; Yue Ming Huang, EdD, MHS

作者介绍

CECILIA CANALES，2010 年，任加州大学欧文分校医学教育模拟中心的业务和课程开发主任，协助开发一个新的模拟中心和培训项目，模拟中心搬迁，并创建新的模拟中心。

YUE MING HUANG，加州大学洛杉矶分校模拟中心教学与运营主任，兼任麻醉学副教授，监督模拟课程的管理和开发、教员培训和评估以及研究合作。凭借 14 年的经验，包括在国际卫生保健模拟会议上担任追踪运营的联合主席以及扩展加州大学洛杉矶分校模拟中心，她见证了应急计划的重要性。

摘要

应急计划，即为可能出错地方的提前计划，这是高度依赖技术和人才的程序的必要部分。无论在模拟仿真投入的时间和精力如何，都不可避免地会有意外发生，延迟、中断或扰乱精心策划的模拟训练活动。无论情况是逻辑噩梦、情景故障、设备故障、学习者障碍还是嵌入式模拟人员（ESPs）不按预期行事，即使是计划良好的会议也需要最后一刻的调整、故障排除和灾难管理。作为推动者和模拟操作者，我们希望能够无缝地对所有可能的情况做出反应，以免学习经验不佳。虽然仿真专家经常需要即兴创作，并且"顺其自然"，并将其作为运行模拟会议正常业务的一部分，但"即兴发挥"并不足以解决所有问题。全面和有组织性的应急计划方法应该是每个模拟项目标准操作的一部分。本节将重点讨论一些需要考虑的具体领域、预期的问题，以及缓解恶性循环的持续发展的潜在策略。

案例

已经计划几周了：多次修改临床情景，以确保模拟课程的目的和目标具有教育意义并且实际可行；情景编排变更；准备模型、物资和设备；甚至同学生一起试用和修改剧本。绞尽脑汁想努力写活的剧本终于准备好了。你的工作就绪，学生也准备就位。ESPs 正是时候，场景开始精美地展开。当准备进入情景最重要的部分的时候，生命体征却没有按预期的方式反应。经过快速检查桌面，发现人体模型与计算机控件失去连接。你一边尝试重新连接，一边尽力保持场景的流畅，但是时间一久，学生和 ESP 也变得困惑，因为他们的干预措施并没有像预想中那样起作用。这时候，是否停止场景演绎？可以让它快速重新连接吗？如果成功地重新连接，是否尝试完成相同的场景？出现了多少技术难题？当事情进展不顺利时，有什么应急计划？可以肯定的是，这不会是第一次人体模型失去连接。

引言

制订应急计划包括事先就人力和财政资源的管理，协调和沟通程序作出决定，并意识到一系列技术和逻辑反应等。应急计划中花多少时间，在灾难发生时就能节省多少时间。

——国际红十字联合会和红新月会，2012 年

应急计划是确保快速、有组织和有效地进行救援行动的紧急计划，以尽量减少对利益攸关方的影响。在大多数组织中，应急计划是为应付自然灾害或灾难性事故而制订的。但是，应急计划不仅是为了应对重大灾难，它也适用于任何成功的教育计划并且是其中一个必要的组成部分，特别是在高度依赖技术和人才的情况下。在自然灾害的情况下，人民的生命受到威胁。在教育中，灾难性的后果却不那么频繁。尽管当课程不按计划进行时，几乎没有生命危险，但是却可能会丧失学习的机会，而且程序的可持续性也可能会受到影响。这些时间、声誉和资源的损失是非常重要的，以至于我们不得不制订一个"B 计划"。

在以模拟仿真为基础的教育培训中，无论从投入到开发，无论编程和准备中的工作量多大，在某些时候总会发生意想不到的事情。基于模拟教育的便利化和运行将不可避免地导致系统方面的失败，并且很可能会因此影响教育课程的质量。使用什么类型的模拟器，如何复杂的视听整合技术或是否使用本地系统，这都是无关紧要的，最终难免出些差错。

现在的问题是：模拟程序是否准备好处理潜在的故障，而不会打乱节奏、对学习者产生不利的影响？是否有能预测或合理预期的不良事件应急计划？许多模拟专家可以现场"即兴创作"，在一些技术困难的情况下勉强应付下去，或者最终接受不幸、并为意外道歉。然而经验表明，失误会不止一次发生，每个人的处理也会不同。那些尝试过的并被证实有效的解决方案和主意应该被记录和分享，否则就失去了在经验中总结学习的价值。

模拟导师和操作者依靠技术、设备、ESP、员工、教育者和参与者共同努力，才能成功举办教育活动。当其中任何一个偏离或不能最佳运作时，即使是最佳计划的教育课程也可能脱轨。因此，考虑到对技术的高度依赖和创造现实的学习环境的愿望，预测问题和想他人之所未想的能力在基于模拟的教育中尤为重要。我们有地震、火灾等灾害的

紧急疏散计划。同样也需要一个模拟教学的灾难预警计划。

一些因素会威胁到模拟会议质量，教育工作者也不断受到这些因素的冲击。问题可能发生在模拟课程开发和实施的任何阶段。在第一个概念层面，学习目标应该推动教育活动，但通常各种约束条件限制了我们能够做的事情，而理想的课程则因为资源不足而大打折扣。规划模拟活动开辟了许多可能出现问题的领域，而且直到实施活动，都很难预见到所有可能的情况。根据情况和资源的不同，应急计划可能因站点而异。

有效的应急计划不只是预先准备的操作程序手册中早已成文的指导意见。应急计划涉及资源识别以及在意外事件期间交流和决策的简化方法，它不应该是死文书，而应该被活学活用。其目标是在最短的时间内解决问题，而不影响教育收益。它实际上是动态仿真阶段背后的危机资源管理。

基于模拟教学的应急计划很少有人写过。模拟项目的运行和管理技巧是指开发应急系统和提出值得思考的问题（Huang & Dongilli，2008；Stillsmoking & Murray，2008）。我们可以获得针对具体设备的故障排除指南，但通常技术含量很高且难以理解。Dieckmann 等人于 2010 提出了一套有用的场景补救方案，可用于重新引导学习者，以尽量减少场景流的中断。这些可以帮助将场景恢复到预期的进度（场景"内"）或者改变场景本来的过程（场景"外"），从而以合乎逻辑的方式匹配意外的动作。

本节将应急计划分为三个部分来讨论：技术、人员和无法控制的事物。本节概述了如何快速地在场景中进行角色变化和微调，以抵消系统故障的影响。这些课程是基于 20 年来在模拟操作、管理、教育和研究方面的经验。在每个部分，请考虑以下问题："会发生什么？我们该怎么办？我们可以提前做些什么准备？刚接触模拟教学的新手应该着重于准备和预防，以及开发高效的流程。而对熟悉模拟教学的老手则可以通过考虑进一步细化、适应和改进应急计划来增加他们的技能储备。

技术

模拟项目经常需要故障排除，而技术问题可能是罪魁祸首。技术既是资产也是负债，是模拟世界

中固有的技术,对项目的成功有着巨大的影响。模拟项目可以在没有复杂的设施小房间里进行,也可以需要复杂的、高科技的、并且具有最先进的能力、价值数百万美元的设施。然而,即使是最简单的项目也包括模拟器、临床设备和视听设备的集成。随着模拟器变得越来越先进,并且协助者可以找到更多的方式将经验练习分配给学员,教学课程对技术手段也更加依赖。因此,研究和规划与技术失败相关的突发事件是至关重要的。

技术涵盖与模拟器、临床设备和复杂模拟项目设施网络相关的一切。潜在的问题可能包括:

1. 模拟器硬件故障;
2. 模拟器软件和编程错误;
3. 临床设备故障;
4. 视听设备问题;
5. 无线连接问题;
6. 多媒体集成问题。

表 8-4-1 总结了与技术有关的问题和一些可能的应急计划。在对技术进行故障排除之后,问题仍未得到解决,有一些应急方案可以挽救大局。其中包括:

1. 意外事件到来时,继续保持场景的进程
   - 使用嵌入式模拟人员(ESP)来传递消息(例如,嵌入式模拟护士可以说"我们的监视器有一些技术问题,请让我手动调控生命体征")。
   - 在培训时宣布技术难题或通过传呼系统宣布技术难题("今天在模拟器上遇到了技术上的困难,我们对此表示深表歉意。为了这个场景的连贯性,假设可以看到胸部随 CO_2 描迹而起伏")。
   - 复盘时进行讨论,使其成为一个学习点("如果在现实生活中的设备发生故障了,你会怎么做?")。
2. 更改方案
   - 如果这种情况被认为是气道困难的情况,但并没有发生咽喉梗阻和气道阻塞,并且参与者进行插管时没遇到任何问题,则把案例变更为过敏反应或支气管痉挛。
   - 如果在模拟教学之前已经知道模拟器故障,请选择不会受到设备故障影响的场景,或者在培训期间告知参与者某一设备不可用或无法正常工作(表 8-4-1)。

表 8-4-1

技术问题和应急方案

问题举例	应急方案
模拟器硬件故障	
分娩模拟器无法释放胎儿(胎儿被卡在里面)	如果胎儿对情景发展至关重要,则模拟分娩,并在场景中引入另一个婴儿以供使用。如果胎儿对场景发展不是至关重要的,则模拟已经分娩完成并快速将包裹毯子的新生儿交给其他 ESP
压缩机停止工作	将人体模型连接到备用空气源。如果备用气源不可用,请采用"低技术"模拟模式继续运行或让 ESP 通过脉搏和胸部起伏提供线索
在外科气道手术过程中,参与者穿透气管后壁,导致泄漏	对于当前场景,当满足关键操作时,可以就此结束。如果损伤发生在训练日的早些时候,并且当天还有更多的训练计划,则可以通过胶带或胶水黏合气管以修复损伤,从而满足接下来的训练的需求。为了防止这种情况发生,如果错误的程序可能会损坏模拟器,则可以让 ESP 阻止参与者进一步的操作
心脏、肺或肠鸣音故障	通过 ESP 让参与者知道他们要听什么
肺撕裂或有漏洞,无法正压通气	如果模拟器具有用于自主呼吸的独立装置,或者有学员可调的正压通气定时呼吸模式,则开启自发呼吸
一只或两只眼睛被卡住,无法打开或关闭	通过让 ESP 或患者指示病情是正常状态来重新引导参与者。手动让 ESP 闭上眼睛,并说"我希望你不介意我闭上眼睛,同时你做你的事情"
体格检查结果,如胸部起伏,与临床干预无关	检查 ESP 并确保正常状态
模具问题,比如假发或溃疡脱落	分散修复 ESP 故障。如果学员在修正之前就注意到的话,可以说"让我给她整理假发,如果位置不正确的话,她会感到尴尬的"
喉痉挛的情形下声带不关闭	一个备用的场景,可及时运行,例如支气管痉挛。在复盘时进行讨论

表 8-4-1（续）	
技术问题和应急方案	
问题举例	**应急方案**
模拟器软件和编程错误	
场景不按编程方式加载或运行	使用书面场景流程图即时运行场景
软件无法打开或加载	提前对计算机软件备份。如果备份可用，使用其他模拟器。进行"低技术"模拟，通过与参与者对话来突出教育目的和目标
临床设备故障	
由于压力太高或太低，麻醉机或呼吸机发出警报	更改设备的报警限值。重新引导参与者，让他们知道已经呼叫技术人员并且技术人员正在处理这个问题。让 ESP 扮演技术人员的来解决问题
临床设备失去动力或电池需要充电	如果可能，请插上或更换电池。为情景添加疑难解答作为其一部分，并在复盘时进行讨论
场景中设备损坏	告知参与者这是唯一可用的，并继续进行。如果该设备对模拟场景的下一步发展具有诊断值，则把结果告知向参与者
视听设备问题	
汇报室失去了同模拟现场的音频、视频连线，参与者无法听到、看到模拟中发生了什么	使用视频会议单元，平板电脑，电脑或智能手机从模拟室到汇报室进行视频聊天。让参与者在模拟室内观察和聆听
模拟室的音频连接失败，患者无法应答（扬声器故障）	让 ESP 替病人回答
ESP 的耳机音频连接失败（控制室和模拟室之间的双向通信失败）	通过笔记，传呼或短信与 ESP 交流。走出控制室，让 ESP 知道出现了技术问题。严格按剧本进行，但如果 ESP 不知道该如何操作则走出模拟室
无线连接问题	
无法同模型连接	将人体模型硬连接到计算机或路由器
基于互联网的数字视听系统故障	放弃录像带，让所有人进入模拟室观看和参与
多媒体集成问题	
集成软件或系统故障，以致在复盘室不能录制或显示音频、视频	如果可行的话，转向简单的设备，并使用没有集成软件的相机。如果不可行，请参阅上面的"视听设备问题"
集成的视频，音频或 VGA 输入（即生命体征）中的某个发生延迟，并且不与其他馈送同步	请参阅上面的"视听设备问题"

人

　　人是模拟程序中最大的力量和资源，但是也可以成为有效实施模拟场景的最大障碍。所有的人力资源，教育者、协助者、学员、ESP 和员工所具有的个性和经验，将在仿真阶段发挥作用。如果适当协调，则有很大的协同作用，但如果意见分歧，期望和感觉不能正确地表达，则可能会是一场噩梦。需要考虑的潜在问题如下：

1. 工作人员方面：培训、生病或其他原因而无法到场。
2. 教育者方面：培训、迟到或取消。
3. 嵌入式模拟人员方面：培训、即兴表演或即兴创作。
4. 学习者方面：学习困难、咄咄逼人、敏感、分心、缺席或迟到。
5. 未预期的访客：重要访客即兴来访。

　　人类行为的不可预测性是情景不按预期进展的最常见的原因之一。人是存在问题和给出解决方案的基石。人会行为不当，不论是有意还是无意的。由于种种原因，人类会犯错，并且即使计划再好也可能不会产生最好的效果。意外的事件包括：参与者在自己的场景中弄虚作假（例如假装某事完成而实际上并没有执行），ESP 过于完美从而降低了学习目标，或者协助者对模拟教学感到不适应，并且使用模拟器作为背景开始讲课。

　　解决人员问题可能比排除故障技术更困难，因为涉及感情问题并可能危及人际关系。然而，每个人都应该对教学讨论的流程和期望保持一致。当一切进展顺利的时候，通常每个人都很开心。但是当出现问题时,高压力会使人们以不太理想的方式作出反应,因此在这些高压事件中对人员进行管理,并进行有效沟通以减轻痛苦是很重要的。

除了适当的培训之外,避免人事问题的最好方法是确保每个人都有相同的预期。对实际参与模拟实施过程的每个人进行适当的培训和引导,将有助于找出混乱的地方。团队协作和沟通的概念是建立信息流动和资源流动,确保顺利运作的关键。模拟用于我们的参与者的危机管理培训。幕后工作人员也需要践行其宣言。应急预案开发和实施的过程中,应该充分利用来源于危机资源管理和经营流程管理的团队合作和沟通策略(Agency for Healthcare Research and Quality,无日期;Ostergaard 等,2011)。

沟通对于顺利运作和应急计划至关重要。通过寻呼、双向无线电、手机短信、书面笔记、暗号或手势或上述方式的组合可以实现工作人员和教育工作者之间的沟通。经过所有的提前准备,在会议当天,在每个会议和场景之前再开个碰头会往往可以救场。考虑到汇报意见或其他只有少数几个人知悉的因素,允许最后一刻发生改变。在这个时间内,可以审查 ESP 的提示词(台词),考虑场景应该如何展开,以及思考如果事情超出了剧本,他们的应急计划是

什么。员工主导的情况监测,对于持续评估偏离迹象或潜在的陷阱来说,是非常重要的。及时转发这些信息,能在错误发生之前捕捉到这些错误。

与参与者建立预期也很重要。学习者喜欢有学习方向和模拟学习的计划,描述当天的预期是什么。确保学员了解转达患者发现的沟通渠道。例如,在培训过程中告诉学习者,嵌入式模拟护士会提供皮肤变化的信息,这是因为模拟器不能显示皮疹。如果规则明确,学员将能够良好地参与。

表 8-4-2 中讨论了与人相关的一系列问题。本节着重于幕后,讨论员工问题。模拟项目团队对于项目的成功绝对至关重要。他们是协调调度,操作各种模拟器和技术,以及在每次教学之后整理和清洁的人员。他们在各个方面都支持着教学。所有工作人员都应接受充分培训,发挥他们的作用和责任。对关键岗位的人员,需要进行更为严格的培训。还应当指出,工作人员可能因某种原因而缺勤、迟到或需要休息。因此,应该为每个岗位培训后备人员。至少,每一项活动的指示都应清楚地列在清单上,以便其他人能在需要的时候提供帮助。

个人训练在仿真中的作用毋庸置疑。由于资金和预算的限制,培训时的专职工作人员无法应用于每一个角色,因此推荐协调人或操作员进行交叉

表 8-4-2

人员问题和应急

人员问题	应急计划
您的主要模拟技术人员致电请病假了或您的员工被困在路中,或者房间还没有准备好	拨打备用技术人员。设置相关任务培训站,同时准备基本设备或第一种情况所需的用品
您的员工对于这些情况没有准备好	快速复述场景,并解释场景如何展开,其关键动作和事件。使用提示卡
关键的老师有个人的紧急问题,不能来教学	打电话给备用老师。修改教育活动。使用低技术模拟或其他互动练习来说明学习目标
老师正在使用人体模型作为授课的工具	把老师先停下来,让他们知道学生实际上可以在模拟器上做动手操作。加强新老师的能力和经验学习理论的能力。每个教学课后要求公开招待会。通过使患者或 ESP 发言并维持自己的角色,重新回到场景里
充分发挥 ESP 的作用,揭示场景的关键点	请 ESP 走出房间,告诉他们,他们很有帮助,并告诉他们参与者需要自己确定关键点
ESP 已经使用过度,并且正在从场景中分离出来	告诉 ESP,他们需要留在隔壁的房间,并适当的给他们建议。如果他们仍然无法集中注意力,不要让他们回到场景,并在会后与他们交谈
参与者缺失	提供一个到操场所的清晰的地图和方向。放置可见的标记来指导他们。在设置房间时,使用无线耳机接听电话或询问
参与者对参与场景出尔反尔 - 说什么他或她会做,实际上不会执行任何的任务	让 ESP 或患者通过提醒他们他或她需要执行的任务来重新引导参与者
由行政机关带来的一个重要访客在具有高风险的培训活动中进行个人参观	备好一个视频或模拟录音,强调在您的设施所进行的培训和所能达到的培训能力。在场景结束后与访问者会面,如果适当的话,邀请访客加入到场景介绍中来

训练。所有的模拟器和大量的视听设备，无论被吹捧多少便于使用，都是相当复杂的。这意味着一切正常工作时，由于缺乏培训或对设备的熟悉程度不够，在某种情况下就可能出现问题。许多机构雇用模拟技术人员或操作员，只希望员工最终能够靠自己完成学习。尽管许多操作员最终在工作中都会有所获，但这不太理想，因为在过程中操作员可能会慢慢适应不正确的做法和捷径。模拟专家的培训不仅包括机器培训，也应包括设备的拆卸和重新组装，使他们对每个组件能有完全的了解。另外重要的一点，每个人都应该记录任何需要被记录的技术问题。同时还应该注意解决问题的步骤，以便未来出现问题时可以将它们作为参考。

老师和辅导人员是另一群需要管理和协调的人，临床医生很忙碌，他们可能没有足够的准备来进行模拟，也不会被频繁要求。工作人员的支持对于帮助他们在后勤工作、文书工作、指导场景以及帮助他们观察关键操作以备以后的汇报都至关重要。级别更高的老师可以担任该场景的导演，并且同时观察学习者的行为。但是通常情况下，模拟操作者可以指出在混乱场景中可能错过的具体内容。老师得到的反馈也是质量的保证和计划改进的关键方面。

顺利进行会议汇报需要技能和实践，然而并不是所有的教育工作者都在这方面受过良好的培训。所以可以通过提供认知辅助来帮助他们顺利进行会议的运行。汇报方式应与学习目标一致，并把学习者的经验和观点考虑进来。在限制时间的会议上，使用"加号/三角形"的简单结构进行汇报（什么还好？/可以改变什么？）或用三个问题的方法（"什么是好的？什么可以改进？下一次我如何将其应用于实践？"）可能比更深入的探测技术更容易接受或更适合，而学习则需要学习者加深对执行动作的原因的理解，而不仅仅只是训练这一动作上。其中一个例子是倡导者查询方法（Rudolph等，2007）。汇报方法正在发展，也就需要开发更便利的技能，并期望结合一起使用。认知辅助工具可以提供样本问题来解决临床管理和团队合作技能，从而为教育工作者提供了一个更全面的汇报的模板。

标准化患者是扮演各种角色的人。参与的模拟人员对场景进展，尤其是在提供向前推动模拟训练所需的特定提示时，至关重要。例如，扮演患者或患者家属，护士或医师角色的 ESP 有助于推动学习者采取行动，当误入歧途则为其重新定向。根据脚本雇用的专业演员费用昂贵，因此大多数的模拟程序仅在特殊场合使用专业演员，比如正式评估的时候。对于已经格式化的模拟会话，ESP 将会由模拟计划人员或教师扮演来节省成本。

植入的模拟人员帮助提供关键信息，并允许模拟状态之间的无缝转换。然而，植入的模拟人员有时会破坏了完美计划的模拟场景，包括通过无意中提供太多的信息、忘记线路或仅仅向模拟环境引入一些负面的声音。虽然这些 ESP 接受培训来正确执行场景，但偶尔出现的不一致或混乱使得有必要制订应急计划来挽救场景。

学习者也可能会遇到意想不到的结果。学习者经常对什么是模拟和什么是真实感到困惑。有些还没有接受过模拟作为深入学习的工具，并且保持在边缘线上无法融入到角色里，或者将模拟器看作别的模拟器而不仅仅是塑料假人。而其他有积极想象力的人，看到或假装看到的东西又不是真的在那里。还有一些人沉浸其中，当事情出错时，他们会感到情绪波动而心烦意乱。所有这些可能性都是预备应急计划的理由。

学习者、教师、员工和 ESP 相互作用来呈现模拟。为了最大限度地减少混乱，必须有正确的方向。这包括让参与者熟悉模拟环境、场景中使用的模拟器、设备和耗材，以及涉及的规则包括什么是真实的和什么是不能参与模拟的。同时模拟中让参与者创建"虚构合同"（Dieckmann，2009）。

使用"改进规则"也是一种明智的做法。场景开始时，学员进入房间，通过 ESP 说明以下内容来给他们定位：

1. 你是谁（学习者）："你好，杨博士，你是今天来电的实习生，对吧？"
2. 我是谁（ESP）："我是代班护士，另一名正在休息。"
3. 我们在哪里："非常感谢你来 MICU。"
4. 发生了什么事情："我正在这里和约翰做我平常的评估，他突然感觉心悸。"

因为学习者是模拟训练运行的主要原因，有必要的话给他们重新定向也是重要的，从而优化学习的机会。如果 ESP 保持在角色中，参与者也更容易进入到角色里。如果教育工作者在开始时就提出了期望，那么参与者将自然地利用模拟体验。

最后，没有参与教育会议的人也可能会中断一个其他计划良好的模拟会话，不是故意的而仅仅是对模拟的兴趣。院长可能会与重要的可能捐赠者意外现身。忽视这些重要人物是不恰当也是不明智的。然而，如果你停下来的话，教育会议也将会受到影响。最好的解决方案是衡量游客的价值。如果可行，可以让他们观看，带他们游览一圈，然后在场景结束之后跟他们说话，或问问他们是否愿意安排一个约会，以便您可以花时间与他们一起度过。如果他们没有时间，只是经过，花几分钟找出他们想知道的内容，然后说抱歉，告诉他们你将要运行下一个模拟场景。在工作人员的协助下，给他们一本小册子，并自动导航地图／巡视模拟程序。访客应该明白，这些是教育会议，一般会做出让步，而不去扰乱正在进行的计划。游客制度应该到位，具有可见性和执行性（表8-4-2）。

超出你控制的情况

尽管模拟工作的参与者会尽量负责并尽量减少系统中可能出现的失误，但还是会出现超出控制的情况，比如：

1. 交通
2. 设备问题：管道坍塌，管道压强不够，断电
3. 维修或建筑施工的噪声
4. 现场或模拟的环境（表8-4-3）

表8-4-3	
其他问题和情况	
举例	**应急计划**
交通：高速公路主干建设项目或交通事故让你的关键教师迟到多达1小时	采用一个补充的教育游戏以完成预定的培训。在这段时间内准备一些基于知识的实践问题（危险）或使用基于屏幕的模拟或者交给任务培训师
设施问题：管道故障	使用E或H气体钢瓶
改造的建筑：建筑内结构限制了可用的房间	做一个灵活的安排或增加更多的现场培训
建筑施工的噪音或透过墙壁能听到相邻房间内的模拟的声音	在培训过程中，提醒学员可能会有很大的噪音。与施工方沟通尽量减少模拟期间关键时刻的噪音
现场模拟：患者护理优先——需要预留房间进行现场模拟	准备好设备和用品随时转移到另一个可用的房间。重新安排或改为其他模拟项目
在复盘结束前，为了照护病人参与者必须离开	准备常规的复盘笔记，分发给参与者。确保那些必须离开的参与者由另一位教师追踪

创建一个应急计划

这一节将会提供由于技术，人员和意料之外的情况而引发的问题的例子，以及一些可供申诉的方法。然而，还有更多可能出现的问题，这里不可能列出每一个。由于技术的进步，别的没有预料到的问题可能会出现。因此，比提供一系列问题和解决方案更为重要的是制订和实施一个系统化的过程，制订应急计划来处理问题。

应急计划可以分为几个进程：

1. 需求，风险评估，风险清理（"发生了什么？有可能发生什么事情？"）
2. 预防策略（"我们可以提前做些什么准备"）
3. 紧急情况行动计划（"我们将要做什么？"）
4. 事件回顾，再评估，以及更新（"我们如何改进？"）

应急计划的第一步是进行方案评估，以确定可用的资源（设备，人员，时间和金钱）以及可能出现的问题。在进行可用资产和负债的清点时，请考虑以下事项。

专业技术人员

在技术方面，为意外事件做好准备的最好办法是首先了解培训期间将使用的设备，并做一切防止机械故障的准备。因此，长期而不间断地拥有专门的技术精湛的模拟技术人员或与设备合作的专家，是有益并值得投资的。此外，对专业人员进行培训，对临床设备进行操作练习，故障排除和维护仿真程序中的模拟器，并及时与团队沟通是否有影响特定会话的特定设备的已知或潜在问题。创建有关技术问题及其解决方案的日志是应急计划的第一步。

许多新程序在建立教育计划之前就购买了昂贵的设备。在确认使用机器的专业人员之前就采购贵重设备是个在劫难逃的过程。如果专业人员无法帮助建立，维护，修理和运行模拟器，最好避免在高度复杂的模拟器上花费太多金钱。当有需要的时候，许多模拟器也都可以使用多种高级功能，这样才能显示生命体征，触诊，听诊和除颤。用有创意的低预算方式来运行模拟会话，同时不会影响学习体验的忠实度。

专用的空间

专用的空间还可以减少需要完成的应急计划和故障排除的数量。如果模拟器和其他设备处于

专用位置，并且每次运行会话时都不需要重新连接或插入，则在安装过程中就不太可能错失一些东西。同样，使用专用的计算机进行模拟器控制可以减少模拟器的问题。通常，简单的事情比如改变频道，通信端口或连接到了错误的网络（例如互联网与人体模型），是许多问题的根源。在 10 年的时间里有三次重新设计模拟程序的经历，这一情况突显了频繁的活动的情况下将增加令人头痛的偶然事件的发生。持续的变动会导致混乱，并且部件容易放错位置。尝试将组织分类，做标签和将东西归纳标记在一起，并保持一般的存储区域处于备用状态。然而即使如此，仍不可避免地会有内容的丢失。但总的来说，专用的存储空间以及设备和耗材的确定位置总能使设置和操作更有效地运行。

专用视听系统和通信频道

模拟程序的视听组件是可能发生问题的另一个关键领域。例如一个观看参与者的会议或汇报室的模拟录音的直播线路突然切断。这可能是无线连接或相机的问题。通过专门的到位的沟通系统，这样人员就能够识别，并能有序的确定故障，从而排除是否有线路松动，是否有放在错误位置的部件或错误的连接图形。如果功能和位置一致，那么逐步排除故障则更容易。如果工作人员和教育者的无线通信系统仍然不好用，则可以使用备用系统诸如使用寻呼机或手机的备份系统等等。

防止失败的关键是严格遵守系统的准备和维护标准。经过漫长的一天，在结束工作的时候很容易一走了之，而没有把所有的东西都归位，也没有查验设备以便下次使用的时候随时用随时有。然而，长远来看，把重启时间考虑进来也可以省时间。而对所有各方经验教训的文件的保存也是至关重要的。

更新你的应急计划

应急计划一旦准备好，不应被视为静态文件。相反，它们应被视为需要定期审查的动态文件并随着情况变化、教育计划和技术的更新而更新。在审查和更新应急计划时，应把以下因素考虑进去：

1. 新的技术或空间
2. 有新挑战的新场景
3. 新的工作人员、教育者或学习人员
4. 经验，训练或模拟的结果，练习和反馈

此时，彼地：如何继续改进或者保持我现有的成果？

应急计划的审查和更新应至少每年进行一次。每次审查应确定需要修改计划的领域，并针对该领域进行进一步的培训。这种审查有几种方法。在医疗机构中，灾难演习是常规安全协议的一部分。大多数医院每年都会进行模拟，以提高防范意识并为预期的紧急情况做好准备（Bartley 等，2006）。随着模拟事件的进行，每个会话都可能是一场演习。持续的评估每个模拟程序团队成员对问题反映能够为进一步的培训提供先见之明。正如我们使用模拟来进行病人护理的实践，模拟练习也可以进行检测和完善应急计划，这些都非常有用。这些练习还为建立团队合作和专业发展提供了手段。模拟练习通过模拟活动，或两种方法相结合的方式也可能为纯粹的纸上谈兵。模拟练习后应该紧接着进行汇报。这个审查可以在每年的模拟中断时间或者编程和开发期间的时间内完成。

审查改进计划的另一个策略是学会应急计划操作手册，从而为该计划进行优势、缺点、机会和威胁（SWOT）分析。SWOT 分析要考虑的问题列在表 8-4-4 中。作为一个团队，应制作图表或列出模拟程序的优点、缺点、机会和威胁。回顾您预计需要其他高科技系统的经验教训整合进模拟，如电子病历。未来的进展计划，涉及其他机构，包括工程和信息技术的机会，以及为内部用户开发自己

表 8-4-4

为 SWOT 分析所要考虑的问题

优势	劣势
1. 你的模拟程序的优势是什么？	1. 你的模拟程序的劣势是什么？
2. 你的资源是否足够你的程序的需要？	2. 你是否经常挣扎于有限的资源：教育家招聘和培训，员工流动，时间和空间限制？
3. 你有没有达到你的市场或目标观众？	3. 什么问题经常出现或可以避免？
4. 你的人员队伍训练有素，才华横溢？	4. 你的应急计划有效吗？
机会	**威胁**
1. 您在使用中看到的趋势是什么？	1. 你的领导阶层是否有变化（政治或经济）？
2. 成长和发展是否有新的部门和空间？	2. 你的竞争者在做什么？
3. 有没有新的模拟技术？	3. 你预见到的阻碍有什么？
4. 有没有一个调查和程序开发小组？	4. 反馈有没有被回顾和整合？

的内部网是一些能不断改进您的运营方式的例子。如果有计划建造或扩建模拟中心，也要开始预料到一些与改造和新技术相关的需求和问题。在过去十年中，多次运行的经验突显出了许多经验教训，以优化单间仿真室的操作以及多房间设施。通过研究历史和未来目标，人们可以更好地预测未来十年的走向如何。灵活和开放的变化对于任何仿真程序的演进都至关重要。

另一种准备方法是应用失效模式和影响分析（FMEA）模型来衡量应急系统的适应性（Duwe 等，2005；Herzer 等，2009）。FMEA 是一种系统的、主动的方法来评估一个过程，以确定哪里以及如何失败，并评估不同失败的相对影响，以确定最需要改变的部分过程。FMEA 不同于根本原因分析，它会在事件发生后审核操作。在 FMEA 中，审查了预期的问题，并确定了预防策略和反应策略。FMEA 用于检查潜在故障的过程。通过纠正过程，可以防止发生故障，而不是在发生故障后对不良事件做出反应。FMEA 包括对以下内容的团队审查：

- 过程中的步骤
- 故障模式（出现什么问题），发生的可能性和检测的可能性
- 失败原因（为什么会发生故障？）以及解决问题的策略
- 故障效应（每个故障的后果如何？）及其严重性

FMEA 还可以在实施之前对新流程进行评估，并确定拟议更改对现有流程的影响。FMEA 的免费 Excel 模板可以在线找到。

总结

模拟是一个强大的教育工具，但是高度依赖技术，很容易受到技术问题的困扰。因此，模拟的应急计划应尽可能减少对教育经验的破坏，这是至关重要的。应急计划还要求人员人才的高度一体化，技术进步、经验和对未来的预期和远见。

应急计划实施涉及系统的评估，预防，预期，反应、审查和重新评估的方法。预防至关重要，所有的努力都应该是防止发生问题。这意味着要检查和准备在会议前一天使用的任何设备或技术。在此，强烈推荐列表和认知辅助工具给每个教育活动的情景设置和设备测试。

如果预防需要熟练的准备，那么预期则是一种远见的艺术。潜在的技术问题的预期和人类与设备互动的预期同样重要。有经验的人可以合理地预测反应并衡量情景如何展开。思考未来，规划潜在问题将有助于尽量减少突发事件。将这些记录在书面的应急计划中，显示了你的高瞻远瞩和充分准备。

当面对最好的准备工作仍出现意想不到的事件时，适当的反应会使灾难与成功的救援有所区别，使得学习座位上的人员甚至不会注意到幕后的一些小问题。危机资源管理的概念应该在实践中：

1. 以平静和归纳的方式应对紧急情况。
2. 呼吁可用的资源。
3. 与受影响的所有渠道沟通清晰。练习您在模拟课程中学到的团队合作和交流策略。

总而言之，当应急计划经常排练、审查和修订时，实行质量控制。应急计划本质上是一个不断发展的模拟场景，我们所有人都在创造和重新组织中发挥作用。在讨论了大量的灾难可能性和在发生故障之前就被克服的策略后，我们可以确保我们（如幕后团队）能够继续保持生命力而无压力，但更重要的是，我们的学习者将以我们拥有的资源而获得最好的教育经验。

参考文献

Agency for Healthcare Research and Quality. (n.d.). *TeamSTEPPS curriculum tools and materials*. Retrieved from http://teamstepps.ahrq.gov/abouttoolsmaterials.htm

Bartley, B. H., Stella, J. B., & Walsh, L. D. (2006). What a disaster?! Assessing utility of simulated disaster exercise and educational process for improving hospital preparedness. *Prehospital and Disaster Medicine, 21*(4), 249–255.

Dieckmann, P. (2009). Simulation settings for learning in acute medical care. In P. Dieckmann (Ed.), *Using simulations for education, training and research* (pp. 40–138). Lengerich, Germany: Pabst.

Dieckmann, P., Lippert, A., Glavin, R., & Rall, M. (2010). When things do not go as expected: Scenario life savers. *Simulation in Healthcare, 5*(4), 219–225.

Duwe, B., Fuchs, B. D., & Hansen-Flaschen, J. (2005). Failure mode and effects analysis application to critical care medicine. *Critical Care Clinics, 21*(1), 21–30, vii.

Herzer, K. R., Rodriguez-Paz, J. M., Doyle, P. A., Flint, P. W., Feller-Kopman, D. J., Herman, J., . . . Mark, L. J. (2009). A practical framework for patient care teams to prospectively identify and mitigate clinical hazards. *Joint Commission Journal on Quality and Patient Safety, 35*(2), 72–81.

Huang, Y. M., & Dongilli, T. (2008). Simulation center operations and administration. In R. Riley (Ed.), *A manual of simulation in healthcare* (pp. 11–24). London, England: Oxford University Press.

International Federation of Red Cross and Red Crescent Societies. (2012). *Contingency planning guide*. Geneva, Switzerland: Author. Retrieved from http://www.ifrc.org/PageFiles/40825/1220900-CPG%202012-EN-LR.pdf

Ostergaard, D., Dieckmann, P., & Lippert, A. (2011). Simulation and CRM. *Best Practice & Research Clinical Anaesthesiology, 25*(2), 239–249.

Rudolph, J. W., Simon, R., Rivard, P., Dufresne, R. L., & Raemer, D. B. (2007). Debriefing with good judgment: Combining rigorous feedback with genuine inquiry. *Anesthesiology Clinics, 25*(2), 361–376.

Stillsmoking, K. L., & Murray, W. B. (2008). Expect the unexpected: Managing a simulation session at a congress, away from home base. In R. R. Kyle & W. B. Murray (Eds.), *Clinical simulation: Operations, engineering, and management* (pp. 787–799). Burlington, MA: Academic Press.

第五节

模拟相关伦理

Amy B. Smith, PhD; Stephen E. Lammers, PhD

作者简介

AMY B. SMITH，自 20 世纪 90 年代开始使用标准化病人（SPs），她帮助开发医学专业 SP 项目，并参与了从高中学生到高级医疗提供者的各级医学模拟教育。SMITH 博士深知道德实践在教学评价中的重要性，是医学教育中道德教学的倡导者。

STEPHEN E. LAMMER，自 1982 年开始临床伦理学的工作。他帮助利哈伊谷健康网络（Lehigh Valley Health Network）开发伦理道德项目，他是《医学伦理学的道德医学：神学视角》一书的共同编者。他最近的研究集中在对医学生和医疗居民的医学伦理教育上。

摘要

模拟教学始于对三个伦理要求的回答：保证病人、学习者和教员的安全；防止错误；促进参与学习。本节回顾了涉及对这些要求回应中的核心伦理问题。重要的是保证所有的参与者生理和心理上的安全；谨慎运用资源；精心策划的情况介绍和任务报告；和对模拟计划目的的解释。如果涉及研究，所有参与者的知情同意是必需的。在医疗保健中普遍发现的许多伦理问题在模拟实践中也发现了。

案例

这是模拟中心一个星期三的下午，学员们正在专项任务训练器上练习腰椎穿刺技巧。他们用经过专业审核的技能清单检查表进行练习，现在他们感觉有信心在病人身上做腰椎穿刺。经过 1 个月的腰椎穿刺练习后，一个住院医生有机会第一次在真实病人身上操作。这位住院医生清理现场，并为穿刺做准备。当他操作时，他注意到操作的感觉和在模拟练习时不同。住院医师在进行操作时犹豫不决，他不确定该做什么。学员不知道的是，他练习的任务训练器已经被使用了很多次，老旧损坏了，但由于预算削减和工作人员流失，任务培训器未能进行日常维护。这是一个伦理问题吗？

引言和背景

医学模拟始于重要的道德要求：我们必须尽我们所能保证患者的安全，同时培训下一代临床医生和当前临床医生的再培训，使他们跟上时代和技术的发展。如果临床医生有更多实践经验，那么这些临床医生在面对患者时，就减少了脆弱病人受到伤害的机会。伦理不是模拟教学的附加物；道德主张本身就驱动着模拟的实践。

因此，模拟应位于医疗内，而不是体系外或体现边缘。医疗中的模拟实践与实际医疗中许多道德伦理挑战和机遇是相同的。所以，模拟的伦理应该在模拟实践所在的大型医疗系统内进行讨论，而不仅是知情同意和研究的问题，同时也是关乎于道德正义。后者这些问题可以概括为"这是我们有限资源的最大用途吗？"或者说"我们的标准化病人有健康保险作为他们补偿的一部分吗?"(Taylor,2011)。

现在应该清楚的是,道德问题始终贯穿于本书的大部分主题。具体有管理、教育、研究以及技术的使用问题,甚至是模拟的类型。本节将集中讨论一些伦理学与模拟的一般性问题。在后续内容中,我们将指出针对某一特定模拟领域的问题。然而,这里的努力只是介绍一些一般性问题,以便模拟教育工作者将为可能出现的具体问题做好准备。我们希望引入一种方法去看待在模拟中发生的问题。根据模拟产生的道德要求,把模拟放在首位。以这种方式,教育家们可以在任何他(她)涉及的模拟领域提出并处理可能存在的新问题。

伦理问题既是一个在医疗行为中发现的问题,也是对现有规范作出的一种反应。其问题必须符合实际情况,在寻求解决方法时应尊重所有参与者的尊严,而这些任务都颇富挑战性。在接下来的内容中,我们将依赖医疗模拟协会对模拟的定义,即模拟在医疗中的目的是"……教育、评估、研究,促进病人安全的医疗系统集成"。

意义

伦理文学

为何我们需要讨论模拟中的伦理问题?它不单单是上面提到的模拟始于伦理要求,实际上是模拟本身引发的伦理问题。临床医生总是会面对第一个病人。对第一个病人和那个临床医生来说,什么是危险的?在第一次接触真实病人之前,培训对临床医生的准备至关重要。培训不仅仅是技术性的。这也是一种学习方法,是通过团队培训、人际的、跨专业和决策能力的实践合作,同时也为不同医疗行业的职业素养提供了培训机会。

Ziv 等人(2003)探讨了在保障患者安全中的矛盾需求,并在真实患者中进行了学习。临床医师的能力和病人安全的问题提供了模拟讨论的背景。因为模拟是训练临床医师的一种方法,以提升临床医生接触实际病人之前的能力水平,然而问题是,"在教学和评估中不采用模拟是合乎伦理的吗?"

这些类似的问题构成了对模拟实践中各种问题的讨论框架。保持对这些问题的关注使我们不会被其他重要的但不是核心事务的考虑而分心。

医疗伦理

道德实践植根于人们所处的文化之中。出于本节的目的,我们将讨论英美视角中的伦理学。这并不意味着,这些是唯一存在的道德规范。

英美医疗伦理是以关注病人自主和选择的问题为特征的。其他观点常常首先提出正义问题,在这一节,我们尝试对这些观点更加关注。在美国,自主性可能变得更重要,尤其是在研究中。然而,模拟更直接地提出关于获益(对病人有好处)和不伤害(防止伤害病人)的问题;(Beauchamp&Childress,2013)。这两个问题将在本节中不断得到重申。很重要的一点是:当我们试图防止伤害时,我们不仅仅是为了病人,也包括所有参与模拟工作人员、教员和标准化病人(SPs)。

模拟(包括技术、标准化病人和暗访的标准化病人)

医疗模拟有许多不同的运行途径:从低端技术到高端技术,从轻资源到重资源。模拟可以通过高科技设备、人工模拟器、SPs 和虚拟现实等实现。这些方法也可以结合形成杂交模拟。模拟也可以出现在不同的环境中,从大型模拟程序、教室、临床环境,到虚拟环境。模拟交付的方式应该基于目标和方案的目的以及可利用的资源。

开发模拟活动时的伦理考虑是什么?病人安全和临床需求是第一位的。然后要考虑因素有:资源,包括进行模拟的人力资源(人力)。人力资源包括计划、执行和审查所需的人力。模拟程序或机构仅仅拥有昂贵的仿真模型、人体模型和设备,并不意味着它总是提供最好或最有效的学习与评估方法。这只是其中一种方法,可能还有其他更节省成本或时间的方法来实现同样的目标。

让我们回到案例中。使用人体模型和专项任务训练器训练临床医生,已成为标准做法。实践证明模拟、反馈式复盘实践和复盘能够提高表现。使用人体模型和任务训练器的实践经验有多接近现实?学员们在接受模拟教育后是否会有错误的自信心?人体模型和任务培训器能否模拟真实病人身体组成的个体差异?使用高科技人体模型时总是会有技术问题的出现,这些问题将对现实产生影响,从而影响学习的效果。他们的关键要素是专注于学习目标。

技术（高、低和中等）

在开展教育和评估活动时，重要的是，要确定学习目标和结果，然后决定模拟教学是否是实现这一结果的适当方法。例如，把初学者放置在一个多任务的高端技术模拟环境中通常是不合适的。一个新手学习者需要一段时间学习一个任务，然后再应用高端技术模拟学习中（Shemanko & Jones，2008）。

模拟有着不同的技术水平：从高成本、高科技电脑控制、逼真的人体模型到低端技术、无生命的人体模型和文案。高科技模拟具有高度的现实性，但必须要问这是否总是必要的？资源的问题在各级水平依然存在。如果一个项目有高科技人体模型，那他们是否有维护人体模型使用的资源，必要的程序和运行模拟的人力资源，以及正在进行模拟所需的耗材和更换皮肤的资源（Rodgers，2007；Shemanko & Jones，2008）？

标准化病人

标准化病人是受过培训的个体，在现实中以标准化和可重复的方式演绎一个特定情况的病人，（描述、呈现仅根据学习者的表现而有所不同）。SPs可用于学习者的教学和评估。包括但不限于病史询问、体格检查，模拟临床环境下的临床技能。SPs也可以用来提供反馈和评估学生表现（Association of Standard-ized Patient Educators，无日期）。

使用SPs的伦理考虑是什么？招募和聘用SPs需要有深思熟虑的标准流程。重要的是，要确定为什么一个人想成为SP，是因为他们想要试图修复医疗系统？他们有过不好的经历吗？标准化病人有没有特殊的病史，使得他们对某些特定的情况不合适？这个项目的道德责任就是负责招聘合适的个人以及给他们分配适当的案例。该组织具有道德义务确保这些人知道危害。关于SPs的心理危害以及如何防止这种损害的对策将在本节后续讨论。

暗访标准化病人

这类标准化病人是一类接受过训练，以扮演病人、家庭成员或医疗服务提供者，并且在未通知的前提下进入临床环境，评估提供者与病人或系统之间的相互反应，这类人在文献中被称为**暗访标准化病人（USPS）**，改名标准化病人（ISP）、隐形病人、假病人、秘密顾客和神秘顾客（Pott，2008；Rethans等，2007；Siminoff等，2011）。在本节，我们将这类人称为USPS，避免了与秘密、神秘，或者是假冒等相关的潜在消极含义。

为什么使用暗访标准化病人？模拟围绕的中心问题之一就是"模拟环境下的训练和评估能否转移到实际病人的医疗过程中呢"，评估技能转化性的一种方法就是使用暗访标准化病人。使用暗访标准化病人是许多人观察病人 - 临床医生交流的唯一选择。但何时决定使用暗访标准化病人需要考虑伦理问题，这是否具有欺骗性？这点很有争议。

当健康与公共事业部门想使用"神秘顾客"去研究初级医疗服务时（Rhodes，2011），临床医生是持反对意见的。急诊护士协会和美国急诊医学院（2007）发布了声明，他们认为在急诊室使用"神秘顾客"不仅危险而且不利于质量护理，由于有更有效、不受干扰的方法而更加不必要。这些方法包括顾客满意度调查和直接调查。暗访标准化病人可以用来测试两件事：第一，是否特定类别的人可以访问该系统，第二，什么样的护理人员能够接受访问。不过，这两件事不必以同样的方式处理。当人们没有被告知正在进行研究，护理访问的研究只要保密，相对而言非侵入性的，就可以获得最可靠的结果。第二个实践使用暗访标准化病人去确定病人接受护理的质量——不仅保护机密，而且要获得受试观察临床医生的知情同意。Siminoff等（2011）认为使用暗访标准化病人是在临床环境下观察临床医生如何与病人进行实际的互动的唯一方法，而且不能用其他方法复制代替。观察临床医生与实际病人是很有价值的，但不提供标准化，因为每一个实际病人有各自的病史和问题。Pott（2008）认为"看不见的病人"是用来评估临床环境中不知情患者实际上是标准化病人的学习者。他认为这种评估值得付出努力和资源。

USP项目的成功依赖于灵活性和计划性。病人护理总是优先考虑的，有时未经宣布的活动需要推迟或者重新安排，以便不妨碍直接护理病人。计划一个未经通知的模拟，涉及可能参与关于分类、登记和医疗记录的利益相关者的讨论。决定一份"假"病历在会话中需要如何发展和实施以及结束后删除是很重要的（Siminoff等，2011）。

以不偏向模拟结果的方式通知受试者是具有挑战的。然而，知情同意永远是一个问题。在模拟中心或在另一地点，模拟练习接近尾声时，学员们可以被告知在接下来的"N"个月内，他们将在临床上接受暗访标准化病人的来访。

在临床环境中应用 USP 项目能否改善实践习惯？我们相信，如果在一段时间的学习之后能有有效的反馈和复盘，实践习惯将会得到改善。Miller（1990）创造了评估临床技能、能力和表现的四级框架。金字塔以知识库（知道）为起点，进而到知道如何执行一项技能（能力），其次是模拟技能的运用（展示如何），并最终在实践中完成这项技能（行动）。该方法为临床医生提供了一种方法去展示 Miller 金字塔顶部的顶点——在临床环境中的行动或技能，然后我们可以评判模拟练习中的表现和展示是否转移到实际的临床表现中（Miller，1990）。为患者提供实际利益，以支持使用 USP 是合乎道德的仿真应用的观点。

模拟中心与现场模拟

模拟活动可以在模拟中心或者临床环境（原位）中实施。原位模拟就是将模拟学习和训练引入到学习者实际工作的临床环境，相反就是使学习者脱离工作环境而进入到模拟中心。进行原位模拟时，则是在实际的病人护理领域使用资源和医疗团队的成员（Wheeler 等，2013）。

选择模拟位置的原因应以活动的目标为基础。模拟中心为学生、新学员以及医疗服务提供者提供培训，在现场模拟活动时还包括来自不同学科与专业的临床执业医师。罗森等人（2012）的系统评价发现在包括多单位、多科室和不同专业的临床医生的现场模拟中，采用现场模拟的项目能够识别潜在的安全威胁，而且结果表明以识别安全威胁为目的的现场模拟能够提高高危临床环境的安全（Patterson 等，2013；Wheeler 等，2013）。

现场模拟有利有弊，帕特森等人（2008）在病人安全方面的进展中提到：新的方向和替代方法描述了现场模拟的挑战与效益。

效益

现场模拟提供了在工作场所情景学习和情景训练的机会。现场模拟的好处包括识别包括特定情景以及知识空白的系统问题。系统集成是另一个潜在的好处。基于活动的模拟可以用来测试新的设施、设备和工艺（Kobayashi 等，2006；Patterson 等，2008；Society for Simulation in Healthcare，无日期）。

挑战

实施现场模拟有许多挑战和好处。意识到挑战并且认真规划能够为现场模拟提供机会并且收获这种培训类型的好处（LeBlanc，2008）。米勒等人（2012）在原位损伤模拟研究中观察到团队合作和沟通的改善，但是并没有持续，因为现场模拟需要包括教员时间在内的资源，培训需要持续进行。

帕特森等人（2008）确定了进行现场模拟的四个挑战领域：技术问题、后勤问题、文化障碍与医疗法律问题。现在应该明确，我们将会增加资源的使用。技术问题包括模拟器的运输、安装和存储。如果你在单位使用供应品，那成本是多少以及如何更换？

后勤

基于现场模拟的活动需要所有的班次支持，包括夜间和周末。患者需要保持一周 24 小时安全。要考虑的问题包括："何时有员工？什么时候可以使用设备和空间？"最大的挑战之一是，找到不会太影响病人护理的时间（Delac 等，2013；Miller 等，2012；Patterson 等，2008）。

临床医生关心的是要从实际的病人护理中抽出时间，以及病人和家属对于这项活动需要占用他们的时间作何感想。他们担心这样做会让家属很有压力。辛辛那提儿童医院医疗中心和费城儿童医院询问病人以及家属对病人护理区域实施培训的看法。他们的回复是，对临床医生们的练习表示高兴，并且等待时间并不重要。如果模拟时间简短，这种等待是值得的（Patterson 等，2008）。但病人和家属需要知道什么是模拟以及其原因。这个解释有助于增加积极的想法，否则持续的训练会引发他们关于医疗服务提供者的负面看法，即他们犯了错误（Patterson 等，2008）。如果病人安全继续成为模拟活动的驱动因素，就必须始终考虑现场模拟。因为在当今的医疗环境中，这些活动似乎有更有可能揭露患者护理中的问题。

模拟记录

在模拟训练的记录中，伦理问题始终存在。几个很重要的问题是：记录的目的是什么？记录被用于做什么？这些数据是否被同时用于构成和总结性的评估？相关记录是否用于报告或者学员们回顾学习以及用于相关研究？在以教学为目的的记录，学员不应退出；在以科研为目的的记录中则可退出。

记录的相关数据应如何保存及保存多久？数据应保存在安全的地方。学员往往担心相关记录流向互联网。所以被记录的学员都应知晓他们被记录的原因，记录会被如何使用，以及如何保存。

当 SP 被记录时，他们具有查看其表现，进行反映和提供反馈的机会。记录同时可以用于训练。所有正在记录的参与者都应该签署一个版本或同意拍摄。该版本应该包括记录被毁坏的日期。关于相关记录被销毁的时间并没有标准的做法。有些记录会被长期保存，而也有一些则观看后立即销毁。这取决于录制这些数据的目的。如果临床医生为补救或者改进而被记录，那么这个记录出于法律和道德的考量，可能需要保留较长时间，相应的，如果临床医师出于学习的目的，则就无须长时间保留。在某些情况下，可能认为记录被保留时间越长越好。模拟中心管理者应该正视这种观念，鉴于医疗保健的不断进步以及潜在的负面后果，应该考虑选择较短时间保存相关记录。无论选择什么时间，相关步骤都应该逐次实施，以便保证销毁可以按照计划完成。

模拟对伦理提供支持

模拟并不仅仅是一组只为医疗服务的技术，模拟同时也可以用于专业教育和伦理本身。模拟提供者的想象力、伦理和专业教育者以及可用性资源是主要的制约因素。例如，vanlaere 等人（2012）设计了一个模拟练习去培养护士的情感共鸣。参与者被当做老年患者，并且通过洗澡、喂养、照料、娱乐等这样的活动来对待。第 2 天患者参与者和模拟护理提供者进行这个练习的参与汇报，目的是看这种练习是否增强了为病人服务的提供者的同理心。调查的结果是在模拟过程中至少有一个经验深入影响了学习者。这些发现如何整合到实践中，对提供者和 SPs 而言，仍然是不确定的。

如此复杂的模拟练习只是证明模拟如何服务于专业化与伦理的一个例子。被告知坏消息的 SP，对即将进行的手术签署知情同意的 SP，表达对即将面临死亡的恐惧的 SP，所有这些场景都可以用来帮助学生（医学、护理、联合健康）、住院医师（医疗、护理、药学、教牧关怀），以及执业临床医生培养成为优秀临床医师所必需的技能。同样，问题不在于模拟和伦理以及专业化可否互相服务；问题在

于在未来临床医生教育中，特定的模拟练习能否服务于特定的培训目标。

心理安全

什么是**心理安全**？

Gaba（2013）和 Truog and Meyer（2013）清晰地指出：任何在模拟中扮演角色的人都需要考虑模拟对学习者的心理影响，并对自己、学习者以及病人及家属负责。重要的是，要确定学习者的需求，同样包括 SPs、工作人员和教员的需求。

卡尔霍恩等人（2013）描述了一个真实的案例，说明了不发起对话的负面后果。多学科小组的成员注意到，医生给错了药物的指令，但没有人发起对话，结果导致严重低血压和心动过缓。临床医疗具有等级制度，这是一个规范，而且经常没人敢对高级医疗人员行为的适当性提出质疑。这在工作单位中是很常见的，但在医疗中是致命的。培训项目，例如 AHRQ Team-STEPPS 项目，是围绕通信和说出来发展的项目。临床医生需要被明确传授有效沟通所需的技巧，并且在安全的模拟环境下提供时间来练习。

对心理安全而言，最为关注的领域包括围绕死亡和濒死的模拟以及发起对话或挑战权威。

案例和评论

星期五上午在模拟中心，跨学科临床医生团队一起参与病人安全的模拟。模拟的目标是，评估这个团队如何有效管理创伤休克病人。这个案例包括，需要立即给予多项处理以维持状态稳定的危重病人。该模拟小组进行了静脉输液后就进入下一个过程和评估。没有人监测病人的血压并且意识到病人需要血液制品。模拟过程此时被叫停。如果不采取进一步措施来治疗休克，病人将会死亡。

意识到采取行动或不行动将会对病人、家庭和其他临床医生带来什么样的影响是很重要的。如果学习者有错误的诊断，病人将会因为错误的治疗而死亡，这是需要讨论和确认的。许多人认为 SP 不应该死（Bruppacher 等，2011）。另一种观点认为学习者需要明白每一个作为或者不作为都会影响到治疗接受者的生命和死亡，这一点是需要在模拟训练中体验到的（Rogers 等，2011）。

对学员的心理创伤

模拟对学员来说是有压力的。哪怕是考虑关于模拟中表现、与 SP 交谈、被录像、接收反馈，学员都会经历生理和心理双重压力。Hulsman 等人（2010）研究医学生在与 SPs 沟通时的发生的生理和心理应激，发现学习者心率、平均动脉压和心输出量增加。在这项研究中，向学生提供两个案例：病史采集和传递坏消息。首先发布坏消息的学习者会有更大的压力。

模拟环境应该是吸取和改正错误的安全学习场所。有些压力是好的，提升了对情景的认识并对学习者产生影响，以便于如果他们遇到类似的情况，他们能够有效而高效地行动。同时，有必要让学习者避免处于这种高压水平的情况下，会影响他们的认知能力。

在模拟社区中，有讨论关于允许模拟病人死亡（例如人体模型）可以作为案例情景下的一部分（Bruppacher 等，2011；Gaba，2013；Truog & Meyer，2013）。与所有的模拟一样，开发者需要考虑学员的水平和情景的目标。这个模拟环境需要能促进

信任与安全。如果没有提供适当的治疗，在某些情况下，允许人体模型死亡是合适的。这为学员提供了受教的时刻和学习的机会，让他们体会到自己的行动或不作为所带来的影响。这些情景练习中的重要组成部分就是，任务分配和任务汇报。任务分配对于新的学习者或者是对这类案例缺乏经验的提供者来说很重要。任务汇报对于强调和加强正确的行动，以及围绕这个案例的情感问题进行讨论是至关重要的。如果可能的话，时间表应该有足够的时间，就可以用所学的东西进行第二次模拟，这样学员们就可以带着积极的结果离开。

Corvetto 和 Taekman（2013 年）回顾文献去调查关于人体模型死亡的问题。难道只有模拟目标是人体模型死亡时才能发生么？或者是人体模型是否应该意外死亡？关于人体模型死亡的最大关注点就是学员的心理安全问题和他们的学习成果。罗杰斯等人（2011 年）发现他们与医学生在一起工作时，"病人"的死亡给学生提供了反思死亡的机会，以及如何转化到实际临床环境中。

临床医生很少接受到处理死亡、濒死和临终问题的培训或经验。在安全的环境中提供机会来体

专家角

模拟死亡

伊格纳西奥德尔德，MD，PhD
西班牙模拟保健协会创始人和首届主席

桑德拉回到了模拟中心，3 年前她在这里完成了最后的训练课。在课程介绍中，她说"我很清楚记得那个房间，3 年前我在这里，我的病人死了"。这番话吸引了我的注意，我意识到模拟临床情景中死亡对学员的影响。从教育者的观点来看，有两种死亡发生的情景类型：①教育者事先知道，不管学员的决定是什么；②由于学员表现不好，当情景模拟结束时患者意外死亡。当学习者谈到患者在模拟场景中死亡时，有着以上的两种观点。作为临床教育工作者，我们有责任在课程中解决这个死亡问题，并且要意识到这可能对我们的学员有影响。模拟环境中的死亡可以在三个不同的域中产生影响。

1. 对学员的影响——"我不是一个好的临床医生，我不配和病人一起工作。"
2. 对学习目标的影响——死亡会分散其他重要

的学习目标。

3. 对学员心理安全的影响——"我感到悲伤和沮丧。"

对于模拟场景死亡对学员影响的更深入理解，使我有着一定的个人洞察力。因为我总是知道模拟场景是否会以死亡结束，如果死亡将成为当天的话题之一，我会让学习者提前知道死亡。有时也有一种情况，学习者的表现很差，可能会导致死亡，但在这种情况下，我会选择在死亡前完成模拟。在我看来，以意外和未宣布的死亡结束这个模拟场景的风险是，这会将注意力偏离预期的学习目标。当我对学习者的表现感到担忧或者失望时，我会在总结报告中明确讨论这个问题，帮助学习者理解他们行为的后果，支持他们在未来中提升自我表现。

验这些问题，能够让学员练习高难度的技巧，这在他们的培训中可能不会遇到此类情况。Leavy 等人（2011）评估了学生对参与模拟病人死亡的好处的看法，以及处理情绪的总结报告的有效性。他们认为学生学习处理焦虑情绪的过程是有益的并且形成应对技巧。

模拟死亡对于学员和教员来说都是一门重要而困难的教学策略。而且"必须扎根于尊重教学方式的合理的伦理原则，围绕病人安全和跨专业合作促进非惩罚性培养，并且考虑到学员的健康"（Bruppacher 等，2011，第 317 页）。

案例

第三年的医学生即将进入模拟中心进行年底考试。其中一站是把乳腺癌复发的坏消息告一位年轻的女性。SP 协调员雇佣了一些女性去扮演这位患者。其中一个 SP 在这段时间脱离了角色。只是后来协调员了解到，SP 的妹妹，38 岁，近期死于乳腺癌，并留下两个小孩。

对 SPs 的心理危害

SPs 被归类为另一种模拟方法或技术，就像人体模型与虚拟现实。然而，SPs 是人类，作为人类，他们有情感和感受，并且扮演病人的角色。这种培训和评估方法为学员提供了与人练习交流的机会。学员有机会练习如何传递坏消息，并且检验怎么样做对患者和家属有效，怎么样做帮助不大。学员有机会得到如何传递消息的反馈并且有机会观看他们表现的记录，进而反思它的感受和他们做得好的地方，以及他们如何在下一次采取不同的沟通方式。

根据情节不同，SP 可能会表现出：拒绝、眼泪、愤怒，甚至惊叫，可能会一次又一次的接收消息，让每一个学习者传递同样的坏消息。为了不同的学习者，SP 需要不断地进入角色，并且承担这个不好消息带来的"负担"。

当扮演一个困难或充满情绪的病人或家属的时候，SP 工作的一个关键部分是，提供准备支持。进入角色并且保持可能会令人精疲力竭。SP 经常会扮演他们需要描绘的人物角色，并且需要时间在案例结束后才能摆脱角色。所有的表演结束后，需要有人进行登记，这很重要，当 SP 扮演某人收到"坏"消息或沮丧、生气等的时候更加重要。SP 可能才没有意识到，到复盘时他们还带有的情绪。

（Wallace，2007，第 257 页；见第 3 章第三节）。

与 SPs 工作时，什么是一个意外事件？一个例子就是 SP 在乳腺癌案例中变得情绪化，因为她姐姐死于乳腺癌而触发情感的波动。所有突发事件都是无法避免的，但为了尽量减少事故发生，需要根据案例对 SP 进行筛选。当决定哪种 SPs 应该表现哪种案例，询问的关键在于既往史、舒适程度和信心。一旦意外事件发生时，团队有责任处理事件并为 SP 提供支持。模拟案例在任何人中都有触发情绪的潜能。这需要一个处理情绪的计划和资源。这种情绪应该在总结报告中讨论。

泰勒（2011）讨论道德承诺避免苦难与写实的审美承诺，SPs 是训练的重要组成部分，因为需要描绘另一种痛苦（真实与非真实）。当一个 SP 描绘痛苦，他们在一些水平无法避免痛苦。使用 SPs 的一个原因是，保护真实病人免于风险和痛苦。但我们把 SPs 置于一种情景，即他们可能会因为这个写照承受了痛苦。因此，需要有一个机构随时保护和解决所有参与模拟人员生理和心理安全。

对教员的心理伤害

教师在模拟中起着重要的作用。他们不仅是内容专家，也是行为榜样。教师需要在学习、教学环境中感到安全。

案例和评论

星期三早上，急诊科组织了一个由学员、住院医师和主治医师组成的高级生命支持（ACLS）学习小组。S. 医生自 2009 年开始就没有再参与 ACLS 培训，因此并不了解指南里的相关变化。模拟训练小组发现 S. 医生依旧在使用旧版本指南的方案。针对这一情况有两方面的问题：第一，小组成员没有学习最新的指南更新；第二，有没有及时告知住院医师潜在的问题。教员失去了组员的信誉，无法向别人提供最新更新的信息，这是一个令人遗憾的事实。某人在任何时候发现了指南的更新，应该及时地提醒更新并向他人解释更新内容。如果能在开始之前提醒某位组员，则可能为他们提供一个安全级别，以供他们进行讨论。在计划某个活动之前，进行通盘考量是一个非常重要的问题。在实际操作中，学员在发现组员的失误有可能会对患者产生不利的时候，应该及时提醒。

模拟训练的目标是保证病人安全，因此学习的一个关键步骤是复盘。复盘是一种训练技能。它应该在每一次模拟训练中进行，而不是只是按忙碌的学习计划开始下一次训练之前。

为充分利用复盘，在分享什么进展顺利或者不顺利时，必须保证环境是安全的。必须明确保密。如果某个组员犯了某个错误，应该允许他们解释犯了何种错误和犯这类错误的原因。并告知学员，应该尊重生命。这是一个很好的角色建模的机会：明确自己的角色，并尽职尽责地完成。尤其重要的是，当来到现实医疗工作中时，因为有层级关系的存在，学员可能会担心出现不良后果而不敢对表现不理想的组员提出意见。模拟和总结不应该把奖赏况默置于病人安全之上。每一个参与模拟培训的学员都应该在紧要关头时刻提醒自己，提高对病人的看护水平是参加模拟培训的第一目的。

教育和教育＋研究

毫无疑问，开展模拟的教育工作者花费了大多数的时间去规划和执行各种各样的模拟，使得学员可以开始和提升他们对病人的护理。但是当教育者开始考虑进行研究提供文献资料时又将产生什么的伦理问题呢？

关于医学研究伦理学有大量的文献报道，任何想做研究的人都应该熟悉它。另外，医学研究相关的实践和规章条例，是每个医疗保健提供者都应该知道的。例如，如果这是一个位于美国的案例，是不是研究小组的每个成员都已经意识到了在现行机构审查董事会（IRB）制度下的责任？可供使用的资源种类繁多，这是美国医疗保健伦理学的基础。经典的开始是"**贝尔蒙报告**：保护研究中人类受试者的伦理原则和准则"（美国健康、教育和福利机构，1978）。除了国家要求之外，团队的成员是否知道 IRB 在他们的机构中的要求？即使研究被排除在 IRB 全面审查之外，团队成员仍需要学习当地 IRB 是怎么操作的（见第9章第三节）。

除了这些一般考虑之外，模拟研究人员还有需要询问一些的具体问题。特别是有些学习者权力的地位较低，会被巧妙地强迫参与一个研究项目，使这种模拟设置成长为一个正规的学习活动。

学员需要了解他们的预期，并且要有学习训练的知情同意使得他们继续参与。研究参与者有研究组成部分的知情同意权，最重要的是，能够退出研究。

实践中这可能意味着围绕某个特定参与者收集的数据可能不属于研究人员分析的数据的一部分。研究者中参与者退出研究的可能性必须是真实的。即使学习者正在参与任何正在被调查的练习，都必须始终强调他们的所作所为不是研究中必不可少的一部分。

其他需要研究者解决的问题是，研究所追求的究竟是什么？一些模拟研究依赖于学员的自我报告。这种类型的研究并不像通过某种评估验证的模拟研究那么有价值。特别是在模拟干预下学员进步了多少，或者学员是怎样被改变的。研究的最终目的是随着时间的推移，患者预后的转变。

能力——执照或认证

模拟已经成为评估能力的一种方法。美国心脏协会已经使用人体模型作为基础生命支持（BLS）和高级生命支持能力的认证。美国医师执照考试（USMLE）在 1999 年增加了计算机模拟病例，2004年步骤二增加了临床技能（CS）（USMLE，2007）。美国医师执照考试有三个步骤，证明一个人在医疗实践中需要的最低的知识和临床技能。步骤二临床技能"使用标准化的病人来测试医学生和毕业生收集病人信息、进行体格检查和将获得信息与患者和同事沟通的能力"（USMLE，2013）。

莱文等人（2012）讨论了将模拟用于执照和认证的前景。他们说伦理利益是很重要的。他们相信在面对"真实"病人之前使用模拟训练和评估，减少了病人接触较少经验专业人士的机会。

如何实现初学者到高级新手的进阶

规划

确保模拟能够公平和道德地进行需要从计划和准备开始。需要确定模拟的目标和目的，以确定最佳的实现预期结果的方法，并且发现何时模拟不是实现结果的最佳方法。在规划阶段，为确保安全和有效的模拟和开发成本效益比，确定所需要的资源是很重要的。

实施

准备是成功模拟经验的关键。在模拟开始时，与学习者设定期望值是很重要的。让他们签署同意书，和回答问题。在模拟过程中，提供时间去总结报告和准备应对任何意外的反应是同样重要的。

模拟团队在学习者到达之前，应该事先有一个团队鼓励，以确保一切都到位。模拟团队应该对模拟学习进行复盘，并且记录对于未来模拟如何有效和应该做什么样的改变。一个有用的技巧就是通过日记来记录模拟过程中发生的事件，去发现如何做有效和需要改进的地方。

此时，彼地：成为专家

跨专业模拟、团队合作与沟通是保证病人安全的重要组成部分。医疗是一个团队运动，但传统上我们都是在单独训练。模拟是鼓励跨专业团队合作与沟通培训的一种方法。跨专业教育合作专家小组（2011）制订了跨专业协作的核心竞争力，其中四个领域中的一个就是跨专业实践的价值或伦理。沟通和团队合作是我们所做的一切。同样，模拟团队是一个团队，可以为团队合作和沟通技巧的建模。

学术活动，包括循证研究、撰写出版文章和书籍，在缺乏同行评议的场所、博客、邮件列表等交流想法。经验丰富的模拟教育者需要分享什么有用，什么没用，还有什么问题需要被确定。与同事分享交流可以在本机构、地方、国家甚至国际机构会议，同样包括写作和出版。

模拟教育工作者对社会负有责任去研究模拟教育、确定方法和技术，帮助学员们理解和记忆概念，去识别是否掌握知识、行为、技能，以及在模拟环境中学习和实践的态度能够转化到临床工作中去。严谨的研究将影响未来的教育设计，最终导致更好的病人结局、安全和公众健康（Mcgaghie，2010；Mcgaghie 等，2012）。在一天结束时，模拟教育工作者需要去询问回答并分享——"这有什么区别吗？"

总结

医疗模拟提供了一系列技术来增加病人的安全，获得更好的病人结局。模拟工作成员包括学员和教员、病人、家庭与社会，我们有责任将伦理原则贯穿于规划、实施、报告和信息共享的始终。这样做将永远是一项进展中的工作。持续的反思和模拟实践会最终转移到深思熟虑的临床实践中去。

参考文献

Association of Standardized Patient Educators. (n.d.). *Terminology standards.* Retrieved from http://www.aspeducators.org/node/102

Beauchamp, T., & Childress, J. (2013). *Principles of biomedical ethics* (7th ed.). New York, NY: Oxford University Press.

Bruppacher, H., Chen, R., & Lachapelle, K. (2011). First, do no harm: Using simulated patient death to enhance learning? *Medical Education, 45*(3), 317–318. doi:10.1111/j.1365-2923.2010.03923.x

Calhoun, A., Boone, M., Miller, K., & Pian-Smith, M. (2013). Case and commentary: Using simulation to address hierarchy issues during medical crises. *Simulation in Healthcare: Journal of the Society for Simulation in Healthcare, 8*(1), 13–19. doi:10.1097/SIH.0b013e318280b202

Corvetto, M., & Taekman, J. (2013). To die or not to die? A review of simulated death. *Simulation in Healthcare: Journal of the Society for Simulation in Healthcare, 8*(1), 8–12. doi:10.1097/SIH.0b013e3182689aff

Delac, K., Blazier, D., Daniel, L., & N-Wilfong, D. (2013). Five alive: Using mock code simulation to improve responder performance during the first 5 minutes if a code. *Critical Care Nursing Quarterly, 36*(2), 244–250. doi:10.1097/CNQ.0b013e3182846f1a

Emergency Nurses Association & American Academy of Emergency Medicine. (2007, December). *Mystery shoppers' in emergency department statement.* Retrieved from http://www.ena.org/SiteCollectionDocuments/Position%20Statements/Mystery_Shoppers_in_the_Emergency_Department_-_ENAAAEM.pdf

Gaba, D. (2013). Simulations that are challenging to the psyche of participants: How much should we worry and about what? *Simulation in Healthcare: Journal of the Society for Simulation in Healthcare, 8*(1), 4–7. doi:10.1097/SIH.0b013e3182845a6f

Hallenbeck, V. (2012). Use of high-fidelity simulation for staff education/development: A systematic review of the literature. *Journal for Nurses in Staff Development: JNSD: Official Journal of the National Nursing Staff Development Organization, 28*(6), 260. doi:10.1097/NND.0b013e31827259c7

Hulsman, R., Pranger, S., Koot, S., Fabriek, M., Karemaker, J., & Smets, E. (2010). How stressful is doctor-patient communication? Physiological and psychological stress of medical students in simulated history taking and bad-news consultations. *International Journal of Psychophysiology: Official Journal of the International Organization of Psychophysiology, 77*(1), 26–34. doi:10.1016/j.ijpsycho.2010.04.001

Interprofessional Education Collaborative Expert Panel. (2011). *Core competencies for interprofessional collaborative practice: Report of an expert panel.* Washington, DC: Interprofessional Education Collaborative.

Kobayashi, L., Shapiro, M., Sucov, A., Woolard, R., Boss, R., Dunbar, J., ... Jay, G. (2006). Portable advanced medical simulation for new emergency department testing and orientation. *Academic Emergency Medicine: Official Journal of the Society for Academic Emergency Medicine, 13*(6), 691–695.

Leavy, J. D., Vanderhoff, C. J., & Ravert, P. K. (2011). Code simulations and death: Processing of emotional distress. *International Journal of Nursing Education Scholarship, 8*(1), 1–13.

LeBlanc, D. (2008). Situated simulation: Simulation to the clinicians. In R. Kyle & W. Murray (Eds.), *Clinical simulation: Operations, engineering and management* (pp. 553–557). New York, NY: Elsevier.

Levine, A., Schwartz, A., Bryson, E., & Demaria, S. (2012). Role of simulation in US physician licensure and certification. *The Mount Sinai Journal of Medicine, New York, 79*(1), 140–153. doi:10.1002/msj.21291

McGaghie, W. (2010). Medical education research as translational science. *Science Translational Medicine, 2*(19), 19cm8. doi:10.1126/scitranslmed.3000679

McGaghie, W., Issenberg, S., Cohen, E., Barsuk, J., & Wayne, D. (2012). Translational educational research: A necessity for effective health-care improvement. *Chest, 142*(5), 1097–1103. doi:10.1378/chest.12-0148

Miller, D., Crandall, C., Washington, C., & McLaughlin, S. (2012). Improving teamwork and communication in trauma care through in situ simulations. *Academic Emergency Medicine, 19*(5), 608–612. http://dx.doi.org/10.1111/j.1553-2712.2012.01354.x

Miller, G. (1990). The assessment of clinical skills/competence/performance. *Academic Medicine: Journal of the Association of American Medical Colleges, 65*(9 Suppl.), S63–S67.

Patterson, M. D., Blike, G. T., & Nadkarni, V. M. (2008). In situ simulation: Challenges and results. In K. Henriksen, J. B. Battles, M. A. Keyes, & M. L. Grady (Eds.), *Advances in patient safety: New directions and alternative approaches: Vol. 3. Performance and tools.* Rockville, MD: Agency for Healthcare Research and Quality Retrieved from http://www.ncbi.nlm.nih.gov/books/NBK43682/

Patterson, M. D., Geis, G. L., Falcone, R. A., LeMaster, T., & Wears, R. L. (2013). In situ simulation: Detection of safety threats and teamwork training in a high risk emergency department. *BMJ Quality & Safety, 22,* 468–477. doi:10.1136/bmjqs-2012-000942

Pott, L. (2008). The invisible standardized patient. In R. R. Kyle & W. Murray (Eds.), *Clinical simulation: Operations, engineering, and management* (pp. 379–383). New York, NY: Elsevier.

Rethans, J., Gorter, S., Bokken, L., & Morrison, L. (2007). Unannounced standardised patients in real practice: A systematic literature review. *Medical Education, 41*(6), 537–549. doi:10.111/j.365-2929.2006.02689.x

Rhodes, K. (2011). Taking the mystery out of "mystery shopper" studies. *The New England Journal of Medicine, 365*(6), 484–486.

Rodgers, D. L. (2007). *High-fidelity patient simulation: A descriptive white paper report.* Retrieved from http://sim-strategies.com/downloads/Simulation%20White%20Paper2.pdf

Rogers, G., de Rooy, N., & Bowe, P. (2011). Simulated death can be an appropriate training tool for medical students. *Medical Education, 45*(10), 1061. doi:10.1111/j.1365-2923.2011.04027.x

Rosen, M. A., Hunt, E. A., Provonost, P. J., Federowicz, M. A., & Weaver, S. J. (2012). In situ simulation in continuing education for the health care professions: A systematic review. *Journal of Continuing Education in the Health Professions, 32*(4), 243–254.

Shemanko, G. S. & Jones, L. (2008). To simulate or not to simulate: That is the question. In R. R. Kyle & W. Murray (Eds.), *Clinical simulation: Operations, engineering, and management* (pp. 77–84). New York, NY: Elsevier.

Siminoff, L., Rogers, H., Waller, A., Harris-Haywood, S., Epstein, R., Cario, F., . . . Longo, D. (2011). The advantages and challenges of unannounced standardized patient methodology to assess healthcare communication. *Patient Education and Counseling, 82*(3), 318–324. doi:10.1016/j.pec.2011.01.021

Society for Simulation in Healthcare. (n.d.). *What is simulation?* Retrieved from http://ssih.org/about-simulation

Taylor, J. (2011). The moral aesthetics of simulated suffering in standardized patient performances. *Culture, Medicine and Psychiatry, 35*(2), 134–162. doi:10.1007/s11013-011-9211-5

Truog, R., & Meyer, E. (2013). Deception and death in medical simulation. *Simulation in Healthcare: Journal of the Society for Simulation in Healthcare, 8*(1), 1–3. doi:10.1097/SIH.0b013e3182869fc2

U.S. Department of Health, Education, and Welfare. (1978). *The Belmont report: Ethical principles and guidelines for the protection of human subjects of research* (Publication No. (OS) 78-0012). Washington, DC: U.S. Government Printing Office.

United States Medical Licensing Examination. (2007). *United States medical licensing examination: Comprehensive review.* Retrieved from http://www.usmle.org/cru/updates/2007-08.html

United States Medical Licensing Examination. (2013). *United States medical licensing examination: Step 2 CS.* Retrieved from http://www.usmle.org/step-2-cs/

Vanlaere, L., Timmermann, M., Stevens, M., & Gastmans, C. (2012). An explorative study of experiences of healthcare providers posing as simulated care receivers in a "care-ethical" lab. *Nursing Ethics, 19*(1), 68–79. doi:10.1177/0969733011412103

Wallace, P. (2007). *Coaching standardized patients for use in the assessment of clinical competence.* New York, NY: Springer.

Wheeler, D. S., Geis, G., Mack, E. H., LeMaster, T., & Patterson, M. D. (2013). High-reliability emergency response teams in the hospital: Improving quality and safety using in situ simulation training. *BMJ Quality & Safety, 22,* 507–514. doi:10.1136/bmjqs-2012-000931

Ziv, A., Wolpe, P. R., Small, S. D., & Glick, S. (2003). Simulation-based medical education: An ethical imperative. *Academic Medicine, 78*(8), 783–788.

第9章

研 究

第一节

....

医疗模拟研究

Marjorie Lee White, MD, MPPM, MA; Dawn Taylor Peterson, PhD

作者简介

MARJORIE LEE WHITE，阿拉巴马大学伯明翰分校儿科急诊医学系儿科学副教授，兼任阿拉巴马州儿科模拟中心医疗主任。在过去的 7 年里，她一直热衷于模拟研究，并担任几个多中心模拟研究的现场协调员。

DAWN TAYLOR PETERSON，教学设计博士，教育专业学位和教育文学硕士学位，阿拉巴马州儿童模拟中心模拟教育与研究的主任，负责协调和追踪该中心的研究项目，包括多中心国际研究。

摘要

本节主要介绍研究的过程，概述了基本的研究概念、策略和方法（例如定量、定性和混合方法），并提供了迄今为止模拟领域的应用实例。高质量的研究不仅需要研究过程中的知识，也需要关注发展支持活动的结构。本节实际上可能不够全面，但是力求提供一个总体框架和额外资源，使人们能够更加深入地理解。

案例

监督者走到模拟项目的新主管面前，并询问即将开展的研究项目的计划。这位新主管的老板建议他向董事会汇报该项目的学术生产力。董事会感兴趣的是，该项目对模拟教学的影响及其是否能发表教育相关的学术文章。一位董事会成员认为，唯一值得发表的研究是随机对照试验，而另一位认为模拟教学活动最好用定性方法来探索。新的主任想知道他是否有时间、资源和能力开始研究。他还想知道什么样的方法和资源有助于研究项目的启动。

主题

基于模拟教育研究的一般概念

研究是指对材料和来源进行系统地调查和研究，以建立事实并得出新的结论（Oxford English Dictionary, 2013）。基于模拟的教育研究应该遵循公认的研究方法。研究通常开始于精心设计的问题，通过文献检索而知，并且有明确的研究建议。随着研究的进展，选择适当的研究方法。

本节的目的是概述研究中经常遇到的概念，以及对研究中常用的方法进行简单描述。任何一节都不能提供所有的信息，因为研究是多方面努力的结果。

最近，人们一直在努力建立一个框架，以帮助教学者概念化重要的研究工作。Cook 等人按目的描述了三种研究分类：描述、论证和说明。描述性的研究不包括统计结果数据，而是试图提供解释性信息；论证性的研究试图回答新的干预措施是否有效；说明性研究回答了概念框架内问题的缘由（Cook 等，2008）。

常用的研究概念：假设、变量、风险、可靠性和有效性

从根本上说，研究包括提出**假设**和测量变量，以便更好地了解具体情况并得出结论。假设是一种陈述，总结了研究的元素，包括样本、**设计**、预测和结果变量。假设的目的是，为试验的重要性和推论奠定基础。假设往往来源于研究问题，变量是被研究对象的一种可测量的特征（American Educational Research Association 等，1999）。例如，在模拟研究中，研究变量可能依靠团队合作，以团队协作的方式来测量。对于研究者来说，注意混杂变量也是至关重要的。混杂因素是统计模型中的一个随机变量，它与因变量和自变量相关（正或负）。在模拟环境中有很多可能的混杂变量，例子可能包括环境保真度的水平和参与者过去的经历。

风险是用来描述某一特定时间段里发生潜在不良后果的一个术语。关注和了解统计风险中的两个主要来源是至关重要的。当一个实际上错误的论点成立时，即为 Ⅰ 类错误，Ⅰ 类错误相当于一个"假阳性"检测结果。当一个正确的论点不成立时，即为 Ⅱ 类错误，Ⅱ 类错误相当于一个"假阴性"检测结果。早期关注统计重要性的问题，最好由一位统计分析专家解决，包括效能分析、样本量计算以及统计学和临床、教育意义之间的关系。（McGahie 等，2006；Yarris 等，2012）。

信度和效度是研究中需要理解的两个重要的概念。当测量一个特定的变量时，重要的是要确保所测的变量是你想测的变量。这样你就确保了有效性。如果可以重复，那么认为这个检测是可靠的。在描述可靠性和有效性时，人们提出了一个论据来支持这些观点，并建立案例（Kazdin，1995）。研究中使用的三种主要的一致性测量工具包括：检测者间、检测 - 再次检测或检测者内以及内部一致性。检测者间一致性，是指多个检测者看待同一事件给出相似的评分。根据数据的特点，来报告一致性的统计指标（例如 Cohen's kappa 系数、Kendall 系数和组内相关）。检测 - 再次检测或检测者内一致性，评价个人随时间变化而变化，并提供了关于稳定性的估量。内部一致性是衡量项目好坏的标准。一般情况，我们将 Cronbach's alpha 系数或者 Kuder-Richardson 值作为评价内部一致性的标准（Downing，2004；Messick，1989）。

有多种类型的有效性，可能需要在设计研究时加以解决。在建立起可靠的数据之前，不可能得出有效的论证。提供有效证据来源或类型的新框架描述了内容、内部结构与其他变量的关系以及对过程和结果的反应。研究者应该使用不同类型的有效性来建立有效的论证。内容有效性可以通过专家审查和使用已发表的文献来解决。内部结构与一致性指标相重叠。与其他变量的关系可以通过相关系数来确定。反应过程参数体现了学习者的推理和思维。处理结果可以提供证据，支持有效性，或者能检测有损有效性的原因（Downing，2003；Kane，2006；Messick，1989）。这些概念在模拟环境中的应用增加了复杂性。有效地用于教育研究的工具，不一定在新的研究条件下进行过验证。研究人员可能需要特别注意模拟本身的可靠性和有效性。

定量、定性和混合方法

研究方法的目的是阐明数据收集、分析和分布的规律，从而得出结论。定性和定量的方法是一个连续统一体。通常认为，**定性研究**着重使用文字和开放式问题，而**定量研究**侧重于封闭式问题和数字。**混合方法**研究则被认为是两种方法的组合，位于定量和定性方法之间。接下来的三部分更深入地讨论定量、定性和混合方法的研究，包括基于模拟教育研究的实例。

定量方法

定量研究是通过检验各变量之间的关系来验证假设的一种方法。这种关系是用统计程序检验和分析的（Creswell，2009）。当使用定量方法时，研究者常常在仪器或通过测试收集数据，使用统计分析并解释这些数据。定量方法中的假设是研究者对他们预期结果的预测。变量是个人或者组织的特征，可以被测量和观察。更具体地说，自变量是原因、诱因或者影响结果的变量；因变量是结果，或者自变量导致的结果。控制变量是研究人员评估的自变量，因为它们有可能影响因变量。定量的方法主要用在**实验性**和**非实验性研究**中。在实验研究中，研究者处理自变量并观察其效果。在非实验研究中，不处理变量，但是试图去理解因果关系或者相关性。

在模拟研究中使用实验设计的例子不胜枚举。2005 年 Wayne 等发表了他们的随机试验结果，该

试验在模拟环境中将接受高级生命支持训练的内科学学员作为对照。在该试验中所有的受试者都有一个基线评估，然后随机进行干预（例如，在模拟器上进行训练），然后交叉接受干预（Wayne 等，2005）。在 2009 年，Barsuk 等报道了他们对中心静脉穿刺置管的教育干预的观察性队列研究的结果。值得注意的是，该研究小组的成员也将定量研究的方法应用到多种其他的临床操作，包括腰椎穿刺、胸腔穿刺、腹腔穿刺、血液透析置管和心肺的实验技能。2012 年，Schroedl 等人发表了他们的成果，证明了以模拟为基础的培训改善了 ICU 病人的护理（Schroedl 等，2012）。2012 年，Seybert 等人报道了一项随机交叉研究，其中药学学生随机接受基于问题的学习课程或者基于模拟的学习课程，并对学生进行知识和临床思维的评估（Seybert 等，2012）。

在教育研究中使用随机对照试验已经报道了一些重大问题（Krupat，2010）。尽管随机化是减少偏移的有力工具，但是教育研究中随机对照试验的批评家指出，通常很难判断干预是否与结果有关，或者是否存在"因果混淆"（Sullivan，2011）。

Shrader 等人的工作发现了一个非实验性、定量方法的实例。该团队试图去探讨在模拟环境中跨专业团队合作能力、态度和临床结果之间的关系。研究小组使用几个表格进行调查和评估。（Shrader 等，2013）。

定性方法

定性研究有赖于定性数据的收集，主要遵循探索性的科学方法。定性研究方法常常使用访谈和观察的开放式问题。从业者分析文本和图片，并为这些数据开发**编码**计划。结果往往是主题和模式的解释。在对一个主题或现象知之甚少，并且旨在对其进行更多的了解的时候，使用定性分析（Creswell，2009；Denzin & Lincoln，1994；Strauss & Corbin，1999）。

以下是五种常见的定性研究：①人种学；②个案研究；③**扎根理论**；④现象学；⑤叙事研究（Johnson & Christensen，2010）。基础理论和叙事研究是教育研究中使用最广泛的方法。有人认为，基础理论比以前使用更频繁，正在为实现探索更多重要问题的方法提供帮助（Watling & Lingard，2012）。

最近的一个定性分析的例子是费城儿童医院

模拟、前沿教育和创新中心的一个小组的实例。该小组试图研究教师在模拟环境下的教育动机。该研究小组设计了一个剧本，进行了访谈，开发了一个编码模式，并报告了数据中出现的主要的题目（Deutsch 等，2013）。

混合方法

在这一领域，从业者使用开放和封闭式问题来开发多种形式的数据。可以使用统计和文本分析，也可以报告两者的信息。混合方法研究人员采用定量和定性集合的概念和方法（Schifferdecker & Reed，2009）。目的是使用不同的研究方法收集多组数据，使结果效能最大化和误差最小化（Lincol & Guba，1985）。

Michener 应用健康科学研究所的教育家们进行一种混合方法评估，其中包括调查评估和定性焦点小组，来评估新课程中加入的模拟。他们发现加入模拟后，学员在临床实践中有显著的提高（Bandali 等，2012）。

如何做……

Huggett 等人描述了协作在教育研究中的重要性，强调了规划、实施和传播结果的重要性（Huggett 等，2011）。

准备

研究首先从一个可以用简短的词语描述的主题开始。专家建议，尽早制订一个工作目录有助于专注于这一主题。研究问题的发展是一个额外的早期步骤。PICOT 记忆，需要详述人群、干预、对照干预、结果和时间，这有助于专注于一个研究问题（Brian，2016）。另外，Hulley 等人认为，书写 FINER MAPS（可行的、有趣的、新颖的、伦理的、相关的、可控的、合适的、可发表的、系统的）教育研究问题也可能有助于建立一个成功的团队（Hulley，2007）。

基于模拟的教育研究的成功项目常常开发出具有各种专业技能的研究团队。最初的研究人员很好地得到了有经验者的帮助。在图书管理员的帮助下，进行彻底的文献检索是研究过程中有效的第一步。文献综述为研究的重要性提供了一个框架，并为研究问题和假设提供方向。Maggio 等人（2011）已经描述了理想文献研究的 10 要素。强

医疗模拟研究

David M. Gaba, MD
医疗模拟创始主编

首先，我想再次强调一下我定义的并在 9.2 章提到的概念，模拟相关的研究包括模拟模拟研究（例如它的技术、教学方法、影响和结果）和使用模拟作为工具来学习其他重要事情的研究（例如临床表现、决定策略、临床过程和医疗设备的人为因素）。

本章提出的另一个应该重新思考的问题是，关于或使用模拟的"学术"比"研究"的一般概念更广义。工艺的改进、课程的创新和模拟的应用是严格和意义深远，但是不一定是研究。此类活动的传播工具可能包括在同行评审的索引期刊中出现的文章之外的模式。

尽管如此仍存在一个事实：对模拟团队和所有的医疗团队来说学术的金标准是发表研究文章、系统综述或者重大的新理论或经同行评议索引期刊的概念文章。这是因为这些期刊依靠外部审稿人和内部编辑的仔细审查。这样的同行评审过程既容许严格审查，以面不断提高的学术标准，又能灵活地包含创新和新颖的概念、理论或经验工作。对于由我编辑的杂志，医疗模拟（SiH），它是医疗模拟协会的官方杂志。评审过程由我和九个副编辑之一审阅。对于值得进一步审查的手稿，审稿人是从已审核的专业知识团队中选择出来的。

尽管根据医疗模拟的不同方面，根源可追溯到 20 世纪 60 年代、70 年代和 80 年代，在过去的十年中飞速增长，取得了重大的创新和学术成果。这提高了学术工作的标准。10 年或 20 年前新颖的活动在今天看来是普通的。研究学习成果的最低 Kirkpatrick 水平——学习者的反应，"自我效能"或"自信"——通过简单的测试测量的知识（例如，多项选择）不再是有意义的学术，除非模拟的应用非常新颖和创新。没有好的对照组，或者"前后"没有对比的研究也不太可能像多年前一样的感兴趣。

感谢 William McGahie 博士（来自西北大学，现在在洛约拉大学），对我有额外的帮助，模拟领域已经适应了"翻译研究"模式和命名生物医学和临床医疗。"T1"级是指在模拟过程中测量临床性能的研究。"T2"级是在实际的临床护理中观察到的现象。"T3"是关于病人的结果实际上是否改变了（T3 是关于这种改变是否是值得的）。在"执行力科学"的讨论中我增加了另外的标准——创新如何传播（T4）在工作场所如何被采用（T5），在人口健康中产生怎样的广泛变化（T6）。今天尝试的许多学术是在 T0 到 T1 水平。在 T2 和 T3 水平尝试取得了小小成功——其中大部分都是关于非常局限的临床应用，并发症是众所周知的，我们已经进行常规监测，而且模拟的干预也是有限的。这样成功的典范是关于中心静脉置管的 T1、T2、T3 研究模拟。但是，"攀登 T 阶梯"对任何申请都是很难的。对于病人护理的很多方面，对临床表现和病人预后进行强有力的研究是不可能的。在 SiH 2010 年 2 月发表的社论，我解释说这样的研究是"纸面上"的设计，但这些研究样本大、历时长、设计复杂，因此价格昂贵，在实践中没有长期的"雄厚资金"，是无法实现的。为了测试药物，制药公司可以提供雄厚的资金和眼界，因为当他们找到一个畅销药物，可以为公司数赚取十亿美元。模拟研究没有这类雄厚资金。

一方面，我们的团队应该继续努力提高学术水平；与此同时，在医疗保健方面了解及教育我们的临床和行政同行，关于什么样的事实可能在 1A 水平的证据被证明（即多个随机对照试验）和什么不可能在 1A 水平证据被证明。我注意到，航空（或核能）没有像"循证证据"这样的数据，以表明模拟可以拯救生命，保护飞机，或者节省发电厂。而且，他们几乎永远不会有"循证证据"，因为没有人愿意参加"无模拟"的对照组。

因此，我们领域的学术可以而且应该在严谨性、创新性、新的应用和方法方面得到发展。我们应该更加努力的理解模拟如何工作以及如何更好的进行模拟。我们也可以以利用模拟的力量作为一种工具来研究临床过程和临床医生的表现。这些方法可能会对医疗服务产生巨大的影响（也可能是徒劳），就像试图证明模拟培训能拯救心脏、大脑或生命一样。

有力的文献搜索包括搜索不止一个数据库，而且不局限于单一学科的数据库。他们常使用**医学主题词（MeSH 主题词）**，包括布尔运算符的使用。可以考虑的数据库包括通过 PubMed 的 MEDLINE、ERIC、CINAHL、Web of Science、PsycINFO、ABI Inform 和 SocINDEX。

在发现一个研究问题并进行文献检索之后，下一步就是设计一个研究方案。一份详细的书面研究方案可以消除研究团队关于概念的分歧，并预见数据收集和分析过程中可能出现的问题。一份研究方案应该包括：①标题；②问题陈述；③目的陈述；④研究问题、假设或目标；⑤文献综述；⑥方案；⑦时间表。一旦方案形成，团队就可以在获得适当的权限和批准后开始工作（见第 9 章第三节 IRB 相关活动的指导）。有多种资源可以为研究方案的确定提供逐步的协助（Fraenkel & Wallen，2000；Gall 等，1996；Guyatt & Rennie，2007；Hanson，2006；Haynes 等，2005；Linn & Gronlund，2000）。

避免陷阱

已发表的文章描述了基于模拟的教育研究的缺陷，可以通过周密的计划加以避免。McGaghie 等人（2006）指出文献检索不足（通常局限于单一专业），缺乏对研究设计的认识，缺乏对可靠性和效能的关注，以及不一致的统计报告特征。当有重大人员变动时，作者身份需要早期讨论和更改。大部分的出版物需要认证作者已经充分参与了这项研究，通常是多个阶段，包括构思、设计、数据分析和解释及手稿的起草和修订。

在研究开始之前，但必须在编写最后报告的阶段，知识产权的问题需要完美解决。一些资助的研究可能为机构或组织实施进行。通常，研究的结果和报告将成为启动组织的基础，报告可能必须以特定的格式或为特定的读者编写，比如支持政府的倡议。此外，一些基金组织要求与监管机构一起开展工作。

结果发布

宣传基于模拟的研究有很多可能的场所和方式。全球范围内的模拟协会包括医疗模拟协会（SSH）、标准化病人教育协会（ASPE）、医疗模拟实践协会、临床模拟和学习国际护士协会（INACSL）和欧洲模拟医疗应用协会（SESAM）。举几个例子，召开会议可以展示原创研究的创新性。另外，一般的教育会议，比如美国护士协会（ANA）年度质量会议、国际护理研究国会和美国医学院协会（AAMC）医学教育研究会议，可能是提出原始研究的地方。许多专业协会都有小组和会议，喜欢教育相关的研究。这些亚专科小组往往有模拟兴趣小组，从中可能形成研究网络。可能对模拟教育研究结果感兴趣的期刊列表参见附录 A。Kardong-Edgren 等人也为模拟研究提供了框架。

此时，彼地：如何继续改进或者保持我现有的成果？

成功的项目体系和出版教育研究已经发展出一支经验丰富的教师队伍，可以指导一个研究团队，包括研究设计、统计学和教育理论方面的专家。此外，许多机构体系在限定时间内为学术活动提供教员，并提供了当地的启动基金。在一些机构，鼓励教育奖学金用于学术活动（Thomas 等，2004）。

研究问题的细化

正如 Cook 等人建议的，从精心设计的问题开始，试图回答多个描述性问题是很重要的。此外，如果合适的话，对于高级研究人员来说，保证在辩证研究之前先做说明研究将是非常重要的（Cook 等，2008）。另外，Haji 等人近期的研究描述了模拟研究的一个新的命名方法，这对于发展研究问题是可能有所帮助的。这一研究团队的工作支持进一步地将基于模拟医学教育研究细化为两个范畴：基于模拟教育（SBET）和模拟加强教育和训练（SAET）。在 SBET，初学者的经验发生在模拟的环境中，结果的评估出现在模拟的情景中。在 SAET，模拟与其他教育机会相结合，可以在多个环境中评估结果，可包括行为改变和（或）病人影响（Haji 等，2013）。额外的工作还关注评估基于模拟的研究工作成本的重要性，并提出了计算和报告成本的模型（Zendejas 等，2013）。将成本信息纳入未来的研究是一项先进的功能。另外，高级研究人员还可能考虑在 T2 或 T3 水平上研究更高层次的平移科学。T2 研究的重点是将病人水平的努力转化为指导方针。T3 研究将设计医疗服务或者社区参与，以改善个人和整个社会的健康状况（McGaghie 等，2012）。

团队发展

成功的研究团队成员可以在项目之外找到，也可以在组织内部培养。无论是在组织内部还是外部寻找专业领域的专业人员，都可能扩大可用资源的范围。如果找不到团队成员，在全国或者模拟相关的会议中都有相关的培训课程。

确保长期支持

众所周知，大部分医疗保健教育研究没有正式资助（Reed 等，2005）。另外，已出版的医学教育研究的质量与经费独立相关（$P<0.05$）（Reed 等，2007）。基于模拟的教育研究有多种可能的资金来源。地方机构往往有支持教育和／或创新主动性的机制。在美国，比如 Josiah Macy, Jr. 基金会、Kellogg 基金会和 Robert Wood Johnson 基金会，有支持临床教育研究的证明记录。联邦基金虽然有限，但是也可用。模拟教育研究可能的资金来源的建议详见附录 B。

多中心协作

就像在临床研究中一样，可建立多中心研究网络基金会，来探讨医学模拟教学的方案。一个特别活跃的群体的例子是 INSPIRE——基于模拟的儿童创新、研究和教育的国际网络（www.inspiresim.com）。这样的研究网络的成员可以组合资源并收集更大的样本量，以解决迄今为止在研究中存在的一些统计的局限性（Cheng 等，2011）。

总结

病例结论：新的主任决定将小型混合方法的研究作为开始。他招募了来自大学的研究伙伴，包括教学设计、统计学和研究工具生成方面的专家。他安排每周的研究会议，开始提出想法和检索文献。他还申请了地方的创新基金以支持他的工作，并计划参加当地的论坛。

研究是一个严格的、多方面的过程。这个模拟研究旨在衡量人的表现，而且技术则为这一过程增加了额外的复杂性。关注数据的统计、研究问题和假设生成以及团队的动态对成功至关重要。基于模拟教育的研究可以利用定性、定量或混合方法。有很多的资源可以帮助实现目标。然而，研究过程的基本原则不变，增加知识的机会是无限的。

参考文献

American Educational Research Association, American Psychological Association, & National Council on Measurement in Education. (1999). *Standards for educational and psychological testing*. Washington, DC: American Educational Research Association.

Bandali, K. S., Craig, R., & Ziv, A. (2012). Innovations in applied health: Evaluating a simulation-enhanced, interprofessional curriculum. *Medical Teacher, 34*(3), e176–e184.

Barsuk, J.H., Cohen E.R., Feinglass J., McGaghie W.C., Wayne, D.B. (2009). Use of simulation-based education to reduce catheter-related bloodstream infections. *Archives of Internal Medicine,* 169, 1420–1423.

Brian, H. R. (2006). Forming research questions. *Journal of Clinical Epidemiology,* 59, 881–886.

Cheng, A., Hunt, E. A., Donoghue, A., Nelson, K., Leflore, J., Anderson, J., ... Nadkarni, V. (2011). EXPRESS—examining pediatric resuscitation education using simulation and scripting: The birth of an international pediatric simulation research collaborative—from concept to reality. *Simulation in Healthcare,* 6, 34–41.

Cook, D. A., Bordage, G., & Schmidt, H. G. (2008). Description, justification and clarification: A framework for classifying the purposes of research in medical education. *Medical Education,* 42, 128–133.

Creswell, J. W. (2009). *Educational research: Planning, conducting and evaluating quantitative and qualitative research* (3rd ed.). Upper Saddle River, NJ: Merrill.

Denzin, N., & Lincoln, Y. (1994). *Handbook of qualitative research*. Thousand Oaks, CA: SAGE.

Deutsch, E. S., Orioles, A., Kreicher, K., Malloy, K. M., & Rodgers, D. L. (2013). A qualitative analysis of faculty motivation to participate in otolaryngology simulation boot camps. *The Laryngoscope, 123*(4), 890–897.

Downing, S. M. (2003). Validity: On the meaningful interpretation of assessment data. *Medical Education,* 37, 830–837.

Downing, S. M. (2004). Reliability: On the reproducibility of assessment data. *Medical Education,* 38, 1006–1012.

Fraenkel, J. R., & Wallen, N. E. (2000). *How to design and evaluate research in education* (4th ed.). Boston, MA: McGraw Hill.

Gall, M. D., Borg, W. R., & Gall, J. P. (1996). *Educational research: An introduction* (6th ed.). White Plains, NY: Longman.

Guyatt, G., & Rennie, D. (2007). *User's guide to medical research: A manual for evidence-based clinical practice* (3rd ed.). Chicago, IL: AMA Press Printing.

Haji, F. A., Hoppe, D. J., Morin, M. P., Giannoulakis, K., Koh, J., Rojas, D., & Cheung, J. J. H. (2013). What we call what we do affects how we do it: A new nomenclature for simulation research in medical education. *Advances in Health Sciences Education, 19*(2), 273–280.

Hanson, B. P. (2006). Designing, conducting and reporting clinical research: a step-by-step approach. *Injury, 37*(7), 583–594.

Haynes, R. B., Sackett, D. L., Guyatt, G. H., & Tugwell, P. (2005). *Clinical epidemiology: How to do clinical practice research* (3rd ed.). New York, NY: Lippincott Williams & Wilkins.

Huggett, K. N., Gusic, M. E., Greenberg, R., & Ketterer, J. M. (2011). Twelve tips for conducting collaborative research in medical education. *Medical Teacher, 33*(9), 713–718.

Hulley, S. B. (2007). Conceiving the research question. In S. B. Hulley, S. R. Cummings, W. S. Browner, D. G. Grady, & T. B. Newman (Eds.), *Designing clinical research* (3rd ed.). Baltimore, MD: Williams & Wilkins.

Johnson, R. B., & Christensen, L. B. (2010). *Educational research: Quantitative, qualitative, and mixed approaches* (4th ed.). Thousand Oaks, CA: SAGE.

Kane, M. T. (2006). Validation. In R. L. Brennan (Ed.), *Educational measurement* (4th ed., pp. 17–64). Westport, CT: Praeger.

Kardong-Edgren, S., Gaba, D., Dieckman, P., & Cook, D. A. (2011). Reporting inquiry in simulation. *Simulation in Healthcare, 6*(7), S63–S66.

Kazdin, A. E. (1995). *Methodological issues and strategies in clinical research*. Washington, DC: American Psychological Association.

Krupat, E. (2010). A call for more RCTs (research that is conceptual and thoughtful). *Medical Education, 44*(9), 852–855.

Lincol, Y. S., & Guba, E. G. (1985). *Naturalistic inquiry*. Newbury Park, CA: SAGE.

Linn, R. L., & Gronlund, N. E. (2000). *Measurement and assessment in teaching* (8th ed.). Upper Saddle River, NY: Merrill, Prentice Hall.

Maggio, L. A., Tannery, N. H., & Kanter, S. L. (2011). Reproducibility of literature search reporting in medical education reviews. *Academic Medicine,* 86, 1049–1054.

McGaghie, W. C., Issenberg, S. B., Cohen, E. R., Barsuk, J. H., & Wayne,

D. B. (2012). Translational educational research: A necessity for effective health-care improvement. *Chest, 142*(5), 1097–1103.

McGaghie, W. C., Issenberg, S. B., Petrusa, E. R., & Scalese, R. J. (2006). Effect of practice on standardized learning outcomes in simulation-based medical education. *Medical Education, 40*(8), 792–797.

Messick, S. (1989). Validity. In R. L. Linn (Ed.), *Educational measurement* (3rd ed., pp. 13–103). New York, NY: American Council on Education & Macmillan.

National Institutes of Health. (n.d.). *Public access policy.* Retrieved from http://publicaccess.nih.gov/citation_methods.htm

Oxford English Dictionary (Online ed.). (2013). Retrieved from http://oxforddictionaries.com/us/definition/american_english/research?q=research

Reed, D. A., Cook, D. A., Beckman, T. J., Levine, R. B., Kern, D. E., & Wright, S. M. (2007). Association between funding and quality of published medical education research. *Journal of the American Medical Association, 298*(9), 1002–1009.

Reed, D. A., Kern, D. E., Levine, R. B., & Wright, S. M. (2005). Costs and funding for published medical education research. *Journal of the American Medical Association, 294*(9), 1052–1057.

Schifferdecker, K. E., & Reed, V. A. (2009). Using mixed methods research in medical education: Basic guidelines for researchers. *Medical Education, 43*, 637–644.

Schroedl, C. J., Corbridge, T. C., Cohen, E. R., Fakhran, S. S., Schimmel, D., McGaghie, W. C., . . . Kane-Gill, S. L. (2012). Simulation-based learning versus problem-based learning in an acute care pharmacotherapy course. *Simulation in Healthcare, 7*(3), 162–165.

Seybert, J.A., & Weed, E. (2012). Benchmarking in Higher Education. In C. Secolsky (Ed.), *Measurement, assessment, and evaluation in higher education.* New York, NY: Routledge.

Shrader, S., Kern, D., Zoller, J., & Blue, A. (2013). Interprofessional teamwork skills as predictors of clinical outcomes in a simulated healthcare setting. *Journal of Allied Health, 42*(1), 1–6.

Strauss, A. L., & Corbin, J. M. (1999). *Basics of qualitative research: Grounded theory procedures and techniques.* Newberry Park, CA: SAGE.

Sullivan, G. M. (2011). Getting off the "gold standard": Randomized controlled trials and education research. *Journal of Graduate Medical Education, 3*(3), 285–289.

Thomas, P., Wright, S. M., & Kern, D. E. (2004). Education research at Johns Hopkins University School of Medicine: A grassroots development. *Academic Medicine, 79*(10), 975–980.

Watling, C. J., & Lingard, L. (2012). Grounded theory in medical education research: AMEE guide no. 70. *Medical Teacher, 34*, 850–861.

Wayne, D. B., Butter, J., Siddall, V. J., Fudala, M. J., Linquist, L. A., Feinglass, J., . . . McGaghie, W. C. (2005). Simulation-based training of internal medicine residents in advanced cardiac life support protocols: A randomized trial. *Teaching and Learning in Medicine, 17*(3), 210–216.

Yarris, L. M., Gruppen, L. D., Hamstra, S. J., Anders Ericsson, K., & Cook, D. A. (2012). Overcoming barriers to addressing education problems with research design: A panel discussion. *Academic Emergency Medicine, 19*(12), 1344–1349.

Zendejas, B., Wang, A. T., Brydges, R., Hamstra, S. J., & Cook, D. A. (2013). Cost: The missing outcome in simulation-based medical education research: A systematic review. *Surgery, 153*(2), 160–176.

附录A

模拟、教学和专题期刊

模拟期刊

The Journal for the Society of Simulation in Healthcare, http://journals.lww.com/simulationinhealthcare/pages/default.aspx

Clinical Simulation in Nursing, http://www.nursingsimulation.org

教学期刊

The following is a list of selected journals that accept submissions on educational research and innovations.

Academic Medicine, http://www.academicmedicine.org/

BMC Medical Education, http://www.biomedcentral.com/bmcmededuc/

Clinical Teacher, http://www.wiley.com/bw/submit.asp?ref=1743-4971&site=1

Education for Health: Change in Learning and Practice, www.educationforhealth.net

Journal of Continuing Education in the Health Professions, http://www.jcehp.com/

Journal of the International Association of Medical Science Educators, http://www.jiamse.org/

MedEdWorld, www.mededworld.org

MedEdPORTAL, http://services.aamc.org/30/mededportal/servlet/segment/mededportal/information/

Medical Education, http://www.mededuc.com/

Medical Education Online (MEO), http://www.med-ed-online.org/

Medical Teacher, http://www.medicalteacher.org/

Teaching and Learning in Medicine, http://www.siumed.edu/tlm/

专题期刊

The following is a list of selected journals, listed by subject area, that frequently include articles on educational research and innovations in their respective discipline.

Anatomy: *The Anatomical Record: Advances in Integrative Anatomy and Evolutionary Biology,* http://www.wiley.com/WileyCDA/WileyTitle/productCd-AR.html

Clinical Anatomy, http://www.wiley.com/WileyCDA/WileyTitle/productCd-CA.html

Anesthesiology: *Anesthesiology,* http://journals.lww.com/anesthesiology/pages/default.aspx

Emergency Medicine: *Academic Emergency Medicine,* http://www.wiley.com/bw/journal.asp?ref=1069-6563

Family Medicine: *Family Medicine,* http://www.stfm.org/publications/familymedicine/index.cfm

Geriatrics and Gerontology: *Educational Gerontology,* http://www.tandf.co.uk/journals/authors/uedgauth.asp

Journal of the American Geriatrics Society, http://www.wiley.com/bw/journal.asp?ref=0002-8614&site=1

POGOe (Portal of Geriatric On-Line Education), http://www.pogoe.org

The Gerontologist, http://gerontologist.oxfordjournals.org/

Health Sciences: *Advances in Health Sciences Education,* http://www.springer.com/education/journal/10459?detailsPage=contentItemPage&CIPageCounter=138305

Internal Medicine: *American Journal of Medicine,* http://www.amjmed.com/

Annals of Internal Medicine, http://www.annals.org/

British Medical Journal, http://bmj.bmjjournals.com

Journal of the American Medical Association, http://pubs.ama-assn.org/

Journal of Evaluation in Clinical Practice, http://www.wiley.com/bw/journal.asp?ref=1356-1294

Journal of General Internal Medicine, http://www.springer.com/medicine/internal/journal/11606

Journal of the Royal Society of Medicine, http://jrsm.rsmjournals.com/

Lancet, http://www.thelancet.com

New England Journal of Medicine, http://authors.nejm.org/help/NewMs.asp

Southern Medical Journal, http://journals.lww.com/smajournalonline/pages/default.aspx

Medical Ethics: *Journal of Medical Ethics,* http://jme.bmj.com/

Medical Informatics: *Journal of the American Medical Informatics Association,* http://www.jamia.org/

Medical Informatics and the Internet in Medicine, http://www.ingentaconnect.com/content/14639238

Neurology: *Neurology,* http://www.neurology.org/

Nutrition: *American Journal of Clinical Nutrition,* http://www.ajcn.org/

OB-GYN: *American Journal of Obstetrics and Gynecology,* http://www.ajog.org/

Oncology: *Journal of Cancer Education,* http://www.informaworld.com/smpp/title~content=t775653660~db=all

Palliative Care: *American Journal of Hospice and Palliative Care,* http://ajh.sagepub.com/

Journal of Palliative Medicine, http://www.liebertpub.com/products/product.aspx?pid=41

Pediatrics: *Academic Pediatrics,* http://www.journals.elsevier.com/academic-pediatrics/

Pediatrics, http://pediatrics.aappublications.org/

Pharmacy: *Journal of Pharmacy Teaching,* [EBSCO; no public website]

Physiology: *Advances in Physiology Education,* http://advan.physiology.org/

Preventive Medicine: *American Journal of Preventive Medicine,* http://www.ajpm-online.net/

Primary Care: *Education for Primary Care,* http://www.radcliffe-oxford.com/journals/J02_Education_for_Primary_Care/

Psychiatry: *Academic Psychiatry,* http://ap.psychiatryonline.org/

Radiology: *Academic Radiology,* http://www.academicradiology.org/

Rehabilitation Medicine: *American Journal of Physical Medicine and Rehabilitation,* http://journals.lww.com/ajpmr/pages/default.aspx

Rheumatology: *Journal of Rheumatology,* http://www.jrheum.org/

Surgery: *American Journal of Surgery,* http://americanjournalofsurgery.com/

Journal of Surgical Research, http://www.journalofsurgicalresearch.com/

Urology: *Journal of Urology,* http://www.jurology.com/

护理期刊

Nurse Educator, http://journals.lww.com/nurseeducatoronline/pages/default.aspx

Journal of Nursing Education, http://www.healio.com/journals/JNE

Nursing Education in Practice, http://www.journals.elsevier.com/nurse-education-in-practice/

Nursing Education Perspectives, http://www.nlnjournal.org/

Journal for Nurses in Professional Development, http://journals.lww.com/jnsdonline/pages/default.aspx

Journal of Clinical Nursing, http://onlinelibrary.wiley.com/journal/10.1111/(ISSN)1365-2702

Journal of Forensic Nursing, http://journals.lww.com/forensicnursing/pages/default.aspx

Journal of Perinatal and Neonatal Nursing, http://journals.lww.com/jpnnjournal/pages/default.aspx

MedSurg Nursing, http://www.medsurgnursing.net/cgi-bin/WebObjects/MSNJournal.woa

Critical Care Nurse, http://ccn.aacnjournals.org/

Journal of Emergency Nursing, http://www.jenonline.org/

International Emergency Nursing, http://www.journals.elsevier.com/international-emergency-nursing/

Journal of Pediatric Nursing, http://www.pediatricnursing.org/

Journal of Gerontological Nursing, http://www.healio.com/journals/jgn

其他医疗教育期刊

American Journal of Respiratory and Critical Care Medicine, http://www.atsjournals.org/journal/ajrccm

Canadian Journal of Respiratory Therapy, http://www.csrt.com/en/publications/journal.asp

Journal of Allied Health, http://www.ingentaconnect.com/content/asahp/jah

Journal of Interprofessional Care, http://informahealthcare.com/jic

Australian Journal of Physiotherapy, http://www.physiotherapy.asn.au/jop

Australian Occupational Therapy Journal, http://www.otaus.com.au/about/australian-occupational-therapy-journal

Social Work in Health Care, http://www.tandfonline.com/toc/wshc20/current

International Journal of Speech-Language Pathology, http://informahealthcare.com/journal/asl

Canadian Journal of Occupational Therapy, http://www.caot.ca/default.asp?pageid=6

Journal of Research in Interprofessional Practice and Education, http://www.jripe.org/index.php/journal/index

附录 B

模拟研究的可能资金来源

Agency for Healthcare Research and Quality (AHRQ) Grants, http://www.ahrq.gov/fund/grantix.htm

Arnold P. Gold Foundation, http://humanism-in-medicine.org/index.php/programs_grants

Arthur Vining Davis Foundations, http://www.avdf.org/FoundationsPrograms/HealthCare.aspx

Association for Surgical Education Foundation (an arm of the Association for Surgical Education (ASE), which awards grants in its CESERT program—Center for Excellence in Surgical Education, Research and Training), http://www.surgicaleducation.com/mc/page.do?sitePageId=28551&orgId=ase

AstraZeneca Medical Education Research Grants, http://www.astrazenecagrants.com/

Fund for the Improvement of Postsecondary Education (FIPSE), http://www2.ed.gov/about/offices/list/ope/fipse/index.html

The Henry J. Kaiser Family Foundation, http://www.kff.org/

HRSA—U. S. Department of Health and Human Services, http://www.hrsa.gov/

National Institutes of Health, http://grants1.nih.gov/grants/index.cfm

NIH NCRR Science Education Partnership Award (SEPA) (R25), http://grants.nih.gov/grants/guide/pa-files/PAR-10-206.html

NBME Stemmler Medical Education Research Fund, http://www.nbme.org/research/stemmler.html

NSF Directorate for Education and Human Resources, http://www.nsf.gov/dir/index.jsp?org=EHR

The PEW Charitable Trust, http://www.pewtrusts.com/

Pfizer Medical Education Grants, http://www.pfizer.com/responsibility/grants_contributions/medical_education_grants.jsp

RSNA Foundation Radiology Education Grants, http://rsna.org

The Robert Wood Johnson Foundation, http://www.rwjf.org/index.jsp

Society for Academic Continuing Medical Education Research Grants in Continuing Medical Education, http://www.sacme.org/SACME_grants

第二节

模拟教学研究的思考

Suzan E. Kardong-Edgren, PhD, RN, ANEF, CHSE; Peter Dieckmann, PhD; James C. Phero, DMD

作者简介

SUZAN E. KARDONG-EDGREN，护士，博伊西州立大学担任护理部主任，护理模拟教学主席，2012 年奥兰多 IMSH 年会的联合主席。致力于使用科技手段提高医学教育质量。

PETER DIECKMANN, 心理学家，丹麦医学模拟研究所（DIMS）首席研究员，欧洲社会医学模拟学会前任主席，2011 年新奥尔良 IMSH 年会的联合主席，医疗模拟杂志副主编。他的研究重点是将模拟作为一项社会实践活动，试图优化概念和技术间的相互作用。他还调查了医学模拟过程中人为因素以及组织历程的变化。

JAMES C. PHERO, 辛辛那提大学医学中心（UCCOM）麻醉学名誉主席，国际牙科麻醉协会联合会的主席，美国牙科麻醉学会前任会长。负责协调 Karl Storz 卓越气道中心的麻醉学模拟工作。曾担任 2011 年 SSH 模拟研究共识峰会的联合主席。

摘要

本节为研究人员提供了有关在医疗保健中使用模拟的建议。包括提供研究的思路、理论模型，从而帮助指导研究问题，强化概念；建立研究小组、设计研究、招聘项目与机构审查委员会互动、评估仪器的可靠性和有效性，最后提出最终结果的公布计划。如果这些想法在设计阶段解决，新晋研究员更有可能开启一项有意义的研究。有经验的研究人员有兴趣开发一个新的研究项目。

案例

当新手模拟教员进行多个模拟程序，他们便开始考虑需要以怎样的方式鼓励参与者学习与反馈。他们搜索文献并找到一些相关信息，但仍然存在许多问题。同时，学校管理人员正在与模拟教学中心主任会面，希望增加学术产出和提高模拟教学中心的声誉。该怎么办？是否存在解决这些问题的活动？也许有。进行高质量的研究找到症结所在，并将研究结果在相关会议上阐述是一种很好的方式。

引言和背景

医疗模拟的功能和优势正在吸引着广大研究人员的兴趣。近年来，医疗模拟正在迅速发展，因此，有许多领域还未进行探索，而这对进一步发展至关重要。早期模拟研究和报告的回顾表明，这些研究工作往往进行得不尽如人意，并可能会因严谨性提高而受益（Cook 等，2007；McGaghie 等，2010）

几篇开创性文章关注于向有兴趣的人提供指导，进行及时、高质量的模拟研究；2008 年，《急诊医学杂志》发表过《模拟教学在急诊医学模拟中的应用：研究议程》（Gordon & Vozenilek，2008）；2011 年《医疗模拟》杂志上刊登《建立基于模拟的医疗研究议程教育：Utstein 风格会议总结》一文，这篇文章回顾了模拟科学的历史，同时为未来的研究提示思路。2011 年，学模拟学会（SSH）首次在医疗模拟研究峰会上召开并发表了该峰会的成果，并作为一篇专题文章发表在 2011 年《医疗保健》杂志上。这些文章为模拟研究人员描绘一个蓝图。

研究思路

　　根据个人的特长和兴趣，文献综述，现有资源和经验，研究小组将决定哪项研究或系列研究最为合理。工作中"急待解决的问题"是很重要的一步；有一些现成的资源，可以为研究小组提供思路。例如在 2011 年 SSH 的模拟研究专著（Issenberg 等）中提到的一个研究议程，将研究问题分为三大主题：教学设计、转化研究和结果研究（McGaghie 等，2010）。列出关于模拟的 12 个特性和最佳实践的研究思路和问题。此外，医学学术模拟工作团队研究人员回答了有关问题。

　　一旦确定了研究的主题，下一个步骤即是完成全面的文献回顾，评估关于这个问题的认知程度。但是，历史已经表明："一个研究所声称的认知差距，往往是作者自身的差距"（Gennaro，2010）。搜索的**灰色文献**（Polit 和 Beck，2008，定义为"未发表而不太容易获得的研究报告"）可能会提供附加有用信息。搜索 ProQuest 获取最近的论文、期刊数据库，包括 CINAHL、ERIC、MEDLINE、PSYCINFO、Science Direct 和模拟学会网站。此外，应考虑扩大文献搜索，而不是依赖于看似合乎逻辑的关键词。这将有助于收集所有文献，对解决研究问题可能很重要。为此，回顾已经检索的文章，寻找其他线索。检查这些文章列出的关键字，以获得可能没有考虑过的其他建议。此外，检查和研究主题相关的**期刊文章**。这些文章，通常出现在杂志的在线网站上，在排队等候的时候出现。会议摘要和程序可以进一步提供下一步工作的灵感，并在最终以完全公开的方式出现。最终，你可以回顾所需研究的讨论专著，例如 SSH 在 Utstein 关于模拟研究的专著（Issenberg 等，2011）。

理论框架的应用

　　2011 年 SSH 研究峰会上认为，未使用可识别的理论来指导研究是模拟科学研究中最重要的空白之一。运用理论基础"增强研究的凝聚力，为学科建设奠定逻辑基础"（Nestel 等，2011）。有可能决定一个理论视角，然后围绕这个角度建立一个研究计划；然而，还没有报道以模拟为重点的研究小组使用这种方法。

　　以下是几种模拟相关文献中较常使用的理论框架：实践学习（Schön，1983），思考行动（Benner，1984），"思考行动"和"新手到专家"（Dewey & McDermott，1973），功能心理学（Knowles，1980），**成人教育**（Vygotsky，1962），社会发展与认识（Bandura，1986；Schaefer 等，2011，p. S32），社交学习（Ericsson，2004），提高技能练习（Fitts & Posner，1967），技能学习（Arthur 等，1998；Schmidt & Lee，2005）。其他的框架包括：技能退化与保持（Kirschner，2002），**认知负荷理论**（Paas 等，2003；van Merriënboer & Sweller，2005），情景认知理论（Onda，2012；Paige & Daley，2009），压力免疫（Meichenbaum，1985）。

　　常用的模拟教育框架是全国护理联盟的 Jeffries 模拟框架（Jeffries，2005）。深入了解每一个 Jeffries 结构，其进一步的研究在 2012 完成，结果在线发表在 2013 年的《护理临床模拟》杂志上。作为这个项目的一部分，Groom 等人（2014）根据模拟研究特点提供想法；Hallmark 等人（2014）提供教育实践的研究思路（见第 7 章第二节理论）。

　　每一种理论都提供了丰富的术语、定义和提案，以便开展研究性学习。同时确保所有团队成员都知道并采纳；使用相同的理论框架和术语可以帮助团队提高效率，增强效果。

　　寻找和回顾同你选择相同理论框架的研究，通常会提供思路和借鉴经验，将对你的研究有所帮助。

注意区分：针对模拟开展研究和使用模拟开展研究

　　研究和模拟可能至少有两种不同的方式联系在一起。第一种方法是针对模拟开展研究；第二种方法是使用模拟开展研究。针对模拟开展研究是一种涉及模拟的研究，这种研究使模拟成为研究的对象。当模拟作为一种方法，以研究其他感兴趣的研究对象时，则称为使用模拟开展研究（Dieckmann 等，2011）。针对模拟开展研究，其目的是完善模拟及其应用知识，可以说，模拟是研究对象或因变量。使用模拟开展研究，是用模拟来调查其他研究对象（如护士疲劳行为），在这种情况下，模拟是研究方法或独立变量的一部分。研究的假说是，通过模拟研究团队能更深入了解模拟并更好地进行模拟。

在模拟研究中存在的问题包括：

- 有效复盘有哪些特点（Raemer 等，2011）？
- 面对主治医生级别的参与者，模拟协调人员应该具备哪些能力？
- 设置模拟的情景时，如何能最好地适应不同层次的学习者（Dieckmann 等，2010）？

使用模拟作为调查方法来研究问题（使用模拟开展研究）的例子包括：

- 在什么条件下参与者不会执行他们预先设置的模拟情景（Dieckmannet 等，2006）？
- 怎么样更好地协调护士疲劳与急诊病人入院之间的关系？
- 在交接班时哪些病人信息容易被遗漏（Manser，2011）？

考虑热点话题：例如团队训练或跨专业教育

在进行团队培训和跨专业教育时，依据文献采用各种模拟训练是新兴的重要趋势（详细的讨论见第 2 章第四节团队训练）。这些新趋势为研究提供了机会。即将发表的研究将很好地描述以下现象，即另一个研究可以复制研究验证结果，或将干预措施应用于其他人群或在不同条件下进行研究。例如，有一些论文描述团队合作的方式，这也可以产生研究性论文。（Manser，2011；Manser 等，2009）。这些文章指出，考虑团队之间正在发生什么，这非常重要：发生在人们的思想中以及人与人之间的互动。不同的医疗机构成员，往往在筒仓中工作，因此，会有不同的规范、不同的价值观和信仰，这就需要在一定程度上统一标准，以优化合作。而模拟则可以用来分析这种差异、价值观、信仰，探索可能对它们的影响（Flin 等，2013）。

关于团队培训和跨专业教育知识的空缺，可以受益于进一步的研究工作，包括评估员工培训需求最佳的方法（Eppich 等，2011），最可靠和有效评估团队的工具（Arnold 等，2009；Okuyama 等，2011；Sharma 等，2011），了解现场培训与在模拟教育中心的训练对于教学效果以及患者治疗效果的影响，

以及采用临床医生与非临床人员作为汇报和促进者的作用。

研究团队的方法

当新晋研究人员正在进行研究时，基于团队的研究方法通常效果良好。在使用团队方法时，计划和进行研究学习变得更有效和更充实。从某几个学科的个人开始，然后扩展团队作为额外的部分，提供协同作用。一般来说，以团队开展研究时会产生更多的想法和进行更好的研究。当团队合作时会利用成员之间的差异进行互补。比如当性格外向的人进行实践时，反过来性格内向的研究人员追寻着事情根本，这样可以推进研究的进行（见 http://www.amazon.com/Quiet-Power-Introverts-World-Talking/dp/0307352153/）。

在医疗中心或医学相关性大学可以从各种学科中抽调人员，从而更易建立多学科的研究小组。以较小或独立大学为基础的研究人员如果没有多个医学专业项目，就必须有创造性地寻找其他有利于他们的学科，例如心理学家、人为因素专家、工程师、技术顾问、社会工作者、理疗师、药剂师、通信专家或运动生理学家。

首席研究员（PI） 特别重要，他将承担不能被委托给他人的额外责任。最终，首席研究员负责研究设计、归档所有文件、报告和手稿、预算及其分配，以及规范团队成员的行为，包括担任研究助理。如果对首席研究员的职责有疑问，可以咨询当地研究机构或机构审查委员会（IRB）。明智的做法是在研究开始时，成员即包括有经验的统计员和 / 或方法顾问（定性或定量）。在研究设计的规划中，有经验的统计学家或方法学顾问能提高研究的质量。这些人将帮助收集一些其他成员可能会错过的想法，并帮助防止在整个研究过程中发生高代价的错误。

最佳团队规模取决于具体的研究问题、研究设计、每个团队成员的经验以及过程中可能遇到的困难程度。如果团队有时间恰当地指导学生活动，包括本科生或研究生，这将是一个优势。根据研究设计，考虑向团队中添加定性研究人员。目前在模拟研究方面的定性工作有限，这是研究的一个重要领域（对定性研究的详尽信息见第 9 章第一节）。

除了使用团队方法之外，研究小组还经常受益于其他机构中作为顾问的有经验的研究人员，他们

专家角

模拟研究

Pamela R. Jeffries, 哲学博士, 注册护士, 美国护理科学院会员, 美国国家护理联盟护理教育者协会会员, 医学模拟协会主席(2014)

随着模拟在医疗学术届和实践中的应用越来越广泛, 在这些领域开展研究的机会也更多。与过去相比, 文献中展示了更多循证的模拟流程以及更多关于如何将临床模拟整合到医学课程的描述性研究。目前的研究主题包括比较或对比不同的复盘模型, 模拟活动的具体学习成果, 如临终关怀、学员的不适、疼痛管理以及各种与模拟相关的其他概念。关于模拟教学法的应用研究、分析和整合仍有许多未解决的问题。有待进一步探究的领域可能包括评估流程、学习成果, 以及哪些在模拟中学习到的内容可以转化为临床经验改变患者的护理质量和预后。关于模拟研究, 我将其分为三个类别可以为这个未知领域提供一些例子。

基于流程的模拟研究

研究的问题集中在创建和实施模拟和复盘的流程, 这一类研究可能包括以下几项:

- 学员在进行模拟实验室和／或临床之前是否应该做准备工作, 以便充分地利用模拟时间和更高层次的学习? 预先掌握模拟内容的知识和技能, 然后学习重点可以放在应用和整合上。
- 虚拟仿真是否可以作为预习方法? 以利于学员和应届毕业生在进入模拟环境时展现更好的学习状态和临床表现?
- 学生们是否从获取的信息中创建了自己的临床情景并从中学习? 该模拟是否是一个有效的学习策略?
- 各种类型的复盘方法中哪一个是最有效的? 对学习而言, 使用哪种类型的复盘方法重要吗?
- 确定哪些临床事件或活动最好在模拟环境中学习的关键标准是什么?
- 对于哪些场景, 我们应该开展模拟教学——关键指标是什么?

模拟活动的学习成果

应考虑以模拟活动或模拟事件的学习成果为重点的研究问题, 以确保该活动满足参与者的需求, 并作为临床教育者的工作目标。研究问题可能包括以下内容:

- 为特定的学习成果开发临床模拟项目, 例如, 有效的沟通、团队合作或者疼痛管理, 这些任务是否被有效而高效地实施?
- 我们是否可以开发一些模拟项目以实现不止一个或两个成果, 并且不会造成太多的复杂性, 不给参与者带来太多负担?
- 怎样做才是最好地评价模拟的学习成果?
- 大部分学习是在复盘中发生的吗? 如何对之进行评价?

将知识、技能和态度转化为临床中的患者照护

研究问题的重点是将模拟中所学的知识、技能和态度转化到临床领域, 这些问题是重要的考虑因素, 以提高模拟活动和模拟教学法应用的价值。可能包括:

- 当学员回归临床实践时, 从临床实验室和／或模拟中心的临床模拟中获得的知识、技能和成果能否转化为现实的临床工作?
- 应届毕业生／医务工作者在模拟中学到的技能、行为或护理计划, 在临床工作时是否仍保持相同的技能、行为和／或护理模式?
- 评价知识、技能和态度从临床模拟环境转化到现实实践的最佳方法是什么?
- 在技能衰退, 需要更新之前, 在模拟中所学到的技能可保留多长时间?
- 当通过模拟向初学者和学员传授技能时, 是否应将刻意练习模型视为金标准?
- 模拟在培养和保持医务工作者的关键能力方面发挥了什么作用? 在技能衰退之前, 应该多久操作一次?

正如我们所见, 为了增加模拟教学法的循证支持和科学基础而进行探索时, 可以提出许多研究问题。模拟研究需要严谨、坚实的理论基础和可靠而有效的工具来评价模拟参与者的成果和成就。模拟研究应将科研人员的关注点与科学现状相结合。组建研究团队可以丰富和扩展仿真领域的科学研究。

在学科领域或研究方法方面有专长。他们可以提供重要的观点和经验，帮助建立一个相对较新的研究团队。经验丰富的顾问研究人员可能会在不经意间发现研究设计上的缺陷，而这些缺陷可能导致无法获得资金支持或退稿。

在某些情况下，研究者需要独自开发或实施研究项目。在这种情况下，获取所有可能的资源，包括有关学习设计的课本是明智的。认真遵守标准的研究方法，严格遵循研究步骤，可以产生可信的结果。虽然进行研究没有什么神奇之处，但在获得经验的过程中，很容易错过关键的步骤。

研究性学习计划：如何开始

首先广泛阅读，看看其他人选择了什么样的研究课题，然后再坐下来、设计课题。在文献综述的基础上，设计研究主题、目的和假设。定义关键术语时，最好使用公认的术语和操作定义。使用标准化定义，如 SSH 或 INACSL（INACSL 理事会，2011）所收录的定义，这样可以达到不同研究之间最大限度地理解和允许相互的比较。一旦团队决定了术语，务必使用词汇和定义，以尽量减少混淆。一个很好的帮助规划和报告的网站是 http://www.equator-network.org/。使用这个网站上的报告指南，您可以为以后的研究构建坚实的框架。

一些研究人员选择描述性研究作为他们最初的研究方式。Burns 和 Grove（2009，第 237 页）认为，描述性研究用于获取关于某一领域内的信息，以查明当前实践中的问题，证明当前的实践的准确性，并做出判断，或者确定类似情况下的其他人员在做什么。在描述性研究中，变量没有被控制，也没有特定的治疗或干预。描述性研究设计可以使用定量或定性的方法，也可以采用两者的结合。三角测量是在研究中使用多种方法，以便通过从不同的角度获取数据，用来提高研究的可信度（见第 9章第一节）。描述性研究的结果可以为一系列研究提供肥沃的土壤。

对于研究新手另一个切入点是，在不同的参与者或不同的环境中重复一个很好的研究。Schaefer 等人（2011）提供了一份可重复的精心设计的实验清单。如果你正在考虑重复一项研究，检查已发表的报告中规定的限制是很重要的。最初的研究人员通常会提供他们会做什么不同的事情，或者他们在学习中必须做出什么样妥协的相关信息，也可以

提供如何避免错误或如何改进学习的建议。当做得很好的时候，这些研究可以作为路线图来设计你自己已经计划好的研究。

确定合适的样本量是一个统计问题。获得足够的样本是一个执行方面的挑战，为了达到必要的样本量，你可能需要考虑与其他学校或项目合作。与另一个中心合作的一个次要好处是，多站点研究有利于资金的运转。

如果您正在处理多个项目，那么维持各项进程的进展可能有问题。您可能需要考虑跟踪文档，可以使用类似于试验统一标准（CONSORT）网站（http://www.consort-statement.org/consort-statement/flow-diagram）。诸如此类的工具，跟踪在研究的每个阶段都有多少参与者被招募和 / 或丢失，以及其原因。在模拟中启动研究的另一个想法是考虑使用现有的但以前没有用过的存档材料。Scerbo 等人（2011）建议将收集到的所有数据输入到可检索的数据中，以及其他未来研究中可能使用的标准化系统中。南卡罗来纳医科大学正将所有的模拟资料都记录在数字文件中，希望它们在未来的博士生和他们的研究中可以使用（John Schaefer）。O'Shea 等人（2013）在产科和儿科轮作中使用存档的医学场景来评估学生沟通能力；有趣的是，还包括了一个来自他们通信部门的研究生。

不要害怕同一个研究的设计者联系。他们经常被问到关于重复研究的具体问题。也可以向他们咨询研究设计，最糟糕的事情是研究人员可能会拒绝。然而，更有可能的是，你会找到一个热情的合作者或顾问，他们可能会根据他们之前的研究开展一项新的研究。

怎么做初步研究？进行初步研究有助于验证设计方法并收集初步数据；此外，初步数据经常会使研究在争取资金支持时更具竞争力。

实验对象的随机化解决了研究设计中的许多问题，因为所有参与者都有机会被分配到实验组或对照组。虽然这大大加强了结果，但通常是不切实际的。模拟研究经常在医院平台上进行，在那里，不训练某些人员是不可能的，也不符合道德的。在学术研究中，研究小组只能获得方便得到但预先选择的临床样本。

团队应该仔细考虑研究将在哪里进行，以及地点如何影响研究设计和结果。有些项目最好在原地进行，而有些项目则在模拟中心做得更好（现场模拟想法见第 2 章第二节）。

定性研究和混合方法研究

定性方法提供了丰富的不能用定量研究获取的数据。定性的严谨性源自于用来确定研究问题的哲学立场、数据收集的方法、数据收集的彻底性（被称为达到研究饱和——没有新探索的地方），以及使用的数据分析方法。对于所有类型的定性研究的完整解释，详见：http://www.equator-network.org/resource-centre/library-of-health-research-reporting/reporting-guidelines/qualitative-research/。以定性模拟研究为例，见 Reid-Sear 等人（2012），以及 Kelly 和 Fry（2013）解释。当使用定性的方法时，最好在你的团队中有一位受过相关定性训练的研究人员。混合方法研究，使用定量和定性的方法来回答同一研究中的问题，混合方法研究的指南可在 http://www.equator-network.org/resource-centre/library-of-health-research-repor-ting/reporting-guidelines/mixed-methods-studies/ 上找到。Pemberton 等人提供了一个使用混合方法模拟研究的例子。

回顾一下 Schaefer 等人的研究思路以及优秀的研究设计是非常有帮助的；回顾 Cook 和 Campbell（1979）预实验设计，并尽可能使用最强的设计。例如，仅考虑后测试的设计被认为是非常薄弱的。不幸的是，在模拟研究中，只进行后测试设计是相当普遍的。最强的后测试设计通常是 Solomon 4-way，但它需要很多参与者和重要的协调。

招募对象

永远不要低估招募研究参与者的难度，长期的和重复的设计研究充满了各种各样的问题，例如，让参与者重新安排、重新测试；在模拟研究中，研究经常会通过获得教师的合作来开展课程；研究必须符合课程目标和参数。然后，研究可以使用一个"**选择 - 退出**"设计。在这种情况下，所有的学生都参加了学习活动，但选择退出的学生将不会收集他们的研究数据，或者他们的研究数据将被删除。

控制变量

如果协议涉及在多天内进行一项研究，即使是房间布局的微小变化，也会影响参与者如何看待这种情形。如果相同的场景多次运行，那么就可以在房间的设置上拍照，并将其张贴在房间的显示器上，以确保他们正在为参与场景的每个人或团队重新设置相同的情景。根据这项研究，参与者有多少模拟体验经验也很重要。在进入房间前，记录下所有参与者的角色定位，以验证他们是否明白模拟训练的目标。

模拟团队和操作人员的实际训练和校准将会影响研究结果。在记录这一点时，重要的是报告所涉及的人体模型或标准化病人的类型，以及用于商业准备或内部开发的场景。人们可能会认为，商业准备的场景已经被其他社会团体审查过，但这应该得到验证和记录。自我设计的场景也需要测试可靠性和有效性。至少，多位熟悉内容的人员应该对场景进行评估，以支持它的有效性。关于如何验证这些场景的陈述应该包括在研究结果中。这一点很重要，因为团队可能在不知情的情况下建立不同寻常的情形或习惯做法。

研究工具

开发工具是一个漫长而乏味的过程，而且很少有模拟研究专家对此有经验。因此，最好使用验证过的评估工具。然而，如果没有工具来度量研究团队确定的研究的因变量，或者用现有工具围绕主题的验证的目的与预期研究的目的不同，那么这可能是一个问题。Boulet 等（2011）建议将 Kane（1992，2006）的著作用于帮助指导工具的开发，团队应该走这条路线。Kardong-Edgren 等（2010）和 Adamson 等（2013）报道目前用于模拟评估的工具超过 20 种，而且每天都有更多的工具出现。定期回顾文献可能会提醒你完善学习工具。

研究机构评论

许多国家都有对潜在研究的正式制度审查的要求。如果你准备在其中一个国家进行研究，那么很重要的一点是，你必须尽早与审查委员会的代表会面。这些人将为你提供所需的指导，指导你准备需要的文件和完成所需的培训。如果您所在的国家不需要正式审查，如果有需要，请确保已经准备好所需的文档。此外，你必须从政府部门的书面文件中得到所有的信息。当你提交你的研究文章进行期刊审查时，可能需要这些文件（关于与审查委员会合作的问题的深入讨论，见第 9 章第三节）。

决定是否进行一项研究或系列研究

花些时间和你的研究小组讨论你的研究问题是否可以在一个研究中得到最好解决，或者是否需要一系列的研究，把它们罗列出来。白板可以很好地解决这一问题，因为它允许团队在完成研究计划之前的几小时内多次删除、移动和连接线路。对于每一项研究，考虑潜在的积极或消极的结果，计划下一个合乎逻辑的步骤，并把它画出来。从长远来看，这将节省时间，因为文献综述将更加专注，研究问题和术语将在早期变得清晰明朗。

结果分析

统计学家可以保证研究结果的深度、清晰度以及真实性。统计学家们在本质上是谨慎的，并有助于确保团队不会低估或高估研究结果的强度。他们能书写论文稿件的结果部分，并将数据转化为可发表的表格，这些是非常宝贵的。讨论研究结果，了解其他做过类似研究的发现。你的研究结果与以前的工作有多相似或者不同之处？为什么？基于这些研究结果有什么新的或不同的想法？团队必须乐于讨论研究的不足之处，认真考虑研究和最终发现的局限性。例子包括：单中心，只有一类独特类型的学生，没有足够的研究对象来获得有统计学意义的成果。研究对象很少并不总是缺点，某个人可能提出非常好的见解。

研究报告

模拟研究的最终目的是改变临床技能，改善病人的治疗。宣传是最终的结果，有些人可能会说，这是研究中最重要的一步。如果没有进行良好的研究，或者可能没有做过研究，接受资助是不道德的，也没有发表研究结果的必要。在会议上发言是有益的，但观众可能有限。出版能将研究成果呈现在更多的读者面前，然后文章被存档，从而其他人可以获得所需的帮助。在发表一项研究报告时，重要的是写作时要包含足够的细节，让其他人能够重复你的工作。

在开始研究之前，选择两种可能用到的期刊，选择与你的研究相匹配的几篇文章阅读。下载作者指导意见，并根据你的研究目的撰写稿件。网站http://www.equator-network.org/ 对撰写研究报告很有帮助。使用这样的指导方案可以减少专业性失

误的风险。通常，研究人员在一项研究中工作了很长一段时间，期间他们假定读者知道他们所做的一切。使用这些指导方针将使风险最小化。

应详细描述你的研究过程。例如，如果在一项研究中使用了哪些报告，说明报告类型，并插入报告副本。同时也需要说明团队的工作人员的培训过程和经验水平。如果需要多人汇报，要记录如何规范和统一他们的表现。如果以任何方式修改人体模型，报告中应包括一个完整的解释。

预期论文初稿将进行多次修改。修改并不意味着拒绝。被要求修改意味着评审员和编辑有足够的兴趣花费时间为他们的读者来改进他们的工作，这是一件值得高兴的事。严格遵循作者稿件提交指南，回答每一个评审人的疑问，使用表格格式或逐行回复每个评审人。在修订后的手稿中，准确地陈述了这些评论是如何被处理的。在对评论者的回复中，不同意评论人的观点是完全可以接受的。陈述你的理由，编辑是意见分歧的最终仲裁者。

一旦被接受，你就可以期待不久之后的实际出版了。出版的印刷期延迟可能会超过1年，而这些期刊往往有一份积压的文章。现在，许多期刊把被接受的文章放在"出版社"或"预印"的网站上。很多时候，文章都是在印刷前被引用的，因为聪明的研究人员知道在哪里可以找到最新的素材。

此时，彼地：如何继续改进或者保持我现有的成果？

在大型会议上听研究报告时，人们往往会觉得这些研究中的每一件事都是完美无瑕的。在现实中，几乎从来都不是这样的。在研究计划执行过程中会出现误解，数据收集，参与者的招募，关于资金和作者的争论也经常发生。不可预测的研究参与者、研究伙伴、设备和教员的差异、模拟技术人员、场景主持人、嵌入式参与者、预模拟方向和人员汇报风格的变化，这些使模拟研究成为一项非常具有挑战性的任务。预先设想非预期情况，应尽早进行干预。研究的关键是开放交流和产生协同效应，使研究人员受益，并促成项目的完成。

总结

这一节是我们多年研究经验的汇编。它的目的是作为一个简短的引言，帮助模拟中心开展首个

研究，我们希望它能引导一个计划中的研究项目。在这一节中仔细地回顾和深入探讨使用这些想法，可以帮助新手研究人员避免很多其他人所犯的最初的研究错误，并促成高质量的研究和团队。

参考文献

Adamson, K. A., Kardong-Edgren, S., & Willhaus, J. (2013). An updated review of published simulation evaluation instruments. *Clinical Simulation in Nursing, 9*(9), e327–e328. doi:10.1016/j.ecns.2012.09.004

Arnold, J. J., Johnson, L. M., Tucker, S. J., Malec, J. F., Henrickson, S. E., & Dunn, W. F. (2009). Evaluation tools in simulation learning: Performance and self-efficacy in emergency response. *Clinical Simulation in Nursing, 5*(1), e35–e43. doi:10.1016/j.ecns.2008.10.003

Arthur, W., Jr., Bennett, W., Jr., Stanush, P. L., & McNelly, T. L. (1998). Factors that influence skill decay and retention: A quantitative review and analysis. *Human Performance, 11*(1), 57.

Bandura, A. (1986). *Social foundations of thought and action: A social cognitive theory.* Englewood Cliffs, NJ: Prentice-Hall.

Benner, P. E. (1984). *From novice to expert: Excellence and power in clinical nursing practice.* Menlo Park, CA: Addison-Wesley.

Bond, W. F., Lammers, R. L., Spillane, L. L., Smith-Coggins, R., Fernandez, R., Reznek, M. A., ... Gordon, J. A. (2007). The use of simulation in emergency medicine: A research agenda. *Academic Emergency Medicine, 14*(4), 353–363. doi:10.1197/j.aem.2006.11.021

Boulet, J. R., Jeffries, P. R., Hatala, R. A., Korndorffer, J. R., Jr., Feinstein, D. M., & Roche, J. P. (2011). Research regarding methods of assessing learning outcomes. *Simulation in Healthcare: Journal of the Society for Simulation in Healthcare, 6(Suppl.),* S48–S51. doi:10.1097/SIH.0b013e31822237d0

Burns, N., & Grove, S. K. (2009). *The practice of nursing research: Appraisal, synthesis, and generation of evidence* (6th ed.). St. Louis, MO: Saunders/Elsevier.

Cook, D. A., Beckman, T. J., & Bordage, G. (2007). Quality of reporting of experimental studies in medical education: A systematic review. *Medical Education, 41*(8), 737–745. doi:10.1111/j.1365-2923.2007.02777.x

Cook, T. D., & Campbell, D. T. (1979). *Quasi-experimentation: Design & analysis issues for field settings.* Boston, MA: Houghton Mifflin.

Dewey, J., & McDermott, J. J. (1973). *The philosophy of John Dewey.* New York, NY: Putnam Sons.

Dieckmann, P., Lippert, A., Glavin, R., & Rall, M. (2010). When things do not go as expected: Scenario life savers. *Simulation in Healthcare: Journal of the Society for Simulation in Healthcare, 5*(4), 219–225. doi:10.1097/SIH.0b013e3181e77f74

Dieckmann, P., Phero, J. C., Issenberg, S. B., Kardong-Edgren, S., Ostergaard, D., & Ringsted, C. (2011). The first research consensus summit of the society for simulation in healthcare: Conduction and a synthesis of the results. *Simulation in Healthcare: Journal of the Society for Simulation in Healthcare, 6(Suppl.),* S1–S9. doi:10.1097/SIH.0b013e31822238fc

Dieckmann, P., Reddersen, S., Wehner, T., & Rall, M. (2006). Prospective memory failures as an unexplored threat to patient safety: Results from a pilot study using patient simulators to investigate the missed execution of intentions. *Ergonomics, 49*(5–6), 526–543. doi:10.1080/00140130600568782

Eppich, W., Howard, V., Vozenilek, J., & Curran, I. (2011). Simulation-based team training in healthcare. *Simulation in Healthcare: Journal of the Society for Simulation in Healthcare, 6(Suppl.),* S14–S19. doi:10.1097/SIH.0b013e318229f550

Ericsson, K. A. (2004). Deliberate practice and the acquisition and maintenance of expert performance in medicine and related domains. *Academic Medicine, 79(10 Suppl.),* S70–S81.

Fitts, P. M., & Posner, M. I. (1967). *Human performance.* Belmont, CA: Brooks/Cole.

Flin, R., Bromiley, M., Buckle, P., & Reid, J. (2013). Changing behaviour with a human factors approach. *BMJ, 346,* f1416. doi:10.1136/bmj.f1416

Gennaro, S. (2010). Closing the gap. *Journal of Nursing Scholarship, 42*(4), 357. doi:10.1111/j.1547-5069.2010.01372.x

Gordon, J. A., & Vozenilek, J. A. (On behalf of the SAEM simulation task force and interest group, and the technology in medical education committee.) (2008). 2008 Academic medicine emergency consensus conference: The science of simulation in healthcare: Defining and developing clinical expertise. *Academic Emergency Medicine: Official Journal of the Society for Academic Emergency Medicine, 15*(11), 971–977.

Groom, J., Henderson, D., & Sittner, B. J. (2014). NLN/Jeffries simulation framework state of the science project: Simulation design characteristics. *Clinical Simulation in Nursing, 10*(7), 337–344.

Hallmark, B., Thomas, C., & Gantt, L. (2014). The education practices construct of the NLN/Jeffries simulation framework: State of the science. *Clinical Simulation in Nursing, 10*(7), 345–352.

The INACSL Board of Directors. (2011). Standard I: Terminology. *Clinical Simulation in Nursing, 7(4 Suppl.),* S3–S7. doi:10.1016/j.ecns.2011.05.005

Issenberg, S. B., Ringsted, C., Ostergaard, D., & Dieckmann, P. (2011). Setting a research agenda for simulation-based healthcare education: A synthesis of the outcome from an utstein style meeting. *Simulation in Healthcare: Journal of the Society for Simulation in Healthcare, 6*(3), 155–167. doi:10.1097/SIH.0b013e3182207c24

Jeffries, P. R. (2005). A framework for designing, implementing, and evaluating simulations used as teaching strategies in nursing. *Nursing Education Perspectives, 26*(2), 96–103.

Kane, M. T. (1992). An argument-based approach to validity. *Psychological Bulletin, 112*(3), 527–535. doi:10.1037/0033-2909.112.3.527

Kane, M. T. (2006). Validation. In R. L. Brennan (Ed.), *Educational measurement* (4th ed., p. 17). Westport, CT: Praeger.

Kardong-Edgren, S., Adamson, K. A., & Fitzgerald, C. (2010). A review of currently published evaluation instruments for human patient simulation. *Clinical Simulation in Nursing, 6*(1), e25–e35. doi:10.1016/j.ecns.2009.08.004

Kelly, M. A., & Fry, M. (2013). Masters nursing students' perceptions of an innovative simulation education experience. *Clinical Simulation in Nursing, 9*(4), e127–e133. doi:10.1016/j.ecns.2011.11.004

Kirschner, P. A. (2002). Cognitive load theory: Implications of cognitive load theory on the design of learning. *Learning and Instruction, 12*(1), 1–10. doi:10.1016/S0959-4752(01)00014-7

Knowles, M. S. (1980). *The modern practice of adult education: From pedagogy to andragogy* (Rev. and updated ed.). Englewood Cliffs, NJ: Cambridge Adult Education.

Manser, T. (2011). Minding the gaps: Moving handover research forward. *European Journal of Anaesthesiology, 28*(9), 613–615. doi:10.1097/EJA.0b013e3283459292

Manser, T., Harrison, T. K., Gaba, D. M., & Howard, S. K. (2009). Coordination patterns related to high clinical performance in a simulated anesthetic crisis. *Anesthesia & Analgesia, 108*(5), 1606–1615. doi:10.1213/ane.0b013e3181981d36

McGaghie, W. C., Issenberg, S. B., Petrusa, E. R., & Scalese, R. J. (2010). A critical review of simulation-based medical education research: 2003–2009. *Medical Education, 44*(1), 50–63. doi:10.1111/j.1365-2923.2009.03547.x

Meichenbaum, D. (1985). *Stress inoculation training.* New York, NY: Pergamon Press.

Nestel, D., Groom, J., Eikeland-Husebo, S., & O'Donnell, J. M. (2011). Simulation for learning and teaching procedural skills: The state of the science. *Simulation in Healthcare: Journal of the Society for Simulation in Healthcare, 6(Suppl.),* S10–S13. doi:10.1097/SIH.0b013e318227ce96

Okuyama, A., Martowirono, K., & Bijnen, B. (2011). Assessing the patient safety competencies of healthcare professionals: A systematic review. *BMJ Quality & Safety, 20*(11), 991–1000. doi:10.1136/bmjqs-2011-000148

Onda, E. L. (2012). Situated cognition: Its relationship to simulation in nursing education. *Clinical Simulation in Nursing, 8*(7), e273–e280. doi:10.1016/j.ecns.2010.11.004

O'Shea, E. R., Pagano, M., Campbell, S. H., & Caso, G. (2013). A descriptive analysis of nursing student communication behaviors. *Clinical Simulation in Nursing, 9*(1), e5–e12. doi:10.1016/j.ecns.2011.05.013

Paas, F., Tuovinen, J. E., Tabbers, H., & Van Gerven, P. W. M. (2003). Cognitive load measurement as a means to advance cognitive load theory. *Educational Psychologist, 38*(1), 63–71.

Paige, J. B., & Daley, B. J. (2009). Situated cognition: A learning framework to support and guide high-fidelity simulation. *Clinical Simulation in Nursing, 5*(3), e97–e103. doi:10.1016/j.ecns.2009.03.120

Pemberton, J., Rambaran, M., & Cameron, B. H. (2013). Evaluating the long-term impact of the trauma team training course in Guyana: An explanatory mixed-methods approach. *American Journal of Surgery, 205*(2), 119–124. doi:10.1016/j.amjsurg.2012.08.004

Polit, D.F., & Beck, C.T. (2008). *Nursing research: Generating and assessing evidence for nursing practice.* New York, NY: Wolters Kluwer/Lippincott Williams & Wilkins.

Raemer, D., Anderson, M., Cheng, A., Fanning, R., Nadkarni, V., & Savoldelli, G. (2011). Research regarding debriefing as part of the learning process. *Simulation in Healthcare: Journal of the Soci-*

ety for Simulation in Healthcare, 6(Suppl.), S52–S57. doi:10.1097/SIH.0b013e31822724d0

Reid-Searl, K., Happell, B., Vieth, L., & Eaton, A. (2012). High fidelity patient silicone simulation: A qualitative evaluation of nursing students' experiences. *Collegian (Royal College of Nursing, Australia)*, 19(2), 77–83.

Scerbo, M. W., Murray, W. B., Alinier, G., Antonius, T., Caird, J., Stricker, E., … Kyle, R. (2011). A path to better healthcare simulation systems: Leveraging the integrated systems design approach. *Simulation in Healthcare: Journal of the Society for Simulation in Healthcare*, 6(Suppl.), S20–S23. doi:10.1097/SIH.0b013e318227cf41

Schaefer, J. J., III, Vanderbilt, A. A., Cason, C. L., Bauman, E. B., Glavin, R. J., Lee, F. W., & Navedo, D. D. (2011). Literature review: Instructional design and pedagogy science in healthcare simulation. *Simulation in Healthcare: Journal of the Society for Simulation in Healthcare*, 6(Suppl.), S30–S41. doi:10.1097/SIH.0b013e31822237b4

Schmidt, R. A., & Lee, T. D. (2005). *Motor control and learning: A behavioral emphasis* (4th ed.). Champaign, IL: Human Kinetics.

Schön, D. A. (1983). *The reflective practitioner: How professionals think in action.* New York, NY: Basic Books.

Sharma, B., Mishra, A., Aggarwal, R., & Grantcharov, T. P. (2011). Non-technical skills assessment in surgery. *Surgical Oncology*, 20(3), 169–177. doi:10.1016/j.suronc.2010.10.001

Society for Simulation in Healthcare. (2011). *Monographs from the first research consensus summit of the Society for Simulation in Healthcare 7.* New York, NY: Wolters Kluwer/Lippincott Williams & Wilkins.

Van Merriënboer, J. J. G., & Sweller, J. (2005). Cognitive load theory and complex learning: Recent developments and future directions. *Educational Psychology Review*, 17(2), 147–177.

Vygotsky, L. S. (1962). *Thought and language.* Cambridge, MA: MIT Press.

第三节

伦理审查委员会

Dawn Taylor Peterson, PhD; Marjorie Lee White, MD, MPPM, MA

作者简介

DAWN TAYLOR PETERSON，教学设计博士，教育学硕士，专科医师教育学学位，阿拉巴马州儿童仿真模拟教学中心教研室主任，*Peterson* 博士负责协调和追踪中心的研究项目，包括多中心研究和国际性研究，协调仿真模拟中心医学生研究项目的学术活动，从而成立了与学术活动密切相关的伦理审查委员会。

MARJORIE LEE WHITE，阿拉巴马大学伯明翰分校儿科急诊医学部的副教授，阿拉巴马州儿童模拟教学中心的医学联合主任，阿拉巴马州大学医学院的医学生模拟教研室主任。在过去的 8 年里，她一直积极参与仿真模拟教学研究，担任多个多中心仿真模拟教学研究主任。

摘要

伦理审查委员会（Institutional Review Boards，IRBs）是为审查和监督研究工作而设立的，目的是保护受试者的权利。本节将简要介绍伦理审查委员会（IRBs）和人体试验研究的历史，以及在进行教育研究时必须考虑的伦理问题。我们将讨论伦理审查委员会（IRB）申请的基本内容，并介绍三大评审类型。电子调查问卷和互联网研究也将遵循伦理审查委员会（IRB）的保密原则。在美国和国际上，伦理委员会提交的资料包含在国际伦理委员会的资料库内。本节末尾提及了部分从事模拟教学的专家，他们对伦理审查委员会（IRBs）有相当多的经验。本节内容包括管理大规模研究以及促进地方水平的多中心研究的实用性技巧。

案例

一名从事护理教育工作的老师向大学附属医院仿真模拟中心的模拟协调员提出了一个模拟教学课程申请，该课程将用于强化静脉注射泵编程相关的概念。这位老师想要收集新型模拟教学课程的数据，并在明年的地方护理会议上分享成果。模拟协调员解释说，必须先提交一份伦理评审委员会（IRB）的申请并提前审批，但是这位老师坚持认为，这类研究不需要伦理委员会的批准，因为它是一项教育活动，而不是调查研究。该协调员给市里东南模拟教学中心的一位同事打电话，咨询他们中心将如何处理这种情况。东南模拟教学中心主任解释说，他们对所有的教育研究都有一个全面的伦理委员会的审批机制，并且他们不批准个人的教育研究项目。然后，该模拟协调员又联系在西北地区儿童模拟教学中心的另一位同事，询问他们的政策。西北地区儿科模拟教学中心的主任说，他们通常不会为这种类型的研究提交申请，因为这门课程是必修的，与是否参与研究无关。该模拟协调者很沮丧和困惑，于是决定联系当地的伦理委员会成员来寻找答案。

引言和背景：为什么……

过去 10 年里，在临床教学中使用高科技仿真模拟进行教学的方法具有显著意义，在美国和全球各地的研究中心兴起了大量的研究性学习（Kraus 等，2012）。一些临床教育工作者认为，仿真模拟教学中心并不一定要提交教育草案给伦理委员会审批，因为无论伦理委员会批准与否，仿真模拟本来就符合标准并将继续进行。关键问题是，所提出的教育研究方案是**人体试验**的模型课题研究，还是一个质量改进研究。人体试验研究是一项系统性调查研究，研究者通过有目的地或总结性地干预活体来获取个人信息或数据（Amdur & Bankert，2011）。质量改进研究旨在确定并建立组织机构的最优方法，并参与到教育活动中（Keune 等，2013）。在很多仿真模拟教学中心中，教学研究方案的目的是将结果推广到其他学习群体，并发表研究成果，这表明该类研究是人体试验研究，应接受伦理审查。

伦理问题在教育研究中很常见，尽管它们不像临床研究中存在的那么严重。教育研究者在设计涉及学生、同伴和他们直接监督对象的研究时，都应该考虑到胁迫和利益冲突。因为诸如胁迫和利益冲突等问题很敏感，对于教育研究者来说，如何提升对诸如此类问题贯彻到整个研究程序或方法中的认识，显得尤为重要（Johnson & Christensen，2010）。许多教育研究者也可以很便捷地获得研究人群，但也应该注意保护这些潜在的参与者，不要让他们感觉自己是一个被囚禁的群体。项目负责人必须特别注意可能影响参与者参与研究决定的层属关系（Keune 等，2013）。

教育研究者还必须确保研究是在教育等同和均衡的情况下进行（Egan & Mainous，2012）。被随机分配到某一项干预措施组的参与者应该有与被随机分配到替代干预措施组同等教育效益。研究人员应该以真正探索哪种干预措施对教育最有效的态度来进行研究。如果一种干预措施已经被认为是比另一种干预措施有利了，那么研究者就应该重新考虑研究方法。而当教师和研究人员为他们的研究对象进行设计研究时，就存在一种内在的利益冲突，因为他们期望这个项目能够产生可发表的结果。鉴于此，研究者和研究小组成员就无法判断研究的伦理适宜性。最好就是寻求外部机构来审

查，保护参与者的利益（Moon & Khin-Maung-Gyi，2009）。伦理审查委员会（IRB）主要是为此目的而创建的。

虽然在其他国家有保护人类受试者的制度，但这里所描述的伦理审查委员会是美国的一个机构，它的其主要职责是保护研究参与者的权利和利益，并评估研究项目在伦理上的可接受性（Amdur & Bankert，2011；Johnson & Christensen，2010）。图 9-3-1 简要解释了在美国成立伦理审查委员会前的情况列表。

伦理审查委员会成员的存在仅仅是为了判断研究的伦理合理性，保护参与者不受任何危险或伤害（Johnson & Christensen，2010）。虽然很难想象参与教育研究会遭受重大危险或伤害，但历史上不乏为了推动科学发展而利用利益的例子。在仿真模拟教学和教育研究时，研究人员很容易会强迫学习者参与研究，然后稍微改改数据，以使研究得到满意的结果（Johnson & Christensen，2010）。指导仿真模拟教学的研究员和研究团队成员的态度可能给参与者施加额外的压力，让他们在评估时表现出良好的反馈。这种利益冲突也可能在汇报过程中改变讨论的性质。

关于向伦理审查委员会提交教育研究计划书的必要性，文献已经表述得非常清楚了（Amdur & Bankert，2011；Cate，2009；Egan & Mainous，2012；Johnson & Christensen，2010；Keune 等，2013；Kraus 等，2012；Moon & Khin-Maung-Gyi，2009）。但问题在于为什么仍有一些机构和教学中心还没有这样做。Dyrbye、Thomas、Papp 和 Durning 在 2006 年进行的一项调查显示，在接受调查的临床医生中只有 60% 的医生有过向 IRB 提交医学研究计划书的经历。其中 51% 的医生表示，如果他们更了解伦理审查委员会对教育研究的要求，他们将更可能提交一份教育研究协议。为了弥补这些认识差距，下一节将重点讨论伦理审查委员会提交研究方案的要求。

怎么做……

本节旨在为仿真模拟教学工作者和工作人员提供有关提交教育研究伦理审查申请的基本信息。伦理审查申请流程（包括三种伦理审查类别）将在简要讨论伦理审查委员会培训选项后进行解释，包

1948年《纽伦堡法典》
《纽伦堡法典》是纽伦堡审判的直接结果，它概述了对人体试验的基本原则。第二次世界大战期间，纳粹医生曾强迫囚犯忍受恐怖的试验过程进行人体研究。《纽伦堡法典》提出了知情同意、风险或收益分析以及退出试验权的概念。

1955年：威奇托评判委员会研究
它是来自芝加哥大学的社会科学家在堪萨斯州（Kansas）的威奇托（Wichita）举行的刑事审判的陪审团录音的审议协议（结果）。本研究的目的是探讨陪审团对陪审团决策的影响。陪审员们并不知晓他们正在被录音，也不知晓他们讨论的结果会在学术论坛上讨论。此次事件强调了研究中存在的欺骗行为，因此制订了联邦政府指导指南来保护受试者个人权利不被剥夺。

1962年：沙利度胺（反应停）经验
20世纪50年代，医生通常将沙利度胺用于妇女，以帮助缓解妊娠反应的症状。但是，并没有告诉患者这是一种研究性药物。在给大量怀孕女性开处方沙利度胺服用数年后，那些用过沙利度胺的孕妇生出的婴儿出现了严重的生理缺陷。此次事件后联邦政府机构规定，在用任何研究性药物治疗之前需要取得患者知情同意。

1964年：美国国立卫生研究院（NIH）伦理委员会
美国国立卫生研究院（NIH）的负责人James Shannon制定了一项政策，要求伦理委员会对公共卫生服务部门进行的任何研究都要进行正式审查。

1964年：赫尔辛基宣言
这个声明是由世界医学协会于1964年6月在芬兰赫尔辛基发起的。它是根据"纽伦堡规范"的原则建立的，并且阐述了人体研究所涉及的伦理标准。《赫尔辛基宣言》自1964年成立以来已经进行了六次修订，最近一次修订是在2008年（译者注：2013年在巴西召开的第64届世界医学协会联合大会，进行了第九次修订）。

1966年：《新英格兰医学杂志》-"临床研究伦理学"
哈佛医学院的医生Henry Beecher在《新英格兰医学杂志》上发表了一篇研究报告，突出强调了22项研究报告中损害了参与知情同意和风险等道德标准。他向美国那些备受尊敬的研究人员提出了挑战，使他们将注意力集中在临床研究的伦理标准上。

1973年：美国国会关于医疗保健和人体试验的听证会
1973年参议员Edward Kenned主持了一系列国会听证会，公众很关注1932—1972年联邦政府资助的Tuskegee梅毒研究（Tuskegee Syphilis Study）。该研究中，观察Alabama州Macon县300名未受过教育的梅毒患者，未给予治疗并记录其疾病进展。参与者不了解这项研究的性质，并且觉得他们正在接受医疗服务。即使青霉素已被证明对治疗梅毒有效，该研究仍在继续。听证会还调查了其他临床研究，如Willowbrook Hepas研究（20世纪50年代）和犹太人慢性病医学研究（20世纪60年代）。在Willowbrook研究中，给长期在精神发育迟缓护理机构生活的健康儿童喂养含活性肝炎儿童粪便的溶液。这些健康孩子的家长被告知，除非他们参加了这个研究，否则他们的孩子不能留在学校。在犹太人慢性病医学研究中，给绝症患者注射癌细胞，来研究癌症在免疫系统弱化的个体中的传播情况。患者或其家属并没有知情同意权。

1973年的国会听证会也调查了导致社会科学伦理问题的研究。在20世纪60年代的Milgram研究中，一位名叫Stanley Milgram的心理学家告诉参与者，他们被招募来帮助研究在学习中负面强化的功能。研究要求当扮演学习者角色的人问题回答错误时，参与者要给予电击。随着研究的进展，参与者被指示提供越来越强的电击，甚至可能致命。参与者直到研究后才被告知被骗，研究的真正目的是探讨大屠杀的种族灭绝。许多参与者承认，由于他们参与了这项研究，他们对自己的情绪感到心烦意乱，并对了解研究的真正目的感到沮丧。

20世纪70年代初的"茶室贸易研究"试图调查同性恋者在公共洗手间的行为。劳德·汉弗里斯（LaudHumphries）把那些经常出现在特定公共洗手间里的人的车牌号码用于匿名同性恋行为研究对象。他利用这些信息来查询个人的姓名和地址，然后以访问者身份到他们的家中访问，以收集有关不知情情况下的参与者的家庭生活和背景信息。这些人并不知道他们正在接受一项研究性的采访，他们也不知道这项研究的结果将会以确定的信息出版。

1974年：国家研究法案和伦理审查委员会体系的创始人
由于参议员Kennedy在1973年主持国会听证会，国会通过了国家研究法案，该法案建立了现行的伦理审查委员会制度。伦理审查委员会体系的目的是为监督所有涉及人类研究的研究。重要的是，国会不仅关注生物医学研究涉及的伦理标准，还关注引导社会科学研究的伦理标准。威奇托陪审团（The Wichita Jury Study）研究、米尔格拉姆研究（the Milgram studies）和茶室贸易研究（the Tearoom Trade study）都强调了对涉及人类参与的非医学研究的伦理准则。

1979年：贝尔蒙特报告
美国国家生物医学和行为研究保护委员会在马里兰（Maryland）州巴尔的摩（Baltimore）市贝尔蒙特会议中心召开会议，讨论与囚犯和儿童等弱势群体相关的研究标准。该委员会编制了"贝尔蒙特报告"，强调尊重个人、善意和正义。该报告可作为伦理审查委员会成员和研究人员在评估所提出的研究方案的伦理性质时的指南。

1981年：联邦法规第46部分第45条目（45 CFR 46）
美国卫生与公众服务部门与食品药物管理局依据"贝尔蒙特报告"共同制定了联邦法规第46部分第45条目。该法规最近修订为2009年，包含卫生与人类服务部门保护人类研究对象的指导方针。

1991年：共同规则
十五个联邦机构共同通过了联邦法规第46部分第45条目（45 CFR 46）作为审查涉及人体试验研究的伦理基础。该联邦法规或"共同规则"于1991年出版，并管理适用该法规的任何组织进行的任何研究。

（Amdur & Bankert, 2011; www.hhs.gov/ohrp）

图 9-3-1　导致伦理审查委员会机构成立的事件

括审查知情同意过程以及与特殊人群、电子和互联网研究以及不遵守规则的注意事项。

伦理审查委员会培训

大多数**地方性伦理审查委员会**[即作为学术机构或其他研究机构的监督委员会的功能，(Moon & Khin-Maung-Gyi，2009)]要求在协议中列出的主要研究者、共同研究者或参与数据收集或数据分析的其他成员的任何个人都要进行道德操守培训。不同机构的培训要求可能略有不同，但大多数地方性伦理审查委员会将接受协作机构培训计划 (the Collaborative Institutional Training Initiative，CITI) 模式 (https:// www.citiprogram.org/ irbpage. asp？language=english) 或美国国立卫生研究院 (the National Institutes of Health，NIH) 的保护人类研究参与者模式 (http://phrp. nihtraining.com/users/login. php)。这两门课程都是基于互联网的，而且免费。涵盖的主题包括人体研究伦理的历史、研究审查过程和知情同意的概念。除了 CITI 或 NIH 最初的伦理审查委员会培训之外，大多数地方性伦理审查委员会还需要进行一次年度审查。每年更新课程通常由当地伦理审查委员会办公室设计和监督。有关对研究人员和其他研究人员进行伦理审查培训的问题，应当向当地成立的伦理审查委员会进行反应。

伦理审查申请流程

在向伦理审查委员会提交申请之前，研究人员必须考虑三个研究审查类别。这些类别包括豁免型审查、快速型审查和完整型审查。豁免型研究是由伦理审查委员会决定的，不需要进行初步审查或持续审查。"美国联邦法规"第 46 部分第 45 条目包含了可被视为豁免型审查的界限 (Amdur & Bankert，2011)。**图 9-3-2** 是由当地学院向伦理审查委员会提交并被批准的豁免型审查申请的一个例子。

豁免型审查申请

指出审查类型

☒ 首次审查　　　□ 再次审查　　　　　　　　　　□ 总结报告

1. 项目鉴定

　　a. **项目名称**：学习者对仿真模拟效果的认知

　　b. **项目负责人（PI）**：Donna Smith，PhD，RN

2. 在以下描述的研究协议中标出分类或类别：

☒ 1. 在既定的或普遍接受的教育环境中进行的研究，包括正常的教育实践，例如（i）常规和特殊教育教学策略研究，或（ii）教学技巧、课程或课堂管理的有效性或比较研究。该类研究不被 FDA 监管，也不涉及囚犯作为参与者。

□ 2. 涉及使用教育测试（认知，诊断，能力，成就），调查程序、访问程序或观察公共行为的研究，除了以下情况之外：（i）获得的信息以这样一种方式记录下来，即人体试验可以被直接或通过与试验相关的标识符识别出来；（ii）在研究之外透露受试者的反应可合理地将受试者置于刑事或民事责任的风险之下，或损害受试者的财务状况、就业能力或声誉。附上问卷和/或调查。如果研究以儿童为参与者，则程序仅限于教育测试和观察公众行为，而研究者不参与所观察到的活动。该类研究不被 FDA 监管，也不涉及囚犯作为参与者。

□ 3. 涉及使用教育测试（认知、诊断、能力、成就）、调查程序、面谈程序或观察公众行为不属于豁免类型（2）的研究：（i）受试者是选举产生的公职人员或公职候选人；或者（ii）联邦法规要求在没有许可的情况下，在整个研究过程中以及此后的整个研究过程中保护受试者个人可识别信息的机密性。在此申请表上附上一份问卷或调查的副本。该类研究不被 FDA 监管，也不涉及囚犯作为参与者。

☒ 4. 涉及对现有数据、文件、记录、病理标本或诊断标本的收集或研究的，如果这些资料是公开的，或者是由研究人员记录的，这些资料是不能被直接或通过与试验相关的标识符识别出来。如果适用的话，附上标本授权协议书。（**标本必须既存**）。该类研究不被 FDA 监管，也不涉及囚犯作为参与者。

□ 5. 由部门或机构负责人批准或经过部门主管批准的研究和示范项目，旨在研究、评估或以其他方式调查：（i）公共利益或服务项目；（ii）在这些项目下获得利益或服务的程序；（iii）这些方案或程序可能发生的变化或替代方案；或（iv）这些计划下的福利或服务的支付方法或水平可能发生变化。该协议书将根据具体的联邦法定权力进行；对伦理审查委员会审查没有法定要求的；不涉及重大的身体侵犯或侵犯参与者隐私利益的；由资助机构授权或并行，不涉及囚犯作为参与者。

□ 6. 味道和食品质量评估以及消费者接受度研究，（i）是否食用了不含添加剂的有益健康的食品；或者（ii）是否食用含有等于或低于该水平的食品成分以及被认为是安全的食品或农用化学品或环境污染物，等于或低于食品和药物管理局认定的安全水平，或由美国环境保护局或美国农业部食品安全检验局批准。研究不涉及囚犯作为参与者。

3. 简要描述拟提议的研究：**我们仿真模拟中心教授的每门课程结束后，教职员工会进行匿名课程评估。我们希望能够在会议上展示这些匿名数据，以显示学习者作为一种教学工具所感知的仿真模拟的效果。**

4. 请描述如何选择受试者或数据或标本。如果可以，包括受试者的性别、人种和种族：**每个学习者，不管他们的纪律如何，在每个仿真模拟课程之后，完成匿名课程评估。我们希望利用这些评估中的匿名数据来展示学习者对仿真模拟效果的感知。**

5. 研究是否有欺骗吗？　□ 是　　☒ 否

6. 描述为什么研究过程中没有任何一个会导致身体或心理方面的不适，或被认为是超出人们在日常生活中所经历的骚扰：**没有研究会造成伤害……每次仿真模拟课后，学习者总是被要求完成课程评估。这些评估被保存在仿真模拟中心的锁定档案柜中。**

7. 描述数据保密性的规定：**课程评估不包含学习者姓名——他们是严格匿名的。**

8. 描述研究中包含的保护参与者隐私利益的规定（例如，其他人不会听到你与潜在参与者的谈话，个人不会被公开认出或尴尬）。**课程评估是进入仿真模拟中心的常规部分。自从2008年模拟中心成立以来，学员在完成每门课程后都完成了评估。这些数据是匿名的，不会被公开讨论。**

9. 研究是否涉及与受试者的互动？　☒ 是　　□ 否
　　　如果是，请描述要提交给受试者的同意过程和信息，包括：
　　● 这些活动涉及研究。
　　● 要完成的步骤。
　　● 自愿参与。
　　● 研究员的姓名和联系信息。

当学习者来到模拟中心时，他们通常会在课程结束后拿到一份匿名的评估表格完成评估。我们会在课程评估表格的底部提供一个复选框，以表示他们不希望他们的数据被用在任何演示文稿或出版物中（见附表）。

每个课程后都会发一份信息表，通知学习者他们的匿名意见可以共享，除非他们在表格的底部打勾（见附表）。

项目负责人签名：_____　　　　日期：_____

图 9-3-2　豁免型审查申请示例

　　这个具体的例子包括收集匿名课程评估数据和分析学习者对模拟效果的看法（本研究中使用的课程评估表，**图 9-3-3**）。研究者认为这项研究对参与者没有风险。伦理审查委员会同意并批准这项研究是豁免型。然而，委员会仍然要求研究者提供给参与者一份信息表，告知他们这项研究（**图 9-3-4** 为本研究中使用的信息表的一个例子）。谨记，豁免型审查的确定是由伦理审查委员会决定的，而不是由研究人员来决定。如果研究者提交了豁免研究申请，而伦理审查委员会不认为该研究是豁免型的，那么就必须进行一项快速或完整的审查协议。

　　快速型和完整型的审查类别都需要研究人员填写一个人体试验协议书，大致是一个 20 页的申请程序，解释研究的细节和参与者的风险和利益。

虽然这两个类别都需要相同的文书，但这两个类别之间的区别在于研究类型的定义以及批准该研究所需的伦理审查委员会成员的人数。快速型研究是由伦理审查委员会定义的对参与者的风险最小的研究，风险最小意味着研究不会超出日常生活或研究环境中所经历的危害或不适感（Amdur & Bankert，2011）。最小的风险意味着这项研究不会带来比日常生活或研究环境更大的伤害和不舒服（Amdur & Bankert，2011）。快速型研究可以由伦理审查委员会成员的一个或多个成员进行审查批准，并且必须每年进行年度复审（见**图 9-3-5** 为快速型人体试验方案的例子）。**图 9-3-5** 中的研究最初是作为豁免型协议提交的。然而，伦理审查委员会确定该研究对参与者有最小风险，并且需要提交快速型协议书（请注意，为了节省空间，这个例子中删除

模拟方案评估

时间＿＿＿＿＿＿　　　课程＿＿＿＿＿＿＿＿＿＿＿＿＿

我是　　□ MD　　　　　　　□ 呼吸治疗医师　　　　□ 其他＿＿＿＿＿＿＿＿
　　　　□ RN　　　　　　　□ 放射学（科）教师
　　　　□ 专职教员（牧师）　□ 医学生
　　　　□ 药剂师　　　　　　□ 护理学生

	赞同	中立	不赞同
对模拟的定位是合适的			
模拟的时间长短是合适的			
复盘的时间长短是合适的			
模拟的经验对我的训练/专业是合适的			
我认为此次模拟学习经验是有价值的			
我认为此次复盘学习经验是有价值的			
此次经验提高了我在儿科护理方面的技能水平			
此次经验提升了我在提供儿科护理时的信心			
我愿意把这一方案推荐给他人			

今天我喜欢的/学习的两件事

我希望我们所关注的或者可以改进的两件事

评论/建议/推荐

□ 我不希望这个匿名信息被用于任何展示或出版物。

图 9-3-3　图 9-3-2 中豁免研究的课程评估

学员对模拟效果的感觉

伦理审查委员会流程# E125125125

首席调查员–Donna Smith–222.526.6666 donna.smith@simulation.org

　　本研究的目的是调查你对将模拟作为学习工具的有效性的看法。在模拟课程中，您将被要求在本课程的表格上完成匿名评估，就像您在儿科模拟中心的所有情况下一样。您的总花费时间将少于一分钟。如果您不想参加这项研究，您可以在评估表格的底部勾选，表示您不希望在任何展示或出版物中分享您的匿名信息。

　　参与这项研究是自愿的，绝不会改变你作为住院医师或雇员的地位。如果您是学生或员工，参加这项研究不属于您的班级工作或职责。您可以在学习结束前的任何时候拒绝参加或推出，这不会影响您的课程身份，成绩或工作。如果你参加这项研究，你将不会被提供或得到任何特别的回报。所有反馈都是匿名的。

　　如果您对本研究有任何疑问，请联系首席调查员 Donna Smith，电话222.526.6666，或发送电子邮件至donna.smith@simulation.org。如果您对作为研究参与者的权利有疑问，或对研究有疑虑或不满，请联系大学（222）936–5555的机构审查委员会。IRB办公室的正常工作时间为星期一到星期五的上午8:00至下午5:00。如果无法联系到研究人员或者您想与其他人交谈，您也可以拨打此号码。

图 9-3-4　图 9-3-2 中豁免研究的信息表

了与人类基因和生物标本有关的许多必要信息，该例子中只包含与教育研究相关的信息。**图 9-3-5**）。

　　属于完整审查类别的研究是对参与者造成的风险超过最小风险的研究，因此需要伦理审查委员会的每个成员进行全面审查（Amdur & Bankert，2011）。需要注意的是，委员会会在全年的特定时间召开全面审查。因此，如果研究人员认为需要进行全面审查，那么最好在充分的时间内提交该协议,以便进行全面的审查,并进行必要的修改。批准任何研究协议所需的时间长短取决于每年提交的协议书数量以及伦理审查委员会计划审查这些协议的会议次数。如果需要修改,大型研究机构提交的研究报告可能需要 3~6 个月的时间进行审核和批准。在较小的机构提交的研究人员可以在 3~6 周获得批准。各机构的周转时间差异很大,因此最好与当地的伦理审查委员会进行核实以确定其预计的审查时间。

通常情况下,涉及仿真模拟教学的教育研究将属于豁免或快速类别,因为仿真模拟研究对参与者的风险最小(Dyrbye 等,2008)。但是,如果一个模拟中心希望进行包括对患者、患者家属或未成年人在内的课题教育研究,伦理审查委员会很可能需要对这类研究进行全面的审查。此类研究的例子是一项关于青少年创伤预防计划,其中使用模拟来显示青少年司机不安全驾驶的危险,或使用模拟教育

家庭在出院前哮喘或糖尿病维持的课程。在该项目中,仿真模拟不安全驾驶对青少年驾驶者的危险,或者仿真模拟出院前对家庭进行哮喘或糖尿病维护宣教的课程。这两个例子都涉及收集数据或研究仿真模拟患者或未成年人的有效性。参加家庭教育课程的人也可能在经济上处于劣势。"联邦法规"第 46 部分第 45 条概述了特定人群,如儿童、囚犯、孕妇、精神残疾者以及教育上或经济上处于劣势的人群(Amdur & Bankert,2011 年)。如果这些特殊人群中有任何人参与了教育研究,就需要进行全面的伦理审查委员会的审查。

无论参与研究的参与者类型如何,调查人员都必须获得知情同意。许多教育工作者将知情同意视为签署的文件。然而,知情同意实际上是调查人员获得参与者理解并同意参与的方式传达与研究有关的目的、程序、风险、好处和保密的过程(Amdur & Bankert,2011;Johnson & Christensen,

人类受试者协议

指出您正在申请的评论类型
☐ 召集(全)机构审查委员会或
☒ 加急-查看加急类别审查表,并指出相应的类别(ies)
☐ 1 ☐ 2 ☐ 3 ☐ 4 ☐ 5 ☐ 6 ☒ 7

IRB协议标题:模拟病人体验期间的居民之间的医疗决策

调查员,联系人,监督人员
首席调查员:Lauren Nichols
请描述首席调查员与本议定书有关的活动,以及PI所作的规定,以便有足够的时间进行该议定书:**Nichols博士将会组织收集数据、模拟中心的时间调度以及每次会议后的复盘会议。她的临床时间完全与住院病人服务有关,并已经参与到了该角色的住院教育。模拟中心的研究和教育是她当前职责的自然延伸。**

阐述这个流程,确保所有参与研究的人员充分了解该协议及其研究相关的职责和功能:**参加模拟中心的团队需每周聚集并讨论正在进行的事项。关于这项议定书的讨论将列入每周会议的讨论议程。**

这是研究资助吗?☐Yes ☒Nolf No,请说明该项研究的费用将由来自UAB部门或其他资金支付:**研究费用不会超过已经产生的住院医师教育课程的费用。数据分析的打印成本较小,将由模拟中心承担。**

阐述进行研究的设施。在UAB大学内的研究,包括建筑的名字和房间号码:**项目将在西北医院第3层的仿真中心进行。**

目的——用非专业性的语言
用一个短小的篇幅总结本协议的宗旨和目标,包括所有相关的项目。
我们的项目有两个阶段,每个阶段都有不同的目的和目标。在第一阶段,我们将使用并行模拟的儿科患者案例来评估,当病人得到错误的诊断时,住院医师是否会显示出诊断错误的认知偏差。我们将评估住院医师认识到最初诊断不正确,做出正确的诊断,并开始相应的治疗的能力。我们将评估在模拟病人遇到的诊断推理中发现错误的能力。我们将利用这些模拟病人的遭遇来提供关于各类疾病诊治过程中团队合作和病理生理学的住院医师教育。在第二阶段,除了接受针对具体案例的教育外,我们还将向住院医师提供关于病因和避免诊断错误的后期教育。我们将用不同的模拟案例重复讨论,评估教育对认知错误的影响,以及将其推广应用于其他情况的能力。

背景:用非专业性的语言
将以往的试验和/或临床发现总结成2~3段的研究报告,包括主要研究人员过去或当前的相关研究,为药物和设备研究总结了以前的结果(比如阶段Ⅰ/Ⅱ或Ⅲ的研究)。
Pat Croskerry,急诊医学医生和专家,在认知决策理论中,她强调了临床判断和诊断推理的重要性之间的脱节,以及医生在"临床表现的关键方面"中失败的程度(croskerry,2009)。近年来,诊断错误成为医学错误的一个重要组成部分。诊断错误的一个子集是认知错误,尤其是过早关闭的概念。过早关闭被定义为在完全证实之前接受诊断。西北医院委员会关于非计划转移到更高层次护理的评估,在这方面,尼科尔斯和怀特都曾多次证明,过早关闭是一个太过于常见的原因,因为儿科和其他住院医生对病人的照顾不够。
认知精神病领域和医学教育领域都有重要的文献可以告诉从业者。此外,在模拟设定中已经有了一些成果,指导如何应用这些设定来教授元认知策略。然而,迄今为止还没有使用模拟的结构化教育计划来教育儿科住院医师的认知错误。

参与者（筛选和选择）
大学有多少人参加？ 75~80位实习生和住院医师
如果多中心学习，所有中心的总人数：_____

描述预期或计划的参与者的特征：
参与者将代表他们的一般住院儿科转诊中的住院医师（儿科和医学儿科）的人口统计学。没有人会被排除在外。目前的儿科、医学儿科住院医师项目大约有30%的男性和90%的白人。
性别：男性和女性。
种族或民族：没有针对性。没有人会因种族或民族而被排除在外。
年龄：一般来说，住院医师都是二三十岁，所有参与者均大于19岁。
健康状况：没有针对性或排除。大多数居民是健康的。健康状况不会影响本研究的参与性。

参与者来自什么样的群体？
在一般住院儿科医疗的1个月内，参与者将是住院医师（PGY1至PGY4）。大多数住院医师和实习生来自儿科，或医学、儿科联合住院医师。另外还有一些参与的住院医师来自精神病学、家庭医学和麻醉住院医师项目。

描述你获得拟议人口的能力，以便招募所需人数：
Nichols医生，Tindle医生和White医生都是与住院医师项目相关的医生。Tindle医生是儿科住院医师项目的副主任。Nichols医生是该项目的前任首席住院医师。住院医师需要在模拟中心完成教育经历，作为他们在普通住院病人轮换中的教育经验的一部分。这三名教员的调查员都可以通过家庭工作人员轻松获得。

指出下列特殊人群中哪些（如果有的话）将参与议定书。包括特殊人群审查表（Special Populations Review Form，SPRF）。
☐ 孕妇：附加SPRF–孕妇，胎儿，新生儿/非存活的新生儿
☐ 胎儿：附加SPRF–孕妇，胎儿，新生儿/非存活的新生儿
☐ 新生儿/非存活的新生儿：SPRF–孕妇，胎儿，新生儿/非存活的新生儿
☐ 囚犯：附加SPRF–囚犯
☐ 未成年人（<19岁）：附加SPRF–未成年人
☒ 研究机构的员工或学生
☐ 暂时有决策障碍的人
☐ 永久性决策障碍的人（如智力迟钝者）
☐ 非英语语言者
对于每个选项进行检查，说明为什么包括这个群体，并提供额外的保护措施，以保护这些容易受到胁迫的参与者的权利和福利：
本研究的重点是关注西北医院医师的诊断决策过程。团队由住院医师和实习生组成。参与是自愿的，不会影响到模拟中心的教育经历、住院医师身份或住院医师的评价。

列出除直接参与研究的人员外，将面临风险的人员。如果没有，请输入"无"：无

描述将用于寻找潜在参与者（如个人、记录、样本）的过程（如招聘、图表审查）。非治疗医师或工作人员进行的研究工作可能需要完成对征聘/筛查的授权。（参见http://main.uab.edu/show.asp?durki=61981）。
作为他们的一般住院儿科轮换期间教育经验的一部分，住院医师将会被安排在模拟中心的日程上。当他们到达模拟中心时，研究小组的成员将向他们描述这项研究，如果他们选择参与，他们的表现将会收集成数据。如果他们选择不参加，他们仍然会接受模拟病人的教育经验，并且不会收集数据。

如果您将使用招聘材料（例如广告，传单，文章）招募潜在的参与者，附上每个项目的副本。如果不是，请确定您招募参与者的来源（例如数据库）。
参与者将从普通住院儿科小组（实习生和住院医师）中招募。

描述筛选潜在参与者的程序。
调查小组的一名成员将在潜在参与者得到模拟经验时与他们会面，描述研究并回答问题。将向住院医师提供有关该研究的信息，并将选择是否愿意参与。

协议程序，方法和研究时间非技术性语言。
描述将影响参与者的研究方法——尤其是任何不便、危险或不适的方面。参与者是目前在模拟中心要求结束课程的住院医师，作为他们在普通住院患儿轮换期间教育体验的一部分。参与研究不会改变模拟的经验。

普通住院儿科小组的住院医师将以两人一组的方式来到模拟中心。他们将参与由研究小组开发的一套配对案例中选择的两个模拟病例。他们被随机分组以进行一个带有误导性或无控制杆的病例。例如，在误导性的案例中，急诊部门的医生会要求住院医师在303号房间接受"哮喘病"的病人，在控制场景中，病人被描述为"呼吸困难的主诉"。在这个例子中，实际的诊断实例是伴有呼吸症状的充血性心力衰竭。案件的其余部分完全一样；只有居民收到的初始描述是不同的。住院医师小组将做案例；其中之一有误导性的词干，另一个没有（见下文）。我们将通过评估延误或缺乏适当的病史、体检、数据收集和治疗，来检验误导性干预是否会造成偏向于诊断推理的错误。我将收集有关数据，以便对这些模拟进行正确的诊断。

模拟中心的会话通常是视频录制的，以便参与者能够在他们复盘期间看到自己模拟的部分内容。这些录像不会离开模拟中心，一旦不再需要，就会被销毁。

每个模拟的案例经历之后，由模拟中心工作员工和该研究协议（Tindle医生，White医生或Nichols医生）中的一位或两位医生主持小组会议。两位参加者都在场，并与讲师讨论这个案例。这个过程是保密的，因为在汇报室里只有直接参与与模拟案件的人。模拟中心的偏远位置防止复盘会话被听到。在过去的教育经验中，住院医师对这些不具威胁性的正面的复盘会议反应非常积极。

在第一阶段，在病例之后的复盘会议将侧重于一般的医学决策，特别是对模拟病人疾病的病理生理学。
在第二阶段，研究小组将在仿真后的复盘中纳入关于认知强迫策略和预防诊断错误的指导。住院医师将返回模拟中心，我们将继续测量，以评估这种教育的有效性和将其应用于其他模拟病例的实效性。

模拟中心会话的教育内容是不可选的。只有数据收集方面是可选的（包括数据收集工具）。

整个研究所可能需要的时间（即通过数据分析进行招聘来研究关闭）？
24个月每个参与者将参与的时间有多少？ 每学年1~2小时

如果涉及不同的阶段，参与者将参与的每个阶段的持续时间是多少？如果不涉及阶段，请输入"不适用"。
阶段1：大约6个月。　　　　　　　　　　　　　　　　阶段2：6～12个月。

列出程序，每个人的时间长度和重复的频率，并说明是否每个人都这样做是为了研究，还是为了治疗或诊断目的（日常照顾）。根据需要插入其他表格行。

程序	参与者需要的时间	重复次数	研究（Res）–或–日常护理
模拟病人护理	1小时	1～2	☐ RES ☒ 日常
数据收集 受众特征表	5分钟	1～2	☒ RES ☐ 日常

采用面试脚本还是调查问卷？　　　　　　　　　　　　　　　　　　　　　　☐ 是 ☒ 否
如果是，请附上副本。

参与者会因参与而花费任何费用吗？　　　　　　　　　　　　　　　　　　　☐ 是 ☒ 否
如果是，请说明每个可预见成本的原因和金额。

参与者会得到报酬吗？　　　　　　　　　　　　　　　　　　　　　　　　　☐ 是 ☒ 否

描述研究的潜在好处。
诊断错误的研究大多在急诊室，病人的敏锐度、数量、资源有限等因素都会增加认知负荷和认知错误的风险。已证明，在这些设置中，防止错误的策略的教育有利于降低认知错误的可能性。在儿科住院医师的认知错误的可能性方面，还没有任何的研究证实，他们也有增加认知负荷的危险因素。住院医师的工作时间越来越受到限制，越来越多的人感到压力越来越大，因为面临着相对缺乏经验的危险因素和高水平的多任务处理。此外，护理人员之间的病人护理的数量似乎呈指数级增长。研究这些交接中涉及的风险因素以及导致诊断推理失败的风险因素将有助于指导我们的教育工作。一旦我们确定了它们的存在，我们就可以开始教导住院医师如何避免它们，并改善病人的护理。我们研究的第二部分将评估我们的有效性。

风险
列出参与者因本议定书所要求的程序而可能遇到的已知风险（身体，心理，社会，经济和/或法律）。不要列出标准护理程序产生的风险。请注意，本协议文件中包含的风险应括在本文件中。
参与研究不会改变住院医师在模拟中心的教育经历。与模拟相关的风险并不大于其日常活动所带来的风险。参与这一教育活动的风险包括潜在的情绪困扰，包括视频录像和教师观看的尴尬和表演。然而，这些都是教育经历的风险，并没有因为参与这项研究而增加。

与研究参与相关的风险是在模拟过程中数据和/或机密性的丢失或被偷听的最小风险。

估计列出的每个风险的频率、严重程度和可逆性。
对于这项研究，住院医生每个月都要参加1小时的儿科（GIPS）轮转。PGY-1和PGY-3住院医师通常每年进行2次儿科轮转，而PGY-2和PGY-4住院医师每年进行1次儿科轮转。视频录像带来的痛苦和尴尬的风险是很小的。住院医师们请放心，录像带只保存在模拟试验室，然后在不再需要的时候销毁。除了特定场景中的参与者和模拟中心工作人员以外，没有人会观看视频。模拟是为了教育，而不是评估或判断，让参与者放心，从而极大地降低了实习的风险。我们从一个基本的假设开始，即所有的参与者都是聪明的和有能力的，并且继续与这个假设的参与者合作。他们收到的反馈有启发性，但也是积极的，重点是在薄弱环节上发挥长处。鉴于以上所述的措施，数据丢失和/或机密性的风险是非常低的。同样，由于模拟中心的远程位置，模拟期间被偷听的风险也很低。

第 9 章 · 研　究

这是治疗性研究还是干预？ □ 是 ⊠ 否

您是否预见参与者可能需要额外的医疗或心理资源作为研究程序或干预的结果？ □ 是 ⊠ 否

对参与者来说，获得的利益或知识是否大于风险？ ⊠ 是 □ 否

⊠ 是 □ 否

预防措施或最小化风险
描述为避免风险将采取的预防措施以及监测风险的手段。
所有的会议将在距离医院其他地区较远的模拟中心进行，最大限度地减少参与者被他人听到的机会。数据收集表单将记录每个会话的性能信息。他们将被锁在一个上锁的办公室里。每一种形式都将被编码成与个别参与者相应的数字。这些数字将被随机分配，并将参与者的姓名和数字的关键联系起来，并将其与被锁定的计算机上的文件分开保存。评估将会被匿名地变成一个篮子（basket）。一旦学习和数据收集完成，所有数据将被销毁。

如果对个别参与者造成了危害，请描述（i）将用于决定参与者是否应该从研究中移除的标准；（ii）在必要时清除这些参与者的程序，以保护他们的权利和福利；（iii）任何特别的程序、预防措施或后续行动，以确保其他目前登记的参加者的安全。
在这项研究中，我们期望参与者不会产生任何危害。但是，如果发生不可预见的危害，调查团队将审查有关事件的情况，并探索替代方法，以避免未来的危害。

如果发生的危害可能使参与风险超过所有参与者的利益，请描述（i）将用于停止或结束整个研究的标准，以及（ii）任何特殊程序，预防措施或后续行动用于确保当前参与者的安全。
参加这项研究不会改变住院医师的教育经验。我们正在收集关于即使没有研究也会发生的模拟患者体验的数据。因此，这项研究对参与者的风险最小。调查小组目前每周开会讨论在模拟中心进行的教育和研究。我们将利用这个机会来讨论正在任何发生的危害，以及防止发生进一步危害的解决方案，或者如果不能防止的话，就有可能会停止研究。

知情同意
您是否计划获得本协议的知情同意？
如果是，请填写下面的项目。
如果不，完整并包括豁免知情同意或放弃授权和知情同意，如适用。

⊠ 是 □ 否

您计划对该协议进行知情同意吗？
如果是，请填写下面的项目。
如果没有，请填写以下项目，并包括对知情同意书的放弃。

⊠ 是 □ 否

如何获得同意？在住院医师最初向模拟中心进行教育的过程中，将对该研究进行描述。住院医师将得到一份知情同意书（包括）的副本，并有机会提问并得到回答。他们将通过朗读知情同意文件并填写参与者的人口统计表格来表示同意参与。

谁会进行面谈？ 调查小组的成员。

谁会提供同意或许可？ 参与者们。

我们将采取哪些措施来减少强迫或不正当影响的可能性？ 可以清楚地说明，他们不需要参加这项研究。参与与否将不会改变他们的教育经历。

潜在的参与者或合法授权的代表会理解什么语言？ 英语

将使用什么语言来获得同意？ 英语

如果有任何潜在参与者将要或者已经处于一种倍感压力、痛苦或者用药的状态下，那么在知情同意的过程中要在同意书上对这些影响进行备注。如果没有处在这些状态下，则备注为无上述影响。
——**无上述影响**

参加者在被告知此项研究到他们必须决定是否参加（此项研究）之间到底间隔多久？如果不是24小时甚至更久的话，请描述建议的时间间隔，以及为什么24小时作为最小值既不可行也不实用。——**在参与者的简介到达模拟中心之前大约间隔10分钟。参与此项研究的风险很小，与不参与此项研究而仅仅参加模拟教学的风险并无显著差异。住院医师在他们平时的儿科轮转工作中已经非常忙碌了。要求他们拿出1小时的时间用于教学体验对于他们不断被压缩的时间而言无疑是一种奢望。然而由于存在教学价值，住院医师规培项目的决策人们认可了模拟教育的重要性。在他们的定期会议期间向他们展示这项研究让他们有时间将分散的注意力集中到我们所描述的事情上并仔细考虑他们是否参与。给志愿者在正式参与之前留出超过24小时时间考虑的行为都是不恰当的，因为他们无论在哪个地方待多少时间都会变得不可靠，他们往往会被各类事物分散注意力，从而无法仔细思考参与的问题。**

保护隐私的措施
描述包含在研究中的保护参与者的隐私权益的规定（例如别人不会偷听到你与潜在参与者的对话，个人的信息不会被公开，也不会感到难堪）。
——**获得的数据将以汇总和编码方式进行存储和评估，尚未确定的信息将与之一同保存。该数据收集表格将用随机数字编码，并提供给参与者小组。一个单独的文件将提供使用这些数字的密钥。密钥将被保存在与数据收集储存区域不同位置的锁定文件中。分析有关确诊时间的数据以及是否获得模拟的特定部分（病史，体格检查以及实验室和影像学研究）将一同完成，从而无人参与的团队的数据将会被单独评估。**

在模拟教学期间获取的视频将用以教育使用。这并不是本次研究所特有的规定。模拟教学中所获取的这些视频将仅仅用于教育目的，并且在教学部分完成后会销毁。摄像机安装在每个模拟教学房间内，并对"病人""医生""护士"及"病人父母"进行拍摄。这些录像将在模拟教学之后的汇报环节立即使用。只有该场教学的参与者和指导老师才会观看视频。这些视频只用于教育目的。在教育环节结束后，这些录像将立即被销毁。将来也不会有人能够看到这些视频。所有人都不会看到他或她的同学的模拟教学视频。

保密程序
描述存储研究数据和维护机密性的方法。如果数据将存储在非UAB集中维护的服务器以外的其他地方，必须明确所有用于存储的计算机系统协议相关数据的部门，并描述如何将访问人员的范围限制在那些确切需要了解的人员内部。
——**数据将存储在模拟教学中心的安全服务器上。只有模拟教学团队的成员才能访问这个服务器。**

图9-3-5　加速人类受试协议范例

2010）。同意书是参与者知情同意的文件，由研究者、参与者和证人签署（Amdur & Bankert，2011）。图9-3-6显示了图9-3-5中加速研究的知情同意文件。

在某些非常有限的情况下，IRB可以放弃知情同意的要求。只有当研究不能在没有放弃的情况下进行，并且研究对参与者的风险不超过最小时，这种豁免才被授予。如果IRB批准了对知情同意的放弃，通常需要在参与者参与研究之后向参与者提供研究信息（Amdur & Bankert，2011）。IRB的教育研究中更为常见的是放弃知情同意书的文件，这与放弃知情同意不同。当放弃知情同意文件时，调查人员仍然可以获得参与者的口头知情同意书，但不需要签名人的签名。当参与者的姓名与研究相关的唯一文件是同意文件时，调查人员要求豁免。通常在模拟教育研究中，参与者的评估和测试结果通过仅由参与者知道的代码链接。出于这个原因，许多教育研究人员会要求IRB放弃知情同意文件，所以没有参与研究者的姓名记录。图9-3-7显示了放弃知情同意文件的一个例子。

值得注意的是，即使在放弃知情同意文件的情况下，IRB仍可能需要一份信息表，向参与者提供有关研究目的、程序、风险和收益的信息。主要调查人员和当地IRB的联系信息通常也在信息表中提供（见图9-3-4了解信息表的一个例子）。

通过互联网发布的电子调查，由于参与者的便利性，已成为教育研究的热门工具。然而，使用电子调查和互联网为研究程序增加了一层关于知情同意、隐私和安全的复杂程度。知情同意意味着参与者已经被告知了此项研究，并且理解了信息表和同意书中的细节。如果信息表是以电子表格方式提供的话，参与者就很难提出问题。解决这个问题的一个方法就是提供一个常用问答汇总表格跟信息表一同提供给参与者。调查者也可以允许参与者们通过邮件就此项研究中的问题与他们进行沟通。这个方法往往需要当地的伦理审查委员会提供具体的联系方式。处理这种情况的另一种方法是在参与研究之后为参与者提供一份电子"汇报"文件。这份文件可以复查研究的目的，并对其所收集数据的类型进行简要描述，还会提供更多的关于研究如何实际进行的信息。如果将使用无须签名的电子表格通知参与者，就必须从伦理委员会那里申请一份放弃知情同意书。

使用电子调查和互联网进行教育研究的过程

知情同意书

研究名称： 一次模拟教学期间住院医师的临床决策
IRB协议编号： X110611060
调查人员： Lauren B , Nichols , MD
协助人员： Nancy M. Tindle, MD; Melanie Whitaker, MD; Lynn ZelnickRN; Amber Yasmin, RN

过程说明：

　　这项研究是为了了解住院医师在临床工作过程中是如何进行医疗决策的。与常规模拟教学培训一样，学员将被分为两组，您将被随机分到一组场景中，这两个场景将成为模拟初始评估的病例。在您的小组中，您将评估并处理一例模拟化病人。每个场景都将进行录像，这些视频将仅仅在您在模拟教学后的汇报会议时使用，且在会议之后这个视频会被销毁。模拟中心的每个案例和总结汇报会议将持续一个小时。您需要在接下来的每个月的儿科轮转过程中都抽出时间参加这一个1小时的课程，并作为您的常规培训经历。

　　如果您选择参加这项研究，您的所有表现都将被计时以及评估是否是合适的医疗决策。作为研究的一部分，你还需要完成一张个人信息统计表和一个简短的体验评价。

　　您在本研究中的参与是自愿的。你可以选择只参与模拟教学，而不参与研究这部分内容。如果你选择不参与研究，你的体验也是一样的；但是我们将不会收集有关您的相关数据。

风险及不利

　　与模拟教学相关的风险不会超过与日常活动相关的风险。可能存在导致您自信心丧失的风险。而编码，数据的安全存储，视频按时销毁以及模拟中心的远程定位等措施使得该风险发生的可能性极低。

优点

　　您可能不会从这个研究项目中受益。我们希望你的临床技能会得到改善；但是我们不能保证这点。

备选方案

　　这项研究的备选方案就是拒绝参与。而你在模拟中心的教育体验，作为住院医师的地位或者对你的评价都不会因此而受到改变。

保密原则

　　本研究所获得的有关您的信息将在法律允许的范围内保密。下列组织将可以访问您的私人信息：人类研究办公室（OHRP）和伦理审查委员会（IRB）。这项研究的结果可能会发表在医学文献上，但不会包含可能导致您被识别出的信息。

拒绝或退出将不受惩罚

　　如果你是一名学生或职员，参加这项研究不属于你的班级工作或职责的一部分。您可以拒绝报名，或在研究结束之前退出，而这不会影响你的班级地位，评级或工作。如果你参加这项研究，你也不会享受任何优待。

报名费用

　　报名参加无须任何费用

薪酬

　　报名参加无任何薪酬

您的疑问

　　如果您有任何疑问、担忧，或者对研究的抱怨，请与Lauren Nichols博士联系。她会很乐意回答您的任何问题。Nichols博士的号码是255-212-2222。如果您有关于作为研究对象的权利或关于研究的担忧或投诉方面的问题，可以联系人类审查委员会（OIRB）的办公室主任，联系方式为（255）222-5555。IRB办公室正常工作时间是周一到周五的上午8点到下午5点。如果无法联系上Lauren Nichols博士或者你希望跟别人进行交流的话您也可以拨打这个号码。

参与者签名	日期	时间
见证人签名	日期	时间
被授权人签名	日期	时间

图9-3-6　图9-3-5 加速研究中的知情同意文件

豁免知情同意申请文书

● **使用此表格要求豁免下列硬性要求**
　　——获取签名同意书（不可用于FDA相关研究）或者
　　——给予参与者一份签名的文件副本
● **请勿使用此表格要求放弃部分或全部知情同意流程，如果需要，请使用放弃知情同意书或者放弃授权知情同意书**

---

1. IRB协议名称：**高仿真模拟教学在遗传咨询和生物医学教育中的应用**

2. 责任调查员：Nancy Tindle，硕士

3. 选择下面的复选框之一，说明为什么要放弃这项研究的知情要求并按要求提供协议特定的细节。

　　□ 保密风险——对应下列A–C项
　　　A. 受试者与研究之间唯一的相关文书就是知情同意书吗？　　　　　　□是 □否
　　　B. 主要风险是由于保密性被破坏后造成的潜在危害吗？　　　　　　　□是 □否
　　　C. 描述你的计划，询问每个受试者是否需要一份将他/她的姓名与研究联系起来的文件，以及如何针对每个受试者的不同要求（例如，有的受试者需要一份签名的知情同意文书，而那些不需要签名版文书的参与者可以收到一份无签名版的文书）。_____

　　☒ 研究涉及的风险并不大，而且在研究范围之外通常不需要书面同意。对应下面的A项。
　　　A. 描述你的关于提供受试者实验相关文书的计划。（请注意：IRB可能会要求提供一份关于这个问题的声明）。**一旦受试者定期抵达模拟中心进行模拟教学，我们将提供给参与者将一份文书，而这份文书也将告知他们实验相关的内容。**

我已明确这份豁免知情同意申请文书包含的信息并签名。

责任调查员签名_____　　　　　日期_____

图 9-3-7　放弃知情同意的文件示例

中隐私和安全是两个具有挑战性的问题。调查人员必须确保所有参与者的信息安全地传输并妥善存储在一个非公共访问的服务器中。只有伦理审查委员会批准的调查人员可以查看这些参与者们的信息，并且在使用电子网络方式调查的整个过程中都是保密的。使用电子和网络调查的过程中保证匿名是非常困难的。匿名调查是指在整个调查过程中参与者的身份是匿名的，连调查者本人都不知道其身份。调查需要了解的人口统计信息不能保证匿名调查。因此调查人员在使用电子网络方式进行教育调查时必须在确保隐私方面做得非常到位。同时也必须重视为调查目的所搜集的电子信息的安全性。

调查人员违规处理

　　人类调查保护监察司（DCO）负责处理调查人员违反联邦法规第45条第46项内容的情况。当地的伦理审查委员会则在出现违规情况时负责向人类调查保护监察司汇报，并在之后确定为保护相关人员的权益应当采取的行动。人类调查保护监察司的从2000年开始的所有决定文件均在人类调查保护监察司网站上有公布。

　　这些决定文件按日期排列并且按照报告违规事件的机构类型进行分类。常见的人类调查保护

监察司公布的违规行为包括：研究未获得伦理审查委员会批准，研究类型选择不当，未获得伦理审查委员会批准擅自改变研究内容，意外事故未汇报及未遵守伦理委员会的相关规定。在教育研究过程中出现任何类型的问题都有必要请示伦理审查委员会。这一点若是做不到就会导致出现道德问题以及人类调查保护监察司的处理。

国际道德委员会

　　模拟教学作为一种教学工具已经在北美、欧洲以及澳大利亚得到充分应用。中东的几个国家，如沙特阿拉伯、卡塔尔、阿拉伯联合酋长国和以色列也已经开始在临床上看到模拟教学的频繁使用。模拟教学也开始扎根非洲、亚洲和南美洲的一些地区。随着新的模拟中心开始开放和成长，也就有更多的教育研究需要。出于这个原因，考虑国际环境下的教育研究的伦理行为就显得尤为重要。审查研究以确保人体受保护的委员会可以被称为伦理监察委员会（ERCs）、伦理研究委员会（RECs）、伦理研究协会（REBs）或其他名称的内部审查委员会。

　　世界卫生组织（WHO）伦理审查委员会已经制定了针对研究人类的个人和机构的文件，包括生物医学、行为学、社会学和流行病学研究等方面。一

本名为《人类相关研究道德审查标准操作指南》的书中收集了 10 种研究健康相关问题的标准。可以以此书为蓝本在伦理研究协会（REBs）制定涉及人类研究的伦理考量相关的政策和程序。任何由世卫组织赞助或支持的研究项目都必须按照这一标准审查。

虽然社会科学研究和相关人员的保护在美国属于 IRB 的管理范围，但在上述世卫组织出版物中并没有将此作为国际要求。许多国家像美国一样认为教育研究属于国家伦理审查的范畴。但是，一些国家对教育研究并没有伦理审查过程。就在 2009 年，荷兰伦理委员会认为教育项目和社会科学研究可以免于伦理审查（Cate，2009）。虽然越来越多的国家开始将社会科学和教育研究纳入伦理审查指导的范围，但各国在教育研究的审查属于是地方级还是国家级尚无定论。有些国家可能有一个中央审查委员会，与美国的中央审查委员会类似，不受任何机构的监督，通常为收费式服务的营利性组织（Moon & Khin-Maung-Gyi，2009 年）。

美国的卫生与人类服务部和人类研究保护办公室编制了一份国际人类研究标准清单汇编，包括在全球 104 个国家进行研究管理的指南。该汇编旨在为研究人员、伦理委员会和人体研究的发起人提供国际上的支持（人类研究保护办公室，2013b）。研究人员希望如果当地的伦理委员会无法提供有效帮助，可以参考这个文件来获取资源清单。该汇编的链接列在本节的来源部分。全国人类研究伦理委员会（National Committee on Ethics in Human Research，NCEHR）是加拿大一个独立组织，它致力于保护参与研究的人类志愿者。NCEHR 不仅仅保护参与生物医学科学研究的人们，也将对参与者的保护扩大到社会科学、教育和人文科学等方面。NCEHR 于 2003 年 11 月成立了发展专责小组人类受试者研究保护认证系统（National Council on Ethics in Human Research，2013）。

国际培训

在加拿大，研究伦理咨询小组给研究人员和伦理研究协会（REBs）提供免费在线课程。基于三大理事会的指导方针政策，在线课程名为 CORE（研究伦理课程）：涉及人类研究的伦理行为（研究伦理小组，2013）。欧洲伦理研究委员会网（EURECNET）是一个促进伦理研究委员会和欧洲其他类似组织合作的机构。欧洲伦理研究委员会网还与国家伦理委员会就人体研究问题进行合作（欧洲研究伦理委员会网络，2013）。欧洲伦理研究委员会网提供免费的在线培训模块，简称为 TRREE（Training and Resources in，研究伦理评估），其中包括研究伦理的介绍，伦理研究协会的作用和责任、国家法规和知情同意等内容。

学习资料可以在 http://www.eurecnet.org/materials/index.html 上找到，并提供英文、法文、德文和葡萄牙文等不同语言版本。中东研究伦理培训项目（MERETI）隶属于马里兰大学医学院。自 2005 年以来，已有 50 多位研究人员获得了研究伦理培训证书。大多数研究人员来自埃及、苏丹、约旦、沙特阿拉伯和也门。有关该计划和培训选项的更多信息，请访问 http://medschool.umaryland.edu/mereti/

专家角

基于模拟研究的入门

Joshua Hui, MD, MSCR, FACEP
医疗模拟学会研究委员会主席

在回顾了上千份的摘要和定义了模拟医疗国际会议（IMSH）科学内容的选择标准后，我有一些共同的看法，希望这对于那些从事模拟研究工作的人有所帮助。

首先，基于模拟的研究不应局限于基于教育的调查。事实上，模拟方式可以用来作为一种有价值的调查工具，去调查那些因为安全或伦理问题在实际环境中很难回答的问题。例如，模拟场景是检查不同性格的医疗专业人员之间沟通模式差异的好方法，只要场景是有效的和可靠的，结果测量就是安全的（secure）。另一个例子是，通过再现病人照护或病人预后差的模拟场景调查一系列的根本原因分析。实际上，如果进一步的推导出模拟定义的边界，基于代理的模式和模拟可以考虑调查影响急诊室病人流动的因素，这确实是已经完成的。

第二，由于模拟研究经常检测教育结果，使用课程前后考核的研究设计很普遍。即便如此，模拟研究人员应该多考虑这项研究设计的局限性和混杂因素。用于模拟研究的统计分析通常被忽略的领域包括聚集效应和重复测量。另外，根据不同的研究设计，除了常用的配对 t 检验，不同的线性和 Logistic 模型可能是有用的。比值比可用 Logistic 回归模型计算，它能反应模拟后一些预后指标会更成功，例如，比值比可用 Logistic 回归模型计算，它能反应模拟后一些预后指标变得更"好"了。

第三，基于模拟的研究已经超越了简单的调查数据的使用。在过去非常流行的征信水平的调查数据，现在被认为缺少实质性的证据。这些不应该被用作模拟训练影响的唯一证据。临床和统计上有意义的结果测量必须是可以溯源的。

第四，在确定只是空缺方面，需要非常重视周祥深入的文献检索，其重要性在于支持研究价值和所研究的问题。通过最近出版的基于模拟研究的增长，进一步强调了文献检索的重要性。记住，在评论者眼中，没有一项研究是完美的，即使研究接近完美，也往往缺乏新颖性。

最后，研究人员应该考虑研究设计的复杂性与所提出的研究问题的相关性，以确保研究不会超出模拟资源和 / 或方案的能力。鉴于模拟研究的局限性，关于有效性和可靠性的基本概念及其重要性应该得到更多的重视和考虑。

此时，彼地：如何继续改进或者保持我现有的成果？

许多模拟中心都有完善的研究计划，因此，工作人员可能会经常向 IRB 提交协议并与 IRB 之间有丰富的合作经验。本部分旨在为全年开展多项教育研究的中心提供切实可行的建议。

组织与存储

同时进行多个研究项目最具挑战性的问题之一是组织和存储与 IRB 相关的数据和文件以及安全可靠地对每个个体研究的方法。必须有一个安全的文件服务器与自动备份。IRB 文件（如人员项目协议，同意书，人口统计表格，调查书，试验后测评，批准文书等）可以放在安全文件服务器上的文件夹中。现在许多 IRB 以电子格式向主要调查人员返回批准函和同意书，使得文件的电子存储变得更加容易。IRB 返回的任何纸质文件都可以扫描并与电子文件一起存储，以保护纸质文件和电子文件。

必须整理归档 IRB 文件和教育研究材料，尤其是在众多教职员工参与各种研究项目的中心。大型学术机构的模拟中心可能随时都有 20～30 个 IRB 批准的研究同时进行。教职员工应该能够快速方便地访问同意书和其他 IRB 相关文件。工作人员应该也有一个方便和安全的地方来储存与检索数据文件。

整理归档文件有数种方法。他们可以按课程名称，分别由责任调查员来整理，也可以储存在一个名为 IRB 的中心文件夹中。已经建立了课程文件的中心会发现在已经存在的课程文件夹内创建一个新的文件夹内并命名为 IRB 非常容易。所有 IRB 相关文件、批准文件和数据文件都可以保存在这个文件夹中。另外，如果大部分的责任调查人员都不属于模拟中心人员，那么可为每个责任调查人员创建一个文件夹可能更方便。例如，Smith 博士在服务器上有一个名为 Dr. Smith IRB 的文件夹。在那个文件夹里她的每个研究都有一个单独的文件夹——呼吸窘迫、共享不良时间、化疗管理等——同时也是同意书、人口调查和协议保存的地方。如果一个模拟中心非常幸运能拥有一个研究协调员的话，在文件服务器上有一个名为 IRB 的文件夹是非常有意义的，其中每个人的研究文件都有自己单独的文件夹。显然，整理 IRB 文件的最有效方法是因模拟中心而异的，具体取决于员工和访问文件服务器的人数。最重要的是，教职员工要了解文件是如何整理的，并轻松及时地检索他们需要的文件。

在向服务器上储存大量文件时命名协定也是很有帮助的。对于教职工而言最好使用较短的文件命名，毕竟 IRB 的大部分协议文件名都非常长（例如将原本题为"住院医师培训之高保真仿真技术在急诊科司法取证中的应用"的文件改名为 IRB 批准 . 取证 .pdf）。使用日期命名相应文件也很重要，比如 IRB 的修订文件与续费文件。一些教育研究可能会持续 3～4 年，如有需要，能够找到具体的协定变更是很重要的（例如 2012 年 3 月修订 Forensics.pdf）。

　　管理大量试验性研究的另一个有效工具是使用跟踪日志。图 9-3-8 是使用 Word 中的表格创建的跟踪日志的示例。每项研究都可以很容易地进行复查，而一些重要的信息如更新或协议编号等也很容易找到，而不必搜索多个文件服务器上的文件夹。在 Word 中使用表格或使用 Excel 电子表格的好处是可以按更新日期，协议编号或责任调查员对数据进行排序。将跟踪日志存储在模拟中心的文件服务器上，可以让每位教职员快速浏览一下哪些研究项目获得批准，以及数据收集是否已经开始。日志的文件名应该反映日志上最新的信息更新（例如，IRB.Tracking.Log. 2013 年 3 月 15 日）。

研究网络和多点研究

　　参与研究网络或多点研究的模拟中心若是能够单独设置一位搜索协调员或指定一名员工专职处理包括同意书，协议变更和修改意见在内的所有 IRB 文书工作，将获益良多。多点研究通常导致数个协议内容的变更以便尽可能地规范研究程序。参加多点研究时应尽可能早地开始申请 IRB 认证，以便在开始数据收集之前可以有足够时间走完批

准程序。通常情况下，赞助机构将发出他们的 IRB 协议，供参与网站作为其本地 IRB 申请的蓝本。请记住，各地 IRB 的要求各不相同，有些网站可能会接受其他机构的 IRB 批准并允许收集数据。其他网站可能必须从头开始提交协议，并修改多次以获得开始研究的许可。在当地 IRB 网站有一个可以回答问题的联系人是很有帮助的。

　　与当地 IRB 的人员建立联系对于了解哪些协议可以免除并且可以加速进程是很有帮助的。如果完成一份 23 页的加速研究申请并提交到 IRB 后才发现后者仅仅需要 2 页申请材料就可以通过的话无疑是非常令人沮丧的。与当地 IRB 的人员简要讨论这项研究以获得书写文书的正确方向，包括研究是否可以签署放弃同意知情书。许多教职员工觉得与 IRB 打交道的过程令人沮丧和烦躁。但是，若真的可以与当地的 IRB 做好联系工作的话，可以节约不少在文书修订工作和知情同意等方面的劳动时间。

对现有课程进行研究

　　模拟教职员工时常出现想要对已经存在的课程进行教育研究的情况，而学习这些课程人们并未要求进行此研究。通常，这种类型的研究被认

协议编号	研究题目	赞助	责任调查员	合作者	批准日期	状态	复审日期	联系人
E121219003	交互式仿真技术在大团体医学生中的发展		Melanie Jones	Sam Smith	2/18/13	数据收集准备中	不需要豁免协议	MJ
X121011011	对遗传性疾病的心理咨询与护理：儿科住院医师模拟案例	基金赞助	Samantha Carson	Nancy Tindle Lynn Zelnick	11/30/12	数据收集中	11/30/13	Samantha
E120822005	学习者对模拟教学有效性的评价		Donna Taylor	Marie Willims Amber Yasmn	9/5/12	数据收集中	不需要豁免协议	Donna
X120711005	肾衰竭患者高钾血症的治疗	基金赞助	Nicki Selkirk	Nancy Tindle Krisn Dunston	8/3/12	数据收集中	8/3/13	Nicki
X110311012	关于老年人与儿童的护理教育	Donald W. Reynolds Foundation	Amanda Simpson	Hugh Ellio_x001D_ *Nancy Tindle *Lynn Zelnick *Amber Yasmin	5/30/12	批准修订日期 May30，2012 数据收集中	5/30/13	Amanda
E120419006	一项针对住院医师疲劳与警觉的探索性研究		Melanie Jones	Paul Stone Nancy Tindle Shawn Goodson Donna Taylor	5/17/12	数据分析	5/17/13	MJ
X110626010	住院医师在模拟教学中的临床决策	基金赞助	Lauren Neusome	Nancy Tindle Amber Yasmin Lynn Zelnick	8/31/11	研究结束	8/31/12	Lauren

图 9-3-8　IRB 追踪日记的举例

为是可以免除审查的，因为该课程是必需的，并且只需要 IRB 的批准，因为该研究涉及对从学生或雇员收集的匿名数据进行分析。当提交这种类型的协议时，有必要强调课程的必要组成部分，并将其与课程的研究部分进行比较。这将有助于消除 IRB 成员审查议定书时的疑惑。协议的程序部分应该是非常具体的，举例如下：来到模拟中心定期学习的住院医师将被邀请参加研究。每个学生都要进行事先测试、模拟教学、事后测试和课程评估，无论他们是否选择参加该项研究，因为上述组成部分是第 3 年医学生学员课程的一部分。这个调查课程还包括一个简短的人口信息统计表格。在知情同意后，填写人口统计表格的学生表示愿意参加这项研究，并允许将他们的测试和评估数据与他们的人口统计信息进行分析统计。所有的事先测试、事后测试、课程评估和人口统计表格将以唯一代码的形式与学生相关联（例如，出生年份和中间名的最后三个字母），学生的数据将保持匿名并以汇总形式报告。当然，对现有课程的一些研究可能要复杂得多，在开始 IRB 申请讨论研究并确定应用类型之前，可以联系当地的 IRB 成员。

总结

所有与医疗相关的教育研究，无论是否涉及模拟教学，都应提交给 IRB 审查（Kraus 等，2012）。调查人员参与多点研究报告显示，不同 IRB 机构间的预期存在显著差异（Dyrbye 等，2008）。因此，如果调查人员对研究类别或知情同意的要求有任何疑问，最好在研究机构咨询当地的 IRB。在大多数国家和国外的一些学术机构中都有国际伦理委员会。与美国一样，各地的教育研究者都应该将 IRB 视为一种资源，并作为保护所有参与教育研究的人员的责任单位。

资源

美国资源

研究所在机构的 2RB 是回答模拟教学研究或人体研究相关问题的最优选部门。下面罗列了美国境内人类研究指南和政策等信息。

Office for Human Research Protections (OHRP)
Home Page
www.hhs.gov/ohrp

Office for Human Research Protections (OHRP)
Guidebook
www.hhs.gov/ohrp/irb/irb_guidebook.htm

Office for Human Research Protections (OHRP)
Guidance Topics by Subject
www.hhs.gov/ohrp/policy/index.html#topics

Office for Human Research Protections (OHRP)
OHRP Compliance Oversight: Determination Letters
www.hhs.gov/ohrp/compliance/letters/index.html

Office or Research Integrity
Home Page
www.ori.dhhs.gov

OHRP Archived Materials
Nuremberg Code
Belmont Report
Children in Research
Conflicts of Interest
http://www.hhs.gov/ohrp/archive/index2.html

Protection of Human Subjects
45 Code of Federal Regulations Part 46
www.hhs.gov/ohrp/humansubjects/guidance/45cfr46.html
Western Institutional Review Board (WIRB)
Home Page
http://www.wirb.com/Pages/default.aspx

国际资源

Canadian National Guidance Document
Tri-Council Policy Statement—Ethical Conduct for Research Involving Humans
http://www.pre.ethics.gc.ca/pdf/eng/tcps2/TCPS_2_FINAL_Web.pdf

Community Research and Development Information Service (a division of the European Commission)
Guidance Note for Researchers and Evaluators of Social Sciences and Humanities Research
http://ec.europa.eu/research/participants/data/ref/fp7/89867/social-sciences-humanities_en.pdf

Council for International Organizations of Medical Sciences
International Ethical Guidelines for Biomedical Research
http://www.cioms.ch/publications/layout_guide2002.pdf

Middle East Research Ethics Training Initiative (sponsored by the University of Maryland School of Medicine)
MERETI brochure and network blog
http://medschool.umaryland.edu/mereti/

The United Nations Educational, Scientific and Cultural Organization (UNESCO)
International Bioethics Committee (IBC)
http://www.unesco.org/new/en/social-and-human-sciences/themes/bioethics/international-bioethics-committee/

United States Department of Health and Human Services
The International Compilation of Human Research Standards
http://www.hhs.gov/ohrp/international/
intlcompilation/intlcomp2013.pdf.pdf

World Health Organization
*Standards and Operational Guidance for Ethics Review of
Health-Related Research with Human Participants*
http://whqlibdoc.who.int/publications/2011/
9789241502948_eng.pdf

参考文献

Amdur, R., & Bankert, E. A. (2011). *Institutional review board member handbook* (3rd ed.). Sudbury, MA: Jones and Bartlett.

Cate, O. T. (2009). Why the ethics of medical education research differs from that of medical research. *Medical Education, 43*(7), 608–610. doi:10.1111/j.1365-2923.2009.03385x

Davies, J., & Alinier, G. (2011). The growing trend of simulation as a form of clinical education: a global perspective. *International Paramedic Practice, 1*(2), 58–62.

Dyrbye, L. N., Thomas, N. R., Papp, K. K., & Durning, S. J. (2008). Clinician educators' experiences with institutional review boards: Results of a national survey. *Academic Medicine, 83*(6), 590–595.

Egan, M., & Mainous, A. G. (2012). The tension between educational equivalency and equipoise in medical education research. *Family Medicine, 44*(1), 5–6.

European Network of Research Ethics Committees. (2013). *Welcome to EUREC.* Retrieved from http://www.eurecnet.org/index.html

Johnson, R. B., & Christensen, L. B. (2010). *Educational research: Quantitative, qualitative, and mixed approaches* (4th ed.). Thousand Oaks, CA: SAGE.

Keune, J. D., Brunsvold, M. E., Hohmann, E., Korndorffer, J. R., Jr., Weinstein, D. F., & Smink, D. S. (2013). The ethics of conducting graduate medical education research on residents. *Academic Medicine, 88*(4), 1–5. doi:10.1097/ACM.0b013e3182854bef

Kraus, C. K., Guth, T., Richardson, D., Kane, B., & Marco, C. A. (2012). Ethical considerations in education research in emergency medicine. *Academic Emergency Medicine, 19*(12), 1328–1332. doi:10.1111/acem.12019

Moon, M. R., & Khin-Maung-Gyi, F. (2009). The history and role of institutional review boards. *Virtual Mentor: American Medical Association Journal of Ethics, 11*(4), 311–321.

National Council on Ethics in Human Research. (2013). *Welcome to the National Council on Ethics in Human Research.* Retrieved from http://www.ncehr-cnerh.org/

Office of Human Research Protection. (2013a). *Compliance oversight.* Retrieved from http://www.hhs.gov/ohrp/compliance/

Office of Human Research Protection. (2013b). *International compilation of Human Research Standards.* Retrieved from http://www.hhs.gov/ohrp/international/intlcompilation/intlcompilation.html

Panel on Research Ethics. (2013). *The TCPS 2 tutorial course on research ethics (CORE).* Retrieved from http://ethics.gc.ca/eng/education/tutorial-didacticiel/

World Health Organization. (2013). *Ethics and health.* Retrieved from http://www.who.int/ethics/publications/research_standards_9789241502948/en/index.html

第10章

资 源

Alicia Gill Rossiter, MSN, ARNP, FNP, PNP-BC; Susan Garbutt, DNP, RN, CIC, CNE; Rita F. D'Aoust, PhD, ACNP, ANP-BC, CNE, FAANP, FNAP

资源和作者列表

作者简介

ALICIA GILL ROSSITER, 南佛罗里达大学（USF）护理学院研究生护理模拟教学协调员。她负责在南佛罗里达大学健康多学科模拟教学联盟的多个地点协调和进行研究生护理模拟教学和跨专业教育活动。同时她也是美国空军储备中尉（Lieutenant Colonel），担任马里兰州贝塞斯达健康科学统一服务大学（美国军队卫生服务大学）兼职教授。

SUSAN GARBUTT, 坦帕大学（University of Tampa）护理模拟协调员、讲师，与护理学院合作研究和实施跨课程的模拟场景。Garbuttl博士作为模拟教学的先行者，自2003年以来一直从事护理学生和医护人员临床模拟教学工作。Garbuttl博士曾在全国性的以及国际会议上对患者安全、循证证据、实践以及临床模拟进行过阐述。

RITA F. D'AOUST, 南佛罗里达大学护理学院的学术事物副院长和跨专业教学主任。D'Aoust博士在发展创新的本科和研究生课程有着长时间的实践，同时在模拟教学有着广泛的背景，包括开发模拟中心和将模拟教学集成到本科、研究生和各专业间课程。她是一项卫生资源和服务管理部基金的主要研究员，主要是研究整合技术纳入护理教育与实践。该研究是一个基于网络的培训模块，用于培训教师将信息学、模拟和远程保健纳入护理课程。

摘要

现有的循证模拟教学资源综合参考对于任何模拟教育项目的成功至关重要。本章提供了一个全面的模拟教学资源。本教科书使用的资源都被纳入本章，以期为在学术、实践和/或社区环境中使用模拟教学的教育者提供一个快速参考指南。

案例

你是模拟教学项目总监，负责管理一个大型大学模拟项目。您的模拟课程是跨学科的，为医学生、护理学生、理疗学生和药学生提供服务。同时，你还与你所在地区其他成员达成合作协议，提供模拟教学经验，以验证其员工中持照医疗保健人员的能力。你是经过认证的模拟教育家，并致力于使用最佳的证据资源来对你的模拟教学项目提供支持。

引言和背景

模拟教学工作者非常忙碌，需要擅长同时处理多项工作。当利害关系人带着一个关于项目创新或扩张新计划接触模拟教育者、模拟教学项目总监时，模拟教育者需要及时准确地找到模拟教育的最佳循证资源。本章的目的是提供一个全面的模拟教学资源快速参考指南。本章以易于使用的快速参考指南格式汇集了各章节的所有资源。http://www.ssih.org/News/Defining-Excellence 上提供了本章的所有链接。

备注：* 本章的所有资源在 http://www.ssih.org/News/Defining-Excellence 上提供

1. 模拟标准

  a. 1.1 SSH 认证标准

    医学模拟协会（SSH）

      http://www.ssih.org/Accreditation

  b. 1.2 INACSL 标准的最佳实践

    国际护理临床模拟教学协会（INACSL）

      www.inacsl.org

  c. 1.3 模拟中心项目指标

    医疗模拟协会（SSH）

      http://ssih.org/committees/accreditation

    美国外科学院认证教育机构（ACS-AEI）

      http://www.facs.org/education/accreditationprogram/

    美国麻醉医师协会（ASA）

      https://simapps.asahq.org/

    美国妇产科学院（ACOG）

      http://www.acog.org/

    研究生医学教育认证委员会要求（ACGME）

      http://www.acgme.org/acgmeweb/
      GraduateMedicalEducation/AccreditedProgramsandSp
      onsorSearch.aspx

    国际医学模拟大会（IMSH）

      http://www.ssih.org/Events/IMSH-2015

    Vanderbilt 经验学习评估中心

      https://medschool.vanderbilt.edu/cela/

    Peter M. Winter 模拟教学研究所（WISER）

      http://www.upmc.com/about/why-upmc/quality/Pages/
      wiser.aspx

    SimPORTAL

      http://www.simportal.umn.edu

    华盛顿大学（UW）

      http://isis.washington.edu

    Vanderbilt 跨专业学习项目（VPIL）

      https://medschool.vanderbilt.edu/vpil/

  d. 1.4 SSH 注册医疗的发展：设计有效、可靠和实惠的程序

    医学模拟协会（SSH）

      https://ssih.org/certification/chse-examination

    SSH 医学模拟教育者认证项目

      http://www.ssih.org/Certification

    澳大利亚医学模拟协会（ASSH）

      http://www.simulationaustralia.org.au/divisions/
      about-assh

    国际护理临床模拟教学协会（INACSL）

      http://www.inacsl.org

    伦敦执事院

      http://www.londondeanery.ac.uk/

    美国护理联盟（NLN）

      http://www.nln.org/

    欧洲医学模拟协会（SESAM）

      http://www.sesam-web.org/

  e. 1.5 质量改进

    国家患者安全基金会（NPSF）

      http://www.npsf.org

    医学会（IOM）

      http://iom.edu/

    医学改进研究会

      IHI.org

    国家质量论坛（NQF）

      http://www.qualityforum.org/Home.aspx

    从质量控制看统计方法，著作者 Walter A. Shewhart

      https://openlibrary.org/books/OL2723003M/Statistical_
      method_from_the_viewpoint_of_quality_control

    六西格玛

      http://sixsigmaonline.org/index.html

    精益法

      http://www.ihi.org/resources/pages/ihiwhitepapers/
      goingleaninhealthcare.aspx

      http://www.qualitymeasures.ahrq.gov/expert/expert-
      commentary.aspx?id=32943

      http://www.iom.edu/Global/Perspectives/2012/
      LeanApproach.aspx

2. 不同类型的模拟程序

  a. 2.1 一个成功模拟程序的基本构架

    北新英格兰模拟教育研究联盟（NNESERC）

      www.nneserc.org

    社区医学教育模拟中心（CHESC）

      http://nwhospital.org/chesc/welcome.asp

    跨专业模拟研究会（ISIS）

      http://isis.washington.edu/

  b. 2.2 用现场模拟来优化教育

    无

  c. 2.3 移动模拟

    无

  d. 2.4 模拟教学推动跨学科发展

    跨专业教育与医学模拟协作项目（IPEHCS-C）

      http://uthsc.edu/ipecs/documents/IPEC
      Report.pdf

    医学会（IOM）

      www.iom.edu/

    美国护理认证委员会全国联盟

      www.acenursing.org/

    护理学院教育委员会

      http://www.aacn.nche.edu/ccneaccreditation

  e. 2.5 持续性照顾

    无

  f. 2.6 及时培训项目

    无

  g. 2.7 训练营

    无

h. 2.8 系统集成

精益法

http://www.ihi.org/resources/pages/ihiwhitepapers/
goingleaninhealthcare.aspx

http://www.qualitymeasures.ahrq.gov/expert/expert-
commentary.aspx?id=32943

http://www.iom.edu/Global/Perspectives/2012/
LeanApproach.aspx

六西格玛

http://sixsigmaonline.org/index.html

医学院"跨越质量差别"报告

http://www.iom.edu/Reports/2001/Crossing-the-
Quality-Chasm-A-New-Health-System-for-the-21st-
Century.aspx

美国医学会医疗质量委员会

http://www.iom.edu/Activities/Quality/
QualityHealthCareAmerica.aspx

医疗质量改进研究会（IHI）识别不良事件的全球触发器

http://www.ihi.org/resources/Pages/IHIWhitePapers/
IHIGlobalTriggerToolWhitePaper.aspx

医学模拟委员会系统集成标准

http://ssih.org/about-simulation

医疗模拟协会（SSH）医疗模拟认证委员会项目认证标准

www.ssih.org/accreditation

i. 2.9 建立农村模拟伙伴关系的模型

合作情报白皮书

http://www.partneringintelligence.com/
documents/5.03_Partnership_Relationship_
Management_WP.pdf

3. 模拟系统

a. 3.1 现代人体模型的历史

b. 3.2 人体模型：术语、选择和使用

医学教育技术有限公司（METI）

http://healthysimulation.com/caehealthcare/

CAE 医疗

www.caehealthcare.com/

Laerdal 医疗

www.laerdal.com/us/

Simulaids 医疗

www.simulaids.com/

Gaumard 医疗

www.gaumard.com/

医学整合与技术创新中心（CIMIT）

https://www.cimit.org/

作战医学训练系统（COMETS）

https://www.cimit.org/about-storiessimulation.html

美国陆军远程医疗先进技术研究中心（TATRC）

www.tatrc.org/

Kforce 政务解决方案有限公司（KGS）

www.kforcegov.com/

美国陆军研究开发工程司令部

http://www.army.mil/info/organization/
unitsandcommands/commandstructure/rdecom/

陆军研究实验室（ARL）

http://www.arl.army.mil/www/default.cfm?page=20

模拟培训技术中心（STTC）

http://www.arl.army.mil/www/default.cfm?page=540

陆军研究所（ARI）

https://sslweb.hqda.pentagon.mil/ari/

c. 3.3 标准化病人

标准化病人教育者协会（ASPE）

www.aspeducators.org/

美国医师考试委员会

www.nbme.org/

d. 3.4 使用嵌入式模拟人

无

e. 3.5 程序训练

美国联邦航空管理局

www.faa.gov/

国防高级研究设计局

www.darpa.mil/

美国外科医师协会（ACS）

www.facs.org/

外科项目主任协会（APDS）

www.apds.org/

医学模拟中心（CMS）

www.harvardmedsim.org/

f. 3.6 混合模拟

无

g. 3.7 模拟仿真

无

h. 3.8 设备再利用

SSH

http://ssih.org

模拟幕后

http://www.behindthesimcurtain.com/

医学模拟

http://www.healthysimulation.com/

SimGHOSTS 公司

http://www.simghosts.org/

医学模拟管理

http://www.healthysimadmin.com/

模拟创新资源中心（SIRC）

http://sirc.nln.org/

加州模拟联盟

https://californiasimulationalliance.org/

医学游戏模拟

http://healthcaregames.wisc.edu/

临床游乐场博客

　　http://clinicalplayground.com/

UNE Sim 博客

　　http://blog.une.edu/simlab/

一站式模拟

　　http://www.onestopsimulation.com/

i. 3.9 证据充分或者亲自实施

昆士兰州医学临床技能发展模式（CSDS）

　　http://www.sdc.qld.edu.au/

4. 经费

a. 4.1 经费来源

美国医学院协会（AAMC）医学模拟教育调查

　　https://www.aamc.org/download/259760/data/

医学研究质量局

　　www.ahrq.gov/

卫生与公共服务部

　　www.hhs.gov/

国防部

　　www.defense.gov/

NLN 研究基金

　　http://www.nln.org/research/grants.htm

美国卫生与人力服务部、卫生资源与服务管理局（HRSA）

　　http://www.hrsa.gov/grants

Robert Wood Johnson 基金会

　　http://www.rwjf.org/

政府基金会

　　http://www.grants.gov/

美国国立卫生研究院

　　http://grants.nih.gov/grants/oer.htm

b. 4.2 建立一个模拟程序的经费预算

　　http://cupublic.chw.org/media/BestPractices/
　　BPClinicalEducation/Documents/Rothgeb.pdf

　　http://www.med.wisc.edu/files/smph/docs/clinical_
　　simulation_program/ssih-uw-healthno-fill-01-28-13.pdf

c. 4.3 创建一个收费结构

Peter M. Winter 模拟教育研究所（WISER）

　　https://www.wiser.pitt.edu/

医学模拟学会手册

　　http://ssih.org/membership1/ts-toolbox

d. 4.4 如何编写一个全面的商业计划

Babson 学院

　　http://define.babson.edu/

Kauffman 基金会

　　http://www.kauffman.org/Section.aspx?id=
　　Entrepreneurship

美国小企业管理局

　　http://www.sba.gov/category/navigationstructure/
　　starting-managing-business/starting-business/how-
　　write-business-plan

e. 4.5 如何建立组织能力

英国国家医疗服务体系（NHS）领导框架

　　http://www.leadershipacademy.nhs.uk/
　　discover/leadership-framework

f. 4.6 筹款：一个来源于潜在额外收入的研究教育活动医疗模拟程序

无

g. 4.7 拨款申请书的撰写

美国国立卫生研究院

　　www.nih.gov/

美国医学研究质量局

　　http://www.medevacfoundation.org/

MedEdPORTAL 数据库

　　http://www.mededportal.org/publication/9069

Cos Pivot 数据库

　　http://pivot.cos.com/

基金会中心

　　http://foundationcenter.org/

SPIN 融资机会数据库

　　http://infoedglobal.com/solutions/grantscontracts/spin-
　　funding-opportunities/

研究之研究

　　http://www.researchresearch.com/

h. 4.8 与供应商合作

无

5. 管理

a. 5.1 业务需求和资产评估

利益相关者地图

　　http://www.stakeholdermap.com

b. 5.1.1 案例研究——团购

无

c. 5.1.2 业务拓展以维护认证课程

无

d. 5.2 政策和程序：SSH 政策和流程手册模版参见网址

　　http://www.ssih.org/Portals/48/Docs/Resource%20
　　Library/SSH_Policy_Manual.pdf

e. 5.3 编写并实施一项战略计划

医学模拟协会认证标准

　　http://ssih.org/Portals/48/Accreditation/14_A_
　　Standards.pdf

f. 5.4 开发一项系统评估项目计划

无

g. 5.5 标准化病人的管理程序

标准化病人教育者协会 GTA/MUTA 特别兴趣小组

　　http://www.aspeducators.org/

ASPE SP 培训师列表服务

　　http://depts.washington.edu/hsasf/clinical/
　　learnmoreSP.html

标准化病人教育者协会（ASPE）

    http://aspeducators.org/core-curriculum.php

h. 5.6 模拟联盟、网络和合作

医学模拟

    http://healthysimulation.com/

医学研究质量局

    http://www.ahrq.gov

海湾地区模拟联盟（BASC）

    www.cinhc.org › Programs › California Simulation Alliance

加州模拟联盟（CSA）

    www.californiasimulationalliance.org

北方地区乡村模拟联盟（RNASC）

    www.cinhc.org › Programs › California Simulation Alliance

首都地区模拟联盟（CASC）

    https://www.californiasimulationalliance.org/ CSACollaboratives.aspx

中央山谷模拟联盟（CVSC）

    http://www.cinhc.org

南加州模拟联盟（SCSC）

    www.cinhc.org › Programs › California Simulation Alliance

圣地亚哥模拟联盟（SDSC）

    www.cinhc.org › Programs › California Simulation Alliance

俄勒冈州模拟联盟（OSA）

    http://oregonsimulation.com/about/

东南印第安纳州医疗联盟

    www.eiahec.org/sei-sim.html

田纳西州模拟联盟

    www.tnsim.org/

夏威夷州模拟联盟

    thssc.nursing.hawaii.edu/content/meet-staff

弗罗里达州医学模拟联盟

    http://www.floridahealthsimalliance.org/About/ WhatistheFHSA.aspx

维多利亚模拟联盟（VSA）

    http://www.vicsim.org/index.php?option=com_content &view=article&id=1&Itemid=2

6. 环境设计

a. 6.1 建立一个模拟中心：关键的设计策略和注意事项

    无

b. 6.2 空间：利用潜在的空间进行全面的基于仿真的教育

    无

c. 6.3 技术支持

    无

d. 6.4 过渡到一个新中心

    无

7. 教育发展

a. 7.1 评估学习需要

    无

b. 7.2 医疗仿真模拟中常用的理论

Pamela Jeffries 模拟模型

    http://www.aacn.nche.edu/membership/members-only/ presentations/2012/12bacc/Richardson-Goldsamt-Jeffries.pdf

    http://livingbooks.nln.org/hits/chapter_03/Jeffries_ article_NEP.pdf

国际护理临床模拟教学协会（INACSL）

    https://www.inacsl.org/

c. 7.3 评估医疗仿真模拟

    无

d. 7.4 医学继续教育（CME）

医学继续教育联盟（ACEHP）

    www.acehp.org/

医学继续教育认证委员会（ACCME）

    http://www.accme.org

美国护士认证中心（ANCC）

    www.nursecredentialing.org/

8. 师资培训

a. 8.1 教育培训和模拟方法

SSH 医学模拟教育者认证委员会

    ssih.org/certification

b. 8.2 复盘

美国国家航空航天局

    http://www.nasa.gov

复盘的客观结构化评估（OSAD）

    http://www1.imperial.ac.uk/cpssq/cpssq_publications/ resources_tools/osad/

医学模拟的复盘评估（DASH）

    http://www.harvardmedsim.org/debriefingassesment-simulation-healthcare.php

c. 8.3 真实和（特效）化妆

FEMA

    印模套件引自 https://hseep.dhs.gov/hseep_vols/ viewResults.aspx?qsearch='moulage'

d. 8.4 期待意想不到的：医疗仿真的应急计划

TeamSTEPPS 课程

    http://teamstepps.ahrq.gov/abouttoolsmaterials.htm

故障类型与影响分析（FMEA）模型

    http://www.isixsigma.com/tools-templates/fmea/quick-guide-failure-mode-and-effectsanalysis/

国际红十字会与红新月会联合会——应急计划指南

    http://www.ifrc.org/PageFiles/40825/1220900-CPG%202012-ENLR.pdf

e. 8.5 模拟的伦理

TeamSTEPPS 课程

    http://teamstepps.ahrq.gov

贝尔蒙特报告：保护人体研究的伦理原则和指南

　　http://www.hhs.gov/ohrp/humansubjects/guidance/belmont.html

9. 研究

　a. 9.1 医疗仿真研究

　　医学模拟协会（SSH）

　　　www.ssih.org/

　　标准化病人教育者协会（ASPE）

　　　www.aspeducators.org/

　　医学模拟实践协会

　　　www.aspih.org.uk/

　　国际护理临床模拟教学协会（INACSL）

　　　https://www.inacsl.org/

　　欧洲医学模拟协会（SESAM）

　　　www.sesam-web.org/

　　美国护理协会（ANA）年度质量会议

　　　www.nursingworld.org/

　　国际护理研究大会

　　　congress.nursingsociety.org/

　　美国医学院协会（AAMC）医学教育研究

　　　https://www.aamc.org/

　　国际儿童模拟创新研究教育网络（INSPIRE）

　　　www.inspiresim.com

　b. 9.2 仿真研究的考虑

　　欧洲医学模拟协会（SESAM）

　　　www.sesam-web.org/

　　急诊医学学会

　　　http://www.saem.org

　　INACSL

　　　https://www.inacsl.org/

　c. 9.3 伦理审查委员会

　　合作机构培训倡议（CITI）

　　　https://www.citiprogram.org/irbpage.asp?language=english

　　美国国立卫生研究院（NIH）人体研究保护

　　　参与者模块引自 http://phrp. nihtraining.com/users/login.php

　　人体研究保护办公室（DCO）合规研究司

　　　http://www.hhs.gov/ohrp/compliance/

　　世界卫生组织（WHO）伦理审查委员会

　　　http://www.who.int/ethics/en/

　　美国卫生与公众服务部人体研究办公室

　　　http://www.hhs.gov/ohrp/humansubjects/

　　美国国家人体研究伦理委员会（NCEHR）

　　　www.ncehr-cnerh.org/

加拿大伦理研究顾问团（核心——研究伦理学课程）

　　http://www.pre.ethics.gc.ca/eng/education/tutorial-didacticiel/

欧洲研究伦理委员会网络（EURECNET）评估研究伦理的培训和资源（TRREE）

　　http://www.eurecnet.org/materials/index.html

中东研究伦理培训倡议（MERETI）

　　http://medschool.umaryland.edu/mereti/

人体研究保护办公室（OHRP）

　　www.hhs.gov/ohrp

人体研究保护办公室（OHRP）

　　www.hhs.gov/ohrp/irb/irb_guidebook.htm

人体研究保护办公室（OHRP）

　　www.hhs.gov/ohrp/policy/index.html#topics

人体研究保护办公室（OHRP）

　　www.hhs.gov/ohrp/compliance/letters/index.html

科研诚信办公室

　　www.ori.dhhs.gov

OHRP 存档资料

　　http://www.hhs.gov/ohrp/archive/index2.html

保护人体受试者

　　www.hhs.gov/ohrp/humansubjects/guidance/45cfr46.html

西方机构审查委员会（WIRB）

　　http://www.wirb.com/Pages/default.aspx

加拿大国家指导文件

　　http://www.pre.ethics.gc.ca/pdf/eng/tcps2/TCPS_2_FINAL_Web.pdf

社区研究与发展信息服务（欧盟委员会的部门之一）

　　ftp://ftp.cordis.europa.eu/pub/fp7/docs/ethical-guidelines-in-ssh-research_en.pdf

国际医学组织理事会

　　http://www.cioms.ch/publications/layout_guide2002.pdf

中东研究伦理培训倡议（马里兰大学医学院赞助）

　　http://medschool.umaryland.edu/mereti/

联合国教科文组织（UNESCO）

　　http://www.unesco.org/new/en/socialand-human-sciences/themes/bioethics/international-bioethics-committee/

美国卫生与公众服务部

　　http://www.hhs.gov/ohrp/international/intlcompilation/intlcomp2013.pdf.pdf

世界卫生组织

　　http://whqlibdoc.who.int/publications/2011/9789241502948_eng.pdf